AF465019

CLINIQUE MÉDICALE

DE

L'HOTEL-DIEU DE PARIS

PAR

A. TROUSSEAU

PROFESSEUR DE CLINIQUE MÉDICALE DE LA FACULTÉ DE MÉDECINE DE PARIS
Médecin de l'Hôtel-Dieu, Membre de l'Académie de médecine

SEPTIÈME ÉDITION

PUBLIÉE PAR LES SOINS DE M. MICHEL PETER
Professeur à la Faculté de médecine de Paris
Médecin des hôpitaux

Accompagnée du portrait de M. le professeur Trousseau

TOME TROISIÈME

PARIS

LIBRAIRIE J.-B. BAILLIÈRE ET FILS

Rue Hautefeuille, 19, près du boulevard Saint-Germain

1885

CLINIQUE MÉDICALE

DE

L'HOTEL-DIEU DE PARIS

III

TRAVAUX DU MÊME AUTEUR

Traité pratique de la phthisie laryngée, de la laryngite chronique et des maladies de la voix. Ouvrage couronné par l'Académie de médecine. Paris, 1837, in-8° axec 9 planches gravées. (*En collaboration avec Belloc.*)

Traité de thérapeutique et de matière médicale, Paris, 1877 2 vol. in-8. (*En collaboration avec M. Pidoux.*) 9e édit. revue et augmentée par Constantin Paul.

BOURLOTON. — Imprimeries réunies, B.

CLINIQUE MÉDICALE

DE

L'HOTEL-DIEU DE PARIS

PAR

A. TROUSSEAU

PROFESSEUR DE CLINIQUE MÉDICALE DE LA FACULTÉ DE MÉDECINE DE PARIS
Médecin de l'Hôtel-Dieu, Membre de l'Académie de médecine

SEPTIÈME ÉDITION

PUBLIÉE PAR LES SOINS DE M. MICHEL PETER

Professeur à la Faculté de Médecine de Paris
Médecin des Hôpitaux

Accompagnée du portrait de M. le professeur Trousseau

TOME TROISIÈME

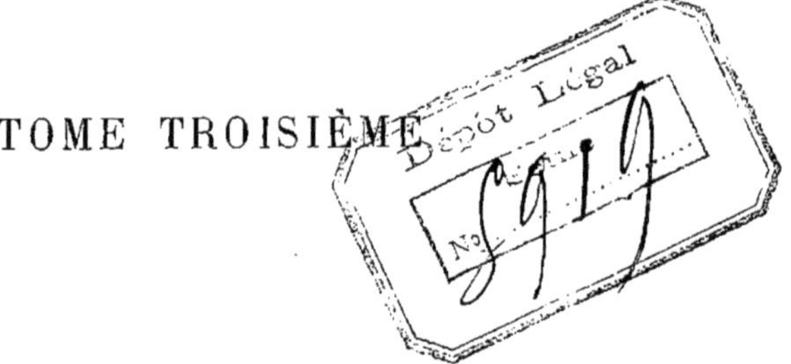

PARIS

LIBRAIRIE J.-B. BAILLIÈRE ET FILS

Rue Hautefeuille, 19, près le boulevard Saint-Germain

1885

CLINIQUE MÉDICALE

DE

L'HÔTEL-DIEU DE PARIS

LXVIII. — VERTIGO A STOMACHO LÆSO; AB AURE LÆSA; A SENSIBUS LÆSIS.

Le vertige stomacal est souvent méconnu. — Les accidents qui le caractérisent sont souvent considérés comme dépendants d'un état congestif cérébral, et les moyens à l'aide desquels on cherche alors à les combattre, loin de les faire cesser, les augmentent. — Le vertige tenant aux lésions du labyrinthe ressemble au vertige stomacal. — Le traitement des vertiges stomacaux est celui de la dyspepsie. — Névropathie cérébro-cardiaque, ou vertige *a sensibus læsis*. — Son association aux troubles nerveux les plus divers. — Son traitement différent de celui du vertige stomacal.

MESSIEURS,

Au n° 29 *bis* de notre salle Saint-Bernard, est restée pendant environ deux mois une femme âgée de cinquante-sept ans, qui était affectée d'accidents sur lesquels je désire appeler votre attention d'une façon toute particulière.

D'une santé habituellement bonne jusqu'à l'époque de son âge critique, cette femme avait eu alors des métrorrhagies considérables, qui affaiblirent singulièrement ses forces; alors aussi elle avait commencé à éprouver des maux d'estomac, caractérisés par un sentiment de pesanteur, de douleur à la région épigastrique irradiant vers l'abdomen, vers le dos et les lombes, vers la région précordiale, qui était le siége de picotements. Cependant l'appétit était conservé, mais il y avait un certain dégoût pour les légumes farineux, pour les aliments pris froids, dont l'ingestion augmentait la pesanteur épigastrique. Alors la digestion était pénible et accompagnée d'un état de malaise général, de bouffées de chaleur qui montaient au visage; les aliments pris chauds calmaient au contraire les douleurs qui survenaient dans l'intervalle des repas.

Voici maintenant, messieurs, comment la malade nous racontait l'histoire des accidents sur lesquels je tiens à appeler toute votre attention.

Quatre jours avant son arrivée à l'hôpital, elle quittait son pays, où pendant six jours elle venait de supporter de nombreuses fatigues et de grands chagrins. Sans être alors malade à proprement parler, elle avait vu son appétit diminuer et ses digestions étaient devenues encore plus pénibles que d'habitude. Le jour de son départ, après avoir déjeuné comme d'ordinaire avec une tasse de café au lait, elle se mit en marche pour faire à pied les trois lieues qui séparent son village de la ville de Saint-Quentin. Ce trajet, elle l'avait affectué plus d'une fois sans éprouver la moindre fatigue, et notamment encore lors de son arrivée à Paris, six jours auparavant. Elle allait en compagnie d'un de ses enfants, quand tout à coup, elle avait à peine fait trois kilomètres, elle se sentit prise d'un étourdissement, de pesanteur de tête sans douleur aiguë, sans éblouissements, sans tendance à la syncope. Il lui sembla presque en même temps que la *terre s'entr'ouvrait* devant elle, ses jambes fléchissaient et elle se sentait entraînée irrésistiblement vers l'abîme qu'elle croyait voir ouvert sous ses pas. Cette singulière hallucination était accompagnée de nausées, d'envie de vomir et même de vomissements constitués par les matières alimentaires prises le matin, puis d'une petite quantité de liquide clair. Cependant la malade conservait son entière connaissance, et tout en poussant des cris de terreur, tout en priant son fils de la retenir et de l'empêcher de rouler dans le gouffre qu'elle avait devant les yeux, elle avait parfaitement conscience de cette erreur de ses sens. Cette singulière sensation dura dix minutss, et, en nous en rendant compte, elle disait qu'on pouvait comparer ce qu'elle avait éprouvé à ce qu'on ressent lorsque, monté sur le haut d'un clocher, on regarde le sol au-dessous de soi. Son vertige était si violent, que pour l'empêcher de tomber on fut obligé de l'asseoir, puis de la coucher sur un lit après l'avoir transportée dans l'habitation la plus voisine. A la pesanteur de tête succéda bientôt une douleur vive; pour employer ses expressions, il lui semblait qu'on lui fendait le crâne. Pendant plusieurs heures elle fut incapable de supporter le mouvement de la voiture, et il fallut la laisser jusqu'au soir dans la maison où elle avait reçu l'hospitalité. Dans la soirée tout semblait à peu près dissipé, et la malade se trouva en assez bon état pour revenir à pied chez elle; la marche lui fit même du bien, et de ce qu'elle avait eu, elle gardait seulement un peu de pesanteur de tête; elle mangea de bon appétit et dormit neuf heures d'un sommeil très calme.

Le lendemain matin à son réveil elle éprouvait un peu de pesanteur de tête, d'engourdissement, mais elle déjeuna comme de coutume et se mit de nouveau en route pour Saint-Quentin. Après cette marche de trois lieues à pied, elle se sentait tout à fait rétablie et monta en chemin de fer. Elle avait à peine fait la moitié du voyage en wagon qu'elle fut reprise d'accidents absolument semblables à ceux qu'elle avait éprouvés la veille. Au moment où, à la station du Creil, elle descendait de voiture, elle eut un étourdissement qui l'obligea, pour ne pas tomber, de s'appuyer sur le bras d'un de ses compagnons de route. Il lui semblait, nous disait-elle, voir les wagons danser, comme emportés très haut pour retomber ensuite et s'abîmer dans la terre qui lui paraissait s'ouvrir, et elle aussi se sentait attirée vers le gouffre. Cette sensation, dont elle garda longtemps une impression de terreur qu'elle éprouvait encore au moment où elle nous racontait ces faits, cette sensation dura à peu près dix minutes. Cependant, comme la veille, la malade avait la parfaite conscience de son illusion, et répondait avec toute sa lucidité d'esprit aux questions qu'on lui adressait. Elle remonta en voiture, éprouvant toujours un certain malaise; toute la route elle resta silencieuse de peur de l'augmenter. Deux heures après, elle arrivait à Paris, les accidents vertigineux ne s'étaient plus reproduits, mais le malaise persista; il n'avait pas cessé le lendemain quand elle vint à l'Hôtel-Dieu visiter sa fille qui y était malade. Elle avait en outre une douleur de tête qu'elle caractérisait encore en disant qu'il lui semblait qu'on lui fendît le front. Suivant le conseil de sa fille, elle se décida à se faire admettre à l'hôpital où on la plaça dans nos salles.

En examinant la région abdominale nous ne constations qu'une légère augmentation de volume du foie; mais jamais il n'y avait eu d'ictère, ni de traces d'ascite ou d'anasarque. Nous constations, en outre, que la pression au niveau du crêux épigastrique exagérait la douleur que la malade disait ressentir sans interruption.

Du repos, une alimentation réparatrice, une médication instituée suivant une méthode et avec des moyens très simples, sont venus facilement à bout de ces accidents, et aujourd'hui la guérison est assez assurée pour que cette femme demande à retourner chez elle.

Qu'a eu cette malade? Vous vous rappelez, messieurs, quel fut mon diagnostic dès le premier jour. Je vous dis que ces phénomènes singuliers dont elle nous rendait compte dépendaient de troubles de l'estomac, que nous avions affaire à cette espèce de vertige que j'ai désigné sous le nom de *vertigo a stomacho læso*, de même que les anciens l'avaient appelé *vertigo per consensum ventriculi*, dénominations auxquelles, dans un mémoire publié [1] sur ce sujet, à mon inspiration, mon élève, M. le docteur Blondeau, a proposé de substituer celle, peut-être moins régulière, mais beaucoup plus courte, de *vertige stomacal*.

Cette espèce de vertige est de toutes, peut-être, la plus commune, c'est tout au moins celle à propos de laquelle nous sommes le plus fréquemment consultés dans la pratique de la ville. La ténacité des phénomènes qui le caractérisent, ses retours incessants, son apparente gravité, tourmentent étrangement les individus qui en sont affectés, en imposent aux

1. Léon Blondeau, *Archives générales de médecine*, septembre 1858.

personnes qui les entourent et souvent même aux médecins, qui, méconnaissant sa nature, peuvent instituer pour le combattre des médications diamétralement opposées à ce qu'elles devraient être. Combien de fois, en effet, ces vertiges stomacaux n'ont-ils pas été mis sur le compte de prétendues congestions cérébrales, contre lesquelles on essayait de lutter par un traitement antiphlogistique, par les saignées, les applications de sangsues, les purgatifs, la diète rigoureuse; et ces moyens, au lieu de guérir le mal, en augmentaient l'intensité, tandis qu'un régime convenablement réparateur, un traitement tonique, en auraient eu promptement raison.

Cependant, en dehors même des symptômes plus essentiellement caractéristiques des troubles des fonctions digestives auxquels ils se lient, ces phénomènes vertigineux, quelque variables qu'ils soient dans leurs formes, présentent dans leur manière d'être quelque chose d'assez spécial pour qu'un observateur prévenu et attentif puisse en soupçonner la ture.

Ce sont des étourdissements, un sentiment de vide, de vague dans la tête, ou bien il semble au malade que ses tempes soient violemment étreintes par un cercle de fer. Tantôt il éprouve une sensation de froid glacial. Les uns vous racontent qu'ils ont un brouillard devant les yeux, que les objets qu'ils regardent sont colorés de diverses nuances bientôt confondues; d'autres ont comme une grande roue noire qui se meut devant eux avec une excessive rapidité. Mais la forme que vous rencontrerez le plus ordinairement est celle qui a reçu l'épithète de *gyrosa :* quand l'individu est debout, tout tourne autour de lui; il est obligé de fermer les yeux et de se tenir dans la plus complète immobilité, car il sent ses jambes vaciller, fléchir sous lui, il va tomber et tombe même quelquefois. S'il est couché, il croit voir son lit tourner suivant un axe qui le traverserait de la tête aux pieds, ou c'est lui-même qui se voit entraîné dans ce mouvement de rotation.

A quelque degré que soient portés les accidents qu'il éprouve, jamais le malade ne perd la conscience de ses actes; jamais, alors même qu'il tombe, il ne perd connaissance, jamais il ne se méprend sur la nature de ces sensations bizarres, de ces hallucinations dont il peut être effrayé. Rappelez-vous ce que nous a si souvent répété notre femme de la salle Saint-Bernard; bien qu'il lui fût impossible de se défendre d'un sentiment de terreur en voyant un gouffre ouvert sous ses pas, bien que cette terreur fût encore réveillée par le souvenir, elle savait très bien que c'était là une illusion de ses sens. J'ai entendu d'autres individus me dire avoir eu des hallucinations anologues, dont ils avaient tout aussi bien conscience.

Ces phénomènes vertigineux sont habituellement accompagnés de mal de cœur, que les individus comparent au mal de mer. C'est la nausée, dans la véritable acception du mot grecs ναῦς, vaisseau.

La moindre circonstance peut devenir l'occasion du développement de ces vertiges. Un mur treillagé, une file de barreaux, une tenture rayée dans un appartement, les font naître : treillage, barreaux, raies de la tenture se confondent entre eux, dans une sorte de brouillard, et la vue s'obscurcit. Il suffit même d'un mouvement un peu brusque, il suffit que le malade lève la tête pour qu'ils surviennent. Une particularité intéressante à noter, c'est que rien de semblable n'arrive en général quand le malade baisse la tête, contrairement à ce qui a lieu lorsque le vertige dépend d'un état congestif de l'encéphale.

Tels sont les phénomènes qui, se reproduisant d'une façon habituelle, à la plus petite occasion et même sans cause occasionnelle, préoccupent tellement ceux qui en sont tourmentés, qu'oubliant pour ainsi dire les autres accidents qu'ils éprouvent du côté de l'appareil digestif, ce sont les seuls qu'ils accusent, c'est uniquement sur eux qu'ils appellent l'attention du médecin. Vous l'avez vu, notre femme de la salle Saint-Bernard, deux autres individus de la salle Sainte-Agnès, dont j'aurai à vous rappeler tout à l'heure les observations, ne nous ont tout d'abord parlé que de leurs vertiges, et ne nous disaient absolument rien des troubles gastriques auxquels cependant nous devions les rattacher.

Ces troubles gastriques se traduisent pourtant le plus souvent par des symptômes nettement caractérisés. Ce sont des douleurs d'estomac qui ne sont jamais plus violentes qu'après l'ingestion des aliments, ou du moins de certains aliments ; la pression exercée avec la main sur le creux épigastriqne les réveille, les exagère en les faisant se propager jusque dans le dos ; c'est un sentiment de pesanteur, c'est une crampe, c'est une douleur aiguë irradiant dans le thorax, dans l'abdomen, s'étendant même à divers points du corps, accompagnée d'une sensation de chaleur, d'ardeur à la région de l'estomac. Ce sont des flatuosités, des éructations acides ordinairement non nidoreuses, des vomissements glaireux, muqueux, quelquefois de matières alimentaires ; de la constipation plus souvent que de la diarrhée, bien que les deux accidents puissent, chez quelques individus, alterner l'un avec l'autre.

Si ces symptômes manquent en quelques cas rares, presque toujours vous entendrez les malades se plaindre, quand vous les interrogerez à ce sujet, de digestions lentes, laborieuses.

Toutefois, ce n'est pas en général au moment de la digestion que les accidents vertigineux se produisent, c'est longtemps après, c'est, pour employer ici une expression vulgaire, quand l'estomac est vide, qu'ils surviennent. Et, ainsi que je vous le rappellerai à propos du traitement de cette singulière affection, il suffira souvent au malade de prendre une petite quantité d'aliments, une tasse de bouillon par exemple, un biscuit trempé dans un peu de vin, pour les prévenir quand ils commencent, ou pour les faire cesser quand ils se sont produits

Il semblerait néanmoins que, en quelques cisconstances, l'ingestion des aliments puisse être la cause déterminante des accidents, si nous en jugeons d'après ce que nous avons observé chez un des deux malades de notre salle Sainte-Agnès, dont je parlais il y a un instant.

C'était un jeune homme de vingt-cinq ans. Habituellement de bonne santé, il nous disait n'avoir jamais d'autre maladie qu'une affection de nature probablement syphilitique, pour laquelle il avait été traité à l'hôpital des Vénériens; il ne nous donnait d'ailleurs aucun renseignement précis à cet égard.

Il rendait ainsi compte des accidents qui l'amenaient dans nos salles : Depuis un mois, il éprouvait une douleur dans le flanc droit, et, du côté de la tête, des phénomènes qui le tourmentaient surtout. La douleur abdominale était exagérée par la pression, mais quelque soin que nous ayons mis à la chercher, nous ne trouvâmes autour de cette région aucun signe de lésion viscérale. Cette douleur avait ceci de singulier qu'elle se calmait spontanément aussitôt après le repas, mais alors aussi le malade éprouvait des phénomènes cérébraux qui le préoccupaient singulièrement. C'étaient des étourdissements, des troubles de vue, des bourdonnements d'oreille, une pesanteur de tête, un sentiment qu'il comparait à celui que procure l'ivresse à son début. Il affirmait qu'il ne buvait habituellement avec excès ni vin ni liqueurs. S'il essayait de se lever de table, ses jambes fléchissaient sous lui, et il ressentait un malaise général, il lui semblait qu'il allait s'évanouir; pour ne pas tomber, il était forcé de s'appuyer sur ce qui se trouvait à sa portée. Jamais cependant il ne perdit connaissance.

Ces accidents, qui se produisaient dès que le malade avait mangé, qui se répétaient à plusieurs reprises, pendant encore une heure ou deux après le repas, n'étaient accompagnés d'aucune douleur, d'aucune sensibilité pénible du côté de l'estomac, et constituaient avec la gastralgie ou plutôt l'entéralgie que nous avons notée, les seuls symptômes caractéristiques des troubles dont les fonctions digestives étaient évidemment le siège.

Bien que le fait soit rare, il peut arriver aussi que les vertiges soient, non plus seulement les phénomènes morbides prédominants, mais encore les seuls et uniques phénomènes accusés par les malades, parce qu'ils sont réellement les seuls qu'ils éprouvent, la dyspepsie dont ils dépendent ne se traduisant alors par aucun autre symptôme. En voici un exemple :

Une dame d'un certain âge vint de Paris à Bordeaux pour consulter à propos d'accidents cérébraux dont elle était tourmentée depuis plusieurs mois, et qui consistaient en des vertiges qui lui laissaient à peine quelques instants de tranquillité. Ils se manifestaient à la plus légère occasion, et allaient jusqu'à produire un état syncopal qui forçait la malade de se tenir couchée. Le mouvement de la rue, la vue des promeneurs qui passaient devant elle, d'une voiture roulant un peu vite, en sollicitaient le retour, à ce point que bientôt cette dame n'osa plus sortir de sa chambre. Elle se croyait menacée d'une attaque d'apoplexie, et ses craintes étaient augmentées par son entourage, dont les officieux avis étaient propres à l'entretenir dans ces idées. Pour éviter la congestion qu'elle redoutait, suivant la théorie qu'elle s'était faite, elle se condamna à une diète sévère, se contentant de se nourrir de potages, de bouillons, de peur d'augmenter l'abondance de son sang. Son appétit avait diminué, mais toujours ses digestions avaient été régulières. Le régime auquel elle s'était astreinte l'avait réduite à un état de cachexie déplorable. Lorsque mon ami le docteur Lasègue fut appelé auprès d'elle, il fut frappé de sa maigreur et de la teinte jaune qu'avait prise sa peau ; au premier abord, il crut à l'existence d'une affection cancéreuse ; un examen approfondi ne lui en révéla cependant aucun signe ; il ne tarda pas à se convaincre que les accidents vertigineux dépendaient d'une perturbation des fonctions nutritives et étaient exagérés par le fait de l'abstinence. Il me demanda de vouloir bien me joindre à lui pour voir la malade ; mon diagnostic fut identique avec celui qu'il avait porté. L'événement devait nous donner raison. Une médication tonique, une alimentation réparatrice avaient, au bout de huit jours, amené un changement notable dans la situation. Les vertiges étaient beaucoup moins fréquents ; bientôt la malade en était complètement débarrassée : six semaines plus tard, l'embonpoint et la santé étaient revenus.

Ainsi, messieurs, nous voyons survenir assez souvent le vertige chez des personnes dont les fonctions digestives ne laissent rien à désirer. L'appétit est bon, les selles sont régulières, il n'y a pas d'éructations acides, et pourtant le traitement dirigé contre la dyspepsie réussit. Bien souvent je me suis demandé si ce traitement, bien que dirigé par moi contre l'affection stomacale, ne s'adressait pas, à mon issu, au système nerveux, et si je n'avais pas été conduit à diagnostiquer une affection gastrique, plutôt d'après l'influence de la médication que d'après les symptômes de la maladie, et si je n'avais pas été entretenu dans cette erreur de diagnostic par ce fait que je réussissais avec une médication ordinairement employée avec avantage dans la dyspepsie.

Je sais bien qu'il y a des nausées et souvent des vomissements dans le vertige, lors même que le tissu de l'estomac est dans l'état le plus normal, et que les sécrétions qui lui appartiennent sont ce qu'elles doivent être ; mais qui ne sait que, dans un grand nombre d'affections qui appartiennent ou système nerveux, les vomissements sont extrêmement communs ; sans parler de la fièvre cérébrale, qu'il me suffise d'indiquer le mal de mer, le vertige de la valse, etc., dans lesquels les troubles du côté de l'estomac sont l'accident qui occupe le plus les malades, celui dont ils se plaignent le plus amèrement. Or, dans le vertige que l'on appelle stomacal à tort ou à raison, les troubles nerveux et ceux que l'on observe du côté de l'estomac ne diffèrent pas beaucoup de ceux que l'on éprouve, par exemple, dans le vertige qui tient à des lésions du labyrinthe, et dont j'aurai tout à l'heure à vous parler.

Il est vrai de dire pourtant que ce dernier vertige ne cède que bien rarement à la médication qui réussit ordinairement dans le cas de vertige simple accompagné de nausées et de vomissements.

Les vertiges stomacaux s'observent assez communément dans la convalescence des maladies de longue durée, telles que les fièvres graves, celles surtout qui ont profondément troublé la nutrition, et ont eu un grand retentissement sur l'appareil digestif, dont les fonctions restent plus ou moins languissantes.

C étaient le cas du second de nos hommes de la salle Sainte-Agnès. Il était âgé de quarante-huit ans. D'une robuste constitution, il avait été toujours bien portant, lorsque, quinze mois avant l'époque où il venait se mettre entre nos mains, il fut pris d'un scorbut grave, déterminé par le déplorable régime auquel la misère l'avait forcé de se soumettre. Il habitait, en effet, un logement des plus insalubres; l'unique chambre dans laquelle il vivait, mal aérée, était placée sous les toits, exposée au froid, à l'humidité, à toutes les intempéries de la saison. Nous eûmes occasion de voir cet homme dans un autre service de cet hôpital où il s'était fait admettre. De grandes taches ecchymotiques couvraient toute la surface de son corps, quelques-unes avaient la largeur de la main : des ulcérations sanieuses avaient détruit les gencives; ses forces étaient considérablement diminuées. Cette maladie dura environ deux mois, ou du moins, après ce temps, le malade quitta l'Hôtel-Dieu. Pendant les trois mois qui suivirent, et même pendant plus longtemps encore, il conserva une diarrhée lientérique opiniâtre; cependant son appétit était bon et il mangeait une grande quantité d'aliments, non réparateurs, il est vrai, composés de pain, de soupes rarement faites avec du bouillon de viande. Ses digestions s'opéraient mal; deux heures après le repas, il rendait par les selles les matières alimentaires à peu près telles qu'il les avait prises, et dans le courant de vingt-quatre heures, il avait jusqu'à vingt garde-robes. Pendant cinq mois, la faiblesse générale était si grande qu'il ne pouvait quitter la chambre; l'état de maigreur était si prononcé qu'il ne pouvait rester assis, et qu'il était obligé de garder le lit.

Aussitôt qu'il fut à même de sortir, le malheureux reprit ses occupations pour vivre et faire vivre sa famille du médiocre produit d'un travail très peu lucratif. Dans cet état de choses sa nourriture resta bien insuffisante; ses digestions étaient d'autant plus imparfaites que, ayant perdu une grande partie de ses dents, celles qui lui restaient étant déchaussées, vacillantes à la suite du scorbut, il ne pouvait pas mâcher ses aliments. De plus, bien que moins insalubre que son premier logement, celui qu'il habitait maintenant l'était encore beaucoup.

Des conditions hygiéniques aussi détestables n'étaient pas faites pour ramener rapidement les forces perdues; aussi quand cet homme vint de nouveau à l'hôpital, se plaignait-il encore d'être très faible, mais ce qui l'amenait à l'Hôtel-Dieu, c'étaient les accidents dont le début remontait déjà à l'époque où il avait eu le scorbut, et qui s'étaient notablement aggravés depuis huit jours et le préoccupaient singulièrement.

Voici ce dont il se plaignait. Il éprouvait un engourdissement, une sorte de paralysie des mâchoires et de la langue, qui le gênaient pour ouvrir la bouche, et l'empêchaient d'articuler certains mots. De plus, sa voix était enrouée et il lui était impossible de crier comme il le faisait autrefois pour les besoins de sa profession de marchand ambulant. Quand nous lui demandions d'ouvrir la bouche, il ne desserrait qu'à demi les mâchoires, non sans provoquer des douleurs dans les articulations temporo-maxillaires. Sa langue, qu'il ne pouvait tirer que jusqu'au niveau des arcades dentaires, était sensiblement déviée à droite. En examinant l'arrière-bouche nous constations une déformation du voile du palais qui n'était pas régulièrement concave; à gauche, il était aplati et la luette était déjetée de ce côté; cependant en touchant les parties avec une barbe et un bec de plume, on voyait que la motilité n'était pas abolie et qu'on sollicitait des contractions musculaires.

Depuis huit jours aussi, le malade avait un mal de tête persistant, qui n'était pas influencé par l'état de plénitude ou de vacuité de l'estomac; il comparait ce mal à ce qu'on éprouve quand, suivant son expression, on a fait ribote. Et à ce propos il nous affirmait qu'il ne prenait jamais d'eau-de-vie, qu'il ne buvait que très rarement des liqueurs alcooliques. Il ajoutait que le vin, dont il aurait autrefois facilement supporté trois litres sans en être le moins du monde incommodé, lui troublait maintenant le cerveau alors qu'il en prenait à peine un verre.

Il dormait bien, et à son réveil sa tête était libre, mais il n'était pas resté quelques minutes sur son séant que la douleur était revenue. Couché, il se sentait mieux, à la condition toutefois d'avoir la tête un peu haute. Debout, il éprouvait comme des picotements dans les yeux, puis sa vue se troublait, il voyait des étincelles monter et descendre, les objets tourner et danser autour de lui; bientôt sa vue s'obscurcissait complètement, il lui semblai, qu'il était dans un brouillard, et pour ne pas tomber il était forcé de s'appuyer sur ce qui se trouvait à sa portée: une fois il n'avait pu se retenir et s'était laissé aller à terre, sans perdre connaissance, puis s'était relevé tout seul quelques secondes après. Ces vertiges augmentaient lorsqu'il baissait la tête ou lorsqu'il la levait, mais, à l'inverse de ce qui arrive le plus habituellement dans ces cas, les accidents étaient moins prononcés quand il regardait en haut que lorsqu'il regardait en bas. Pendant quelque temps il avait essayé de servir les maçons, il fut obligé d'y renoncer, parce qu'il ne pouvait monter sur les échafaudages sans que sa tête lui tournât, ce à quoi il n'était pas sujet avant sa maladie.

Au moment où les vertiges survenaient, la céphalalgie augmentait, il lui semblait qu'on lui fendait le crâne; quelquefois il avait des nausées, mais jamais des vomissements. D'ailleurs, il disait n'avoir jamais eu à proprement parler de maux d'estomac, ni avant ni après avoir mangé. A la diarrhée lientérique qui l'avait tourmenté pendant plus de trois mois avait succédé une constipation telle, qu'il restait jusqu'à huit jours sans aller à la garde-robe; depuis quelque temps les évacuations alvines avaient repris leur régularité habituelle.

Indépendamment de la faiblesse générale dont il se plaignait, il ressentait dans les membres inférieurs un poids continuel; l'exercice, la chaleur du lit ne pouvaient le réchauffer; avant son scorbut, il transpirait facilement des pieds, aujourd'hui les pieds restaient secs alors même que toute la surface du corps était couverte de sueur.

Une semaine de repos, une bonne nourriture, une médication en grande partie alcaline, suffirent pour faire cesser les accidents vertigineux, et dix jours après son entrée dans le service de la Clinique, cet homme se trouvait tellement mieux qu'il désirait retourner dans sa famille.

Quelques rapports qu'elle présente avec le sujet qui nous occupe, cette observation est assez complexe, car les vertiges pouvaient être considérés comme le résultat de la perturbation profonde éprouvée par le système nerveux dans la grave et longue maladie dont cet individu avait été atteint. Ce seraient, dans cette hypotèse, des accidents du même genre que la paralysie du voile du palais, de la langue, qui s'observent, ainsi que j'ai eu occasion de le dire plus d'une fois, à la suite des maladies qui, comme la diphthérie, la fièvre typhoïde, ont un grand retentissement sur l'organisme. Ici, toutefois, il était évident que les fonctions digestives avaient été plus particulièrement mises en cause, comme le témoignait la diarrhée lientérique qui avait persisté pendant si longtemps; et les vertiges dépendaient si bien de troubles de la digestion et de la nutrition, qu'il suffit d'une semaine de bonne alimentation pour amener la guérison de ces accidents.

Le fait, néanmoins, n'a pas, messieurs, la netteté de ceux que nous rencontrons le plus souvent dans notre pratique. — Il y a quelque temps, j'étais appelé à donner mes soins à un magistrat âgé de soixante ans. A la suite de travaux fort assidus, accomplis principalement après le dîner, il avait senti de la pesanteur d'estomac, et souvent il avait des éructations acides. L'appétit diminuait de jour en our. Tout à coup, en levant les yeux au plofond, il se sentit violemment étourdi, vit les objets tourner autour de lui, et ce vertige fut momentanément accompagné de nausées. Inquiet, il manda son médecin, qui le purgea et lui fit prendre des bains de pieds sinapisés. Cependant le mal fit de rapides progrès. Les vertiges existaient non seulement quand le malade était debout ou assis, mais lors même qu'il était au lit. Les nausées étaient incessantes, le malade les comparait au mal de mer. L'inquiétude était extrême, M. M.... se croyait menacé d'apoplexie ; quelques médecins avaient cru voir le début d'un ramollissement cérébral.

Je pensai que nous avions affaire à un vertige stomacal ; le traitement par les alcalins et les amers fut institué, et les accidents avaient entièrement cessé après quinze jours. Ils reparurent quelques semaines plus tard, pour disparaître de nouveau sous l'influence de la même médication.

Dans le cas où le vertige est accompagné ou a été précédé de troubles gastriques, vous serez souvent autorisés à instituer le traitement du vertige stomacal, et votre médication sera presque toujours suivie de succès. Cependant vous ne devez jamais négliger de rechercher si le vertige n'est point sympathique de quelque lésion du foie, des reins, de la vessie, ou de l'utérus.

Vous savez en effet que les coliques hépatiques, néphrétiques et les douleurs utérines sont souvent accompagnées de nausées, de vomissements et de vertiges.

Il est un autre vertige qui offre de grandes ressemblances avec le vertige stomacal, celui-là est le plus souvent produit par une lésion de l'oreille interne et pourrait être appelé vertige *ab aure læsa*. Déjà en traitant de la congestion cérébrale[1] je vous ai rappelé la communication que Ménière avait faite sur ce sujet à l'Académie de médecine.

Ces relations entre les accidents vertigineux et les maladies de l'oreille interne ont eté signalées par Triquet, en 1863, dans ses *Leçons clinique*[2], et, dans une note manuscrite qu'il nous a communiquée, il insiste d'une façon toute spéciale sur l'existence des vertiges et des nausées qui précèdent et accompagnent les bourdonnements d'oreille dans les cas d'otide labyrinthique. Il revendique, d'ailleurs, pour Saissy (de Lyon) le mérite d'avoir le premier signalé cette coïncidence des vertiges avec les maladies de l'oreille. Cependant, nous ne saurions accepter cette revendication, car dans les deux observations consignées dans l'ouvrage de Saissy qui parut en 1827[3], observations empruntées au docteur Viricel, l'auteur parle bien de douleurs violentes dépendant des lésions de la caisse du tympan, mais il ne signale point de vertige.

1. Tome II, p. 78.
2. Triquet, *Leçons cliniques sur les maladies de l'oreille*, 1863, p. 113.
3. Saissy, *Essai sur les maladies de l'oreille interne*, Lyon, 1827.

C'est donc bien à Ménière que nous devons de connaître le rapport existant entre les lésions du labyrinthe et des troubles cérébraux qu'avant lui tous les médecins rapportaient à des troubles de l'estomac, à des congestions apoplectiformes, ou encore au début d'affections cérébrales plus graves. En 1861[1], Ménière établissait que les malades affectés d'otide labyrinthique présentaient un ensemble d'accidents réputés cérébraux, tels que vertiges, étourdissements, marche incertaine, tournoiement et chute; accidents qui étaient accompagnés de nausées, de vomissements et parfois d'un état syncopal.

Une observation réitérée des faits de ce genre ne tarda pas à lui démontrer que tous ces accidents, loin de suivre la marche habituelle des affections cérébrales ou du vertige stomacal, se dissipaient après un temps variable pour laisser subsister à leur place une surdité rebelle, le plus souvent irrémédiable.

Dans le travail auquel je fais allusion, Ménière rapportait l'histoire d'une jeune fille qui, étant à l'époque de ses règles, voyagea la nuit, en hiver, sur l'impériale d'une diligence, et éprouva, par suite d'un froid considérable, *une surdité complète et subite*. Reçue dans le service de Chomel, elle avait présenté comme symptômes principaux des vertiges continuels; le moindre effort pour se mouvoir produisait des vomissements, et la mort survint le cinquième jour. L'autopsie démontra que le cerveau, le cervelet et le cordon rachidien étaient absolument exempts de toute altération, mais comme la malade était devenue tout à fait sourde après avoir toujours parfaitement entendu jusqu'au moment de son accident, Ménière enleva les temporaux afin de rechercher avec soin quelle pouvait être la cause de cette surdité complète survenue si rapidement. Les canaux semi-circulaires étaient les seules parties du labyrinthe qui offrissent un état anomal consistant dans la présence d'une lymphe plastique, rougeâtre, remplaçant le liquide de Cotugno.

Dans les observations de Saissy et de Triquet, on trouva à l'examen nécroscopique un semblable épanchement de matière plastique, rougeâtre, et de plus un épaississement de la membrane nerveuse qui tapisse les canaux semi-circulaires. Il est donc permis de supposer que peut-être, dans ces cas, on eût constaté pendant la vie les mêmes symptômes que dans le fait de Ménière, si l'attention eût été éveillée sur ce point.

Plusieurs d'entre vous, messieurs, se rappellent assurément cette femme qui était couchée au n° 25 de la salle Saint-Bernard. Elle était affectée d'une surdité presque complète, et chaque fois que pour l'interroger on parlait un peu trop fort, sa figure exprimait une vive souffrance, et elle

1. P. Ménière, *Sur une forme de surdité grave dépendant d'une lésion de l'oreille interne* (*Bulletin de l'Académie de médecine*, janvier 1861, t. XXVI, p. 241.)

accusait de grandes douleurs dans la tête, des bruits insupportables dans ses oreilles, en même temps qu'elle était prise de vertige, puis elle tenait sa tête entre ses deux mains comme pour se soustraire à tout bruit extérieur. Tout lui semblait tourner autour d'elle, et si, lorsqu'elle était debout, on élevait un peu trop la voix en lui parlant, elle saisissait les barreaux de son lit pour ne pas tomber à terre. Elle nous racontait que depuis longtemps, sans cause appréciable, elle avait été prise de vertiges qui avaient augmenté de jour en jour, à ce point qu'elle ne pouvait plus aller seule dans les rues, parce que le bruit des voitures lui était insupportable et lui donnait le vertige; elle racontait de plus que souvent elle se sentait poussée de *gauche à droite*, et que, sur les trottoirs, elle avait grand soin de prendre toujours la droite dans la crainte de tomber sur la chaussée. La surdité était surtout prononcée du *côté droit* et c'était aussi de ce côté que l'impression du bruit était douloureuse. Souvent la malade avait des nausées et de l'inappétence, bien qu'elle fût absolument sans fièvre et que sa langue n'indiquât aucun embarras gastrique. Il n'y avait point d'amaigrissement notable, jamais il n'y avait eu de troubles dans les sécrétions hépatique et rénale; le flux cataménial était normal. Ces vertiges dépendaient donc d'une affection de l'appareil auditif : les bourdonnements d'oreille presque continuels, la surdité presque complète, l'exaspération des bourdonnements et de la douleur toutes les fois qu'on faisait du bruit près de la malade, témoignaient en faveur de cette opinion. En examinant le conduit auditif externe on voyait que la membrane du tympan était déprimée vers son centre et présentait à ce point un enfoncement que Triquet attribue à la soudure des osselets de l'ouïe, mais cette dépression du tympan qui indiquait une ancienne phlegmasie de l'oreille moyenne n'existait que du côté droit et établissait une contiguïté douloureuse entre la membrane du tympan et la fenêtre ovale.

Chez cette malade il n'y avait jamais eu de perte de connaissance, jamais de convulsions ni de paralysie, l'intelligence était intacte, il n'était donc guère possible de s'arrêter à l'hypothèse d'une lésion cérébrale ou cérébelleuse, la vue était bonne, et jamais il n'y avait eu de strabisme. Mais en rapprochant d'une part les expériences de MM. Flourens, Brown-Séquard et Vulpian sur les canaux semi-circulaires et les conclusions du mémoire de Ménière, et d'autre part les symptômes éprouvés par notre malade, à savoir la surdité, les bourdonnements d'oreille, la propulsion à droite et les vertiges, il était naturel de penser que les canaux semi-circulaires étaient le siège d'une altération qui rendait compte de tous les symptômes que nous avions notés. De plus, la lésion du labyrinthe, bien qu'existant des deux côtés, était plus marquée du côté droit; or, la douleur était plus intense de ce côté, et la propulsion avait lieu de *gauche à droite*.

Les expériences de Flourens[1], confirmées par celles de Brown-Séquard et Vulpian, ont démontré que la lésion simultanée des canaux semi-circulaires de chaque côté donne lieu à des mouvements en avant, en arrière ou de culbute, suivant la disposition des canaux lésés, et que, lorsqu'il n'y a lésion que d'un côté, la propulsion a toujours lieu du côté correspondant à la lésion. L'anatomie pathologique comparée a confirmé les résultats de la physiologie expérimentale. En 1861, MM. Signol et Vulpian communiquaient à la Société de biologie[2] l'observation d'un coq qui, dans une lutte, avait reçu un violent coup de bec sur la tête; l'animal fut d'abord étourdi; mais bientôt on le vit, la tête penchée en avant, tourner sur lui-même de *gauche à droite* lorsqu'il voulait marcher. Il devint aveugle, et lorsqu'il mourut, six semaines après le début de ces accidents, on constatait une nécrose d'une grande portion du temporal droit : toute la partie de cet os, où siègent les canaux semi-circulaires, était isolée par une membrane de nouvelle formation, et il fut impossible de retrouver trace des canaux semi-circulaires du côté droit.

Si réellemeut, comme nous le supposons, il existait chez notre malade une lésion des canaux semi-circulaires, la propulsion de gauche à droite trouverait son explication dans la plus grande altération des canaux du côté droit. Quant aux autres symptômes, les vertiges, les douleurs de la tête et les nausées, il suffit pour s'en rendre compte de se rappeler que toute secousse violente, imprimée à la membrane du tympan par un stylet ou par une injection, suffit pour occasionner des bourdonnements d'oreille et des vertiges avec nausées. Il est probable que, dans ces cas, la secousse est transmise à la fenêtre ovale par la chaîne des osselets et de là à l'oreille interne, dont les lésions amènent des vertiges, ainsi que le prouve le fait de la jeune femme dont Ménière a consigné l'observation dans son mémoire.

Nous croyons donc que, chez notre malade, il y avait lésion des canaux semi-circulaires; mais si la physiologie, l'étude clinique et nécroscopique des faits rapportés par Ménière, nous autorisent à accepter cette conclusion quant au siège de la lésion, nous n'avons pu connaître la cause qui avait produit celle-ci. Saissy et Triquet accordent une grande part étiologique à la diathèse rhumatismale, aux constitutions atmosphériques catarrhales; nous avons vu dans le cas de Ménière quelle influence pouvaient avoir le froid et la suppression du flux cataménial. Ici il ne nous était point permis d'invoquer l'action de ces diffé-

1. Flourens, *Recherches expérimentales sur les propriétés et les fonctions du système nerveux*, 2e édition, 1842. p. 442 et suiv.

2. J. Signol et A. Vulpian, *Note sur un cas de nécrose d'une portion du diploé crânien chez un coq. Altération profonde de l'appareil auditif : phénomènes symptomatiques semblables à ceux que produit la section des canaux semi-circulaires* (*Comptes rendus des séances de la Société de biologie*, 1861, Paris, 1862, p. 135).

rentes causes, puisque nous n'avons point constaté d'influence rhumatismale et que notre malade n'avait jamais eu de suppression des règles.

A côté de l'observation que je viens de résumer il est à propos de vous en rappeler deux autres : l'une qui appartient au docteur Burggraeve[1], la seconde à M. le docteur Hillairet[2]. Dans le premier de ces faits, à la suite d'un refroidissement, il y a eu otite interne avec perforation du tympan et écoulement de pus sanguinolent par le conduit auditif. Tout à coup l'écoulement se supprima, et alors apparut de l'incertitude dans les mouvements, et plusieurs fois le malade faillit perdre l'équilibre. Bientôt il éprouva des vertiges et était obligé de se tenir au bord de son lit pour ne pas obéir à la tendance à tourner sur lui-même. De plus, sa tête était entraînée violemment de droite à gauche et de gauche à droite ; il lui était impossible de marcher, le parquet ne lui paraissait pas solide ; il se trouvait comme sur le pont d'un navire agité par un violent roulis ; et il avait des nausées, des vomissements, en un mot un véritable mal de mer. — « Quand ma tête était ébranlée, » dit le docteur Burggraeve, car c'est sa propre histoire qu'il raconte, « soit en la tournant brusquement, soit en » me mouchant, mes jambes se dérobaient et je tombais comme terrassé » par la foudre. » Une circonstance digne d'attention, c'est que les extrémités supérieures ne participaient pas au dérèglement des extrémités inférieures, et que pendant toute la durée de la maladie, elles conservèrent toute la précision de leurs mouvements. La tête était parfaitement libre ; la vue, l'odorat, le goût, l'ouïe même, à part un bourdonnement et un sifflement incommodes dans l'oreille malade, n'étaient pas altérés. Ces accidents, nous dit l'auteur, cessèrent en grande partie aussitôt que reparut l'écoulement par l'oreille ; mais, pendant plus d'un mois, il y eut une certaine indécision dans les mouvements.

Il est évident que cette observation renferme tous les symptômee que Ménière a rapportés aux lésions du labyrinthe : le vertige avec bourdonnements d'oreille, les nausées, les vomissements, la tendance irrésistible à tourner dans un sens déterminé, étant, je viens de vous le dire, les symptômes caractéristiques des lésions des canaux semi-circulaires.

Le fait communiqué par M. Hillairet à la Société de biologie n'est pas moins intéressant : après un refroidissement qui avait déterminé des douleurs violentes et longtemps persistantes dans les deux oreilles, survint un écoulement purulent de l'oreille droite. A partir du moment où cet

1. *Gazette medicale de Paris*, 1842, et *Annales et Bulletin de la Société de médecine de Gand*, 1841.

2. Hillairet, *Lésions de l'oreille interne ; action réflexe sur le cervelet et les pédoncules* (*Comptes rendus et Memoires de la Société de biologie*, 3e série, t. III, année 1861, Paris, 1862, p. 148).

écoulement avait eu lieu, les douleurs avaient été moins violentes et beaucoup plus rares; mais bientôt l'inflammation chronique du rocher avait eu pour conséquence la production de bourgeons charnus nombreux qui, sous forme de polype, faisaient saillie dans le conduit auditif externe; puis, ce polype empêchant l'écoulement du pus, les douleurs étaient revenues avec leurs premiers caractères, et de plus étaient survenus des bourdonnements dans l'oreille malade, avec des vertiges, des envies de vomir, de la titubation, de la faiblesse des membres inférieurs et de la tendance à s'incliner et à tourner du côté opposé à celui où l'affection existait. Le malade fut soulagé par l'ablation du polype, qui donna une issue facile à l'écoulement purulent; puis cet écoulement se tarit graduellement sous l'influence d'un traitement local et général, et les phénomènes nerveux cessèrent.

M. Hillairet n'hésita pas à rattacher tous les phénomènes nerveux qu'il avait observés chez son malade à une lésion des canaux semi-circulaires; puis, s'autorisant des expériences physiologiques et du fait si bien analysé de MM. Vulpian et Signol, il conclut que les phénomènes nerveux sont la conséquence probable de la lésion de l'oreille interne.

Tous ces faits bien établis, il nous resterait à rechercher comment les lésions des canaux semi-circulaires produisent des troubles cérébraux, c'est-à-dire les vertiges, la titubation et la tendance irrésistible à tomber ou à tourner dans une direction déterminée. Nous savons que tous ces phénomènes peuvent avoir lieu lorsqu'il y a lésion de certaines parties de l'encéphale; mais il nous faut rejeter, dans les cas que nous analysons, l'hypothèse d'une lésion propagée par continuité de l'oreille interne au cerveau, puisque, d'une part l'étude clinique, et d'autre part les autopsies faites par Ménière, Viricel et M. Vulpian, établissent l'intégrité de la substance cérébrale.

Vous savez, messieurs, la part importante que l'on accorde aujourd'hui à l'action réflexe dans la production des actes physiologiques et morbides; vous savez que la moelle, incitée par un nerf sensitif de la vie animale ou organique, est un centre d'actions réflexes multiples; le cerveau partage aussi cette propriété toutes les fois qu'un nerf crânien de sensibilité générale ou spéciale est excité d'une certaine façon. En effet, une irritation portée sur la branche ophthalmique est réfléchie, sans que nous en ayons conscience, d'une façon spéciale par le cerveau, et la conséquence de cette action réflexe détermine l'écoulement des larmes et l'injection de la conjonctive; de même, lorsque l'action excitatrice porte sur la rétine, vous constatez, en vertu de cette même action réflexe, le clignement des paupières, l'épiphora et la contraction de la pupille. Vous savez encore que l'opération de la cataracte par abaissement détermine des vertiges et des envies de vomir.

Des phénomènes analogues se manifestent lorsque nous éprouvons de vives douleurs d'oreille. Je pourrais multiplier les exemples de cette action réflexe du cerveau. Qu'il me suffise aujourd'hui de vous faire remarquer que M. Brown-Séquard, dans ses *Leçons sur le système nerveux*[1], a conclu que l'irritation du nerf auditif, de même que celle du nerf optique et de tout nerf sensitif, peut produire, par action réflexe, des convulsions, des vertiges et d'autres symptômes de troubles des fonctions de l'encéphale. Et, comme l'action réflexe peut porter aussi bien sur le système nerveux vaso-moteur que sur le système nerveux sensitif ou moteur, il est permis de supposer que, dans le cas de lésion des canaux sémi-circulaires, l'action réflexe agit *sur le système vasculaire du cerveau* de façon à produire une anémie cérébrale et partant plusieurs des symptômes de cette anémie, c'est-à-dire vertiges et nausées avec sentiment de défaillance, etc.

Cette dernière remarque nous conduit à émettre cette hypothèse, à savoir que le vertige stomacal n'est peut-être que le résultat d'une action réflexe sur la circulation cérébrale, laquelle action réflexe aurait sa cause d'incitation dans l'estomac.

Quoi qu'il en soit de l'interprétation de ces phénomènes vertigineux liés à une lésion du labyrinthe, ou à des troubles de l'estomac, leur existence est maintenant parfaitement établie; vous pourrez les rapporter, toutes les fois qu'ils seront accompagnés de bourdonnements persistants dans les oreilles, et plus tard de surdité, à une affection de l'organe de l'ouïe.

Messieurs, il arrive encore trop souvent que les vertiges stomacaux, surtout chez les personnes qui approchent de la vieillesse ou qui y sont arrivées, soient le prélude d'accidents cérébraux très graves, tels que l'hémorrhagie du cerveau et le ramollissement. Ainsi, aujourd'hui, bien que, dans la très grande généralité des cas, les formes vertigineuses que je vous ai décrites semblent ne laisser sur le cerveau qu'une impression fugace, et paraissent avoir leur origine dans l'appareil digestif, quoique je n'hésite pas à faire le traitement que je vais indiquer et qui guérit les malades, les uns temporairement, et c'est le plus grand nombre, les autres définitivement, je n'en fais pas moins mes réserves, sachant que, dans quelques cas rares, à un vertige simple succèdent des accidents cérébraux formidables, et trop évidemment dus à une grave lésion de l'encéphale.

Au vertige stomacal appartiennent assurément les phénomènes cérébraux qui accompagnent l'indigestion, l'embarras gastrique, un simple état de plénitude de l'estomac, comme cela arrive après un repas plus copieux que d'habitude, ou même après l'ingestion de plusieurs substances alimentaires

1. Brown-Séquard, *Lectures on the physiology and pathology of the central nervous system*, p. 195 et suiv.

Ces vertiges, accompagnés de pesanteur, de céphalalgie gravative, de tintements, de bourdonnements d'oreille, ressemblent, bien plus que les précédents, à ceux que l'on regarde comme liés à une congestion cérébrale. Alors même qu'ils sont l'unique indice du malaise de l'estomac, les circonstances dans lesquelles ils se produisent empêchent de méconnaître leur nature; phénomènes d'ailleurs aussi passagers que la cause dont ils relèvent, ils cèdent avec la plus grande facilité, et, en vérité, il n'est pas nécessaire d'insister davantage sur ce sujet, pas plus que sur le traitement qui convient pour les combattre.

Il n'en est pas de même des accidents dont nous nous occupons plus spécialement ici. Au moment où ils ont lieu, l'ingestion d'une petite quantité d'aliments, du bouillon, un peu de vin généreux, et surtout des liqueurs alcooliques et aromatiques, suffiront souvent pour les calmer; mais pour en prévenir le retour, pour guérir la maladie, il faut un traitement qui, s'adressant à un état pathologique plus ou moins ancien, plus ou moins persistant, doit être suivi avec persévérance.

Il est une médication qui m'a rendu de grands services, je la tiens de mon vénéré maître Bretonneau; c'est celle que vous m'avez vu enployer chez nos malades, et dans laquelle les préparations amères et les alcalins jouent un rôle important.

Elle consiste dans l'emploi des moyens suivants :

Chaque matin le malade prend une tasse de macération amère faite avec :

Copeaux de bois de quassia amara............... 2 grammes.

qu'on laisse pendant douze heures dans une tasse à thé d'eau froide

Ou bien la macération s'obtient en laissant séjourner pendant une demi-heure la même quantité d'eau dans un gobelet fait avec ce bois amer.

Après chacun des principaux repas, et le soir en se couchant, le malade prend également un paquet de poudre ainsi composée :

♃ Bicarbonate de soude...................... 1 gramme.
Craie préparée........................... 2 grammes.
Magnésie................................. 1 gramme.

Mêlez et divisez en trois prises qui sont délayées, au moment d'en faire usage, dans un demi-verre d'eau sucrée.

Ces paquets doivent être pris cinq ou six jours de suite, et l'on y revient huit ou dix jours plus tard. Dans l'intervalle, on donne au malade des eaux minérales naturelles, telles que l'eau de Vichy, de Pougues, de Vals, d'Ems, qui semblent agir surtout par leurs principes alcalins, mais dont la dose ne doit pas être portée à plus de deux verres par jour; ou bien on a recours aux eaux de Bussang, de Spa, de Schwalbach, qui, empruntant aussi une partie de leur action aux principes alcalins qu'elles contiennent en plus petite quantité, semblent agir surtout par leurs éléments ferrugineux.

Lorsque l'appétit est languissant, les préparations tirées des plantes de la famille des strychnées sont indiquées pour solliciter la sensibilité de la membrane muqueuse gastrique en même temps que la contractilité de l'appareil musculaire de l'estomac. En dehors de l'excitation qu'elles produisent, ces préparations sont d'excellents toniques. Aussi je prescris souvent de prendre au commencement des repas, soit des gouttes amères de Baumé, à la dose d'une, deux d'abord, puis de trois et même quatre gouttes; soit la teinture, soit l'extrait de noix vomique, la première à la dose de cinq, huit, dix gouttes; le second à la dose de 5 à 25 centigrammes, par pilules contenant chacune 5 centigrammes d'extrait.

Mais, avant toute chose, il est essentiel d'insister sur la nécessité d'un régime tonique et substantiel, aidé par un exercice modéré. Le traitement des vertiges stomacaux est, en un mot, celui de la dyspepsie, sur lequel j'aurai à revenir plus amplement un jour avec toutes les indications qu'il comporte.

A côté de ces cas où le vertige est le fait dominant, il importe d'en mentionner d'autres, où le vertige est également un élément de la maladie, mais n'en est pas l'élément principal. Ces faits qu'a observés M. Krishaber, il les rapporte à un état pathologique spécial désigné par lui sous le nom de *névropathie cérébro-cardiaque;* voulant ainsi signaler du même coup les troubles encéphaliques et circulatoires, qui sont caractéristiques de cette névrose.

En effet, elle présente trois groupes de symptômes principaux : 1° des troubles des sens; 2° des troubles de la locomotion; 3° des troubles de la circulation. A cet ensemble s'ajoutent quelques symptômes secondaires.

« Aux *troubles sensoriels*, dit M. Krishaber, se rattachent des conceptions fausses ou perverties, pouvant aller jusqu'à un état qui a beaucoup d'analogie avec l'ivresse alcoolique, mais qui n'est jamais le délire réel, le malade gardant toujours la faculté de corriger par le raisonnement les illusions qu'il subit. Un symptôme non moins constant que les aberrations, c'est l'hyperesthésie des sens.

» Les *troubles de la locomotion* consistent le plus souvent dans l'abolition du sentiment d'équilibre, causée par le vertige et ses étourdissements. Il survient quelquefois de la paraplégie jusqu'à complète résolution des membres; d'autres fois il n'y a que la parésie plus ou moins accusée, affectant presque tous les muscles du corps et se traduisant par une sensation de lassitude et d'épuisement. Quelquefois encore il a des impulsions involontaires, et le malade marche malgré lui dans des directions déterminées. D'autres fois la démarche est seulement hésitante, incertaine, mais à peu près normale comme attitude. Dans d'autres cas enfin, il y a excitation au lieu de paralysie, et les malades sont poussés à marcher comme mus par un ressort. Ces divers troubles se succèdent parfois chez le même malade dans le cours de l'affection.

» Les *troubles de la circulation* consistent surtout en une irritabilité du système vasculaire telle, que le moindre mouvement, comme de se mettre debout étant assis ou de se retourner dans son lit, amène une augmentation du pouls de 20, 30 et même 40 pulsations. Il y a, en outre, de fréquentes et violentes palpitations; elles sont spontanées ou provoquées par les causes les plus insignifiantes. En dehors des moments de contraction désordonnée du cœur, le pouls radial est petit, lent, mou, très dépressible; il y a cependant parfois, au début de la maladie, un ensemble de phénomènes simulant la fièvre, tels que le frisson, suivi pendant un temps qui dépasse rarement une heure, d'un pouls large et vibrant, mais qui n'augmente jamais de fréquence. La température du corps, pendant ces accès, monte d'un demi-degré, très rarement davantage. Ces accès, qui affectent un type presque périodique, cessent spontanément et n'apparaissent, du reste, qu'au commencement de la maladie. »

» Quant aux *symptômes secondaires*, ils sont purement individuels et par suite très variés. Mais ce qui ne manque chez aucun malade, c'est une excessive *irritabilité*, se traduisant elle-même d'une façon très diverse.

» Pendant la période la plus intense, il survient des lipothymies; quelquefois, mais rarement, il y a syncope avec perte complète de connaissance. A ces troubles s'ajoute toujours une sensation d'angoisse précordiale presque continue, allant parfois jusqu'à la douleur la plus vive et affectant alors la forme de l'angine de poitrine.

» L'invasion de la maladie est brusque et se fait avec une intensité extrême. C'est une véritable sidération du système nerveux dont le mode d'apparition est instantané. Les malades se souviennent pourtant dans le cours de l'affection d'avoir eu quelques avertissements, mais ils avaient passé presque inaperçus, tant ils étaient peu prononcés. Les symptômes sont constants, mais avec des moments de recrudescence très accentués. Pendant toute la durée de la maladie, il n'y a jamais un seul instant de retour à l'état normal. Sa durée varie de deux à quatre ans; quelquefois elle persiste beaucoup plus longtemps. Sa terminaison ordinaire est la guérison.

» Cette affection se présente quelquefois avec une prédominance très marquée d'un seul des principaux symptômes; on la méconnaît alors aisément si l'on n'a pas soin de s'enquérir des symptômes concomitants auxquels il sera toujours possible de reconnaître, même s'ils sont peu accentués, le type caractéristique de la maladie.

» Elle affecte deux formes, l'une grave, l'autre légère. Un *criterium* invariable les distingue : c'est le sommeil. Dans la forme grave, les nuits sont agitées d'insomnie, de cauchemars, de palpitations et d'une grande surexcitation cérébrale (toujours sans délire). Dans la forme légère, au contraire, les malades dorment à peu près normalement. Il va sans dire qu'entre ces deux fonctions extrêmes il y a des états intermédiaires et des phases de rapprochements; c'est toujours la même affection, mais elle apparaît avec des degrés d'intensité très divers. »

Nous avons vu que le vertige *a stomacho læso*, comme le vertige *ab aure læsa*, pouvait être rapporté à un état *d'anémie cérébrale* par action réflexe dont le point de départ était la lésion ou le trouble fonctionnel de l'estomac ou de l'oreille; action réflexe dont le caractère propre est de n'être point permanente. Eh bien, M. Krishaber attribue également la névrose qu'il a décrite à l'anémie cérébrale, mais une contraction *persistante* des petits vaisseaux de l'encéphale. Voici d'abord l'explication succincte qu'il donne de cet état : Irritation du système nerveux vasculaire, contraction consécutive des petites artères encéphaliques, *ischémie*; dont les effets immédiats sont une irritabilité générale *par défaut* de sang, hyperesthésies sensorielles excessives et perturbations consécutives des sens; de là ce que M. Krishaber appelle, par analogie, *vertigo a sensibus læsis*, et troubles de la locomotion. Les perceptions fausses sont une conséquence directe des troubles des sens. Les palpitations sont dues à l'excitation des racines du sympathique, qui émanent de l'encéphale. Mais le fait sur lequel M. Krishaber insiste surtout, c'est qu'il y a dans cette névrose *anémie locale* et anémie *active*, par *contraction* PERSISTANTE des vaisseaux. C'est cette contraction persistante, qui n'a pas encore été signalée, qui forme la base de toute la théorie pathogénique de M. Krishaber. Il affirme que les petits vaisseaux peuvent se contracter d'une façon permanente, pendant trois, quatre, cinq ans et au delà, par suite d'un état *spasmodique* continu.

Ce qui prouve en faveur de la théorie de M. Krishaber, quant à l'anémie cérébrale, c'est le bon effet à peu près immédiat du décubitus, la tête étant plus basse que le tronc, et le mauvais effet des médicaments qui resserrent les vaisseaux, tels que le bromure de patassium.

On comprend qu'une névrose qui porte une si grave atteinte aux fonctions sensorielles, qui trouble la marche, empêche le sommeil, etc., jette le malade dans un état voisin du désespoir. On comprend d'ailleurs que ces troubles si variés des fonctions nerveuses encéphaliques, que ces illusions, que ces perceptions erronées résultant des troubles des sens, mais que cependant le malade sait toujours être des illusions, la raison restant constamment entière, — on comprend que tout cela ait été englobé par certains médecins dans cette espèce de déversoir pathologique qu'on appelle chez l'homme l'hypochondrie, chez la femme l'hystérie. On comprend enfin que certains autres medecins aient rattaché à l'aliénation mentale ces faits dont ils ne saisissaient pas la pathogénie; rien n'est cependant plus erroné, la raison étant intacte.

D'un autre côté, il se pourrait bien que certains cas de vertige considérés comme dérivant de troubles fonctionnels de l'estomac ou de l'oreille rentrassent dans la catégorie de ceux décrits par M. Krishaber. Tels pourraient bien être, entre autres, deux des faits mentionnés dans cette leçon : le cas du jeune homme de la salle Sainte-Agnès, et celui de la dame de Bordeaux, adressées à M. Lasègue.

Le traitement de la névrose décrite par M. Krishaber consiste dans des moyens hygiéniques et thérapeutiques : les moyens hygiéniques sont une aération puissante, surtout dans la chambre à coucher (M. Krishaber va même jusqu'à conseiller en certains cas de dormir la fenêtre ouverte); — dans le même ordre de faits, et parce qu'il y a une moindre pression atmosphérique sur les vaisseaux, le séjour à des altitudes considérables, telles que celles de Saint-Morritz et de Bormio en Suisse (dans ces cas le vertige est d'abord augmenté, mais il ne tarde pas à diminuer); — l'abstention absolue de tous les excitants, ainsi le café, le thé et même le chocolat.

Quant aux moyens thérapeutiques, il y a d'abord ceux dont il faut s'abstenir, ainsi le quinquina dans toutes ses formes pharmaceutiques qu'on ne manque pas de prescrire d'une façon banale, et surtout la quinine, qui semble particulièrement indiquée dans les cas fréquents où il existe une certaine périodicité dans les accidents nerveux : la quinine soulage d'abord, mais au prix d'une aggravation considérable ultérieure dans les accidents. Le quassia ne convient pas davantage. L'héter même, cet antispasmodique si puissant, est contre-indiqué : il produit une amélioration momentanée, mais détermine bientôt de la surexcitation au lieu de sédation. Au contraire tous les autres antispasmodiques sont indiqués, ainsi la valériane, et spécialement l'extrait qu'on peut donner à des doses énormes (il produit momentanément une sorte d'ivresse, mais le soulagement est bientôt considérable); après la valériane, l'asa fœtida, le castoréum; puis les antispasmodiques moins puissants, l'eau de fleur d'oranger à dose très élevée, l'infusion de tilleul, etc. Tous ces médicaments agissent bien moins sur le vertige, qu'ils augmentent même momentanément, que sur l'irritabilité nerveuse, sur les troubles du sommeil, et surtout sur l'angoisse précordiale, les symptômes d'angine de poitrine, les palpitations et le sentiment de strangulation.

Un moyen d'une énorme puissance est surtout les bains tièdes prolongés, de quinze à dix-huit heures de durée, de 29 à 31° centgrades : il en résulte un apaisement presque complet de l'irritabilité nerveuse morbide.

Alternativement ou plus tard, l'hydrothérapie joue un rôle des plus bienfaisants : l'eau doit être d'abord à la température de 18° centigrades, et l'on arrive graduellement à 12°, mais rarement au-dessous. La forme la plus efficace et par laquelle on doit commencer consiste dans les affusions, pratiquées à l'aide de six, huit à dix seaux d'eau projetés sur le corps, avec ou sans sudation préalable, suivant que l'irritabilité sera plus ou moins prononcée. Plus tard on donnera la douche en colonne ascendante, c'est-à-dire dirigée des pieds vers la tête. Mais ce dont il faut soigneusement s'abstenir, c'est de la douche en pluie et de la douche en cercle, qui sont excitantes[1].

1. Krishaber, *Névropathie cérébro-cardiaque* (*Gazette hebdomadaire*, mai 1872, et *Comptes rendus de l'Institut*, 1872).

LXIX. — DE LA DYSPEPSIE.

§1. — La dyspepsie est bien moins une maladie qu'un phénomène commun à un grand nombre de maladies. — Dans le cas où, en raison de sa prédominance, ce phénomène semble constituer une espèce morbide, il est subordonné à une foule de conditions. — Quelques considérations générales sur les aptitudes de l'organisme et des organes en particulier à s'accommoder aux stimulants qui agissent sur eux. — Applications de ce fait à la question des dyspepsies. — La dyspepsie, conséquence de l'excitation exagérée des sécrétions gastriques et des mouvements musculaires de l'estomac. — Études sur la névrose que j'ai appelée épuisement de l'incitabilité. — Asthénie consécutive à l'excitation longtemps prolongée. — Dyspepsie symphatique des maladies de l'intestin, du foie, de l'estomac, etc.

Messieurs,

Il est rare que nous n'ayons pas dans le service de la Clinique un certain nombre d'individus affectés de dyspepsie. Pour la combattre, tantôt vous me voyez recourir à la médication alcaline, tantôt vous m'entendez prescrire des acides. Il est des cas où j'ordonne le quinquina, les amers tels que la macération de bois de quassia amara, les préparations strychnées; il en est d'autres où je fais prendre, soit l'opium, soit la belladone, soit des médicaments antispasmodiques. Je varie, en un mot, à l'infini mes moyens d'action.

Si je procède ainsi sans règle fixe en apparence, c'est que le traitement de la dyspepsie n'a lui-même, en réalité, rien de bien déterminé. C'est qu'ici plus que partout ailleurs, le médecin, livré à ses inspirations, est forcé de marcher en tâtonnant à la recherche des indications qui varient suivant les cas, suivant les individus, et qui, chez un même individu, sont susceptibles de varier d'un instant à l'autre. Il n'est pas surprenant, du reste, qu'il en soit ainsi, lorsque l'on réfléchit que la *difficulté de la digestion* (car c'est là ce que veut dire le mot de dyspepsie pris dans son acception étymologique, tirée du grec δύσπεψια) est un phénomène commun à une foule de maladies aiguës ou chroniques; que dans les cas même où ce phénomène devient assez prédominant pour sembler pouvoir constituer une espèce pathologique, il reste subordonné à des états morbides très différents les uns des autres.

En abordant aujourd'hui ce sujet, je n'ai pas la prétention de vous faire l'histoire complète de la dyspepsie. Je me propose uniquement d'entrer dans quelques considérations générales, de vous rappeler quel ques-uns des faits dont nous avons été témoins, de formuler quelques-unes des indications qui pourront se présenter le plus souvent à vous au lit des malades. Je ne reculerai pas devant les détails qui, dans une question aussi vaste et tout à la fois aussi obscure que celle-ci, me paraissent d'une utilité plus immédiate que la description dogmatique la plus étendue.

Une courte excursion dans le domaine de la physiologie normale me semble nécessaire pour vous faire mieux comprendre ce que j'aurai à vous exposer.

Dans l'accomplissement de toute fonction, trois choses, comme le disait un de mes plus illustres prédécesseurs dans cette chaire, le professeur Récamier, trois choses sont à considérer : le *stimulus*, le *support du stimulus*, et ce qu'il appelait la *capacité réciproque.* Cette dernière expression n'est peut-être pas très claire, je la remplacerai par une autre plus intelligible, et je dirai la *relation fonctionnelle.* Par support du stimulus, Récamier entendait l'organe dans sa totalité avec ses accessoires anatomiques et physiologiques, l'appareil fonctionnel, qui doit être en rapport avec son excitant physiologique, son stimulus, lequel est tout ce qui met en jeu le support. Ainsi l'aliment est le stimulus, l'excitant de l'estomac ; celui-ci est le support du stimulus ; la lumière est l'excitant normal de l'œil, etc. La capacité réciproque, ce que nous proposons d'appeler la relation fonctionnelle, est le rapport s'établissant entre le support du stimulus et le stimulus lui-même, rapport duquel résulte l'accomplissement normal et régulier de la fonction.

Cela posé, cherchons à étudier les modifications diverses que peuvent éprouver ce support et ce stimulus, voyons quels sont les résultats et la modification relativement à la fonction.

Supposez un instant le support du stimulus normal, l'organe sain, et supposez le stimulus anomal, évidemment la fonction sera troublée prenez pour exemple l'œil auquel vous appliquez la lumière dans une qualité ou dans une quotité différente de celle qu'il doit régulièremen supporter, vous produirez alors un trouble fonctionnel de la vision ; choisissez l'estomac auquel vous donnez l'aliment dans une quotité ou d'une qualité anomale, vous déterminerez une perturbation dans les fonctions qu'il est chargé d'exécuter.

Supposez au contraire le stimulus normal, tandis que le support du stimulus est anomalement disposé. S'il s'agit de l'œil, supposez la lumière agissant en quotité et en qualité régulières sur l'organe malade d'une façon ou d'une autre; s'il s'agit de l'estomac, supposez que l'aliment lu soit donné dans sa quotité et dans sa qualité normales, alors qu'il est mal disposé d'une manière ou d'une autre pour le recevoir, et la relation fonctionnelle n'existant plus, le jeu physiologique de ces appareils organiques sera, comme dans la première hypothèse, nécessairement troublé.

Il peut arriver pourtant que le stimulus et son support restant l'un et l'autre dans des conditions anomales, la relation fonctionnelle s'établisse régulièrement jusqu'à un certain point. C'est ce que j'ai appelé la *relation fonctionnelle accidentelle, fortuite,* dans les maladies. Il peut se faire, par exemple, que l'œil étant malade dans une certaine mesure, la lumière lui arrive encore sous une certaine forme et dans une certaine quantité qui ne seraient plus ici la forme ni la quantité normales; cette lumière se trouve alors *coadaptée,* si je puis ainsi dire, à cet œil malade, de façon que la vision ait lieu. Appliquons ceci à l'estomac. Si à cet organe malade on donne un aliment anomal, dans une certaine mesure, quant à sa quantité, quant à sa qualité, la relation fonctionnelle s'établira accidentellement, fortuitement. La digestion s'effectuera d'une façon à peu près normale, bien que le stimulus et son support ne soient ni l'un ni l'autre dans un état régulier. C'est en raison de cette relation fonctionnelle accidentelle que quelques traitements empiriques ont pu réussir, dans certaines maladies de l'estomac, alors que l'aliment donné à cet organe malade, et parfaitement supporté par lui, ne l'aurait pas été si l'organe se fût trouvé dans des conditions normales et physiologiques.

De tous les animaux, l'homme est assurément celui qui s'adapte le plus facilement aux diverses conditions extérieures nécessaires à l'entretien de la vie. Le premier individu de notre espèce n'est pas né, à coup sûr, sous le 50e degré de latitude : son corps, qui n'est protégé ni par des poils, ni par des plumes, comme l'est celui des autres êtres des classes supérieures, indique assez que le Créateur l'a placé, lorsqu'il l'a fait naître, sous un climat assez doux pour qu'il pût se passer des vêtements qui, dans nos pays, sont nécessaires et indispensables à son existence. Cependant, à mesnre que la terre est devenue trop étroite pour les générations qui se succédaient et qui s'accumulaient dans le lieu de son origine, l'homme a émigré vers d'autres régions. Couvrant la surface du globe du sud au nord, du levant au couchant, s'adaptant partout aux nouvelles conditions climatologiques qu'il rencontrait, il a fini par vivre aussi bien sous le pôle que dans les pays équatoriaux d'où il était parti. Mais cette adaptation de l'organisme humain aux conditions atmosphériques les plus différentes est moins remarquable peut-être que son adaptation aux conditions si variées de l'alimentation. Du régime le plus élémentaire, consistant dans le principe, comme il consiste aujourd'hui encore pour certains peuples, pour les Indiens par exemple, en quelques faibles rations de substances végétales, telle que le riz, avec de l'eau et un peu de lait pour boisson, l'homme a pu arriver à ce régime plantureux des peuples du Nord, régime où les substances animales entrent dans une si grande proportion. Son organisation s'est créé des habitudes toutes différentes de ce qu'elles devaient être à l'origine; elle s'y est si bien adaptée que, tournant à son profit, ce régime nouveau a fait de l'homme du Nord un être bien plus vigoureux que l'homme des régions équatoriales.

Cette merveilleuse aptitude de l'organisme s'applique non seulement à l'espèce, non seulement aux individus pris isolément dans une même espèce, elle s'applique encore aux divers appareils de l'économie.

Le support du stimulus, l'organe restant dans ses conditions normales, finit par s'adapter aux stimulus anomaux qui agissent sur lui. D'abord, il est vrai, il en résulte une certaine perturbation, quelque chose de morbide; mais, en vertu de cette aptitude d'accommodation, l'organisme se modifie, s'arrange pour cette impression nouvelle, et, au bout d'un certain temps, les organes s'étant mis au ton de leur nouveau stimulus, la relation fonctionnelle s'établit régulièrement.

Dans quelques circonstances, le médecin, aidant la nature, peut contribuer à mettre les individus dans les conditions d'accommodation ; il peut faire avec les agents, les modificateurs pharmaceutiques, ce que font les agents, les modificateurs physiologiques ; il peut établir, pour un temps plus ou moins long, des relations fonctionnelles accidentelles. Il peut faire pour les organes en particulier ce qu'il peut faire pour l'ensemble de l'économie. Pour l'estomac, par exemple, qui, dans la question qui nous occupe, est plus spécialement en cause, il peut le mettre dans des conditions spéciales, nécessaires à la régularité des actes qu'il doit physiologiquement remplir.

Rentrons maintenant plus directement dans notre sujet. Relativement à l'estomac considéré comme support du stimulus, nous aurons à tenir compte de son organisation anatomique, c'est-à-dire de ses plans musculeux et muqueux ; de ses systèmes glanduleux, circulatoires et nerveux ; de ses mouvements et de ses sécrétions ; nous verrons quelles sont les modifications qui, se produisant dans ces divers éléments organiques ou fonctionnels, occasionnent ce que nous appelons la *dyspepsie*.

Et d'abord, messieurs, de quelle façon, sous quelles influences se modifient les sécrétions stomacales ? Elles se modifient par le fait d'un stimulus excessif ou insuffisant.

Chez un animal auquel on a pratiqué une fistule stomacale, il suffit d'introduire un tube de verre dans la cavité de l'estomac et d'en exciter la membrane muqueuse pour faire pleuvoir en assez grande abondance le suc gastrique. Par le fait de cette excitation, vous voyez se produire une sécrétion extra-physiologique quant à sa quantité, mais, en fin de compte, un suc gastrique parfaitement normal quant à ses qualités. Mais que cette excitation soit exagérée, qu'allant au delà d'un certain degré, elle arrive jusqu'à l'inflammation, la sécrétion du suc gastrique s'arrête, et la fistule ne donne plus issue qu'à du mucus.

Ces troubles se produisent indépendamment de toute excitation mécanique. Sous l'influence de la fièvre, qui peut-être n'est pas autre chose qu'une grande modification dans les fonctions d'innervation de la vie organique, la sécrétion du suc gastrique se trouble et s'arrête. L'expérience en a été faite non pas une fois, mais un grand nombre de fois, par M. le professeur Cl. Bernard[1]. En donnant à volonté la fièvre aux animaux sur lesquels il étudiait le phénomène, il pouvait suspendre la sécrétion du suc gastrique, sans qu'il y eût aucune inflammation de la membrane muqueuse et stomacale, sans qu'on pût, en conséquence, mettre en cause une gastrite dont on ne trouvait pas les traces.

Et notez, messieurs, qu'il ne se passe pas pour l'estomac autre chose que ce que nous voyons chaque jour se passer sous nos yeux. Lorsqu'une lésion traumatique a eu lieu, et que, les premiers phénomènes de l'inflammation ayant disparu, tout marche à résolution, on peut, à bon droit, considérer chaque cellule du tissu conjonctif comme un petit estomac dans lequel les artères versent l'aliment dans les veines et les lymphatiques emportent les résidus après que l'exsudation plastique fonctionnelle s'est opérée. Dans l'espèce, l'exsudation fonctionnelle, accidentellement normale, est la lymphe plastique et le pus. Que la fièvre s'allume, et nous voyons les sécrétions du tissu cellulaire se modifier, la tendance à la consolidation cesser, et les plaies, à demi cicatrisées, se rouvrir pour sécréter un ichor de mauvais aloi, aussi différent de la lymphe plastique et du pus normal, que le mucus de l'estomac l'est du suc gastrique.

Vous savez, messieurs, et c'est encore M. Claude Bernard qui vous l'a appris, que, après la section des nerfs pneumogastriques, les mouvements de l'estomac sont immédiatements suspendus, et que la sécrétion du suc gastrique est diminuée. Vous savez aussi que, lorsque dans les expériences sur les animaux, on irrite les ganglions du grand sympathique qui envoient des filets nerveux à l'estomac, il se produit des contractions énergiques de l'estomac et la sécrétion gastrique devient plus abondante. Ainsi se trouvent démontrées les modifications éprouvées par l'estomac lorsque l'on agit sur le système céphalo-rachidien ou sur le système trisplanchnique.

Pour aborder un ordre de faits qui touche de plus près la clinique, qui n'a constaté chez l'homme cette influence des troubles de l'innervation sur la digestion; qui ne sait qu'une émotion morale un peu vive va en suspendre le cours et amener une indigestion; qui ne sait combien les préoccupations morales longtemps prolongées ont un funeste retentissement sur l'appareil digestif et qu'elles sont une cause fréquente de dyspepsie ?

Les douleurs locales, les névralgies stomacales et intestinales troublent également les sécrétions de l'appareil digestif. Il arrive ici ce qui arrive

1. Claude Bernard, *Leçons sur la physiologie et la pathologie du système nerveux*, Paris, 1858, t. II, p. 374

pour d'autres appareils. Ainsi la névralgie de l'œil amène une congestion plus ou moins violente des parties, élève leur température et augmente la sécrétion des larmes; de même la névralgie de l'estomsc produit des effets analogues dans cet organe, dont elle exagère les sécrétions à ce point que celles-ci se feront, non plus seulement comme d'habitude, au moment où les aliments sont ingérés, mais encore en dehors de tout travail de digestion.

Ce sont là des effets consécutifs à une exagération de l'excitation normale; mais nous allons voir maintenant quelles sont les conséquences de cette excitation exagérée, trop longtemps continuée. Je vous ai souvent parlé des résultats qu'avait sur l'économie l'abus des excitants, je vous ai dit que par le fait d'excitations trop souvent répétées ou poussées trop loin, l'organe sur lequel ces excitations agissaient cessait de répondre à son stimulus, et que bientôt arrivait ce que Brown appelait l'*asthénie*. Comment expliquait-il cette asthénie? Je répète ici ce sur quoi j'ai tant insisté en d'autres circonstances, et je ne crains pas d'y revenir, parce qu'il importe de bien connaître ces idées, les seules peut-être qui soient sages et réellement pratiques dans la grande théorie du médecin écossais.

Convaincu que la vie ne s'entretient que par les excitants, comme Broussais le professa après lui, à peu de chose près, Brown pensait que chaque organe était doué d'une capacité particultère d'excitation, qu'il appelait excitabilité, et que cette excitabilité s'épuisait par le seul fait de sa mise en jeu. Il disait, par exemple : l'encéphale, la moelle, l'appareil musculaire, ont une aptitude à entrer simultanément en action pour exécuter la fonction de la locomotion. Or, si l'excitation exercée par l'intelligence sur les muscles, par l'intermédiaire du système nerveux rachidien auquel elle commande, s'exerce pendant un temps trop long, il arrivera un moment où le système nerveux et l'appareil musculaire ne répondront plus à cette excitation cérébrale, où ils perdront leur capacité d'être excités, leur excitabilité, ils tomberont dans l'*asthénie*, mot qui se traduit ici par celui d'*impuissance*. Alors il n'y a plus, pour Brown, qu'un moyen extra-médical de rendre aux muscles et au système nerveux la capacité qu'ils ont perdue; ce moyen, c'est le repos. Mais si l'excitation est constamment portée au delà de ses limites normales, l'excitabilité s'épuise dans une proportion supérieure à celle que le repos pourrait lui permettre de recouvrer, de telle sorte que l'habitude d'être excités fera perdre à ces organes la faculté d'être mis en jeu par les stimulus normaux auxquels ils répondaient auparavant, et qu'il leur faudra un stimulus plus considérable. Prenons un exemple : l'œil s'habitue à supporter la lumière dans certaines proportions régulières quant à la quantité et quant à la qualité. Je suppose cette qauntité représentée par un chiffre, soit 10, l'appareil de la vision se trouvant dans des conditions physiologiques normales; que cette quantité de lumière, l'œil restant dans les conditions où il se trouvait précédemment, vienne à être subitement augmentée et portée à 20, il en résultera le phénomène particulier anomal que l'on appelle éblouissement. Ce n'est pas de l'asthénie, car si 10 de lumière sont rendus à l'œil, celui-ci reprendra la régularité de ses fonctions momentanément troublées. Mais si, au lieu d'augmenter brusquement et passagèrement la quantité du stimulus, on l'augmente graduellement, si, chaque jour, on s'habitue à supporter une lumière de plus en plus vive, il arrivera un moment où les fonctions de l'appareil de la vision s'exécuteront sous l'influence de cette lumière plus vive, exactement comme elles s'accomplissaient primitivement avec une lumière beaucoup moins énergique; de plus, il arrivera un moment où la vision n'aura plus lieu qu'à la condition que l'œil recevra cette quantité de stimulus plus considérable que celle dont il avait besoin d'abord. Qu'un individu habitué depuis six mois, depuis un an, à 20 de lumière n'en reçoive tout à coup que 10, l'excitation de la rétine produite par cette nouvelle quantité de stimulus qui lui était autrefois suffisante ne pourra plus aujourd'hui mettre en jeu les fonctions visuelles. C'est parce que sous l'influence d'une excitation plus considérable et constamment répétée, l'excitabilité de l'organe s'est épuisée, que l'asthénie s'est produite, et que, pour entrer en action, l'œil a désormais besoin de cette nouvelle dose de stimulus, dose double de celle qui lui suffisait normalement.

Pour l'estomac mêmes choses se passent. Un individu se nourrit sobrement, fait un usage très modéré des mets épicés, s'abstient de tout excitant de la digestion, boit peu de liqueurs alcooliques; le stimulus et son rapport organique, c'est-à-dire l'aliment et l'appareil gastrique, se trouvent en relation fonctionnelle parfaitement suffisante et convenable, aussi la digestion s'opère-t-elle régulièrement et facilement. Cependant cet individu se met peu à peu à épicer davantage ses aliments, à boire un peu plus chaque jour d'alcooliques, à multiplier en un mot les excitants; si le premier jour il a souffert de ce changement de régime, il ne tarde pas à s'y faire, et à mesure que cette excitation augmente, son estomac y répond, s'y accommode, s'adaptant par un surcroît d'efforts graduels aux impressions nouvelles qu'il éprouve. Puis, que tout à coup cet individu reprenne son alimentation première; l'estomac, alors, ne se trouvant plus suffisamment excité, ses sécrétions ne se feront plus comme elles se faisaient auparavant, il en résultera une difficulté de la digestion. Pour combattre cette dyspepsie, vous serez alors obligés, ou de faire ce que Brown recommandait, de maintenir l'organe au repos pendant un certain temps, afin de lui permettre de récupérer son excitabilité primitive perdue par l'abus de l'excitation, ou bien vous serez forcés de revenir à ces excitants auxquels l'estomac s'était habitué, et bientôt même d'avoir recours à des excitants de plus en plus énergiques.

Dans ce que je viens de vous dire je n'ai eu en vue que ce qui se passe du côté des sécrétions stomacales; il importe encore de tenir grandement compte de l'appareil musculaire de l'estomac, qui est aussi essentiel à l'accomplissement des fonctions de l'organe que son appareil sécrétoire. Pour que les digestions s'opèrent normalement, il faut que les mouvements de l'estomac comme ceux de l'intestin s'exécutent avec une parfaite régularité. Or, le jeu du système musculaire gastro-intestinal peut être troublé de différentes manières. Son excitabilité peut être diminuée, affaiblie, et l'individu digérera mal parce qu'il y aura, si je puis ainsi dire, arrêt dans les contractions de l'estomac; elle peut être au contraire exagérée, et alors l'individu cessera de digérer convenablement, parce que les contractions de son estomac seront trop multipliées, trop énergiques.

Dans ce dernier cas, les aliments seront rapidement chassés de l'estomac dans le duodénum où ils arriveront non chymifiés ou incomplètement chymifiés. Trop imparfaitement préparés dès lors pour subir le nouveau travail dont est chargée la premiere partie de l'intestin, leur digestion s'opérera mal, difficilement, il y aura dyspepsie.

Ainsi que nous l'avons vu tout à l'heure pour les sécrétions gastriques, la contractilité exagérée de l'estomac peut reconnaître pour cause une perturbation survenue dans les fonctions du système nerveux, soit du système nerveux cérébro-spinal, à la suite d'une émotion morale vive par exemple, soit du système nerveux ganglionnaire; elle peut reconnaître pour cause l'abus des substances excitantes introduites dans la cavité même de l'organe et qui agissent plus ou moins directement sur son appareil contractile.

De même aussi que l'excitation exagérée et longtemps continuée du système sécrétoire va amener l'asthénie de ce système, de même l'exagération longtemps continuée de la contractilité aura pour conséquence l'asthénie de l'appareil musculaire. Cette asthénie reconnaît encore d'autres causes, et une qui n'est pas rare est l'habitude de prendre des aliments en trop grande quantité, de telle sorte que leur accumulation dans l'estomac distend l'organe au delà de ses limites normales. Il arrive alors pour l'estomac ce qui arrive pour la vessie, par exemple, qui, sous l'influence d'une rétention d'urine trop longtemps prolongée, finit par se paralyser, sa distension forcée annihilant la tonicité de sa force musculaire comme elle l'annihile dans les organes creux.

Cette cause de l'asthénie stomacale n'est pas rare, disais-je. On l'observe chez les grands mangeurs qui, semblables à ceux dont vous pourrez lire l'histoire[1], dévoraient jusqu'à soixante et quatre-vingts livres d'aliments dans les vingt-quatre heures. Chez ces individus l'estomac se

[1]. *Dictionnaire des sciences médicales.*

distend jusqu'au point de prendre la capacité du rumen d'un bœuf. On comprend que cet organe ainsi distendu perde sa tonicité musculaire, et que, après un certain temps, il soit nécessaire, pour le réveiller, d'avoir recours à des moyens excitants artificiels dont l'énergie doit être augmentée en proportion du défaut de contractilité, de l'asthénie, qui de jour en jour fait de nouveaux progrès.

Cette asthénie muculaire de l'estomac, que l'épuisement de l'excitabilité dépende de l'abus de l'excitation, qu'elle dépende de l'espèce de paralysie produite par une distension forcée de l'organe, cette asthénie musculaire, comme l'asthénie sécrétoire, est la cause prochaine de la dyspepsie à laquelle sont sujets les grands buveurs et les gros mangeurs. Nous verrons comment il faut la combattre ; nous verrons que, dans ce cas, certaines médications que je vous indiquerai ont une efficacité beaucoup plus grande qu'elles n'en ont dans d'autres espèces de dyspepsies.

Il est une autre forme d'asthénie qui tient à des dispositions individuelles étranges, s'observe dans l'appareil musculaire de la vie animale, et qui, probablement, a son analogue dans le système musculaire de la vie organique. Cette affection singulière, sur laquelle j'ai déjà fixé depuis longtemps mon attention, a été vue certainement par un très grand nombre de praticiens, et pourtant elle n'a pas été étudiée dans ce qu'elle a de spécial.

J'ai appelé cette névrose *épuisement de l'incitabilité*, et je veux vous en donner un exemple.

Il y a quelques années, je voyais une jeune dame de Tours, nouvellement mariée, qui n'avait d'autres troubles dans sa santé que l'affection nerveuse bizarre dont je vais essayer de vous tracer le tableau.

Elle se disait paralysée ; or, quand on interrogeait la motilité et la sensibilité, on les trouvait parfaitement intactes. Si l'on demandait à la jeune malade de se lever et de marcher, elle le faisait délibérément avec une précision, une netteté parfaites. A peine avait-elle fait quinze pas, que l'on voyait sa démarche perdre de son assurance, et après quelques pas mal assurés, elle s'affaissait sur elle-même, impuissante à aller un mètre plus loin. Alors je la faisais asseoir, et, avant qu'un quart d'heure se fût écoulé, elle avait récupéré ses aptitudes et pouvait de nouveau fournir la courte carrière qu'elle avait parcourue tout à l'heure. Interrogée sur la nature de ses sensations, elle disait qu'après avoir fait quelques pas, elle se sentait fatiguée à tel point qu'il lui était impossible d'aller plus loin ; elle comparait la sensation qu'elle éprouvait à celle que naguère, lorsqu'elle était bien portante, elle avait quelquefois éprouvée après une marche excessive. Ce n'était donc pas là une paralysie, mais vraiment un *épuisement de l'incitabilité*. J'ai, depuis cette époque, revu plusieurs personnes présentant exactement les mêmes symptômes. Ces malades ont tous guéri, le plus grand nombre avec l'hydrothérapie et les bains de mer, quelques-uns avec l'électricité, d'autres avec les préparations de noix vomique.

Revenons à la dyspepsie.

Jusqu'ici, messieurs, je n'ai fait allusion qu'à ce qu'on pourrait appeler, dans le langage de l'école, les dyspepsies idiopathiques, c'est-à-dire celles dans lesquelles l'estomac a été mis directement en cause, soit que les troubles dont il est le siége aient intéressé direetement et sans intermédiaire son organisation interne, soit qu'ils aient intéressé la portion du système nerveux encéphalo-rachidien ou ganglionnaire qui préside à ses mouvements musculaires ou à sa sécrétion. J'arrive maintenant aux dyspepsies que l'on pourrait appeler symptomatiques, à celles dans lesquelles les troubles de la digestion ne sont que le retentissement sur l'estomac d'une perturbation parvenue dans d'autres organes, dans d'autres appareils ayant avec l'estomac des relations sympathiques plus ou moins prononcées. Ces dyspepsies symptomatiques ou, si vous l'aimez mieux, sympathiques, méritent une sérieuse considération en raison de la place importante qu'elles occupent.

Les troubles intestinaux, et parmi ces troubles la constipation en première ligne, jouent ici un rôle capital. Un premier fait nous frappe, c'est que les garde-robes sont habituellement rares et difficiles chez la plupart des dyspeptiques. Est-ce là une cause, est-ce là un effet de la dyspepsie? Si l'on comprend que par cela seul qu'un individu mange moins, ses fèces seront moins abondantes, et qu'en ce sens la dyspepsie entraîne la constipation, on comprend aussi que celle-ci puisse entraîner des troubles de la digestion. Lorsque, l'occasion s'en présentant, je vous parlerai de la diarrhée, je vous ferai voir que les affections du gros intestin, qu'une irritation portée sur l'extrémité la plus inférieure du tube digestif, suffisent pour provoquer un flux provenant de l'iléon, l'irritation anale retentissant jusque dans l'intestin grêle. J'ajouterai dès à présent que cette sympathie entre le gros intestin et les autres parties du tube intestinal se trouve chaque jour démontrée par l'expérience la plus vulgaire : un lavement pris immédiatement après le repas par un individu qui n'en a pas l'habitude déterminera une indigestion. Qu'à la place d'un lavement il s'agisse d'un suppositoire, le même accident se produit, ou tout au moins surviennent des garde-robes, d'abord solides, constituées par les matières contenues dans le rectum et dans le côlon, puis liquides ou demi-liquides formées par les matières contenues dans le cæcum et dans les dernières portions de l'intestin grêle. Ce suppositoire cependant n'a pas pénétré au delà de 4 à 5 centimètres au-dessus de l'anus; mais l'irritation qu'il a déterminée localement dans un point si limité s'est propagée sympathiquement beaucoup plus loin. Toute irritation de l'extrémité inférieure du gros intestin agira de la même façon, et provoquera non plus seulement l'excrétion de matières demi-liquides, non plus seulement des envies fréquentes d'aller à la garde-robe, du ténesme rectal qui s'explique par l'irritation locale, mais une sécrétion de matières liquides, une sécrétion anomale des liquides intestinaux, une diarrhée souvent très abondante et incoercible qui trouvera sa raison d'être dans ce fait que l'irritation locale est permanente au lieu d'être passagère, comme l'était celle du suppositoire.

Il y a donc entre les diverses parties de l'appareil musculaire du tube digestif une synergie évidente en vertu de laquelle le gros intestin agit sympathiquement sur l'intestin grêle et sur l'estomac, de même que l'estomac et l'intestin grêle peuvent agir sympathiquement sur lui, si bien que la régularité des contractions de l'une de ces parties dépend de la régularité des contractions de l'autre.

C'est donc ainsi que l'on peut comprendre comment la constipation est une cause de dyspepsie. Le gros intestin étant paresseux, c'est-à-dire son appareil musculaire se contractant mal, celui de tout le tube digestif, celui de l'estomac ralentit aussi ses mouvements, et les digestions deviennent plus lentes et difficiles. Il arrive ici l'inverse de ce que nous venons de dire à propos de la diarrhée. Il en est si bien ainsi que chez quelques malades il sera seulement besoin de solliciter une garde-robe régulière à l'aide de douches ascendantes ou plus simplement à l'aide de lavements qui réveillent la synergie des mouvements en excitant la contraction du gros intestin, pour faire cesser les accidents dyspeptiques.

Ici, messieurs, se présente un détail de diagnostic différentiel. En beaucoup de circonstances on confond avec des douleurs stomacales les douleurs qui ont leur siège dans la portion transverse du côlon. Et ce n'est point exagérer les faits de dire que peut-être dans la moitié des cas, principalement chez les vieillards et chez les hommes arrivés à un certain âge, chez un grand nombre de jeunes femmes, ce qu'on appelle de la gastralgie n'est rien autre chose que de la colalgie. Cette erreur s'explique d'ailleurs quand on réfléchit aux rapports anatomiques du côlon transverse qui, situé dans la région épigastrique, est contigu à la grande courbure de l'estomac. Les douleurs éprouvées par le malade peuvent donc être rapportées, non seulement par lui, mais aussi par le médecin, à ce dernier organe, de la même façon que les douleurs développées dans l'un des hypochondres, et siégeant soit dans le côlon ascendant, soit dans le côlon descendant, sont souvent prises pour des douleurs hépatiques ou pour des douleurs spléniques, en raison même des rapports que ces parties de l'intestin, en un certain point de leur trajet, affectent l'une avec la rate, l'autre avec le foie. En interrogeant attentivement les malades, on apprend que ces prétendues douleurs gastriques surviennent, non au moment de la première digestion, mais dans les dernières heures; qu'elles coïncident avec une constipation opiniâtre, suivie quelquefois de diarrhée, laquelle est accompagnée d'une excrétion plus ou moins abondante de mucus épais, dont les fèces sont recouvertes, et qui quelquefois, aussi, quand les évacuations alvines se sont fait attendre et qu'elles ont été douloureuses, se présente sous forme de bandes, de rubans blanchâtres que l'on compare à des morceaux de macaroni. Ces excrétions muqueuses sont souvent prises pour des fragments de vers solitaires : il n'est pas de praticiens qui n'aient eu à rectifier des erreurs de cette nature, et à rassurer des personnes qui venaient les consulter, se croyant ainsi affectées du ténia, et leur apportant ce qu'elles croyaient en être des débris. Quoi qu'il en soit, cette constipation opiniâtre devient la cause de véritables colites accompagnées d'entéralgies qui en imposent pour de la gastralgie, bien qu'en définitive l'estomac ne soit nullement malade. Je répète, toutefois, ce que je vous disais tout à l'heure, que les troubles dans les fonctions du gros intestin entraînent très fréquemment ceux des fonctions gastriques, et qu'ils sont le point de départ de la dyspepsie.

Celle-ci est un des phénomènes assez ordinaires des maladies du foie, et l'on comprend qu'un organe aussi immédiatement en rapport avec l'estomac que cette glande, la plus volumineuse de toutes, et dont le rôle est si important dans l'acte de la digestion, on comprend, dis-je, que le foie ait une action sympathique des plus prononcées sur le reste de l'appareil gastro-intestinal ; que les perturbations dont il est le siège retentissent plus ou moins profondément sur les fonctions de l'estomac. De plus, les douleurs hépatiques seront souvent confondues avec les douleurs gastralgiques ; nous aurons occasion de revenir sur ce fait quand nous nous occuperons des coliques hépatiques. Ce que nous savons des rapports de contiguïté qui existent entre l'estomac et le foie rend parfaitement raison de la confusion.

Les affections des reins, ou, pour mieux dire, les affections de l'appareil urinaire, sont encore des causes assez fréquentes de dyspepsie, surtout chez les vieillards. Aussi, lorsque vous serez appelés auprès d'individus d'un certain âge, qui se plaindront de gêne de la digestion, de perte d'appétit et de douleurs gastralgiques, avec vomituritions ou vomissements, que votre attention se porte du côté des reins et de la vessie, et il ne sera pas rare qu'une rétention habituelle d'urine soit à elle seule cause de ce que le malade accuse.

La part qui revient aux maladies de l'utérus dans le développement de la dyspepsie est non moins remarquable. Il n'y a rien là, du reste, qui doive surprendre, quand on songe au rôle considérable que joue dans l'économie de la femme l'importante fonction de la génération ; au retentissement que les modifications physiologiques elles-mêmes subies par les appareils de la reproduction ont souvent sur l'organisme entier, retentissement qui se traduit par des troubles locaux ou généraux portant plus spécialement sur le système nerveux. Or, ces troubles de l'innervation se manifestant d'ailleurs par un ensemble de phénomènes que je n'ai point à rappeler ici, suffisent pour nous rendre compte des perturbations qui, dans un grand nombre de circonstances, surviennent du côté de la digestion. Qui ne sait l'influence des fonctions menstruelles chez un assez grand uombre de femmes, et les troubles gastriques qui accompagnent chaque époque? Ces troubles gastriques, dont les vomissements sont l'expression la plus évidente, ne sont-ils pas portés à un très haut degré dans la grossesse? Il n'est donc pas étonnant que les modifications pathologiques plus ou moins profondes éprouvées par l'utérus agissent comme les modifications pathologiques qu'il subit. Aussi la dyspepsie est-elle le cortège presque obligé de ces affections chroniques de la matrice caractérisées par des écoulements catarrhaux, par de la leucorrhée, par les symptômes locaux que vous connaissez. Cependant, messieurs, il ne faut pas oublier que la leucorrhée est souvent non plus la cause, mais l'effet de la dyspepsie qui trouble la menstruation et souvent supprime les règles ; il ne faut pas oublier que bien des malades ne manquent pas d'attribuer aux flueurs blanches dont elles sont tourmentées les accidents qu'elles accusent du côté de l'estomac, tandis qu'en réalité ce sont les troubles gastriques qui ont été le point de départ des troubles utérins.

Au nombre des causes occasionnelles des dyspepsies, il faut aussi placer les maladies du cœur, qui, presque toutes, dans leur dernière période, sont accompagnées d'une perturbation dans les fonctions digestives, perturbations qui contribuent à hâter leur terminaison funeste.

Les troubles des fonctions digestives qui se lient si habituellement aux cachexies diverses ne sont nulle part plus fréquents que chez certains individus sous l'empire d'une diathèse tuberculeuse. Non seulement la dyspepsie se montre dans le cours de la phthisie pulmonaire, dans sa période extrême, mais, en quelques cas, elle survient comme phénomène de début, avant que les autres signes de l'affection thoracique se soient en aucune façon manifestés. Bien souvent aussi, alors, elle en impose au médecin, qui, ne constatant, quelque soin qu'il mette à les chercher, aucun des signes d'une lésion métérielle, ne peut croire à une dyspepsie e sentielle, tandis que les troubles de la digestion ne sont que l'expression d'une maladie organique qui, à un moment donné, fera explosion, se révélant par les caractères qui lui sont propres.

Il est aussi un ordre de causes de dyspepsie que je dois vous rappeler. Je ne parle point ici des dyspepsies liées à la diathèse goutteuse ou rhumatismale, j'aurai à vous en entretenir plus spécialement, en vous faisant l'histoire de la goutte ; je veux parler seulement des dyspepsies dépendant de la diathèse dartreuse. Ces affections gastralgiques qui peuvent coïncider avec l'existence des affections cutanées, et qui peuvent aussi, le plus souvent peut-être, coïncider avec la disparition d'éruptions habituelles, ou alterner avec celles-ci, ces affections gastralgiques avaient été, de tout temps, signalées par les observateurs; en dehors de toute théorie humorale, cette coïncidence et cette alternance s'expliquent par la connexion synergique existant entre les membranes tégumentaires interne et externe. *Primarium cum cute consensum habet ventriculus*, disait Lorry.

Je devais, messieurs, vous énumérer ces différents genres de causes des dyspepsies, car, bien que tout se résume, en dernier ressort, en cette exagération ou en cette diminution dans l'activité des mouvements ou des sécrétions de l'estomac que je vous ai données comme la cause prochaine de la dyspepsie, il est essentiel d'établir des différences entre les dyspepsies symptomatiques ou sympathiques et les dyspepsies idiopathiques. Cela est essentiel au point de vue nosologique, mais bien plus encore au point de vue thérapeutique. Pour combattre les unes, c'est à l'estomac qu'il faudra directement s'adresser; pour combattre les autres, il faudra d'abord lutter contre les causes éloignées, c'est-à-dire contre les affections organiques, contre les maladies qui ont d'abord frappé sur un autre appareil.

§ 2. — Formes de la dyspepsie. — Dyspepsie liée à la gastrite chronique. — Dyspepsie boulimique. — Dyspepsie flatulente. — Dyspepsie acide. — Troubles généraux causés par la dyspepsie : anesthésie, analgésie partielle; névralgies; troubles des facultés intellectuelles. — Troubles de la circulation, anémie.

Avant d'aborder la question du traitement, un autre point est à étudier. La dyspepsie, quelle que soit sa nature, ne présente pas toujours les mêmes caractères. Voyons donc ses principales formes.

Il en est une qui se lie à la gastrite chronique. Sous l'influence de l'inflammation de l'estomac, les fibres musculaires de cet organe perdent la régularité normale de leurs mouvements; les sécrétions sont également troublées. Dans ce cas, la dyspepsie est accompagnée d'inappétence, d'amertume de la bouche. La langue est habituellement couverte d'un enduit saburral; souvent il y a des nausées, des vomiturations, et même des vomissements de matières alimentaires, précédés ou suivis de ces vomissements glaireux que l'on désigne vulgairement sous le nom de *pituite;* quelquefois, bien que rarement, de vomissements acides. Il y a fréquemment des éructations nidoreuses ayant un goût de gaz acide hydrosulfurique, ou, comme le disent les malades, un goût d'œufs pourris.

Généralement il vous sera facile de remonter à la cause de la dyspepsie qui se présente sous cette forme. Une irritation passagère, telle que celle qui est occasionnée par une indigestion, aura été le point de départ des accidents qui seront alors aussi passagers que l'indisposition qui les aura produits; mais, dans d'autres cas, et lorsque la dyspepsie a revêtu un caractère de chronicité, vous reconnaîtrez qu'elle dépend d'une irritation permanente de l'estomac, d'une gastrique chronique, affection dont on a cherché dans ces derniers temps à nier l'existence d'uue façon trop absolue.

Il n'est personne d'entre vous, messieurs, qui ne sache quel rôle la gastrite aiguë ou chronique a joué, il y a cinquante ans, dans la pathologie, ou du moins quel rôle Broussais prétendit lui faire jouer. Exagérant la portée des faits qu'il avait observés, revenant, pour ainsi dire, aux théories de van Helmont, qui plaçait dans le centre épigastrique le siége du principal *archée* à l'empire duquel obéissait tout le système de l'économie; renchérissant même jusqu'à un certain point sur ces théories, l'auteur de l'*Examen des doctrines* mettait en cause, dans toutes les maladies, la membrane muqueuse de l'estomac. Il voulait que l'inflammation de cette membrane fût la source, non seulement de toutes les phlegmasies, de toutes les pyrexies, mais encore de presque toutes les affections, soit aiguës, soit chroniques. Le bruit des luttes fameuses soutenues à cette époque pour et contre les doctrines du Val-de-Grâce est arrivé jusqu'à vous; mais quelque exagérée qu'ait été la manière de voir du chef célèbre de la *médecine physiologique*, on semble aujourd'hui tomber dans des exagérations opposées, et, pour se garder des abus qu'on reprochait à juste titre à Broussais, on voudrait contester l'existence de la gastrite.

On accepte que la membrane muqueuse des fosses nasales, que celle du pharynx, de la trachée, des bronches; que les membranes muqueuses utérine et vaginale; on accepte même que la membrane muqueuse de l'intestin s'enflamment, et l'on voudrait que la tunique interne de l'estomac fût seule à l'abri de l'inflammation. N'en est-il pas d'ailleurs ainsi en toutes choses? la peur d'un mal nous jette dans un autre :

In vitium ducit culpæ fuga, si caret arte,

a dit Horace. Or, en médecine comme en toutes choses, nous ne savons guère nous tenir dans les justes limites, et, relativement au point qui nous occupe, après n'avoir vu partout que la gastrite, on est aujourd'hui tenté de la nier absolument; elle existe cependant. Quoique rare, la gastrite aiguë s'observe encore quelquefois, et l'on en pourrait citer des cas incontestables. Quant à la gastrite chronique, on la rencontre fréquemment : souvent, il est vrai, elle reste masquée; mais en étudiant le malade, on ne tarde pas à reconnaître que, sous le voile qui la couvre, la gastrite est la cause de troubles plus ou moins graves de la digestion. Anatomiquement, Handfield Jones a constaté, dans ces cas, l'atrophie des follicules gastriques, la dégénérescence de leur épithélium et l'hypertrophie des tissus sous-muqueux; lésion caractéristique d'une inflammation ou tout au moins d'une irritation chronique de l'estomac[1].

Dans une autre forme de dyspepsie, la *boulimie* remplace l'inappétence. Le malade éprouve constamment une sensation de vide dans l'estomac; à peine a-t-il mangé que, deux heures, une heure après son repas, l'appétit se fait de nouveau vivement sentir, sinon un appétit réel, du moins un faux besoin. Alors même qu'elle est satisfaite, cette faim est accompagnée d'un sentiment de faiblesse très prononcé, surtout chez les femmes gastralgiques.

Dans cette forme de dyspepsie, il n'y a ni éructation, ni flatuosités, ni vomissements, comme dans le cas précédent. La constipation en est un phénomène habituel; toutefois, dans quelques circonstances, il y a au contraire de la diarrhée, et ce flux intestinal plus ou moins abondant provient de ce que les aliments sont trop rapidement chassés de l'estomac dans le duodénum avant que le premier travail de la digestion, celui de la digestion gastrique, ait eu le temps de s'accomplir. Je ne reviendrai pas ici, messieurs, sur ce que je vous ai exposé tout à l'heure relativement au mécanisme suivant lequel ce phénomène se produit, me réservant d'ailleurs, ainsi que je vous l'ai annoncé, d'y insister davantage quand nous parlerons de la diarrhée, où ces détails de physiologie pathologique trouveront beaucoup mieux leur place. Lorsqu'il s'agira du traitement de cette forme de la dyspepsie, nous verrons que cette diarrhée peut être combattue par des moyens très simples, et que nous en sommes d'autant plus facilement maîtres que nous pouvons nous adresser directement à la cause qui la provoque.

La dyspepsie *flatulente* est caractérisée par la sécrétion exagérée des gaz qui, dans l'état normal, se développent dans le canal intestinal. Immédiatement après l'ingestion des aliments, ces gaz se produisent, en quantité plus ou moins considérable, dans l'estomac, dans l'intestin qu'ils distendent, et cette distension amène le développement du ventre, à tel point que les malades, trop à l'étroit dans leurs vêtements, sont obligés de les desserrer. On a cherché à expliquer ce phénomène par une fermentation rapide des matières féculentes ingérées; par la production abondante d'acide carbonique, résultat de cette fermentation, qui aurait lieu dans le tube digestif absolument comme a lieu celle du vin dans la cuve des vendangeurs. Ce n'est pourtant pas de cette façon que les choses se passent. Ainsi que le fait observer Graves, qu'aux individus sujets à ces flatuosités on donne des aliments susceptibles de fermenter, ou qu'on leur donne de la viande et presque exclusivement de la viande, le déve-

1. Voir l'excellent article DYSPEPSIE, par Luton, dans le *Nouveau Dictionnaire de médecine et de chirurgie pratiques*, t. XII, 1870.

loppement des gaz se fait avec la même rapidité. Dans ce dernier cas, on ne peut pas dire qu'il y ait eu fermentation. Que ce qui s'opère dans la masse alimentaire pendant le travail de la digestion soit une des causes de la production des gaz intestinaux, le fait est incontestable; mais ce n'en est pas la source la plus abondante, et la plus grande part revient à une sécrétion particulière. Il en est si bien ainsi, cette sécrétion est si bien indépendante de la *coction* des aliments, que, dans certains cas, chez une femme hystérique par exemple, nous voyons la tympanite se produire en l'espace de moins de dix minutes; nous voyons le ventre prendre sous nos yeux, sous notre main, un développement quelquefois très considérable. Assurément, une fermentation ne saurait être invoquée ici pour expliquer ce phénomène, car je suppose que nous observons le malade avant ou après son repas, alors qu'il n'y a pas d'aliments contenus dans le canal digestif: d'ailleurs, en admettant qu'il y ait des matières alimentaires, on ne pourra admettre que ce travail de fermentation ait pu être aussi rapide. Il s'est donc fait, sous l'influence d'un trouble du système nerveux, une sécrétion exagérée de gaz, absolument comme sous la même influence nerveuse, il peut se faire une sécrétion exagérée de larmes, de salive ou d'urine. Cette observation a son importance, car, lorsque, en présence de semblables accidents, vous voulez raisonner à la façon des chimistes, qui considèrent l'estomac comme un verre à expérience; lorsque vous disant : Il y a là de l'acide carbonique en excès, et cet excès provient d'une fermentation, il s'agit donc de combattre celle-ci et la chimie m'en fournit les moyens; lorsque, raisonnant ainsi, vous prétendez remédier au mal, vous n'obtenez aucun résultat sérieux. Si, au contraire, restant tout simplement médecin, vous avez recours à des bains, à des affusions froides, à l'administration de quelques gouttes d'éther, ou de tout autre moyen dont l'expérience vous a appris à connaître les bons effets, vous intervenez utilement. Quant aux flatuosités qui caractérisent la forme de dyspepsie dont je vous parle maintenant, je vous ferai connaître les remèdes qu'il faut employer pour les faire cesser.

Il est des cas où les *acides de l'estomac* se produisent en quantité considérable. A peine les malades viennent-ils de manger, qu'ils ont des renvois aigres, et que, après leur repas, ils rendent quelquefois des matières acides en plus ou moins grande abondance. L'acidité de ces matières peut être telle que, sans rien exagérer, les dents sont agacées par leur contact, comme elles le sont par celui des groseilles, du citron, et lorsqu'elles sont reçues dans des vases de cuivre, ces vases se couvrent presque instantanément d'une couche plus ou moins étendue d'une couleur verte formée par du lactate de cuivre. C'est ce que vous avez été plusieurs fois à même de constater au lit de la jeune fille couchée au n° 27 de la salle Saint-Bernard, et qui chaque jour vomissait abondamment de ces liquides acides. Les explications chimiques n'ont pas manqué pour rendre compte de ce qui se passait dans ces circonstances. On a dit que la glycose contenue dans les aliments, ayant subi la digestion stomacale, se transformait en sucre, et que celui-ci se transformait en alcool; mais là encore la chimie s'est trouvée en défaut, car la formation des produits acides est souvent plus abondante lorsque les malades se sont exclusivement nourris de viande que lorsqu'ils ont pris des aliments féculents. D'autres fois, il est vrai, c'est le contraire qui a lieu. Il suffit néanmoins de quelques cas semblables aux premiers pour avoir la preuve évidente que les acides de l'estomac sont le résultat d'une sécrétion particulière, et que leur production ne dépend pas d'une décomposition, d'une opération chimique aussi simple qu'on se l'imagine. Ainsi que Graves le professait déjà en 1828, comme Berzelius le répéta sept ans plus tard, ces produits de sécrétion acide sont constitués par l'acide lactique. Si la sécrétion est aussi abondante dans l'espèce de dyspepsie à laquelle nous faisons allusion, c'est qu'elle est exagérée par le fait d'une excitation particulière de la membrane muqueuse gastrique, excitation tout entière elle-même sous l'influence du système nerveux qui préside aux fonctions des appareils sécrétoires.

Quelle que soit la forme qu'ils revêtent, les troubles des fonctions digestives ont sur l'ensemble de l'économie une influence dont les effets portent principalement sur le système nerveux, sur les facultés morales, sur la composition du sang, donnant ainsi lieu à ce que Beau a appelé les symptômes secondaires de la dyspepsie [1]. Cette influence est telle, suivant mon honorable collègue de l'hôpital de la Charité, que certaines maladies peuvent être dans quelques cas purement symptomatiques de l'affection gastrique. Il en serait ainsi non seulement de l'hypochondrie, qui, de l'avis d'un grand nombre de médecins, se lie souvent à la dyspepsie, mais encore d'autres maladies, l'hystérie par exemple. Sans adopter cette manière de voir qui me semble forcée et tend à nous ramener, jusqu'à un certain point, aux idées et à la doctrine de van Helmont, nous reconnaissons qu'elle a l'avantage de tenir un grand compte d'un élément important, d'une complication grave de ces maladies, que l'ingénieux observateur signale à tort comme engendrée par la dyspepsie, laquelle ne fait que les aggraver.

Relativement au retentissement que la dyspepsie a sur le système nerveux, Beau a insisté sur ce fait que presque tous les individus dyspeptiques se trouvent dans des conditions nerveuses analogues à celles des femmes hystériques; que presque toujours, chez les premiers comme chez les derniers, il y avait des troubles singuliers du sentiment, des analgésies, des anesthésies partielles, occupant tantôt un point, tantôt un autre point

1. Beau, *Traité de la dyspepsie*, Paris, 1866

de la peau, les mains, les bras et surtout la face interne des avant-bras, le tronc, le visage. Cette paralysie de la sensibilité est parfois si prononcée, que l'on peut exercer les pincements les plus vigoureux, piquer et même traverser le tégument dans toute son épaisseur avec une aiguille, sans que le malade s'en aperçoive. J'ai, en maintes occasions, répété l'expérience devant vous, et vous avez pu vérifier l'exactitude de ces faits. Quelquefois les malades, tout en ayant perdu le sentiment de la douleur, conservent la sensation tactile : ils sentent bien quand on les pique, quand on les pince; ils sentent bien qu'on les touche; ils vous disent même qu'on les pique, qu'on les pince, mais ils n'en éprouvent aucune douleur.

Cependant avec cette analgésie et cette anesthésie coïncident souvent des névralgies localisées dans le voisinage même des parties ainsi frappées de la paralysie de la sensibilité tactile.

L'influence de la dyspepsie sur le système nerveux s'étend aux facultés intellectuelles et morales. Vous savez tous, et quelques-uns peut-être en ont fait sur eux-mêmes la triste expérience, combien la difficulté de la digestion entrave les travaux de l'esprit, gêne l'expression de la pensée, et combien, quand il est habituel, ce trouble des fonctions gastriques porte à la tristesse et à l'hypochondrie. Chez les dyspeptiques vous rencontrerez souvent une grande paresse d'esprit se traduisant par l'inaptitude au travail, quelquefois par l'impossibilité de former des idées ou de les exprimer nettement. Les uns vous disent qu'ils perdent la mémoire; beaucoup se plaindront de douleurs, de pesanteur de tête avec sentiment de vide très pénible. C'est dans ces cas que surviennent les vertiges *a stomacho læso*, dont je vous ai spécialement entretenus il n'y a pas longtemps. Après les repas les malades éprouvent une tendance invincible au sommeil, une sorte de torpeur, ou tout au moins une répugnance insurmontable à se mouvoir; leur sommeil est agité par des rêvasseries, troublé par des cauchemars. Généralement ces individus sont d'une irritabilité nerveuse exagérée. Ils sont tristes, moroses, d'une pusillanimité excessive, tellement irascibles qu'ils ne peuvent supporter la plus petite contrariété, ni même la plus petite observation.

Quand la maladie dure depuis un certain temps, le retentissement qu'elle a sur la composition du sang se manifeste par les symptômes de ce que M. Beau a désigné sous le nom d'*aglobulie*. Cette diminution dans la quantité des globules rouges, avec augmentation dans la quantité normale du sérum, est caractérisée par des phénomènes qu'il est à peine besoin de rappeler ici. Les téguments sont décolorés et peuvent présenter la teinte jaune-paille que l'on trouve chez les anémiques. Les malades sont sujets à des bourdonnements d'oreille, à des troubles de la vue qu'accompagnent des palpitations de cœur, et, à l'auscultation de cet organe, on entend à la base un bruit de souffle anémique se prolongeant dans les vaisseaux du cou. On retrouve enfin toute la série des accidents nerveux qui sont l'apanage des individus dont le sang est appauvri.

Lorsque cet appauvrissement est porté à un très haut degré, les troubles de la circulation peuvent déterminer l'œdème des extrémités, de l'anasarque, quoiqu'on ait prétendu que celle-ci ne se produisait pas dans ces circonstances; quelquefois même il se fait de petites hémorrhagies passives interstitielles, on voit, par exemple, des taches de *purpura* apparaître sur différents points de la peau.

L'état de maigreur des malades témoigne de la perturbation plus ou moins profonde de la nutrition. Mais ces troubles de nutrition sont caractérisés par un signe particulier sur lequel Beau a le premier appelé l'attention : c'est le *sillon unguéal*. Il consiste en une rainure transversale tracée sur l'ongle, comme celle qui résulterait d'une perte de substance éprouvée par la table externe. On peut surtout l'étudier sur l'ongle du pouce où, en raison même de l'épaisseur plus grande de cet ongle, elle est plus marquée. Ce sillon unguéal, que l'on retrouve dans les maladies d'une longue durée, telles que les fièvres graves, est plus ou moins profondément creusé et plus ou moins large. Souvent il y en a plusieurs disposés par séries et séparés les uns des autres par des intervalles dans lesquels la surface de l'ongle est rugueuse, dépolie, sensiblement moins élevée que le reste, présentant parfois une teinte laiteuse, et la pression exercée sur ce point démontre manifestement qu'il y a un amincissement de cette partie.

Cet état cachectique dans lequel tombent parfois les individus depuis longtemps affectés de dyspepsies en impose fréquemment et fait croire à l'existence d'une diathèse de mauvaise nature. L'idée d'une phthisie tuberculeuse se présente à l'esprit, et cette idée prend naissance, à d'autant plus juste titre, que la toux est un phénomène qui accompagne souvent les troubles gastriques, toux sèche se produisant par secousses isolées ou par quintes pressées, avec sentiment très pénible de strangulation et d'angoisse, arrivant encore par paroxysmes périodiques, à certaines heures de la journée, principalement le soir. Cette *toux gastrique* donne des inquiétudes sérieuses sur l'état de la poitrine, que ne parvient pas toujours à dissiper complètement l'assurance, acquise par des examens répétés, qu'il n'y a pas de signes de tuberculisation.

Cette préoccupation est d'autant plus légitime en apparence, que la toux, l'amaigrissement, l'état de faiblesse qui l'accompagnent, coïncident fréquemment avec des douleurs névralgiques occupant les parois thoraciques, spécialement le dos, où elles irradient sur les côtés. Bien que l'absence de diathèse tuberculeuse enlève dans ces cas à la gravité du pronostic, il faut être prévenu que cette dyspepsie arrivée à ce dernier degré, et présentant tous les caractères que les médecins anglais ont assignés à la *phthisie dyspeptique*, comporte pour sa part un danger sérieux.

Messieurs, si pour la commodité de la description, si pour mieux les adapter à la place qu'on veut leur assigner dans des cadres nosologiques, on isole les unes des autres les différentes formes d'une même maladie; si l'on en fait des genres et des sous-genres, suivant les méthodes adoptées dans l'étude des sciences naturelles, ces classifications ne sont guère acceptables dans les arts, et dans l'art médical peet-être moins que dans tout autre. Si pour rendre notre pensée plus nette à l'esprit de ceux qui nous écoutent, qui nous lisent, nous sommes obligés de réunir, de grouper certains faits, de façon à en dresser un tableau plus ou moins complet, nous devons reconnaître que ces classifications, tout artificielles, n'ont rien d'absolu quand on arrive à les comparer à la réalité. En histoire naturelle, en botanique, si vous voulez, les espèces ont un certain nombre de caractères, invariables, immuables, qui nous permettront de distinguer ces espèces les unes des autres. Il n'en est plus ainsi en pathologie. La même maladie est loin de présenter des phénomènes immuables appartenant à elle seule; des espèces différentes ont des caractères communs qui se mêlent, se croisent, se confondent, si bien que le nosologiste est souvent embarrassé pour leur assigner une place dans le cadre qu'il a dessiné. C'est ce que nous voyons, en particulier, pour la dyspepsie. Bien que nous en distinguions plusieurs espèces, en les établissant sur la prédominance d'un ou de plusieurs phénomènes morbides qui semblent les caractériser, ces espèces se confondent très souvent les unes avec les autres, leurs symptômes réputés caractéristiques se mélangeant ou prenant alternativement la première place. Je devais vous faire cette observation; car à m'entendre parler des différentes formes de la dyspepsie, en les voyant si nettement formulées par certains auteurs, il vous semblerait que rien n'est aussi facile que de les distinguer; tandis qu'une fois livrés à vous-même au lit du malade, vous éprouvez un singulier embarras. Ne reconnaissant plus ce qui vous avait paru, à l'entendre, si simple à saisir, lorsqu'il s'agira d'aborder le traitement, vous chercherez en vain les indications qui vous paraissaient devoir être toutes tracées. Marchant ainsi au hasard, vous tomberiez dans de graves erreurs thérapeutiques, et ces erreurs vous conduiraient à la négation de la médecine. En vous tenant bien avertis de la possibilité de cette confusion des diverses formes de la dyspepsie, vous pourrez, lorsque cette confusion se présentera, vous pourrez, dis-je, au lieu de recourir à un traitement unique, s'adaptant à une forme nettement définie, épier les manifestations, afin de les combattre une à une par des moyens divers. Vous aurez recours à des médications mixtes qui s'adresseront aux divers accidents dont l'ensemble constitue la maladie. C'est là, d'ailleurs, messieurs, une règle générale en médecine, où, sauf les cas, et ces cas seront assez rares, dans lesquels une maladie spécifique peut être combattue par des remèdes également spécifiques, nous en sommes réduits à attaquer les divers éléments des maladies suivant les indications qui se présentent.

§ 3. — Traitement de la dyspepsie. — Le régime occupe la première place. — Le meilleur est celui que le malade sait le mieux lui convenir. — Il faut tenir compte de la spécificité de la phlegmasie chronique. — Dyspepsie liée à la diathèse herpétique, etc. — Modificateurs locaux de la phlegmasie gastrique : vomitifs, purgatifs mercuriels, sous-nitrate de bismuth, craie préparée, alcalins; acide lactique, chlorydrique. Dans la dyspepsie boulimique : l'opium, la belladone, à petites doses; les médicaments antispasmodiques, zinc, etc. — Dans la dyspepsie acide : alcalins et acides (ces remèdes n'agissent pas chimiquement), narcotiques, et stupéfiants; eaux minérales. — Dans la dyspepsie flatulente : alcalins, amers, quassia amara; toniques, quinquina; aromatiques; eaux minérales chlorurées sodiques; hydrothérapie, bains de mer. — Dans les dyspepsies liées aux maladies du foie : alcalins et eaux minérales alcalines; quelquefois les acides. — Ceux-ci paraissent surtout indiqués dans la dyspepsie liée à une maladie diathésique chronique, plus particulièrement dans la phthisie tuberculeuse caractérisée. — Dyspepsie liée à la cachexie palustre; les eaux minérales alcalines, et d'autres qui sont peu minéralisées, sont ici d'une grande utilité. — La dyspepsie liée aux affections utérines guérit par le traitement local qui s'adresse à ces affections, mais aussi par le traitement général où les bains de mer et l'hydrothérapie jouent un grand rôle. — La belladone, certains purgatifs, les eaux minérales sulfatées magnésiques, dans le traitement de la dyspepsie dépendant d'une constipation habituelle; inhalations d'oxygène dans certains cas de dyspepsies graves.

Ces remarques faites, j'aborde la question si compliquée et si difficile du *traitement* de la dyspepsie. D'après ce que je viens de vous dire, vous comprenez qu'il est impossible de formuler des règles absolues, et que je dois me borner à vous faire connaître une série de moyens qui, trouvant leur application dans un certain nombre de cas assez restreints où la maladie affecte des formes nettement tranchées, ne sont utiles dans la majorité des circonstances qu'autant qu'on les combinera les uns avec les autres, selon les indications que l'observation seule pourra vous fournir.

Lorsque la dyspepsie se lie à une gastrite chronique franchement caractérisée, son traitement, subordonné à celui de la gastrite, consiste dans l'ensemble des remèdes propres à combattre l'inflammation de l'estomac.

Ici, comme du reste dans toutes les formes, dans toutes les espèces de dyspepsie, le régime occupe le premier rang. Avant toutes choses, la quantité des aliments doit être diminuée, non qu'il soit nécessaire de tenir le malade à une diète absolue, mais la quantité de ces aliments doit être proportionnée aux aptitudes de l'estomac. Quant à la nature de ces aliments, il se présente une difficulté que ne sait pas assez éviter la majorité des médecins. Tous tant que nous sommes, nous avons une singulière façon de comprendre le régime de nos malades. Aimons-nous le café, aimons-nous le thé, nous nous montrons indulgents pour ceux qui en font un usage habituel et souvent même immodéré, si tant est que nous ne le conseillions pas. Avons-nous quelques préférences pour telle ou telle espèce de vin, préférons-nous, par exemple, les vins de Bordeaux à ceux de Bourgogne, nous prescrivons les premiers à l'exclusion des derniers; si par goût nous nous nourrissons de viandes fortes, de bœuf, de mouton, de gibier, nous nous empressons de les ordonner aux personnes dont l'estomac nous paraît dans de mauvaises conditions; tandis que ce sont des viandes de jeunes animaux, telles que le veau, le poulet, ou bien encore ce sera du poisson dont nous recommanderons l'emploi, si pour notre propre compte nous aimons mieux ce genre d'alimentation; il n'est pas rare, ainsi, de voir toute une clientèle de malade soumises au régime que suit le médecin qui la gouverne.

En fait de régime, voici la loi. Le meilleur, le seul réellement bon, le seul réellement convenable, est celui que le malade sait, d'après sa propre expérience, le mieux supporter. Le médecin doit donc tout d'abord s'en enquérir. Qu'un individu vous dise que le lait lui produit l'effet d'une purgation, bien que le lait soit habituellement parfaitement digéré par vous comme il l'est par le plus grand nombre, vous vous garderez de l'ordonner quand même, car vous savez que ce serait vous exposer à provoquer des vomissements, de la diarrhée, de véritables indigestions. Et cependant combien de médecins, sans tenir compte des individualités, se font une règle absolue du régime lacté pour les affections chroniques de l'estomac! Interrogez donc avec soin vos malades, pour nous rendre un compte aussi exact que possible de leurs aptitudes, et, si vous me permettez cette expression, de leurs *fantaisies*, qui varient non seulement dans l'état de santé, mais encore, et plus encore peut-être, dans l'état de maladie. Celui qui est atteint depuis quelque temps de dyspepsie sait à merveille les aliments qui lui conviennent le mieux: ce sont donc ceux-là que vous devez lui conseiller, alors même qu'ils vous sembleraient les plus extravagants, alors même qu'ils seraient le plus antipathiques à votre propre nature.

Il est cependant, je m'empresse de l'ajouter, il est certaines règles communes qu'il ne faut pas négliger. Tout en tenant compte des idiosyncrasies, les potages légers, gras ou maigres, les viandes blanches, la chair de poisson, les légumes non farineux, conviennent aux estomacs frappés d'inflammation chronique, et c'est une alimentation de ce genre qui doit constituer le régime des individus, lorsque l'usage des substances qui le composent n'est pas contre-indiqué par l'observation particulière.

Ce que nous avons dit des aliments peut être répété pour les boissons. Si les idiosyncrasies doivent être rigoureusement écoutées, en règle générale aussi les boissons seront prises en petite quantité, et il sera bon d'insister sur l'usage des boissons fermentées, le vin et quelquefois la bière coupés avec de l'eau.

La régularité dans l'heure des repas n'est pas non plus d'une médiocre importance. Un point de détail mérite également d'être indiqué ici. Il arrive assez souvent que la dyspepsie et l'irritation chronique de l'estomac dont elle dépend ne reconnaissent d'autre cause qu'une mastication insuffisante, occasionnée elle-même, soit par la perte de plusieurs dents, soit parce que les individus ne se donnent pas le temps de broyer les aliments avant de les avaler. Il suffit d'indiquer le mal pour en indiquer le remède.

Cette question du régime, je le répète, joue le plus grand rôle dans le traitement de la dyspepsie. A lui seul, s'il est bien dirigé, il amènera en un grand nombre de cas la cessation des accidents; car on évitera cette série d'indigestions produites par une alimentation vicieuse et dont le retour presque journalier entretenait la maladie, de la même façon qu'un catarrhe pulmonaire ne guérira jamais si l'on continue à s'exposer aux influences fâcheuses qui lui ont donné naissance.

Le plus souvent, cependant, la dyspepsie résiste nonobstant ce retour à des habitudes régulières d'une alimentation bien entendue. Les troubles gastriques persistent avec une déplorable opiniâtreté due à ce que la phlegmasie chronique dont ces troubles dépendent s'est profondément enracinée, comme s'enracine toute phlegmasie chronique dans tout autre organe. L'opiniâtreté du mal peut encore être due à ce que cette phlegmasie est d'une nature particulière, relevant d'une diathèse spéciale qui lui imprime son cachet.

Ce dernier point demande que nous revenions un instant sur ce que je vous ai exposé dans une de mes précédentes leçons. A l'occasion des exanthèmes sudoraux[1], je vous ai rappelé que les manifestations diathésiques pouvaient se faire aussi bien vers les organes intérieurs que vers les parties accessibles à notre examen direct. Prenant pour exemple la diathèse herpétique, je vous ai dit que ses manifestations avaient très souvent lieu du côté des membranes muqueuses; et afin de montrer la transition entre les affections dartreuses du tégument externe et celles du tégument interne, ne voyons-nous pas, vous disais-je, ne voyons-nous pas tous les jours un individu sous l'empire de cette diathèse herpétique, prendre, consécutivement à un eczéma du visage occupant la lèvre supérieure ou l'orifice extérieur des fosses nasales, un coryza chronique très opiniâtre? Chez un autre surviendra une angine granuleuse; chez un troisième il y aura de la surdité occasionnée par l'extension de l'irritation des fosses nasales et du pharynx à la membrane muqueuse qui tapisse la trompe d'Eusta-

1. Tome Ier, pages 271 et suivantes.

chi. Chez les femmes, certaines affections utérines, certains écoulements leucorrhéiques, ne sont rien autre chose que le résultat de l'extension aux organes génitaux internes d'une affection herpétique qui existe encore, ou qui avait préalablement existé sur les parties extérieures.

Dans ces cas où il nous est donné de suivre pour ainsi dire pas à pas l'affection gagnant progressivement du dehors au dedans, personne ne niera la nature du coryza, de l'angine, de l'inflammation utérine; mais ce que quelques médecins se refusent encore aujourd'hui à admettre, c'est que ces affections des membranes muqueuses puissent être les seules manifestations de la diathèse, qu'elles se soient développées primitivement, qu'elles soient survenues consécutivement après la disparition spontanée ou provoquée d'affections de même nature qui occupaient depuis longtemps une étendue plus ou moins considérable de la peau. Et cependant, messieurs, l'expérience clinique est là pour démontrer d'une manière incontestable l'existence de ces métastases, de ces répercussions, comme les appelaient les anciens; l'expérience est là pour nous dire que ces affections herpétiques peuvent envahir non seulement les membranes muqueuses qui, telles que celles du nez, du larynx, de l'utérus, sont en continuité plus ou moins directe avec le tégument externe, et qui sont accessibles à notre vue, mais encore qu'elles peuvent envahir les organes plus profondément situés. Combien de bronchites, de diarrhées, et pour revenir à notre sujet, combien de dyspepsies ne reconnaissent-elles pas pour cause une affection herpétique des bronches, de l'intestin ou de l'estomac? Ces faits n'avaient point échappé aux observateurs qui nous ont précédés, et il ne serait pas difficile de recueillir dans leurs écrits un assez bon nombre d'exemples analogues à celui dont parle Schmidtmann, de dyspepsies cardialgiques alternant avec un eczéma de la face, de telle manière que lorsque l'éruption du visage disparaissait, le malade éprouvait des accidents du côté de l'estomac, accidents qui cessaient dès que la maladie cutanée s'était développée. Vos maîtres mes honorables collègues de l'hôpital Saint-Louis, chargés de diriger des services spécialement réservés aux individus atteints de maladies de la peau, vous ont enseigné ce que je vous signale en vous parlant d'après mes observations personnelles. Il n'est pas de semaines, je dirai presque de jours où je ne sois consulté par des malades affectés de dyspepsies qui se rattachent évidemment à une diathèse herpétique. Cette diathèse imprime aux affections viscérales qu'elle détermine son cachet de ténacité, comme elle l'imprime, d'ailleurs, à toutes les affections aiguës ou chroniques qui se développent chez les individus qui sont sous sa puissance.

Cette spécificité de l'affection gastrique doit donc entrer largement en ligne de compte dans la question du traitement de la dyspepsie. Mais, laissant de côté pour le moment cet élément spécifique de l'inflammation chronique, cherchons à modifier la phlegmasie indépendamment de la diathèse. Ici, il faut l'avouer, nos moyens sont assez bornés. Nous n'avons guère, en effet, à notre disposition que la soustraction des causes, ce qui n'est pas toujours suffisant, ou l'emploi de certains modificateurs topiques. Quand les parties affectées sont placées à l'extérieur, de telle sorte que nous puissions porter directement sur elles les agents médicamenteux, notre intervention est plus facile, dès lors aussi plus efficace. Dans l'ophthalmie chronique, par exemple, il nous est facile de porter sur l'œil les différentes espèces de collyres liquides ou pulvérulents, les solutions de sultate de cuivre, de zinc, de nitrate d'argent, le calomel, l'oxyde de zinc; ou bien, si la phlegmasie siège principalement sur les paupières, les collyres gras, la pommade de Régent, dans la composition de laquelle entrent l'oxyde rouge de mercure, l'acétate de plomb cristallisé et le camphre, celles de Desault (de Lyon), et tant d'autres. Dans la phlegmasie chronique de la membrane muqueuse nasale, dans l'ozène, nous pouvons faire priser des poudres mercurielles, injecter des solutions cathérétiques, qui trouvent encore leur application dans les angines pharyngées, dans les phlegmasies vaginales et utérines. En un mot nous pouvons attaquer directement ces phlegmasies par des agents modificateurs que nous connaissons, et dont l'action peut être aidée par des médications s'adressant à la diathèse, ou plutôt à l'état général qui commande ces affections locales.

Nous agissons bien moins sûrement par les agents topiques sur les phlegmasies de l'estomac. Cependant, dans le cas où la dyspepsie reconnaît pour cause une inflammation chronique qui a conservé quelque caractère d'acuité, les modificateurs topiques, les agents de la médecine substitutive trouvent leur indication. Parmi ceux-ci, les vomitifs tiennent la première place. Leur rôle ne consiste point à débarrasser l'estomac de la saburre ou de la bile qui l'embarrassent, car, après l'ingestion des aliments, une partie de cette saburre et de cette bile est évacuée ; cependant, la membrane muqueuse ainsi nettoyée, si l'on peut ainsi dire, ne reste pas moins enflammée, sécrétant une plus ou moins grande quantité de sucs altérés. Chercher uniquement à évacuer ces sucs serait aussi inutile que d'absterger les produits de sécrétion morbide qui couvrent la peau affectée d'eczéma. Ici les sécrétions anomales n'en continuent pas moins, et à peine enlevés de dessns les surfaces qu'ils souillaient, les liquides purulents se produisent presque aussitôt. Il en est de même des sécrétions viciées de l'estomac. Si le vomitif agit comme moyen mécanique, pour expulser violemment au dehors certains poisons qui auront été ingérés, son action est toute autre dans les dyspepsies. Dans ce dernier cas, le vomitif est un moyen substituteur, un modificateur puissant, ainsi que je vais tâcher de vous l'expliquer.

L'émétique, par exemple, mis en contact avec une membrane muqueuse, s'y comporte comme il se comporte sur la peau, en y déterminant une inflammation violente; mais cette inflammation, subordonnée à la quantité de l'agent qui l'a provoquée, guérit spontanément, et d'autant plus rapidement que l'émétique a été donné à doses convenablement proportionnées. Elle est donc passagère, et c'est là la première qualité de toute phlegmasie sollicitée pour produire un effet thérapeutique. Nous en dirons autant du sulfate de cuivre, irritant topique, aussi irritant pour la membrane muqueuse gastrique qu'il l'est pour les membranes muqueuses de l'œil et du nez. Lors donc que vous administrez un vomitif, le tartre stibié ou l'ipécacuanha , le pelygala ou le veratrum album, le sulfate de cuivre ou le sulfate de zinc, vous substituez à la phlegmasie gastrique une autre phlegmasie, mais une phlegmasie passagère qui cédera d'elle-même; vous agissez absolument de la même façon que vous agissiez tout à l'heure lorsque avec des collyres irritants, vous vous proposiez de combattre les inflammations de la membrane muqueuse oculaire; de la même manière que vous attaquez par des injections cathérétiques la phlegmasie catarrhale de l'urèthre connue sous le nom de blennorrhagie.

C'est donc encore de cette manière que, dans le traitement de la dyspepsie, les vomitifs rendent au début de réels services. C'est aussi en modifiant les phlegmasies gastriques, et non en évacuant par les garderobes la saburre, la bile, les sucs altérés de l'estomac, que les mercuriaux, le calomel par exemple, le mercure éteint soit dans la craie (l'*hydrargyrum cum creta*), soit dans la conserve de roses (pilules bleues), et diverses autres préparations mercurielles, sont également très utiles dans un assez bon nombre de cas.

Toutefois ces modificateurs, vomitifs ou purgatifs, demandent à être administrés avec réserve, car on ne pourrait, sans inconvénient, faire vomir ou purger fréquemment les malades affectés de dyspepsie. On s'exposerait à aller au delà du but qu'on se propose d'atteindre, et l'action thérapeutique des remèdes étant dépassée, à voir se substituer à la phlegmasie chronique que l'on combattait une inflammation trop violente et non plus passagère, qui occasionnerait des accidents plus ou moins sérieux

A l'emploi de ces remèdes, lorsqu'ils trouvaient d'abord leur indication, il faudra substituer celui d'autres modificateurs qui, pour être moins énergiques et moins rapides dans leurs effets, n'en sont pas moins très actifs. Tels sont le sous-nitrate de bismuth, la craie préparée, c'est-à-dire le carbonate de chaux précipité du chlorure de calcium par le carbonate de soude. Journellement employés comme moyens topiques, dans certaines affections cutanées, comme l'intertrigo des enfants par exemple, ces médicaments sont encore d'une efficacité incontestable pour combattre certaines phlegmasies chroniques du gros intestin, et mon ami M. le docteur Lasègue a fait connaître les heureux résultats qu'il avait obtenus, dans ces derniers cas aussi bien chez les adultes que chez les enfants, de l'emploi des lavements faits avec une bouillie de sous-nitrate de bismuth et de craie. Leur utilité n'est pas moindre dans la dyspepsie liée à la gastrite chronique; ils doivent être administrés à haute dose, 5, 6, 7, 8, 10 grammes de craie mélangée avec une égale quantité de sous-nitrate de bismuth, par paquets de 2 ou quatre grammes, que le malade prend dans le courant des vingt-quatre heures, et principalement avant les repas.

La phlegmasie de la membrane muqueuse gastrique cédant à l'emploi de ces diverses médications, les sécrétions viciées de l'estomac redeviendront normales. En quelques circonstances cependant, il est nécessaire de venir plus spécialement en aide aux fonctions sécrétoires qui avaient été plus ou moins profondément troublées. Les acides, tels que les acides lactique et acétique, mais mieux encore l'acide chlorhydrique que vous m'avez vu prescrire à plusieurs de nos malades, sont d'excellents moyens pour remplir cette indication dans des dyspepsies liées à la gastrite chronique. Toutefois, chose bizarre ! tandis que quelques individus se trouveront bien des acides, il en est d'autres — et ces cas sont difficiles à préciser — qui n'en retireront aucun bénéfice, et dont le mal réclamera l'emploi des alcalins, sans qu'on puisse se rendre réellement compte de leur mode d'action. Les explications que la chimie a eu la prétention d'en donner sont très discutables, alors surtout qu'on voit les acides et les acalins réussir également chez des individus différents, dans des cas en apparence absolument semblables. Sans nous arrêter à l'interprétation mise en avant par les chimistes, contentons-nous de l'expérience clinique; sachons que, dans les affections chroniques de l'estomac, alors que le malade qui a été soumis au traitement préalable dont nous avons parlé tout à l'heure conserve des digestions difficiles et laborieuses, tantôt les eaux minérales dites alcalines, tantôt, plus rarement, les acides, sont administrés avec succès. A propos des dyspepsies acides, nous reviendrons sur ce point; nous discuterons la manière dont les alcalins et les acides peuvent agir. Qu'il me suffise, quant à présent, de signaler cette action, me réservant de vous signaler plus tard certaines circonstances particulières qui semblent commander plus spécialement, dans quelques cas, l'emploi des uns ou des autres.

Messieurs, je vous ai dit, en vous indiquant les diverses formes que peut affecter la dyspepsie, qu'il en était une qui était accompagnée de boulimie, ou pour parler plus exactement, d'un sentiment de vide dans l'estomac éprouvé par les malades peu de temps après leur repas; que, dans cette forme, les troubles de la digestion étaient en outre caractérisés par de la diarrhée survenant presque immédiatement après l'ingestion des aliments. Ceux qui en sont affectés disent eux-mêmes qu'ils digèrent extrêmement vite, que leur nourriture ne leur *pèse* pas, que leur estomac est excellent et que leurs entrailles seules sont dérangées. Je vous ai expliqué comment je comprenais le mécanisme de ces accidents, ou plutôt je me suis réservé de revenir sur ces détails quand nous traiterons plus spécialement la question de la diarrhée. Mais c'est ici le moment de vous indiquer les moyens à l'aide desquels nous pouvons combattre ces troubles morbides. Eh bien! l'opium, ce médicament dont on fait parfois, trop souvent même, un si déplorable abus dans les affections de l'appareil digestif, l'opium est ici particulièrement utile, et rend à lui seul beaucoup plus de services que tous les autres agents de la matière médicale. Mais pour en retirer tout le bénéfice qu'on en doit attendre, il faut le donner avec la plus grande circonspection. Il m'est impossible d'en déterminer les doses d'une manière absolue. Le médecin, seul juge de ce qu'il convient de faire dans ces cas, ne peut être guidé que par la connaissance qu'il acquiert des aptitudes individuelles à supporter le remède. Rien, en effet, n'est plus variable, non seulement par rapport aux individus, mais encore pour un même individu, par rapport aux circonstances dans lesquelles il se trouve accidentellement placé. Il en est qui en tolèrent aisément des quantités énormes, et je vous en ai cité des exemples assez remarquables à propos de la névralgie épileptiforme, tandis que d'autres seront vivement touchés par une seule goutte de laudanum : je parle de ce que l'on voit chez les adultes, car chez les enfants le narcotisme se produit quelquefois avec une quantité quatre fois moindre de ce médicament. Rien n'est plus difficile à manier que l'opium; c'est là un fait sur lequel je ne saurais trop m'appesantir, car il n'est pas de remède dont on abuse autant, que l'on dispense avec plus de prodigalité, sans s'enquérir des idiosyncrasies. Et notez bien, messieurs, qu'il ne s'agit pas seulement ici de ce que l'on fait dans la dyspepsie, ma remarque a une portée plus générale, et dans le cours de ces conférences j'aurai plus d'une fois l'occasion de m'élever contre ce déplorable abus. Pour ce qui est de la maladie dont il est aujourd'hui question, dans la dyspepsie boulimique avec une diarrhée habituelle, l'opium est donc un merveilleux remède à la condition de l'administrer à doses modérées. Le laudanum de Sydenham est encore la préparation la plus commode, car elle est aussi la plus facile à doser. On le prescrit par gouttes en commençant par UNE *seule*, se réservant, s'il est besoin, d'en augmenter progressivement le nombre. Le malade doit le prendre non après le repas, mais avant de manger; cette précaution est indispensable pour que la médication ait l'efficacité qu'on en attend. Cette petite quantité d'opium ingéré dans l'estomac avant que le travail de la digestion ait commencé suffit pour endormir, pour régulariser dans une juste mesure l'excitabilité musculaire, dont l'exagération était cause des accidents qu'on veut arrêter, sans endormir la sensibilité organique. De hautes doses, au contraire, allant au delà de l'action qu'on cherche à produire, endormant tout à la fois l'excitabilité musculaire et la sensibilité organique, enrayant du même coup les mouvements musculaires et le travail de sécrétion des sucs gastriques, augmentent, au lieu de les calmer, les troubles de la digestion, à l'accomplissement de laquelle les mouvements musculaires réguliers et la sécrétion de ces sucs sont indispensables.

La belladone, dans cette même forme de dyspepsie, quoique moins puissante que l'opium, est néanmoins d'une utilité incontestable. Vous êtes peut-être surpris de m'entendre préconiser dans ces cas un médicament qui, d'habitude, produit un effet opposé à celui que nous nous proposons d'obtenir. Vous n'ignorez pas, en effet, que la balladone, comme toutes les solanées vireuses, détermine le relâchement du ventre, tandis que l'opium, au contraire, amène la constipation. Cette vertu de la belladone est telle qu'en général on se garde bien de l'administrer aux malades affectés de diarrhée. Mais si l'on a raison de s'en abstenir quand on à affaire à des flux intestinaux ayant leur cause dans l'intestin lui-même, on aurait tort d'en négliger l'emploi dans le cas particulier dont il s'agit en ce moment : la belladone, je ne crains pas de le proclamer tout haut, est, suivant les circonstances, appelée à rendre de très grands services, des services presque aussi grands que l'opium lui-même. Un mot d'explication est ici nécessaire. Il est d'expérience que les solanées vireuses sont bien souvent les moyens les plus puissants à opposer à la constipation. Vous connaissez tous l'effet du tabac : pour quelques individus, un cigare est le meilleur laxatif, et il en est qui n'iront à la garde-robe qu'à la condition d'en fumer un chaque jour; chez d'autres, chez lesquels le tabac sera sans action, une seule pilule de jusquiame, d'un grain, d'un demi-grain, amènera le même résultat. Ces substances doivent peut-être cette singulière propriété au principe vireux qui est la base de toutes les solanées. La belladone, dont l'utilité dans certains cas de constipation est si reconnue, surtout depuis les travaux de Bretonneau, n'agit pas autrement. Toutefois je répéterai pour elle ce que j'ai dit pour l'opium : il importe de ne l'administrer qu'à faibles doses. Un centigramme, c'est-à-dire un cinquième de grain, suffit le plus ordinairement, bien que parfois on soit obligé d'en donner un peu davantage, un quart de grain (un centigramme et quart), un demi-grain (deux centigrammes et demi), mais rarement il est besoin de dépasser ces quantités. Il semblerait, d'après cela, qu'il y ait contradiction avec ce que je professais tout à l'heure relativement à l'administration de la belladone comme moyen d'arrêter la diarrhée. Cette contradictiou n'est qu'apparente, car si la diarrhée dépend d'une excitabilité exagérée de l'estomac, la belladone la calmera, la suspendra, en modérant cette excitabilité anomale qui en était la cause.

J'insiste sur ce point, si les solanées vireuses et la belladone en particulier peuvent rendre ici de grands services, il ne faut pas oublier que leur abus, et surtout l'abus du tabac à fumer, est une cause fréquente de dyspepsie. Chez les fumeurs, en effet, la nicotine, absorbée en quantité plus ou moins notable, diminue l'excitabilité physiologique de l'estomac. Aussi, dans ces circonstances, les malades éprouvent presque toujours de la pesanteur dans la région épigastrique, la digestion stomacale s'opère avec une extrême lenteur, et c'est en vain que vous aurez recours aux médications susceptibles de stimuler l'estomac, si vous ne commencez pas par conseiller aux malades d'abandonner ou du moins de modérer leur funeste habitude.

Il importe donc, lorsque l'on prescrit la belladone ou toute autre solanée, de ne point dépasser certaines limites, sous peine de déterminer une sorte de paralysie qui à son tour devrait être combattue par des excitants, tels que les liqueurs alcooliques, aromatiques, ou mieux encore par les préparations de noix vomique. Il faut donc, ainsi que je vous le disais tout à l'heure, commencer par de faibles doses, que l'on élève progressivement, s'il est nécessaire.

Au même titre que les solanées, certains médicaments antispasmodiques, tels que la valériane, l'asa fœtida, l'oxyde de zinc, sont également indiqués. Ces médicaments doivent tous être donnés au commencement des repas, et toujours à des doses très modérées.

Messieurs, la dyspepsie acide, qui se combine souvent avec la dyspepsie flatulente, est plus commune que celle dont nous venons de parler. Dans cette forme où les troubles de la digestion sont accompagnés d'éructations aigres, d'une production abondante de gaz, le médecin commet fréquemment des fautes graves. Nous avons le malheur d'être de fort mauvais chimistes, et je ne crois faire injure à personne en disant que sur trois cents que nous sommes ici, deux cent quatre-vingt-dix-neuf, moi compris, méritent ce reproche. Cependant, avec une prétention qui est en raison directe de notre ignorance, nous ne craignons pas d'appliquer à la thérapeutique le peu que nous savons des théories chimiques. Les expériences du laboratoire nous ayant appris que les alcalins neutralisent les acides, nous nous emparons de ce fait ; partant de là, rien ne nous paraît plus simple que le traitement de certaines dyspepsies. L'estomac contient une très grande quantité d'acides, il faut les neutraliser; pour obtenir ce résultat il nous suffira d'administrer la magnésie, le bicarbonate de soude, l'eau de chaux, la craie. En dépit de notre raisonnement, le mal augmente, la sécrétion acide devient plus abondante au lieu de diminuer. Nous en tenant à notre idée, nous ne voyons dans cette augmentation des accidents qu'une indication d'insister davantage sur notre médication ; nous nous empressons de doubler, de tripler les doses des alcalins, puisque les premières sont restées sans action. Mais bientôt le malade est pris de diarrhée, et loin de se trouver soulagé, loin d'obtenir sa guérison que nous lui faisions espérer, son état empirer. Trompés dans notre attente, il ne nous reste plus qu'à rejeter sur l'opiniâtreté de la maladie ce qui ne doit être imputé qu'à notre malencontreuse intervention.

Quelques données de physiologie auraient ici, comme en beaucoup d'autres circonstances, suffi pour nous empêcher de tomber dans les erreurs où la chimie nous entraînait. La physiologie nous enseigne, en effet, que le suc gastrique est naturellement acide; que cette acidité est constante, aussi bien chez l'homme que chez tous les animaux, quels que soient leur espèce, leur âge, leur genre de nourriture; qu'enfin elle est due aux acides phosphorique et chlorhydrique, mais principalement à l'acide lactique, qui seul s'y trouve à l'état de liberté. C'est au moment de la digestion que ces sucs acides sont le plus abondamment sécrétés, et cette sécrétion est indispensable à l'accomplissement des fonctions dont l'estomac est chargé. Dans l'intervalle des digestions, les liquides gastriques, alors moins abondants, ne sont que faiblement acides, quelquefois neutres ou même alcalins. Ainsi que je vous l'ai rappelé, sous certaines influences, la sécrétion normale du suc gastrique est en partie suspendue, mais, dans d'autres circonstances, elle s'exagère au contraire, et c'est là le point important où je voulais en venir. Elle s'exagère par le fait d'une excitation exercée sur la membrane muqueuse de l'estomac, à la condition que cette excitation ne dépassant pas un certain degré, n'ira pas jusqu'à l'inflammation; auquel cas (les expériences de Beaumont sur son Canadien[1], et celles si souvent répétées par M. Claude Bernard[2], l'ont péremptoirement démontré); auquel cas, dis-je, cette sécrétion sera au contraire enrayée. Elle s'exagère sous l'influence d'une émotion morale, d'un travail de cabinet longtemps prolongé, et vous n'ignorez pas combien il est commun de voir survenir, sous ces dernières influences, des troubles de la digestion avec éructations et renvois acides.

Dans ces circonstances, le bicarbonate de soude, et, d'une manière plus générale, les alcalins, en tant qu'agents chimiques, n'ont rien à faire pour combattre ces excès d'acidité. Bien plus, — le fait est capital au point de vue pratique où nous nous plaçons, — les expériences de M. Claude Bernard, qu'il faut toujours citer, démontrent que la sécrétion du suc gastrique, et par conséquent l'acidité des liquides de l'estomac, augmente lorsqu'on donne à un animal des substances alcalines, le bicarbonate de soude, la magnésie, par exemple; tandis qu'au contraire cette sécrétion est retardée ou diminuée quand on donne des acides. Voilà assurément des faits positifs échappant aux banales interprétations

1. Beaumont, *Exper. and observations on the gastric juice and the physiology of digestion*, Plattsburg, 1833.

2. Claude Bernard, *Cours de médecine du Collège de France : Liquides de l'organisme*, Paris, 1859.

de la chimie, qui ne saurait nous guider dans le traitement des maladies, encore moins nous imposer ses règles comme elle le prétend faire. Que les chimistes nous disent que les alcalins conviennent, cependant, dans un certain nombre de cas et même dans un bon nombre de cas, à cette forme de dyspepsie acide, ils ne nous apprennent que ce que la clinique nous avait appris avant eux. Mais lorsqu'ils ajouteront que la guérison s'obtient parce que les alcalins ont neutralisé les acides, nous leur répondrons qu'il n'y a pas eu neutralisation, ou que celle-ci est insignifiante; qu'en définitive l'action de ces remèdes a été celle de modificateurs puissants, qui ont imprimé à l'appareil organique sur lequel ils ont agi, mieux encore à l'économie tout entière, une modalité particulière, en vertu de laquelle les fonctions se sont régularisées et les sécrétions ont cessé d'être trop acides.

Un autre exemple vous fera mieux comprendre ma pensée. Sous l'influence d'une saison passée aux eaux de Pougues, de Contrexéville, un individu affecté de gravelle urinaire, et qui a rendu quelques graviers pendant la durée de son traitement ou peu de temps après, reste cinq, six, sept, huit mois, un an et plus, sans avoir de nouvelles crises, sans rendre de nouveaux graviers : dira-t-on que, chez cet individu, ces eaux, d'ailleurs faiblement alcalines, ont continué d'agir pendant tout ce temps? Assurément non; on dira que ces eaux, en remettant l'économie dans les conditions normales de la santé, ou, si l'on veut localiser davantage leur effet, en imprimant à l'appareil urinaire une modification salutaire, ont régularisé la fonction sécrétoire des reins et empêché la production de l'excès d'acide urique. Si elles ont eu quelque action chimique sur la composition des produits d'excrétion, cette action chimique a été très passagère; en définitive, elles ont surtout une action vitale beaucoup plus profonde que la première, et dont l'influence, une fois le mouvement donné, se continue beaucoup plus longtemps.

Il en est de même dans la dyspepsie. Si les eaux de Vichy, de Pougues, de Vals n'agissaient qu'en vertu des réactions chimiques produites par les principes minéralisateurs alcalins qui entrent dans leur composition, il faudrait, pour être logique, condamner les malades à faire constamment usage de ces eaux, sous peine de voir reparaître les sécrétions acides qu'on a la prétention de neutraliser. Ainsi, comme dans le cas de gravelle urique, ce n'est pas chimiquement qu'agissent les eaux dont nous parlons, c'est en imprimant à l'économie une modalité en vertu de laquelle les sécrétions gastriques étant régularisées, les sucs de l'estomac ne contiennent plus que les quantités normales d'acides qu'ils doivent contenir.

Ce que nous disons ici des alcalins par rapport à la gravelle et aux dyspepsies s'applique à un grand nombre d'autres substances de notre matière médicale. La chimie ne saurait nous rendre compte de leur mode d'action; cette action a quelque chose d'essentiellement physiologique.

Une femme bien portante prend du fer à hautes doses, la menstruation est troublée, les règles se suppriment. — Je parle ici de ce qui arrive dans un assez bon nombre de circonstances. — Que s'est-il donc passé? Le fer donné intempestivement a changé les condilons de la santé et la suppression des menstrues en a été la conséquence. Mais que cette femme à qui nous administrons le même remède et à des doses plus fortes soit chlorotique, les choses changent de face; la menstruation, qui chez elle se faisait mal, se régularise. Le chimiste, pour expliquer ce dernier fait, n'est pas embarrassé, mais je me demande comment il expliquera le premier.

S'il fallait d'autres preuves à l'appui de cette manière de voir vraiment médicale que nous soutenons, relativement à l'action thérapeutique des médicaments, et pour rentrer plus directement dans notre sujet, relativement à l'action des alcalins dans la dyspepsie, ces preuves, nous les trouverions dans ce fait que, dans un grand nombre de cas, si ce n'est le plus souvent, nous venons facilement à bout de ces dyspepsies avec sécrétions acides exagérées, par l'emploi d'autres moyens que je vais vous indiquer, et dont la chimie aurait bien de la peine à expliquer les réactions.

Déjà Graves avait dit que la sécrétion anomale des sucs gastriques se trouvait puissamment et favorablement modifiée par les médicaments qui agissent plus spécialement sur le système nerveux. En tête de ces médicaments, il plaçait l'opium, donné à très petites doses. Il l'associait, il est vrai, avec le sous-nitrate de bismuth et la médication dont il retirait de merveilleux effets consistait à administrer un mélange d'un vingtième de grain (2 milligrammes et demi 0^{gr}, 0025) de sulfate de morphine ou d'un dixième de grain, (5 milligr.) d'extrait gommeux thébaïque, avec dix à quinze grains (50 ou 75 centigr.) de sous-nitrate de bismuth et autant de magnésie. Ces prises étaient données peu de temps avant le repas; le malade en prenait de deux à trois chaque jour.

Quant aux eaux minérales, leur choix dans le traitement de ces dyspepsies acides est subordonné aux circonstances dans lesquelles les troubles de la digestion se sont produits; et ce fait vient encore à l'appui de la thèse que je soutiens, de l'inanité des explications chimiatriques. Les indications de telles ou telles de ces eaux minérales ressortent, en effet, non de l'acidité plus ou moins prononcée des produits de sécrétion stomacale, mais de l'état général de l'économie auquel cette perversion des fonctions gastriques se lie. Ainsi lorsque les dyspepsies acides se lient à la chlorose, les eaux minérales qui semblent agir principalement dans ces cas par les éléments ferrugineux qu'elles contiennent doivent être conseillées de préférence à toutes autres. Telles sont les eaux de Spa, en Belgique;

de Schwalbach, dans le duché de Nassau; de Pougues, de Bussang, de Forges, de Passy, etc., en France.

La dyspepsie, chez les femmes hystériques, chez les hommes hypochondriaques, chez les individus essentiellement nerveux, comme aussi chez les gros mangeurs et chez les vieillards, est principalement flatulente, c'est-à-dire caractérisée par un développement considérable de gaz, quelquefois accompagnée d'éructations acides, survenant immédiatement après les repas. Dans cette forme de dyspepsie, les préparations alcalines rendent encore quelques services, mais à la condition de n'être données que pendant un certain nombre de jours pour être promptement remplacées par les *amers*.

Ainsi, quatre, cinq ou six jours de suite, le malade prend au commencement de ses deux principaux repas, et le soir en se couchant, un paquet de poudre composée de magnésie, de craie, de bicarbonate de soude, à la dose de 30 à 40 centigrammes de chaque : ces poudres sont délayées au moment d'en faire usage dans un quart de verre d'eau. Puis on commence l'emploi des amers, parmi lesquels le quassia amara me paraît occuper la première place. Le matin à jeun et dans le milieu de la journée, à un intervalle égal entre les deux principaux repas, le malade boit une tasse de macération de ce bois amer, qu'il obtient soit en laissant séjourner pendant quinze à vingt minutes la valeur d'une tasse à thé d'eau froide dans un gobelet fait avec le quassia amara lui-même (coupe amère), soit, ce qui vaut mieux, en faisant macérer dans l'eau froide 2 grammes de copeaux de quassia pendant quatre, cinq, six heures.

Sous l'influence de cette médication bien simple, j'ai vu se modifier ces dyspepsies avec une rapidité beaucoup plus grande que lorsque j'insistais trop longtemps sur l'emploi des alcalins. Ici encore le vin de quinquina trouve son indication. On le fait prendre immédiatement avant le repas ou immédiatement après que le malade a déjà ingéré une petite quantité d'aliments. En agissant ainsi, on se propose d'éviter les douleurs d'estomac que le vin de quinquina éveille quand il est pris à jeun.

Dans ces dyspepsies flatulentes aussi, on retire de réels bénéfices de l'usage de certaines liqueurs qui doivent être données après les repas. Celles que je rcommande de préférence sont l'anisette fine de Hollande et la liqueur jaune de la Grande-Chartreuse, qui n'est rien autre chose qu'un alcoolat de plusieurs espèces de plantes aromatiques. Il est inutile d'ajouter que ces liqueurs doivent être prises en très petite quantité. D'autres préparations aromatiques peuvent d'ailleurs remplacer celles-ci. Par exemple, l'infusion de badian, qui entre dans la composition de l'anisette de Hollande; l'infusion faite avec un mélange de badiane, d'anis ordinaire, de gingembre et d'écorce de cascarille. On prépare avec ces substances concassées et réduites en poudre grossière, des paquets contenant 50 centigrammes de chacune d'elles; l'infusion est prise immédiatement après les repas.

Les eaux minérales sont également ici d'une incontestable utilité, mais ce n'est plus à Vichy, à Carlsbad, à Pougues, qu'il faut envoyer les malades; ces eaux leur sont contraires : c'est Niederbronn, Forbach, dont les principes minéralisateurs prédominants sont les mêmes que ceux qui entrent dans la composition de l'eau de mer, qu'il faut leur conseiller. C'est aussi Nauheim, Soden, Kissingen, chlorurées sodiques comme les premières; c'est Hombourg, malheureusement trop célèbre par ses jeux qui ont fait grand tort aux sources[1].

Sans quitter l'Allemagne, nous pouvons parler des eaux de Selters, dans le duché de Nassau, plus connues sous le nom d'eau de Seltz. Elles contiennent par litre environ 2 grammes de chlorure de sodium, un gramme de carbonate de soude, un demi-gramme à peu près de carbonate de chaux et de carbonate de magnésie, une faible proportion de sulfate de soude, quelques traces de carbonate de fer, enfin une quantité indéterminée d'acide carbonique. Elles sont à la température de 15 à 20 degrés. Leur goût agréable en a vulgarisé l'usage, à ce point que, dans la contrée et dans les pays environnants, on les sert sur les tables des auberges et dans les cabarets, comme on fait ici pour l'eau de Seltz artificielle, laquelle, soit dit en passant, ne ressemble en rien à l'eau de Seltz naturelle.

Quelques eaux françaises, celles de Plombières dans les Vosges, de Bagnères-de-Bigorre, dans les Hautes-Pyrénées, qui ne contiennent cependant qu'une très faible quantité de principes minéralisateurs, sont encore d'un très utile secours dans ces dyspepsies flatulentes. Nous verrons tout à l'heure qu'elles trouvent aussi leur indication dans d'autres formes.

Une médication non moins puissante que celles que nous venons de passer en revue, est l'hydrothérapie. Médiocrement avantageuse dans les autres formes de la dyspepsie, elle l'est beaucoup dans celle qui nous occupe plus spécialement maintenant; je parle, bien entendu, d'une hydrothérapie méthodiquement appliquée et régulièrement faite.

A côté de l'hydrothérapie nous mentionnerons les bains de mer. Mais ces bains doivent être de très courte durée, de deux à cinq minutes au plus, lorsqu'on les prend sur les côtes de la Manche ou dans les régions les plus élevées de nos bords de l'Océan. Dans le sud-ouest de la France, sur le littoral de la Méditerranée, là où le climat est d'une température plus chaude, leur durée peut être un peu augmentée; on peut y joindre les bains de sable naturellement chauffé par les rayons du soleil. Ces bains de sable sont prolongés pendant quinze, vingt, trente, quarante

1. Voy. Barrault, *Parallèle des eaux minérales de France et d'Allemagne*, Paris, 1872.

minutes et presque une heure, jusqu'à ce qu'ils aient amené une réaction énergique vers la peau.

Mais les bains de mer, les voyages aux eaux minérales, l'hydrothérapie faite dans un établissement spécial, sont des moyens qui ne sont pas accessibles à tout le monde, en raison des considérations d'affaires ou de fortune dont nous devons toujours tenir grand compte.

Le traitement hydrothérapique, dans ces cas, peut être suivi de la façon que je vais vous indiquer, et qui, pour être sans doute moins efficace que le mode d'administration méthodique des établissements où il est surveillé par des médecins, n'en a pas moins une réelle utilité. Cette hydrothérapie à domicile consiste à s'envelopper, le matin au sortir du lit, dans un drap mouillé d'eau froide et légèrement exprimé. On reste ainsi enveloppé une ou deux minutes, puis pendant un temps égal, on se frictionne tout le corps, ou l'on se fait frictionner avec le même drap mouillé; on s'essuie alors avec du linge sec, mais non chauffé; on s'habille, et autant que possible on fait à pied une promenade de trois quarts d'heure. L'opération est répétée le soir avant de se coucher. On peut encore avec un grand avantage faire, dans une baignoire d'eau salée froide, des immersions dont la durée n'excédera pas trois minutes. Cette sorte d'hydrothérapie suffira, dans bien des cas, pour modifier l'ensemble du système, pour faire cesser les troubles gastriques et rendre à l'estomac la tonicité qu'il a perdue.

Messieurs, dans ce que nous venons de passer en revue il n'a été question que des dyspepsies dont les causes semblaient avoir agi primitivement et directement sur l'estomac : afin de compléter ce qui me reste à dire, j'ai à vous parler du traitement des dyspepsies indépendantes jusqu'à un certain point de l'appareil gastrique, en ce sens que cet appareil n'est plus mis en usage que d'une façon indirecte, que les troubles dont il est le siége ne se sont développés qu'en raison de la sympathie qui existe non seulement entre l'estomac et les autres parties du tube digestif, mais encore entre lui et les divers appareils de l'économie. Il va donc être question maintenant de ces dyspepsies qui accompagnent si fréquemment les affections chroniques du foie, de l'utérus, les maladies diathésiques, telle que la scrofule, la tuberculisation, et en particulier la tuberculisation pulmonaire, les cachexies, telle que la cachexie palustre, etc. Il est peu de maladies où les troubles dyspeptiques ne viennent jouer un rôle plus ou moins marqué; sans chercher à épuiser la matière, je me bornerai à vous donner quelques indications, en ayant surtout en vue quelques-uns des faits que nous avons observés ensemble.

Ainsi, relativement aux maladies du foie dont nous avons eu un certain nombre d'exemples sous les yeux, je vous dirai que les eaux alcalines sont d'une merveilleuse efficacité pour combattre les accidents dyspeptiques qui se lient à ces maladies. Mais, parmi ces eaux, celles qui, comme

Carlsbad, Vichy, Vals, etc., doivent sans doute la plus grande partie de leur action au bicarbonate de soude qui en constitue le principe minéralisateur prédominant, sont de beaucoup préférables aux bicarbonatées calcaires et magnésiennes, comme les eaux de Pougues.

Toutefois, tout en proclamant l'efficacité de ces eaux alcalines, celle du bicarbonate de soude, qui jusqu'à un certain point peut les remplacer, il est des cas où j'ai recours aux préparations acides. Vous m'avez vu les prescrire à plusieurs de nos malades qui ne pouvaient digérer leurs aliments qu'à la condition de prendre après leur repas une petite quantité d'acide chlorhydrique.

Cet égal succès des alcalins chez les uns, des acides chez les autres, semblerait impliquer une contradiction que je tiens à ne pas laisser dans votre esprit. Cette contradiction n'est qu'apparente, et le fait confirme une fois de plus ce que je vous disais tout à l'heure de l'inanité des interprétations de la chimie, lorsqu'elle a la prétention d'expliquer par les réactions de laboratoire les phénomènes vitaux qui sont du domaine de la physiologie ou de la clinique.

Ces remèdes alcalins ou acides agissent d'une manière plus générale, non seulement sur l'ensemble de l'appareil intestinal, mais aussi et plus encore sur l'ensemble de l'économie. Il en est si bien ainsi, que le choix de tel ou tel alcalin, de tel ou tel acide, n'est pas indifférent; que les eaux alcalinisées par le bicarbonate de chaux ou par la magnésie sont loin, comme je viens de vous le signaler, d'avoir la même efficacité que les eaux bicarbonatées sodiques, dans le traitement de ces espèces de dyspepsies dont nous parlons.

Une malade de notre salle Saint-Bernard vous a présenté un remarquable exemple de l'embarras que nous pouvons éprouver, dans quelques circonstances, pour instituer une médication régulière, et de la nécessité où nous nous trouvons d'associer les moyens en apparence les plus différents.

C'était une femme couchée au n° 9, qui entrait à l'hôpital pour une colite très grave, caractérisée par des selles glaireuses et sanglantes. Elle était enceinte de quatre à cinq mois, et ces accidents avaient provoqué l'avortement. « Si une femme enceinte est prise d'un flux de ventre abondant, il est à craindre qu'elle n'avorte, » dit Hippocrate [1]. Nous constations une hypertrophie considérale du foie, avec épanchement dans le péritoine. La malade fut longtemps dans une situation assez alarmante; cependant la convalescence s'établit, bien que le foie restât notablement hypertrophié, très douloureux à la pression et que les digestions fussent extraordinairement difficiles. J'essayai d'administrer les alcalins; ils ne produisirent aucun effet avantageux; les accidents persis-

1. *Œuvres d'Hippocrate*, trad. par E. Littré, t. IV, aphorisme 34, p. 545.

taient et même la diarrhée ne tarda pas à reparaître. J'eus alors l'idée d'avoir recours à l'acide chlorhydrique. Une goutte d'abord prise après chaque repas, dans un quart de verre d'eau sucrée, facilita la digestion; j'augmentai la dose, que je portai à trois gouttes, une après le repas du matin, deux après le repas du soir; puis à quatre, deux à chaque repas. A partir de ce moment, les pesanteurs d'estomac, le sentiment de plénitude qui suivaient l'ingestion des aliments cessèrent tout à fait, et, chose remarquable, en même temps que la digestion se régularisait, le foie diminuait de volume; néanmoins la diarrhée, loin de se modérer, devenait plus abondante. Je crus devoir susprendre l'usage de l'acide pour donner la craie préparée, qui, dans les flux intestinaux, nous a toujours été d'un utile secours. La diarrhée s'arrêta en effet, mais la dyspepsie reparut; je suspendis de nouveau le médicament alcalin pour revenir à la mixture acide; la dyspepsie céda, la diarrhée reprit son cours. J'étais fort embarrassé; en désespoir de cause, je combinai les deux médications en prescrivant la craie au commencement du repas, l'acide à la fin. Cette combinaison me réussit; bientôt la malade fut délivrée de tous ses accidents.

Le fait a un grand intérêt pratique; il montre au médecin que nous ne connaissons en réalité le tout de rien, et que bien souvent nous ne connaissons rien de rien. Nous cherchons les explications, ce dont on ne doit pas nous blâmer, car c'est le seul moyen de systématiser et d'arriver à nous diriger suivant certaines lois, plus ou moins défectueuses sans doute, mais qui nous permettent de ne pas agir en empiriques. Malheureusement ces explications sont généralement fausses.

Voici donc un cas où les acides nous ont été incontestablement utiles dans une dyspepsie liée à une maladie où le foie était gravement intéressé. Cette utilité des acides se trouve encore dans un grand nombre de circonstances où la dyspepsie se rattache à des maladies chroniques.

Comment ai-je été, pour ma part, amené à employer ce moyen? Il y avait longtemps que j'avais lu, dans les journaux de médecine anglais, des histoires de dyspepsies traitées et guéries à l'aide de mixtures d'acide chlorhydrique; je savais que Cullen avait dit que « les acides de toute espèce semblent avoir la puissance de stimuler l'estomac, et en conséquence d'augmenter l'appétit; que les acides employés particulièrement avec succès sont l'acide vitriolique, l'*acide marin*, c'est-à-dire l'acide chlorhydrique (autrefois très en usage) et l'acide distillé des végétaux, tel que celui que donne l'eau de goudron; » j'avais enfin remarqué dans divers travaux publiés en France, notamment par M. le docteur Caron, que les acides combattaient avantageusement certains troubles des fonctions digestives, mais je n'avais trouvé nulle part les indications spéciales de ce traitement suffisamment formulées. Il en était résulté pour moi une sorte d'incrédulité qui me donnait à penser que, dans tous ces cas dont il était question, les malades avaient guéri non par l'acide chlorhydrique, mais malgré lui; lorsqu'il y a quelques années, dînant à côté d'un de ces infatigables touristes qui semblent personnifier le mouvement perpétuel, ce voyageur me raconta que, forcé, dans ses nombreuses pérégrinations de suivre des régimes bien différents les uns des autres et rarement réguliers, il devait à l'acide chlorhydrique d'avoir récupéré le pouvoir de digérer que ces changements de régime lui avaient fait perdre. Il ne marchait plus sans son précieux remède, et portait toujours sur lui un petit flacon d'acide dont, à la fin de chaque repas, il prenait quatre, cinq, six et jusqu'à huit gouttes. Le fait me parut curieux; j'en causai longtemps avec mon touriste, et j'acquis la certitude que cette habitude n'était nullement une fantaisie, mais bien une nécessité. Je me remis alors à la lecture des auteurs anglais; les indications que je cherchais, pas plus celles de Cullen que celles des autres, n'étaient plus précises que les renseignements que j'avais recueillis de la bouche de mon voyageur. J'essayai néanmoins de la médication chez quelques malades de ma clientèle privée, j'allai d'abord timidement, bientôt je constatai qu'en certains cas assez mal déterminés d'ailleurs, l'acide chlorhydrique était appelé à rendre de réels services; je poursuivis alors mes expériences, et vous n'êtes pas sans avoir été témoins de celles que j'ai faites chez plusieurs des individus confiés à mes soins dans cet hôpital.

Ainsi que je vous le disais il y a un instant, c'est dans les dyspepsies liées à des affections chroniques que l'utilité de cette médication me paraît surtout prononcée, non qu'elle ne le soit pas dans d'autres circonstances, — et à propos du traitement de la dyspepsie dépendant de la gastrite chronique, je vous ai parlé de son indication, — mais son utilité m'a toujours semblé plus manifeste dans les premiers cas.

Au n° 23 de la salle Saint-Bernard était une jeune femme affectée d'une diarrhée chronique opiniâtre qui l'avait jetée dans un tel état d'anémie, d'amaigrissement, que nous la crûmes affectée de phthisie tuberculeuse, bien que, par l'examen le plus attentif, nous n'en pussions constater aucun signe. Indépendamment de ce flux intestinal, la malade avait cette forme particulière de dyspepsie caractérisée par ce qu'elle appelait une grande plénitude d'estomac. Je lui donnai l'acide chlorhydrique, d'abord à la dose d'une, puis de deux, puis de trois gouttes après chaque repas, et bientôt les digestions se régularisèrent, mais il fallut continuer longtemps l'emploi de ce moyen, car dès qu'on le suspendait, les digestions redevenaient immédiatement pénibles. La diarrhée ne céda point, il est vrai. Quelques-uns d'entre vous se rappellent certainement cette malade, dont l'observation curieuse à plus d'un titre a été rapportée dans le livre de MM. Gros et Lancereaux[1]. Les accidents dont elle était affectée,

1. Gros et Lancereaux, *Des affections nerveuses syphilitiques*, Paris, 1861, in-8°.

et dont la nature nous échappa pendant longtemps, étaient sous la dépendance d'une syphilis constitutionnelle; ils ne disparurent qu'après un traitement mercuriel.

Au n° 24 *bis* de la même salle se trouvait, à la même époque, une autre femme, atteinte celle-ci d'une tuberculisation pulmonaire trop évidente. L'affection tuberculeuse sembla un instant enrayée dans sa marche; l'état général s'était amendé, l'embonpoint était revenu. Les signes locaux se modifiaient également : aux craquements humides avait succédé un peu d'expiration prolongée mélangée de quelques râles muqueux disséminés; lorsque de nouvelles hémoptysies eurent lieu, les craquements humides reparurent et à ces accidents s'ajouta de la dyspepsie. Quatre ou cinq heures après avoir mangé, la malade éprouvait encore des pesanteurs d'estomac. L'acide chlorhydrique donné au moment du repas facilita singulièrement la digestion, qui ne resta régulière qu'à la condition d'en continuer l'usage.

Au n° 27 un cas analogue se présentait à notre observation. La malade, qui était également affectée de tubercules pulmonaires ramollis, allait chaque jour en s'affaiblissant; la nuit elle avait une fièvre assez vive, avec des sueurs abondantes. Les digestions étaient pénibles, et cette dyspepsie était accompagnée de diarrhée et d'une hypertrophie du foie, accident si commun chez les phthisiques. L'acide chlorhydrique, sans enrayer, bien entendu, les progrès de l'affection tuberculeuse, vint promptement à bout des troubles gastriques.

Je pourrais multiplier ces faits, car c'est principalement dans ces dyspepsies survenant chez les phthisiques que l'emploi des acides nous a été d'un grand avantage.

En présence de ces résultats j'ai cherché, moi aussi, à fonder ma petite théorie. Je me suis dit : Au moment de la digestion, l'estomac contient une certaine quantité d'acide lactique, d'acide phosphorique et d'acide chlorhydrique; serait-ce parce que je fournis au suc gastrique l'équivalent d'acide qui lui manque que ma médication réussit? J'essayai l'acide lactique, à doses plus fortes que l'acide hydrochlorique, dix, quinze, vingt gouttes, mais ces doses restant insuffisantes, je les portai à 2 et 3 grammes. Les résultats de mon expérience furent très variables, et l'acide lactique, en définitive, me réussissant moins bien que l'acide chlorhydrique, je donnai désormais la préférence à celui-ci.

En dernière analyse, messieurs, sans chercher à nous rendre compte des opérations qui se passent dans le tube digestif sous l'influence des remèdes alcalins ou acides, retenons bien que les premiers ne sont pas les seuls agents dont la thérapeutique dispose pour le traitement de la dyspepsie liée aux maladies chroniques, que les acides trouvent aussi leurs indications, mais que ces indications on ne pourrait les formuler par avance d'une manière précise, et que l'observation attentive peut seule nous mettre en demeure de les saisir.

J'arrive maintenant à un point de la question dont vous comprendre toute l'importance : je veux parler du traitement des dyspepsies coïncidant avec une anémie plus ou moins profonde, avec des engorgements spléniques et hépatiques plus ou moins considérables. Ces accidents qui s'observent chez les individus qui ont été longtemps en proie aux fièvres palustres, ou chez ceux qui, sans avoir eu les fièvres intermittentes, ont longtemps habité les pays marécageux et subi l'influence des miasmes des marais, ces accidents doivent être soigneusement distingués d'accidents analogues qui caractérisent la *leucémie*. Ces derniers sont la manifestation d'une maladie essentiellement grave, et contre laquelle la médecine est impuissante; les premiers au contraire guérissent généralement assez rapidement.

Que la dyspepsie, que les engorgements viscéraux qu'elle accompagne, dépendent de l'anémie, qu'ils en soient la cause, ce que je ne saurais dire, toujours est-il que ces troubles gastriques, que ces hypertrophies de la rate et du foie sont très souvent avantageusement combattus par des moyens que très certainement on ne supposerait pas devoir être utiles. Ainsi, à Vichy, où l'hôpital militaire réunit un nombre important d'individus affectés de cachexies palustres, accompagnées d'engorgements spléniques et hépatiques, de troubles dyspeptiques plus ou moins graves, on voit les malades guérir, s'améliorer du moins assez rapidement, sous l'influence de la médication thermale alcaline, si puissamment active dans ces cas. Son efficacité est d'une notoriété si populaire, que les malades du Nivernais et du Berri, du Bourbonnais et de l'Auvergne, où les fièvres intermittentes sont endémiques dans certaiues localités, ne manquent jamais d'aller chercher, soit à Pougues, soit à Vichy, la guérison des accidents consécutifs à l'empoisonnement miasmatique. Ici la notoriété publique est d'accord avec l'observation médicale. Tous les praticiens de Vichy sont, en effet, unanimes pour proclamer les vertus de leurs thermes dans le traitement des dyspepsies et des autres troubles fonctionnels ou organiques dépendant de la cachexie palustre; notre regrettable confrère le médecin inspecteur de Pougues, le docteur L. de Crozant, a, de son côté, publié d'intéressants travaux pour démontrer l'utilité des eaux qu'il administrait avec tant d'intelligence et de savoir[1]. Il y a longtemps d'ailleurs que ces remarquables propriétés des eaux de Pougues et de Vichy avaient été reconnues et signalées à l'attention des médecins.

Or, je vous le demande, est-il quelque chose de plus anomal à première vue, de plus contraire aux théories chimiques, que de donner à

1. L. de Crozant, *De l'emploi des eaux minérales de Pougues dans le traitement de quelques affections chroniques de l'estomac*, 1851.

des individus dont le sang est dans un tel état de *dissolution*, que souvent il en résulte des hydropisies et des hémorrhagies passives; que de donner, dis-je, à des malades dont le sang est si évidemment appauvri, des alcalins qui sont regardés comme des *dissolvants* par excellence? Que ce soit le bicarbonate de soude seul qui prédomine, comme dans les eaux de Vichy; que ce soit le bicarbonate de chaux qui prédomine à son tour, comme dans les eaux de Pougues, ce sont toujours des alcalins que nous voulons administrer, et les bons effets de ces eaux sont, je le répète, en contradiction flagrante avec tout ce que les chimistes ont prétendu établir relativement à l'action de ces substances alcalines sur la composition du sang.

Je sais bien qu'à Vichy on prescrit de préférence l'usage de la source Lardy aux individus atteints de cachexie palustre, et cette source Lardy contient une certaine proportion, assez faible il est vrai, de protoxyde de fer bicarbonaté, 28 millièmes de gramme environ. Je sais bien aussi que les eaux de Pougues contiennent du bicarbonate de fer, à peu près dans la même proportion que les eaux de la source de Lardy; que les unes et les autres renferment encore du gaz acide carbonique, et qu'on pourrait rapporter au fer et au gaz acide carbonique les heureux effets obtenus par elles. Cependant, à Vichy, les mêmes malades guérissent en faisant usage des eaux de la Grande-Grille ou de la source de l'Hôpital, aussi bien, quoique moins rapidement, que lorsqu'il prennent les eaux du puits Lardy, moins rapidement surtout que ceux qui vont à Pougues. Il paraît donc, en définitive, que c'est au principe minéralisateur alcalin que doit revenir l'honneur de la cure.

e voulais vous indiquer ces faits parce que je ne saurais trop vous mettre en garde contre la chimiatrie, qui, principalement dans ses applications à la thérapeutique, conduit à de déplorables erreurs. Je ne crains pas de revenir trop souvent sur ce chapitre, tant ma conviction, fondée sur une longue pratique et sur une observation attentive des malades, est profonde à cet égard. Méfiez-vous des théories de laboratoires; rappelez-vous que, ainsi que l'écrivait mon savant ami M. Lasègue, si la chimie peut rendre à la médecine les plus éminents services, le chimiste sort de sa compétence quand il conclut de l'expérience de laboratoire à l'expérience clinique; que la chimie n'est pas plus près de la médecine quand elle enseigne l'art de préparer ou d'analyser les médicaments, qu'elle ne touche aux beaux-arts quand elle fournit aux peintres des couleurs fixes et durables. Cette proposition, vraie pour les agents de la matière médicale en général, l'est tout autant pour les eaux minérales en particulier, quoique pour celles-ci la chimie semble vouloir se réserver plus que jamais le droit d'expliquer et de juger en dernier ressort. Quoi qu'elle en dise, ces eaux ne sont pas des médicaments simples; quel que soit leur élément minéralisateur prédominant démontré par l'analyse, cet élément n'agit pas seul; en l'associant à des quantités plus ou moins notables de principes très variés que le chimiste peut isoler, à d'autres qu'il n'a pas encore découverts, la nature a fait pour cet élément minéralisateur ce que nous cherchons chaque jour à imiter dans nos officines, lorsque nous voulons renforcer ou diminuer les effets d'une substance médicamenteuse en l'associant à d'autres. En tenant compte, toutefois, des phénomènes particuliers qui peuvent résulter de l'action de tel ou tel des éléments qui entrent dans la composition d'une eau minérale, on ne saurait attribuer à un principe unique, quelque dominant qu'il paraisse à l'analyse chimique, toutes les propriétés de cette eau, et l'expérience clinique peut seule nous permettre de les juger. Cela est tellement vrai, que ces dyspepsies, liées à un état cachectique grave, je ne parle plus seulement de la cachexie palustre, sont admirablement modifiées par des eaux très différentes de celles de Vichy ou de Pougues; par des eaux dont les principes minéralisateurs échappent pour ainsi dire à l'analyse chimique : telles sont les eaux de Plombières et de Bagnères-de-Bigorre. Bien que rangées, les premières, dans la classe des eaux sulfatées sodiques, les secondes, dans celle des sulfatées calcaires, elles ont une minéralisation si faible en apparence, que la prédominance de tel ou tel de leurs éléments s'efface et rend leur classement, à proprement parler, artificiel. En les comparant, pour leur composition, avec les eaux de la Seine prises à différentes hauteurs de son cours près de Paris, avec les eaux d'Arcueil, ou celles du puits artésien de Grenelle, on voit que l'avantage serait à ces dernières, relativement du moins aux eaux de Plombières. Mais, eu égard aux résultats de l'expérience médicale, on sait que les eaux de la Seine n'ont pas d'autres vertus que d'occasionner, chez quelques individus qui ne sont pas habitués à leur usage, des diarrhées généralement assez modérées, et dont on ne saurait attribuer la cause aux sels de soude, aux chlorures qu'elles contiennent en très petite quantité; elles n'ont jamais été, que je sache, inscrites dans le très volumineux catalogue des eaux *minérales*. En les mettant ainsi en parallèle avec les eaux de Plombières, de Bagnères-de-Bigorre, j'ajouterai avec les eaux de Néris ou du Mont-Dore, qui ne sont guère plus minéralisées que celles-ci, loin de moi la pensée de nier un instant l'efficacité de ces thermes justement renommés. Plombières et Bagnères-de-Bigorre, dans le cas particulier qui nous occupe, en vertu d'une action qui nous échappe et que je ne cherche pas à m'expliquer, triomphent des dyspepsies rebelles. Sous leur salutaire influence, l'appétit renaît, la constitution se réorganise ; des malades atteints d'hydropisie, d'engorgements viscéraux, arrivés à Plombières ou à Bigorre dans un état déplorable, en sortent, après une seule saison, dans des conditions notablement meilleures, et guérissent souvent d'une façon tout à fait inespérée.

Messieurs, la dyspepsie sympathique qui accompagne si fréquemment les affections utérines, telles que les déplacements de matrice avec inflammation catharrale chronique, guérit assez souvent dès que l'affection utérine guérit elle-même. Dans ces cas, un traitement local, des cautérisations du col, par exemple, qui modifiera le catharre lorsqu'il se liait à l'existence d'ulcérations, des bandages bien appropriés, des ceintures hypogastriques, plus rarement l'usage de pessaires, un traitement local, dis-je, sera très utile pour combattre en même temps que les accidents utérins les troubles gastriques qui s'y rattachent. Toutefois ces moyens ne suffisent pas le plus ordinairement; il est nécessaire d'avoir recours à une médication générale dans laquelle les bains de mer et l'hydrothérapie occupent une place importante. Sous l'influence des bains de mer, vous verrez quelquefois, même après huit ou dix jours seulement de traitement, les femmes renaître, pour ainsi dire, à la vie. Mais il est essentiel que ces bains soient pris d'une manière convenable; par là j'entends qu'ils doivent être de très courte durée, de cinq minutes au plus. La meilleure manière de les administrer est le bain à la lame. Vous savez tous en quoi il consiste : un baigneur tenant la malade dans ses bras, la présente cinq ou six fois de suite au flot qui arrive et la fait passer au travers. Consécutivement à cette immersion rapide, une réaction puissante s'établit, la température de la peau s'élève, et quelquefois après le quatrième ou le cinquième bain, le tégument externe devient le siège d'une éruption particulière, que l'on a désignée sous le nom d'*urticaire maritime*. Cette réaction amène une heureuse dérivation qui dégage d'autant les viscères internes ; aussi-a-t-elle un salutaire retentissement sur l'appareil digestif; les fonctions gastriques se régularisant, l'appétit se prononce et les troubles dyspeptiques disparaissent. En même temps les accidents utérins se modifient également par le fait de cette médication ; le catharre se guérit, l'utérus perd sa susceptibilité morbide. La santé générale se fortifie, la malade reprend du ton, et s'aguerrit à supporter les variations de température qui étaient pour elle l'occasion d'un catarrhe utérin, comme chez d'autres elles sont l'occasion d'un coryza, d'une angine, d'un catarrhe pulmonaire.

L'hydrothérapie faite dans un établissement spécial, ou, à son défaut, l'hydrothérapie faite à domicile de la manière que je vous ai indiquée précédemment, conduit à des résultats analogues.

Pour terminer cette longue série, quelques mots encore sur la dyspepsie liée à la paresse du gros intestin, à la constipation opiniâtre.

Un remède préconisé par Bretonneau jouit ici d'une merveilleuse efficacité; ce remède, c'est la *belladone*. On la doit prescrire en commençant par de très faibles doses : un centigramme d'extrait incorporé à une même quantité de poudre de feuilles, que le malade prend le matin ou le soir, soit sous forme de pilules, soit sous forme de paquets. Après un ou deux jours, si la constipation ne cède pas, ou augmente d'un centigramme la proportion du médicament, et plus tard on peut, suivant l'indication, porter la dose de poudre et d'extrait, jusqu'à 3, 4 et 5 centigrammes, mais sans jamais excéder cette dernière quantité. Ainsi administrée, la belladone est le remède peut-être le plus actif que je connaisse dans cette espèce de dyspepsie. Habituellement, elle suffit à elle seule pour régulariser les garde-robes, et, en faisant cesser la constipation, pour rétablir les fonctions digestives, de telle façon que des individus tombés dans un état de faiblesse déplorable, dans une sorte de consomption, reprennent, même assez rapidement, des forces et de l'embonpoint. Le remède n'agit cependant ici que d'une façon indirecte, en rendant au gros intestin son activité perdue; mais cette activité se communiquant synergiquement aux autres parties du tube digestif, l'estomac reprend son énergie première.

Lorsque la belladone est insuffisante, on peut aider son effet en faisant prendre, le soir, au malade, soit une cuillerée à café d'huile de ricin, soit la même quantité de cette huile renfermée dans des capsules gélatineuses, et simultanément la pilule de belladone. Dès que le ventre est devenu libre, on suspend l'emploi de ces moyens.

Cette médication, je le répète, est souveraine dans les cas dont il est ici question; mais elle est souveraine surtout pour donner l'élan au jeu régulier des fonctions troublées. Afin d'en continuer les heureux effets, la volonté du malade doit intervenir à son tour. Dans les actes de la vie animale, l'habitude est une chose importante, et cette question de l'habitude comporterait un long et intéressant chapitre de médecine générale. Vous savez que, suivant les pays, suivant les conditions sociales, on s'habitue à manger à des heures régulières et à n'éprouver qu'à ces heures-là le besoin de le faire; on s'habitue de même à exonérer son gros intestin, à décharger sa vessie à certains moments réguliers aussi de la journée, que l'on peut à volonté éloigner ou rapprocher. Ce fait doit être mis à profit dans les circonstances qui nous occupent, pour conseiller aux malades affectés de constipation opiniâtre dépendant d'une paresse de l'intestin, de se présenter régulièrement à la garde-robe, chaque jour à la même heure; quand bien même, dans les premiers temps, leurs efforts seraient inutiles, ils devront persévérer, et bientôt ils arriveront à des résultats satisfaisants.

Que si ces moyens, que si la belladone demeurent impuissants, on pourra permettre les lavements. Mais — point essentiel à observer — ces lavements seront pris avec de l'eau fraîche et en très petite quantité; les lavements d'eau tiède doivent être expressément défendus, car leur usage finit par augmenter l'atonie de l'intestin que l'on cherche à combattre.

Je suppose que la constipation ait résisté à l'emploi de ces médications; il faut alors recourir aux purgatifs, plus spécialement aux préparations aloétiques, les pilules *ante cibum*, les grains de santé, et aux remèdes analogues. On prend une, deux, trois ou quatre de ces pilules immédiatement avant de manger. La rhubarbe, à la dose de 50 centigrammes à 1 gramme, peut les remplacer avantageusement, en ne procurant qu'une seule garde-robe régulière dans les vingt-quatre heures, sans provoquer la diarrhée.

Certaines eaux minérales retrouvent ici leur indication : ce sont les eaux de Seidschutz, de Sedlitz (en Bohême), sulfatées magnésiques; de Forbach (en Alsace-Lorraine), où l'on envoie les malades passer une ou plusieurs saisons.

Je me propose, d'ailleurs, de traiter plus amplement un jour devant vous cette importante question de la constipation, que je ne puis qu'effleurer aujourd'hui.

Messieurs, je réclame encore de vous quelques minutes d'attention pour vous entretenir d'une médication nouvelle que vous m'avez vu employer avec un réel avantage dans un cas des plus graves de dyspepsie, chez une malade de notre salle Saint-Bernard.

L'intégrité anatomique du sang, s'il m'est permis de me servir de cette expression, est une condition capitale de l'accomplissement des fonctions. Dès que le sang est profondément altéré, soit dans la proportion des éléments qui le constituent, soit par l'adjonction de quelque principe septique ou toxique, il arrive nécessairement que chaque organe est modifié dans sa texture intime ou tout au moins dans sa nutrition; il arrive encore que chaque molécule organique en contact avec un sang vicié n'est plus dans ses rapports normaux avec le fluide nourricier, et que le jeu des fonctions doit en être profondément entravé. De là des troubles nécessaires et dans la nutrition des tissus, et dans les fonctions des organes.

Pour ne parler que de l'anémie, nous comprenons à merveille que le sang privé d'un élément essentiel ne puisse plus suffire à la composition des tissus, et que les centres nerveux de la vie animale et de la vie organique, manquant de leur excitant naturel, n'exercent plus sur les organes dont ils animent les fonctions l'influence qui leur est départie. On comprend donc que les fonctions digestives se troublent, et parce que les instruments, en tant que tissus, ne sont plus dans des conditions normales, et parce que le système nerveux ganglionnaire ne leur distribue pas régulièrement l'influx qui leur est nécessaire, et parce que les organes eux-mêmes, fussent-ils dans l'état anatomique le plus parfait, ne peuvent plus puiser dans le sang les matériaux complets des sécrétions.

Lorsque l'anémie est liée à la chlorose proprement dite, les préparations martiales en font assez rapidement justice; lors même que le fer est mal supporté pendant les premiers jours du traitement, il finit ordinairement par triompher de la maladie. Mais l'anémie qui succède à des hémorrhagies utérines excessives, celle surtout qui est survenue lentement à la suite de fatigues physiques démesurées, ou de peines morales prolongées, à la suite de l'excès des plaisirs vénériens, de la mauvaise alimentation, d'un allaitement trop longtemps continué, et continué dans de mauvaises conditions, cette anémie assez commune dans nos hôpitaux, surtout chez les pauvres filles qui deviennent mères et qui veulent remplir leurs devoirs maternels tout en se livrant à un travail trop peu rétribué et qui ne leur permet pas de se nourrir convenablement; cette anémie ne peut en général être modifiée par les martiaux; et comme elle est accompagnée d'une faiblesse excessive, d'une inappétence invincible, nous ne pouvons, dans quelques cas, arriver à relever les aptitudes de l'estomac, auxquelles nous faisons immédiatement appel, bien convaincus que la bonne alimentation est la première des conditions curatives. Quoi que nous fassions, les malades meurent avec un insurmontable dégoût, avec une fièvre vive, une soif ardente, et les recherches anatomiques ne nous révèlent rien, si ce n'est une pâleur universelle des tissus et une profonde décoloration du sang.

Je veux, messieurs, vous en citer un exemple :

Le 5 janvier 1864, une jeune femme de vingt-cinq ans entrait dans notre salle Saint-Bernard. Elle était accouchée trois mois auparavant dans les déplorables conditions hygiéniques et morales des filles mères. Pauvre et isolée, elle avait dû se livrer sans relâche à un travail aussi fatigant que peu rémunéré; de plus, elle allaitait son enfant et se nourrissait mal, c'est-à-dire qu'elle était soumise à une double cause d'épuisement. Aussi tomba-t-elle peu à peu dans un état d'anémie et de faiblesse dont il est difficile de se faire une idée.

Sa maigreur était excessive et sa faiblesse extrême. La décoloration des téguments était aussi cachectique que possible. Elle toussait, avec une fièvre continue, avec redoublement nocturne, de sorte que l'aspect extérieur comme les phénomènes généraux étaient ceux de la phthisie pulmonaire. Ce fut donc avec un étonnement extrême que nous ne découvrîmes dans la poitrine aucun bruit anomal, et que partout, aux sommets comme aux bases, on entendait le murmure vésiculaire normal.

Cependant l'investigation la plus minutieuse ne révélait quoi que ce fût de morbide dans le reste de l'organisme. Il fallait donc admettre, dans ce cas, une *febris alba virginum.*

Du 5 au 10 janvier, la fièvre hectique persista, et les forces allèrent déclinant, quoi que nous fissions. Le 10, la malade était encore dans l'état suivant : elle avait toujours 120 pulsations le matin et 130 pulsations le soir, une fièvre ardente, la peau sèche et brûlante; une alternance de diarrhée et de constipation. On ne trouvait toujours rien à l'auscultation. — Le 11, elle éprouva les symptômes d'invasion de la variole : rachialgie et vomissements bilieux. Le pouls montait à 140. — Le 12, trente-six heures après ces prodromes, apparaissent quelques rares papules, anémiques comme la peau sur laquelle elles se développaient, et qu'on sentait plus qu'on ne les voyait. — Le 13, les papules étaient restées les mêmes; aucune aréole ne les entourait. La prostration était extrême, et le 14, la malade succombait dans la journée. Pendant la vie, on avait examiné le sang; il ne contenait que peu de leucocytes.

A l'*autopsie*, on trouva une décoloration générale dans les organes. Le cœur était très petit et très anémié. Il n'y avait pas trace de tubercules dans les poumons, qui étaient congestionnés à leurs deux tiers inférieurs et postérieurs, comme dans les fièvres graves. La rate était volumineuse, tendue, dure, comme hépatisée; les glomérules de Malpighi étaient évidemment augmentés de volume. Le foie était volumineux, mais pâle et décoloré.

Il n'est pas douteux pour moi que cette femme a succombé à la cachexie anémique, et que l'invasion de la variole n'a été que la cause occasionnelle de la mort. Il en était de cet organisme épuisé par la déperdition quotidienne, sans alimentation réparatrice, comme de celui des animaux sur lesquels expérimentait Chossat[1], qui ne pouvaient arriver à un certain degré d'inanition sans que la mort fût inévitable.

Déjà bien souvent, messieurs, j'avais eu à gémir de mon impuissance dans des cas analogues, et je cherchais vainement une arme dont je pusse utilement me servir. Je dois à M. Demarquay d'avoir pu, dans quelques circonstances, rappeler à la vie des femmes que je regardais comme perdues, et qui se trouvaient dans des conditions analogues à celle de la jeune malade dont je viens de vous rappeler succinctement la triste histoire.

Le moyen employé consistait à leur faire respirer du gaz oxygène pur[2]. Vous avez été témoins dans les salles mêmes de la Clinique, du succès que l'on pouvait obtenir, dans les cas auxquels je fais allusion, par ces *inhalations d'oxygène*, et vous n'aurez pas été moins frappés que moi des résultats de cette médication, résultats aussi remarquables au point de vue thérapeutique, qu'inattendus et paradoxaux au point de vue physiologique.

La malade dont je veux parler est encore à présent au n° 7 de la salle Saint-Bernard, où elle est entrée le 1er avril 1864.

C'est une femme âgée de vingt-deux ans. Comme celle dont il était tout à l'heure question, elle était récemment accouchée; comme elle, elle était anémique et épuisée par l'allaitement; sa figure était absolument celle d'un cadavre. On commença par la séparer de son enfant. Cependant, du 1er au 14 avril, c'est-à-dire pendant quatorze jours, bien qu'elle eût cessé d'allaiter, elle ne se remettait pas. Tout au contraire, la fièvre était continue, le pouls de 120 à 130, avec chaleur sèche de la peau, et la faiblesse allait croissant. Cette faiblesse était même telle, que la malade ne pouvait s'asseoir dans son lit sans tomber en syncope, et qu'il était presque impossible de l'ausculter. Cependant on avait pu s'assurer de l'absence

1. Chossat, *Recherches expérimentales sur l'inanition*, Paris, 1843.

2. Voyez le livre de Demarquay, *Essai de pneumatologie médicale, Recherches physiologiques, cliniques et thérapeutiques sur les gaz*, Paris, 1866

de tubercules dans les poumons et de l'état d'intégrité de tous les organes. Comme il n'y avait pas de tuberculose, que les toniques et les ferrugineux avaient échoué, que l'anorexie était absolue, je résolus d'essayer des inhalations d'oxygène, afin de raviver l'appétit et de faciliter la digestion. Dès le 14, la malade commença ce nouveau traitement, mais elle était si faible, que dès la seconde inspiration elle perdit connaissance par suite de l'effort qu'elle avait dû faire pour aspirer le gaz. Cependant je recommandai d'insister et de lui faire respirer à plusieurs reprises cinq à six litres en tout d'oxygène dans le courant de la journée. Pendant trois jours, la quantité de gaz respirée fut bien peu considérable, et l'amélioration bien peu sensible. Mais à partir du 19, la malade put s'asseoir impunément sur son lit, et mangeait un peu. Le pouls ne battait plus que 104 fois par minute. Le 21, elle se lève pendant une heure, demande à manger, surtout des légumes. Il n'y a plus que 92 pulsations et la peau est fraîche. Le 24, le pouls tombe à 80; la malade descend au jardin et dit avoir un appétit *vorace* : en effet, elle mange deux portions ce jour-là et n'en a pas assez le soir. — J'abrège pour vous dire qu'actuellement, 30 avril, le pouls est à 72 ou 80 pulsations depuis quatre jours; que la jeune femme se sent tellement bien qu'elle demande à quitter l'hôpital. Nous l'engageons toutefois à rester, car nous trouvons que la guérison n'est pas complète. En effet, elle est toujours aussi pâle; et il nous semble évident que chez elle la fibre vivante a repris plus vite sa tonicité que le sang sa constitution normale.

Ce qu'il y a d'étrange et d'inattendu dans le fait de l'inspiration de l'oxygène, c'est que chaque inspiration produit dans la poitrine un sentiment de fraîcheur agréable; c'est que le pouls étant, par exemple, à 84 le 30 avril, au moment où la malade va respirer ses dix litres de gaz, il tombe à 76 au moment où elle a fini, et reste à ce chiffre pendant tout le temps de la visite; c'est qu'enfin le pouls devient filiforme après trois respirations d'oxygène seulement, et reste tel pendant les deux à trois minutes que dure l'expérience. Ce qui prouve, s'il en était besoin, que l'hématose ne s'accomplit pas dans les poumons, mais qu'elle a lieu dans les capillaires généraux; que pendant l'acte respiratoire, il y a simple échange de gaz dans les organes dits de l'hématose; et qu'enfin l'oxygène agit presque immédiatement sur le système nerveux vaso-moteur, et détermine la contraction des parois vasculaires.

La dyspepsie se présentera à vous sous les aspects et sous les formes les plus variés; suivant les cas, même suivant les individus, elle réclame des médications dont les indications générales peuvent à peine être formulées d'une façon didactique, et qui sont subordonnées, dans l'application, à une foule de circonstances impossibles à prévoir, à signaler d'avance, et dont l'appréciation appartient tout entière à l'intelligence du praticien.

LXX. — GASTRITE CHRONIQUE.

Est niée à tort aujourd'hui. — Les vomissements pituiteux peuvent être attribués à la gastrite chronique.

Messieurs,

Prononcer à l'époque où nous sommes le mot même de *gastrite*, c'est paraître vouloir réveiller inutilement des disputes d'école complètement surannées. Déjà du vivant de Broussais, cette maladie qu'il avait prétendu établir comme le principe de toutes les autres, sa fameuse gastrite était contestée par la grande majorité des médecins. Aujourd'hui elle ne s'est pas encore relevée de cette condamnation. Parcourez les différents services de nos hôpitaux, et je doute que, dans un long espace de temps, vous entendiez seulement prononcer son nom.

La gastrite cependant est une maladie réelle ; j'entends la gastrite dite essentielle (car la gastrite produite par l'ingestion de certains poisons n'est niée par personne). La gastrite se développant spontanément existe. Elle est rare, il est vrai, très rare. On conçoit du reste qu'il en soit ainsi. En raison même des fonctions dont il est chargé, l'estomac devait, en effet, être organisé de façon à pouvoir énergiquement résister aux causes d'inflammation que lui apporte plusieurs fois dans le courant de la journée une alimentation souvent très irritante. Bien plus, un certain degré d'excitation un peu exagérée est, dans un grand nombre de circonstances, indispensable à la mise en jeu des fonctions de l'organe. Toutefois, quelque patient que soit l'estomac, sa patience a ses limites. Pour les dépasser il faut que, suivant les prédispositions individuelles, les causes irritantes soient plus ou moins violentes, mais il faut qu'elles le soient toujours plus et que leur action soit plus prolongée, plus fréquemment reproduite, que lorsque ces mêmes causes d'irritation portent sur un organe d'une susceptibilité plus grande.

En raison même de cette nécessité, que, pour agir, ces causes doivent être plus violentes, plus longtemps continuées, il en résulte que les désordres qu'elles amènent n'en seront que plus considérables et plus profonds.

L'anatomie pathologique nous a fait connaître les lésions qui caractérisent cette inflammation, soit aiguë, soit chronique.

Je ne vous dirai que quelques mots de cette dernière pour arriver aux faits particuliers qui nous occupent plus spécialement.

Je ne vous arrêterai pas longtemps sur les diverses colorations morbides que peut offrir la membrane muqueuse de l'estomac; je vous rappellerai seulement que la coloration grise, ardoisée, ou brune, semble plus spécialement appartenir à l'inflammation chronique; qu'elle se présente sous forme de taches, tantôt arrondies, tantôt irrégulières; qu'elle peut être uniformément répandue sur une plus ou moins grande surface. Cette teinte morbide est, en quelques cas, noire, comme elle l'est dans les phlegmasies produites par certains poisons, quoique dans le premier cas elle ne soit jamais aussi foncée que dans le second. Jé vous ferai observer, enfin, qu'il faut bien prendre garde de confondre cette coloration morbide avec celle qui n'est souvent que le résultat de l'imbibition cadavérique.

Mais la lésion plus essentiellement caractéristique de la gastrite chronique est l'altération des tuniques de l'estomac, c'est leur hypertrophie. Tantôt la membrane muqueuse seule, tantôt tous les plans, muqueux, cellulaire et musculeux de l'organe, sont épaissis; cet épaississement peut être partiel, ou bien il peut être plus prononcé dans certaines parties que dans d'autres. Alors l'estomac prend un aspect analogue à celui que nous retrouvons dans la vessie qui a été le siège d'une inflammation chronique, dans ce que l'on appelle la vessie *à colonnes*.

Cela, il est vrai, s'observe assez rarement; en voici cependant un exemple recueilli dans le service même de la Clinique.

Au commencement de l'année 1856, un homme entrait dans nos salles; il était âgé de cinquante ans, et nous disait que, depuis quelques temps, il vomissait tous ses aliments. Il avait, affirmait-il, maigri de plus de quarante livres dans l'espace de trois mois; il se plaignait, en outre, d'une constipation opiniâtre. Ces troubles de la digestion et de la nutrition n'avaient jamais, d'ailleurs, été accompagnés d'aucun mouvement de fièvre. Dès notre première visite, nous fûmes frappé d'un fait qui tout de suite nous parut en désaccord avec l'idée d'une affection carcinomateuse de l'estomac, la première, je dois le dire, qui nous fût venue à l'esprit; son teint en effet avait conservé une remarquable fraîcheur.

Cependant les vomissements étaient incessants. En dehors même des repas, indépendamment des matières alimentaires, cet homme vomissait une grande quantité de liquides glaireux, analogues à celui que rendent avec les urines les individus affectés de catarrhe de la vessie. De plus, ces liquides glaireux étaient quelquefois mélangés de ces matières noirâtres, ressemblant à de la suie délayée, qui caractérisent habituellement les vomissements mélaniques du cancer de l'estomac.

En explorant, avec la plus grande attention et à plusieurs reprises, presque tous les jours, la région épigastrique, je ne pouvais constater la présence d'aucune tumeur circonscrite. Toutefois quand, en ayant la main sur le creux de l'estomac, je commandais au malade de faire de grandes inspirations, je sentais sous mes doigts une espèce de frottement qui me semblait produit par un estomac dont les parois auraient été indurées.

Nonobstant l'absence d'une tumeur appréciable, mon diagnostic fut : carcinome de l'estomac. Cette induration dont je ne pouvais douter, les vomissements incessants, la présence de la matière noirâtre, mélanique, dans les liquides rejetés par la bouche, après les repas et dans l'intervalle de ces repas, l'amaigrissement notable du malade, justifiaient ma manière de voir, bien que la coloration rosée des téguments fût essentiellement différente du teint cachectique, jaune-paille, des individus cancéreux.

Le mal fit de rapides progrès, l'émaciation devint d'autant plus considérable que le malheureux patient ne pouvait plus être alimenté, et la mort ne tarda pas à arriver.

A l'ouverture du cadavre notre attention se porta immédiatement sur l'estomac. Diminué de volume, il présentait à l'intérieur un aspect tout à fait semblable à celui d'une vessie longtemps affectée de catarrhe chronique. Nous ne rencontrâmes aucune trace de tumeur, mais la membrane musculeuse singulièrement hypertrophiée se confondait avec la couche celluleuse avec laquelle elle adhérait intimement au moyen d'un tissu fibro-plastique. La membrane muqueuse paraissait détruite. En quelques points, la paroi de l'organe mesurait jusqu'à 2 centimètres et demi d'épaisseur.

Je priai mon savant collègue M. le professeur Ch. Robin de vouloir bien étudier cet estomac et de rechercher s'il existait quelques éléments de tissu cancéreux. M. Ch. Robin me dit avoir eu déjà plusieurs fois occasion de voir des estomacs dans ces conditions, n'offrant, comme celui-ci, qu'une hypertrophie fibreuse avec destruction presque totale de la membrane muqueuse, mais sans traces de productions hétéromorphes.

Voici donc, messieurs, un cas où l'autopsie est venue mettre, pour nous, hors de doute l'existence de la gastrite chronique. Bien que moins prononcées, bien que moins avancées, les mêmes lésions se seraient évidemment représentées chez le malade qui quitte aujourd'hui l'hôpital et qui nous fournit l'occasion de cette conférence.

Cet homme était entré ici il y a environ quatre ou cinq mois. Sa maigreur considérable, la teinte jaune-paille de sa peau, annonçaient un état cachectique profond. Il faisait remonter à six mois au plus le début des accidents qu'il éprouvait. Il avait eu d'abord de la perte d'appétit et bientôt des vomissements qui depuis trois mois survenaient immédiatement après l'ingestion de la plus petite quantité de nourriture. De la diarrhée s'y était ajoutée, alternant avec une constipation que rien ne pouvait vaincre.

La faiblesse générale, un amaigrissement notable, avaient été la conséquence de ces troubles de la digestion.

En cherchant à remonter aux causes du mal, nous apprenions seulement que ce malade vivait dans les conditions hygiéniques les plus déplorables. Il exerçait la profession peu lucrative de marchand de cravates ambulant, et gagnait depuis longtemps à peine de quoi subvenir à son existence; mal nourri, il était peut-être encore plus mal logé; mais il affirmait qu'il ne faisait jamais d'excès de liqueurs alcooliques.

Les vomissements étaient constitués surtout par des matières glaireuses, filantes, gluantes, rejetées quelquefois en telle quantité que, dans les vingt-quatre heures, le crachoir en était plein. En examinant avec le plus grand soin la région épigastrique, nous ne constations la présence d'aucune tumeur, soit au niveau de la grande courbure, soit au niveau de la petite courbure de l'estomac.

Cependant l'excessive maigreur du malade, son teint cachectique, la perte d'appétit, les vomissements continuels sollicités par l'ingestion des aliments, me firent inscrire sur la feuille de diagnostic : *cancer de l'estomac*, tout en faisant mes réserves, et en attendant le résultat du traitement que j'allais instituer et qui, peut-être, modifierait ma manière de voir.

Vous m'entendez bien souvent, messieurs, dans les cas embarrassants, ajourner ainsi mon jugement définitif sur certains diagnostics, et ne vouloir me prononcer qu'après avoir tenté divers moyens de traitement. Ce n'est pas, comme on pourrait le croire, que je veuille me mettre à mon aise et me sauver le souci de poser, dès un premier examen, un diagnostic exact; toujours, autant que cela est en mon pouvoir, je m'efforce de faire ce diagnostic aussi rigoureux que possible; mais il est des cas où l'hésitation est permise; il en est d'autres où, alors même que l'esprit a acquis une presque certitude, on espère encore s'être trompé et où l'on cherche, dans de nouveaux éléments de jugement, un correctif à celui qu'on s'était d'abord formé. Je m'explique, et le fait même que nous avons sous les yeux rendra ma pensée plus claire.

Dès le principe, notre malade paraissait atteint d'un cancer de l'estomac. Ce diagnostic établi entraînait l'aveu de mon impuissance et me condamnait à l'abstention absolue de toute médication sérieuse, puisque l'expérience ne nous dit que trop combien nos efforts sont inutiles dans une maladie aussi incurable que celle-ci, combien même une intervention trop énergique est nuisible. Le seul espoir qui me restât était donc que je m'étais trompé; aussi, tout en gardant par devers moi l'idée d'un cancer de l'estomac, je cherchais, dans les symtômes, dans la marche du mal, s'il n'y avait pas quelque chose à quoi je pusse me rattacher, si je ne trouverais pas les signes d'une affection susceptible de guérison, contre laquelle je pourrais instituer une utile médication.

Les phénomènes que j'observais me semblaient présenter une certaine analogie avec ceux que nous avions notés chez le malade dont je vous rappelais tout à l'heure l'histoire; je me demandai s'il ne s'agirait pas dans ce cas comme dans l'autre d'une gastrite chronique. Je me rattachai à cette possibilité, et je dirigeai ma thérapeutique dans ce sens.

Pour combattre les vomissements glaireux qui constituaient le phénomène prédominant, j'eus recours à l'eau de chaux, en même temps que j'administrai l'opium à très petites doses, suivant la méthode de Graves.

Cette première tentative réussit. Les vomissements devinrent moins abondants, et le malade put supporter un peu de nourriture. Cependant, la diarrhée étant survenue, je remplaçai l'eau de chaux et l'opium par le nitrate d'argent à la dose de 8, 9 et 10 centigrammes, donnés dans le courant de la journée sous forme de pilules d'un centigramme chacune.

J'agissais de cette façon absolument comme lorsque l'on cherche à modifier une affection catarrhale de la vessie, une affection catarrhale de la membrane muqueuse du pharinx par les injections, ou par les applications cathérétiques.

Pendant six semaines ou deux mois, je combinai ainsi mes moyens thérapeutiques, alternant l'opium et les préparations alcalines avec le nitrate d'argent, et, sous l'influence de ce traitement, nous eûmes la satisfaction de voir survenir une amélioration telle, que le malade peut aujourd'hui sortir de l'hôpital, ayant recouvré son appétit, digérant bien, ayant repris un notable degré d'embonpoint, en un mot dans un état de santé relativement fort satisfaisant.

Bien que ce fait, que je considère comme un exemple de gastrite chronique, laisse sans doute prise à contestation, il n'en est pas moins pour vous un enseignement : car, en admettant que nous ne soyons arrivés qu'à un résultat imparfait, ce résultat est déjà assez considérable.

Lorsque nous parlerons de la diarrhée, nous verrons combien souvent elle est la conséquence d'une phlegmasie intestinale identique avec celle qui frappe les bronches et survient sous l'influence des mêmes causes. Tout dernièrement je voyais dans mon cabinet une jeune dame présentant tous les symptômes d'une gastrite chronique, avec accès plus aigus se reproduisant très fréquemment. Toutes les fois qu'elle s'exposait au froid, elle reprenait ces accès, et il survenait immédiatement des vomissements glaireux. On comprend à merveille qu'il en doive être ainsi; j'ajoute, messieurs, que l'on ne comprendrait pas qu'il en fût autrement. Nous voyons mille fois l'influenee du froid aggraver ou provoquer les cystites, les catarrhes utérins, les catarrhes pulmonaires, ceux de la membrane muqueuse des fosses nasales, et nous voudrions que la tunique interne de l'estomac seule ne participât presque jamais aux infirmités de toutes les autres membranes du même ordre !

C'est dans cette forme de gastrite chronique que les bains sulfureux, que l'hydrothérapie, les bains de mer, rendent de réels services; et de pauvres malades qui ont chaque année fait d'utiles voyages à Carlsbad, à Vichy, à Plombières, sont guéris en peu de temps par les eaux de Luchon, par les bains de mer ou par l'hydrothérapie.

On connaît vulgairement sous la dénomination de *pituite* une maladie caractérisée par des vomissements glaireux qui ont lieu surtout le matin à jeun. La quantité de mucus ainsi rejeté est quelquefois considérable. Il est bien entendu, messieurs, que je ne parle pas ici de cette salivation glaireuse qui précède si souvent le vomissement et qui évidemment est produite par les glandes salivaires et par les glandes mucipares du pharynx et de la bouche; c'est là de l'expuition et non un vomissement, mais je veux parler des vomissements glaireux. Ces vomissements s'observent le plus souvent chez les gens qui font abus des boissons alcooliques [1], et, le plus ordinairement, ils coïncident avec une inappétence notable; ils ne sont pourtant pas incompatibles avec l'obésité, bien au contraire. J'ai toujours considéré ces vomissements comme l'expression d'une gastrite chronique, et je les place à côté du catarrhe de la vessie qui succède à la cystite aiguë, à côté des selles glaireuses ressemblant à du frai de grenouille, que nous observons si souvent à la suite des colites aiguës et des dysenteries.

Certains individus peuvent avoir ces vomissements pituiteux sans que leur santé en paraisse altérée; mais ne connaissons-nous pas beaucoup d'hommes atteints de cystite chronique, dont la santé générale ne laisse guère à désirer, beaucoup de malades atteints de catarrhe bronchique avec une expectoration glaireuse fort abondante, qui n'en souffrent réellement que fort peu? Nions-nous pour cela qu'il existe une phelgmasie de la membrane muqueuse vésicale ou bronchique?

Le traitement des vomissements pituiteux ne diffère pas, en définitive, de celui de la gastrite chronique.

1. Voyez la leçon sur l'ALCOOLISME, t. II, p. 374.

LXXI. — ULCÈRE CHRONIQUE SIMPLE DE L'ESTOMAC.

La douleur gastralgique avec ses points xiphoïdien et rachidien n'est pas un symptôme exclusif de l'ulcère simple de l'estomac. — Elle peut manquer ici comme elle se retrouve aussi dans les maladies de l'estomac très différentes. — Il en est de même de l'hémorrhagie stomacale et intestinale qui survient indépendamment de toute altération organique (dans les hématémèses supplémentaires, par exemple) et dans la gastrite chronique. — L'hémorrhagie, caractère commun à l'ulcère simple et au cancer, peut manquer. — Dans le cancer, elle est quelquefois aussi abondante que dans l'ulcère simple, bien qu'en règle générale les hématémèses du cancer le soient moins que celles de l'ulcère. — Le diagnostic positif de l'ulcère simple est encore entouré de beaucoup d'obscurité. — Traitement.

MESSIEURS,

Au n° 8 de notre salle Saint-Bernard était couchée une femme âgée de trente-quatre ans, dont l'histoire, que je ne peux vous raconter ici que d'une façon très sommaire, présente un grand intérêt. A son dire, le mal dont elle se plaignait remontait à une époque déjà assez éloignée, et avait été occasionné par un coup dans la région de l'estomac. Je n'attache pas à cette circonstance l'importance que la malade y attachait elle-même; et c'est pour ne rien omettre que je vous l'ai signalée; il n'en est plus de même de deux autres faits qui me paraissent avoir une importance capitale. Dans sa première jeunesse, cette femme avait été sujette à des hémorrhoïdes fluentes qui revenaient périodiquement. C'est là déjà un accident en lui-même assez curieux, en raison de ce que nous l'observons, dans nos pays du moins, assez peu communément chez les femmes jeunes. Plus tard, elle eut des migraines périodiques, survenant toutes les semaines avec leur cortége habituel de malaise et de nausées; elles persistèrent jusqu'au jour où elle devint enceinte, il y avait de cela un an. Alors, fort mal traitée par la fortune, ayant à peine les moyens de se procurer une nourriture insuffisante, encore plus maltraitée par l'homme avec lequel elle vivait, cette malheureuse, arrivée au troisième mois de sa grossesse, fit une chute violente. Elle n'éprouva d'abord rien d'extraordinaire, mais le lendemain elle fut prise de saignement du nez, et, quelques heures après, d'un vomissement de sang assez abondant qui avait été précédé d'un sentiment de malaise tout particulier du côté de l'estomac. L'épistaxis compliquait le diagnostic, car on devait se demander si le sang vomi était fourni directement par l'estomac, ou si, primitivement venu des fosses nasales, il n'avait pas été avalé et rejeté par le vomissement. D'autres symptômes cependant éclairaient la question. Ma malade, en effet, se plaignait d'éprouver des douleurs d'estomac très violentes, douleurs térébrantes qu'elle spécifiait en disant qu'il lui semblait qu'on lui enfonçait un pieu dans l'estomac, et elle montrait la région xiphoïdienne. Ces douleurs, irradiant dans la région correspondante du dos, présentaient tous les caractères de celles que M. Cruveilhier assigne à l'ulcère simple. Elle fait une fausse couche, garde pendant trois mois une diarrhée abondante, et rend une fois du sang par les garde-robes. La diarrhée s'arrête enfin, mais les douleurs d'estomac deviennent plus vives, et tous les quatre ou cinq jours, quelquefois plus souvent, quelquefois moins, surviennent des vomissements abondants d'un liquide ressemblant à du marc de café, ou, pour donner une comparaison plus exacte, à de la suie délayée dans l'eau. Il est probable que les selles devaient présenter aussi une couleur noirâtre, mais sur ce point il ne nous fut fourni aucun renseignement.

Lorsque nous vîmes cette malade pour la première fois, nous fûmes frappé de sa maigreur extrême; ses yeux étaient excavés, son teint d'un jaune foncé. Ce teint n'avait cependant rien de caractéristique. Elle nous disait, en effet, avoir la peau naturellement brune, et, sous cette coloration, il était difficile d'apprécier celle qui aurait pu dépendre de l'anémie ou de la cachexie cancéreuse.

Elle se plaignait d'une inappétence absolue, et son dégoût pour la nourriture était encore augmenté par la crainte d'éveiller des douleurs que l'ingestion de la plus petite quantité d'aliments sollicitait. La pression sur le creux épigastrique était douloureuse.

En présence de ces accidents, nous devions nous demander si nous n'avions pas affaire à un cancer de l'estomac; il ne s'agissait pas d'un ulcère simple ou tout simplement d'hémorrhagies supplémentaires.

Relativement à ce dernier point, cette femme, je vous le rappelle, nous avait dit que, dans sa jeunesse, elle avait été sujette aux hémorroïdes fluentes; or, cela mérite de fixer notre attention.

S'il n'est pas rare, en effet, d'observer chez les hommes, à l'époque de la puberté et de l'adolescence, des épistaxis revenant périodiquement, et plus tard, dans l'âge mûr, des flux hémorrhoïdaires également périodiques, ces accidents sont rares chez les femmes. Or, le fait d'un flux de cette nature se montrant chez notre malade, ne pouvait-il pas indiquer une singulière disposition aux hémorrhagies? Cette femme passe de l'enfance à la puberté, la menstruation s'établit; les hémorroïdes cessent, mais surviennent des migraines qui durent pendant vingt ans, et cessent à leur tour à l'occasion d'une première grossesse. C'est alors que surviennent les hémorrhagies gastro-intestinales. N'est-il pas permis de penser que ces hémorrhagies étaient l'analogue du flux hémorrhoïdaire qui avait lieu autrefois et qui, plus tard, avait été remplacé par ce flux utérin menstruel? N'est-il pas permis de se demander si, le flux utérin étant supprimé par le fait de la grossesse, la tendance hémorrhagique ne s'était pas portée vers l'estomac?

Si là n'était pas toute la maladie, cette tendance hémorrhagique jouait certainement son rôle. Toutefois le retour fréquent de ces accidents, sans cette périodicité qui se montre généralement dans les hémorrhagies supplémentaires, les douleurs térébrantes qui les accompagnaient, leur siège prédominant dans la région xiphoïdienne et dans le point rachidien correspondant, nous faisaient incliner vers l'idée qu'il devait exister une lésion profonde de l'estomac, et dans ce que nous observions il était facile de reconnaître les symptômes assignés à l'ulcère simple.

L'âge de la malade, l'absence absolue de toute espèce de tumeur ou d'induration dans la région épigastrique, que l'excessive maigreur des parties, l'extrême souplesse des parois abdominales permettaient d'explorer aussi complètement que possible, nous faisaient rejeter l'existence d'un cancer.

Je m'arrêtai d'autant plus volontiers à mon diagnostic, *ulcère simple de l'estomac*, que je comprenais de combien peu d'utilité nous serions à cette femme dans le cas où elle aurait eu une affection carcinomateuse. Notre impuissance eût été d'autant plus grande que les hémorrhagies se répétant à de courts intervalles, deux ou trois fois par semaine, nous ne pouvions même pas espérer les faire cesser.

Me plaçant donc au point de vue d'un ulcère simple, dont, je le répète, l'existence me semblait démontrée par les symptômes que nous observions, par l'absence de toute tumeur abdominale, j'eus immédiatement recours aux préparations de nitrate d'argent. Je commençai par 5 centigrammes divisés en cinq pilules qui étaient administrées dans le courant de la journée, en même temps que, pour calmer les douleurs, je prescrivis l'extrait gommeux d'opium par pilules d'un centigramme, dont le nombre n'eut jamais besoin d'être porté au delà de quatre dans les vingt-quatre heures. Au moyen du nitrate d'argent, je me proposais d'agir sur la lésion viscérale, comme je l'aurais fait sur une ulcération du pharynx ou de la peau que j'aurais touchée avec la pierre infernale.

Après quelques jours de ce traitement, les accidents se modifièrent, les hémorrhagies ne reparurent pas, les douleurs se calmèrent et les digestions jusque-là pénibles, impossibles même, reprirent leur régularité. Je ne suspendis pas cependant la médication, tout en diminuant graduellement les doses du remède, et alors même que nous pouvions espérer que tout était fini, la malade continua de prendre chaque jour une pilule de nitrate d'argent et une pilule d'opium. Comme il y avait encore de la diarrhée, je donnai concurremment le sous-nitrate de bismuth à la dose d'un gramme.

Cette médication, dans la supposition que ces hématémèses eussent été indépendantes d'un ulcère simple, et qu'elles ne fussent que supplémentaires du flux menstruel; cette médication, dis-je, ne présentait aucun inconvénient et devait avoir au contraire des avantages. Elle tendait, en effet, à combattre topiquement le mouvement fluxionnaire anomal en modifiant la surface qui en était le siége.

Que ce soit le traitement, que ce soit seulement l'influence du régime, des conditions hygiéniques meilleures que la malade trouvait dans notre établissement hospitalier, toujours est-il que ses vomissements noirs ne reparurent plus, que ses douleurs cessèrent, que l'appétit lui revint, que sa digestion s'accomplit désormais avec une parfaite régularité, que le flux menstruel s'établit normalement, qu'en un mot, la guérison fut complète. Lorsqu'elle quitta l'hôpital, elle avait repris un notable embonpoint et demanda d'elle-même à retourner chez elle, se sentant en état de se remettre à ses travaux habituels.

De ce fait intéressant à plus d'un titre, je rapprocherai, messieurs, celui d'un homme que nous avons vu au n° 17 de notre salle Sainte-Agnès. Ce fait est encore plus important que le précédent, en ce sens que l'examen cadavérique nous mit sous les yeux la lésion de l'estomac dont le diagnostic avait été embarrassant pendant la vie.

Le malade, exerçant la profession d'ouvrier terrassier, était un individu âgé de trente-sept ans et offrant tous les attributs d'une vigoureuse constitution. Il nous disait que, trois ou quatre mois avant d'entrer à l'Hôtel-Dieu, il avait vomi une quantité énorme de sang, et que, pendant deux ou trois jours ensuite, ses garde-robes étaient d'une consistance et d'une coloration qu'il comparait à celle du goudron. Depuis cette époque, il avait perdu ses forces; les digestions se faisaient mal, mais il affirmait, — et c'est là une particularité que je vous prie de noter, car j'aurai plus tard à en tirer parti, — il affirmait que jamais il n'avait eu de douleurs d'estomac. Ses digestions étaient donc plus laborieuses qu'auparavant; mais déjà depuis un certain temps, tout en continuant de manger comme d'habitude, il sentait que, suivant son expression, sa nourriture passait moins bien. Après son vomissement de sang, il fut sujet à de fréquents malaises, tout en ayant repris ses travaux accoutumés, il supportait mal la fatigue; sa respiration était plus courte, au moindre effort, il devenait haletant, et il avait notablement pâli.

Trois ou quatre mois se passèrent sans qu'il survînt rien autre chose de notable, lorsque quelques jours avant son entrée à l'hôpital, cet homme eut une nouvelle hémorrhagie par la bouche suivie de garde-robes noires. Ces hémorrhagies se renouvelèrent à d'assez courts intervalles pendant les deux jours qui suivirent, et il succomba à une dernière dans laquelle il perdit plusieurs litres de sang. Ces vomissements étaient accompagnés de garde-robes mélaniques, et, chaque jour, le vase de nuit que nous faisions garder contenait d'un quart à un demi-litre, quelquefois un litre de matières ressemblant à du goudron. Il est inutile d'ajouter qu'avec de telles pertes de sang, cet individu était tombé dans le dernier degré de l'anémie, que sa peau avait cette teinte de vieille cire blanche que nous présentent les femmes épuisées par d'abondantes hémorrhagies.

En explorant avec le plus grand soin la région de l'estomac, il nous fut impossible de trouver la plus petite trace d'une tumeur. Le malade, interrogé sur ce qui se passait lorsqu'il venait de manger, nous répondait qu'il avalait ses aliments avec la plus grande facilité, et ce renseignement excluait tout d'abord l'idée d'un carcinome qui aurait occupé le cardia, et qui, en raison de la situation profonde des parties, aurait échappé à nos recherches. Mais il se pouvait que la tumeur se trouvât vers la petite courbure ou dans le fond du cul-de-sac, et que, par conséquent, nous ne fussions pas à même de la sentir.

Cependant les hématémèses, cette gêne éprouvée au moment de la première digestion, nous faisaient croire à l'existence d'un cancer. Peut-être manquait-il à ce diagnostic un élément qui faisait ici défaut : je veux parler de la douleur épigastrique, le malade n'ayant jamais accusé que des malaises. Toutefois, je me hâte d'ajouter que cet élément manque bien souvent dans le cancer de l'estomac.

A l'ouverture du cadavre, nous trouvâmes l'estomac rempli de sang. A 2 ou 3 centimètres à peu près de l'orifice pylorique, existait une surface déprimée, tomenteuse, limitée par un bourrelet assez saillant, et large environ comme une pièce de 2 francs. Au centre, on voyait deux vaisseaux artériels béants dont l'ouverture admettait l'extrémité d'un petit stylet, et dans l'un desquels était resté un caillot hémorrhagique. Ces vaisseaux étaient bien évidemment la source des hémorrhagies, et, pour le dire en passant, c'est là une des façons les plus rares dont se produisent celles-ci ; je vous dirai plus tard leur mécanisme ordinaire. Toujours est-il que l'examen nécroscopique nous permit de constater notre erreur de diagnostic : il s'agissait, non d'un cancer dont il n'existait aucune trace, mais d'un ulcère chronique simple de l'estomac.

Au moment où les récents travaux de mon savant collègue M. J. Cruveilhier ont donné une nouvelle actualité à cette importante question, je ne saurais laisser échapper l'occasion que ces faits nous ont offerte de vous parler d'une affection dont on a pendant longtemps contesté la réalité. A M. Cruveilhier revient incontestablement le mérite d'avoir, le premier, décrit l'ulcère chronique simple de l'estomac *comme une maladie spéciale et définitivement séparée du cancer de l'estomac avec lequel il avait été confondu jusqu'alors*. Dès 1830[1], le respectable professeur de notre Faculté consacrait à l'ulcère simple un chapitre spécial ; cinq ans plus tard, dans la 20e livraison de son atlas d'anatomie pathologique, il ajoutait de nouveaux faits et de nouvelles figures ; en 1838, il publiait[2] un

1. J. Cruveilhier, *Anatomie pathologique du corps humain*, 10e livraison, in-fol.
2. *Revue médicale*.

mémoire sur le même sujet. Ce fut en 1839 que parut[1] le travail de M. le professeur Rokitansky(de Vienne). La matière fut reprise à nouveau, en 1856, par M. Cruveilhier; et nous trouvons dans les *Archives*, pour les mois de février et d'avril, le mémoire dont, peu de temps auparavant, il avait donné communication à l'Institut de France.

Tout en reconnaissant le grand service rendu à la science et à l'art par mon honorable collègue, qui a établi, d'une manière péremptoire, l'existence d'une maladie jusque-là inconnue, je ne puis me défendre de penser que M. Cruveilhier a exagéré quelque peu la fréquence des faits en exagérant la signification des symptômes.

Quels sont donc ces *symptômes ?*

Au début, les malades se plaignent de malaises, de douleurs sourdes dans la région de l'estomac, d'un sentiment de pesanteur au moment de la digestion, qui est plus pénible, plus laborieuse. L'appétit diminue et se perd graduellement; à une certaine période de la maladie, la répugnance pour l'alimentation est d'autant plus prononcée que l'ingestion des aliments augmente le malaise; la sensation de pesanteur, de plénitude, réveille et exaspère les douleurs aiguës dont nous allons parler tout à l'heure, et en définitive les malades ne sont à leur aise que lorsque leur estomac est dans un état complet de vacuité.

Si, dans quelques cas, on a noté (au lieu de l'anorexie) un appétit exagéré, impérieux, bizarre; s'il est des individus qui, à l'inverse de ce qui arrive habituellement, se trouvent, après avoir mangé, soulagés des souffrances qu'ils éprouvaient auparavant, ces cas doivent être exceptionnels.

La conséquence de ce défaut d'alimentation est un dépérissement qui fait de rapides progrès. Bien que continuant de se livrer à leurs occupations, les malades perdent de jour en jour leurs forces, ils maigrissent à vue d'œil; en même temps le moral s'affecte; ils sont tristes, mélancoliques, et facilement irritables.

Jusqu'ici, vous le voyez, rien de caractéristique dans ces phénomènes qui se retrouvent dans plusieurs formes de dyspepsie et au début du cancer. Mais, à un moment donné, ces accidents se compliquent d'autres phénomènes qui ont une réelle importance : ce sont la douleur et les hématémèses.

La douleur présente quelque chose de particulier. Généralement circonscrite dans la région de l'appendice xiphoïde du sternum, elle est térébrante, ou comparée par ceux qui l'éprouvent à la sensation d'une brûlure, d'une plaie mise à vif, d'un pincement violent. Elle revient par crises, avec des exacerbations, plusieurs fois dans le courant de la journée, est

1. Rokitansky, *De l'ulcère perforant de l'estomac* (*Œsterr. mediz. Jahrb.*, 1839, t. XVIII, cah. 2, et *Archives générales de médecine*, 1840, 3e série, t. VIII, p. 195).

exaspérée par la pression de la main sur le creux épigastrique, et sollicitée ou réveillée par l'ingestion des aliments; survenant quelquefois, il est vrai, un peu plus tard, elle persiste pendant toute la durée de la digestion stomacale, et n'est jamais plus forte qu'à ce moment. A cette douleur stomacale, lorsqu'elle a acquis un haut degré d'intensité, s'ajoute une douleur de même nature occupant la région correspondant du rachis, c'est-à-dire le niveau de la première vertèbre lombaire ou des trois dernières vertèbres dorsales. Dans quelques circonstances, au lieu de rester limitée au point *épigastrique* ou *xiphoïdien* et au point *rachïdien*, la douleur irradie, vers le haut, derrière le sternum, dans la direction de l'œsophage, s'étend dans les espaces intercostaux et se propage, en bas, du côté des reins.

Arrêtons-nous un instant sur ce symptôme, et voyons s'il a la valeur qu'on a voulu lui attribuer.

Quelque important qu'il soit, sa signification, au point de vue du diagnostic de l'ulcère simple, est loin d'être absolue; car, d'une part, il se retrouve dans d'autres affections qui n'ont rien de commun avec celle que nous étudions maintenant, et, d'autre part, malgré l'assertion de mon honorable collègue, il peut manquer ici. Si rare que soit le fait, j'en conviens, le malade dont je vous rappelais tout à l'heure l'observation, un autre dont l'histoire a été rapportée par M. le docteur Louis Gubian [1], et sur laquelle j'aurai à revenir, en sont des preuves irréfragables.

Dans le cancer de l'estomac, nous observons souvent la douleur gastralgique avec des caractères identiques à ceux de la douleur qui accompagne l'utérus simple. A mon avis, c'est donc une distinction trop subtile que de dire que les douleurs du cancer, causées par les contractions spasmodiques de l'estomac, sont analogues à celles que détermine la contraction de la vessie dans la rétention d'urine, ou par les contractions de l'utérus dans le travail de l'accouchement, tandis que les douleurs xiphoïdienne et rachidienne de l'ulcère simple sont d'une toute autre nature.

De l'aveu de M. Cruveilhier lui-même, la seule particularité qui permettrait de distinguer la gastralgie idiopathique de la douleur qui accompagne l'ulcère simple, ce serait la permanence des accidents avec alternatives d'exacerbation et de rémission dans le dernier cas, tandis que dans l'autre la douleur est temporaire, survient brusquement, disparaît de même, ne laisse aucune trace après elle, et qu'elle est d'ailleurs soudainement calmée par l'opium. Vous comprenez, messieurs, combien seraient souvent impossibles à saisir des nuances aussi délicates dans les éléments d'un diagnostic. Dans l'ulcère simple aussi bien que dans la gastralgie, les douleurs peuvent être, je ne dis pas aussi aiguës, aussi térébrantes,

1. *Gazette médicale de Lyon*, 1856.

M. Cruveilhier l'admet implicitement, mais aussi franchement intermittentes. Relativement à ce caractère tiré du soulagement absolu apporté par l'opium, alors qu'on a seulement affaire à une névralgie stomacale, le médicament restant sans effet, en présence d'un ulcère simple, je répondrai que vous verrez trop souvent les gastralgies les plus idiopathiques résister à l'opium, lequel vous sera d'un utile secours pour modérer et même pour calmer complètement les douleurs liées à l'existence d'un ulcère simple et d'un cancer, ainsi que vous l'avez constaté chez notre malade de la salle Saint-Bernard.

En définitive, la douleur, quelque spéciale qu'elle puisse paraître, ne saurait suffire pour caractériser la maladie dont nous parlons

Il en est de même du vomissement noir, de l'hématémèse et du melæna qui l'accompagne d'ordinaire.

En effet, si la gastrorrhagie est un accident qui s'observe dans la majorité des cas d'ulcère simple, cet accident fait quelquefois défaut. De plus, c'est un phénomène qui appartient aussi au cancer de l'estomac, qui se manifeste quelquefois dans la gastrite chronique non ulcéreuse, qui se retrouve enfin dans un assez bon nombre de circonstances indépendamment de toute lésion appréciable de l'organe qui est le siége de cette hémorrhagie.

Ce point de la question est d'une trop grande importance clinique pour que je ne consacre pas quelques minutes à son développement.

Mais auparavant un mot sur le mécanisme de ces hémorrhagies. Souvent elles prennent leur source dans des vaisseaux artériels ou veineux compris dans l'ulcération et dont les parois, qui ont subi le travail ulcératif, se sont trouvées détruites. C'était le cas du malade de la salle Sainte-Agnès, dont je viens de vous entretenir et chez lequel nous avons rencontré deux vaisseaux artériels béants. On comprend que, suivant l'importance des vaisseaux, suivant qu'elle sera plus ou moins considérable, l'hémorrhagie sera plus ou moins abondante et qu'elle pourra être foudroyante.

Le plus ordinairement ces hémorrhagies se font par des petits vaisseaux que, dans les autopsies, on retrouve à la surface de l'ulcère, érodés et comme coupés à pic, quelques-uns obstrués par des caillots solides très adhérents, d'autres par des caillots mous se détachant au plus léger contact. Ce sont ces petits vaisseaux qui fournissent les hémorrhagies faibles, presque quotidiennes dont le produit, se mêlant aux aliments, donne lieu soit aux selles noires, soit aux vomissements noirs; cependant il n'en est pas toujours ainsi, et les hématémèses sont, dans un assez grand nombre de circonstances, le résultat d'une lésion vasculaire non appréciable à l'œil nu, laquelle se fait autour de l'ulcération, de la même façon qu'il se produit aussi une hypersécrétion des liquides gastriques. Il arrive ic ce qui arrive dans le cancer de l'estomac, car les hémorrhagies, celles du début, alors que la tumeur cancéreuse n'est point encore ulcérée, se font non à la surface de cette tumeur, mais par la membrane muqueuse. Il en est si bien ainsi dans l'ulcère simple, que les hématémèses constituent les premiers symptômes de l'affection, alors que celle-ci n'est point encore assez avancée pour que le travail ulcératif ait gagné et détruit les vaisseaux.

J'ai dit, messieurs, que la gastrorrhagie était un symptôme habituel de l'ulcère simple de l'estomac; mais j'ai dit aussi que ce symptôme faisait quelquefois défaut.

Dans le courant de l'année 1858, je voyais en consultation, avec mon ami M. le docteur Edward Beylard, un jeune homme américain, qui succombait en quelques heures à des accidents abdominaux formidables.

Il nous était difficile d'avoir des renseignements sur les antécédents immédiats du malade; ce que nous savions seulement, c'est qu'il arrivait de Londres où il s'était livré pendant environ une semaine à des excès de table journellement répétés.

Lorsque nous le vîmes, il nous présentait des symptômes cholériformes : cyanose, refroidissement, crampes, absence du pouls, suppression d'urine; toutefois, et ce fait nous avait singulièrement frappés, M. Beylard et moi, il n'y avait pas de déjections alvines et il n'y avait eu qu'un seul vomissement.

Ce jeune homme, mort, fut transporté en Amérique. Là, sa famille désira que l'autopsie fût faite. Le médecin qui en fut chargé eut l'obligeance d'en envoyer les détails à M. Beylard, et nous apprîmes qu'on avait trouvé les traces d'une péritonite suraiguë, occasionnée par une perforation qui s'était faite au centre d'un ulcère simple de l'estomac. Or, nous connaissions parfaitement ce jeune homme, je le voyais chaque jour chez sa mère, que je soignais pour une affection de l'utérus, et il jouissait de la plénitude de la santé, ses fonctions digestives étaient dans l'état le plus normal.

Au point de vue de l'absence de symptômes caractéristiques, et en particulier, au point de vue de l'absence d'hématémèses, l'observation à laquelle j'ai fait allusion tout à l'heure présente avec celle-ci une grande analogie.

Permettez-moi de vous la lire telle qu'elle a été rapportée par M. le docteur Louis Gubian[1] :

« Au n° 1 de la salle de clinique médicale, fut couché, le 24 août 1856, Clément Favorain, âgé de quarante-sept ans, tailleur de pierres. Cet homme, d'une constitution très médiocre avec prédominance du tempérament lymphatique, d'une intelligence assez bornée, a toujours mené une vie triste et malheureuse. Tour à tour terrassier, tailleur de pierres dans

1. *Gazette médicale de Lyon*, 1856.

les carrières ou sur les routes, exposé aux intempéries des saisons, manquant souvent de travail, se nourrissant fort mal, buvant, à l'ordinaire, de l'eau seule ou coupée avec des boissons frelatées, usant très rarement et en petite quantité des alcooliques, il n'a jamais pu avoir une alimentation suffisante et réparatrice. L'habitus du malade, à son entrée à l'hôpital, dénotait un état général de misère et de souffrance. Son teint avait une pâleur et une décoloration qu'il disait être habituelles, et son amaigrissement remontait à plusieurs années.

» Il se plaignait seulement de quelques douleurs à l'estomac, et encore, celles dont il indiquait le siège à la région épigastrique, il ne les éprouvait que depuis quelques jours; elles étaient d'ailleurs peu intenses, vagues, s'exagérant un peu à la pression, sans avoir leur maximum d'intensité au niveau de l'appendice xiphoïde. Il y avait trois mois environ que l'appétit avait diminué, que les digestions étaient devenues lentes, difficiles, et qu'elles étaient accompagnées de rapports aigres et nidoreux, de tension à l'épigastre, et quelquefois de ballonnement du ventre. Il n'y avait eu de vomissements d'aucune espèce.

» La palpation de l'estomac n'indiquait rien d'anomal et ne révélait la présence d'aucune tumeur.

» La langue était épaisse et un peu blanchâtre à la base. Le malade n'avait ni appétence, ni dégoût pour certains aliments, pas de répugnance pour la viande. Une constipation opiniâtre était le fait ordinaire chez lui.

» Malgré les malaises qu'il ressentait, le malade, qui était sans fièvre, n'en avait pas moins continué son métier rude et fatigant de casseur de pierres.

» D'après les symptômes qu'il accusait, on crut à une dyspepsie simple, et on le traita en conséquence jusqu'au 15 septembre, sans que survinssent d'autres phénomènes que ceux énoncés précédemment. A cette époque, il se plaignit de douleurs abdominales siégeant principalement à gauche, d'incontinence d'urine et d'œdème du scrotum. Le lendemain, il présentait de la bouffissure de la face, de la leucophlegmatie, et M. le professeur Teissier de (Lyon), qui avait repris ce jour même le service de la clinique, s'alarma de ces symptômes. Un examen attentif des organes ne fit découvrir qu'une infiltration dans les flancs plus considérables qu'ailleurs, et une douleur très vive répondant à ces régions, surtout à celle de gauche, en arrière du côté du rein. Les urines, essayées par l'acide azotique, ne décelèrent pas de traces d'albumine.

» Le soir, le malade avait de l'oppression; on entendait les râles muqueux de l'agonie; à ce moment, le pouls prit de la fréquence, de la petitesse, de l'irrégularité; bientôt la circulation se ralentit, les extrémités se refroidirent, et la mort survint dans la nuit.

» A l'autopsie, on trouvait un litre et demi de liquide dans la cavité péritonéale.

» L'estomac présentait dans les deux tiers inférieurs de son étendue une épaisseur considérable de ses parois; sa surface interne était comme ratatinée, plissée, formant des saillies allongées constituées par des plis flexueux très exagérés, séparés par des enfoncements et semblables à ceux qui se voient parfois sur la membrane musculaire de la vessie, et que l'on désigne sous le nom de vessie à colonnes. Enfin, dans un point rapproché du cul-de-sac de l'estomac, à peu près au tiers moyen de la grande courbure, existait une ulcération déprimée, tomenteuse, qu'un léger tiraillement, exercé sur les plis de la membrane muqueuse qui en marquait le pourtour en lui formant un bourrelet saillant, rendait parfaitement circulaire. Du diamètre d'une pièce de 2 francs, cette ulcération s'étendait en profondeur jusqu'à la tunique musculeuse, laquelle avait bien cinq à six lignes d'épaisseur. Cet ulcère paraissait en voie de cicatrisation, et, dans son voisinage, on ne voyait aucune vascularisation. La membrane muqueuse n'offrait ni villosités marquées, ni ramollissement pultacé ou gélatiniforme; il existait seulement de l'injection et un peu d'hypertrophie à laquelle participait le tissu sous-muqueux. »

Voici maintenant une observation où les symptômes caractéristiques de l'ulcère se sont montrés d'abord, et où l'on a pu croire ensuite, mais à tort, que l'estomac avait éte envahi par le cancer.

Le 10 décembre 1863, une femme de quarante-neuf ans entrait à la salle Saint-Bernard pour une affection de l'abdomen. Elle avait la fièvre, sa face était profondément altérée, et elle éprouvait de vives douleurs dans une zone qui comprenait les deux hypochondres et l'épigastre. De plus, cette malade était très oppressée, elle avait une petite toux sèche et fréquente. A la palpation de l'abdomen, on sentait une masse dure, résistante, s'étendant vers le flanc droit, qui se mouvait en même temps que le diaphragme, et qui était évidemment formée par le foie augmenté de volume. L'épigastre offrait une saillie très visible; à ce niveau la palpation était indolente, et la percussion produisait une sonorité tympanique. Enfin à la limite de l'épigastre et de l'hypochondre gauche, on sentait une masse dure, ovoïde, assez régulière, et dont la palpation était douloureuse. Les parois abdominales étaient assez souples en dehors de ces points. A la percussion de la poitrine, on percevait une matité notable vers le tiers inférieur de chaque côté. A l'auscultation on entendait des râles sous-crépitants fins aux deux bases. Il y avait un retentissement presque bronchique de la voix dans ces mêmes points.

Voici d'ailleurs ce que cette femme racontait : il y avait environ neuf ou dix ans que pour la première fois elle avait eu un énorme vomissement de sang. A cette époque elle avait éprouvé des douleurs très vives au creux de l'estomac, et les digestions avaient été notablement troublées; puis la santé s'était rétablie pour s'altérer de nouveau un ou deux ans plus tard. Alors aussi la malade avait eu des vomissements de sang, mais, cette fois, les matières rejetées étaient noirâtres. Puis elle avait eu de temps à autre des vomissements de matières alimentaires, avec douleurs vives au creux de l'épigastre et dans le dos; puis tout cela s'était calmé pour reparaître encore. Cependant la santé avait fini par se rétablir, les forces étaient revenues, et l'embonpoint, qui n'avait jamais été notablement diminué, était redevenu normal. Il y avait deux ou trois ans que la malade jouissait d'une santé passable, lorsque trois mois avant son entrée à l'hôpital elle avait eu de nouveaux vomissements, non sanglants cette fois, et elle avait éprouvé de fortes douleurs dans toute la région de l'estomac, avec irradiation à la région diaphragmatique. A partir de ce moment elle eut de la fièvre, de la dyspnée et de la toux. C'est pour cet ensemble de symptômes qu'elle venait réclamer notre assistance.

Le diagnostic présentait des difficultés. Il était évident pour nous, par le récit de cette femme, qu'elle avait eu un ulcère de l'estomac. Les vomissements de sang, les vomissements noirs, les vives douleurs à l'épigastre, puis la cessation des accidents et leur date éloignée militaient en faveur de ce diagnostic. D'un autre côté, nous trouvions au creux de l'estomac une tumeur molle, indolente, tympanique, et qui paraissait certainement formée par l'estomac distendu par des gaz. Il y avait dans l'hypochondre gauche une tumeur dure et douloureuse, qu'on pouvait supposer formée par une altération cancéreuse de l'estomac. D'ailleurs cette tumeur paraissait évidemment indépendante du foie, puisque la tumeur molle de l'épigastre était interposée entre cet organe et la tumeur de l'hypochondre gauche.

Il y a pour ainsi dire antagonisme morbide entre l'ulcère rond de l'estomac et le cancer de cet organe. Quoi qu'il en soit, les signes physiques étaient de telle nature, qu'il était plus rationnel de les interpréter dans le sens du cancer. De plus, cette femme présentait les signes de l'inflammation du diaphragme; sa respiration se faisait surtout par les parois abdominales, et les signes physiques étaient ceux d'une double pleurésie diaphragmatique. Nous crûmes que le cancer avait déterminé une phlegmasie de voisinage qui s'était propagée au péritoine diaphragmatique, au diaphragme et à la base des deux plèvres. Il y avait inflammation de ces divers organes, mais la cause première n'était pas celle que nous supposions.

La maladie fut assez courte. L'oppression ne fit qu'augmenter, la palpation de l'abdomen devint de plus en plus douloureuse, la malade vomissait fréquemment ses boissons ou les rares aliments qu'elle ingérait, et mourut après avoir présenté pendant vingt-quatre heures les signes d'une péritonite généralisée.

A l'autopsie, on trouva une péritonite suppurée avec des adhérences nombreuses, réunissant entre elles les masses intestinales. Le foie, extrêmement volumineux, avait un aspect marbré; il adhérait par toute sa face convexe au diaphragme; de plus, par une partie de sa face concave, il était intimement uni à la paroi antérieure de l'estomac. Au niveau du lobe gauche existait une poche purulente, circonscrite par d'épaisses fausses membranes, de date évidemment assez ancienne, — une petite fissure de ces fausses membranes avait permis au pus de fuser dans la cavité péritonéale et d'y développer une inflammation de date récente. — Au fond de la poche purulente, on apercevait une perforation circulaire de la paroi antérieure de l'estomac. Cet organe étant incisé suivant sa petite courbure, on découvrit d'abord qu'il n'était nullement cancéreux, ensuite qu'il existait, suivant une ligne circulaire, concentrique à l'anneau du pylore, une série d'ulcérations, dont trois étaient cicatrisées, tandis qu'une quatrième, encore à la période d'état, avait déterminé la perforation. L'une des ulcérations cicatrisées était très régulièrement circulaire, une autre avait la forme d'un ovoïde : toutes deux étaient remarquables par l'induration et l'épaississement calleux de leurs contours; le tissu cicatriciel qui formait ce relief était fibreux et résistait à la coupe, mais sans crier sous le scalpel comme le squirrhe, dont il n'avait d'ailleurs ni l'aspect ni la structure. Quant à l'ulcération perforante, elle avait l'étendue d'une pièce de 2 francs, elle affectait la forme d'un cratère, avec des parois de plus en plus minces, de telle façon qu'en un point la perforation avait eu lieu par destruction de toutes les tuniques de l'estomac. Cette perforation avait la forme et le diamètre d'une lentille. Elle s'était faite au voisinage du bord tranchant du foie, de sorte que c'était la paroi abdominale accolée par des fausses membranes, qui avait pendant quelque temps empêché les matières stomacales de pénétrer dans la cavité du péritoine. D'un autre côté l'inflammation adhésive s'était propagée aux contours du côlon transverse, et c'était l'arc du côlon, énormément dilaté, qui s'était placé dans la région épigastrique en avant de l'estomac, de façon à former cette tumeur saillante, molle et tympanique, qu'on avait prise pendant la vie pour l'estomac lui-même. D'ailleurs, le côlon ainsi disposé faisait saillie entre les deux lobes du foie, de manière qu'on sentait à travers les parois de l'abdomen, à droite le lobe droit du foie, à l'épigastre l'arc du côlon, et à gauche le lobe gauche du foie, qu'on était autorisé à regarder comme une tumeur anomale, puisqu'il y avait un espace sonore, tympanique, entre la masse rénitente et mate qui représentait évidemment le foie à droite, et la masse de nature indéterminée qui existait à gauche. Or, en raison de la nature des troubles gastriques, il était assez naturel de croire à une tumeur cancéreuse de l'estomac. — J'ajoute, pour en finir avec ce qui se rapporte à l'autopsie, qu'il y avait une pleurésie diaphragmatique et que les adhérences les plus intimes reliaient la base des poumons à la plèvre. Il n'y avait pas d'épanchement. Le tiers inférieur des poumons, congestionné, était à l'état de splénisation.

Il est bien remarquable qu'il y ait eu cette succession d'ulcères et que les ulcères multiples se soient ainsi groupés exclusivement vers le pylore comme par une sorte d'affinité élective. Cette femme, qui avait eu plusieurs années auparavant et à plusieurs reprises les signes de l'ulcère simple, présentait plusieurs de ces ulcères. Il y avait eu des périodes de rémission et même de guérison apparente; or, en effet, quelques-uns de ces ulcères étaient cicatrisés. C'était le dernier en date qui avait déterminé la perforation, cause de la péritonite et de la pleurésie de voisinage. Cette observation vérifie l'espèce de loi d'antagonisme morbide qui s'oppose à l'existence simultanée dans l'estomac de l'ulcère rond et du cancer, comme elle s'oppose à la présence successive dans l'utérus du corps fibreux et du carcinome.

Vous trouvez de plus dans cette observation l'exemple d'un accident assez fréquent et souvent très redoutable de l'ulcère simple, je veux dire la *perforation* de l'estomac. Cette perforation peut donner lieu à une série d'accidents dont il faut que je vous parle. Et d'abord il en résulte nécessairement une péritonite; mais celle-ci peut être partielle ou générale, suivant la rapidité avec laquelle s'est faite la perforation. Quand la destruction de toutes les tuniques de l'estomac s'est accomplie lentement, des adhérences ont eu le temps de s'effectuer entre l'estomac perforé et les organes voisins, et le plus habituellement, le pancréas ou le lobe gauche du foie, ou l'épiploon, comble alors la perte de substance, de sorte que les matières contenues dans l'estomac ne s'épanchent pas dans la cavité du péritoine. D'autres fois, comme dans le cas de notre malade, l'organe voisin est disposé de telle sorte que la perte de substance est incomplètement comblée, de façon que la péritonite se propage et détermine une série d'accidents tels que la pleurésie diaphragmatique de voisinage. Enfin, et c'est là le fait le plus grave, la perforation peut avoir été rapide à ce point que nulle adhérence n'a eu le temps de se faire et que l'estomac ainsi troué verse dans la cavité abdominale une partie de son contenu : alors, vous le comprenez, une péritonite suraiguë et bientôt mortelle en est la conséquence nécessaire. Au contraire quand des adhérences solides ont rattaché à l'estomac perforé l'un des organes voisins, foie ou pancréas, il peut arriver une de ces deux choses : ou bien il n'y a pas d'altération de l'organe qui forme à l'estomac une paroi adventice, tout au plus un tissu cellulo-fibreux de nouvelle formation en augmente-t-il l'épaisseur; ou bien, et le fait est bien plus curieux, le travail d'ulcération se continue et attaque l'organe annexé. Ainsi la maladie ulcéreuse, primitivement localisée à l'estomac, se propage, par un mécanisme dont je ne me rends pas bien compte, à des tissus parfaitement différents, tels que sont ceux du foie et du pancréas. L'inflammation de voisinage, en vertu de laquelle l'adhérence s'est effectuée, n'a rien qui puisse nous étonner; le fait est vulgaire. Mais que l'inflammation, d'abord simplement adhésive, devienne ulcéreuse pour le foie et le pancréas, comme elle l'était pour l'estomac, j'avoue que ce fait est bien remarquable et qu'il prouve une fois de plus la spécificité des actions morbides, spécificité qui tient plus à l'essence du mal qu'à la nature du tissu frappé.

On vient de voir l'ulcère simple *siéger* au voisinage du pylore, ce n'est pas cependant que cette région en soit le siège le plus habituel, bien au contraire; en effet, suivant Brinton[1], on a trouvé cette lésion quarante-trois fois sur cent à la face postérieure; vingt-sept fois à la petite courbure; seize fois seulement à la région pylorique; six fois occupant également la face antérieure et la face postérieure, souvent dans des points opposés; cinq fois à la face antérieure seulement; deux fois à la grande courbure, et deux fois dans la tubérosité cardiaque. De son côté, sur un total de quatre-vingt-deux cas qu'il a groupés, M. Luton (de Reims)[2] a trouvé l'ulcère simple vingt-deux fois à la petite courbure; dix-huit fois au pylore ou à son voisinage; dix fois à la face postérieure; dix fois à la face antérieure; dix fois au cardia; sept fois au grand cul-de-sac; cinq fois à la grande courbure. Le siège de l'ulcère simple est donc bien différent de celui du cancer, qui, suivant les recherches de Lebert[3] se rencontre trente-quatre fois sur cinquante-sept cas au pylore, c'est-à-dire dans près des deux tiers des cas; tandis que le cardia n'en a été le siège que cinq fois, ou dans le onzième des cas; et la petite courbure sept fois sur cinquante sept, ou une fois sur huit. Ainsi le pylore est de beaucoup le point de l'estomac le plus ordinairement atteint par le cancer, et il s'en faut bien qu'il en soit ainsi dans le cas d'ulcère simple; c'est là un point que je voulais faire ressortir.

En opposition à certains faits où l'existence de l'ulcère simple de l'estomac constaté à l'autopsie ne s'est révélée pendant la vie par aucun phénomène spécial, et n'a pas, notamment, donné lieu à la plus petite hémorrhagie, en voici d'autres où des *vomissements noirs* et un *mélæna* considérables se sont produits indépendamment de toute lésion appréciable de l'estomac.

Il y a six ans, je fus mandé par M. Riembault auprès d'une dame âgée de soixante-cinq ans, demeurant quai des Célestins, et qui, me disait-on, avait rendu de grandes quantités de sang par les vomissements et par les garde-robes. A première vue, je fus tellement frappé du teint jaune-paille cachectique de la malade que je crus à un cancer de l'estomac. Le regard que nous échangeâmes en abordant cette dame nous disait trop éloquemment que notre pensée était commune et que nous

1. Brinton, *Traité des maladies de l'estomac*, trad. de Riant, 1870, p. 181.
2. Luton, *Pathologie de l'estomac* dans le *Nouveau Dictionnaire de médecine et de chirurgie pratiques*, t. XIV, p. 226.
3. Lebert, *Traité des maladies cancéreuses*, Paris, 1851, p. 463

n'augurions rien de bon de la situation. La malade nous racontait qu'elle était depuis quatre jours à Paris, où elle était arrivée parfaitement bien portante, n'ayant jamais rien éprouvé du côté de ses digestions qui dût appeler notre attention. Son appétit était régulier ; jamais elle n'avait eu ni douleurs, ni nausées, ni éructations, et elle avait été surprise de ce vomissement de sang survenu, sans cause appréciable, le lendemain de son installation à Paris. Ces antécédents ne s'accordaient guère, assurément, avec l'idée d'une lésion cancéreuse, bien qu'il y ait des cancers de l'estomac complètement indolents, ne se révélant par aucun trouble grave.

Tout en réservant notre diagnostic, nous nous plaçâmes au point de vue d'une hémorrhagie essentielle, et nous prescrivîmes les préparations de ratanhia et de fer. Trois jours après notre visite, les garde-robes avaient cessé d'être noires : il n'y avait pas eu de nouvelles gastrorrhagies. Le mois suivant, cette dame retournait dans sa province. Elle se trouvait très bien portante, et cinq ans après, nous apprenions que cette bonne santé ne s'était pas démentie.

Au commencement du mois d'août 1861, entrait dans nos salles un homme âgé de cinquante-trois ans qui, au moment même de son entrée, fut pris d'un vomissement et mourut subitement. Il était arrivé dans un état d'abattement profond, ne parlant pas et ne pouvant donner aucun renseignement. On sut seulement des personnes qui l'avaient apporté sur un brancard qu'il était malade depuis longtemps, et les gens de service furent frappés de la teinte jaune de sa peau et du volume de son ventre. Les matières des vomissements, que l'on eut soin de nous conserver, étaient formées par du sang altéré par son mélange avec le suc gastrique. C'était un liquide de couleur sépia, avec un dépôt de matières solides, finement granulées, ressemblant à de la suie, dont une partie était tenue en supension dans le liquide.

A l'ouverture du corps, l'abdomen contenait un épanchement péritonéal comme enkysté. L'estomac, enlevé avec la plus grande précaution, ne présentait aucune altération. Ses orifices cardiaque et polyrique étaient libres, il n'y avait aucune trace de tumeur cancéreuse ; sur sa surface muqueuse, teinte d'une couleur lie de vin, nous ne découvrîmes pas la plus petite ulcération. Dans le duodénum il n'y avait pas de lésion appréciable. Les poumons, le cœur, le cerveau étaient sains.

L'aspect et les qualités des matières rendues par le vomissement dans ces cas ne sauraient laisser aucun doute dans l'esprit sur leur nature, et il est bien évident aussi que ces hémorrhagies avaient eu pour point de départ l'estomac. La marche des accidents, leur heureuse terminaison dans le premier cas, les résultats de l'examen nécroscopique dans le second, ont clairement démontré qu'il ne s'agissait ni de lésions organiques, cancéreuses, ni d'ulcération de l'estomac. Ces exsudations sanguine abondantes s'étaient faites par la membrane muqueuse de cet organe, comme elles se font à la surface des autres membranes muqueuses, comme nous les voyons quelquefois se faire par l'intestin, ainsi que l'observation suivante, que j'ai eu maintes fois l'occasion de vous raconter, en est un exemple.

Un ancien fonctionnaire de notre Faculté, homme d'une vigoureuse constitution, fut pris, il y a environ sept ans, d'accidents sérieux dont tous les détails méritent d'être rapportés.

Habituellement d'une très bonne santé, il est sujet à une constipation telle, que jamais il ne va à la garde-robe que tous les dix ou quinze jours et encore pour rendre alors une très petite quantité de matières noires et dures qu'il compare à du crottin de chèvre.

Un soir, sans avoir éprouvé le plus petit dérangement dans sa merveilleuse santé, sans avoir fait le plus petit excès de table, il éprouva tout à coup un malaise indéfinissable et presque aussitôt il tomba sans connaissance. Cette syncope dura à peu près vingt minutes. On le reconduisit en voiture chez lui, et après une bonne nuit d'un sommeil paisible, il reprit dès le lendemain ses travaux accoutumés. Cet événement avait lieu un jeudi; le lundi suivant, le malade était installé comme d'ordinaire dans son bureau, quand, encore tout à coup, il fut repris d'accidents analogues à ceux qu'il avait éprouvés quatre jours auparavant. Ces accidents se répétèrent le lendemain, deux fois dans la journée; mais cette fois, une faiblesse excessive le força de garder le lit. Je le vis le mercredi dans l'après-midi. Son teint, habituellement de bonne couleur, était d'une pâleur cadavéreuse qui éveilla tout d'abord mon attention, je soupçonnai tout de suite une hémorrhagie intestinale. Je demandai que l'on me montrât les garde-robes. Il n'y avait pas eu d'évacuations depuis huit jours, il n'y avait pas eu non plus de vomissements. J'ordonnai aussitôt une purgation, du sel de Seignette, autant que je me le rappelle. Elle fit rendre par les selles des matières noires comme de la poix, comme du goudron de bateau, en quantité énorme que l'on évalua à cinq ou six livres. Mon diagnostic était confirmé; j'avais affaire à un mélæna.

Les antécédents, la marche des accidents, l'examen attentif par la palpation des viscères abdominaux me firent rejeter l'idée d'une hémorrhagie dépendant de quelque lésion intestinale ou stomacale, et je rassurai la famille en disant qu'il s'agissait d'un mélæna simple. Mon pronostic se vérifia complètement. Pendant trois mois, le malade garda, il est vrai une pâleur anémique, mais sous l'influence de préparations de ratanhia, de quinquina et de fer, il reprit ses couleurs habituelles avec sa bonne santé, qui, depuis lors, n'a éprouvé aucune nouvelle secousse.

Les exemples analogues à celui-ci sont plus communs qu'on ne le croit généralement. Ces individus bien portants sont pris tout à coup d'un malaise vague, on les voit pâlir et tomber en syncope. Une ou deux heures après, en allant à la garde-robe, ils rendent des matières noires comme de la poix; les selles gardent encore cette coloration un ou deux jours, puis tout est terminé; mais les malades conservent pendant quelque temps de la faiblesse, de l'inappétence, un peu de gastralgie, du bourdonnement d'oreilles et de la décoloration des téguments. Cependant l'appétit renaît, les forces reviennent, la convalescence est parfaite. Toutefois, ces accidents peuvent se répéter à des intervalles plus ou moins éloignés; ils se reproduisent dans la même forme, et restent souvent méconnus non seulement du malade, mais encore du médecin, jusqu'au jour où, ce qui est rare, une hémorrhagie plus abondante vient à les foudroyer, ou, ce qui est plus ordinaire, jusqu'au jour où la guérison est radicale.

Quand, dans le cours de votre pratique, des individus se plaindront à vous d'avoir rendu du sang par les garde-robes, ou plutôt quand ils vous diront avoir eu des selles noires couleur de goudron qui caractérisent le mélæna, interrogez-les avec grand soin sur leurs antécédents; demandez-leur s'il ne leur est pas arrivé d'être devenus tout à coup d'une pâleur extraordinaire ayant persisté pendant huit ou quinze jours, si ces accidents ne se sont pas répétés plusieurs fois. Ces phénomènes suffiront pour éclairer votre diagnostic, et vous permettre d'affirmer qu'il y a eu, dans les premiers cas, comme dans celui où le malade a bien remarqué la couleur rougeâtre, noirâtre ou bistre de ses garde-robes, des hémorrhagies intestinales.

Je reviens à l'ulcère simple de l'estomac. La gastrorrhagie qui l'accompagne habituellement n'est donc pas un symptôme d'une valeur suffisante pour que le médecin doive se prononcer définitivement, puisque non seulement ce symptôme peut manquer, mais encore qu'il peut se manifester indépendamment de toute lésion appréciable de l'organe qui en est le siége, comme dans les cas que je viens de vous citer, comme aussi dans les cas où ces hématémèses sont supplémentaires d'hémorrhagies habituelles, ainsi que cela se voit chez certaines femmes mal réglées, chez certains hémorrhoïdaires dont les flux se sont supprimés, puisque enfin c'est un phénomène commun au cancer et à l'ulcère simple.

On a dit que les vomissements de sang et les déjections noires sont en quelque sorte plus particuliers à l'ulcère simple qu'au cancer de l'estomac, en ce sens qu'ils appartiennent à toutes les périodes de l'ulcère simple, dont ils sont souvent le premier symptôme, tandis qu'on voit un grand nombre de cancers sans vomissements noirs et sans déjections mélaniques, ceux-ci ne se produisant bien souvent qu'à la dernière période de la maladie. On a dit aussi que, contrairement à l'opinion généralement admise, les hématémèses considérables, le mélæna foudroyant, appartiennent bien plus à l'ulcère simple qu'au cancer. Quelque exacte que soit cette proposition, dans la majorité des cas, elle comporte des exceptions assez nombreuses pour ne pouvoir être présentée comme un caractère absolu de l'existence d'un ulcère simple. Dans le cancer, des hémorrhagies stomacales ou intestinales surviennent quelquefois au milieu de l'état de santé le plus parfait en apparence, comme premier et unique symptôme de la maladie qui conduira fatalement les individus au tombeau.

Un de mes très proches parents, arrivé à l'âge de soixante ans, encore plein de force et de santé, est pris un jour, pendant qu'il était à table, d'une syncope accompagnée de légers mouvements convulsifs, accidents nerveux qu'il est du reste assez commun de voir compliquer la perte de connaissance. J'étais présent, dînant chez mon parent avec Bretonneau, qui crut à un accès de vertige épileptique : l'état syncopal persista assez longtemps. Le malade fut mis au lit, et pendant une quinzaine de jours, il resta très faible et d'une pâleur mortelle. Pas plus que Bretonneau, je ne soupçonnai la cause de cet accident. A un an de distance, la même personne sort de chez elle pour aller visiter une de ses propriétés; tout à coup, au moment où elle donnait des ordres à son garde, elle tombe comme foudroyée. Quelques gouttes d'eau fraîche jetées au visage la rappellent à la vie; revenue à elle, elle éprouve un violent besoin d'aller à la garde-robe, et rend par les selles une grande quantité de sang. A la suite de cette hémorrhagie, elle devient, comme à l'époque du premier accident, d'une pâleur cadavéreuse. Ce qui s'était passé l'année précédente nous est cette fois révélé : Bretonneau et moi comprenons qu'alors, comme cette fois, nous avions eu affaire à une hémorrhagie par l'intestin.

Le malade se remit; sa santé semblait aussi bien rétablie que possible, quand, quelques mois après, il est repris pour la troisième fois des mêmes accidents. Il s'était levé de grand matin pour parler à ses ouvriers, lorsque, éprouvant le besoin d'aller à la selle, il remonte chez lui à la hâte. Bientôt ses gens, entendant un grand bruit dans le cabinet où il s'était renfermé, accourent et le trouvent étendu par terre, rendant par la bouche du sang en très grande abondance; la cuvette des lieux d'aisances était elle-même remplie de matières sanglantes, les vêtements et le linge en étaient aussi souillés. Il resta quinze jours couché sans avoir la force de mettre le pied par terre, tant sa faiblesse était grande. Encore une fois il recouvra la santé; mais à partir de ce moment il se plaignit de douleurs pongitives dans la région épigastrique, où nous constatâmes l'existence d'une tumeur dont nous pûmes malheureusement suivre les trop rapides progrès. Bientôt tous les symptômes du cancer de l'estomac furent trop évidents, et trois ans après le premier accident, qui avait annoncé le début de la maladie, mon infortuné parent succombait.

Il y a six ans, un homme des environs de Paris venait assez souvent me consulter relativement à un vomissement effroyable de sang qu'il avait eu peu de jours auparavant. Son appétit, me disait-il, avait toujours été et était encore parfait; jamais il n'avait eu la plus petite douleur, le plus petit trouble du côté de l'estomac. C'était au milieu de la santé la plus solide qu'il avait eu cette hémorrhagie. Il évaluait à un litre à peu près la quantité de matière noire qu'il avait vomie. Cette grande perte de sang rendait parfaitement compte de la pâleur anémique de ses téguments. Je constatai la présence, dans la région de l'estomac, d'une tumeur énorme occupant la grande courbure et parfaitement indolente à la pression. Malgré cette grande lésion, cet homme avait conservé, je le répète, la parfaite régularité de ses fonctions digestives. Je lui conseillai des préparations de fer et de ratanhia, non point assurément que j'eusse la prétention de guérir son carcinome, mais pour satisfaire à l'indication de reconstituer l'économie profondément troublée par l'hémorrhagie dont il me parlait. Quatre mois s'écoulèrent, il revint me trouver. Il était engraissé, son teint avait repris une bonne coloration. Toutefois la lésion locale avait notablement augmenté de volume. A six mois de là survint une nouvelle hématémèse, et cette fois encore, je fus appelé à donner mon avis. Je prescrivis de nouveau le ratanhia et le fer, qui de nouveau aussi eurent le bon effet qu'ils avaient déjà produit. Peu de temps après, les symptômes ordinaires du cancer de l'estomac se développaient, une diarrhée colliquative s'établissait, et le malade mourait.

Le vice-président du tribunal d'une de nos villes les plus importantes fut pris, dans le courant de l'année 1849, de vomissements de sang et d'hémorrhagies intestinales considérables, qui le mirent à deux doigts de sa perte. Il se rétablit assez promptement, et put quitter la campagne où il s'était retiré, pour reprendre ses fonctions de magistrat. Il vint consulter à Paris, et l'on constata l'existence d'une tumeur abdominale qui occupait la paroi antérieure de l'estomac. A partir de cette époque, les mêmes accidents se reproduisirent à peu près tous les six mois, et chaque fois les quantités de sang rendues par la bouche et par le fondement étaient considérables. Les digestions s'accomplissaient avec une régularité parfaite; l'appétit était bon, et le malade était même assez fort mangeur. Parfois il éprouvait des douleurs d'estomac extrêmement vives, atroces; il se plaignait continuellemeut d'une faiblesse qui l'empêchait de marcher longtemps, de monter des escaliers sans être essoufflé. Sans être naturellement gras, il avait conservé un certain embonpoint, mais ses téguments avaient une excessive pâleur et sa peau présentait une légère coloration jaune-paille.

Sa mère était morte d'un cancer au sein, et lui, qui ne se faisait aucune illusion sur sa situation, parlait sans cesse de sa fin prochaine, tout en continuant de remplir avec la plus grande exactitude les fonctions dont il était chargé.

Au mois de septembre 1856, sept ans par conséquent après le début de ces accidents, il alla passer ses vacances dans sa terre; quelques mois auparavant, il avait eu une hématémèse accompagnée, comme toutes les précédentes, de mélæna, qui persista encore pendant quelques jours. Tout à coup, sans causes occasionnelles appréciables, sans phénomènes prémonitoires, il fut pris, un dimanche, d'une hémorrhagie par la bouche. Cette hémorrhagie se répéta le mardi, le jeudi et le samedi suivants. Chaque fois la quantité de sang rendue par le vomissement remplissait une grande cuvette, et chaque fois aussi il y avait par les garde-robes une évacuation de matières noires semblables à du goudron. Le malade, épuisé par ces pertes de sang, tomba dans une faiblesse profonde, et mourut le dimanche suivant, 19 octobre, dans la journée, huit jours après le début de ces effroyables accidents.

Quoique, dans cette observation, le contrôle de l'examen nécroscopique ait manqué, le diagnostic ne saurait être regardé comme douteux. M. Gendrin et M. Blondeau avaient constaté l'existence de la tumeur, qui était parfaitement appréciable à la palpation.

D'après ces exemples, messieurs, vous voyez que l'hémorrhagie stomacale ou intestinale, quelque abondante, quelque répétée qu'elle soit, ne saurait être donnée, pas plus que la douleur gastrique, comme un signe positif de l'ulcère simple de l'estomac. J'en dirai autant des *vomissements glaireux* que les individus affectés de la maladie dont nous parlons rendent quelquefois en quantité énorme.

Ces vomissements sont le résultat de l'irritation de la membrane muqueuse gastrique dans le voisinage de l'ulcère, laquelle irritation amène une exagération dans la sécrétion stomacale. Ce symptôme a encore moins de valeur, dans la circonstance présente, que ceux dont il vient d'être question. Dans un très grand nombre de gastrodynies des plus simples, en effet, cette sécrétion exagérée des liquides de l'estomac est un phénomène ordinaire, qui se produit aussi dans certaines formes de la gastrite chronique et de la dyspepsie, et il est un des accidents assez habituels de la migraine.

Pour que cette sécrétion exagérée ait lieu, il suffit souvent d'une névralgie, et ce qui se passe alors est l'analogue de ce que nous voyons se produire dans d'autres parties de l'économie, sous l'influence d'une douleur locale un peu violente.

Un fait vous permettra de mieux saisir toute ma pensée. Un individu prend une fièvre intermittente larvée, qui se traduit par une névralgie sus-orbitaire. Au moment où l'accès va commencer, l'œil est parfaitement libre, sans injection anomale, sans larmoiement. La douleur survient; à mesure qu'elle augmente, la membrane muqueuse oculaire s'injecte, et cette injection peut être telle, que dans quelques cas on a noté un véritable chémosis. Le malade garde ainsi pendant quatre, cinq, six heures, une inflammation violente de l'œil avec rougeur plus ou moins vive et tuméfaction plus ou moins prononcée, en même temps qu'il a une sécrétion abondante de larmes. Puis l'accès se passe, la douleur névralgique se calme, les épiphénomènes cessent aussi jusqu'à ce qu'un nouvel accès en provoque le retour.

De la même façon une névralgie violente de l'estomac suffira pour provoquer une abondante sécrétion de liquides qui seront rejetés par le vomissement. Cette sécrétion aura également lieu sous l'influence de toute irritation de l'estomac, de quelque nature que ce soit, aussi bien dans la gastrite que dans la gastralgie, dans le cancer que dans l'ulcère simple, et, par conséquent, les vomissements glaireux ne peuvent être considérés comme un phénomène caractéristique de ce dernier.

Si la présence d'une tumeur dans la région épigastrique exclut l'idée d'un ulcère simple et révèle l'existence d'un cancer, il s'en faut que de l'absence de cette tumeur on puisse conclure à l'existence de l'ulcère, car il n'est pas rare que, en raison de la position qu'il occupe, le cancer échappe complètement à notre exploration.

L'élément le plus important du diagnostic différentiel entre ces deux affections se déduirait donc, selon M. Cruveilhier, de la marche de la maladie, présentant dans l'ulcère simple des alternatives d'amélioration et d'aggravation, l'amélioration suivant toujours un régime sévère, l'aggravation étant toujours provoquée par des écarts dans le régime; tandis que, dans le cancer, la maladie marche, pour ainsi dire, d'un pas égal vers une terminaison fatale, indépendamment de tout régime et de tout traitement.

En émettant cette proposition, mon honorable collègue accentue implicitement que la maladie reste pour lui lettre close, pour ainsi dire, tant qu'il n'y a pas eu la mort ou guérison, et dans ce dernier cas, c'est qu'on a eu affaire à un ulcère simple. Ici, toutefois, cet élément de diagnostic peut encore faire défaut, car vous avez vu, d'après les exemples que je vous ai rapportés, que dans le cancer de l'estomac il pouvait y avoir des espaces de temps assez longs, pendant lesquels la maladie, ne se manifestant par aucun symptôme, il serait permis de croire à la guérison.

Rappelez-vous l'histoire du magistrat que je vous ai racontée. Pendant sept ans, il n'a présenté d'autres phénomènes morbides que des hématémèses et des mélæna se répétant à des intervalles assez éloignés, et si l'examen de la région épigastrique n'avait fait connaître une tumeur trop évidente, on aurait pu espérer plus d'une fois sa guérison.

La cessation définitive des accidents, le retour complet à une santé parfaite, impliquera d'autant moins nécessairement qu'il s'agissait d'un ulcère simple, que, ainsi que nous l'avons vu, la gastrite chronique non ulcéreuse est quelquefois accompagnée d'hémorrhagies stomacales, de douleur xiphoïdienne et rachidienne. Le fait est rare, mais du moment que ces exceptions se sont présentées, elles suffisent pour que nous mettions de la réserve dans notre jugement.

En résumé, des hémorrhagies stomacales abondantes et répétées, accompagnées ou non de mélæna, des douleurs gastriques violentes, qui semblent principalement localisées dans la région xiphoïdienne et dans le point rachidien correspondant; ces phénomènes coïncidant avec l'absence de toute tumeur appréciable dans l'épigraste, nous permettent de soupçonner l'existence d'un ulcère chronique simple de l'estomac, alors surtout que les accidents se terminent par la guérison. Cette règle comporte de nombreuses exceptions, et, en définitive, dans l'état actuel de la science, le diagnostic de l'ulcère simple de l'estomac est encore entouré de beaucoup d'obscurités.

Assurément ces obscurités sont dégagées quand, indépendamment des symptômes que nous venons d'indiquer, il s'en manifeste d'autres essentiellement propres au cancer, symptômes variables d'ailleurs suivant le siège que celui-ci occupe, et que je vais vous rappeler sommairement.

Lorsque c'est le cardia qui est affecté, il se produit des phénomènes semblables à ceux que vous a présentés un de nos malades de la salle Sainte-Agnès, que nous étions obligés d'alimenter à l'aide de la sonde œsophagienne. C'est une dysphagie caractérisée par la régurgitation des matières alimentaires, qui paraissent d'abord facilement avalées, mais qui ne font que s'accumuler dans la dernière portion de l'œsophage. Cette régurgitation, au début de la maladie, a lieu immédiatement après la déglutition, parce qu'alors l'œsophage réagit d'autant plus vivement sur les matières qu'il contient, qu'il n'a pas encore pris l'habitude de se laisser distendre. A mesure qu'il acquiert cette habitude, les aliments ne sont rejetés par la bouche qu'un temps plus ou moins long après leur ingestion; mais dans le principe, les individus atteints de cancer du cardia ne peuvent prendre que des aliments liquides ou demi-liquides, et même ceux-ci ne passent pas quand ils veulent les avaler rapidement.

Vous verrez des malades qui s'étaient plaints d'avoir été pendant un ou plusieurs mois sujets à ces régurgitations de manière à ne pouvoir garder même les liquides qu'ils buvaient, et qui mangent tout à coup assez facilement en avalant même des bouchées assez volumineuses. Que cette amélioration apparente ne vous en impose pas; elle tient, dans quelques cas, à ce que la tumeur qui obstruait le cardia s'étant ramollie, l'entrée de l'estomac se trouve momentanément dégagée. Quelques jours plus tard, cette obstruction pourra se produire si des végétations cancéreuses viennent de nouveau fermer l'ouverture, qui était momentanément restée libre.

Si la lésion occupe le pylore, il y aura ordinairement des vomissements qui, fréquents, mais peu abondants, deviendront de plus en plus rares, mais aussi plus abondants.

Vous saisissez, messieurs, la raison de cette différence. Au début, l'estomac se révolte contre la présence des matières alimentaires qui, après avoir subi un travail de chymification, devaient être chassées dans le duodénum dont l'entrée leur est fermée. Plus tard il devient plus patient, et, s'habituant au contact des matières, il se laisse distendre jusqu'au moment où la quantité de ces mêmes matières devient trop considérable pour qu'il puisse les conserver.

Dans le cancer du pylore, il existe, en outre, une grande constipation, à moins que le cancer ne soit profondément ulcéré, auquel cas, en même temps que les vomissements deviennent moins fréquents, il y a de la diarrhée qui ne tarde pas à être lientérique, les aliments s'échappant à travers l'orifice pylorique constamment ouvert, avant d'avoir subi dans l'estomac une élaboration suffisante.

Ce qui rend le diagnostic du cancer du pylore plus facile, c'est que généralement nous pouvons en constater l'existence par la palpation à travers les parois abdominales. En explorant la région correspondante à l'orifice inférieur de l'estomac, on trouve une tumeur plus ou moins volumineuse, fixe dans la place qu'elle occupe, tandis qu'une tumeur carcinomateuse développée sur la grande courbure de l'estomac changera de rapport suivant que cet organe sera ou non distendu. Cette mobilité sera également un signe d'une grande valeur pour faire connaître l'existence des tumeurs du foie, dont elles suivront les oscillations, puisqu'elles s'élèvent ou s'abaissent avec le diaphragme, dans les mouvements de la respiration.

Indépendamment de ces phénomènes locaux caractéristiques du cancer de l'estomac, il en est d'autres d'une importance moins grande.

Sous l'influence de la perturbation profonde des fonctions digestives, le malade s'amaigrit notablement; ses téguments se décolorent et prennent une teinte jaune-paille qui, je le sais, peut aussi se montrer chez les individus qui ont eu d'abondantes hémorrhagies, mais qui, dans le cancer de l'estomac, se manifeste alors même qu'il n'y a pas eu perte de sang.

Ce que l'on a appelé le cancer en nappe échappe bien plus souvent encore à nos moyens directs d'investigation. Vous vous rappelez une femme de cinquante-cinq ans, entrée à l'Hôtel-Dieu dans les premiers jours de septembre 1861, et qui présentait les symptômes suivants : cachexie profonde, maigreur extrême, inappétence ; douleurs abdominales, surtout du côté droit; flatulence considérable de l'estomac; rejet par la bouche de gaz et d'eaux acides; vomissements depuis plusieurs mois, diarrhée. Plus tard on put constater que les vomissements étaient noirâtres, et laissaient déposer une matière analogue à de la suie. Ballonnement très marqué de l'abdomen, surtout à gauche, occupant l'hypochondre et la fosse iliaque gauche. Il y avait aussi du ballonnement de la région hypogastrique, mais du côté droit il y avait dans l'hypochondre une dépression sensible : on pensait que cette tympanite avait pour siège les colons transverse et descendant, ainsi que l'S iliaque.

L'état cachectique de cette femme et les vomissements noirâtres ne laissent guère de doute sur le diagnostic; cependant on eût voulu trouver dans la région stomacale une tumeur, et ne la trouvant pas après avoir palpé l'abdomen plusieurs fois avec soin, on pensa que le météorisme du gros intestin mettait obstacle à la recherche par le palper et la percussion. Nous n'en persistâmes pas moins à affirmer qu'il y avait cancer de l'estomac. A la fin de septembre, les vomissements devinrent plus fréquents, la malade avait toujours de l'eau noirâtre acide dans la bouche elle ne prenait aucun aliment, et elle mourut sans agonie, le 29 septembre.

A l'autopsie nous trouvâmes sur la face des trainées de matière noirâtre partant des commissures labiales; du ballonnement du ventre dans les mêmes régions où il avait été constaté pendant la vie; une dépression sensible de l'hypochondre droit, ce qui donnait à la paroi abdominale une disposition anomale qui frappa les assistants. L'ouverture de l'abdomen fut faite avec soin, et l'on constata, au grand étonnement de tous, que la forme spéciale de l'abdomen était due à une distension considérable de l'estomac, distension gazeuse qui commençait à la région cardiaque, occupait la région hypochondriaque droite et hypogastrique, et se terminait sur la limite de la fosse iliaque droite; cette distension était en demi-cercle et avait pour extrémités supérieure et inférieure les régions cardiaque et cæcale. Tout l'intestin grêle était tombé dans le petit bassin; le gros intestin avait ses rapports normaux, si ce n'est dans la portion du côlon transverse, qui avait été un peu entraînée en bas par la grande courbure de l'estomac. Tout l'intestin grêle était vide de gaz. L'extrémité pylorique de l'estomac était en rapport avec le cœcum et avait entraîné dans sa chute la première portion du duodénum; le foie, atrophié, était descendu en avant du rein. L'estomac ouvert, on trouva que ses parois avaient une consistance et une épaisseur normales; il renfermait une grande quantité de liquide noir; mais, dans sa portion pylorique, la membrane muqueuse stomacale était le siége d'un cancer en nappe qui s'étendait sur une surface de 4 à 5 centimètres en deçà du pylore. Les bords du cancer étaient dentelés, pâles comme tout le reste de la surface cancéreuse. Le duodénum était intact, il renfermait de la matière noirâtre en petite quantité.

Le siège du cancer et sa disposition en nappe rendaient compte de la distension extrême de l'estomac et de la difficulté, de l'impossibilité même de constater une tumeur qui en réalité n'existait pas; il eût fallu, en effet, saisir l'extrémité du pylore entre les doigts pour sentir qu'elle avait augmenté de consistance.

Point de cancer en une autre partie du corps. — Dans les poumons, il y avait des cicatrices et un dépôt tuberculeux aux sommets. Une pleurésie ancienne avait laissé des adhérences celluleuses du côté droit.

Je suppose que le cancer ne soit point accessible à nos moyens d'investigation, comme dans le fait que je viens de vous rappeler, il est un signe précieux de diagnostic que je dois vous indiquer. Ce signe, sur lequel je crois avoir le premier, il y a plus de quinze ans, appelé l'attention des pathologistes, c'est la *phlébite oblitérante*.

Lorsque vous êtes indécis sur la nature d'une maladie de l'estomac, que vous hésitez entre une gastrite chronique, un ulcère simple et un carcinome, une *phlegmatia alba dolens* survenant à la jambe ou au bras fera cesser votre indécision, et il vous sera permis de vous prononcer positivement sur l'existence du cancer.

Un jour mon collègue et excellent ami Legroux, de regrettable mémoire, nous faisait voir, dans son service, un homme d'une soixantaine d'années, profondément anémique. Il n'avait jamais eu d'hémorrhagies et ne vomissait pas; il se plaignait seulement de troubles gastriques principalement caractérisés par de l'inappétence. Ce malade ressemblait parfaitement aux sujets affectés de leucémie. Bien que la rate et le foie n'eussent point un volume anomal, nous inclinions vers ce dernier diagnostic, lorsque découvrant les extrémités, nous nous aperçûmes que l'une des jambes était considérablement œdématiée, et que la partie postérieure du mollet était le siége d'une douleur vive. Il y avait, en un mot, une *phlegmatia alba dolens* très évidente. Cela nous suffit pour déclarer que les accidents gastriques se liaient à l'existence d'un cancer de l'estomac, et quelques semaines plus tard l'autopsie donnait pleine confirmation à notre diagnostic.

En plusieurs circonstances je vous ai montré dans nos salles des faits analogues, et je vous ai fait observer que ces phlébites oblitérantes n'appartenaient pas exclusivement au carcinome de l'estomac, qu'elles se retrouvaient dans tout cancer affectant un organe intérieur, quel que fût cet organe. Je reviendrai un jour sur ce point important, quand l'occasion se présentera de vous parler plus au long de la *phlegmatia alba dolens*.

Il me reste à ajouter quelques mots du *traitement de l'ulcère simple de l'estomac*. Quant au cancer, dont nous avons parlé très incidemment la médecine se borne malheureusement à donner quelques palliatifs, sans pouvoir espérer en arrêter même les progrès.

J'institue ordinairement de la manière suivante le traitement de l'ulcère simple de l'estomac.

Trois fois par jour, au moins une heure avant le repas, je fais prendre un paquet de 2 ou 3 grammes de sous-nitrate de bismuth. Ce sel doit être délayé dans une eau mucilagineuse afin de bien s'étendre sur la surface de l'estomac; cependant si les malades éprouvent du dégoût pour le prendre de cette façon, on l'enveloppe dans un pain à chanter. En confiant le médicament à l'estomac vide, j'ai l'intention de rendre son action plus immédiate et par conséquent plus efficace. Le bismuth, dans ce cas, aussi bien que les autres agents thérapeutiques dont je vais avoir à parler tout à l'heure, agit comme il le fait dans le pansement des plaies, comme dans le traitement des phlegmasies chroniques des membranes muqueuses du vagin, du nez, de la bouche, des yeux, phlegmasies dans le traitement desquelles il rend de si grands services comme agent tonique. Le bismuth forme réellement la base du traitement de l'ulcère simple. Après l'avoir ainsi administré six jours de suite, je le remplace par des pilules d'azotate d'argent, de 1 centigramme seulement : le malade, cinq jours de suite, en prend trois ou quatre dans la journée, chaque pilule une heure au moins avant de manger, puis je reviens au bismuth pendant dix jours; alors, durant quatre ou cinq jours, je donne le matin à jeun et au milieu du jour, un paquet composé de 1 centigramme de calomel et de 50 centigrammes de sucre en poudre; puis je reprends le bismuth, et ainsi, en recommençant la série, trois ou quatre mois de suite.

Quand la cessation des douleurs, le retour des forces et de l'appétit me font supposer que la guérison est complète, je m'arrête pendant un mois. Je reprends alors le même traitement deux mois de suite, je le suspends deux mois, pour le recommencer pendant un mois, et ainsi deux ans de suite au moins.

C'est avec cette méthode patiente que l'on guérit l'ulcère simple et que l'on en prévient le retour.

Les préparations ferrugineuses ne doivent pas être négligées quand il existe une anémie profonde causée par l'abondance des hémorrhagies et par une nutrition incomplète.

Pour combattre les violentes douleurs j'ai recours à l'opium, que j'ai toujours le soin d'administrer à petites doses et au moment du repas.

Les hémorrhagies sont combattues par le ratanhia, l'acide sulfurique, la glace, et quand elles ont cessé, quand les douleurs se sont calmées, je conseille les amers, tels que la décoction de quinquina, les infusions de quassia amara ou de racine de colombo, quelquefois certaines substances à la fois amères et un peu purgatives, comme la rhubarbe, enfin les martiaux.

Mais le point capital du traitement est le régime, qui, loin d'être exclusif, doit être particulièrement approprié aux aptitudes particulières de l'estomac du malade.

« Le grand problème à résoudre pour le traitement de l'ulcère simple, dit J. Cruveilhier, tout en insistant sur les avantages de la diète lactée, le grand problème à résoudre est de trouver un aliment qui soit toléré sans douleur par l'estomac, qui passe inaperçu, et sous ce rapport l'instinct du malade est un guide plus sûr que tous les préceptes de l'art. »

Dès que l'estomac devient un peu tolérant, il faut essayer d'autres aliments, car la diversité des mets est peut-être la plus utile des médications dans la dyspepsie qui accompagne la gastrie ulcéreuse, comme dans toutes les autres espèces de dyspepsie. Je ne saurais assez vous répéter que l'estomac aime la variété, et, contrairement à ce que je vois prescrire par la plupart de nos confrères, j'exige que mes malades changent plusieurs fois de mets dans le même repas. Je ne dis pas qu'il faille arriver là brutalement et *primo saltu*, mais il faut y arriver, et l'on y arrive plus vite qu'on ne le pourrait supposer.

LXXII. — DE LA DIARRHÉE.

Sa classification établie d'après ses causes prochaines, c'est-à-dire d'après le mécanisme suivant lequel elle se produit. — Diarrhée catarrhale : la spécificité peut y jouer son rôle. — Diarrhée sudorale. — Diarrhée nerveuse. — Diarrhée dans laquelle le catarrhe est consécutif à une sécrétion exagérée du tube digestif et de ses annexes. — Diarrhée par tonicité exagérée. — Diarrhée par indigestion. — Diarrhée se rattachant à l'existence de maladies organiques. — Ce classement est artificiel et ces diverses espèces se confondent.

Messieurs,

Lorsque les excrétions alvines sont à la fois plus liquides, plus fréquentes et plus abondantes qu'elles ne doivent l'être normalement, que ces matières soient constituées par le résidu des aliments non digérés ou incomplètement digérés, par le produit des sécrétions intestinales, pancréatique, hépatique, qu'elles renferment ou non du sang, ou des débris de membrane muqueuse, on dit qu'il y a diarrhée.

De toutes les affections que le médecin rencontre dans sa pratique, celle-ci est assurément la plus commune; il n'en est pas non plus qui demande à être combattue par des moyens plus variés. Cette diversité des remèdes étant commandée par la multiplicité même des causes du mal, il est nécessaire de bien connaître ces causes pour arriver à instituer une thérapeutique rationnelle.

J'admets sept espèces de diarrhées : l'une est la diarrhée catarrhale ou phlegmasique; la seconde est la diarrhée *sudorale* (je vous expliquerai plus loin ce que j'entends par là); la troisième reconnaît pour cause une sécrétion exagérée de l'intestin se produisant sous l'influence de certains troubles de l'innervation; la quatrième est encore une diarrhée catharrale, mais ici le catharre n'est survenu que consécutivement à un flux intestinal excessif; la cinquième espèce, je l'appelle diarrhée par excès de tonicité de l'intestin; la sixième dépend d'un vice dans l'alimentation, des mauvaises qualités des ingesta, mauvaises qualités qui peuvent être absolues ou relatives; la septième, enfin, se rattache à l'existence de maladies organiques,

La *diarrhée catarhale* est celle que nous observons le plus fréquemment.

Toutes les membranes muqueuses, celle de l'œil comme celles du nez et de l'oreille, celle de la bouche comme celles du pharynx, du larynx et des bronches, celle de l'utérus comme celles de l'urèthre, de la vessie, des reins, sont susceptibles de s'enflammer. En raison même de la nature des tissus qu'elle frappe, cette inflammation revêt habituellement un caractère particulier qui constitue la phlegmasie *catarrhale*. La membrane muqueuse du tube digestif n'en est pas plus à l'abri que les autres, et peut-être même y est-elle plus souvent sujette.

Comme toute phlegmasie, la phlegmasie catarrhale peut être simple (*genuina*) ; mais quel que soit son siège, elle peut aussi être spécifique, et former ainsi un certain nombre d'espèces qui, se souvenant chacune de son origine, suivront une marche particulière, se manifesteront par des symptômes propres, liés à la nature de la cause spécifique dont la phlegmasie relève.

Semblables à elles-mêmes chez des individus différents, ces diverses espèces ne ressemblent pas les unes aux autres ; elles diffèrent essentiellement quant à leurs symptômes, quant à leur durée, quant à leur gravité, et aussi, c'est là un point que vous ne devez jamais perdre de vue, quant aux moyens thérapeutiques qu'il vous faudra employer pour les guérir.

Pour les phlegmasies catarrhales de la membrane muqueuse oculaire, par exemple ; à côté de ces phlegmasies simples occasionnées par un coup de froid, par un corps étranger qui se sera introduit sous la paupière, vous aurez cette phlegmasie catarrhale épidémique, vulgairement connue sous le nom de *cocotte;* vous aurez l'ophthalmie purulente, l'ophthalmie blennorrhagique, etc., très dissemblables dans leurs allures, dans leur mode de terminaison.

Pour les phlegmasies catarrhales de la membrane muqueuse des fosses nasales, à côté du coryza simple, vous aurez les coryzas morbilleux, scarlatineux, varioleux, le coryza de la morve, les coryzas scrofuleux, syphilitique, etc., et personne ne contestera, ne méconnaîtra les caractères différentiels qui les distinguent.

De même pour l'intestin, vous aurez des phlegmasies catarrhales simples et des phlegmasies catarrhales spécifiques : celle, par exemple, qui accompagne la rougeole, la scarlatine, la variole confluente à son début ; celle qui se lie à l'existence d'une diathèse, comme la diathèse herpétique entre autres. Ce sont là des faits sur lesquels j'ai assez longuement appelé votre attention dans d'autres circonstances, et notamment à propos des dyspepsies.

Ces phlegmasies, spécifiques ou non, indépendamment des phénomènes qui leur sont propres, en présentent d'autres qui leur sont communs à toutes.

Les uns sont inhérents à la nature de l'élément anatomique qui entre dans la composition du tissu muqueux : ce sont les flux, exagération de la sécrétion qui se fait normalement à la surface des membranes muqueuses, et dont les produits sont tout à la fois modifiés dans leur quantité et altérés dans leurs qualités.

Les autres sont subordonnés au siège de l'inflammation, c'est-à-dire aux appareils qu'elle frappe : ce sont des troubles fonctionnels ; car, par cela seul qu'un organe est malade, la fonction qui lui est départie est plus ou moins troublée, sinon complètement abolie. Il est inutile d'ajouter que ces troubles fonctionnels varient nécessairement avec les appareils mis en cause.

Si c'est la membrane muqueuse nasale qui est enflammée, l'odorat est affaibli, perverti ou perdu. Si c'est la membrane muqueuse bronchique, la perturbation est bien autrement sérieuse. La digestion de l'oxygène, permettez-moi cette expression, se faisant mal, l'hématose n'a plus lieu qu'imparfaitement, et suivant que la phlegmasie catarrhale sera plus ou moins étendue, plus ou moins profonde, plus ou moins persistante, les troubles des fonctions hématosiques pourront arriver à ce point que la cachexie en sera la conséquence.

Si c'est la membrane muqueuse du tube digestif, la digestion sera troublée, et elle le sera de différentes manières, selon que ce sera telle ou telle portion de l'appareil gastro-intestinal qui sera plus particulièrement affectée.

Que l'estomac s'enflamme, aussitôt ses appareils sécréteurs fonctionneront d'une manière anomale, les sucs gastriques ne sont plus versés en quantité et en qualité convenables, la chymification sera tout au moins incomplète. Que, l'estomac restant sain, les intestins soient malades, la chylification ne se fera plus ou se fera mal, en raison même de la perturbation apportée par la phlegmasie dans la sécrétion des sucs intestinaux.

Mais tandis que cette sécrétion exagérée des liquides gastriques et intestinaux entraîne une mauvaise élaboration des aliments, ces aliments mal élaborés à leur tour, se comportant envers l'appareil muqueux du tube digestif comme des corps étrangers qui l'irritent, augmenteront encore la sécrétion et l'abondance du flux.

En même temps ces corps irritants, agissant sur le plan musculaire de l'intestin, en solliciteront les contractions et en rendront les mouvements péristaltiques tout à la fois plus fréquents et plus rapides. Cette fréquence et cette rapidité plus grandes des mouvements péristaltiques, qui est sollicitée d'ailleurs aussi par la présence des principes excrémentitiels de la bile, laquelle, ainsi que nous allons le dire, est alors versée en quantité plus considérable dans le duodénum ; cette fréquence et cette rapidité exagérée des mouvements péristaltiques nous expliquent la fréquence plus considérable des garde-robes.

Les flux diarrhéiques sont donc constitués (je parle de ce qui arrive dans la diarrhée catarrhale) par le résidu des matières alimentaires mal élaborées, par les humeurs sécrétées à la surface de l'intestin, enfin par les humeurs fournies par les grands appareils glandulaires du tube digestif, le pancréas et le foie, sympathiquement excités.

Vous savez, messieurs, que lorsque les extrémités des canaux afférents d'une glande s'ouvrent sur une membrane muqueuse irritée, l'irritation se propage sympathiquement jusqu'à cette glande, dont les fonctions sécrétoires se trouvent, par ce fait même, exaltées.

Vous savez qu'une simple irritation de la conjonctive, se transmettant par voie sympathique à la glande lacrymale, va déterminer un flux anomal de larmes et l'épiphora.

Une excitation produite sur la membrane muqueuse buccale par la présence de la racine de pyrèthre, ou de toute autre substance *sialagogue*, occasionnera une abondante salivation, résultat de l'irritation sympathique des glandes salivaires.

De même une inflammation, une irritation de la membrane muqueuse du duodénum, retentiront vers le pancréas, vers le foie, et exagéreront la sécrétion des liquides pancréatique et hépatique.

Suivant que cette excitation sympathique du foie sera plus ou moins grande, le flux diarrhéique contiendra plus ou moins de matières bilieuses.

La diarrhée reconnaît donc pour cause, dans la première espèce que j'établis, une irritation, une inflammation de l'appareil gastro-intestinal, une *gastro-entérite*, une *entérite*, pour employer des expressions qui semblent aujourd'hui rayées du vocabulaire de quelques médecins.

On a eu raison de faire le procès à la gastrite, à la gastro-entérite, telles que l'entendait Broussais, mais on a été trop loin et l'on est tombé dans un excès opposé, lorsqu'on a été jusqu'à contester leur existence. Sans doute, je n'admets pas que l'inflammation de l'estomac et celle des intestins soient aussi fréquentes que le voulait Broussais, j'admets encore moins qu'il faille leur rapporter tous les symptômes généraux qui, selon l'auteur de la *Doctrine physiologique*, avaient été mis sur leur compte; je ne vois pas comme lui la gastro-entérite dans toutes les maladies, mais je ne vois pas non plus pourquoi, de toutes les membranes muqueuses, celles de l'estomac et de l'intestin seraient les seules exemptes d'inflammation. Qu'en raison même des fonctions qu'elles sont chargées de remplir, qu'en raison du rôle qu'elles jouent dans l'économie, elles soient plus patientes que les autres, je le concède; mais cette phlegmasie qui ne frappe, pour ainsi dire, que la couche superficielle de l'organe, cette phlegmasie catarrhale, quelle que soit la cause qui l'ait produite, n'en est pas moins assez commune, plus commune qu'on ne le croit généralement.

J'arrive à la deuxième espèce de diarrhée, que j'ai appelée *diarrhée sudorale*.

Les détails dans lesquels je suis entré lorsque nous avons traité le question des exanthèmes sudoraux[1], me permettraient d'être bref, sur ce point, s'il n'importait d'y revenir afin de vous mettre à même de bien comprendre ce que j'entends par diarrhée sudorale, de vous faire mieux saisir les indications thérapeutiques qui répondent aux diverses causes du flux intestinal.

Ceux de vous qui ont déjà quelque pratiqne de notre art ont pu observer, chez les enfants principalement, l'espèce de diarrhée dont je veux parler. Ils savent qu'il est des individus qui ne peuvent subir l'action d'une température extérieure un peu élevée, se couvrir avec excès dans leur lit, sans être pris d'un dévoiement plus ou moins abondant.

Ce que nous observons chez l'homme s'observe aussi chez les animaux : ainsi certains chevaux ont à peine couru un quart de lieue, une demi-lieue, qu'au moment où leur peau se couvre de sueur, ils ont des défécations liquides.

Cette diarrhée, comme la sueur, sont des phénomènes du même ordre; toutes deux sont la conséquence d'une sécrétion anomale des surfaces tégumentaires interne et externe, d'une fluxion qui s'est faite aussi bien vers les appareils sécrétoires de l'intestin que vers les appareils sécrétoires de la peau.

Dans d'autres cas, il semble que tous les émonctoires soient à peine suffisants pour débarrasser le sang des principes excrémentitiels qui se sont produits en trop grande quantité; et il arrive alors dans l'ordre physiologique ce que nous voyons arriver dans l'ordre pathologique, dans certaines fièvres éruptives, comme la rougeole par exemple, où, ainsi que je vous l'ai dit, la fluxion exanthématique a lieu tout à la fois du côté de la peau, du côté de l'intestin et du côté des bronches, se manifestant par l'éruption caractéristique, par la diarrhée, par le catarrhe bronchique qui accompagnent le début de la pyrexie. Cette concordance entre la production des sueurs abondantes et d'un flux intestinal se retrouve encore dans les fièvres de suppuration; la diarrhée, dans ce cas, s'explique par l'irritation qu'amène sur les membranes tégumentaires la sérosité du pus résorbée, et qui tend à s'éliminer par ses émonctoires naturels; elle s'explique par une sorte de sympathie qui s'établit entre les membranes adventices de suppuration et les membranes muqueuses.

Mais si les sueurs exagérées et le flux intestinal se montrent simultanément, le plus ordinairement celui-ci n'arrive que comme un phénomène supplémentaire de la sécrétion cutanée. Je m'explique. Vous connaissez cette sorte de loi de balancement qui existe entre les fonctions de la peau et des membranes muqueuses, principalement des membranes muqueuses intestinale, bronchique et urinaire; vous savez que les sécrétions dont elles sont chargées ont en partie pour but d'agir sur la composition du

1. Tome Ier, page 271.

sang, en lui soustrayant les matériaux inutiles à l'entretien de la vie ; aucune ne peut changer sans qu'on voie se troubler l'équilibre qui existait entre elles : de là vient que l'augmentation et la diminution d'action d'un de ces appareils sécrétoires entraîne la diminution ou l'augmentation d'action des autres. Cet *antagonisme des sécrétions* n'est peut-être nulle part plus prononcé qu'entre la peau et l'intestin. Vous comprendrez maintenant pourquoi une perturbation apportée dans les fonctions de la peau, de façon à empêcher la sécrétion sudorale, aura souvent pour conséquence une exagération de la sécrétion intestinale. C'est ainsi qu'on peut se rendre compte de ces diarrhées qui surviennent à la suite d'un refroidissement et d'une suppression de la transpiration.

Ces flux intestinaux sont quelquefois d'une abondance excessive, et par leur abondance même ils peuvent avoir de graves conséquences. Ce sont ces flux que les anciens appelaient *coliquatifs*, et dont on peut regarder comme un type l'accident si connu arrivé à Morgagni. Dans le cours d'un voyage fatigant qu'il faisait en poste, il fut pris tout à coup d'un flux de ventre tel qu'il rendit en une douzaine d'heures « au moins seize livres d'une eau presque limpide. » Ces évacuations, d'ailleurs peu douloureuses, se terminèrent par le rejet à l'aide du vomissement d'une « matière verdâtre qui ressemblait à une petite feuille d'herbe cuite. Le lendemain, ajoute Morgagni, je compris le danger que j'avais couru lorsque je vis mon corps, et surtout mon visage et mes mains, affaissés comme après une maladie longue et très-grave ; j'éprouvais une grande sécheresse de la bouche et de la gorge, du dégoût pour les aliments et de la lassitude. Ces symptômes durèrent deux ou trois jours, excepté l'anorexie qui persista plus longtemps[1]. »

Il est une autre forme de diarrhée sudorale qu'il vous sera assez souvent donné d'observer chez les femmes, à l'époque de la ménopause. Vous savez que, chez la plupart des femmes arrivées à l'âge critique, la suppression définitive des menstrues, avant de se traduire par des irrégularités dans le flux, s'annonce par des montées de chaleur à la tête et sur toute la peau, qui se couvre subitement d'une sueur chaude et abondante. Ce phénomène si incommode se répète quelquefois vingt, trente, quarante fois par jour. Puis, la périodicité des règles venant à se modifier, le flux disparaissant même complètement, ce que les femmes appellent leurs *bouffées de chaleur* persiste encore pendant quelques mois, peut même durer deux et trois ans, en s'atténuant peu à peu.

Or il arrive assez fréquemment que, chez ces femmes, les bouffées de chaleur disparaissent pendant un temps plus ou moins long, pour être remplacées par un flux intestinal séreux, accompagné de borborygmes,

1. Morgagni, *Recherches anatomiques sur le siège et les causes des maladies*, lettre XXXIe.

et se produisant avec une soudaineté étrange, à l'occasion ou indépendamment d'une émotion morale et sans écart de régime.

J'ai cru, et vous en comprenez le motif, devoir ranger cette forme de diarrhée dans la classe des *diarrhées sudorales*, bien que, à vrai dire, elle dût être plutôt placée à côté de celles que j'ai appelées *nerveuses*, et dont je vais vous entretenir.

L'influence du système nerveux sur les sécrétions est un fait physiologique tellement vulgaire qu'il est à peine besoin de le rappeler.

Entre autres exemples, les belles expériences de Claude Bernard sur les fonctions du foie vous ont montré qu'il suffisait de piquer le plancher du quatrième ventricule en un point pour provoquer la glycosurie, en un autre pour produire la polyurie, en un troisième pour amener une albuminurie artificielle.

Ce que les vivisections ont si clairement mis en lumière, les observations pathologiques l'ont de leur côté péremptoirement démontré, car il n'est personne d'entre vous qui ne sache que les douleurs névralgiques excitent la sécrétion des glandes dans le voisinage des parties affectées; que l'odontalgie est souvent accompagnée de salivation exagérée, comme la névralgie de la cinquième paire occasionne le larmoiement, etc.

Les préoccupations intellectuelles, les émotions morales même peu vives, les passions, produisent des effets analogues sur les appareils sécréteurs.

La douleur, la joie, un spectacle attendrissant, tire les larmes des yeux. La seule idée, le souvenir d'un mets appétissant excite la sécrétion salivaire, et, suivant l'expression populaire, fait venir l'eau à la bouche. Une contention d'esprit un peu forte amène des envies fréquentes d'uriner.

Cette influence du moral s'observe même chez les animaux. Je n'en veux pour preuve que ce qui se passe dans ce merveilleux phénomène de la montée du lait.

On a prétendu, dit Müller[1], que la simple vue de son poulain activait la sécrétion lactée chez une jument. Il est certain que, chez les vaches, la façon dont on procède pour les traire modifie singulièrement le résultat de l'opération; qu'une vache traite par une personne douce et qui sait s'y prendre, donnera beaucoup plus que lorsqu'elle aura eu affaire à un individu qui la trait avec rudesse. Il faut cependant reconnaître que si la vache retient son lait lorsqu'elle redoute la main d'un vacher maladroit ou brutal, il y a aussi une action spéciale, une excitation de la main sur le trayon qui excite la sécrétion du lait; de même que les lèvres et la langue de l'enfant par une succion douce déterminent une rapide montée du lait dans les deux seins de la nourrice.

1. J. Müller, *Manuel de physiologie*, traduit de l'allemand par A. J. L. Jourdan, 2e édition, Paris, 1851.

Je vous ai dit, à propos des convulsions des enfants, combien, chez les femmes, les émotions morales, un accès de colère, une peur, un spasme cynique pouvaient modifier la sécrétion lactée. J'ajouterai ici qu'il ne suffit pas, pour constituer une bonne nourrice, d'un sein bien développé, à peau marbrée de veines nombreuses indiquant une riche circulation dans l'organe, mais qu'il faut surtout que la montée du lait, généralement annoncée à la femme par une sensation particulière, se fasse facilement et rapidement; cette montée rapide du lait coïncide d'ordinaire avec une érection facile du mamelon, érection souvent voluptueuse.

Les appareils sécrétoires de la membrane muqueuse du tube digestif et ses glandes afférentes, le pancréas, le foie, n'échappent pas à la loi commune. Et relativement à l'influence des émotions morales, les effets du premier coup de canon sur le soldat non aguerri ne sont-ils pas un fait universellement proclamé? Ne voyons-nous pas des enfants pris de diarrhée à propos d'un châtiment dont on les aura menacés, d'une frayeur qu'ils auront eue?

De même aussi que tout à l'heure les névralgies de la région de l'œil déterminaient un flux exagéré de larmes, de même une douleur locale va provoquer une excitation anomale des appareils sécréteurs de l'intestin; une hépatalgie entraînera la polycholie. En même temps que la sécrétion sera augmentée, il y aura, comme dans l'exemple que je viens de rapporter tout à l'heure à propos de l'influence du trouble de l'innervation sur la sécrétion lactée, une modification, une perversion dans la composition des produits sécrétés.

Voilà donc un flux anomal reconnaissant pour cause une modalité particulière imprimée au système nerveux, voilà la *diarrhée nerveuse;* et cette diarrhée, primitivement ainsi provoquée, sera d'autant plus abondante que cet afflux de liquides dans la cavité de l'intestin aura pour conséquence l'indigestion, à cause du changement de rapport entre les aliments qui doivent être élaborés dans leur parcours à travers le tube digestif et les sucs qui doivent servir à cette élaboration.

Il m'importait, messieurs, d'entrer dans ces détails, parce que la diarrhée nerveuse est une des plus fréquentes, en même temps qu'elle est une de celles sur lesquelles le médecin a le plus de prise quand il sait la reconnaître.

Dans la *quatrième espèce*, la diarrhée est encore catarrhale comme dans la première, mais avec cette différence capitale que, tandis qu'ici l'exagération de la sécrétion intestinale est sous la dépendance de l'irritation primitivement développée sur la membrane muqueuse intestinale, dans l'espèce dont nous parlons maintenant, c'est au contraire une sécrétion tout à la fois exagérée quant à sa quantité, et viciée quant à sa qualité, qui produit l'irritation, l'inflammation catarrhale de l'intestin.

Ce qui se passe du côté d'autres appareils, dans des conditions morbides analogues, vous fera mieux saisir ma pensée.

Un coryza qui a duré quelques heures seulement amène du côté de la lèvre supérieure, pour peu que l'individu ait une peau susceptible et délicate, une irritation qui, si le coryza persiste, ira jusqu'à produire l'excoriation des parties. Et notez bien, messieurs, que ce n'est pas seulement à l'écoulement d'un mucus plus ou moins épais qu'il faut attribuer les accidents que je signale, car vous ne verrez rien de semblable survenir chez les enfants mal soignés et morveux, lorsqu'ils sont d'ailleurs parfaitement bien portants. Il faut que ce mucus ait quelques propriétés particulières, il faut qu'il soit le produit d'une sécrétion morbide, telle que celle qui accompagne l'inflammation catarrhale la plus simple de la membrane muqueuse de Schneider. Cette irritation consécutive, développée du côté de la peau, peut se développer, sous la même influence, du côté du pharynx, et je suis convaincu que bien des angines catarrhales ne reconnaissent pas d'autre cause que le contact d'un mucus irritant qui s'épanche par l'orifice postérieur des fosses nasales affectées de coryza.

Les malades, dans ce cas, se plaignent de sentir des mucosités tomber du nez dans la gorge et, si vous y regardez, vous constatez en effet que la paroi postérieure et supérieure du pharynx est recouverte de mucosités filantes, purulentes, qui, au bout d'un temps variable, déterminent par leur contact l'angine catarrhale.

Un flux abondant de larmes n'entraîne-t-il pas quelque chose d'analogue du côté des joues? Si ce flux n'a rien d'inflammatoire, tout se bornera à de la rougeur des paupières, occasionnée bien moins par le contact des larmes que parce que l'individu a constamment frotté ses yeux. Mais si le larmoiement se lie à une ophthalmie, même la plus simple, l'épiphora ne tardera pas à être accompagné d'une irritation des parties qui sont baignées par les larmes; vous verrez la peau devenir le siège d'un érytème, d'une éruption eczémateuse, et s'excorier dans une plus ou moins grande étendue.

Le catarrhe utérin, que l'on peut comparer, dans quelques circonstances, à l'inflammation catarrhale de la membrane muqueuse nasale, sera souvent le point de départ d'ulcérations du col de la matrice. Je dirai même que, dans les quatre cinquièmes, sinon dans les neuf dixièmes des cas, ces excoriations ne proviennent pas d'une autre source, et qu'il est aussi superflu de les traiter que de traiter ces eczémas de la lèvre supérieure consécutifs au coryza. Les uns et les autres guérissent naturellement quand le catarrhe qui en était le point de départ a guéri lui-même. Ces ulcérations du col ne sont pas d'ailleurs les seuls accidents que l'inflammation catarrhale de l'utérus entraîne à sa suite. Il est loin d'être rare que l'irritation occasionnée par l'écoulement leucorrhéique s'étende à la membrane muqueuse vaginale, à la vulve et jusque sur une plus ou moins grande surface de la peau au voisnage des parties génitales.

Appliquons ces données à ce qui peut arriver du côté de l'appareil digestif. Rappelons-nous d'abord ce que nous observons journellement chez les jeunes enfants lorsqu'ils ont la diarrhée, sans tenir compte pour un moment de la cause et du point de départ du flux intestinal. Ne voyons-nous pas alors la peau des fesses, des jambes, se couvrir d'une rougeur érythémateuse, d'une éruption eczémateuse? ne la voyons-nous pas fréquemment s'excorier plus ou moins profondément?

Vous n'avez certainement pas oublié un bel enfant de neuf mois, qui entrait avec sa mère au n° 16 de notre salle des nourrices, dans le courant du mois de novembre 1861. Au pourtour de l'anus nous pouvions constater l'existence d'un bourrelet de plaques muqueuses ressemblant, à s'y méprendre, aux plaques muqueuses syphilitiques. Or, rien chez l'enfant n'annonçait une diathèse syphilitique; sa mère était fort bien portante, et lui-même n'avait rien eu jusqu'à présent, si ce n'est une diarrhée assez violente qui, depuis douze jours, n'avait pas cessé. Il y avait eu d'abord un peu de rougeur autour de l'anus, puis, la diarrhée continuant, la peau s'était plus profondément enflammée, et nous avions maintenant des accidents locaux en apparence fort sérieux. La diarrhée fut modifiée en deux jours; puis des applications d'un liniment fait avec de la glycérine et un quart de sous-nitrate de bismuth firent disparaître en huit ou dix jours ces manifestations si inquiétantes et pourtant si peu sérieuses.

Bien que nous ne puissions pas saisir sur le fait ce qui survient dans la cavité intestinale, le raisonnement nous conduit à poursuivre l'analogie entre les accidents dont la membrane muqueuse digestive est le siége et ceux à l'évolution desquels nous assistons sur des régions accessibles à la vue. Il est permis d'admettre qu'une sécrétion exagérée et viciée, ayant lieu, soit du côté de l'estomac, soit du côté du duodénum et des premières parties de l'intestin grêle, soit enfin du côté des glandes annexes, le foie et le pancréas, deviendra la cause d'une irritation de la membrane muqueuse de l'iléon, du cæcum, du gros intestin, absolument comme le contact des matières diarrhéiques entraînait tout à l'heure l'irritation, l'excoriation de la peau au voisinage de l'anus et sur les jambes. Cette irritation, cette inflammation consécutive des parties d'abord respectées, sollicitera dans ces mêmes parties leur sécrétion exagérée, qui se traduira par le flux intestinal, par la diarrhée.

J'ai maintenant, messieurs, à vous expliquer ce que j'entends par *diarrhée par tonicité exagérée*, qui constitue la cinquième des espèces que j'établis.

Lorsque, après avoir sacrifié un cheval, on arrache de son corps palpitant la masse des intestins, on les voit se contracter pendant quelque temps encore, sept, huit, dix minutes; ces contractions sont assez énergiques pour que dans le côlon, les matières excrémentitielles, les crottins, soient chassées des parties supérieures vers les inférieures, et pour que la défécation s'accomplisse. On assiste ainsi, sur la table anatomique, à la représentation exacte de ce qui se passe, durant la vie, dans la cavité abdominale. C'est une série de mouvements séparés par des intervalles de repos, mouvements s'opérant dans tous les sens de la longueur, de la largeur du conduit intestinal, mais qui, tout en présentant une grande irrégularité, une confusion apparente, offrent une prédominance dans un certain sens, qui constitue le mouvement *péristaltique*, alternant avec le mouvement *antipéristaltique*. Ces mouvements ont pour but et pour résultat d'opérer un mélange plus parfait, une sorte de brassage, permettez-moi l'expression, des matériaux de la digestion, de rendre plus intimes les réactions que ces matériaux doivent subir, de multiplier leur contact avec les surfaces absorbantes.

La lenteur et la rapidité des mouvements intestinaux sont calculées, suivant les diverses espèces animales, pour les besoins de l'alimentation qui varient selon ces espèces. Normalement ces mouvements s'exécutent avec plus de rapidité dans les parties supérieures du canal digestif que dans les parties inférieures; ils sont plus rapides dans l'iléon que dans le gros intestin, dans le jéjunum que dans l'iléon, dans le duodénum que dans le jéjunum. Mais quelle que soit cette rapidité, elle est calculée, je le répète, suivant les besoins de l'alimentation, de façon que la masse alimentaire ait le temps de subir, dans chacune des parties du canal digestif, l'élaboration dont chacune de ces parties est chargée. Que, pour une raison ou pour une autre, cette rapidité s'exagère, l'élaboration est incomplète; la digestion, troublée, ne se fait pas ou se fait mal.

Les aliments confiés à l'estomac doivent y séjourner un certain temps avant d'être convertis en pâte chymeuse et de passer dans le duodénum où ils subiront un nouveau travail. Si l'estomac, se contractant trop énergiquement, chasse dans l'intestin l'aliment imparfaitement élaboré, cet aliment va devenir, pour l'organe qui n'est pas préparé à le recevoir dans les conditions où il se présente, un corps étranger qui l'irritera. Il se révoltera contre lui et tendra à s'en débarrasser le plus promptement possible. La masse alimentaire arrivant ainsi dans le gros intestin, avec une partie des éléments qui, dans l'état normal, auraient été convertis en chyle et absorbés, il va survenir quelque chose d'analogue à ce que nous voyons se produire quand on donne à un individu des lavements de bouillon ou de lait. C'est, en effet, une erreur de croire que de tels lavements sont susceptibles de servir à l'alimentation. Le gros intestin n'est pas fait pour les substances alimentaires, avant que celles-ci aient subi le travail préalable de la digestion stomacale et de l'intestin grêle. Loin de se prêter à leur absorption, il se cabre contre eux, permettez-moi cette expression, leur présence le fait entrer énergiquement en contraction, excite ses sécrétions, et fait, en un mot, sur lui l'effet des purgatifs.

La tonicité exagérée de l'estomac et des intestins est donc une cause de diarrhée. Cette diarrhée est lientérique, c'est-à-dire que les matières des garde-robes contiennent une plus ou moins grande quantité de substances alimentaires rejetées à peu près telles qu'elles ont été prises.

Cette tonicité exagérée est elle-même, comme l'exagération des sécrétions dont il était question tout à l'heure, sous la dépendance du système nerveux; et quand nous parlerons du traitement, nous verrons cette espèce de diarrhée céder merveilleusement, en général, aux médications narcotiques. Si les causes qui mettent en jeu cette tonicité exagérée agissent le plus ordinairement directement sur les parties affectées; si pour mieux exprimer ma pensée, c'est dans l'estomac ou dans l'intestin grêle qu'il faut chercher le point de départ de la diarrhée dont nous parlons, souvent aussi ce point de départ se trouve dans le gros intestin et dans son extrémité la plus inférieure.

Déjà dans le cours de cette conférence, je vous ai fait comprendre qu'il suffisait d'une irritation portée à l'extrémité d'un canal pour que tout le reste de ce canal fût lui-même irrité; et je vous ai cité ce qui se passait dans diverses glandes sécrétoires, à propos de ce qui arrive pour le foie dans le catarrhe intestinal. Or des phénomènes analogues s'observent à la suite d'une irritation portée sur la partie la plus inférieure du gros intestin. Cette irritation se transmet sympathiquement du rectum au côlon, et de celui-ci à l'intestin grêle. N'en avons-nous pas la preuve tous les jours? N'est-ce pas de cette façon qu'il faut expliquer les effets d'un lavement? Assurément 2 ou 300 grammes d'eau injectés dans le rectum ne pénètrent pas bien haut dans le gros intestin, mais ils suffisent pour solliciter non seulement sa contraction, mais encore celle de tout le canal intestinal. Pour prendre un exemple d'une irritation locale plus limitée qui se transmet sympathiquement à une grande étendue, ne voyons-nous pas qu'il suffit d'un simple suppositoire excitant, introduit dans l'anus, pour solliciter les contractions de l'intestin et provoquer des garde-robes? C'est aussi de cette façon qu'agissent les tumeurs hémorrhoïdaires dont la présence provoquera non seulement le ténesme, mais encore des garde-robes fréquentes et diarrhéiques.

Vous comprendrez maintenant comment une lésion, comment une ulcération occupant le rectum, comment une phlegmasie chronique pourra devenir à son tour la cause de diarrhées rebelles qui ne céderont qu'autant qu'on cherchera à les combattre en s'adressant directement à l'état local qui les entretient.

La sixième espèce de diarrhée dont je veux parler, est la *diarrhée par indigestion*. Assez fréquente chez l'adulte, elle l'est bien davantage chez les enfants, surtout chez les enfants à la mamelle.

Quoique l'estomac soit, ainsi que je vous l'ai rappelé maintes fois, très patient et susceptible de tolérer les substances quelquefois les plus grossières, en réalité sa patience a cependant des bornes, et il lui arrivera de se révolter contre les aliments ingérés dans sa cavité, soit que ces aliments s'y trouvent en trop grande quantité, soit qu'ils pèchent par leur qualité.

Dans tous les cas, l'estomac cherchera à se débarrasser de ce qui l'incommode. Les matières qu'il n'aura pas pu élaborer ou qu'il n'aura élaborées que très imparfaitement seront rejetées par l'une des deux voies qui leur sont ouvertes, le cardia ou le pylore; elles seront vomies, ce qui sera peut-être le plus heureux, ou elles passeront dans le duodénum; mais ici elles provoqueront des sécrétions et des mouvements péristaltiques anomaux de l'intestin, suivant le mécanisme que je vous indiquais tout à l'heure à propos de la diarrhée par tonicité exagérée, et conséquemment la diarrhée se produira.

Un excès dans la masse des aliments peut amener des accidents. Pour prendre un exemple des plus simples, rien n'est plus commun que de voir la diarrhée survenir chez les jeunes enfants nourris par une femme dont le lait très abondant monte trop rapidement. Le dérangement d'entrailles, pour employer une expression vulgaire, ne vient pas de ce que l'aliment est de mauvaise qualité, de ce que l'estomac était mal préparé à le recevoir, mais de ce que cet aliment a été pris en trop grande quantité à la fois. J'ai choisi cet exemple et ce n'est pas sans raison, puisqu'il me fournit l'occasion de vous mettre en garde contre une erreur que l'on commet encore trop souvent. Un enfant allaité par une femme qui présentait toutes les apparences d'une bonne nourrice est sujet à la diarrhée; la famille et quelquefois le médecin s'empresseront de changer la nourrice, alors qu'il aurait suffi de lui recommander de ne pas laisser teter trop longtemps son nourrisson.

Quoique plus rare chez les adultes, la diarrhée par indigestion s'observe encore assez fréquemment.

Si chez les adultes comme chez les enfants elle peut dépendre de l'excès dans l'alimentation (*diarrhœa ab ingluvie*), elle peut dépendre aussi de la mauvaise qualité des aliments, et cette mauvaise qualité est absolue ou relative.

Chacun sait ce qu'il faut entendre par mauvaise qualité absolue; mais ce qu'il faut entendre par mauvaise qualité relative demande explication.

C'est un fait accepté généralement que pour nous, tous tant que nous sommes, il est des aliments et des boissons qui parfaitement supportés par les uns ne peuvent pas l'être par les autres, tandis que, réciproquement, ceux-ci digéreront à merveille ce que ceux-là ne peuvent pas supporter. Ces antipathies de l'estomac sont quelque chose de tellement spécial à l'individu, qu'on ne saurait établir des règles à cet égard, et que l'expérience personnelle pourra seule dire ce qui convient à tel ou tel.

Déjà, à propos des dyspepsies, je vous ai dit les conséquences pratiques que le médecin devait tirer de ces données : j'ai appelé votre attention sur la fâcheuse tendance que nous avions tous à prendre pour règle du régime que nous voulons imposer à nos malades, nos propres goûts et nos propres aptitudes digestives. Si j'y reviens encore aujourd'hui, c'est que la question en vaut grandement la peine.

J'ai connu un homme qui, pendant plusieurs années, garda une diarrhée qu'il essaya en vain de combattre par toutes sortes de moyens, et dont la santé générale souffrait une véritable altération. Les accidents cessèrent comme par enchantement, quand le malade cessa lui-même de prendre du thé que, depuis douze ans, il avait l'habitude de prendre le matin en déjeunant.

J'ai donné des soins à la famille d'un armateur du Havre, dont les enfants n'ont jamais pu supporter le lait pendant les sept premières années qui suivirent leur naissance. Pour chacun d'eux on essaya de plusieurs nourrices, on tenta l'allaitement artificiel avec le lait de vache, de chèvre et d'ânesse : tout fut inutile. Quelques gorgées de lait, quel qu'il fût, provoquaient immédiatement la diarrhée et le vomissement. Il fallut recourir aux boissons féculentes, aux décoctions de gruau, d'orge perlé : grâce à ce régime, ces enfants purent s'élever, et ils s'élevèrent tout aussi bien que les autres nourris par les procédés habituels.

C'était là assurément une bien rare exception à ce que nous voyons d'ordinaire; car il est de règle que la diarrhée survienne chez les enfants en bas âge, quand, au lieu du lait, leur alimentation naturelle, on essaye de leur donner prématurément des féculents. J'aurai à revenir sur ce point et à le traiter avec tous les développements qu'il comporte, quand je vous parlerai du sevrage.

Je termine ici ce que j'aurais à vous dire des diverses espèces de diarrhées, ou plutôt des divers mécanismes suivant lesquels elles se produisent. J'omets à dessein la diarrhée se rattachant à l'existence de maladies organiques, me réservant d'en faire l'objet d'une conférence à part, dont plusieurs de nos malades affectés de diarrhée chronique me fourniront le sujet.

J'ajouterai seulement que toutes ces espèces sont loin de se présenter dans l'état de simplicité que j'ai supposé pour mieux vous en faire comprendre le mécanisme; mais si quelquefois il en est ainsi, le plus ordinairement elles se confondent. C'est au médecin à démêler ce qui a prédominé dans l'évolution des accidents.

Messieurs, toutes ces divisions artificielles seraient sans aucun intérêt, si elles ne devaient nous mener à des conséquences thérapeutiques. En les établissant, mon but a été de vous faciliter les moyens de traiter la diarrhée, que l'on cherche trop souvent à combattre toujours et quand même par des remèdes identiques alors qu'elle relève de causes si différentes.

Pour la *diarrhée catarrhale*, il ne faut pas perdre de vue que le catarrhe, quel qu'il soit, quel que soit son siége, qu'il s'agisse d'un catarrhe oculaire, nasal, bronchique, uréthral, intestinal, est d'une durée qu'il est impossible de déterminer; que la spécificité joue ici un rôle important. Si un simple coryza dure quelques jours, le coryza syphilitique a une marche essentiellement chronique; si le catarrhe pulmonaire de la rougeole est passager, le catarrhe de la grippe résiste opiniâtrément pendant longtemps à tous nos efforts; le rhume le plus vulgaire, tout en cessant plus rapidement que celui de la grippe, n'en a pas moins une durée très incertaine.

De même du catarrhe intestinal. La diarrhée survenant à l'occasion d'un coup de froid est naturellement très passagère. Dès lors, l'*expectoration* va suffire ici, et tout se réduira à une question de régime. Le malade n'aura qu'à se tenir un jour ou deux à une diète légère, à ne pas prendre d'autres aliments que quelques potages, à donner, en un mot, peu à faire à ses intestins, à les laisser reposer, pour que les accidents cèdent d'eux-mêmes.

Il est cependant des cas où ce régime est difficile à faire observer, c'est lorsque l'affection catarrhale semblant s'être localisée dans un point du canal alimentaire (dans ces cas, c'est la fin de l'iléon et le commencement du gros intestin qui en sont le siége), l'appétit est conservé, l'estomac n'étant pas troublé dans ses opérations. L'expectation, la diète, viendraient certainement à bout du mal, que l'ingestion des aliments entretient et peut même augmenter.

Dans ces circonstances, toutefois, il faut aider la nature, et à cet effet, je ne connais pas de médication plus héroïque que la médication substitutive; je ne sais pas de meilleurs remèdes que les purgatifs. Le choix n'est pas indifférent; c'est aux *purgatifs salins*, les sulfates de soude, de magnésie, le sel de Seignette (tartrate double de potasse et de soude), qu'il faut avoir recours. Aux malades affectés de cette espèce de diarrhée, donnez le matin à jeun, 25, 30 ou 40 grammes de l'un de ces médicaments; momentanément, vous augmenterez le flux intestinal, mais ordinairement, en vingt-quatre heures, les accidents auront complètement cédé.

Lorsque la plegmasie catarrhale a duré un peu plus longtemps, lorsque, permettez-moi cette expression, elle a pris droit de domicile, la médecine substitutive trouve encore son indication. Si les matières des garde-robes vous montrent qu'il y a de la polycholie, c'est-à-dire une exagération de la sécrétion bilieuse; si, en même temps, la langue est saburrale, chargée d'un enduit épais jaunâtre, s'il y a de l'inappétence, un léger mouvement fébrile, les *vomitifs* doivent être, avant toutes choses, administrés. De tous les vomitifs, l'ipécacuanha, donné selon la méthode que je vous ai maintes fois formulée, est assurément le plus efficace.

Après avoir laissé reposer le malade, on lui fait prendre le surlendemain un purgatif salin. Les vomitifs et les purgatifs sont des irritants topiques et n'agissent pas autrement qu'en substituant à la phlegmasie catarrhale une autre phlegmasie de nature toute spéciale qui cède d'elle-même beaucoup plus rapidement que la première. Il ne se passe pas autre chose du côté de la membrane muqueuse digestive malade que ce qui se passe, lorsque, pour guérir une inflammation de la conjonctive oculaire, nous employons des collyres cathérétiques ou caustiques, le nitrate d'argent ou le sulfate de cuivre, le sulfate de zinc ou l'acétate de plomb, cherchant ainsi à substituer à l'inflammation catarrhale l'inflammation provoquée par les agents topiques qui cèdera spontanément.

Si la diarrhée a duré déjà depuis dix ou quinze jours, les purgatifs salins doivent être administrés d'une autre manière. Le premier jour, je prescris à un adulte 25 grammes de sel de Glauber; le lendemain, j'ai recours au même remède, à la dose de 10 grammes, et cinq ou six jours de suite j'y reviens sans excéder cette dose : le malade arrive ainsi à n'avoir plus qu'une ou deux selles diarrhéiques par jour, et il n'est pas rare qu'il survienne même de la constipation. On s'arrête alors. Chez les enfants, je donne le sel de Seignette, en faisant prendre, le premier jour, 5 ou 6 grammes, et 3 seulement les jours qui suivent.

C'est encore à cette méthode substitutive que nous allons nous adresser, quand la phlegmasie catarrhale a pris une forme encore plus chronique. Toutefois les agents de cette médication ne seront plus les mêmes. Si les purgatifs salins sont quelquefois fort utiles, les mercuriaux ont une bien autre efficacité; je prescris le *calomel*, à la dose de 5 à 10 grammes (un à deux grains) divisés en huit ou dix paquets donnés dans le courant de la journée, à une heure d'intervalle. On en continue l'usage pendant trois ou quatre jours au plus, en ayant soin de surveiller son action, de ne pas aller jusqu'à la stomatite, car lorsqu'il arrive à produire le gonflement des gensives et la salivation, le calomel provoque une diarrhée qui lui est spéciale, diarrhée verdâtre, bien plus tenace que celle que l'on voulait combattre.

Après ces trois ou quatre jours, il est temps de s'arrêter. Quelquefois les accidents se sont définitivement calmés; la modification que l'on cherchait à obtenir sur la menbrane muqueuse de l'intestin s'est produite sous l'influence du calomel comme elle se produit sur les membranes oculaire ou nasale affectées d'un catarrhe et traitées par les préparations topiques mercurielles. Le plus souvent cette modification n'est pas complète, et pour achever la guérison, il est nécessaire de faire intervenir un sel neutre.

A la place du calomel, vous me voyez assez souvent donner la *poudre grise* (mercure éteint dans la craie, *hydrargyrum cum creta*, dans la proportion de 2 sur 5) ; aux enfants, à qui je l'administre de préférence, j'en fais prendre deux fois par jour, à la dose de 5, 10, 15 centigrammes (un, deux, trois grains) trois jours de suite.

Aux adultes, je donne les *pilules bleues* (mercure éteint dans la conserve de roses), à la dose de 10, 20, 25 centigrammes (deux, quatre, cinq grains). Le malade doit les prendre le soir, et, le lendemain matin, il prend un purgatif salin.

Vous m'avez entendu plus d'une fois prescrire, dans des cas où la diarrhée avait résisté aux autres moyens, une préparation dans laquelle j'associais le *calomel* à l'*opium* et à l'*ipécacuanha*. Je formulais ainsi des pilules.

℞ Ipécacuanha..........	2 centigrammes 1/2 (25 milligrammes).	(1/2 grain)
Extrait d'opium.......	5 milligrammes	(1/10e de grain).
Calomel..............	5 —	(1/10e de grain).

F. s. a. une pilule.

Le malade prend de une à trois de ces pilules dans le courant des vingt-quatre heures, et dans l'intervalle de ses repas. Cette médication est continuée pendant cinq, six, sept, huit et même dix jours. Il est rare qu'on puisse excéder ce temps sous peine de voir le mercure agir sur la bouche, ce qu'il faut éviter pour les raisons que je vous ai exposées il y a un instant.

Il est un médicament dont je fais un très fréquent usage : je veux parler du *nitrate d'argent* cristallisé. Conseillé depuis longtemps par Boerhaave comme purgatif drastique dans l'hydropisie, je l'emploie comme un des agents de la médication substitutive à opposer à la diarrhée catarrhale rebelle. Je fais faire avec 1 centigramme de sel lunaire une solution que l'on épuise sur une quantité suffisante de mie de pain, de gomme adragant ou d'amidon, pour une pilule. On en donne quatre, cinq, six, sept, huit, et jusqu'à dix par jour, dans l'intervalle des repas autant que faire se peut, et pendant cinq, six, sept, huit ou dix jours. Ce médicament est sans aucune espèce d'inconvénient et n'occasionne même pas de nausées. En quelques cas, il augmente momentanément le flux diarrhéique comme le font les purgatifs salins, mais le plus généralement il l'arrête promptement.

Toutefois, c'est principalement pour la diarrhée chronique tuberculeuse dont j'aurai à vous entretenir d'une façon toute spéciale, c'est encore pour d'autres espèces de phlegmasies intestinales que le nitrate d'argent, administré par la bouche et en lavement, doit être réservé.

De tous les remèdes que nous employons contre la diarrhée catarrhale un peu persistante, le *sous-nitrate de bismuth* auquel j'associe ordinairement la craie préparée, c'est-à-dire le carbonate de chaux obtenu par précipitation, est celui auquel nous avons le plus habituellement recours.

C'est là, en effet, un médicament aussi utile qu'il est exempt de dangers; la dose ordinaire est de 4, 8, 10 grammes mélangés avec parties égales de *craie*, et elle peut être portée bien au delà. Un de nos collègues, le professeur Monneret, l'administre *larga manu*, par cuillerée à bouche, sans en avoir jamais vu résulter le plus petit inconvénient.

La mixture de craie anglaise (30 grammes de craie dans 60 grammes d'une infusion légère de feuille de menthe, aromatisée avec 30 grammes de sirop de fleur d'oranger) produit les mêmes effets.

Souvent ces préparations suffisent pour guérir la diarrhée catarrhale, mais souvent aussi elles n'agissent qu'autant qu'on aura préalablement modifié la phlegmasie intestinale au moyen d'un purgatif.

Il est des individus qui, sous l'influence du moindre froid, sont pris de flux intestinaux. Pour ces individus, l'*hydrothérapie*, et quand elle peut se faire, l'*hydrothérapie maritime*, est d'un merveilleux secours; elle tonifie tout leur système, et les met dans des conditions telles, qu'ils peuvent résister aux variations de température sans contracter les affections catarrhales qui auparavant se portaient sur leurs intestins.

Je vous rappelais tout à l'heure les catarrhes spécifiques, et au commencement de cette conférence je vous disais que la spécificité se trouvait aussi bien dans le catarrhe intestinal que dans ceux qui occupent d'autres appareils; je faisais, à ce propos, allusion aux diarrhées qui se rattachent aux manifestations de la diathèse herpétique, de même que certaines bronchites, certains coryzas, etc. Ces diarrhées, vous les rencontrerez chez des individus sujets à des éruptions cutanées, qui se reproduisent à des intervalles plus ou moins éloignés.

Les préparations sulfureuses feront ici merveille. Et de toutes ces préparations, les plus avantageuses seront les eaux minérales naturelles. Bagnères-de-Luchon, Aix (en Savoie), mais principalement Bagnères.

Une autre médication vous rendra dans les mêmes cas de réels services, c'est la *médication arsenicale*, dont l'action, pour être efficace, doit être longtemps prolongée.

Je ne saurais trop vous engager, messieurs, lorsque vous emploierez cette médication, à formuler vous-mêmes votre prescription, afin d'être bien sûrs de ce que vous faites. Les liqueurs de Pearson et de Fowler demandent à être administrées avec la plus grande précaution, la moindre erreur pouvant causer des accidents funestes : aussi, pour ma part, je préfère la solution suivante que je puis donner par cuillerées à café, jusqu'à deux, trois, quatre à cinq par jour, selon la tolérance de l'estomac.

Cette solution contenant 5 centigrammes (un grain) d'arséniate de soude pour 125 grammes d'eau, chaque cuillerée à café représente environ 2 milligrammes ou quatre centièmes de grain d'arséniate; on en donne jusqu'à 1 centigramme, ou un cinquième de grain.

Le malade en prend ainsi chaque jour pendant un mois, puis on suspend pendant une dizaine de jours, pour reprendre pendant un autre mois, et ainsi, je le répète, pendant longtemps; car, n'oubliez pas ce précepte : à maladie chronique, comme le sont toutes les affections diathésiques, il faut un traitement chronique.

L'usage combiné de cette médication arsenicale et de la médication sulfureuse mène généralement à bien l'espèce de diarrahée dont nous parlons.

Le traitement à opposer à la *diarrhée sudorale* ressort naturellement de ce que je vous ai dit des causes qui provoquent l'exagération du flux intestinal.

Éviter de se couvrir trop chaudement, ne pas faire de violents exercices après les repas, préviendront les accidents. Quand ils sont survenus, des boissons froides tempérantes, la diète légère, suffiront pour les faire cesser. Il n'est donc pas besoin d'insister plus longtemps sur ce sujet. Il n'en est plus ainsi pour la *diarrhée nerveuse*, qui demande que nous nous y arrêtions.

Ici les médicaments stupéfiants et les antispasmodiques sont formellement indiqués.

En tête de ces médicaments se place l'*opium;* mais, chose remarquable, presque à côté de lui vient se ranger la *belladone* que vous vous étonnerez peut-être de m'entendre préconiser pour combattre la diarrhée, lorsque vous savez que parmi les propriétés physiologiques qu'elle partage avec la jusquiame et les autres solanées vireuses, la belladone a celle de relâcher le ventre, propriété que nous mettons à profit pour lutter contre certaines constipations. La contradiction qui semble exister entre des vertus aussi opposées d'un même remède n'est qu'apparente, et l'on s'en convaincra en réfléchissant au mode d'action de la belladone.

C'est parce qu'elle est stupéfiante, qu'elle est, suivant le cas, purgative et antidiarrhéique. Purgative, lorsque la constipation dépendant d'une sorte de spasme intestinal, la belladone fait cesser ce spasme (j'aurai à revenir sur ce point, quand je vous parlerai de la constipation dans une de nos prochaines conférences); antidiarrhéique, lorsque la diarrhée, comme dans l'espèce dont il est présentement question, dépendant d'une exaltation de l'irritabilité et de la sensibilité nerveuse intestinale exagérée, la belladone apaise cette irritabilité, calme cette sensibilité, de la même façon que, dans les névralgies sus-orbitaires, par exemple, accompagnées de flux lacrymal, elle fait cesser celui-ci en calmant la névralgie qui en était la cause.

Dans la diarrhée nerveuse, mais seulement dans celle-là, la belladone est d'une incontestable utilité, tandis qu'elle aggravera celle qui se rattache à une phlegmasie catarrhale primitive. Elle remplace souvent bien avantageusement l'opium, et comme lui, il faut la manier avec une excessive prudence, ne la donner qu'à petites doses à l'intérieur, 1, 2, 3 centigrammes en plusieurs pilules : on peut se borner à la prescrire en frictions sur le ventre et surtout sur le creux de l'estomac, lorsque la diarrhée est accompagnée de douleurs gastralgiques et entéralgiques.

Au même titre, les antispasmodiques sont aussi d'excellents remèdes dans cette espèce de diarrhée nerveuse : le plus puissant d'entre eux est assurément l'*éther*, dont l'administration est aujourd'hui rendue si commode et si facile par l'usage des capsules de gélatine dans lesquelles on l'enferme.

Le *nitrate d'argent*, que je vous ai indiqué dans le traitement de la diarrhée catarrhale, retrouve encore ici son application, non plus comme moyen substituteur, mais comme antispasmodique. Cette médication, imaginée par Graves, doit être dirigée avec précaution ; elle ne doit pas être continuée au delà de quatre ou cinq jours de suite, et la dose des pilules, qui contiennent 1 centigramme de sel d'argent, ne dépassera pas quatre dans les vingt-quatre heures. Combiné avec la belladone ou avec l'opium, le nitrate d'argent modifie très avantageusement ces diarrhées généralement accompagnées de borborygmes qui surviennent chez les femmes nerveuses, chez les hommes hypochondriaques.

Quoique, le plus ordinairement, les névralgies viscérales de l'abdomen, la gastralgie, l'entéralgie, l'hépatalgie, se lient à une constipation opiniâtre, il n'est pas très rare que ces névralgies donnent lieu à de la diarrhée accidentelle dont l'abondance est en rapport avec l'intensité de la douleur. Alors interviennent utilement l'opium, les antispasmodiques dont nous pouvons nous expliquer l'action ; l'*huile essentielle de térébenthine*, qui est un très puissant médicament dans un grand nombre de névralgies, sans que nous soyons à même de nous rendre compte de la façon dont il agit.

Ici encore l'opium doit être administré avec une grande circonspection, car si les doses sont portées au delà d'une certaine limite, il va, si je puis ainsi dire, éteindre les aptitudes gastriques, entraver ou tout au moins rendre plus lentes les fonctions digestives, et des indigestions en seront la conséquence.

L'huile essentielle de térébenthine demande aussi certaines précautions dans son administration. Avant toutes choses, il faut se garder de la donner en émulsions, comme on le faisait autrefois, car elle irriterait les parties supérieures du canal digestif, le pharynx et l'œsophage, moins tolérantes que le reste. Les capsules gélatineuses, qui en contiennent jusqu'à 15 ou 20 gouttes, sont le meilleur moyen, je dirais même le seul pour l'administrer. Sous cette forme, les malades en peuvent prendre jusqu'à cent et cent cinquante gouttes par jour, sans en éprouver d'autres inconvénients que des renvois, qui sont d'autant moins fréquents, d'autant moins forts qu'on aura pris les capsules immédiatement avant de manger. Il est très rare que la térébenthine cause des vomissements.

Pour faire cesser les vomissements et aussi pour en prévenir le retour, l'hydrothérapie, et comme dans la diarrhée catarrhale, l'hydrothérapie maritime, en tenant compte de cette observation que je vous ai déjà faite, que les bains de mer ne sont utiles qu'autant qu'ils seront de courte durée. Combien de fois des malades qui, une année, avaient retiré de ces bains les bons effets que j'en espérais, se sont-ils mal trouvés l'année suivante de ces mêmes moyens, par cela seul qu'ils avaient cru pouvoir impunément s'écarter de la prescription qui leur avait été faite de prendre des bains peu prolongés!

Le traitemnet de la quatrième espèce de diarrhée, celle dans laquelle le catarrhe intestinal est la conséquence d'une sécrétion anomale de l'appareil digestif et de ses annexes, ce traitement, dis-je, est tout à la fois celui de la diarrhée catarrhale primitive et celui de la diarrhée nerveuse.

Les troubles phlegmasiques étant plus spécialement ici localisés dans le gros intestin, il faut, indépendamment des purgatifs salins, recourir à une médication topique agissant directement sur la partie malade, et cette médication topique consiste dans l'administration de lavements.

Nous nous faisons, en général, une très fausse idée de la façon dont agissent ceux-ci. Lorsque nous mesurons, sur la table anatomique, la capacité d'un gros intestin, il nous semble que depuis l'orifice anal jusqu'à la valvule iléo-cæcale, il tiendrait bien trois ou quatre litres de liquide. Sur le cadavre le fait est possible, parce que l'intestin a complètement perdu de sa contractibilité, mais il n'en est pas ainsi sur le vivant, en raison même de cette contratibilité. Mon honorable collègue à l'hôpital de la Charité, M. Briquet, a constaté chez des individus qui avaient succombé peu de temps après avoir pris des lavements, que les 500 grammes d'eau que les lavements contenaient, avaient remonté jusque dans le cæcum, et que, dans certaines circonstances où l'injection avait été poussée un peu violemment, les liquides avaient pénétré dans l'intestin grêle en forçant la valvule de Bauhin. S'il n'en est pas toujours ainsi, si les lavements ne pénètrent pas constamment jusque dans le cæcum, les expériences de M. Briquet démontrent que cela arrive le plus ordinairement, et le fait a son importance, car nous pouvons espérer porter aussi loin que possible les divers agents topiques à l'aide desquels nous modifierons l'état phlegmasique de l'organe. Ces agents topiques seront encore les sels neutres; ce seront, quand le mal sera plus opiniâtre, les cathérétiques, tels que le nitrate d'argent, le sulfate de cuivre; et quand l'affection catarrhale se liera à l'existence de la diathèse herpétique, les lavements avec 5, 10, 15, 20, 30 centigrammes de polysulfure de potassium ou de sodium auront une réelle utilité en se comportant à l'égard de la membrane muqueuse intestinale, comme les lotions sulfureuses se comportent à l'égard de la peau dans certaines affections dartreuses.

Dans la *diarrhée par tonicité exagérée*, c'est à l'opium, et presque exclusivement à l'opium, qu'il faut s'adresser pour la combattre.

De tous les médicaments il n'en est pas que l'on mette plus facilement à contribution que celui-ci ; il n'en est pas dont on fasse un plus grand abus. Cela tient à ce que, s'il ne guérit pas les malades, il calme du moins momentanément leurs souffrances, et qu'il nous sert à cacher notre impuissance. Il est une tendance fâcheuse dont on ne sait pas se défendre : oublieux du *quidquid meditur et faciat, si naturæ non obtemperat naturæ non imperat*, le médecin ne croit pas que le mal puisse lui résister ; lorsqu'il ne peut l'annihiler, il prétend le faire taire, ne fût-ce que pour quelques instants. L'opium est le knout qu'il emploie le plus volontiers pour étouffer les cris de la maladie. Mais sous ce silence forcé auquel on la réduit, celle-ci n'en continuera pas moins d'exister, et elle devient d'autant plus dangereuse que, masquée sous le narcotisme, il devient très difficile de saisir les symptômes qui lui sont propres. Puis, effrayé des accidents qu'il a fait naître, le médecin rejette, abandonne complètement le remède dont il n'a pas su faire un usage modéré, et se prive ainsi de moyens d'action qui, appliqués dans une juste mesure, lui auraient été d'un très grand secours.

Contre l'espèce de diarrhée dont nous parlons, l'opium est l'arme la plus puissante que nous ayons à notre disposition, mais il faut savoir la manier. C'est à petites doses qu'il agit le plus efficacement, sans présenter le plus léger inconvénient.

Dans nos conférences sur les dyspepsies, j'ai insisté sur ce fait. Je vous ai dit que 5 centigrammes d'extrait gommeux étaient quelquefois une dose énorme ; je vous ai dit qu'une goutte de laudanum de Sydenham, qui représente la trentième partie de ces 5 centigrammes, suffisait souvent, dans les affections de l'appareil digestif, pour produire les meilleurs effets.

Il n'est pas de médication dans laquelle il faille plus tenir compte non seulement des idiosyncrasies du malade, mais encore du moment où le médicament doit être administré. Rappelez-vous ces deux femmes de notre salle Saint-Bernard, qu'une seule goutte de laudanum jetait dans le narcotisme, et cela leur est arrivé non pas une fois par hasard, mais toutes les fois que nous avons essayé d'y revenir. Chez les enfants à la mamelle une demi-goutte prise dans le courant des vingt-quatre heures provoque quelquefois les mêmes accidents.

Pris en même temps que les aliments et après le repas, l'opium est plus facilement toléré, en ce sens qu'il amène plus difficilement l'assoupissement que lorsqu'il est pris quand l'estomac est vide.

Donnez-le donc à petites doses. Une goutte chez un adulte, un quart de goutte chez un jeune enfant, quinze à vingt minutes avant de manger, calmeront l'état d'éréthisme du canal digestif et empêcheront un flux diarrhéique qui, survenant deux à trois heures après l'ingestion des aliments, est le résultat d'une exagération morbide des mouvements péristaltiques.

Seul l'opium peut modérer et guérir cette espèce de diarrhée. S'il est insuffisant, il aidera du moins l'action des autres médications, en permettant que les remèdes, comme le sous-nitrate de bismuth, la craie, le nitrate d'argent, le calomel, auxquels, suivant les indications, vous l'associerez, soient tolérés par le tube digestif, et que ces modificateurs restent plus longtemps en contact avec la membrane muqueuse sur laquelle ils doivent agir.

Lorsque la diarrhée a son point de départ dans une irritation localisée sur l'extrémité inférieure du gros intestin, comme cela arrive à la suite de la dysenterie par exemple, la médication sera essentiellement topique. Les quarts de lavement de nitrate d'argent, les lavements de sulfate de cuivre, ou bien encore les lavements avec une bouillie de sous-nitrate de bismuth, sont d'une merveilleuse utilité.

Lorsque la contractilité des parties est telle que celles-ci ne peuvent pas supporter ces remèdes, le laudanum interviendra avec avantage, à la dose d'une, deux, trois, quatre, cinq, dix, quinze gouttes, selon les cas, pour calmer cette irritabilité trop grande et faire que le lavement soit conservé.

Le traitement de la diarrhée par indigestion ne m'arrêtera pas pour le moment. Ce que j'aurais de plus intéressant à vous en dire a trait surtout aux accidents qui surviennent chez les jeunes enfants sevrés prématurément, au choléra infantile qui accompagne si souvent ce sevrage prématuré. Nous en avons eu plusieurs exemples dans le service de la Clinique, et ces exemples feront l'objet d'une conférence spéciale.

Je termine ce que j'avais à vous exposer aujourd'hui : je me propose de vous entretenir, dans notre première réunion, de la diarrhée chronique, à propos de quelques malades que nous avons actuellement dans nos salles.

DIARRHÉE CHRONIQUE.

— diarrhée compliquée de la fièvre et de sueurs nocturnes est presque toujours liée à la tuberculisation. — Diarrhée chronique syphilitique, — herpétique, — palustre. — Diarrhée chronique dépendant d'un catarrhe chronique simple de l'intestin. — Diarrhée chronique dépendant d'une alimentation insuffisante. — Traitement dans ces différents cas. — En particulier de l'usage de la viande crue.

Messieurs,

Au n° 27 de notre salle Saint-Bernard était couchée une femme atteinte de diarrhée depuis huit mois. En vain avait-on essayé de lutter par toutes sortes de moyens contre ce flux intestinal, rien n'avait pu l'arrêter complètement; jamais deux jours ne s'étaient passés sans qu'il reparût. Quand nous vîmes la malade, elle présentait, en outre, des signes très évidents de la péritonite, le ventre était dur, douloureux, et donnait à la percussion un son mat, tout au moins obscur, dans toute son étendue. De plus, quelques jours avant son entrée à l'hôpital, cette femme s'était enrhumée, et ce rhume prit bientôt les caractères d'une bronchite aiguë accompagnée d'une réaction fébrile assez intense.

J'eus tout de suite l'idée que cette diarrhée dépendait d'une entérite chronique, compliquée, comme elle l'est souvent, d'une inflammation chronique du péritoine. Insistant alors sur les antécédents, j'apprenais que depuis le début de ces accidents, la malade avait eu continuellement des sueurs nocturnes, de la fièvre le soir, qu'elle avait considérablement maigri. J'en concluais à l'existence d'une affection abdominale de la nature tuberculeuse.

Ce qui m'amenait à poser ce diagnostic, ce n'était pas l'opiniâtre persistance de la diarrhée, c'étaient ces sueurs et cette fièvre nocturnes. L'état des organes respiratoires n'avait en lui-même aucune signification, car si, d'un côté, la toux survenue depuis peu de temps devait éveiller nos craintes, d'un autre côté, l'auscultation et la percussion, pratiquées avec le plus grand soin et à diverses reprises, ne révélaient aucun signe d'induration pulmonaire. On n'entendait que quelques râles muqueux disséminés dans toute l'étendue de la poitrine, et caractérisant la bronchite.

Les sueurs et la fièvre nocturnes, tels étaient donc les phénomènes morbides qui, coïncidant avec la diarrhée et la péritonite, me faisaient dire que notre malade était sous l'empire d'une diathèse tuberculeuse; je me fondais, pour parler ainsi, sur la longue et précieuse expérience de Chomel. Combien de fois mon regrettable prédécesseur n'a-t-il pas répété devant les nombreux auditeurs qui se pressaient autour de lui dans cette enceinte, que *la diarrhée chronique avec fièvre et sueurs nocturnes est un signe à peu près certain de tuberculisation*, proposition dont j'ai eu bien souvent, dans le cours de ma vie médicale, occasion de vérifier la justesse.

Nous devions en avoir ici une nouvelle confirmation : la malade a succombé après avoir langui environ six semaines à l'hôpital. A l'autopsie, nous avons trouvé des tubercules à la surface du péritoine, dans les ganglions lympathiques du mésentère. Nous en avons trouvé sur les plèvres, dans les ganglions bronchiques; mais, chose remarquable, il n'y en avait aucune trace dans le parenchyme des poumons. C'était là une exception à ajouter à celles infiniment rares que l'on a opposées à la fameuse loi formulée par M. Louis, qu'*on n'observe de tubercules dans aucun viscère qu'il n'y en ait dans les poumons.* Je vous ferai remarquer toutefois que cette règle, généralement vraie quand on l'applique à l'adulte, ne l'est plus quand il s'agit de l'enfant. Chez celui-ci il est extrêmement commun de rencontrer des lésions tuberculeuses de l'encéphale, de l'abdomen, des ganglions bronchiques eux-mêmes, sans en trouver dans les poumons.

Au n° 28 de la même salle, nous avons en ce moment une autre malade également affectée de diarrhée chronique. Chez elle, les accidents datent de six mois; à partir de cette époque, elle a commencé à maigrir notablement et à perdre ses forces. Sa respiration était gênée, elle avait de l'essoufflement au moindre exercice un peu forcé; enfin, elle avait des sueurs nocturnes, et chaque nuit, ou plutôt vers le matin, vers six ou sept heures, du mouvement fébrile annoncé par des frissons. Au moment de la visite, la fièvre n'était pas encore tombée. Nous constations une conformation particulière des doigts de la main dont les ongles, et notamment ceux des pouces, commençaient à s'incurver. Vous n'ignorez pas la valeur qu'Hippocrate attachait à ce signe : « *Quum quis tabescit* », dit-il dans le livre deuxième *De morbis*, « *ungues contrahuntur.* » Je crois que cette malade est atteinte de diarrhée chronique tuberculeuse. Bien que l'auscultation ne nous ait fourni aucun signe d'affection pulmonaire, je reste convaincu qu'elle est phthisique, et à supposer que l'on ne trouve pas des lésions thoraciques, comme chez la femme dont je viens de vous rappeler l'autopsie, on trouverait certainement des lésions abdominales.

Quelque profonde que soit ma conviction à cet égard, elle n'a pas été pour moi une raison de perdre courage, et j'ai cherché, je cherche encore à lutter contre les accidents, pour les modérer, si je ne puis les guérir complètement.

J'ai d'abord voulu venir à bout de cette fièvre quotidienne. Tout en m'adressant au quinquina, je ne me dissimulais pas que les accès fébriles n'étaient pas de ceux qui cèdent facilement à ce merveilleux médicament. Je savais que les bonnes fièvres à quinquina sont rarement quotidiennes, qu'elles sont diurnes, et que les fièvres intermittentes nocturnes sont, en général, symptomatiques et résistent aux antipériodiques. J'essayai néanmoins le sulfate de quinine, et je le donnai à hautes doses. La fièvre ne se modifia point; elle revint invariablement chaque nuit, quelque insistance que j'aie mise dans l'administration du remède. Mais, à ma très grande stupéfaction, la diarrhée s'arrêta et se suspendit tout à fait pendant plus d'un mois.

En même temps aussi la malade reprenait de l'appétit, des forces et même un certain embonpoint. Cependant, ses digestions restant toujours un peu pénibles, lentes, laborieuses, accompagnées de pesanteur d'estomac après le repas, vous m'avez vu employer l'acide chlorhydrique, après avoir eu inutilement recours aux alcalins. Au commencement de son déjeuner et de son dîner, cette femme prenait, chaque jour, trois gouttes d'acide, suivant la méthode que je vous ai indiquée dans nos conférences sur la dyspepsie. Grâce à cette médication, les digestions sont devenues plus faciles. Toutefois, en dépit de l'amélioration qui s'est manifestée dans sa situation, et en raison même de la persistance de la fièvre et des sueurs nocturnes, je n'en porte pas moins le pronostic le plus défavorable. Tôt ou tard cette malade succombera à la phthisie pulmonaire.

Dans le lit voisin du sien, au n° 22, succombait peu de temps auparavant une malheureuse femme qui, elle aussi, était épuisée, depuis deux ans, par une diarrhée des plus rebelles. Mais le flux intestinal était, dans ce cas, tout à fait indépendant des causes auxquelles il se rattachait chez nos deux premières malades.

Celle-ci nous arrivait profondément amaigrie et dans un tel état d'anémie, que la première question que je lui adressai fut pour lui demander si elle n'avait pas eu de pertes utérines très abondantes. La pâleur excessive des téguments, le bruit de souffle dans les vaisseaux légitimaient mes soupçons. Il n'en était rien.

L'absence de fièvre et de sueurs, le bon état des organes respiratoires, nous faisaient rejeter l'idée d'une diathèse tuberculeuse. Les renseignements que nous recueillions nous suffisaient amplement pour nous rendre compte des accidents éprouvés par la malade.

Elle nous racontait, en effet, qu'habitant, il y a deux ans, la Champagne, elle en avait été chassée par la misère; qu'elle était venue, avec son mari et le seul enfant des six qu'elle avait eus, chercher à Paris les moyens de pourvoir à ses premiers besoins. Son attente avait été trompée et au lieu des secours qu'elle espérait, elle n'avait trouvé qu'une misère plus grande encore. Son mari étant tombé malade, ils s'étaient vus réduits à partager entre trois la modique ration de pain que l'assistance du bureau de charité pouvait leur procurer. Cet état de choses durait depuis deux ans, et depuis deux ans, par conséquent, cette malheureuse dépérissait, faute de nourriture suffisante.

La diarrhée était survenue chez elle comme elle survient chez les animaux qui meurent d'inanition.

On aurait pu penser qu'un régime réparateur, qu'une alimentation substantielle viendrait forcément à bout des accidents. Malheureusement, la question était loin de pouvoir être jugée aussi simplement.

Il était arrivé ici ce qui arrive dans toutes les circonstances analogues. Le défaut d'alimentation avait eu pour résulat l'appauvrissement du sang. L'appauvrissement du sang avait entraîné à son tour l'altération des sécrétions gastrique et intestinale, hépatique et pancréatique, et conséquemment la digestion ne pouvait plus s'accomplir qu'imparfaitement, alors même qu'une riche alimentation lui aurait fourni les matériaux les plus parfaits.

Nous nous voyions donc enfermés dans un cercle vicieux. Il nous fallait alimenter la malade, et les aliments, quelque bons qu'ils fussent, allaient devenir cause d'indigestions répétées. Non seulement la diarrhée persistait, mais encore des vomissements suivaient l'ingestion de la plus petite quantité de nourriture. Nous essayâmes de venir en aide à la nature, tantôt en donnant de l'acide chlorhydrique, tantôt avec l'opium, seul ou mélangé aux préparations astringentes; nous administrâmes des ferrugineux, des alcalins; nous épuisâmes, en un mot, un grand nombre de médications. Nos efforts furent inutiles; la fièvre hectique ne tarda pas à s'allumer, et la malade mourait.

A l'autopsie, nous ne trouvions aucune lésion organique appréciable, sauf quelques petites érosions superficielles dans le gros intestin. La rate, le foie, les poumons, n'offraient de notable que la décoloration.

Ceux d'entre vous qui suivent depuis quelque temps la visite n'auront pas oublié l'histoire de cette jeune femme qui est restée si longtemps dans nos salles, et dont l'observation, intéressante à plus d'un titre, a été rapportée par MM. L. Gros et Lancereaux[1]. Je veux parler de cette malade qui, en dernier lieu, était au n° 34 de la salle Saint-Bernard.

Je n'ai point à reproduire ici cette observation dans tous ses détails; je vous rappellerai seulement que la malade était entrée à l'hôpital pour une diarrhée opiniâtre qui persista pendant treize mois, se compliqua de lientérie, de gastralgie, de vomissements, et qui, après avoir résisté à une foule de remèdes, céda enfin au traitement mercuriel.

Ce flux intestinal, dont la cause nous resta longtemps cachée, fut chez cette femme, la première, je dirai même la seule manifestation de la syphilis constitutionnelle, qui ne s'était annoncée, si nous nous en rapportons aux affirmations de la malade, que par un écoulement vaginal verdâtre ayant apparu deux mois auparavant et ayant été accompagné de douleurs vives au moment de l'émission des urines.

1. L. Gros et Lancereaux, *Des affections nerveuses syphilitiques*, Paris, 1861.

Ce qui nous mit sur la voie du diagnostic fut l'apparition de douleurs de tête qui s'exaspéraient notablement pendant la nuit, ce furent surtout des douleurs ostéocopes qui siégeaient dans la continuité des membres; des tumeurs qui se développèrent sur les deux tibias, puis sur le radius droit, et un peu plus tard sur l'humérus gauche, une gomme qui s'ulcéra au mollet droit, donnèrent l'entière confirmation du jugement que nous avions porté.

La diarrhée, dis-je, céda au traitement mercuriel. Toutefois la liqueur de van Swieten que nous essayâmes d'abord pendant douze jours, d'autres préparations hydrargyriques administrées à l'intérieur, ne furent pas supportées; il nous fallut recourir aux bains de sublimé qui calmèrent rapidement tous les accidents; et vingt-trois mois seulement après l'entrée de la malade dans notre service la guérison était complète.

J'ai voulu, messieurs, vous présenter ces faits les uns à côté des autres pour vous montrer, une fois de plus, combien est différente, suivant les cas, au point de vue du diagnostic, du pronostic et du traitement, la signification d'un phénomène qui, considéré isolément, semble identique avec lui-même.

Qu'elle dépende d'un catarrhe intestinal, ou d'une phlegmasie plus profonde, la diarrhée chronique peut être l'expression d'états pathologiques très variés.

Dans nos deux premières observations, le flux intestinal relevait évidemment de la diathèse tuberculeuse. La fièvre et les sueurs nocturnes revenant toutes les vingt-quatre heures, et restant rebelles à tous les moyens employés pour les combattre, m'en avaient fait juger ainsi, et l'autopsie m'avait malheureusement donné raison pour la malade du n° 27. Si, pour la malade du n° 23, la preuve anatomique nous a manqué, la loi posée par le professeur Chomel est trop généralement vraie pour que nous puissions espérer avoir eu affaire ici à une des exceptions excessivement rares que cette loi pourrait comporter.

Retenez donc bien ceci. Quand, principalement chez des adolescents, vous aurez à traiter une diarrhée chronique compliquée de fièvre et de sueurs nocturnes, faites vos réserves. Ne vous attendez pas à en devenir facilement maîtres; ou, s'il vous arrive de la modérer, de la modifier, ne comptez pas sur une amélioration de trop longue durée. Gardez-vous de faire passer dans l'esprit des familles des espérances que vous ne sauriez partager. Le plus souvent, pour ne pas dire toujours, la diathèse tuberculeuse est en jeu; dans un temps plus ou moins rapproché, elle fera explosion et les malades succomberont. Ainsi prévenus, vous ne serez pas exposés à de fâcheux mécomptes. Lorsque vous aurez épuisé tout votre arsenal thérapeutique, vous ne vous étonnerez pas d'avoir vu vos efforts échouer contre un mal incurable de sa nature.

L'exemple de notre malade du n° 34 pourrait être donné comme une de ces exceptions rares à la loi de Chomel, auxquelles je faisais tout à l'heure allusion. Dans les premiers temps du séjour de cette jeune femme à l'hôpital, notre attention fut éveillée par l'existence d'une fièvre intermittente à type quotidien, qui nous donna à penser que la diarrhée pourrait bien être sous la dépendance d'une diathèse tuberculeuse. Avec quelque soin que nous examinassions chaque jour la poitrine, nous ne trouvions aucun signe d'induration pulmonaire; il n'y avait ni toux, ni expectoration. La fièvre revêtit d'ailleurs bientôt le type tierce franchement accusé, et cela seul nous permettait d'exclure l'idée de la tuberculisation; les accidents qui se déclarèrent plus tard dissipèrent tous nos doutes, et dès lors nous pouvions espérer venir à bout de cette diarrhée symptomatique d'une maladie contre laquelle la médecine a habituellement une si grande action. Les préparations mercurielles remplirent l'indication, comme les préparations sulfureuses, comme les préparations arsenicales l'auraient remplie si nous nous étions trouvés en présence d'un flux intestinal lié à l'existence d'une diathèse herpétique.

A propos de la spécificité de la diarrhée chronique et de la spécificité corrélative du traitement à lui opposer victorieusement, M. J. Simon, médecin de l'hôpital des Enfants, a publié un très bon travail [1], où l'on voit une diarrhée datant de vingt ans, qui avait résisté à toute espèce de traitement dirigé contre la seule diarrhée, et menaçait enfin de faire succomber le malade, guérir avec une excessive rapidité par l'emploi du sulfate de quinine. Il s'agissait d'une diarrhée, d'origine palustre, origine que M. J. Simon avait su découvrir, malgré la non-coexistence de la fièvre intermittente. La diarrhée cessa complètement quatre jours après l'administration de la quinine qui fut donnée à la dose de 50 centigrammes par jour, la malade étant à toute extrémité. Dans ce cas, il y avait des « moments d'abattement quotidiens revenant le soir, la nuit d'une manière irrégulière et s'accompagnant de flux diarrhéiques. » La rate et le foie étaient très volumineux. Il y eut, de temps à autre, quelques rechutes qui, toutes, furent guéries rapidement par la quinine. Dans trois autres cas, dont l'un encore appartient à M. J. Simon et dont les deux autres sont empruntés à la pratique de MM. Lasègue et Ferrand, qui s'étaient inspirés de l'exemple de M. Simon, le sulfate de quinine guérit également avec une merveilleuse rapidité des diarrhées chroniques datant de douze mois, cinq mois et neuf mois, et où l'origine palustre n'était pas douteuse.

Dans le même travail on trouve la curieuse observation d'un malade atteint de diarrhée chronique des pays chauds, datant de huit mois, diarrhée qui résista au sulfate de quinine pour guérir par l'opium à dose

1. J. Simon, *Notes pour servir à l'histoire de quelques diarrhées syphilitiques* (*Archives de médecine*, 1870).

presque toxique (de 20 à 25 centigrammes d'extrait d'opium chez un homme qui semblait moribond). Afin d'obtenir la tolérance, M. J. Simon n'arriva à cette dose que graduellement, et donnait simultanément le café noir. Il y eut des accidents d'intoxication tels que collapsus, sommeil comme léthargique, extrême petitesse de la pupille, pouls filiforme ; puis sueurs profuses et démangeaisons intolérables. La guérison eut lieu à la suite de ces accidents, et ne s'est jamais démentie.

La diarrhée chronique dont était tourmentée la malade du n° 23 étant indépendante de toute espèce de diathèse, nous aurions pu encore espérer de la guérir, si nous n'avions eu affaire à des accidents datant de deux ans, à une constitution profondément délabrée qui ne réagissait sous l'influence d'aucun des modificateurs diététiques ou médicamenteux que nous essayâmes. Par le fait de l'alimentation insuffisante à laquelle elle était réduite depuis si longtemps, cette malheureuse femme se trouvait dans les conditions des animaux qui succombent à l'inanition. Le sang étant privé de ses matériaux réparateurs, les sécrétions intestinales étaient viciées, les facultés digestives épuisées, nous ne pouvions même pas compter ici sur une médication qui, dans des circonstances analogues, c'est-à-dire dans les diarrhées chroniques ne se rattachant à aucune lésion organique, dans celles, par exemple, qui surviennent pendant la convalescence de maladies graves et de longue durée, est d'une incontestable utilité.

Cette médication consiste à nourrir les individus avec de la viande crue hachée.

A propos de la diarrhée des enfants à l'époque du sevrage, je reviendrai avec plus de détails sur ce mode de traitement, qui peut paraître singulier à ceux d'entre vous qui ne me l'ont pas vu employer.

Il y a quinze ou vingt ans, j'étais mandé en consultation auprès d'une jeune dame, âgée de vingt-trois à vingt-quatre ans, et qui, depuis six mois, était affectée d'une diarrhée incoercible. Nous étions quatre médecins appelés dans cette circonstance. Après un examen attentif, un interrogatoire des plus minutieux, nous entrâmes en conférence. Dans quelles conditions cette diarrhée était-elle survenue, je ne saurais aujourd'hui le dire ; ce que je sais, c'est que le flux intestinal durant depuis si longtemps nous faisait redouter l'existence d'une diathèse tuberculeuse. Cependant l'aspect général de la malade, ses antécédents, l'absence de fièvre et de tout autre phénomène caractéristique de la phthisie nous firent rejeter l'idée d'une tuberculisation et nous rattacher à celle d'une affection locale, d'une irritation chronique de la membrane muqueuse intestinale. Toutes les médications conseillées en pareil cas avaient été mises en réquisition, et toutes avaient complètement échoué.

Lorsque chacun de mes confrères eut donné son avis sur le traitement à suivre, j'exprimai le mien. A mon sens, la pharmaceutique avait dit son dernier mot, désormais elle ne pouvait plus être d'aucune utilité ; bien plus, je regardais son intervention comme fâcheuse. Il fallait s'en tenir au régime. Mes confrères me répliquèrent que ce régime avait été varié de toutes les façons, sans que le mal eût été en rien modifié; et, à cette heure, la malade avait un grand dégoût pour toute espèce d'aliments; son estomac n'en supportait aucun et le rejetait aussitôt. Je proposai alors l'emploi de la viande crue. Ma proposition fut accueillie par des rires de doute, je ne m'en effrayai pas; persistant dans mon opinion, je rappelai un fait où ce traitement m'avait merveilleusement réussi, et je priai d'en essayer. Le médecin ordinaire de la famille, sans croire plus que les deux autres au succès que j'espérais obtenir, consentit à tenter l'expérience. Il s'agissait maintenant de faire accepter la médication à la malade, ce qui paraissait devoir être assez difficile.

Combien peu de personnes, en effet, se feront d'emblée à l'idée d'une pareille nourriture, bien qu'en vérité, et à tout prendre, l'habitude seule soit cause de la répugnance ! Quelle différence y a-t-il, en y réfléchissant, entre la chair cuite et la chair crue? Quoi qu'il en soit, l'habitude est là, et cette seconde nature est difficile à changer.

Je me rendis donc auprès de notre malade, et je lui demandai s'il lui répugnerait de manger du filet de bœuf, du filet de bœuf *peu cuit*. Elle me répondit qu'elle le prendrait volontiers. Je donnai alors mes instructions à la cuisinière, et lui recommandai de ne faire que présenter la viande devant un feu très vif en l'y laissant au plus quelques minutes, juste le temps de la saisir, suivant l'expression consacrée, de manière que la couche superficielle fût seule cuite, l'intérieur du morceau restant tout à fait cru. Avant de servir ce filet à la malade, on devait encore en détacher la partie la plus cuite et couper le reste en petits morceaux. Cela fut fait comme je l'avais prescrit, et dès le premier jour, la jeune dame mangea deux tranches de cette viande crue, qu'elle digéra parfaitement. Le lendemain elle en mangea trois tranches, puis quatre, et elle finit par en prendre une assez forte portion. Deux semaines ne s'étaient pas écoulées que la diarrhée avait cessé, et que le rétablissement était complet; car le grand avantage de cette médication est de reconstituer tout de suite la masse du sang, de remettre celui-ci dans des conditions nouvelles telles qu'il va suffire à toutes les fonctions. La guérison se maintint définitivement.

Mon stratagème avait réussi au gré de mes désirs. Quand ce stratagème me fait défaut, il en est un auquel j'ai habituellement recours. Je donne la viande crue, préparée sous une forme que je décore du nom de *conserve de Damas*[1]. Pourquoi ce nom? Je serais fort empêché de le dire; il m'est venu le premier à l'esprit et je l'ai adopté. Cette conserve de

1. Reveil, *Formulaire raisonné des médicaments nouveaux et des médications nouvelles*, 2e édition, Paris, 1865, p. 69.

Damas n'est rien autre chose que de la viande réduite en pulpe et mélangée avec de la confiture de groseilles ou de la conserve de roses. En la perscrivant, j'ai grand soin d'avertir le pharmacien de ce que j'entends par là ; car, bien entendu, ces médicaments n'entrent guère dans les pharmacopées. A une personne qui n'est pas prévenue, il serait impossible de reconnaître la préparation qui, ainsi déguisée, est généralement prise sans répugnance.

Il semble extraordinaire que des estomacs, que des intestins jusqu'alors incapables de supporter, de digérer des aliments, même les plus légers, s'accommodent aussi vite d'une nourriture aussi forte. Rappelez-vous, à ce sujet, ce que je vous ai dit en vous parlant des dyspepsies [1].

Lorsqu'un individu se plaint à nous de troubles digestifs, notre première idée est de le mettre à un régime d'alimenis réputés faciles à digérer. Qu'arrive-t-il en certains cas? Ces aliments faciles à digérer pour d'autres ne le sont pas pour celui auquel on les prescrit, et comme il ne peut pas les supporter, on en conclut naturellement que la diète doit être encore plus sévère. Cependant le malade s'affaiblit, les accidents qu'il éprouvait, la dyspepsie augmentent, la diarrhée persiste; toutes les conséquences de l'inanition surviennent, le sang s'appauvrit, les sécrétions de l'appareil digestif s'altèrent, et pour éviter un mal on tombe dans un pire.

Il y a dix ans, un médecin fort occupé de Paris, homme d'un grand savoir et travaillant beaucoup, fut pris de dyspepsie. Sous l'influence d'un coup de froid, il avait éprouvé des accidents gastriques, qu'il combattit d'abord avec succès, en se tenant à une diète modérée. Quand il voulut reprendre son régime habituel, il éprouva des douleurs qui l'engagèrent à le diminuer; il se contenta de se nourir de bouillon et de lait coupé. Bientôt il tomba dans un état de débilité considérable, la fièvre s'alluma et les vomissements survinrent. Chomel, qu'il fit appeler, pensa à un carcinome de l'estomac, tout en n'en trouvant pas les signes matériels, et maintient le malade au régime qu'il avait adopté. Consulté à mon tour, je fus de l'avis de Chomel, quoique je ne constatasse pas plus que lui les symptômes caractéristiques du cancer. Cependant, ayant eu de nouveaux renseignements sur les faits antérieurs, il me sembla qu'on pourrait, avec quelque apparence de raison, attribuer à l'inanition les accidents éprouvés par le malade, et je crus qu'il serait par conséquent opportun de recourir à un régime plus substantiel. J'engageai mon malheureux confrère à prendre un potage; il le fit par obéissance, mais le lendemain, comme ses douleurs avaient été plus vives, il était découragé et, ne se faisait pas d'illusion sur le sort qui lui semblait réservé, il se résignait à la mort. J'essayai de lui rendre l'espoir et je le priai de per-

1. Voyez tome III, p. 45.

sévérer dans la voie où je voulais l'engager. « Vous avez, lui dis-je, la triste conviction d'être perdu sans ressources ; puisque rien de pire n'est à redouter, fiez-vous à moi et laissez-vous faire. Je vous le demande en grâce, mangez, et dès aujourd'hui prenez une aile de perdreau que l'on aura soin de faire à peine cuire. » Il se rend à ma prière, ne comptant pas sur le bien que je lui promettais. A son grand étonnement, trois heures après ce repas, la digestion était faite, et il se trouvait réconforté. Le lendemain il doubla la portion d'aliments et mangea deux ailes de perdreau. Le lendemain il sentit ses forces revenir. Il commençait à ne plus se désespérer, à rejeter l'idée du cancer et à envisager sa maladie à ma manière.

La guérison ne se fit pas attendre. Elle fut complète et se maintient parfaite, à ce point qu'aujourd'hui cet honorable confrère, qui a repris sa belle santé d'autrefois, peut se livrer à l'exercice de son art dont il s'acquitte avec le plus grand talent et un admirable dévouement.

Cela vous prouve, messieurs, et c'est là que je voulais en venir, la difficulté, l'impossibilité même de savoir *a priori*, en maintes circonstances, quel est le régime qui convient le mieux aux malades. Dans un grand nombre de cas, tels digéreront la viande de porc, le jambon de Mayence, d'York ou de Westphalie, qui ne pouvaient supporter une panade légère. Le pourquoi de ces différences singulières, ne me le demandez pas, car nous ne connaissons rien des idiosyncrasies, des aptitudes digestives particulières. Quoi qu'il en soit, le médecin ne peut avoir de règles fixes quand il s'agit de prescrire un régime aux individus affectés de troubles des voies digestives; il doit tâtonner, et ses essais sont sans danger, car, prudemment dirigés, ils n'auront aucun inconvénient.

Il est cependant une loi importante qu'on ne saurait oublier, c'est la nécessité de varier l'alimentation. Si l'on insiste trop longtemps, au delà de cinq à six jours, sur l'usage du même aliment, le malade s'en dégoûte, son estomac s'en fatigue, et les accidents reparaissent. On juge alors mauvais le traitement que l'on a institué, et l'on abandonne la direction qu'on avait prise pour tomber dans l'ornière d'où l'on était sorti.

Dans certaines diarrhées chroniques apyrétiques, la viande crue hachée, je le répète, m'a rendu de réels services.

Souvent, à elle seule, elle suffit pour faire cesser les accidents, mais souvent aussi il est nécessaire de recourir concurremment aux agents de la matière médicale.

Suivant les circonstances, il faut donner avant le repas tantôt de très petites doses de laudanum, tantôt les alcalins, d'autres fois les amers, les toniques, et en première ligne la noix vomique ou ses succédanés. Dans d'autres cas, enfin, les préparations martiales seront indiquées : c'est lorsque la diarrhée se complique d'une anémie considérable, que cette anémie soit la conséquence du flux intestinal exagéré, que celui-ci dépende au contraire de l'appauvrissemen du sang et de la faiblesse qui lui est consécutive, ainsi que cela s'observe encore assez souvent chez les jeunes sujets.

Dans ce cas, indépendamment de la décoloration caractéristique du tégument, de l'amaigrissement notable, qui accompagnent la diarrhée, vous verrez quelquefois des exsudations sanguines se faire dans le tissu cellulaire sous-cutané, vous trouverez des taches ecchymotiques plus ou moins larges disséminées en plus ou moins grand nombre sur la surface du corps; mais ce que vous verrez très fréquemment, quoi qu'on en ait dit, ce sera un œdème occupant les extrémités inférieures et même une anasarque plus générale, sans qu'il y ait d'ailleurs aucune complication d'albuminurie.

Le quinquina, les amers, et surtout les ferrugineux, aideront puissamment l'action d'un régime tonique. Lorsque le fer ne peut être supporté à l'intérieur, et cela n'est pas rare, vous le prescrivez sous forme de bains, dans lesquels vous ferez dissoudre 500 grammes de sulfate de fer.

Dans ces diarrhées chroniques rebelles, vous retirerez encore de grands bénéfices de l'hydrothérapie, de certaines eaux minérales naturelles, mais particulièrement des bains de mer, surtout de l'hydrothérapie maritime.

Je ne veux pas terminer ce que j'ai à dire du traitement de la diarrhée chronique, sans vous dire deux mots de l'influence heureuse des purgatifs salins. Combien de fois ne m'avez-vous pas vu insister avec une sorte d'opiniâtreté sur l'empoi du sel de Glauber, par exemple. Ici, messieurs, la méthode a une grande importance.

Je commence par 10 grammes seulement de sel dissous dans une très-petite quantité d'eau, et je recommande de ne pas donner ensuite à boire aux malades. Le lendemain je n'en donne plus que 5 grammes; et chaque jour pendant une, deux semaines, je reviens à cette dose. Si, comme il arrive le plus souvent, la diarrhée cesse, je n'administre plus le remède que de deux jours l'un, toujours le matin à jeun. Si les malades éprouvent une répugnance trop grande à prendre le sel dissous dans de l'eau, on l'enferme dans une feuille de pain à cacheter.

La rhubarbe, à très petites doses, 10, 15 centigrammes, données le matin à jeun, rend quelquefois de grands services.

Enfin je vous recommanderai une association de remèdes que vous me voyez bien souvent prescrire dans nos salles. Je fais faire des pilules contenant chacune 2 centigrammes d'ipécacuanha, 1 demi-centigramme de calomel, 1 demi-centigramme d'extrait d'opium, et j'en donne une matin et soir pendant cinq jours; puis je reviens aux purgatifs salins ou à la rhubarbe, puis encore aux pilules dont je viens de donner la formule, et je continue ainsi pendant un, deux, trois mois, en interrompant le traitement de temps en temps et en faisant une grande attention au régime des malades.

LXXIII. — CHOLÉRA INFANTILE. — DIARRHÉE DES ENFANTS.

Le choléra infantile diffère du choléra morbus asiatique. — Conditions dans lesquelles il se développe; influence de la constitution saisonnière (maladie d'été). — Chez les enfants, il survient surtout à l'époque du sevrage. — Ses symptômes. — Son pronostic. — Son traitement. Traitement par la viande crue de la diarrhée des enfants à l'époque du sevrage.

Messieurs,

Il y a quelques jours, au moment où nous entrions dans les grandes chaleurs de l'année, je vous avertissais que probablement nous ne serions pas longtemps sans avoir des cas de ce que nous appelons en France le *choléra infantile*, de ce que les médecins américains ont décrit sous le nom de *summer disease* « *maladie d'été* ». Mes prévisions ne se sont que trop réalisées. Avant-hier, un enfant, au n° 13 de notre salle des nourrices, succombait aux accidents dont il avait été pris peu de temps auparavant.

Si j'accepte la dénomination de *choléra infantile*, c'est qu'elle est, chez nous, consacrée par l'usage et que je suis ennemi de tout néologisme inutile, dès que l'on s'entend sur la signification attribuée aux mots. Autrement le titre de *maladie d'été* conviendrait, à mon avis, beaucoup mieux à la maladie dont je vais aujourd'hui vous entretenir.

Ce choléra infantile, en effet, diffère essentiellement du cholera-morbus asiastique, lequel n'épargne d'ailleurs pas les enfants en bas âge.

L'influence saisonnière qui, en Amérique, lui a valu la dénomination de *maladie d'été*, paraît être la cause principale qui, en dehors de l'individu, agisse sur sa production. De tout temps, on l'a observée; chaque année, dans la saison chaude, elle se montre dans tous les pays.

Le choléra-morbus, qui n'a fait son apparition en Europe que depuis moins d'un demi-siècle, n'est revenu qu'à certaines époques, sans acception de saison, et, tout en ravageant un grand nombre de localités, ne s'est abattu sur elles que successivement, à la façon des maladies épidémiques, et non sur toutes à la fois, sa cause nous restant toujours inconnue jusqu'ici.

Sous ces rapports déjà, les deux maladies présentent des différences saisissantes; elle ne diffère pas moins quand on compare le tableau des symptômes qui les caractérisent l'une et l'autre.

Aussi bien chez les enfants que chez les adultes, le choléra-morbus asiatique a des allures particulières que nous savons tous distinguer de celles du choléra *nostras* [1]. Sans doute, ils ont l'un et l'autre un certain nombre de symptômes communs qui, lorsqu'on les considère isolément, peuvent rendre la confusion possible; mais, dans l'aspect du malade, dans l'apparence des tissus, dans les modifications éprouvées par la température de la peau, dans l'ensemble des phénomènes généraux, dans leur marche, et surtout dans leur gravité, il y a quelque chose de spécial qui permet de les reconnaître.

Il en est de ces deux maladies comparées entre elles comme de beaucoup d'autres. Il en est d'elle comme de la grippe comparée à la bronchite, au simple rhume; comme de la dysenterie comparée à la colite aiguë. Au milieu des analogies que ces affections présentent, il est des dissemblances plus grandes encore, et telles qu'il est impossible de les méconnaître. Ces dissemblances, si bien tranchées, si bien définies, c'est la spécificité qui les leur imprime.

Pour ne pas quitter les exemples que j'ai pris, la bronchite simple est, d'ordinaire du moins, une affection bénigne, passagère; mais lorsque cette bronchite, survenue sous l'influence d'une cause qui nous échappe, règne épidémiquement, lorsque c'est la grippe, elle revêt un caractère tout autre de gravité et de ténacité. Qui ne sait combien, dans ce dernier cas, l'intensité du mal, l'exagération du mouvement fébrile, des douleurs de gorge et de poitrine, le sentiment de courbature, combien, en un mot, tous les accidents généraux et la faiblesse consécutive ressemblent peu à ce que nous observons dans la bronchite même la plus violente?

Les observations analogues s'appliquent à la colite aiguë sporadique et à la colite épidémique, qui prend alors le nom de dysenterie. Pour l'une et pour l'autre la lésion caractéristique siège dans le gros intestin; dans l'une et dans l'autre, il y a des garde-robes constituées par des sécrétions glaireuses et sanglantes. Mais, dans la colite, les troubles intestinaux sont passagers, les douleurs, le ténesme qui les accompagnent sont peu considérables; la réaction fébrile est modérée, et l'ensemble de l'économie se maintient bien, quels que soient les symptômes locaux. Dans la dysenterie, si la gravité de l'inflammation locale, généralement portée à un plus haut degré arrivant jusqu'à produire la mortification plus ou moins partielle des parties qu'elle a frappées, peut nous rendre compte, jusqu'à un certain point, de la gravité des symptômes généraux, il n'est pas rare non plus que ceux-ci prennent des allures bien autrement redoutables que celle de la colite aiguë sporadique, alors même que les lésions locales ne sont pas encore suffisantes pour expliquer la perturbation profonde de tout le système.

1. Voyez *Nouveau Dictionnaire de médecine et de chirurgie pratiques*, Paris, 1857, t. VII : article CHOLÉRA ASIATIQUE, par Desnos; article CHOLÉRA NOSTRAS, par Gombault, et article CHOLÉRA INFANTILE, par Paul Lorain.

En définitive, si la grippe ou la dysenterie sont des inflammations, ces inflammations appartiennent bien au même genre nosologique, l'une au genre bronchite, l'autre au genre colite; mais cette bronchite et cette colite épidémiques sont, dans le genre, des espèces à part, différant autant de la bronchite simple, de la coqueluche, du catarrhe des gros intestins ou de la colite aiguë, qu'en histoire naturelle, une espèce végétale ou animale diffère d'une autre espèce de la même famille et du même genre.

Relativement au choléra, lorsqu'on lit la description que Sydenham nous a laissée de la maladie qu'il observait et celle qu'on trouve dans les auteurs du commencement de ce siècle, lorsqu'on se remet en mémoire les symptômes qu'elle présentait chez les individus qui en étaient atteints avant l'épidémie de 1832, on s'accorde à reconnaître combien ces symptômes diffèrent de ceux du choléra-morbus asiatique qui, pour la première fois, dans l'année que je viens de rappeler, sévit si cruellement sur Paris, et qui, depuis, réapparaissant à diverses époques, a exercé ses ravages sur un grand nombre de nos départements et sur le monde entier. Je vous ai tout à l'heure esquissé ces différences à grands traits, et j'ai hâte d'arriver au point qui doit nous occuper spécialement, c'est-à-dire au choléra infantile.

C'est au moment du sevrage que les enfants y sont le plus sujets.

Il ne se passe pas un jour qu'au lit du malade, dans notre salle de nourrices, je n'appelle votre attention sur ce fait d'une importance si capitale, que c'est à l'époque du sevrage que les enfants sont le plus exposés à éprouver des troubles graves du côté des voies digestives. Pendant l'allaitement, tant qu'ils restent soumis à l'alimentation naturelle et normale que leur nourrice leur fournit, ils ont généralement peu à redouter ces accidents; mais quand on les sèvre mal à propos, alors même qu'ils sont arrivés à l'âge de quatorze, quinze ou seize mois, quand on les prive tout à coup du lait maternel sans suivre certaines règles indispensables que je vous indiquerai, ces enfants ayant, pour ainsi dire, à chaque instant, des indigestions, prennent de la diarrhée, et cette diarrhée devient à son tour, dans des circonstances données, l'occasion du développement du choléra infantile.

e temaladie éclate habituellement d'une manière soudaine et s'annonce par les symptômes dont je vais vous tracer rapidement le tableau.

La physionomie de l'enfant change tout à coup. En voyant le malade, vous êtes tout de suite frappé de l'excavation profonde des yeux, dont les paupières inférieures sont cernées d'un cercle bleuâtre. Vous le trouvez poussant des cris incessants, souvent étouffés, car le timbre de la voix est altéré, comme il l'est dans le choléra asiatique, à un moindre degré, il est vrai; la peau s'est refroidie. Ce sont là des phénomènes qui, survenant brusquement, ont effrayé à juste titre la famille, qui, la veille encore, et même un moment avant qu'ils apparussent, s'alarmait peu de la diarrhée,

Les *vomissements*, de nuls ou rares, sont devenus excessivement fréquents. Le petit malade rejette toutes les boissons qu'on essaye de lui faire prendre. Cependant il est tourmenté d'une soif vive, qu'il accuse par ses cris, par son impatience, par le mouvement de ses lèvres, qu'il ouvre alternativement comme pour humer un air plus frais. Lorsqu'on approche de sa bouche une cuiller ou un verre, il soulève sa tète, quelque faible qu'il soit, et se précipite avec une véritable voracité pour avaler le liquide qu'on lui présente.

Les vomissements sont bilieux, verdâtres. Les *garde-robes* ne sont plus lientériques, mais elles sont constituées par une sérosité verdâtre dans laquelle nagent encore quelquefois des matières ressemblant à des hachures d'épinards ou d'oseille, que l'on retrouve déposées sur les langes; en d'autres cas, les selles, extrêmement liquides, ont la couleur d'une eau légèrement teintée par du jaune d'œuf. Toujours absolument séreuses, elles n'ont jamais cette apparence d'eau de riz, d'eau panée, qui caractérise les garde-robes dans le choléra-morbus asiatique.

Le ventre est ordinairement profondément excavé; la peau qui le recouvre est molle, flasque, et quand on la presse entre les doigts elle conserve pendant plusieurs minutes le pli qu'on y a fait. Ce défaut de tonicité se retrouve, d'ailleurs, sur toute la surface du tégument externe, aussi bien sur les membres que sur le tronc.

Cependant à l'excavation de l'abdomen succède quelquefois la tympanite; mais ce ballonnement, phénomène fâcheux, ne se prononce jamais plus que dans la période suivante de la maladie. Le pouls devient d'une fréquence extrême, l'abaissement de la température augmente; les extrémités, le nez, le menton, la langue, se refroidissent comme dans le choléra-morbus asiatique, toutefois avec cette différence que, dans le choléra infantile, il y a peu de cyanose, et rarement une sueur visqueuse. La peau reste au contraire sèche, et les ongles seuls prennent une coloration bleuâtre. La face est plombée, mais non comme elle l'est dans le choléra-morbus; les traits sont notablement tirés et affaissés.

Il est malheureusement trop fréquent que la mort arrive dans cette première période, et rapidement après l'invasion du mal. Lorsque l'enfant résiste d'autres phénomènes se manifestent. Les vomissements semblent augmenter encore de fréquence, en même temps que, dans un grand nombre de cas, la diarrhée s'arrête. Alors aussi le ballonnement du ventre, dont je vous parlais il y a un instant, devient considérable.

Au refroidissement de tout à l'heure succède une élévation notable de la température de la peau, et en même temps celle-ci reprend sa tonicité de telle sorte que les plis qu'on y fait en la pinçant ne persistent plus. La langue rougit et se sèche, les yeux s'injectent.

Le choléra infantile commence alors à entrer dans une nouvelle période, la *période typhique*, analogue à la période typhique du choléra-morbus asiatique, mais caractérisée par des symptômes particuliers, très différents de ceux que l'on observe dans celui-ci.

Quelquefois les vomissements cessent, et simultanément les garde-robes diarrhéiques reparaissent. Elles ont une coloration bilieuse plus ou moins foncée ; elles sont quelquefois glaireuses, sanguinolentes et même elles peuvent être purulentes, rappelant tout à fait celles de la dyssenterie épidémique. Alors le ballonnement du ventre diminue un peu sans disparaître complètement.

Au moment où ces accidents fébriles se manifestent, l'enfant tombe dans la stupeur. Cette stupeur, ces yeux injectés et renversés sous la paupière supérieure, lui donnent l'apparence d'un individu atteint de fièvre cérébrale ; cette apparence est d'autant plus trompeuse que le malade pousse de temps en temps ce cri plaintif qui rappelle le cri hydrocéphalique, et que l'on peut produire la tache cérébrale comme dans l'encéphalo-méningite.

J'ai dit que le choléra infantile emportait quelquefois les enfants en très peu de temps. Il est rare que sa période algide dure au delà de vingt-quatre ou trente-six heures sans amener cette terminaison fatale.

Quand les évacuations diminuent sensiblement, la vie se prolonge et la période typhique peut durer trois, quatre, cinq, six, sept, huit jours même.

Quelque grave que soit le *pronostic* de cette maladie qui fait chaque année un grand nombre de victimes, nous pouvons cependant, lorsque l'enfant peut être remis dans des conditions hygiéniques favorables, espérer la guérison, en luttant avec les moyens de *traitement* qu'il me reste à vous indiquer.

Avant toute chose, il importe de prescrire la *diète*, une diète absolue : il faut recommander de ne donner à l'enfant que des *boissons féculentes*, de la tisane faite avec de la décoction d'orge ou de riz, de l'*eau albumineuse* qui s'obtient en délayant quatre blancs d'œufs frais dans un litre d'eau : on sucre à volonté et l'on aromatise avec de l'eau de fleur d'oranger.

Une médication que je regarde comme la plus puissante contre le choléra infantile, dans sa première période, c'est le *bain sinapisé*. Dans un bain de 25 litres, on met 50 grammes de farine de moutarde délayée en bouillie avec de l'eau froide et renfermée dans un nouet de linge, dans un torchon, comme cela se fait pour le bain de son. En exprimant ce nouet, on obtient ainsi une eau fortement sinapisée. Je dis que la bouillie doit être faite avec de l'eau froide ; en se servant d'eau chaude, loin de favoriser le développement de l'huile essentielle, qui constitue le principe actif de la moutarde, on empêcherait sa production. Il en serait de même si l'on employait du vinaigre sous prétexte d'augmenter la force du sinapisme.

Le petit malade est plongé dans ce bain pendant douze ou quinze minutes, le temps d'obtenir une réaction suffisante, qui n'arrive que lentement, en raison de l'état de la peau. Puis on l'enveloppe dans des linges bien secs, et cette médication est répétée deux, trois et quatre fois dans le courant de la journée. On aura la mesure du temps que doit durer le bain, par ce qu'éprouve la personne qui maintient l'enfant dans l'eau. La nourrice sera avertie de cesser l'immersion lorsqu'elle-même éprouvera une vive cuisson sur la peau des bras plongés dans le bain.

Messieurs, à propos de ce bain sinapisé, je veux incidemment appeler votre attention sur les singuliers effets dont plusieurs fois vous avez été témoins chez des femmes de notre salle Saint-Bernard, auxquelles je l'ai prescrit en maintes circonstances, et dans des cas très différents dont j'aurai probablement un jour à vous parler.

Vous avez sans doute été surpris, comme je l'ai été moi-même, d'entendre ces malades se plaindre d'éprouver, quelques minutes après être restées plongées dans cette eau sinapisée, une sensation horriblement pénible de froid glacial. Il leur semblait, disaient-elles, qu'elles étaient dans une eau dont on aurait cassé la glace, et, pour vous rappeler la comparaison qu'elles employaient, elles étaient *coupées* par le froid. Lorsque nous assistions à leur bain, nous les voyions grelotter; leur peau, qui se couvrait d'une rougeur très intense, prenait l'aspect de ce que l'on désigne vulgairement sous le nom de *chair de poule*. Cette sensation de froid était telle, que quelques-unes de nos femmes demandaient à être retirées de l'eau avant le temps prescrit, et leur frissonnement persistait encore quelques minutes, une fois qu'elles étaient remises dans leur lit, bien enveloppées dans des couvertures de laine. Cependant la réaction ne tardait pas à s'établir, et au froid glacial succédait une élévation notable de la température.

Cela dit, je reviens au traitement du choléra infantile. Le bain sinapisé, dans la première période, est, je le répète, une des médications, peut-être même la médication la plus puissante que je connaisse.

Concurremment vous en emploierez d'autres. En premier lieu, l'*ipécacuanha* donné, bien entendu, à faibles doses, 30, 40 centigrammes administrés en deux, en trois prises chez un enfant entre un et deux ans. Vous retrouverez là, messieurs, une nouvelle application de la méthode substitutive dont je vous ai déjà signalé les bons effets dans les affections des voies digestives.

Puis viennent les stimulants diffusibles : l'*éther* sous forme de sirop, la préparation la plus commode à administrer. On le donne par cuillerées à dessert, toutes les heures, toutes les demi-heures, et comme, en définitive, le sirop ne contient qu'une assez faible portion d'éther, vous pouvez, sans inconvénient, en faire prendre jusqu'à 100, 150 et 200 grammes, dans les vingt-quatre heures.

Simultanément vos prescrivez les eaux distillées de menthe et de mélisse ; pour tisane de l'eau panée, la décoction blanche de Sydenham, et mieux encore l'eau albumineuse.

Dans cette période algide du choléra infantile, de même que les vomitifs, les *purgatifs* peuvent aussi trouver leur indication. Celui que je préfère à tous est l'*hydrargyrum cum creta*, remède fort en usage de l'autre côté du détroit, trop peu employé en France, et dont je vous ai précédemment parlé. Ce mercure éteint dans la craie, administré à faibles doses, 5 à 10 centigrammes (un à deux grains), fait ordinairement cesser les vomissements, modifie les garde-robes et les rend plus abondantes.

Mais à côté de ces médicaments utiles, il en est un d'autant plus dangereux qu'on est tenté d'en faire un plus grand abus, c'est l'*opium*. Je vous ai déjà dit mon opinion à son égard, je ne saurais trop m'élever contre cet agent; je le répète, je ne connais pas de remède plus désastreux, je n'en connais point non plus qui soit plus fréquemment et plus imprudemment employé.

Je le vois prescrire souvent à de telles doses que, si le malade n'en rejetait pas la plus grande partie, il serait infailliblement empoisonné. Rappelez-vous ce que je vous disais dans une de nos précédentes conférences : une seule goutte de laudanum, c'est-à-dire un trente-deuxième de grain d'opium, suffit pour jeter un enfant d'un an dans une stupeur qui dure quelquefois quarante-huit heures; et cependant on ne craint pas d'en prescrire 5, 6, 7, 8 gouttes, soit en potion, soit en lavement. On donne l'opium sous forme de sirop, on en donne une demi-once, c'est-à-dire un demi-grain d'extrait gommeux; ou bien, si l'on n'ose pas donner le sirop d'opium, on ne craint pas de donner le sirop de pavot blanc, qui, pour 30 grammes, renferme 30 centigrammes (6 grains) d'extrait de pavot indigène, et ces 30 centigrammes d'extrait de pavot, que l'on est porté à considérer comme très inoffensifs, ont, dans beaucoup de circonstances, une action plus énergique que 5 centigrammes d'extrait d'opium de Smyrne ou de Constantinople ; on conseille encore le sirop de lactucarium, qui n'agit que par l'opium qu'il contient en quantités assez notables.

Ce qui est peut-être encore plus dangereux, ce sont les lavements avec la *décoction de têtes de pavot*. Cette préparation, que beaucaup croient fort innocente, et que chaque jour, dans le monde, on emploie chez les enfants même très jeunes, sans demander d'avis aux médecins, cette préparation est des plus infidèles, les quantités et principes actifs narcotiques contenus dans une tête de pavot étant excessivement variables. Il n'y a pas d'années où nous n'ayons à enregistrer des accidents causés par l'emploi inopportun de ce médicament.

La meilleure méthode, la seule à mon avis, d'administrer l'opium, alors surtout qu'il s'agit d'un enfant, est de le donner sous forme de laudanum de Sydenham, remède facile à doser. On commence par un quart de goutte, par une demi-goutte, en augmentant progressivement, suivant qu'on a tâté la susceptibilité individuelle du malade. On marche ainsi en connaissance de cause, en toute sécurité.

C'est là une règle absolue dont on ne doit pas se départir. Je vous l'ai maintes fois formulée, et si j'y insiste aujourd'hui, c'est que son importance est telle qu'on ne saurait trop la proclamer.

Dans le cas particulier dont nous nous occupons, dans le choléra infantile, l'opium, sous n'importe quelle forme, doit être rigoureusement proscrit. Si, dans quelques cas, il suspend les vomissements, il amène trop rapidement aussi la période typhoïde, et celle-ci est d'autant plus redoutable, qu'elle arrive plus près du début de la maladie, absolument comme dans le choléra asiatique.

Bains de moutarde, vomitifs, stimulants diffusibles, purgatifs mercuriels, tels sont donc les moyens de traitement à opposer au choléra infantile, dans la période algide. Grâce à ces moyens, on obtient de véritables succès ; et lorsqu'on n'arrête pas les progrès du mal, du moins prolonge-t-on la vie du malade, et lui permet-on d'arriver lentement et sans encombre à la seconde période pendant laquelle on voit alors s'augmenter les chances de guérison.

Dans cette seconde période, les indications sont de continuer les boissons albumineuses ou féculentes, et de recourir aux laxatifs légers, aux sels neutres, principalement au calomel à doses fractionnées.

Puis, quand les vomissements ont cessé, que la diarrhée s'est franchement établie, on administre la craie lavée, le sous-nitrate de bismuth, l'eau de chaux.

Pour modérer les accidents nerveux, les bains frais sont d'une grande utilité.

Lorsque la diarrhrée persiste, on a recours au nitrate d'argent: en potion, à la dose de 1 centigramme ; en lavements, à la dose de 5, 10, 15 20, 25 centigrammes dissous dans 60, 80, 100 grammes d'eau distillée.

Ne vous dissimulez pas cependant, messieurs, que les cas de guérison seront toujours extrêmement rares, et que le plus souvent la mort est la terminaison du choléra infantile, alors surtout qu'il attaque des individus sevrés prématurément. En leur donnant, quand cela se peut, une bonne nourrice, on multiplie les chances de salut. Et ne croyez pas que parce qu'un enfant a depuis longtemps quitté le sein, ce soit une raison de désespérer de le lui faire reprendre. Sans doute, plus il s'est écoulé de temps depuis qu'il en a perdu l'habitude, plus on aura de peine à l'y remettre ; mais avec de la patience et de la persévérance on y parvient souvent, alors même qu'il est resté trois, quatre et cinq semaines sans teter. Bien entendu, on réussira d'autant mieux que l'enfant sera plus jeune, et qu'il aura par conséquent moins conscience de ses actes.

Le choléra infantile est l'expression la plus grave des accidents que peut occasionner le sevrage prématuré. C'est non seulement l'exagération du catarrhe intestinal, de l'entérite causée par les indigestions successives déterminées elles-mêmes par une alimentation vicieuse, et nullement en rapport avec les aptitudes digestives du sujet, mais c'est quelque chose de plus. L'influence saisonnière, en lui imprimant son cachet, a fait de cette entérite une entérite spéciale, dont la malignité déjoue malheureusement trop souvent nos efforts.

Quant au catarrhe intestinal, dégagé de cet élément particulier qui appartient à la maladie dont je viens de vous entretenir, nous devons le combattre suivant les indications que je vous ai formulées d'une manière générale dans nos conférences sur la diarrhée.

Ici, la médication par l'usage de la *viande crue*, dont je vous ai déjà dit un mot à propos de la diarrhée chronique[1], joue un rôle capital.

Il y a quelques mois à peine vous me l'avez vu prescrire à un enfant de deux ans, couché avec sa mère au n° 19 de notre salle Saint-Bernard. Cet enfant entrait à l'hôpital avec une diarrhée rebelle, qui résista d'abord à tous les moyens que nous employâmes pour l'arrêter. Je le mis alors à l'usage de la viande crue; et dès le deuxième jour de traitement, la diarrhée avait diminué d'abondance et d'intensité.

Cette médication n'est pas chose nouvelle. Depuis longues années je l'ai adoptée, et elle a été adoptée par d'autres, en particulier par MM. Blache et Henri Roger, mes collègues à l'hôpital des Enfants. Cependant, quelque efficace qu'elle soit, elle a peine à entrer dans la pratique; elle trouve même chez un grand nombre de médecins une certaine hostilité; tout au moins, quand nous la proposons, rencontrons-nous chez quelques-uns de nos honorables confrères une incrédulité ironique.

Il y a trente ans, elle nous vint du nord; un médecin russe, M. le docteur Weisse (de Saint-Pétersbourg), l'avait signalée à l'attention du public médical[2], et voici comment il avait été conduit à l'appliquer.

Il traitait depuis plusieurs mois un enfant d'un an, épuisé par une diarrhée colliquative et réduit à l'état de squelette. Un jour la mère de ce petit malade lui demanda s'il ne consentirait pas à lui donner de la viande crue. M. Weisse, se rappelant les bons effets que certains médecins disaient en avoir retirés dans les maladies hectiques, consentit à en essayer. Le lendemain il fut fort étonné en voyant l'enfant mâcher avec avidité un morceau de viande toute saignante. Ayant trouvé dans les garde-robes des morceaux non digérés, il ordonna de ne plus donner que trois cuillerées à soupe de viande hachée en très petits morceaux. La digestion s'en opéra facilement, et, au bout de quelques semaines, le malade, que l'on croyait perdu, était complètement rétabli.

1. Voyez tome III, p. 137.
2 Weisse, *Journal für Kinderkrankheiten*, et *Journal de médecine*, août 1845.

Les résultats obtenus par M. Weisse étant venus à ma connaissance, des faits analogues m'ayant été rapportés par des médecins étrangers, j'expérimentai à mon tour, et depuis lors j'eus souvent lieu de m'en applaudir.

Mes observations, qui portèrent d'abord exclusivement sur les enfants, s'étendirent aux adultes, et en vous parlant de la diarrhée chronique, je vous ai cité un exemple de guérison chez une jeune dame. Mais la médication singulière que je préconise ici n'est nulle part plus avantageuse que dans les cas de diarrhée survenant à l'époque du sevrage; soit que le sevrage ait eu lieu prématurément, soit qu'ayant lieu après l'évolution complète des dents, le tube digestif ne se soit pas fait au nouveau régime qui a remplacé celui auquel il était accoutumé.

Sous quelle forme cette viande crue doit-elle être donnée?

On prend du maigre de bœuf, de mouton ou de volaille, quoique le bœuf et le mouton soient de beaucoup préférables; on le coupe en morceaux très petits, on en fait une sorte de hachis que l'on met dans un mortier et que l'on réduit, à l'aide du pilon, en une masse épaisse. Cette pulpe est ensuite foulée dans une passoire à trous extrêmement fins, de façon que le suc de la viande, sa fibrine, son sang, passent seuls, laissant dans l'appareil les vaisseaux et le tissu cellulaire. On obtient ainsi une véritable purée de viande que l'on recueille en raclant la face externe de la passoire.

Cette opération exige une certaine patience. Lorsqu'on ne peut obtenir qu'elle soit aussi complète, on substitue à cette purée de viande un hachis aussi menu que possible, qui est susceptible d'être encore assez facilement digéré, quoique moins bien que la purée.

Lorsque, dans une famille, vous proposez ce singulier remède, vous êtes d'ordinaire assez mal accueillis par les mères, qui jugent de la répugnance que devront éprouver leurs enfants d'après ce qu'elles éprouvent elles-mêmes; vous risquez d'être encore plus mal venus des domestiques qui s'accommodent assez peu d'ajouter à leur besogne habituelle le travail assez difficile qu'exige la confection que vous prescrivez.

Quant aux enfants, souvent, et même le plus souvent, ils ne témoignent aucunement cette répugnance que l'on redoutait de leur part. Dès les premiers jours ils acceptent cette nourriture, ils la prennent et l'avalent sans faire de façons. Vous avez vu notre petit malade du n° 19, dès le premier jour il a dévoré les 125 grammes de viande crue qui lui ont été donnés; cela, du reste, ne devait pas nous surprendre, lorsque nous voyons des enfants accepter sans dégoût et même prendre avec plaisir l'huile de poisson, dont peu d'entre nous voudraient goûter.

Il en est cependant qui ont pour la viande crue une profonde aversion. A ceux-là, permettez-moi l'expression, il faut dorer la pilule. Rien n'est d'ailleurs plus simple. On fait, avec la viande pulpée ou hachée des petites boulettes que l'on mélange selon les goûts du malade (ce que l'expérience seule nous apprend), soit avec du sel, soit au contraire avec du sucre, avec des confitures, ou bien avec de la conserve de roses. Ainsi déguisée, cette viande crue bien préparée est facile à prendre. Son goût, ainsi masqué, n'a rien de désagréable. Si les mélanges avec le sel, le sucre en poudre, les confitures, la conserve de roses n'agréent pas aux enfants, on met la viande dans du bouillon, dans un potage très clair, au tapioca, au sagou. On peut encore la mettre dans du chocolat à l'eau, et bien que cet assaisonnement soit assez opposé aux règles ordinaires de l'art culinaire, il est des malades qui le trouvent ainsi à leur gré.

En essayant ces différentes combinaisons, variables d'ailleurs à l'infini, on arrive à rencontrer celle qui est acceptée le plus facilement. L'enfant s'accoutume à la viande crue, et finit par la prendre, non seulement avec plaisir, mais encore avec voracité, à ce point qu'il en est qui, lorsqu'on leur enlève leur pitance, la redemandent comme ils le feraient pour la friandise la plus appétissante.

En adoptant ce régime, il est nécessaire de procéder avec certaines précautions. Commencez par de petites doses, car, en débutant d'emblée par de trop fortes quantités, vous vous exposez, d'une part, à ce que ces quantités, mal supportées, amènent des indigestions qui aggravent le mal au lieu de le guérir; vous vous exposez, d'autre part, à ce que l'enfant prenne pour votre aliment un dégoût invincible.

Rien n'est plus simple, d'ailleurs, que de mesurer et de peser les doses qui doivent être données dans les vingt-quatre heures. Il n'est pas besoin pour cela d'un grand appareil, et notre monnaie française remplacera avantageusement les poids dont les parents pourraient oublier le taux que vous avez prescrit. Notre pièce d'argent de 20 centimes représente exactement, comme vous le savez tous, l'unité de poids, le gramme; la pièce de 1 franc pèse 5 grammes, celle de 5 francs d'argent en pèse 25.

Or, pour débuter, la quantité de viande crue qui sera prise dans le courant de la journée, en deux, trois ou quatre fois, sera d'un poids égal à celui d'une pièce de 5 francs. Si ces 25 grammes de viande sont bien digérés, le lendemain on doublera la dose, que l'on augmentera de jour en jour si l'enfant supporte facilement celle de la veille, de façon à l'élever progressivement ainsi jusqu'à 100 à 150 grammes dans les vingt-quatre heures. On maintient quelque temps l'enfant à cette dose. Si son appétit se décide vigoureusement, si sa santé reprend évidemment, on augmente encore chaque jour de 25 grammes, et l'on arrive à 175, 200, et même à 250 grammes, une demi-livre, par jour!

Concurremment avec la viande crue, il est indispensable de supprimer toute espèce d'aliment, et même toute boisson autre que des boissons nutritives. La boisson nutritive par excellence est l'eau albumineuse, qui a tout à la fois la propriété de modifier la diarrhée, et qui, en raison de ce qu'elle est agréable au goût, est prise par les enfants sans aucune espèce de difficulté.

Dans les premiers jours de ce régime, il est très ordinaire de retrouver presque en entier, dans les garde-robes des enfants, la viande qui leur a été donnée; les matières fécales contiennent une grande quantité de fibrine décolorée. Cela ne doit ni vous surprendre, ni vous décourager, et ne doit pas empêcher d'insister sur la médication. Lorsqu'il aura passé à travers le tube digestif d'un enfant 75, 80, 100 grammes de viande crue, assurément il en sera toujours resté quelque chose qui aura fourni des matériaux à l'absorption, et par conséquent à la nutrition. En effet, on peut bientôt constater que le petit malade reprend des forces. Au bout d'un certain temps, quelquefois après quatre, cinq, six ou huit jours, les matières excrémentitielles commencent à se mouler, mais alors aussi elles ont une horrible fétidité, qui rappelle celle des excréments des animaux exclusivement carnivores. Ce petit inconvénient est de bien peu d'importance, et l'on n'a pas à s'en préoccuper; il faut seulement en être prévenu et en avertir les parents, qui pourraient s'en alarmer.

Il est difficile de dire combien de temps cette médication doit être prolongée. Il est des enfants chez lesquels on ne peut l'interrompre, parce qu'ils sont tellement habitués à la viande crue, qu'ils refusent toute autre nourriture; parce que, quelquefois aussi, le changement de régime ramène des accidents.

Un de mes petits-fils en a été un exemple. A l'âge de seize mois il avait été pris d'une diarrhée qui avait résisté au bismuth, à la craie, au nitrate d'argent, au ratanhia, à la monésia, à l'opium, à tous les remèdes, en un mot, lorsque je lui donnai la viande crue. A partir de ce moment, le mal avait cédé et la santé s'était complètement rétablie; je dus cependant continuer le régime pendant plus d'un an. L'enfant était arrivé à prendre, tous les jours, jusqu'à 500 *grammes* (une livre) de viande réduite en pulpe, Dès que je tentais d'en suspendre l'usage, la diarrhée revenait, et il fallut un an pour obtenir une guérison qui se maintînt.

Assurément, messieurs, je ne vous présente pas cette médication comme infaillible, je vous répète seulement qu'en un grand nombre de circonstances, elle m'a donné de remarquables succès, comme elle en a donné à d'autres; et que, grâce à elle, j'ai obtenu des guérisons dans des cas où tout espoir semblait irrévocablement perdu.

A l'époque de l'exposition universelle des produits de l'industrie de 1855, on m'amenait à Paris deux sœurs jumelles, filles d'un des manufacturiers les plus considérables de Mulhouse. Ces enfants, alors âgées de dix-sept mois, étaient dans un état d'émaciation épouvantable. Elles pesaient entre 15 et 16 livres; leur peau était couverte de taches pétéchiales, dont quelques-unes avaient le diamètre d'une pièce de 5 francs. Elles ne pouvaient rien garder de ce qu'on cherchait à leur faire prendre; elles vomissaient tout, jusqu'à l'eau sucrée, et elles étaient épuisées par une diarrhée séreuse, qui durait depuis trois mois qu'on les avait sevrées. En présence d'accidents aussi formidables, de constitutions aussi profondément détériorées, je ne pouvais concevoir que de bien faibles espérances. Nous étions en plein été; la famille habitait les Champs-Élysées, et là on promenait chaque jour, au soleil, ces pauvres créatures que l'on traînait couchées dans une petite voiture. Une fois, la bonne commise à leur garde rentre tout émue, ne voulant plus sortir avec elles, parce qu'elle venait d'être injuriée par des promeneurs, indignés de voir promener ainsi ces deux enfants qui ressemblaient bien plus à des cadavres qu'à des vivants. Je vous raconte cet épisode pour vous donner une idée de l'état de ces malheureux petits êtres. Tout en concevant peu d'espérance d'amender leur situation, je voulus tenter quelque chose. Je conseillai la viande crue. Le résultat dépassa ce que j'en attendais. Les digestions se rétablirent, et quand ces petites filles quittèrent Paris, elles n'étaient plus reconnaissables : elles avaient repris la santé et un embonpoint vraiment surprenant. Le même régime fut maintenu pendant un an. A quelque temps de là leur père m'envoyait, en témoignage de sa reconnaissance, le portrait photographié de ses enfants.

Chose curieuse que je vous signale en passant, l'une de ces petites filles fut affectée du ténia pendant le cours de sa maladie. L'extrait de fougère mâle en vint facilement à bout et en fit rendre 10 à 12 mètres. Six mois après, la malade, qui mangeait toujours de la viande crue, eut un second ver solitaire dont elle fut guérie de la même façon. Faut-il attribuer le développement de ces ténias au régime que suivait l'enfant? car vous savez que ces entozoaires se rencontrent fréquemment chez les habitants de l'Abyssinie, qui font un usage continuel de la viande crue; faut-il l'attribuer à ce que l'enfant passait une partie de ses étés à Bâle, en Suisse, où le ténia est pour ainsi dire endémique ? Ce qui me porte à croire à l'influence de la viande crue, c'est que, ainsi que l'ont noté plusieurs médecins, MM. Weisse, Braun, le professeur von Siebold[1], on a souvent observé des affections vermineuses, et particulièrement le *tænia solium*, chez les individus soumis à cette alimentation exclusive. Quoi qu'il en soit, cette complication n'entrava en rien la guérison de la diarrhée que j'étais appelé à combattre.

Afin d'aider l'action de la viande crue, et d'en faciliter la tolérance, en modifiant l'état du tube digestif, il est nécessaire de recourir simultanément aux agents de la matière médicale.

Ici l'opium, administré à doses très minimes et suivant les règles que je vous ai indiquées, est d'un grand secours.

1. Braun et Siebold, *Journal für Kinderkrankheiten*, Erlangen, 1858, janvier et février.

A son défaut, lorsqu'il ne réussit pas, on prescrit la craie, le sous-nitrate de bismuth, au moment des repas, et dans leur intervalle, à la dose de 1, 2, 3, 4 grammes.

A ces médicaments, j'ajoute quelquefois le sesquinitrate de fer, préparation que Graves a particulièrement préconisée : je le donne à la dose de deux ou trois gouttes, que je fais prendre en mangeant.

Enfin, suivant le cas, je fais intervenir les toniques. A ce titre, la noix vomique en teinture est un très utile médicament ; on en donne une goutte seulement, que l'on dissout dans une potion, de manière à la faire prendre en deux ou trois fois dans les vingt-quatre heures.

L'acide chlorhydrique, à la dose d'une goutte ou deux par jour, m'a rendu encore de grands services.

LXXIV. — DE L'ALLAITEMENT, DE LA PREMIÈRE DENTITION DES ENFANTS, ET DU SEVRAGE.

Allaitement naturel; artificiel; mixte. — Allaitement par rapport à la femme. — Conditions d'une bonne nourrice. — Influence des règles, des rapports conjugaux, d'une grossesse, des maladies intercurrentes, sur la sécrétion lactée. — Allaitement par rapport au nourrisson. — Le seul moyen de s'assurer si l'enfant tette suffisamment est de le peser. — PREMIÈRE DENTITION. — Mode d'évolution des dents par groupes. Ordre dans lequel elles se succèdent. — Accidents de la dentition. — Malaise fébrile. — Convulsions. — Diarrhée. — DU SEVRAGE.

MESSIEURS,

Dans notre dernière conférence, je vous ai entretenus du choléra infantile, qui, vous disais-je, est l'expression la plus grave des accidents que peut occasionner le sevrage prématuré. Je me réservais d'entrer aujourd'hui dans quelques considérations relatives à l'allaitement, à la première dentition des enfants et au sevrage.

Chacun s'entend sur ce qu'il faut comprendre par allaitement. C'est le mode d'alimentation propre aux enfants dans les premiers mois qui suivent leur naissance, et dont la substance est le lait qu'ils tirent, par la succion, des mamelles de leur mère ou d'une autre femme. Dans cette définition de l'*allaitement naturel*, on a fait rentrer l'allaitement par les animaux, mais ce dernier mode appartient plutôt à l'*allaitement artificiel*, lequel consiste surtout à nourrir les enfants avec le lait, soit de vache, soit de chèvre, qu'on leur fait prendre à l'aide du biberon ou de la cuiller. L'*allaitement mixte*, le plus habituellement adopté, consiste à combiner les deux modes précédents.

Je vous dirai tout de suite que l'allaitement naturel est, sans contredit, celui qui devrait être préféré : je parle, bien entendu, en règle générale, car cette règle comporte des exceptions.

Avant de voir comment l'allaitement doit être conduit, une première question se présente. Quelles sont les conditions que doit offrir la femme, pour constituer une bonne nourrice?

Tout d'abord il est nécessaire que cette femme jouisse de la plénitude de la santé; mais de cete proposition, banale à force d'être vraie, il ne résulte pas que toute femme bien portante sera, par cela seul, apte à allaiter son enfant. A côté de femmes d'une constitution chétive, qui, permettez-moi une expression vulgaire, pourraient être très bonnes laitières, vous en rencontrerez d'autres vigoureuses, robustes, dont les mamelles ne sécréteront pas une suffisante quantité de lait, ou qui n'en sécréteront que de mauvaise qualité. Et cela, messieurs, non seulement sans que nous en sachions la raison, mais sans qu'il nous soit possible d'en rien prévoir à l'avance quand nous serons consultés.

Toutefois, ces réserves faites, la bonne santé d'une femme donne de grandes probabilités en sa faveur. Cette bonne santé se juge par l'extérieur, par l'examen des différents appareils, et par les renseignements que nous sommes à même d'obtenir. La couleur de la peau et des cheveux n'est que d'une médiocre valeur, une blonde peut être aussi bonne nourrice qu'une brune. La beauté des dents, à laquelle certaines perd sonnes attachent une si grande importance, n'en a réellement pas d'autres que celle qui est relative à l'agrément de la figure.

La façon dont se fait habituellement la menstruation peut jusqu'à un certain point être un indice de la façon dont se fera la sécrétion du lait. Une menstruation irrégulière et peu abondante donne à craindre que la sécrétion lactée se fasse mal; comme aussi des règles trop abondantes sont chose fâcheuse, parce qu'il se peut qu'après deux ou trois mois de nourriture, l'hémorrhagie menstruelle reparaissant, la fluxion mammaire, d'abord énergique, soit contre-balancée et annihilée par la fluxion utérine. Une menstruation régulière quant aux époques et quant à la quantité de sang perdue, établirait donc déjà quelques présomptions favorables. Je dis des présomptions, car, je le répète, nous ne pouvons nous prononcer à l'avance d'une manière absolue.

L'état des mamelles même ne peut nous fournir aucune donnée suffisante, bien qu'à cet égard nous trouvions là quelque chose de plus positif.

C'est moins toutefois par leur volume que par leur forme, par l'aspect de la peau qui les recouvre, par la configuration et le développement du mamelon qu'il faut en juger.

Ce ne sont pas toujours les seins les plus volumineux, les plus arrondis, qui fournissent le plus de lait, car souvent le développement qu'ils ont acquis n'est dû qu'à la prédominance du tissu cellulaire et de la graisse, tandis que des seins moins gros, mais affectant la forme de poires, indiquent un développement de la glande mammaire elle-même, et promettent une sécrétion lactée plus abondante, alors surtout que la peau qui les recouvre, marbrée de belles veines bleues, témoigne de la richesse de la circulation.

Il faut, en outre, que le mamelon entre facilement en érection, qu'il soit bien développé, de façon à offrir plus de prise à la bouche de l'enfant qui doit le teter.

Quand la sécrétion lactée doit être abondante, elle n'attend pas, pour se faire, le moment de la parturition, elle commence longtemps avant la fin de la grossesse. Les seins, qui, dès le début, avaient commencé à se tendre et à se gonfler, et dont le mamelon, devenu plus érectile et plus sensible, s'était entouré vers le troisième mois de l'aréole caractéristique, les seins laissent écouler, vers la fin du quatrième mois, une quantité de *colostrum* quelquefois assez considérable pour tacher le linge de la femme. Immédiatement après l'accouchement, cet écoulement de colostrum devient plus abondant, et ce n'est guère qu'après quatre ou cinq jours que la sécrétion lactée a pris les caractères qui lui sont propres.

Pour s'assurer de l'abondance du lait, on se contente d'habitude de presser les mamelles ; mais il est alors des précautions à prendre et des détails d'observation dont il faut tenir compte. Ainsi il faut agir, dans cette espèce de *traite*, avec la plus grande douceur, car une émotion morale désagréable éprouvée par la femme empêche la sécrétion, comme elle empêche chez les animaux, chez les vaches par exemple, qui fournissent des quantités plus ou moins abondantes de lait suivant les procédés dont on use à leur égard dans l'opération de la traite. Pour la même raison, il faut, indépendamment du soin que l'on met à exercer de douces pressions, que la main ne soit pas froide, afin d'éviter la sensation que produirait un changement brusque de température sur la peau.

Quand ces précautions sont bien prises, le lait s'échappe par jets vigoureux, à travers plusieurs orifices du mamelon, à moins que ceux-ci ne le trouvent en partie bouchés par le lait qui a séjourné depuis que la femme a donné à teter, auquel cas on fera préalablement laver l'extrémité du mamelon.

Souvent, lorsque la sécrétion est très abondante, le lait jaillit spontanément non seulement du sein libre au moment où l'enfant prend l'autre, mais encore des deux seins, lorsque l'enfant est resté quelque temps sans teter. Cette sécrétion spontanée — ce qu'on appelle la montée du lait — s'annonce par une sensation particulière, une sorte de prurit agréable, mais quelquefois aussi douloureux.

La qualité du lait concorde généralement avec sa quantité. Ce serait abuser de votre temps que d'entrer ici dans les détails que ce sujet comporte. Je me bornerai à vous rappeler ce que j'ai eu l'occasion de vous dire en d'autres circonstances : que le lait d'une même femme, parfaitement bon pour un enfant, peut être de très mauvaise qualité pour un autre ; que certaines circonstances peuvent modifier ces bonnes qualités ; je vous rappellerai aussi qu'il est des enfants — le fait, il est vrai, est très exceptionnel — qui ne supportent aucune espèce de lait, lait de femme, de vache, de chèvre ou d'ânesse.

Bien qu'habituellement les femmes ne soient pas réglées pendant le temps de la lactatiou, il est des nourrices chez lesquelles la menstruation reparaît. Si elle est très abondante, la sécrétion lactée se tarit assez souvent ; si elle est modérée, cette sécrétion diminue et l'allaitement en souffre pendant le temps que dure le flux menstruel ; indépendamment de ce qu'il trouve moins à prendre, l'enfant a quelquefois des accidents intestinaux, de la diarrhée et des coliques.

Dans les premiers mois de la nourriture, la mère engraisse; vers la fin de la première année, cet embonpoint se perd, ce qui indique que la quantité de la sécrétion lactée est supérieure aux forces de la nourrice, et c'est alors que l'enfant a besoin d'une nourriture supplémentaire.

Pour terminer ce qui a rapport à la femme dans la question de l'allaitement, j'ajouterai quelques remarques.

Les rapports conjugaux n'ont aucun inconvénient, ni pour la nourrice, ni pour le nourrisson, à la condition toutefois que ces rapports soient très modérés.

Une grossesse arrivant concurremment n'a pas d'autre effet que de diminuer ou de tarir complètement la sécrétion du lait; mais celui-ci ne prend pas, pour cela, de qualités vicieuses. Si donc l'enfant souffre, c'est que son alimentation est devenue insuffisante. On est alors obligé de le soumettre à une nourriture supplémentaire qui peut entraîner les accidents que je vous ai signalés, quand le nourrisson n'est pas à l'âge ou dans les bonnes conditions du sevrage.

On a prétendu que la lactation était une condition favorable à la guérison des maladies intercurrentes dont la convalescence se trouverait abrégée par le fait de la fluxion mammaire qui établirait une sorte de dérivation des plus énergiques. Sans me prononcer d'une facon aussi affirmative, je puis dire cependant, d'après mon expérience, que la lactation n'amène aucune complication dans une maladie aiguë, et qu'il y aurait même danger à faire cesser l'allaitement pendant le cours de cette maladie, si elle doit être de courte durée, danger pour la mère aussi bien que pour le nourrisson. Lorsque cette maladie dure un mois, six semaines, il faut suspendre l'allaitement, qui est toujours une cause de fatigue et d'épuisement à ajouter à celle qu'entraîne l'affection aiguë intercurrente. On y est d'ailleurs quelquefois obligé, par cela seul que les accidents fébriles se prolongeant, diminuent ou tarissent la sécrétion lactée.

Vous verrez, du reste, que la sécrétion du lait, surtout chez une femme bonne nourrice, reprend très facilement et aussi abondamment qu'auparavant, alors que depuis quinze jours, trois semaines, un mois, elle s'était suspendue. Je l'ai même vue reprendre après trois mois.

Je vous disais, en commençant, qu'il était nécessaire que le bout du sein fût convenablement développé pour offrir plus de prise à la bouche de l'enfant; ce développement convenable importe aussi à la mère; car un mamelon trop court, difficile à saisir, et sur lequel, par conséquent, le nourrisson s'épuisera en pénibles efforts, sera plus sujet à devenir le siège d'érosions, de fissures parfois excessivement profondes et douloureuses. Ces fissures elles-mêmes pourront devenir le point de départ d'une inflammation qui, gagnant la membrane muqueuse des conduits galactophores, les oblitérera et entraînera des engorgements laiteux du sein, ce qu'on a appelé le *poil*, ou des plegmasies qui se termineront par des abcès multiples.

Quand ces érosions ou ces fissures commencent à se produire, il faut, si elles n'existent que d'un seul côté, faire teter l'enfant le moins possible de ce côté, et lui donner presque exclusivement l'autre sein. Puis la fissure sera lavée avec de l'eau de Goulard, de la décoction de ratanhia ou d'écorce de chêne; on la pansera avec des pommades au tannin, au ratanhia, au précipité blanc ou au précipité rouge; ou mieux encore on la touchera avec le crayon de nitrate d'argent. Si les fissures tendent à se reproduire, on aura recours aux *bouts de sein artificiels*. Ceux-ci seront petits, de façon à bien embrasser le mamelon. Avant de s'en servir, on aura soin de les laver avec de l'eau chaude et du lait sucré, et la nourrice, au moment où elle donnera à teter, pressera son sein de manière à faciliter à l'enfant le travail de la succion.

Cela dit par rapport à la femme, voyons maintenant, par rapport au nourrisson, comment l'allaitement doit être conduit.

L'enfant vient de naître. Dès que sa mère est capable de se tenir assise, et par là j'entends deux ou trois heures après l'accouchement, il faut *immédiatement* le mettre au sein, quoique le lait ne soit pas encore monté. Cette pratique a l'avantage, d'une part, de façonner le mamelon pour la succion; d'autre part, de débarrasser les conduits galactophores du colostrum qui s'y est concrété; en troisième lieu, de faire prendre tout de suite au nourrisson de bonnes habitudes. Je blâme l'usage où l'on est de donner aux enfants, dans les premières vingt-quatre heures de leur naissance, de l'eau sucrée qu'on leur présente dans une cuiller, c'est les accoutumer à boire sans sucer; or la succion est une œuvre assez rude qu'ils seront fort aises de ne pas faire, pour peu que vous leur montriez qu'ils peuvent s'en passer.

Ainsi, que l'enfant soit mis tout de suite, ou du moins le plus tôt possible, au sein. Dès le second jour, il trouvera une nourriture suffisante; dans les premiers temps on lui donnera à teter fréquemment, toutes les fois qu'il se réveillera. Mais après dix ou douze jours, quand il commence à teter abondamment chaque fois, il faut le régler dans l'intérêt de sa mère, dans son intérêt à lui.

Par teter abondamment, j'entends que l'enfant prenne chaque fois qu'on le met au sein de 60 à 80 grammes de lait. S'il est fort et vigoureux et qu'il n'en prenne pas cette quantité, c'est que sa nourrice est mauvaise. C'est ici, messieurs, que je dois vous indiquer le seul moyen de s'assurer si une femme est bonne nourrice. Ce moyen a été imaginé par Natalis Guillot[1].

1. Natalis Guillot, *De la nourrice et du nourrisson* (*Union médicale*, 1852, p.61-65).

Avant de mettre l'enfant au sein, on le pèse dans une balance, alors qu'il a été enveloppé dans ses langes; puis, quand il a teté, on le pèse de nouveau, sans rien changer à ses vêtements. L'excédant de poids donne la mesure exacte de la quantité de lait qu'il vient d'avaler. Il doit, je le répète, en avoir pris au moins 60 ou 80 grammes dans les premiers temps de son allaitement. Plus tard, vers quatre ou cinq mois, il en prendra jusqu'à 250 grammes et en absorbera par jour jusqu'à 1500 grammes.

Certains enfants dont les nourrices ont une grande abondance de lait ne peuvent teter sans en rendre immédiatement après par régurgitation. Afin de prévenir cet accident, fort léger, du reste, la femme aura soin d'appuyer le doigt sur le bout de son sein pour empêcher que le lait ne sorte aussi abondamment. Il importe que le nourrisson soit réglé à teter cinq ou six fois par jour, de six heures du matin à neuf heures du soir; mais il importe aussi que, autant que faire se peut, il soit sevré de nuit, afin que sa mère puisse avoir huit ou neuf heures d'un sommeil tranquille nécessaire à sa santé et à sa position même de nourrice; autrement ses forces s'épuiseraient et l'allaitement en souffrirait. Aussi quand l'enfant ne dort pas, faut-il le mettre dans une autre chambre que celle de sa mère, et lui donner le biberon la nuit.

Il atteint ainsi l'âge de quatre, cinq ou six mois. A cette époque, on commence à lui faire manger quelques petits potages légers composés avec des aliments féculents, comme l'arrow-root, le tapioca, la cassave, le vermicelle, la farine de riz, la mie de pain bien bouillie et passée, ou mieux encore la farine de froment sous forme de bouillie, qui constitue encore le meilleur et le moins cher de tous ces féculents. Ces aliments sont préparés avec du lait coupé d'eau et sucré, ou avec du beurre; les potages gras peuvent aussi être donnés, mais ils ne doivent pas faire la partie principale de cette alimentation complémentaire.

L'allaitement naturel, vous disais-je, est sans contredit celui qui doit être préféré et prescrit en principe.

L'allaitement artificiel, celui qui consiste à élever les enfants au biberon ou à la cuiller avec du lait d'animaux, est en général un mode d'alimentation déplorable. A Paris surtout, et dans les grandes villes, il est la cause la plus puissante de la mortalité des jeunes enfants : sur quatre élevés ainsi, il en meurt au moins un; quant à ceux qui résistent, c'est souvent au détriment de leur santé et de leur constitution. Nous verrons, dans une autre occasion, que le rachitis est la conséquence assez ordinaire de ce genre d'alimentation.

Cependant, quand des circonstances indépendantes de la volonté des familles obligent d'avoir recours à cet allaitement artificiel, il est quelques règles à observer qui pourront en atténuer les mauvais effets.

En premier lieu, il faut faire boire l'enfant au biberon et non à la timbale, méthode vicieuse qui fait que le lait traverse trop rapidement la bouche sans avoir le temps de se mélanger à la salive, dont l'alcalescence empêche la coagulation trop prompte du lait à son arrivée dans l'estomac.

Le lait de vache est de tous le meilleur, et il faut, autant que possible, prendre un lait *moyen*, c'est-à-dire celui qui résulte du mélange du lait d'un grand nombre de vaches de la même étable. Ce lait doit être mélangé de liquides féculents, eau panée, décoctions d'orge, de gruau, dans la proportion d'un tiers d'eau pour deux de lait. Ce mélange sera modérément sucré et chauffé à la température du corps.

Quand l'enfant le supporte mal, on y fait dissoudre une petite quantité de bicarbonate de soude, 5 centigrammes environ par biberon, de façon à ne pas excéder la dose de 30 à 50 centigrammes dans le courant des vingt-quatre heures. Si, malgré cela, le lait était rejeté, on pourrait ajouter une goutte, mais une goutte au plus, de laudanum à la quantité qui serait prise dans la journée.

En dépit de toutes ces précautions, il est des enfants qui ne peuvent supporter l'allaitement artificiel. A ceux-là il faut à tout prix rendre leur nourrice. La longueur du temps qui s'est écoulé depuis le moment où ils ont quitté le sein n'est pas une raison pour qu'ils ne puissent pas reprendre l'habitude de teter. Afin de les forcer, on les allèche en humectant le mamelon de la femme avec du lait sucré, on les prive de toute espèce d'alimentation et de boisson jusqu'à ce que, poussés par la faim, ils se décident à teter de nouveau.

J'arrive au point capital de la question sur laquelle je voulais appeler votre attention.

A quelle époque faut-il sevrer les enfants?

Messieurs, vous entendez tous les jours des parents préciser d'avance le moment où un enfant sera sevré, et fixer à neuf, à douze, à quinze mois le temps qu'il devra teter. Le sevrage ne saurait se faire ainsi en consultant l'almanach : ce n'est ni à neuf mois, ni à un an, ni à quinze mois, encore moins avant ces âges, qu'il faut poser les limites de l'allaitement. Retenez bien ceci, inculquez-le dans l'esprit des familles où vous serez appelés à diriger la santé des enfants : la plus ou moins rapide évolution des dents, voilà votre véritable guide. Un enfant doit teter jusqu'à ce qu'il ait passé l'époque où les accidents graves de la dentition peuvent survenir.

Quelques mots sur la *première dentition* trouvent naturellement ici leur place.

Cette première dentition comprend l'évolution des vingt dents temporaires, généralement désignées sous le nom de *dents de lait*, et qui, vers l'âge de sept ans, commencent à tomber, pour être remplacées par des dents permanentes.

Elles sortent par groupes, à des temps et dans un ordre assez bien déterminés.

Un premier groupe comprend les *deux incisives médianes inférieures.*

Le second, les *incisives supérieures*, les médianes d'abord, les latérales ensuite; de sorte que lorsque l'enfant a six dents, il en a quatre en haut, deux en bas.

Je vous ferai remarquer, en passant, combien il est étrange que ce fait, connu de toutes les femmes qui ont eu des enfants, soit ignoré des savants, de ceux mêmes qui ont écrit spécialement sur la matière.

Le troisième groupe comprend les *deux incisives latérales inférieure* et les *quatre premières molaires.*

Le quatrième, les *quatre canines.*

Le cinquième, enfin, les *quatre dernières molaires.*

Cet ordre d'apparition, qui est celui qu'on observe généralement, ne saurait être donné comme la loi absolue, car il présente d'assez nombreuses exceptions.

Ainsi, bien que neuf fois sur dix les incisives médianes inférieures apparaissent les premières, il arrive pourtant que leur apparition est quelquefois précédée par celle des incisives médianes supérieures; mais dans ces cas rares, les incisives médianes inférieures suivent de près l'évolution des autres. Il est moins rare que celles-ci et celles-là se développent ensemble, les premières dents se montrant indifféremment à la mâchoire inférieure et à la mâchoire supérieure. De même on voit très exceptionnellement, il est vrai, les petites molaires devancer l'évolution du deuxième groupe, c'est-à-dire des incisives supérieures. Dans l'évolution du troisième groupe il est assez commun que deux petites molaires se montrent avant les incisives latérales inférieures; généralement il y a peu d'irrégularité dans l'évolution des quatrième et cinquième groupes.

Malgré ces anomalies, l'ordre d'apparition des dents est sujet à des lois plus stables que ne l'est l'époque de cette apparition.

L'opinion commune attribue aux petites filles une précocité plus grande qu'aux garçons. Ce qui est vrai peut-être pour l'intelligence, semblerait l'être aussi pour l'époque de l'apparition de la première dent, et en consultant le résultat des recherches statistiques auxquelles je me suis livré à ce sujet, je vois que la première dent s'est montrée, chez les filles, du deuxième au quatorzième mois comme limites extrêmes, au sixième mois en prenant la moyenne; tandis que pour les garçons les limites extrêmes étaient le troisième et le quatorzième mois, la moyenne le septième mois.

Avant d'aller plus loin, remarquez, messieurs, combien les *moyennes* sont absurdes et inapplicables dans l'espèce. Ainsi, chez les garçons qui m'avaient fourni ce tableau statistique auquel je fais allusion, la moyenne de l'époque de l'évolution de la première dent était de sept mois, comme je viens de vous le dire ; or, en examinant ce tableau d'où j'ai su tirer cette moyenne, je vois que pas un seul enfant n'a eu sa première dent à sept mois, de sorte que la moyenne n'est justement applicable à aucun des faits particuliers qui l'ont fournie. Pour les filles, la moyenne de six mois ne s'applique qu'à trois de ces faits, c'est-à-dire au quart seulement.

Mais de ce que, dans l'espèce, l'application des résultats statistiques est profondément absurde, il ne faudrait pas pour cela rejeter la statistique, comme le veulent quelques personnes. En tant que procédé, elle a ses avantages, à la condition seulement de n'exprimer que ce qu'elle doit exprimer, c'est-à-dire, une masse de faits individuels qui se groupent en nombre plus ou moins considérable, et desquels il peut être permis de tirer des conclusions, mais des conclusions qui ne pourront jamais être *générales*, puisqu'elles ne peuvent s'appliquer à tous les cas individuels, et que, en bonne logique, toute conclusion qui ne s'applique pas à tous les cas particuliers, ne peut être une conclusion *générale*.

Et ici, messieurs, je prends occasion, à nouveau, de m'élever surtout contre les moyennes dont on a si étrangement abusé, et dont, par un renversement de toutes les notions de la plus vulgaire logique, on a voulu faire l'expression de la vérité, tandis qu'elles sont tout simplement une abstraction exprimant, non pas le fait le plus commun, mais le fait intermédiaire aux extrêmes, et qui peut, ou ne se rencontrer jamais, ou ne se rencontrer que très rarement. Je m'élève contre cette folle prétention qu'on a eue de fonder la thérapeutique sur ces moyennes, et de demander à la statistique des formules qu'elle ne peut jamais donner.

Revenons à la dentition des enfants. D'un ensemble de faits que j'ai observés avec attention, il résulterait donc que les filles sont plus précoces que les garçons relativement à l'époque d'apparition de leur première dent.

Quant à fixer les limites précises à l'âge où cette apparition a lieu, l'expérience en démontre l'impossibilité, tant ces limites sont variables. Ainsi, tandis que certains enfants naissent avec des dents, — de nombreux exemples en ont été rapportés, et le plus souvent alors ce sont des incisives médianes, — on en voit d'autres chez lesquels la première dent ne se montre que vers dix-huit mois et même plus tard. Entre ces deux termes extrêmes, vous verrez tous les intermédiaires, deux, trois, quatre, cinq, six, sept, neuf, dix, quatorze mois; j'emprunte ces chiffres aux tableaux statistiques dont je vous ai parlé [1]. On peut cependant, en

1. Trousseau, *Journal des connaissances médico-chirurgicales*, novembre 1841.

faisant le résumé de toutes les observations prises à ce sujet, fixer entre six et neuf mois, et pour préciser davantage encore, à l'âge de six mois et demi, l'époque à laquelle la première dent fait *le plus généralement* son apparition.

Mon ancien élève M. Duclos[1], aujourd'hui médecin à Tours, et l'un de nos praticiens les plus distingués, est arrivé à des conclusions analogues aux miennes, et de même il a établi que le premier groupe de dents, les incisives médianes inférieures, apparaissent de six à neuf mois.

Lorsqu'il s'agit de préciser l'époque d'apparition de la première dent, les chances d'erreur sont moins nombreuses, parce que les mères, de qui seules nous pouvons tirer nos renseignements, se trompent peu à cet égard. La sortie de cette première dent, qui sera l'occasion d'une joie maternelle, est épiée avec une sollicitude toute particulière. Mais déjà pour la seconde dent, et à plus forte raison pour les autres, je me défie bien davantage de la mémoire des parents.

Toujours est-il que chaque groupe de dents met un certain temps à sortir, temps généralement limité, bien qu'ici encore nous trouvions des anomalies consistant en ce que ces limites sont alors plus reculées qu'elles ne le sont d'ordinaire.

L'évolution des incives médianes inférieures s'accomplit dans un espace de temps compris entre un et dix jours.

Les quatre incisives supérieures sont sorties en quatre ou six semaines.

Les incisives latérales inférieures et les quatre molaires en un ou deux mois.

Les canines, en mettent deux ou trois à faire leur évolution.

Les dernières molaires un temps égal.

Le travail des canines, qui est aussi long que celui des quatre dernières molaires, est le plus laborieux, parce que peut-être ce sont celles qui ont les racines les plus longues.

Ce qui est plus intéressant à savoir pour nous, parce que nous aurons à en tirer des déductions pratiques à propos du sevrage des enfants, c'est qu'entre l'évolution de chaque groupe de dents, c'est-à-dire entre la complète évolution de la dernière dent d'un groupe et l'apparition de la première dent du groupe qui va suivre, il y a un *temps d'arrêt*, un intervalle pendant lequel le travail de la dentition cesse complètement.

Le temps d'arrêt entre l'évolution complète du premier groupe et l'apparition de la première dent du second serait de deux à trois mois.

Le temps d'arrêt entre l'évolution complète des incisives supérieures et

1. Duclos (de Tours), *De la première dentition et des accidents qui peuvent la compliquer* (*Bulletin général de thérapeutique*, 1847, avril et mai, t. XXXII, p. 109, 360).

l'apparition de la première incisive latérale inférieure ou de la première molaire serait de deux mois.

Entre l'évolution complète de la dernière molaire et l'apparition de la première canine, le temps d'arrêt serait de quatre à cinq mois.

Il se passerait alors trois et même cinq mois avant que la première molaire du premier groupe apparaisse.

Sans doute ces limites ne sont pas toujours aussi fixes que je l'indique ici et que l'indique M. Duclos; mais ce qu'il nous importe de savoir, c'est que, sauf les exceptions rares où ils sont à peine marqués, ces temps d'arrêt sont généralement assez prolongés, et que celui qui sépare l'évolution complète de la dernière molaire du troisième groupe et l'apparition de la première canine est ordinairement fort étendu, ainsi que celui qui sépare l'apparition de la dernière canine de celle de la première dent du dernier groupe.

Lorsque les dents d'un même groupe font rapidement leur évolution, l'intervalle qui sépare le moment de l'évolution de ce groupe et l'apparition de la première dent du groupe qui va suivre, sera plus grand. Réciproquement, lorsque les dents d'un même groupe font leur évolution avec une extrême lenteur, le temps d'arrêt qui sépare le moment de l'évolution de la dernière dent de ce groupe de l'apparition de la première dent qui va suivre sera très raccourci.

Il n'est pas rare que les douze premières dents sortent ainsi presque coup sur coup, sans temps d'arrêt très distinct; puis succède alors un intervalle de repos très prononcé.

Ces anomalies se produisent le plus souvent sans cause appréciable; l'irrégularité de la dentition échappe alors à toute explication et ne saurait avoir aucune espèce de signification quant à la santé générale de l'enfant. Mais aussi il y a certaines maladies qui entraînent presque constamment des irrégularités, soit dans l'ordre, soit dans l'époque d'apparition des dents.

De toutes ces maladies, aucune n'a une influence aussi tranchée, aussi étendue que le rachitis.

Apparaît-il, condition fort rare, avant tout travail de dentition, il retarde presque indéfiniment l'apparition des dents. S'il survient dans le cours de la dentition, vers l'âge de dix ou douze mois, par exemple, il interrompt brusquement l'évolution des dents, qui ne sortent plus qu'à des intervalles très éloignés. Enfin, s'il se manifeste à une époque avancée de la dentition, et même quelquefois alors que l'enfant n'est pourvu que d'un petit nombre de dents, il en détermine la carie. Les dents, et surtout les incisives, se détachent et tombent avec la plus grande facilité.

Il est vraiment bien digne de remarque que la tuberculisation, qu'on a si longtemps et à tort confondue avec le rachitis, ait, sur la première dentition, des effets complètement opposés. Il n'est pas rare de voir, chez les enfants dont tous les ganglions et le parenchyme pulmonaire sont infiltrés de matières tuberculeuses, les dents se développer régulièrement, quelquefois même avec une certaine rapidité, et persister, sans s'altérer, pendant tout le temps de la maladie.

Messieurs, c'est une loi absolue, absolue, entendez-vous ce mot, de ne sevrer, autant que faire se peut, les enfants qu'alors seulement qu'ils auront passé l'époque où les accidents graves de la dentition surviennent ordinairement.

Il est un proverbe populaire qui dit : *Bel enfant jusqu'aux dents*, indiquant par là que la belle santé des enfants s'altère le plus souvent à l'époque de la dentition.

Une première remarque à faire, c'est que les accidents que la dentition peut occasionner sont d'autant plus à craindre, qu'on approche de l'évolution du quatrième groupe ; et ce n'est pas sans raison, ce semble, que le monde redoute tant l'époque de l'apparition des canines. Cela tient peut-être à ce que leurs racines sont plus longues ; peut-être aussi à ce que les mâchoires n'étant pas encore suffisamment développées, les espaces destinés à loger ces dents sont quelquefois tellement étroits, qu'on a peine à comprendre comment elles peuvent s'y développer. En effet, ce sont les seules dents de lait qui sortent *enclavées*, c'est-à-dire entre deux dents déjà développées, toutes les autres, sans exception, étant libres au moins d'un côté, au moment où elles percent la gencive

La sortie des dernières molaires est plus exempte de danger, et cela s'explique, parce que, d'une part, à l'époque où elles apparaissent, les mâchoires ont acquis un développement suffisant ; d'autre part, parce que, à cette époque, l'enfant est assez fort pour résister davantage aux accidents que, jusque là, il n'aurait pu supporter.

Ajoutons enfin, comme dernière remarque générale, que la manière dont s'est accomplie l'évolution des premiers groupes de dents ne permet, en aucune façon, de préjuger ce qui pourra arriver pour l'évolution des autres.

Cela dit, je vais passer rapidement en revue les *accidents auxquels la dentition peut donner lieu*.

Celui que l'on observe le plus ordinairement, c'est un état fébrile fort manifeste, surtout la nuit, et caractérisé par de l'agitation, de l'insomnie, un changement dans le caractère, qui se traduit par de la maussaderie. En même temps, les chairs deviennent plus molles, le teint perd de son éclat, les yeux se cernent. Ce malaise est évidemment sous l'influence de la fluxion inflammatoire souvent fort douloureuse, qui précède et accompagne l'évolution de chaque dent. Il dure de un à huit jours, et cesse habituellement le jour même que la dent s'est montrée, quelquefois seulement le lendemain ou le surlendemain. En définitive, ce sont les symptômes d'une fièvre traumatique légère. C'est l'accident le plus ordinaire et le moins grave. Quand les dents se succèdent à des intervalles très rapprochés, il suffit néanmoins pour altérer assez profondément la santé de l'enfant, et pour laisser sur son visage l'empreinte de la maladie.

Quelquefois ce malaise s'annonce par des convulsions qui reconnaissent pour cause tout à la fois, et la douleur que provoque le travail qui se fait du côté des gencives, et bien plus encore le mouvement fébrile qui accompagne ce travail. Je vous ai dit, à propos de l'éclampsie des enfants, la façon dont j'interprétais la production de ces phénomènes nerveux.

Je ne mentionnerai que pour mémoire la *stomatite*, qui bien souvent cependant est assez intense pour rendre compte du mouvement fébrile, qui bien souvent aussi est accompagnée d'une éruption ulcéreuse qui cause aux enfants des douleurs intolérables, et qui, à un moindre degré, détermine une salivation abondante et quelquefois du muguet. Je ne parlerais pas du gonflement, de l'*engorgement des gencives*, accident rare à l'époque de l'évolution des premières dents, plus fréquent lors de l'éruption des canines et des molaires, si je ne voulais vous prémunir contre une pratique que je considère comme fâcheuse.

Prenant l'effet pour la cause, beaucoup de médecins attribuent à ce gonflement des gencives la difficulté de la sortie des dents, et partant de cette idée, ils font à la gencive, soit de petites piqûres, soit une petite incision cruciale, pour faciliter le travail. Cette opération est tout au moins inutile, et je doute qu'elle ait même pour résultat de calmer les douleurs en dégorgeant les gencives.

Ces accidents du côté de la bouche ne présentent rien qui mérite de nous arrêter. Il n'en est plus de même de ceux qui surviennent si communément du côté de la peau.

Je ne parle point de ces *érythèmes* passagers, fugaces, de ces rougeurs superficielles, non douloureuses, irrégulièrement circonscrites, qui apparaissent dans différents points du corps, mais plus spécialement au visage, cessent d'elles-mêmes dès que le travail de l'éruption dentaire qui les a provoquées est devenu moins violent ; je ne parle pas davantage de l'urticaire qui peut aussi se manifester ; je fais seulement allusion ici aux *affections cutanées*, telles que l'*eczéma simplex* et *impétigineux*, les éruptions herpétiques et impétigineuses[1]. Ces éruptions, qui occupent quelquefois une assez grande étendue du corps, les éruptions impétigineuses surtout qui couvrent la face, le cuir chevelu, envahissent le tronc et les membres, font le désespoir des familles, et bien souvent celui des méde-

1. Voyez les articles ECZÉMA, HERPÈS, IMPÉTIGO, du *Nouveau Dictionnaire de médecine et de chirurgie pratiques*, rédigés par M. Hardy.

cins. Ce n'est pas qu'elles compromettent l'existence ; mais elles causent aux enfants de grands malaises, et elles résistent trop souvent à tous les efforts que nous faisons pour les combattre.

Le mouvement fluxionnaire général qui se traduit par ces affections cutanées peut se traduire aussi par des affections catarrhales, par des bronchites qui doivent nous mettre sur nos gardes; mais ce qui doit éveiller le plus notre attention, ce sont les accidents qui surviennent du côté de l'intestin. Il est des enfants qui, chaque fois qu'ils percent des dents, sont pris de *diarrhée*, de telle sorte que lorsque la dentition se fait, ou trop rapidement, ou confusément, le dévoiement devient continuel et finit par épuiser les petits malades.

Si cette diarrhée ne dure que quatre ou cinq jours, si elle est peu abondante, si enfin l'enfant ne subit pas l'influence d'une mauvaise constitution saisonnière, la phlegmasie catarrhale, dont cette diarrhée est l'expression, ne doit pas nous préoccuper; elle cède d'elle-même et ne laisse aucune trace après elle.

Mais si elle se prolonge, la membrane muqueuse du gros intestin s'enflamme, s'ulcère superficiellement, et la phlegmasie, reportée à l'état aigu lors de l'éruption de chaque nouvelle dent, finit par devenir chronique et peut conduire les enfants au marasme et à la mort.

La sympathie qui existe entre les parties différentes de l'appareil digestif nous donne la raison des troubles éprouvés par l'estomac et par l'intestin, troubles qui retentissent sur leurs annexes. Ces troubles sont d'autant plus prononcés, que le mouvement fébrile qui accompagne ce travail modifie les sécrétions de l'appareil gastro-intestinal.

Il est un préjugé qui existe dans les familles, préjugé, il faut en convenir, entretenu par les médecins qui, sur le dire d'une proposition de Sydenham, fort mal interprétée d'ailleurs, croient que la diarrhée est favorable au moment de la dentition. C'est-là une de ces erreurs contre lesquelles je vous conjure de vous mettre en garde et de vous élever de toutes vos forces. La diarrhée des enfants à la mamelle est un accident qu'il faut envisager sérieusement. Si l'on ne peut contester qu'une diarrhée très modérée semble diminuer la fièvre ainsi que la fluxion des gencives, quand elle dure plus de quatre ou cinq jours, ou qu'elle devient un peu trop vive, cette diarrhée demande à être combattue par les moyens les plus actifs.

Je prévois pourtant les objections de praticiens éclairés qui, à l'encontre de ce que je viens de vous dire, affirment que, chez beaucoup d'enfants, la suppression de la diarrhée a causé de sérieux accidents. J'ai besoin ici de faire une distinction. Un enfant, pendant le cours de la dentition, a un catarrhe pulmonaire ou une coqueluche, et en même temps de la diarrhée. Si l'on vient à supprimer brusquement la supersécrétion intestinale, la phlegmasie pulmonaire prendra assez souvent un surcroît proportionnel d'intensité, et les malades pourront mourir évidemment par suite de l'imprudente médication qui aura été tentée. Mais, dans ce cas, il ne s'agit pas de la dentition dans ses rapports avec la diarrhée, il s'agit d'une affection pulmonaire qui peut s'aggraver par la suppression du flux intestinal, indépendamment, d'ailleurs, de l'époque de la vie à laquelle on l'observe : ne voyons-nous pas des phthisiques, dans l'âge adulte, soulagés par la diarrhée, tousser au contraire avec une véhémence nouvelle, et reprendre de la fièvre quand la constipation s'établit? Ce serait aller au delà de ma pensée que de me faire dire que, dans l'exemple que je viens de choisir, la diarrhée des phthisiques est toujours un phénomène critique salutaire; vous comprenez, sans qu'il soit besoin d'insister là-dessus, que par là j'entends que la fluxion intestinale est quelquefois chez eux un accident favorable, pourvu qu'elle ne dépasse par un certain degré. Or, cette restriction s'applique également à la diarrhée survenant dans le cours des affections pulmonaires que j'ai supposées chez les enfants.

Ce flux intestinal ne doit pas être supprimé brusquement, mais il n'en est pas de même de la diarrhée compliquant uniquement la dentition. Celle-ci, je le répète, doit être combattue par les moyens les plus actifs sans qu'il en résulte aucun inconvénient.

Ces accidents ne sont jamais plus redoutables que lorsque l'enfant a été sevré prématurément. Quand l'enfant tette, il suffit presque toujours de lui donner le sein exclusivement pour faire cesser le dévoiement, quelques préparations d'eau de chaux, de bismuth sont à peine nécessaires; mais quand il est sevré, on se trouve dans la cruelle alternative, ou de le mettre à la diète, ce qui le jette bientôt dans une fâcheuse cachexie, ou de lui donner quelques aliments qui, chaque jour, excitent une nouvelle indigestion; si cette indigestion n'est pas encore l'inflammation, elle va la déterminer en se répétant plusieurs fois par jour.

Sous l'influence d'un régime qui n'est pas approprié à ses aptitudes digestives, l'enfant prend donc de l'entérite. Elle est caractérisée par des garde-robes plus abondantes, fréquentes, constituées par des matières verdâtres, jaunâtres, mêlées de ce qu'on appelle des hachures d'herbes; elles sont glaireuses, lientériques, contiennent des grumeaux de lait caillebotté qui indiquent que la digestion stomacale et intestinale ne s'opère plus, que l'aliment a traversé le tube digestif sans avoir subi la transformation qu'il devait subir. Dans le cours de cette diarrhée chronique, alors même que le dévoiement ne dure que depuis dix ou douze jours, l'enfant est pris subitement de vomissements bilieux. Bientôt il arrive un moment où la nourriture, quelle qu'elle soit, les potages au lait, au beurre, la panade, l'eau panée elle-même, sont rendus tels qu'ils ont été donnés, et semblent passer à travers l'intestin comme à travers un tube inerte. L'enfant s'amaigrit visiblement ; du matin au soir et du soir au matin, il pousse des cris plaintifs que rien ne peut calmer, et si l'on ne s'empresse d'y porter remède en lui rendant le lait de femme, le seul aliment qui lui convienne, il va succomber à l'inanition. S'il résiste, sa santé n'en est pas moins gravement compromise, et lorsque j'aurai l'occasion de vous parler du rachitis, je vous dirai que celui-ci reconnaît le plus généralement pour cause cette alimentation vicieuse et insuffisante.

Mais quand les pauvres enfants, dans ces déplorables conditions, subissent l'influence de la constitution saisonnière de l'été, leur diarrhée prend un caractère particulier et devient le choléra infantile.

Vous comprenez maintenant, messieurs, sur quelles raisons je m'appuie pour vous dire que le *sevrage* ne doit être effectué qu'autant que l'enfant aura passé l'époque où les accidents graves de la dentition peuvent survenir.

Ma règle est celle-ci. Autant que la chose ne rencontre pas d'obstacles sérieux indépendants de la volonté des familles, j'attends pour faire sevrer les enfants l'évolution complète des canines, dont le travail est généralement plus laborieux que celui des incisives et des premières molaires. J'attends donc que l'enfant ait seize dents, sans tenir aucun compte de l'âge auquel il est arrivé.

Mais, lorsque les circonstances, qui malheureusement se présentent encore trop souvent, font que l'allaitement ne peut être prolongé jusqu'à cette époque, j'attends du moins que l'enfant ait ses douze premières dents. Entre l'évolution du troisième groupe et celle du quatrième, nous aurons en général un assez long intervalle de repos, pendant lequel l'appareil digestif se remettra des fatigues qu'il vient d'éprouver, et se disposera à mieux recevoir l'alimentation nouvelle à laquelle il n'est pas accoutumé.

Si des raisons pressantes de santé pour la mère qui allaite, des considérations de fortune ou de situation personnelle forcent de sevrer l'enfant prématurément, il faut tâcher de prolonger l'allaitement jusqu'au moment où un groupe de dents aura complété son évolution commencée ; si l'enfant n'a que trois ou quatre incisives, il faut attendre qu'il en ait six. Il faut attendre surtout, si au moment où le sevrage est résolu, on est dans les saisons chaudes de l'année, car le beau temps, et par là on entend ordinairement l'été, est, contrairement à l'opinion vulgaire, l'époque la plus défavorable pour sevrer les enfants, en raison même de ce qu'elle favorise plus que toute autre le développement des accidents diarrhéiques qui revêtent la forme terrible du choléra infantile.

En tout état de cause, le sevrage ne doit pas être opéré brusquement. Déjà, dès l'âge de quatre, cinq ou six mois, l'enfant aura été habitué à prendre, indépendamment du lait de sa nourrice, des aliments féculents, bouillie, potages, dont on augmentera le nombre ou la quantité à mesure qu'il grandira. Plus tard, quand ses dents auront poussé, on lui donnera des crèmes au lait et aux œufs, des œufs frais dont on lui fera avaler le jaune en en imbibant des mouillettes de pain, puis on lui fera sucer quelques os de poulet ; on lui donnera un peu de viande, et l'on aura insensiblement atteint de cette façon le moment où son estomac et ses intestins étant suffisamment préparés, sa dentition étant assez complète, on pourra supprimer tout à fait le lait et le mettre à un régime nouveau.

En dirigeant ainsi l'allaitement, en arrivant graduellement ainsi au sevrage, on se ménage, en outre, de grandes ressources pour les cas où l'enfant tomberait malade ; le lait de la nourrice constituant alors pour lui la meilleure tisane qu'on puisse lui faire prendre dans tous les cas.

LXXV. — DYSENTERIE.

La plus grave de toutes les maladies épidémiques. — Ses causes nous sont inconnues. — L'usage des fruits a été à tort incriminé. — Opinion des anciens à cet égard. — Diverses formes de la maladie. — Caractères des garde-robes, le *ténesme*. — Dysenterie bilieuse, inflammatoire; — rhumatismale; — intermittente; — putride et maligne. — Lésions anatomiques. — Traitement : la médication évacuante est celle qui compte le plus de succès. Purgatifs salins, calomel, vomitifs. — Moyens topiques. — Lavements cathérétiques. — Dangers de l'opium. — Suites de la dysenterie : hydropisie, paralysies, abcès du foie. — Diarrhées incoercibles. — Perforations intestinales.

MESSIEURS,

L'année 1859 aura été signalée par l'épouvantable épidémie de disenterie que nous venons de traverser, et qui, en sévissant sur toute la France, beaucoup plus généralement qu'elle ne l'avait fait à des époques antérieures, n'a pas épargné Paris, où, depuis un siècle, la maladie ne s'était montrée que par cas isolés. Cette épidémie, suivant les allures qui lui sont familières, a fait son apparition dans le courant de l'été, vers la fin du mois de juillet; elle a atteint son maximum d'intensité en septembre, s'est notablement apaisée dans les derniers jours d'octobre, tout en continuant de se manifester, bien que très affaiblie, dans les deux derniers mais de novembre et de décembre.

Vous avez pu l'étudier dans les salles de la Clinique où un certain nombre de malades se sont présentés à votre observation, et ces jours-ci encore vous avez vu, au n° 6 de la salle Sainte-Agnès, un homme, et au n° 11 de la salle Saint-Bernard, une femme, qui en étaient atteints.

L'homme est aujourd'hui en voie de guérison. La femme a succombé, et je vous ai mis sous les yeux les horribles lésions intestinales que nous avons trouvées, et qui nous rendent malheureusement trop bien compte de l'inutilité de nos efforts thérapeutiques dans de semblables cas.

Le gros intestin offrait, dans toute son étendue, les traces d'une vive phlegmasie, et dans certains points nous trouvions des ulcérations, dans d'autres des plaques gangréneuses; le sphacèle avait envahi, par places, jusqu'à la membrane sous-péritonéale.

Ces traces d'inflammation remontaient jusque dans l'intestin grêle; mais un fait remarquable, sur lequel j'ai eu soin d'appeler votre attention, c'est que les glandes de Peyer étaient respectées, contrairement à ce que nous observons dans la dothiénentérie, où l'ulcération de ces glandes constitue le caractère anatomique de la maladie.

En quelques mots voici maintenant l'histoire de cette pauvre femme.

Elle avait été prise, huit jours avant son entrée à l'hôpital, d'une diarrhée dont les matières n'ont pas tardé à contenir du sang et des glaires. Les garde-robes étaient devenues d'une telle fréquence, qu'au dire de la malade elle en avait quinze par heure. Les gens de service nous ont déclaré qu'en effet elle allait au moins sept ou huit fois par heure sur le bassin, ce qui porterait à 160 ou à 180 par jour le nombre des évacuations alvines. Les selles avaient l'apparence de la chair musculaire réduite en bouillie, que l'on aurait délayée dans du sang décoloré. C'était cette *lotura carnium*, cette lavure de chairs dont parle Stoll, phénomène qu'il considérait toujours comme du plus mauvais augure.

L'état général était déplorable; les yeux étaient excavés, la peau était froide, glacée, et sa température s'abaissa de plus en plus, en même temps qu'elle prenait une teinte bleuâtre; ajoutez à cela que la langue était également froide, et sauf que la voix n'était pas altérée, cette femme nous a rappelé les individus dans la période algide du choléra-morbus. Le ventre était peu douloureux à la pression. Bien que le surlendemain de l'arrivée de la malade dans nos salles, les garde-robes eussent diminué de fréquence, les symptômes généraux restèrent aussi graves. Le pouls s'affaiblit à ce point, que nous ne le trouvions plus, et encore avec peine, qu'aux carotides.

La mort arriva le douzième ou le treizième jour à partir du début de la maladie.

Je vous disais tout à l'heure, messieurs, que, suivant les allures qui lui sont familières, l'épidémie de cette année avait fait son apparition vers la fin du mois de juillet. C'est généralement, en effet, dans la saison d'été, et plus encore à l'époque des grandes chaleurs, que la dysenterie commence à éclater. D'abord elle ne frappe qu'un petit nombre d'individus; ce nombre va croissant jusqu'au mois de septembre, dans la première quinzaine duquel la maladie exerce ses plus grands ravages, pour s'éteindre lentement ensuite, et disparaître tout à fait au milieu ou à la fin de l'automne, quoique dans certaines épidémies, et notamment dans celle de 1766 dont Zimmermann[1] nous a laissé la relation, quelques cas rares se soient encore montrés dans le mois de janvier.

La dysenterie est assurément la plus grave et la plus meurtrière de toutes les maladies épidémiques. La dothiénentérie, la scarlatine, la variole, la diphtérie, le choléra-morbus lui-même, sont loin de faire autant de victimes dans les populations où ils viennent s'abattre. Au dire de Desgenettes[2], de 1792 à 1815, la dysenterie a tué bien plus de soldats

1. Zimmermann, *Von der Ruhr unter dem Volke*, 1765, Zurich, 1767, in-8°. Trad. française par Lefevbre de Villebrune, Paris, 1775, in-12.

2. Desgenettes, *Notes pour servir à l'histoire de la médecine militaire de l'armée d'Italie* (*Recueil de la Société de médecine de Paris*, année 1797, t. II).

que ne l'avait fait le canon de l'ennemi dans les plus grandes batailles de l'empire. La raison en est dans ce que, indépendamment de sa gravité même, la dysenterie apparaît bien plus fréquemment que les autres maladies épidémiques, envahissant certaines contrées à des époques très rapprochées les unes des autres.

Quelles sont ces *causes ?* Comme pour la plupart des maladies épidémiques, les causes de la dysenterie nous échappent, et quelques soins qu'on ait mis à les rechercher, on n'a jamais pu établir d'une manière positive les conditions de son origine.

La ville de Tours renferme deux casernes, placées dans une même situation, à égale distance des deux rivières qui traversent la ville, l'une dans le faubourg Est, l'autre dans le faubourg Ouest. Les mêmes conditions hygiéniques sont adoptées pour l'une comme pour l'autre ; dans l'une et dans l'autre le régime des soldats est identiquement semblable. Cependant, à l'époque où je faisais mes études à Tours, pendant les vingt années qui avaient précédé et les dix années qui ont suivi, ce fut toujours le quartier de cavalerie qui fut le premier foyer du mal. Les quelques soldats d'infanterie qui, au début, étaient atteints de dysenterie, l'avaient contractée dans nos salles de l'hôpital, où ils étaient entrés pour d'autres affections ; et l'épidémie n'envahissait que plus tard le quartier où leurs régiments étaient casernés.

L'influence des localités, le défaut dans les règles de l'hygiène ne pouvaient donc pas être invoqués ici, et la nourriture ne pouvait pas être davantage incriminée. On a l'habitude, vous le savez, de mettre en cause l'usage des fruits ; c'est même là une opinion tellement répandue, que nous avons de la peine à ne pas la partager. C'est là, messieurs, un préjugé contre lequel s'élevèrent les plus grands praticiens des temps passés. Sans remonter jusqu'à Alexandre de Tralles, qui professait que les fruits, les raisins, non seulement ne donnent pas la dysenterie, mais qu'au contraire ce sont de vrais moyens préservatifs et très souvent des moyens les plus efficaces pour la guérir, je vous rappellerai que deux des plus illustres médecins du dernier siècle, Stoll et Zimmermann, en jugeaient de même.

« La plupart des médecins et les commères, dit Zimmermann, regardent les fruits de la saison comme la cause véritable particulière de toutes les dysenteries. J'ai réfuté cette opinion dans mon *Traité de l'expérience*, et j'ai de grands médecins pour moi. D'ailleurs, la maladie (il est question de l'épidémie de 1765) se manifesta parmi nos paysans en juin, temps où nous n'avons encore que les grosses cerises qui nous viennent de Basle, et trop chères pour que les gens en achètent, et généralement nous avons manqué de fruits cette année. Il est vrai que les fruits peu mûrs, dans de mauvaises années, peuvent occasionner des coliques, des dévoiements, et encore plus des obstructions, et tous les symptômes des maladies nerveuses; néanmoins personne n'a jamais observé qu'il en soit jamais résulté une dysenterie épidémique. Je dis même plus, les fruits rafraîchissants et non mûrs ne peuvent avoir été la cause de dysenterie...»

Je vous fais grâce, messieurs, des raisons qu'en donne Zimmermann, je passe avec vous condamnation sur ces explications, qui se ressentent des théories humorales de son temps; mais l'observation clinique n'en reste pas moins dans toute sa force et s'applique parfaitement à ce que nous voyons aujourd'hui. Ainsi, l'année dernière où les fruits étaient très abondants, il fut à peine question de dysenterie, tandis que cette année où les fruits ont été rares à peu près partout, nous avons cette formidable épidémie.

Que les chaleurs de la saison, qu'un mauvais régime, que l'encombrement et toutes les fâcheuses conditions hygiéniques contribuent au développement de la maladie, le fait est incontestable; mais ce ne sont là que des causes occasionnelles : indépendamment d'elles, il faut quelque chose de plus, et ce quelque chose, que nous ne connaissons que par ses effets, est ce que nous appelons la constitution épidémique.

S'il en était autrement, comment expliquer pourquoi la dysenterie ne se déclare pas toujours dans les années les plus chaudes, pourquoi elle n'éclate pas invariablement là où il y a encombrement; et, sans sortir d'ici, pourquoi, par exemple, elle épargne aussi habituellement Paris, qui l'est si peu par les autres maladies épidémiques? Donc nous ignorons absolument les conditions premières de son origine.

La nature du sol n'a pas plus d'influence. Vers la fin du siècle dernier, Harris pensait que les terrains calcaires étaient surtout ceux où prédomine la dysenterie; et voici que plus tard Godineau admettait par ses recherches que dans les Antilles, « tandis que les îles calcaires se font remarquer par l'endémicité des fièvres intermittentes, les îles volcaniques sont ravagées par la dysenterie[1]. » En réalité, cette dernière affection est indépendante des influences géologiques. Elle existe, en effet, dit Barallier, « sur les terrains calcaires des Barbades, de la partie occidentale de la Jamaïque, du plateau de Midnapour, dans l'Inde; l'épidémie de Pensylvanie, en 1850, s'est montrée avec une intensité aussi grande sur les terrains calcaires, sablonneux et houilliers, sur le grès rouge et bigarré; celle de la Carniole, en 1856 et 1857, porta sur des localités assises sur des terrains très divers[2].

Une fois développée, elle est éminemment contagieuse, quoi qu'en prétende Stoll, qui nie cette contagion, comme il nie du reste la contagion

1. Godineau, *De l'hygiène des troupes aux Antilles françaises*, Montpellier, 1844.

2. A. Barallier, art. DYSENTERIE, dans le *Nouveau Dictionnaire de médecine et de chirurgie pratiques*, t. XI, 1869.

de la scarlatine. Elle est pourtant aussi évidente pour l'une de ces maladie que pour l'autre. Dans les petites localités, où cela est plus facile à faire que dans les grands centres de population, on peut remonter à la source du mal et suivre sa marche progressive à travers les pays qu'elle envahit. Nos honorables confrères de l'armée d'Afrique, où la dysenterie exerce par intervalles de si grands ravages, ne vous ont-ils pas appris que lorsqu'elle règne dans un régiment, elle se déclare partout où ce régiment vient séjourner, suivant ainsi à la trace nos colonnes expéditionnaires[1]? Et si, quand, en raison du trop grand nombre de malades qui remplissent les hôpitaux de l'Algérie, on en évacue quelques-uns en France, Marseille, sur laquelle ils sont dirigés, devient à son tour le foyer d'une épidémie de dysenterie dont on n'avait pas d'exemple avant l'arrivée de ces soldats.

Messieurs, avant d'aborder la description des *symptômes* de la dysenterie, il est essentiel de vous faire remarquer que celle-ci ne revêt pas toujours la même forme dans toutes les épidémies. Lisez, à ce sujet, les relations que nous ont laissées Sydenham, Pringle[2], Zimmermann, et particulièrement Stoll[3], vous verrez que tantôt la maladie est franchement inflammatoire, tantôt rhumatismale ou catarrhale; car, pour l'illustre médecin de Vienne, catarrhe et rhumatisme ne diffèrent que par leur siège : aussi appelle-il encore la dysenterie rhumatisme des intestins, catarrhe ou coryza ventral. De toutes ces formes, celle qui prédomine le plus souvent est la forme dite bilieuse.

Au début, sans cause appréciable, les individus sont pris de diarrhée; au bout de vingt-quatre ou quarante-huit heures, les garde-robes, changeant de nature et d'aspect, deviennent dysentériques.

Elles contiennent des mucosités glaireuses d'un blanc jaunâtre, ressemblant à un mélange du blanc et du jaune d'un œuf mal cuit, ou bien ce sont des glaires transparentes mêlées de filets de sang, ou bien encore elles ont alors un aspect qui rappelle celui des crachats péripneumoniques.

Les évacuations sont précédées d'envies fréquentes, quelquefois presque continuelles, incessantes, que le malade ne peut satisfaire, ou qui n'aboutissent qu'à lui faire rendre à la fois tout au plus la valeur d'une cuillerée, d'une demi-cuillerée à café de matière. Elles sont accompagnées d'épreintes très douloureuses dans le fondement, qui se propagent en quelques cas jusque dans la vessie et produisent la dysurie; d'un ténesme excessivement pénible, qui est un phénomène essentiellement caractéristique de la dysenterie.

1. Haspel, *Maladies de l'Algérie*, Paris, 1852, t. II, *De la dysenterie*.

2. Pringle, *Observations on the diseases of the Army*, London, 1772; traduct. française, Paris, 1793.

3. Stoll, *Aphorismes et Médecine pratique*, trad. par Mahon, Paris, 1809. — *Ratio medendi in nosocomio practico Vindobonensi*, Viennæ, 1783.

En outre il y a des *coliques* plus ou moins vives, qui se font principalement sentir autour du nombril et sur le trajet du gros intestin. Ces douleurs abdominales sont exagérées par la pression, surtout au niveau de la fosse iliaque gauche.

On a voulu expliquer le ténesme par la contraction convulsive du sphincter, mais cette explication tombe d'elle-même quand, en examinant les malades, ainsi que je l'ai fait maintes fois en votre présence, on voit que l'anus, au lieu d'être resserré et fermé, est largement ouvert au point de permettre l'introduction des cinq doigts de la main. L'irritation violente, l'inflammation vive de la membrane muqueuse intestinale, que l'on aperçoit d'un rouge intense et boursouflée, au fond de l'orifice béant de l'anus, rend parfaitement compte de la sensation si douloureuse éprouvée par le malade, qui la compare à celle de la brûlure et de la constriction pénible de l'intestin, dont le sphincter inférieur est évidemment inerte et paralysé : il n'est pas rare même que cette paralysie jointe au boursouflement de la membrane muqueuse entraîne la chute du rectum.

Avec les matières glaireuses, spumeuses, dont je vous ai parlé, les garde-robes dysentériques contiennent aussi du sang pur, des fausses membranes courtes, peu épaisses, ressemblant assez bien à du riz crevé, et quand elles sont plus épaisses et plus longues, constituant ce que quelques malades vous diront être de la raclure de boyaux.

Ces matières dysentériques sont rendues en quantité peu considérable à chaque effort de défécation; mais comme ces efforts se répètent à des intervalles très rapprochés, plusieurs fois par heure, de telle sorte que les malades ont jusqu'à vingt, quarante, cinquante et jusqu'à deux cents selles dans le courant de la journée et de la nuit (notre femme de la salle Saint-Bernard en avait jusqu'à cent soixante à cent quatre-vingts), il en résulte que la masse totale des garde-robes peut s'élever à deux, trois, quatre et six litres.

Chose remarquable et tout à fait caractéristique de la maladie que nous étudions : au milieu de ces garde-robes, vous verrez des matières fécales, en petites masses, mais moulées, plus ou moins dures, quelques-unes même marronnées, comme en rendent les individus qui ont de la constipation. C'est qu'en effet, messieurs, suivant la juste observation de Stoll, la véritable dysenterie devrait être plutôt rangée parmi les maladies qui resserrent le ventre; elle diffère tellement de la diarrhée, que si dans quelques cas la diarrhée iliaque est un épiphénomène qui la complique, le plus souvent les excrétions diarrhéiques, survenant dans la dysenterie, annoncent sa terminaison.

Vers le huitième, le dixième ou le quatorzième jour de la maladie les garde-robes dysentériques, d'une fétidité horrible, ne contiennent presque plus de mucus; elles sont constituées par un liquide séreux rougeâtre au milieu duquel nagent des dé ris de chair réduite en bouillie. Cette lavure de chair, pour me servir de l'expression de Stoll, indique presque invariablement la gangrène de l'intestin. Alors aussi, et déjà avant ce moment, les matières renferment du pus.

Cela dit de la nature des déjections dysentériques, des phénomènes lo caux qui les accompagnent, j'arrive à l'exposé des symptômes généraux, qui varient suivant la forme qu'affecte la dysenterie dans les différentes épidémies, et qui peuvent aussi se rencontrer dans une même épidémie.

Dans la *forme bilieuse*, les malades se plaignent d'inappétence, d'amertume de la bouche, de nausées, de vomissements verdâtres; leur langue est couverte d'un enduit saburral. Le mouvement fébrile est peu intense, et les frissons qui l'annoncent sont de courte durée. Les douleurs abdominales sont modérées.

Dans cette forme, contrairement à ce qui arrive le plus généralement, il y a conjointement de la diarrhée. Mais les selles, tout en étant fréquentes, sont en même temps abondantes, constituées par des matières liquides, jaunâtres, verdâtres, dans lesquelles surnagent des matières muqueuses, glaireuses, sanguinolentes, quelquefois du sang presque pur.

La *dysenterie inflammatoire* est caractérisée par une fièvre ardente, avec fréquence et dureté notable du pouls, chaleur à la peau et sueurs parfois abondantes. Le visage des malades est animé d'une rougeur plus ou moins vive; leur langue, au lieu d'être saburrale, est également rouge, sèche, sans aucun enduit. Ils ont du mal de tête. Les douleurs abdominales violentes, *tormineuses*, suivant l'expression consacrée, sont exaspérées par la moindre pression. Chez quelques-uns, le ventre est météorisé. Les garde-robes sont rares, et quand elles deviennent plus fréquentes, 'exaltation fébrile ne tarde pas à tomber.

Les douleurs abdominales ne sont jamais plus prononcées que dans la *forme rhumatismale :* chaque fois que le malade va à la selle, les souffrances qu'il éprouve se peignent sur sa physionomie, qui exprime l'anxiété la plus pénible, le ténesme se poduisant au plus haut degré.

Mais ce qui caractérise principalement cette forme de dysenterie, ce sont les métastases qui se produisent, en quelques circonstances, du côté des articulations, métastases qui ont été parfaitement signalées par Stoll. Quelquefois les accidents se localisent dans un seul point, et il m'a semblé que les genoux en étaient le plus souvent le lieu d'élection. La fluxion rhumatismale articulaire, d'ordinaire assez passagère, ou du moins peu profonde, est, en quelques cas, persistante et portée à un tel degré, qu'on vu l'épanchement synovial devenir assez considérable pour occasionner la rupture de la capsule. Le plus souvent les accidents rhumatismaux sont erratiques, attaquent tantôt une partie, tantôt une autre. La poitrine peut se prendre au moment où la dysenterie commence à se calmer; les malades accusent des douleurs pleurétiques, ou simplement pleurodyniques;

d'autres ont de l'oppression, de la toux et tous les signes d'un catarrhe. Ordinairement ces affections catarrhales ou rhumatismales cèdent d'elles-mêmes en très peu de jours.

Cette transformation de la dysenterie en rhumatisme a été notée par Gondouin dans une épidemie qu'il a observée dans le département de la Sarthe.

Lorsque la dysenterie vient à régner dans un pays où les fièvres palustres sont endémiques, il n'est pas rare que la fièvre qui l'accompagne prenne le type intermittent, tierce ou double tierce. Cette *forme intermittente* est généralement considérée comme la moins grave de toutes.

Il s'en faut que la maladie, sous ses différentes formes, suive une marche régulière. La putridité et la malignité viennent se jeter à la traverse, la compliquer et en amener la terminaison, comme vous en avez été témoins chez notre malheureuse femme du numéro 11 de la salle Saint-Bernard.

L'algidité en est le caractère prédominant. La peau se refroidit et se couvre de sueurs également froides; le teint prend une coloration terreuse, les traits se retirent, les yeux s'excavent; les extrémités, le bout du nez, la langue, sont froids, et le malade a toutes les apparences d'un individu dans la période algide du choléra-morbus asiatique.

Il n'en a que les apparences, et c'est toujours à la dysenterie que nous avons affaire; mais il n'est pas besoin de dire que la maladie change réellement de nature, lorsque le choléra règne épidémiquement dans une localité déjà en proie à la dysenterie. La moindre diarrhée lui servant de prétexte, il n'est pas surprenant que celui-là vienne dominer celle-ci, et que, sévissant avec fureur sur des organismes trop bien préparés à le recevoir, il foudroie les malades sans laisser à la dysenterie le temps de parcourir ses périodes.

Les signes les plus marqués de la malignité, dans la dysenterie, sont donc, d'abord cette algidité, qui coïncide avec un grand sentiment de malaise, une faiblesse extraordinaire et subite, quelquefois des defaillances, un abattement considérable, qui rend les malades à peu près indifférents à ce qui se passe autour d'eux. Le pouls, d'une faiblesse excessive, est petit, déprimé.

Chez d'autres, la température de la peau s'élève au lieu de s'abaisser, le pouls s'accélère et est moins dépressible; la soif est vive; la langue est sèche, et se couvre, ainsi que les gencives, d'un enduit fuligineux; des ulcérations aphtheuses apparaissent dans la bouche.

C'est dans ces périodes graves de la maladie que les garde-robes, petites, moins fréquentes que précédemment, prennent une odeur fétide, cadavéreuse, et contiennent des matières ressemblant à de la lavure de chair. Les douleurs abdominales sont presque nulles. Le malade se plaint d'anxiété précordiale, de nausées, de hoquets, de vomissements

Alors aussi se montre assez souvent une complication que vous aurez certainement occasion de rencontrer, ce sont les *parotides*. Les malades accusent des douleurs à l'angle des mâchoires, où l'on trouve en effet de la tuméfaction, de la rougeur à la peau et une sorte de fluctuation profonde. En pressant la région parotidienne et la joue sur le trajet du canal de Sténon, on fait sourdre du pus par l'orifice de ce conduit. Cette suppuration envahit le tissu cellulaire ambiant, et gagne quelquefois le cou, dont elle dissèque les masses musculaires.

Ces symptômes annoncent une terminaison fatale qui ne se fait pas longtemps attendre. La stupeur arrive, compliquée de légers mouvements convulsifs, de soubresauts de tendons, de subdelirium, et la mort ne tarde pas à mettre un terme à cette scène désolante.

A l'*ouverture du cadavre*, l'étendue, la profondeur des lésions anatomiques rendent parfaitement compte, jusqu'à un certain point, de la gravité de la maladie et de son issue fatale.

Ces lésions anatomiques, qui occupent surtout le gros intestin, sont celles d'une inflammation violente; la membrane muqueuse, d'un rouge foncé, brunâtre, colorée en noir par le sang mélangé aux produits des sécrétions intestinales, est épaissie, boursouflée, ramollie; ce boursouflement, cet épaississement comprend aussi les autres tuniques jusqu'au plan cellulaire sous-péritonéal. Par places on voit des ulcérations plus ou moins larges, plus ou moins profondes, suivant l'époque de la maladie.

Lorsque la dysenterie a foudroyé les individus à son début, vers le troisième ou quatrième jour ce sont des excoriations assez superficielles, recouvertes d'un liquide mucoso-sanglant; vers le cinquième jour, ce sont des ulcérations d'aspect très varié; dans le cours du deuxième septénaire, la membrane muqueuse, détruite dans une étendue plus ou moins considérable et plus ou moins profondément, laisse à nu la couche musculeuse. Quelquefois ces ulcérations ont également détruit les fibres du plan musculeux et pénètrent jusqu'au péritoine; il se peut alors, bien que cela soit rare, qu'une perforation ait amené une péritonite.

D'autres fois, c'est une multitude de petites ulcérations qui sont les orifices d'autant de petits abcès qui se sont formés dans le tissu cellulaire sous-muqueux.

En d'autres cas ou en d'autres places, on voit des eschares gangréneuses, complètement détachées dans certains points et mélangées à cette sorte de magma, de bouillie noirâtre et sanglante qui recouvre la surface de la membrane muqueuse, dans d'autres points adhérentes encore aux parties dont elles proviennent.

Ces lésions gangréneuses peuvent être telles, qu'elles dissèquent une très grande partie de tout le gros intestin, dont la couche muqueuse semble entièrement détruite.

Quand la mort est arrivée accidentellement dans une période éloignée, quatre à cinq mois après l'invasion des premiers accidents, et alors que la dysenterie est guérie, on trouve les ulcérations cicatrisées ou à peu près cicatrisées, mais ces cicatrices ont donné lieu à d'autres lésions qui ont pu être la cause de la mort. Ce sont des coarctations de l'intestin produites par la rétraction du tissu cicatriciel. Ces coarctations expliquent les douleurs qui persistent souvent longtemps après la maladie; elles expliquent les obstructions, les occlusions intestinales, lesquelles ont provoqué les péritonites subaiguës auxquelles les individus ont succombé.

Comme toutes les maladies pestilentielles, la dysenterie a ses bubons; généralement les ganglions mésentériques sont tuméfiés, enflammés et quelques-uns entrent en suppuration.

Le tissu parenchymateux du foie, des reins, de la rate, est ramolli. La vésicule du fiel est distendue par une bile noire, poisseuse et grumeleuse. En quelques cas, il y a de véritables abcès hépatiques.

Je vous ai fait voir, messieurs, un malade qui, à la fin d'une dothiénenterie, avait eu les accidents qui appartiennent à l'infection purulente. Vous vous rappellez que, à l'autopsie, nous trouvions un abcès métastatique considérable dans l'un des muscles psoas, des abcès nombreux du même genre dans les poumons, dans le foie. A cette occasion, je vous ai dit comment je comprenais que les ulcérations dothiénentériques pouvaient être le point de départ de l'infection purulente, au même titre que les plaies extérieures que nous observons dans nos services de chirurgie, au même titre que la plaie placentaire qui succède à l'accouchement; je vous disais encore que, bien probablement, les abcès hépatiques, les suppurations articulaires que l'on observe à la fin des dysenteries ne reconnaissaient pas une autre cause. Désormais il sera bien essentiel de rechercher dans les autopsies les abcès métastatiques du poumon, des reins, et, en même temps, de faire une attention toute spéciale à l'état des veines qui, du gros intestin, se rendent dans le foie.

Vous remarquerez, messieurs, que je ne vous ai point parlé des lésions de l'intestin grêle. C'est qu'en effet ces lésions, lorsqu'elles existent, sont tout à fait secondaires; ce sont des rougeurs plus ou moins vives, traces de l'inflammation qui a existé, et comme chez le malade dont nous avons fait l'autopsie sous vos yeux, les follicules de Brunner, les glandes de Peyer sont respectés à l'inverse de ce que nous observons dans la dothiénentérie.

La maladie a principalement, sinon uniquement, frappé le gros intestin; j'ajoute que les lésions inflammatoires que je vous ai indiqueés sont d'autant plus considérables qu'elles se rapprochent davantage de l'extrémité inférieure de cette partie du tube digestif, et deviennent de moins en moins graves en remontant vers le cæcum. En définitive, la dysenterie n'est rien autre chose qu'une *colite*, mais une colite d'une nature particulière, que ses caractères spécifiques ne permettent pas de confondre avec la colite non épidémique, avec celle, par exemple, qui surviendra chez un individu à la suite de l'administration d'une dose trop violente d'un purgatif drastique, tel que le jalap ou la coloquinte. La dysenterie diffère complètement aussi de ces colites si communes chez les jeunes enfants et chez les vieillards, et qui se montrent en dehors de toute constitution épidémique.

A ne considérer que quelques-uns de leurs symptômes, ces diverses espèces de colites se traduisent par les garde-robes sanglantes, muqueuses, glaireuses, par le ténesme, bien que celui-ci, et c'est là déjà un caractère différentiel considérable, ne soit jamais porté, dans la colite simple, au degré qu'il atteint dans la dysenterie. Les lésions, tout en étant moins profondes, moins étendues dans un cas que dans l'autre, seront les mêmes : un épaississement avec un boursouflement et rougeur de la membrane muqueuse du gros intestin, des ulcérations plus ou moins profondes. Mais ce qui distingue essentiellement la dysenterie de la colite, c'est que celle-ci, affection toute individuelle, est généralement bénigne, passagère, et cède, d'ordinaire, sans qu'il soit besoin à la médecine d'intervenir avec une grande énergie ; tandis que la dysenterie épidémique est accompagnée de cet ensemble de symptômes généraux particuliers plus ou moins graves que je vous ai indiqués; qu'abandonnée à elle-même, elle tend à s'aggraver, et que, dans certaines épidémies, sa gravité, quelle que soit l'activité que nous déployions pour la combattre, déjoue trop souvent encore tous nos efforts.

Une complication heureusement peu fréquente, mais très remarquable, de la dysenterie est la *paralysie*, qui peut se manifester en diverses parties du corps. Zimmermann l'a observée sur la bouche, la langue, les membres inférieurs. Le plus ordinairement, dit M. Barrallier, elle frappe une moitié du corps, un membre isolé, et surtout les muscles extenseurs, comme cela a lieu dans toutes les maladies abdominales, avec douleurs exagérées (colique nerveuse des pays chauds, passion iliaque, coliques saturnines, etc.). La paralysie est quelquefois *transverse*, ou mieux *alterne*, c'est-à-dire porte sur le membre supérieur, d'un côté, et inférieur, de l'autre : Conrad, Fabricius, Zimmermann, Sauvages, ont observé de ces faits. D'autres fois c'est sous forme paraplégique ou hémiplégique que la paralysie se manifeste. En tous cas, elle est ordinairement incomplète et disparaît au bout de quelques semaines, non sans avoir nécessité parfois une médication spéciale. Cette paralysie est de l'ordre de celles auxquelles on a donné le nom de paralysies réflexes, et elle a son point de départ dans la lésion intestinale [1].

1. A. Barallier, art. DYSENTERIE, dans le *Nouveau Dictionnaire de médecine et de chirurgie pratiques*, t. XI, 1869.

Quels sont les moyens de *traitement* que nous avons à opposer à cette redoutable maladie? Cette question occupe une place trop importante dans le sujet pour que je n'entre pas à cet égard dans quelques développements.

Témoin, tant à Tours qu'à Versailles et à Paris, de plusieurs épidémies qui firent des victimes aussi bien parmi les hommes dans la force de l'âge et de la santé, que parmi les vieillards et les jeunes enfants, je peux et je veux parler d'après ma propre expérience. Chargé par la commission des épidémies de faire à l'Académie de médecine le compte rendu des rapports qui nous arrivent chaque année de différents départements[1], j'ai été à même de comparer entre elles les observations recueillies de tous les côtés, de les comparer avec celles que j'avais recueillies moi-même. En lisant enfin les relations que nous ont laissées nos devanciers, j'ai pu compléter mon expérience en y ajoutant celle des autres, et me former une idée bien établie de ce qu'il convient le mieux de faire pour avoir le plus de chance de succès.

Il y a trente ou quarante ans, les traditions des siècles passés semblaient complètement perdues pour nous. Broussais avait fait table rase de tout ce qui avait été dit avant lui, et prétendait replacer la médecine sur de nouvelles bases. L'inflammation dominait tout, et cette inflammation était, suivant lui, toujours une dans sa nature. Dans la dysenterie, il ne voyait que la colite, et partant de là, la médication antiphlogistique devait en avoir raison. Avec un talent d'exposition qu'animaient encore la fougue de son esprit et sa conviction intime, il la proclamait comme la seule à employer; ses élèves, jurant sur la parole du maître, vulgarisèrent ses idées, qui, acceptées sans contrôle par un grand nombre de médecins, dominèrent la médecine pendant si longtemps.

Cependant, dès 1823, un homme profondément clinicien, Bretonneau, effrayé des insuccès d'une méthode fondée bien plus sur une théorie préconçue que sur la saine observation, Bretonneau résolut de réagir contre les déplorables excès de la doctrine du Val-de-Grâce.

En présence des tristes résultats que lui donnait, à lui et à tant d'autres, la médication antiphlogistique mise en avant en toute occasion, sans avoir égard aux formes de la maladie, il se mit à essayer la médication purgative, suivant en cela la pratique de Stoll, de Zimmermann, de Pringle, qui disaient en avoir obtenu de si grands avantages.

Le succès répondit à son attente. Dès lors il chercha à se l'expliquer, et arriva à cette conclusion que, dans la dysenterie, comme dans la dothiénentérie, la qualité, la spécificité de l'inflammation locale jouaient un rôle bien plus considérable que la quantité de cette inflammation;

1. Trousseau, *Rapport sur les épidémies qui ont régné en France pendant l'année* 1856 (*Mémoires de l'Académie de médecine*, Paris, 1858, t. XXII).

que les purgatifs n'agissaient peut-être pas autrement qu'en substituant à cette inflammation locale spécifique, de mauvaise nature, une autre inflammation spécifique aussi, mais tendant naturellement à la guérison.

Tandis que dans la doctrine de Broussais, la théorie avait primé l'observation, qu'elle faisait plier sous elle, dans la doctrine de Bretonneau, l'observation et la théorie marchaient d'un commun accord, se prêtant seulement leur mutuel secours.

Depuis lors, et dans les différentes circonstances où il se trouva placé, l'illustre médecin de l'hôpital de Tours reconnut que la médication purgative était celle qui trouvait le plus habituellement son indication.

Vous pourrez lire l'histoire d'une épidémie qui avait régné dans le département d'Indre-et-Loire en 1826, histoire que nous publiâmes, M. H. Parmentier et moi [1], et vous y verrez que la proportion des guérisons obtenues par la méthode que je vous indique est vraiment considérable.

C'est cette méthode que j'ai depuis longtemps adoptée, et qui m'a rendu de signalés services dans les différentes épidémies que j'ai eu moi-même à combattre.

Il en fut ainsi dans l'épidémie qui sévit, en 1842, sur la garnison de Versailles, où j'allais chaque matin l'étudier dans les services de l'hôpital militaire dirigés par mes honorables collègues MM. Perrier, Follet et Godard.

Dans les rapports adressés à l'Académie de médecine, auxquels je faisais allusion tout à l'heure, la presque unanimité des médecins s'accordait pour déposer en faveur de cette puissante médication. Presque tous déclaraient avoir employé comme arme principale pour combattre la maladie, les purgatifs, surtout les sels neutres, tels que le sulfate de soude, le sulfate de magnésie, le sel de Seignette.

C'est à ces médicaments que vous m'avez vu m'adresser dans les cas qui se sont offerts à notre observation. C'est toujours à eux que j'ai eu recours dans ma pratique civile, et notamment chez les malades de la commune où sont situées mes propriétés, et où la dysenterie exerçait cette année de grands ravages. Ma maison n'avait point été épargnée, plusieurs personnes avaient été atteintes, et un enfant avait succombé. Mon chef de culture, dont le frère lui-même était gravement malade, fut pris à son tour; je lui donnai les sels neutres, et bien qu'il eût commis des imprudences, il guérit, comme guérirent ceux qui se soumirent au même traitement, tandis que ceux qui négligèrent d'appeler le médecin, ou qui ne l'appelèrent que fort tard et restèrent sans être énergiquement traités, moururent ou furent pendant six semaines ou deux mois dans un très pénible état de santé.

1. Trousseau et Parmentier, *Mémoire sur une épidémie de dysenterie qui régna dans le département d'Indre-et-Loire* (*Archives de médecine* pour l'année 1827).

La médication évacuante, préconisée par les médecins du siècle passé, et principalement les sels neutres administrés à dose purgative, tous les jours et quelquefois matin et soir, de façon à solliciter la diarrhée, telle est donc la méthode curative par excellence de la dysenterie.

Est-ce à dire que tout doive se borner à l'emploi des sulfates de soude, de magnésie, du sel de Seignette? Assurément non, car il est des cas où d'autres purgatifs les remplacent avantageusement.

En 1812, la dysenterie régnait à Gibraltar, on avait perdu un grand nombre de malades dans les six casernes de la ville, lorsque M. Amiel, chirurgien-major du 12e régiment d'infanterie de ligne de l'armée anglaise, eut l'idée de recourir au calomel préparé à la vapeur. Il le prescrivait à la dose de 1 gramme 80 centigrammes (36 grains), donnée matin et soir chaque jour, jusqu'à ce que les évacuations muqueuses et sanguinolentes eussent perdu ce double caractère pour prendre une couleur vert foncé; on diminuait alors les doses, puis on en suspendait tout à fait l'administration pour y substituer des lavements. Le succès de la médication fut tel, que la direction générale du service de santé en fit une loi absolue pour tous les autres médecins.

Dans l'épidémie de Touraine, que je vous rappelais il y a un instant, nous essayâmes, Bretonneau et moi, cette même méthode de traitement et avec les mêmes résultats. Toutefois nous fûmes obligés d'y renoncer à cause de la salivation qui survint chez quelques individus, complication dont avaient été exempts les malades de Gibraltar. Cette différence provenait de ce que, à Gibraltar, l'épidémie avait régné pendant la saison chaude, dans un pays dont la température était par elle-même déjà très élevée : de telle sorte que les malades ne couraient pas la chance de se refroidir; tandis qu'à Tours, à l'époque où nous employâmes le calomel, nous touchions à la mauvaise saison, et que les malades, obligés de passer plusieurs heures sur leur chaise percée, étaient exposés à des refroidissements qui favorisaient les effets toxiques du mercure.

Comment agissait celui-ci? Son action était-elle exclusivement topique et substitutive comme celle des sels neutres? ou bien était-elle plus générale et le médicament tirait-il son efficacité de ses propriétés altérantes? La question est difficile à décider; cependant je serais plutôt porté à adopter la première de ces deux interprétations, et de n'accorder aux propriétés altérantes qu'un très faible rôle, quand je considère que le calomel n'a réussi qu'autant qu'il était donné à l'intérieur, et que je n'ai jamais entendu dire, si ce n'est par Boag, cité par Gmelin [1], que les frictions mercurielles sur le tégument externe aient été réellement utiles.

Le traitement de M. Leclerc a également pour base le calomel; mais au lieu de le donner à hautes doses, notre confrère de Tours le donne à

1. Gmelin, *in* Murray *Apparatus medicaminum*, pars II, Gottingæ, 1793.

dose fractionnée, 1 centigramme (un cinquième de grain) répété matin et soir, et augmenté de 1 centigramme les jours suivants. Simultanément et pour modérer le ténesme, M. Leclerc prescrit des onctions belladonées sur le ventre [1].

J'ai moi-même souvent eu recours à ces onctions dont j'ai constaté les bons effets; et reprenant simultanément la médication de MM. Amiel et Leclerc, en la modifiant à mon tour, j'ai donné le calomel, *fracta dosi*, suivant la méthode de Law, c'est-à-dire 5 centigrammes (un grain) divisés en 10 paquets, qui étaient administrés d'heure en heure.

Cette méthode de traitement m'a paru surtout avantageuse chez les enfants, auxquels il est souvent difficile de faire accepter les purgatifs salins.

Cela dit des purgatifs auxquels il faut ajouter la rhubarbe, préconisée par un certain nombre de médecins recommandables, il me reste à vous parler des vomitifs, qui occupent une place importante dans la médication évacuante appliquée au traitement de la dysenterie.

Vers le milieu du XVIIe siècle, Pison, le botaniste, ayant entendu vanter, dans un voyage qu'il faisait au Brésil, les vertus antidysentériques d'une certaine racine que l'on administrait en poudre, chercha à l'introduire dans la thérapeutique; mais c'est à peine si les médecins firent attention à ce qu'avait écrit Pison [2]. En vain Legras, qui avait fait trois fois le voyage d'Amérique, rapporta-t-il en France de l'ipécacuanha (c'était là cette merveilleuse plante), et en fit vendre publiquement; le nouveau remède ne devait trouver de crédit que par le charlatanisme. En effet, en 1686, à l'époque à peu près où le fameux remède de Talbot, le quinquina, avait valu à son inventeur les faveurs de Louis XIV et une fortune considérable, un marchand français, nommé Grenier, séduit sans doute par l'exemple, rapporta du Brésil 150 livres (75 kil.) de racines d'ipécacuanha. Ne sachant comment en tirer parti et comment donner du crédit à son remède, il s'associa à un médecin hollandais qui exerçait à Paris, Adrien Helvétius, à qui il fit connaître les vertus antidysentériques de son arcane. Helvétius expérimenta d'abord sur des hommes obscurs, puis sur des gens d'une condition élevée, puis enfin sur le dauphin lui-même, qu'il guérit d'un flux de sang; il obtint alors du roi l'autorisation de faire à l'Hôtel-Dieu de Paris des expériences publiques : ces expériences ayant réussi, il obtint le privilège exclusif de débiter son remède, et il reçut en outre une récompense de 1000 livres. Cependant Helvétius, en associé peu scrupuleux, gardait pour lui honneur et profits : Grenier alors voulut revendiquer sa part; de là un

1. F. Leclerc, *De la médication curative de la dysenterie aiguë et de la dysenterie chronique*, Tours, 1857.

2. Piso, *De medicina brasiliensi, et Historia rerum naturalium Brasiliæ*, Lugduni Batav., 1648.

procès au parlement qu'il perdit. Indigné de la mauvaise foi d'Helvétius, Grenier divulgua le secret, et désormais l'ipécacuanha fut du domaine public; puis, par un de ces retours si ordinaires dans l'histoire de l'esprit humain, on fut peut-être porté à abuser du remède qui avait eu tant de peine à se faire accepter.

Toujours est-il que, dans la dysenterie, l'ipécacuanha est d'une incontestable utilité, principalement dans la forme bilieuse, au début, lorsque l'enduit de la langue indique la prédominance d'un état saburral tres prononcé. Il agit comme un modificateur puissant au même titre que les purgatifs, et son action s'exerce aussi bien sur tout le tube digestif que sur l'estomac.

En définitive, voici la méthode que j'adopte dans le plus grand nombre des cas contre la dysenterie épidémique. Au début, je prescris l'ipécacuanha à doses vomitives suivant la formule que je vous ai tant de fois indiquée : 3 grammes divisés en quatre paquets, à prendre à dix minutes d'intervalle jusqu'à ce qu'on ait obtenu des vomissements.

A partir du lendemain, et souvent dès le soir même, je donne un sel neutre à la dose de 15, 20, 25 grammes, dose qui doit quelquefois être répétée dans le courant des vingt quatre heures; je continue de la donner jusqu'à ce que les garde-robes, sensiblement modifiées, ne contiennent plus de matières glaireuses sanguinolentes et soient devenues diarrhéiques.

Mais concurremment avec ces moyens j'attaque le mal par d'autres agents topiques qui portent encore plus directement sur les parties affectées. Ce sont des lavements cathérétiques et caustiques, avec le nitrate d'argent, le sulfate de cuivre ou le sulfate de zinc. La dose est de 5 à 10 centigrammes de nitrate d'argent pour 125 grammes d'eau, chez un enfant; de 20 à 75 centigrammes pour 200 grammes d'eau chez un adulte. Les sulfates de cuivre et de zinc se donnent à la dose de 5 centigrammes pour un enfant, de 1 gramme pour les adultes. Ces lavements sont réitérés deux ou trois fois dans les vingt-quatre heures. Ils doivent être conservés autant que possible; pour cela il faut avoir soin, avant de les administrer, d'en donner un d'eau pure qui sera rejeté, et de pousser lentement l'injection du second.

On a recommandé et j'ai essayé moi-même des lavements avec le sous-acétate de plomb, à une dose qui a été portée jusqu'à 30, 40 et même 60 grammes dissous dans un litre d'eau distillée, et cela sans produire d'accidents toxiques.

L'*opium* semble, à entendre certains médecins, un remède nécessairement indiqué dans le traitement de la dysenterie. Je n'ai à vous en parler que pour m'élever contre les déplorables abus que l'on en fait encore trop souvent, et j'aurai à vous répéter ce sur quoi je me suis déjà si largement étendu dans nos conférences sur la diarrhée.

Si l'opium trouve quelquefois son indication, ce n'est pas pour combattre le flux dysentérique, c'est pour modérer les douleurs qui l'accompagnent, c'est surtout pour arrêter les vomissements qui rendent impossible l'administration des autres remèdes. Aussi, dans tous les cas, c'est à très petites doses, en commençant par une goutte de laudanum de Sydenham, qui peut être répétée toutes les heures, suivant la persistance des accidents auxquels on veut remédier, c'est à ces petites doses qu'il faut l'employer, sous peine, si vous le donnez à hautes doses, de voir la maladie se compliquer de symptômes typhoïdes graves.

Vous m'entendez chaque jour prescrire des potages, même à nos malades qui sont dans l'état le plus sérieux; vous me voyez exiger qu'ils prennent, dans le courant de la journée, deux, trois ou quatre petites panades épaisses. Pour tisane, je leur ordonne des boissons féculentes, de la décoction d'orge, de riz; de l'eau albumineuse; de la décoction blanche de Sydenham qui n'est rien autre chose qu'une espèce d'eau panée. J'attache à cela une extrême importance. Ainsi que dans la fièvre typhoïde, je regarde l'alimentation dans la dysenterie comme une chose absolument nécessaire, et l'expérience m'a depuis longtemps donné raison.

Je m'abstiens de la médication antiphlogistique qui serait tout à fait en désaccord avec l'indication que je trouve si précise de nourrir les malades. Ce n'est pas que dans quelques circonstances, alors que des symptômes inflammatoires sont franchement dominants, on ne doive intervenir par une application de sangsues; mais, d'un côté, ces circonstances se présentent rarement; d'un autre côté, quand elles se sont présentées, il ne faut pas tarder à arriver à l'emploi des moyens sur lesquels j'ai appelé toute votre attention.

Si ces moyens, d'après les résultats de ma propre pratique et de celle d'un grand nombre de médecins, si ces moyens, dis-je, sont ceux sur lesquels nous devons e plus compter, ils ne sont pas malheureusement infaillibles, et en regard des succès qne nous obtenons, nous avons encore, dans certaines épidémies, beaucoup trop d'insuccès à enregistrer.

La dysenterie, je vous le répète en terminant, est la plus grave, la plus terrible de toutes les maladies épidémiques.

Alors même que les individus ont résisté à ses premiers coups, alors même qu'ils peuvent espérer toucher à la convalescence, le danger n'est pas encore passé, et ils ont à redouter les accidents que la maladie laisse après elle.

Je ne parle point de ces *hydropisies* plus ou moins générales, de ces *paralysies* qui surviennent dans le décours de la madadie, comme elles surviennent dans le décours des fièvres graves, dans les dothiénentéries, par exemple, qui ont profondément touché l'économie. Quelques sérieuses que soient ces complications, un régime tonique, une alimentation réparatrice, des soins hygiéniques en viennent encore à bout.

Je ne parle pas non plus de l'infection purulente, des *hépatites* avec *abcès du foie*, qui, quoique rares, n'en ont pas moins été notées parmi les accidents consécutifs de la dysenterie.

Je parle de ces *diarrhées incoercibles*, produites et entrenues par les lésions plus ou moins profondes, plus ou moins étendues, dont le gros intestin est le siège, et qui sont toujours accompagnées d'une inflammation, d'une irritation qui retentit dans tout le reste du tube digestif, en troublent les fonctions, amènent des accidents qui épuisent les malades, et les font succomber avec tous les symptômes de la fièvre hectique, contre laquelle viennent échouer tous les efforts de notre thérapeutique.

Enfin, ces lésions intestinales peuvent entraîner, ainsi que je vous l'ai signalé à propos de l'anémie pathologique de la dysenterie, des *perforations* qui, survenant à une époque plus ou moins éloignée, donnent lieu à des péritonites rapidement mortelles; ces *péritonites* peuvent encore être la conséquence des *obstructions intestinales*, dépendant elles-mêmes de la coarctation produite par les ulcérations qui, en se cicatrisant, ont laissé les tissus épaissis, et ont déterminé un rapprochement entre les parois opposées des conduits dont elles vont ainsi diminuer le calibre.

LXXVI. — DE LA CONSTIPATION.

La constipation n'est pas nécessairement un état maladif. — Ses causes. — Traitement influence de la volonté et de l'habitude; moyens pharmaceutiques (lavements froids ; suppositoires de beurre de cacao, de savon, de miel durci; lavements mucilagineux. — Belladone seule ou associée à de petites doses d'huile de ricin. — Quand la constipation résiste, avoir recours aux purgatifs drastiques. — Moyens hygiéniques; régime; pain de son, etc., etc.

MESSIEURS,

Déjà, à l'occasion de la dyspepsie, je vous ai dit quelques mots de la constipation ; mais ce sujet vaut la peine d'être traité avec plus de développements, et je vous dois donner les raisons qui m'engagent à suivre des médications si différentes, pour un accident qui vous semble être identique chez tous les malades.

Tout d'abord je veux écarter de cette étude les obstacles mécaniques au cours des matières fécales. J'exclus les tumeurs, les obstacles physiques, et je n'accepte le mot *constipation* que dans le sens où on l'entend vulgairement.

Pour nous il y a constipation toutes les fois que les défécations sont rares, indépendamment de tout obstacle mécanique au cours des matières.

Il faut bien entendre, messieurs, que, chez certaines personnes, la constipation n'est pas une infirmité, qu'elle est la condition de l'organisation, et que tant qu'elle n'est pas poussée au delà de certaines limites, elle ne peut être considérée comme une maladie.

En effet, si vous tenez compte de ce que, dans les défécations, outre les résidus des substances alimentaires, il y a une proportion considérable des sucs sécrétés par les glandes salivaires, le foie, le pancréas et par les glandules qui entrent dans la composition des parois de l'intestin, vous comprendrez que la proportion de ces sucs peut varier à l'infini, non seulement en raison de la nature des aliments et des boissons, mais surtout en vertu des idiosyncrasies. Vous ne dites pas qu'un homme est malade parce que, chez lui, les sécrétions de la peau sont très peu abondantes; vous n'avez pas plus le droit de considérer comme un état maladif les conditions analogues qui existent du côté de l'appareil digestif.

Aussi, bien que normalement, chez l'homme adulte, il doive y avoir chaque jour une garde-robe, cependant certaines personnes, en vertu de la disposition dont je viens de parler tout à l'heure, n'auront d'évacuation que tous les deux ou trois jours, la constipation étant chez eux comme inhérente à l'état de santé. Cela est si vrai, que les personnes dont je parle, si elles ont accidentellement des garde-robes quotidiennes, non diarrhéiques, éprouvent des douleurs d'entrailles, des borborygmes, un sentiment de faiblesse et de malaise identique avec celui qu'éprouvent les autres hommes atteints de la diarrhée. Celui qui est physiologiquement constipé, permettez-moi cette expression incorrecte, à une diarrhée relative, s'il a, chaque jour, des selles moulées.

Les matières cheminent dans l'intestin en vertu du mouvement péristaltique, et ce mouvement n'est nulle part plus énergique que dans l'intestin grêle ; mais quand elles sont arrivées dans le gros intestin, le mouvement péristaltique se ralentit, ou tout au moins il est peu efficace, et les contractions expirent facilement contre l'accumulation des fèces dans le rectum, et contre la résistance du sphincter : tous les jours nous pouvons apprécier ces effets lorsque, sollicités par la sensation qui nous avertit du besoin d'exonérer l'intestin, nous résistons à cette sensation. Généralement nous y parvenons sans peine s'il n'y a pas de diarrhée, s'il n'y a pas d'accumulation excessive dans le rectum.

Cette habitude de résister au mouvement péristaltique finit par affaiblir l'excitabilité de l'intestin qui, d'une part, s'épuise en efforts superflus et se fatigue comme tous les autres muscles, et qui, d'autre part, se distend par des gaz et par des matières, de telle sorte que la tunique musculeuse perd chaque jour de son ressort, comme tous les muscles creux portés au delà de leur extensibilité normale.

Cependant le contact perpétuel des matières fécales avec l'extrémité de l'intestin émousse la sensibilité des membranes muqueuse et musculeuse, et la contraction synergique des portions supérieures du gros intestin n'a plus lieu, ou tout au moins n'a lieu qu'avec inefficacité.

Je suppose, messieurs, que vous comprenez ce mécanisme. Toutes les fois que, dans l'état normal, vous portez sur la dernière portion du rectum une irritation quelconque, outre la contraction immédiate de la tunique musculeuse de cette portion de l'intestin, vous avez la contraction synergique des parties situées au dessus, et le mouvement péristaltique s'exagère dans tout l'intestin et quelquefois même jusqu'à l'estomac ; toutes les matières qui sont contenues dans le tube digestif sont instantanément précipitées, et il y a de la diarrhée. Il y a donc solidarité entre toutes les portions du canal alimentaire, et solidarité pour l'excès comme pour le défaut d'action.

La constipation est donc ici *causée par une paresse de l'intestin* que de mauvaises habitudes ont provoquée et entretenue. Nous verrons plus tard, en parlant du traitement, que la volonté, si puissante pour causer le mal, ne l'est pas moins pour le réparer.

Ce ne sont pas seulement les matières fécales qui, accumulées ainsi dans le gros intestin, en distendent les parois ; les gaz eux-mêmes ne jouent pas un rôle moins actif, et ne contribuent pas moins puissamment à faire perdre son ressort à la tunique musculeuse.

Cette condition anatomique nouvelle, qui, dans la jeunesse et même dans l'âge adulte, est si souvent causée par l'incurie des malades, devient en quelque sorte naturelle à une époque plus avancée de la vie, de sorte que tout naturellement, par les progrès de l'âge, les muscles intestinaux perdent leur ressort, au même titre que la vessie, au même titre que tous les muscles de la vie animale, au même titre que certains plans musculeux de la vie organique, comme ceux du poumon qui se laissent distendre pour constituer l'emphysème pulmonaire; aussi la constipation, avec dilatation du gros intestin, n'est-elle plus un accident chez le vieillard, elle est en quelque sorte l'état normal.

Ainsi, messieurs, la distension habituelle du gros intestin amène une atonie musculaire en vertu de laquelle les matières fécales ne cheminent plus avec facilité, et ne marchent en quelque sorte que poussées par celles qui s'accumulaient au-dessus : c'est là certainement la cause la plus efficace de la constipation. Mais, de toutes les parties du gros intestin, celle qui est la plus essentielle à l'acte de la défécation est certainement le rectum. Pourvu de fibres puissantes, énergiquement contractiles, parcouru par des nerfs nombreux, terminé par l'anus qui est doué d'une sensibilité exquise, cet intestin ne peut être normalement rempli de matières stercorales, sans que sa contractilité soit éveillée, sans qu'il tende à se débarrasser de ce qu'il contient. Mais lorsque, la vieillesse arrivant, la sensibilité s'émousse et que la contractilité musculaire s'affaiblit, ou bien lorsque l'individu, en retenant obstinément les matières fécales, émousse sa sensibilité et accoutume le muscle de l'intestin à se laisser patiemment distendre, il se forme cette dilatation du rectum que l'on a appelée l'*ampoule rectale*. Là s'accumulent les fèces, et les matières s'agglutinent de telle sorte qu'elles forment des bols énormes, pressent sur l'anus, et ne peuvent être expulsées que par un véritable enfantement, ou à l'aide de l'intervention chirurgicale. Cette espèce de constipation est plus commune que ne le supposent les jeunes praticiens, et elle a cela de difficile à reconnaître, que, dans quelques cas, elle est accompagnée d'une diarrhée tenant d'une part à un flux local provoqué au point de contact par l'action irritante du bol excrémentitiel, et d'autre part à la contraction exagérée des côlons, sollicitée synergiquement par l'irritation du rectum; forme de diarrhée qui rentre dans la classe de celles qui dépendent d'une excitation portée sur la dernière portion de l'intestin, et que nous avons longuement étudiée ensemble [1].

Mais, messieurs, si la tunique musculeuse du canal alimentaire peut être considérée comme l'agent le plus puissant du cheminement des

1. Voyez la Leçon sur *la Diarrhée*, tome III, p. 108.

matières fécales jusqu'au côlon; si, chez l'enfant et même chez l'adolescent, elle est l'agent presque unique de la défécation, en ce sens qu'il ne soit besoin d'aucun effort pour exonérer l'intestin, il n'en est plus de même chez les gens habituellement constipés, il n'en est plus de même chez les vieillards; j'ajoute que, en général, il n'en est plus de même lorsque l'on a un peu dépassé l'âge mûr. Il faut alors que les muscles expirateurs viennent en aide. Or, messieurs, ces muscles subissent dans bien des circonstances un affaiblissement qui va faire perdre à l'effort la plus grande partie de son efficacité. Je ne parle pas ici de la faiblesse sénile qui s'est présentée la première à votre esprit; mais je vous parlerai de la faiblesse qui est la conséquence de grossesses répétées. Lorsque le produit de la conception a distendu souvent les parois abdominales, celles-ci présentent une flaccidité extraordinaire, et sont désormais impropres à concourir à l'effort d'une manière complètement efficace. A plus forte raison quand il existe une éventration. Il en est de même lorsqu'il y a des hernies qui ne permettent pas au malade de pousser avec énergie, sans courir quelques risques. Dans ce dernier cas, la puissance musculaire des agents de l'expiration est intacte, et la volonté seule intervient. On comprend qu'il en soit de même lorsque l'effort ne peut s'accomplir sans provoquer de véhémentes douleurs; c'est ce qui arrive dans les rhumatalgies des parois abdominales ou du diaphragme, et dans les affections douloureuses de l'abdomen; c'est ce qui arrive chez les hémorroïdaires, chez ceux qui ont une fissure à l'anus et qui ne peuvent obtenir d'évacuation qu'au prix d'intolérables souffrances, dont ils retardent l'explosion, dont ils modèrent la première expression en retenant la contraction des muscles expirateurs, et en laissant l'action péristaltique du gros intestin accomplir presque seule la fonction de la défécation. Vous comprenez, messieurs, que toutes ces causes vont agir pour la production de la constipation comme agissait tout à l'heure la volonté.

Les *maladies de l'utérus ou de ses annexes* vont avoir une action étiologique complexe. S'il y a vive douleur, comme dans la métrite, dans les phlegmons pelvi-utérins, la rétention des matières fécales se produit par un mécanisme analogue à celui que nous venons d'étudier; la malade ne va pas régulièrement à la selle parce qu'elle craint d'y aller, et l'habitude de la constipation finit par se prendre. Il en est de même si une procidence extrême de l'utérus est sans cesse aggravée par les efforts de la défécation, et si la femme contient l'effort et le retarde autant que la chose est en son pouvoir; mais dans l'antéversion exagérée, et surtout dans la rétroversion, la constipation est encore produite par un mécanisme particulier. La pression exercée sur le rectum, qui se trouve aplati contre la concavité du sacrum, empêche les matières de franchir le sphincter d'O'Beirne, et l'accumulation se fait dans la portion horizontale de l'S iliaque du côlon. Or, dans l'acte de la défécation, le côlon intervient avec une puissance moindre que le rectum, dont la puissance contractile est considérable, et, d'autre part, les matières qui restent accumulées dans le côlon ne sollicitent pas cette contraction du rectum comme celles qui seraient accumulées au-dessus du sphincter.

Mais si les déplacements exagérés de la matrice sont une cause assez efficace de constipation, la constipation elle-même augmentera le déplacement.

Supposez l'S iliaque du côlon remplie de matières dures, et vous comprendrez tout de suite comment elles appuieront sur le plancher que forme la face antérieure ou postérieure de l'utérus, et comment l'effort lui-même augmentera le déplacement, pressera davantage la matrice contre le sacrum, rendra l'obstacle plus invincible ; et l'on voit tout de suite comment la constipation est si opiniâtre et si fâcheuse chez les femmes qui se trouvent dans les conditions que je viens d'exposer. Chez elles, à l'obstacle physique que je viens d'indiquer se joint la paresse intestinale résultant de la rétention volontaire des matières fécales, rétention toute instinctive que les femmes s'imposent pour éviter les douleurs ou les inconvénients qui succèdent aux efforts de la défécation.

La *nature des aliments et des boissons*, le genre de vie, influent singulièrement sur la production de la constipation ; mais à cet égard il faut dire que le médecin n'a d'autre guide que l'ydiosyncrasie de chaque individu. On sait pourtant, d'une manière générale, que la sobriété exagérée, que la vie sédentaire, y disposent singulièrement. Il est assez rare que les gros mangeurs, que les gens qui font beaucoup d'exercice, soient constipés. On peut établir également que le régime exclusivement animal dispose à la constipation, tandis que chez ceux qui font usage des végétaux verts et des fruits, il y a plutôt tendance contraire.

Ce que je vous ai dit, messieurs, des conditions dans lesquelles se produit la constipation, a déjà dû éveiller dans votre esprit des idées thérapeutiques, et vous avez compris que si, dans un assez grand nombre de cas, les moyens que nous allons opposer à cette infirmité vont être nécessairement inefficaces, ou tout au moins simplement palliatifs, dans d'autres circonstances, au contraire, nous obtiendrons un succès immédiat et durable.

Je vous ai signalé l'influence que l'habitude de retenir les matières exerçait sur la production de la constipation, et déjà, en vous parlant de la dyspepsie liée à la constipation, je suis entré dans quelques détails à ce sujet[1]. Il faut dire, parce que c'est une vérité incontestable, que lorsque la constipation n'est pas inhérente à la nature de l'individu, comme cela a lieu quelquefois, ainsi que je l'ai établi, *la volonté, et une volonté patiente et régulièrement appliquée, triomphe le plus souvent de cette*

1. Tome III, p. 33.

infirmité. Il faut que, chaque jour, exactement à la même heure, on se présente à la garde-robe. Il faut, pendant un temps assez long, faire des efforts puissants; et si ces efforts ont été infructueux, il faut attendre au lendemain : il faut attendre, quand bien même le besoin se serait fait sentir auparavant. Si,le deuxième jour, après de nouvelles tentatives, il n'y a pas d'évacuation, on prendra immédiatement un lavement, non pas avec de l'eau tiède, mais avec de l'eau d'abord dégourdie, et plus tard avec de l'eau froide. Le jour qui suivra, les mêmes tentatives seront renouvelées, et remises au lendemain si elles ont encore été infructueuses, et cette seconde fois encore un lavement frais sera pris, si l'on n'a pas obtenu d'évacuation. La répétition de l'acte, invariablement à la même heure, finit par ramener le sentiment du besoin au moment où l'on veut aller à la selle, et il est rare que, après huit ou dix jours de ces patientes et méthodiques manœuvres, on n'obtienne pas une exonération quotidienne.

Cependant quelques moyens adjuvants locaux peuvent être utiles. Je vous ai parlé des *clystères* à l'eau d'abord dégourdie, puis froide; je puis ajouter ici les suppositoires, qui, pour les hommes surtout, sont d'un emploi plus facile que les injections anales. Les *suppositoires de beurre de cacao* suffisent dans le plus grand nombre de cas; les *suppositoires de savon* auront une action plus énergique et plus sûre; mais ceux que l'on fait au miel durci par la cuisson ont une efficacité plus grande encore. Les *suppositoires de miel durci* doivent avoir le volume et à peu près la forme d'un œuf de pigeon. En les humectant un peu, ils s'introduisent dans le rectum avec une extrême facilité, et il est rare qu'ils ne provoquent pas une évacuation rapide. Il est bien entendu, et je ne saurais trop insister sur ce point, que ces suppositoires, ainsi que les lavements, ne doivent être employés que lorsque, deux jours de suite, des efforts énergiques de défécation n'ont amené aucun résultat.

Je ne veux pourtant pas passer sous silence une recommandation assez importante, relative au moment de la journée où il convient de se présenter à la garde-robe. Le matin est, à coup sûr, l'époque la plus favorable; on est moins dérangé, et chacun peut, lorsqu'il se lève, consacrer à cette opération un temps plus long que dans le cours de la journée. Il y a d'ailleurs bien d'autres raisons de convenance que je ne puis ni ne veux indiquer ici, et que vous comprenez tous.

On remarque pourtant, et cette observation a été faite par chacun sur lui-même, que, immédiatement après un repas, le besoin d'exonérer le gros intestin se fait sentir avec un peu plus d'insistance, soit que l'accumulation des aliments tende à expulser en quelque sorte mécaniquement les résidus arriérés, soit que, et cette explication est plus raisonnable, le travail d'une nouvelle digestion éveille dans tout le canal digestif un travail musculaire préparateur.

Mais si le moment le mieux choisi pour l'acte de la défécation est celui qui suit immédiatement le repas, et le repas le plus copieux de la journée; on ne peut se dissimuler que les moyens locaux adjuvants dont nous avons plus haut indiqué l'emploi ne trouveraient plus ici leur application.

On comprend, en effet, messieurs, que les suppositoires irritants, et même que les clystères, ne pourraient être donnés sans troubler gravement la digestion.

Je ne finirai pas ce que j'ai à dire des lavements sans ajouter quelque chose. Nous avons vu que le défaut de sécrétions intestinales avait une grande influence pour la production de la constipation, et l'on comprend qu'en injectant dans le rectum des substances fortement mucilagineuses, telles que l'eau de graine de lin, la décoction de guimauve, la glaire d'œuf, l'huile, les bols excrémentitiels se trouveront lubrifiés en même temps que la membrane muqueuse, et que leur glissement sera plus facile. Aussi, lorsque l'indication des lavements irritants existe, est-il convenable d'essayer au préalable des lavements du genre de ceux que je viens d'indiquer.

Le *régime* va maintenant occuper la place la plus importante. Le moyen le plus sûr de vaincre la constipation est de faire prédominer, dans la limite des aptitudes de l'estomac, les *substances végétales* sur celles qui sont empruntées au règne animal. Et parmi les premières les végétaux herbacés et les fruits crus doivent occuper le premier rang.

Mais, messieurs, il n'est pas toujours facile de ne pas rester en deçà ou de ne pas aller au delà du but que l'on veut atteindre. Donner la diarrhée, ce n'est pas guérir la constipation, c'est substituer une maladie à une autre; et la diète végétale, dont je vantais tout à l'heure l'efficacité, ne sera utile qu'à la condition d'être bien supportée.

Certains aliments tirés du règne animal, tels que le *laitage*, ont une influence légèrement laxative sur un grand nombre de personnes. On pourra donc y recourir toutes les fois que le lait facilitera les selles sans donner l'indigestion. Le café au lait est, pour un très grand nombre de personnes, un puissant moyen de remédier à la constipation; il en est de même du thé.

Parmi les *boissons*, la bière est celle qui va le mieux aux gens constipés; nous en dirons autant du cidre. Je connais un grand nombre de personnes qui sont certaines d'éprouver le besoin d'aller à la garde-robe immédiatement après avoir pris le matin, à jeun, un grand verre d'eau froide.

Il me serait difficile, messieurs, de vous expliquer le mode d'action de ce qu'on appelle le *pain de son*, lequel pain est fabriqué avec trois quarts de fleur de farine et un quart de gros son. Je le prescris très souvent; les malades en mangent au lieu de pain ordinaire, et il est rare que leurs garde-robes ne soient pas singulièrement facilitées par cet aliment.

La belladone est, parmi les médicaments que l'on oppose à la constipation, celui qui manque le plus rarement d'atteindre le but qu'on se propose, et vous comprendrez tout de suite, en songeant à la similitude des propriétés de la belladone et du *tabac*, comment un très grand nombre d'hommes ne peuvent aller à la selle que si, immédiatement après le repas, ils fument une pipe ou un cigare : et quoique, dans notre pays du moins, il ne soit pas très bienséant aux femmes de fumer, il est peu de semaines que je ne conseille à des dames d'essayer une cigarette de tabac, afin de vaincre une constipation qu'aucun autre moyen hygiénique ne peut surmonter.

Le médicament que je conseille constamment, à l'exemple de ce que faisait Bretonneau, c'est la *belladone*. Je formule des pilules contenant chacune un centigramme d'extrait et autant de poudre de belladone. On en prend une à jeun le matin plutôt que le soir. On va à deux après cinq ou six jours, et l'on ne doit que rarement excéder la dose de quatre ou de cinq, et toujours ces pilules, quel qu'en soit le nombre, doivent être prises en même temps. Je ne saurais dire de quelle manière elles agissent ; ce que je sais, c'est que les malades qui ont suivi avec persévérance, mais infructueusement, les conseils divers dont je vous ai parlé plus haut, ces malades, dis-je, finissent, à l'aide de la belladone, par obtenir des garde-robes quotidiennes.

Entendez bien, messieurs, que ce remède ne doit pas être continué dès que les selles sont devenues régulières, et qu'il faut laisser aux organes le soin d'agir sans auxiliaire.

Que si la belladone reste impuissante, on devra, le soir, administrer en même temps *une cuillerée à café d'huile de ricin*, et mieux, pour ne pas inspirer de dégoût au malade, faire prendre cette petite quantité d'huile dans des capsules gélatineuses. L'intestin, préparé par la belladone, subit l'influence purgative de l'huile, et l'on revient à son usage une, deux fois par semaine, suivant le besoin. Plus tard ce laxatif est mis de côté, comme la belladone l'a été elle-même. Il importe d'autant plus de ne pas insister, que l'appétit diminuerait sous l'influence de ces deux moyens, et qu'une alimentation insuffisante ramènerait immédiatement la constipation.

Mais il arrivera trop souvent encore, messieurs, que la constipation ne pourra être vaincue par la série des moyens que je vous ai indiqués ; c'est alors qu'il faut recourir aux *purgatifs*, remède extrême, remède utile, indispensable même, et qui doit être manié avec certaines précautions et beaucoup de prudence.

Il faut en général exclure les purgatifs salins. Ils ont une action rapide, presque instantanée, et fort peu durable ; après leur emploi, les sécrétions intestinales, un instant exagérées, se tarissent en quelque sorte, de la même manière que l'application de certains sels sapides sur la membrane muqueuse buccale, après avoir amené une abondante sécrétion de salive, laisse une sécheresse de la bouche et une soif qui est en proportion de l'intensité du premier effet produit.

Il est un remède bien souvent employé en Angleterre depuis quelques années, et qui a pris le nom de *calomel végétal ;* je veux parler de la *podophyllène*, principe actif du *Podophyllum peltatum*. Ce médicament est fort actif. Je fais préparer des pilules contenant un centigramme seulement de *podophyllène* et autant d'extrait de belladone. On en donne le soir, ou le matin à jeun, une, deux et jusqu'à trois. On obtient ainsi une ou deux garde-robes faciles, sans coliques, sans chaleur à l'estomac.

C'est en général aux purgatifs dits *drastiques* qu'il faut recourir, et principalement à l'aloès, à l'extrait de coloquinte, à la gomme-gutte, à l'extrait de rhubarbe. Ce sont ces substances qui entrent ordinairement dans la composition de toutes ces pilules dont nos voisins d'outre-mer font un usage si fréquent. Nous faisons préparer des pilules selon la formule suivante :

♃ Aloès....................	ãã 1 gramme.
Extrait de coloquinte......	
Extrait de rhubarbe.......	
Gomme-gutte..............	
Extrait de jusquiame......	25 centigrammes
Huile essentielle d'anis....	2 gouttes.

Pour 20 pilules que l'on argentera.

On prend chaque deuxième ou chaque troisième jour une, deux et même trois de ces pilules, toujours en même temps, quel qu'en soit le nombre, et ce nombre est relatif à l'action qu'elles exercent sur l'intestin. Elles doivent provoquer une évacuation facile et naturelle, ou semi-diarrhéique.

Le moment de les prendre n'est pas le même pour tous. Le mieux est de les donner au commencement du repas du soir. Mais, chez quelques personnes, elles causent une sorte d'indigestion, ou bien elles agissent avec une grande rapidité, et donnent des évacuations pendant la nuit, ce qui trouble le sommeil d'une manière fâcheuse. Lorsque les pilules ont une action trop rapide, il est mieux de les administrer le matin à jeun ou bien au premier repas du matin. Lorsqu'elles agissent au contraire avec lenteur, on les donne au repas du soir, et si elles troublent la digestion, on les prend au moment du coucher, de telle sorte qu'elles procurent une garde-robe le lendemain matin.

Vous avez vu que j'avais ajouté aux médicaments purgatifs qui entraient dans la composion de ces pilules de la jusquiame et de l'huile essentielle d'anis. Cette addition, conseillée par beaucoup de praticiens anglais, est en effet fort utile ; elle empêche les coliques, et la jusquiame, en tant que solanée vireuse, outre son action stupéfiante, exerce encore une influence analogue à celle de la belladone.

Quelques personnes préfèrent la rhubarbe en poudre, qu'elles prennent en se mettant à table, à la dose de 40, 50, 60 centigrammes et même davantage. Quoi qu'il en soit de l'influence de ces divers agents purgatifs, il importe de n'en faire nsage que lorsque les autres moyens sur lesquels j'ai longuement insisté ont été complètement infructueux. L'usage de ces pilules purgatives a certainement moins de fâcheux effets qu'on ne le croit en général, et l'abus qu'on en fait en Angleterre vous prouve assez que nous sommes, de ce côté du détroit, trop disposés à en exagérer les inconvénients; mais il n'en est pas moins vrai que la régularité des garde-robes obtenues par l'observance des règles de l'hygiène, par une bonne et convenable alimentation, par l'influence de l'habitude, l'emportera toujours sur celle qui n'est, en définitive, qu'un produit de l'artifice.

J'ai vu conseiller un petit moyen, que j'ai conseillé moi-même avec un succès qui m'a fort étonné : je veux parler de l'application du froid sur l'abdomen. Le matin, en se levant, on recouvre le ventre d'une compresse en plusieurs doubles, imbibée d'eau froide, et séparée des vêtements par une feuille de gutta-percha ou de caoutchouc. Cette compresse est conservée trois ou quatre heures.

LXXVII. — FISSURE A L'ANUS.

Son traitement par le ratanhia. — La constriction du sphincter de l'anus est l'effet et non la cause de la fissure. — Celle-ci ne s'observe jamais plus communément que chez les femmes récemment accouchées; et pourquoi. — Le ratanhia guérit en modifiant les surfaces ulcérées, et en tonifiant les parties. — Son action doit être aidée par celle de la belladone, qui combat la constipation. — Quand le ratanhia échoue, il faut recourir à une opération chirurgicale. — La dilatation forcée me paraît la plus avantageuse.

Messieurs,

La petite partie de notre salle Saint-Bernard réservée au service des nourrices nous fournit l'occasion d'observer de nombreux exemples d'une affection qui, toute insignifiante qu'elle est en apparence, eu égard à son peu de gravité, n'en fait pas moins souvent, en réalité, le désespoir de ceux qui en sont atteints. Cette affection est la fissure à l'anus.

Je veux appeler votre attention sur le mode de traitement que j'emploie pour combattre cette affection. Il consiste principalement en des lavements composés d'extrait et de teinture de ratanhia.

La fissure ou crevasse à l'anus, que l'on a justement comparée aux gerçures qui, sous l'influence du froid, viennent déchirer les lèvres de certaines personnes, consiste en de petits ulcères étroits, allongés, qui se développent entre les plis rayonnés du fondement. Les femmes y sont beaucoup plus sujettes que les hommes, mais ces fissures ne se rencontrent jamais plus communément que chez les femmes récemment accouchées.

Son extrême fréquence aura dû faire supposer que cette affection avait été parfaitement connue de tout temps; il n'en est rien, et mon honorable collègue Velpeau écrivait, en 1838, que la fissure n'avait été réellement décrite comme maladie distincte que depuis une vingtaine d'années.

Boyer, qui le premier en donna la description la plus détaillée, mettait en avant, pour expliquer le mécanisme de sa production, une théorie sur laquelle il s'appuyait pour formuler le traitement qu'il avait adopté.

Se fondant sur ce qu'il n'avait jamais vu de fissures qui ne fussent accompagnées de la constriction du sphincter anal, tandis que plusieurs fois il avait observé tous les symptômes caractéristiques de la fissure sans avoir trouvé rien autre chose que cette constriction; sur ce que, enfin, la section du sphincter, même sans toucher aux ulcères, calmait aussitôt les accidents, Boyer concluait que la fissure de l'anus ne reconnaissait pas d'autre cause que la constriction. Il disait : Cette contraction spasmodique exagérée fermant l'orifice anal au moment de la défécation, il en résulte que les matières solides, en forçant le passage, déterminent des déchirures des parties. En définitive, les crevasses n'étaient, suivant lui, qu'une complication, qu'un accessoire de la maladie, et il suffisait de relâcher le sphincter par la section de ses fibres musculaires pour faire cesser immédiatement la constriction spasmodique et amener la guérison.

Aujourd'hui un petit nombre de chirurgiens partagent l'idée de Boyer sur le peu d'importance de la fissure en elle-même et sur la prépondérance pathologique de la constriction; généralement on ne s'inquiète plus que des moyens de modifier l'ulcération, soit en l'incisant pour en faire une plaie simple, soit en y portant des cathérétiques, des caustiques, des pommades diverses analogues à celles que l'on emploie dans le traitement des ulcères rebelles siégeant sur d'autres points.

C'est sur ce principe que repose le mode de traitement que vous me voyez employer de préférence; c'est en modifiant les surfaces malades que le ratanhia est si efficace. Il offre en outre l'avantage, en raison des principes qu'il contient, de donner un surcroît de tonicité à la membrane muqueuse de l'intestin, et au réseau cellulaire sous-jacent qui permet aux tissus de résister plus efficacement à la distension causée par le passage du bol excrémentitiel, de telle sorte que la plaie, qui, chaque jour, n'est plus déchirée, tend tout naturellement à la cicatrisation.

Vous voyez, messieurs, que loin de redouter cette constriction du sphincter que l'on mettait en cause, je ne crains pas d'intervenir avec des remèdes astringents propres à l'exagérer. La théorie que je me suis faite du mode d'action de la médication que je préconise, après que de nombreuses observations m'en ont démontré l'utilité, me rend parfaitement raison de ce mode d'action. Cette médication ne m'appartient d'ailleurs pas; je la tiens de Bretonneau. Voici sur quelles considérations il se fondait pour administrer le ratanhia dans le traitement des fissures à l'anus, et comment il fut conduit à le faire. Si la constipation et l'effort que faisait le bol excrémentitiel contre le sphincter, qu'il distendait et qu'il déchirait souvent, étaient évidemment, dans un grand nombre de cas, la cause de la fissure, d'autre part, la constipation constituait le plus grand obstacle à la guérison. Or la constipation est souvent accompagnée d'un changement fort remarquable dans les dernières portions du rectum. Immédiatement au-dessus du sphincter, le rectum se dilate en ventre d'amphore, puis se rétrécit de nouveau à la hauteur de l'angle sacro-vertébral. Dans ce ventre d'amphore, les matières s'accumulent et forment un bol d'une grosseur énorme, de telle façon que, chaque fois que la malade va à la garde-robe, l'excrétion est vraiment assimilable à une sorte d'enfantement. Bretonneau pensa que, pour vaincre ces constipations accompagnées ou non de fissures, il était convenable de rendre à la dernière portion de l'intestin le ressort qui lui manquait, et le ratanhia lui parut parfaitement appopié à cet usage. Il donnait donc, dans le cas de constipation simple coïncidant avec la dilatation du rectum, des lavements avec l'extrait et la teinture alcoolique de ratanhia dissous dans l'eau.

Une dame traitée par lui avait, en même temps que la constipation dont nous parlons ici, une fissure à l'anus qui lui causait d'atroces douleurs et qui avait gravement compromis sa santé. Il lui faisait prendre chaque jour un quart de lavement de ratanhia, et bientôt constipation et fissures se trouvèrent guéries.

Vinrent d'autres malades constipées également et atteintes de constriction spasmodique de l'anus avec fissure. La même médication mit fin à tout. Ce fut alors que, n'ayant plus égard à la constipation qui manque dans certaines fissures, il crut néanmoins devoir employer le ratanhia et le même succès couronna cet essai.

Une induction très légitime lui fit faire le premier pas, puis des faits qu'il n'appelait pas éveillèrent son attention; il n'eut qu'à les constater, et une expérimentation réfléchie le mena à une médication qui n'était peut-être pas rationnelle, mais qui était bonne en fait, et c'est le principal.

En effet, messieurs, cette médication serait vraiment rationnelle, si, au point de vue où Bretonneau s'était placé, la constipation était toujours cause ou complication de la fissure. Mais, d'une part, nous voyons assez fréquemment des malades atteints de fissure avoir de la diarrhée, ou tout au moins des garde-robes molles, ou bien encore prendre des lavements matin et soir, de manière à empêcher tout effort contre le sphincter, et cependant la fistule persister. D'autre part, lorsque cette constipation est trop considérable, le ratanhia seul ne suffit pas pour amener la guérison, et il est nécessaire d'aider son action par celle d'un médicament qui relâche le ventre, prévienne les déchirures en facilitant le passage des matières à travers l'orifice anal.

Toujours est-il que la médication de Bretonneau, entre ses mains, comme entre les miennes plus tard, comme entre les mains de ceux qui l'ont employée avec persévérance et en suivant les indications qu'il a posées, cette médication, dis-je, a donné les résultats les plus utiles.

Avant de vous formuler cette médication, laissez-moi vous expliquer comment je comprends la production de la fissure à l'anus.

Si dans quelques circonstances nous ne pouvons en connaître le point de départ, nous savons aussi que tout ce qui peut excorier ou déchirer superficiellement l'anus, un bout de seringue maladroitement dirigé, un coït impur, etc., peuvent l'occasionner; nous savons que les hémorrhoïdes, que la constipation surtout, en sont les causes les plus ordinaires, qui agissent d'autant plus efficacement qu'elles trouvent les parties dans des conditions particulières. C'est ce qui arrive chez les femmes récemment accouchées, lesquelles, ainsi que je vous le disais en commençant, sont plus sujettes que toutes autres à l'affection dont nous parlons.

La compression que, dans les derniers temps de la grossesse, l'utérus considérablement développé exerce sur les parties contenues dans le petit bassin et principalement sur la dernière portion de l'intestin, dont il gêne la circulation, cette compression détermine un état congestif habituel dont les hémorrhoïdes sont la conséquence exagérée. Si vous joignez à cela que la constipation accompagne d'ordinaire aussi les derniers temps de la gestation, vous comprendrez pourquoi les femmes dans ces conditions sont prédisposées aux fissures à l'anus, d'autant plus prédisposées que les diverses causes que je viens de signaler peuvent se trouver réunies.

Au moment du travail, alors que le fœtus descendu sur le plancher du bassin se présente à la vulve, le périnée est fortement poussé en avant dans les efforts que fait la femme; la peau des environs est tiraillée, et ce tiraillement, qui s'étend jusqu'à l'anus, peut être tel, qu'il amène de petites déchirures, des éraillures de la membrane muqueuse qui constitueront des fissures. Ces petites plaies auront d'autant plus de chances d'être converties en ulcérations, que les lochies, venant à s'établir, s'écouleront le long de la commissure du vagin jusqu'à l'anus et que le contact de ces matières toujours irritantes empêchera le travail de cicatrisation. Cela ne se présentera jamais plus fréquemment que chez les femmes qui négligeront d'avoir de grands soins de propreté.

Cet écoulement lochial pourra devenir lui-même une cause prédisposante de la production des fissures, l'irritation qu'il amène et qu'il entretient du côté de l'anus imprimant aux tissus une modalité particulière en vertu de laquelle ces tissus se déchireront, s'érailleront plus facilement sous les efforts qu'exerceront, à leur passage, les matières fécales dures, comme elles le sont quand il y a constipation.

Le phénomène qui caractérise essentiellement l'existence de la fissure à l'anus est une douleur violente que les malades comparent à la sensation d'une déchirure, d'une brûlure, et, suivant une comparaison qui leur est assez habituelle, à la sensation que produirait le passage d'une lame de feu sur les parties affectées. Cette douleur est éveillée par la défécation et persiste pendant un temps plus ou moins long, plusieurs heures et même toute la journée et toute la nuit, après que les évacuations alvines ont eu lieu. Elle est telle, que les malheureuses femmes, craignant de les rappeler, les redoutant au delà de tout ce qu'on peut dire, reculent autant que possible le moment d'aller à la garde-robe, et restent quelquefois huit, dix, douze jours ou davantage sans vouloir s'y présenter. Il s'ensuit que la constipation augmente encore, que les matières acquièrent une dureté plus considérable, et qu'en conséquence les douleurs sont encore plus violentes lorsqu'à un moment donné les matières doivent être expulsées. Chez un assez grand nombre de malades, la douleur se calme peu d'instants après la défécation, pour se réveiller, s'accroître et prendre une horrible intensité deux ou trois heures plus tard.

En quelques cas, la fissure laisse suinter du sang qui forme des stries rougeâtres sur le bol excrémentitiel; toutefois le plus souvent ces ulcérations fournissent à peine quelque suintement.

Un fait remarquable, c'est que les douleurs ne sont pas toujours occasionnées par le passage des matières dures : des matières molles et même liquides peuvent les déterminer, et ce fait avait été déjà signalé.

Lorsque, pour examiner les parties malades, on porte le doigt dans l'anus, on constate que le sphincter anal se contracte énergiquement; si l'on veut forcer l'obstacle, cette exploration est des plus pénibles pour le malade.

Le meilleur moyen pour arriver à découvrir le siège du mal c'est d'engager les individus à faire des efforts comme pour aller à la selle ; l'anus est alors saillant, et, en écartant les plis, on finit par apercevoir, au fond de ces rainures qui les séparent, la petite ulcération, dont la surface est d'un rouge vif et qu'on ne saurait mieux comparer, ainsi que je vous l'ai dit, qu'aux gerçures qui se produisent aux lèvres et aux mains sous l'influence du froid.

Malgré les douleurs violentes qu'ils endurent, un grand nombre de malades gardent leurs fissures sans en parler à leur médecin, et vous avez vu combien souvent, dans nos salles, le hasard seul nous a fait connaître ce qu'on nous avait laissé ignorer pendant si longtemps. D'autres se plaindront d'avoir des hémorrhoïdes; cela seul, quand il s'agira de femmes récemment accouchées, devra éveiller vos soupçons, et souvent un interrogatoire plus minutieux vous révélera la vraie nature du mal.

La persistance, l'intensité des accidents, peuvent, quand les choses sont arrivées à un certain degré, avoir un retentissement sur la santé générale. L'habitude que prennent les patients de se retenir d'aller à la selle, en augmentant la constipation, entraîne les troubles dyspeptiques; les digestions perdent de leur régularité, et la dyspepsie se prononce d'autant plus, que les malades finissent par ne plus vouloir manger de peur d'être obligés de se présenter à la garde-robe.

Quelque peu grave qu'elle soit en elle-même, la fissure à l'anus peut donc avoir des conséquences assez sérieuses ; mais alors même que tout se bornerait aux phénomènes locaux, nous devons faire tous nos efforts pour épargner à ceux qui en sont affectés les douleurs souvent atroces qu'ils endurent. Modifier la surface de l'ulcération, voici le but que l'on se propose d'atteindre en intervenant par les moyens topiques que je n'ai point à énumérer ici, et parmi lesquels je citerai cependant la médication préconisée dans ces derniers temps par M. Chapelle (d'Angoulême).

Cette médication consiste à introduire dans l'anus un pinceau imbibé d'un mélange de 10 parties en poids de chloroforme pour 5 parties d'alcool. Cette application, M. Chapelle a eu le soin d'en prévenir, cause d'abord de très vives douleurs, mais, dès la troisième et même dès la seconde, la guérison est obtenue. Nommé par l'Académie de médecine membre de la commission qui fut chargée de faire un rapport sur ce sujet, j'ai soumis plusieurs des malades de notre salle à ce mode de traitement, qui, en définitive, ne devait avoir aucun inconvénient ; le peu de succès que j'en ai obtenu m'a déterminé à revenir à celui par le ratanhia qui de tous m'a paru le plus avantageux.

Voici comment je l'applique. Je fais prendre chaque matin un lavement à l'eau de son ou de guimauve, afin de vider l'intestin ; une demi-heure après que le lavement a été rendu, on administre un quart de lavement composé de :

Eau	150	grammes.
Extrait de ratanhia	4	—
Teinture de ratanhia	4	—

Les malades ne doivent conserver que quelques minutes ce lavement et ils en prennent un semblable le soir.

Dans quelques circonstances, lorsque la fissure est située de telle façon qu'elle devient tout à fait extérieure quand on fait des efforts comme pour aller à la garde-robe, quelques lotions chargées d'extrait de ratanhia en viennent facilement à bout.

Si la fissure est plus profonde et si elle est rebelle, le lavement est donné avec une seringue à jet continu, et en même temps le malade fait effort contre l'injection qu'il rejette dans la cuvette, et qui, reprise par la pompe, peut servir à une ablution qui se continuerait presque indéfiniment, et qu'il convient de faire durer trois ou quatre minutes de suite et même davantage.

Mais bien souvent la constipation, qui, en grande partie, a causé le mal, est un obstacle invincible à la guérison. Chaque jour le bol excrémentitiel, volumineux et dur, vient déchirer la plaie et détruire le commencement de cicatrisation obtenue par le ratanhia. Il convient alors, pendant tout le cours du traitement, et même quelques temps après la guérison, de faire prendre chaque jour un léger laxatif qui entretient la liberté du ventre et surtout qui rend les matières moins dures. Permettez-moi de vous renvoyer ici à ce que je vous disais récemment à propos du traitement de la constipation.

Je dois vous prévenir, Messieurs, que souvent, pendant les premiers jours du traitement, les douleurs sont singulièrement aggravées, ce qui décourage les malades et les médecins. Les causes de cette aggravation sont faciles à comprendre. Des individus qui, depuis le début de leur fissure, s'étaient habitués à ne plus aller à la garde-robe que rarement, afin de s'épargner des souffrances horribles, y vont maintenant plusieurs fois dans la journée : il en résulte une douleur qui peut quelquefois durer, presque sans relâche, plusieurs jours de suite. Ces cas, heureusement fort rares, se rencontrent pourtant, et imposent au médecin le devoir de ne donner, les premiers jours, qu'un lavement de ratanhia au lieu de deux, et de s'abstenir des laxatifs jusqu'à ce que la susceptibilité de l'intestin soit diminuée.

Quand les douleurs sont tout à fait calmées, on ne prend plus qu'un lavement de ratanhia, et enfin, lorsque nous avons lieu de supposer que la guérison est complète, on n'en prend plus qu'un tous les deux jours, pendant une, deux et trois semaines au moins.

Cette persévérance dans la continuation du remède, alors même que son administration pourrait paraître superflue, est d'une grande importance; car, si on l'interrompait trop brusquement, on risquerait de voir se reproduire les accidents qui avaient momentanément cédé.

Grâce à ce moyen, j'ai obtenu des guérisons de fissures très douloureuses; j'en ai guéri qui étaient profondes et à bords calleux; leur guérison, il est vrai, a été lente, et entre autres exemples, je pourrais vous citer celui d'une dame de ma clientèle, qui, ayant refusé de se soumettre à une opération chirurgicale, guérit contre toute espérance, après avoir employé le ratanhia pendant plus d'une année.

Assurément, c'était acheter cher la guérison, et certes, dans des cas pareils, je serais le premier à conseiller l'opération, soit l'ébardement des bords de la fissure, qui n'agit peut-être pas autrement qu'en modifiant les surfaces malades, comme le fait le ratanhia avec succès, soit la dilatation forcée à laquelle vous m'avez vu plus d'une fois recourir.

Cependant on ne peut pas se dissimuler que le traitement par le ratanhia, surtout s'il se prolonge, ne soit assez coûteux. J'ai donc eu l'idée de substituer au ratanhia une substance dont la valeur vénale presque nulle fût à la portée de la bourse des pauvres, et, à cet effet, j'ai choisi le sulfate de cuivre. Je fais donner matin et soir un demi-lavement contenant 15 centigrammes seulement de ce sel; et vous avez pu voir les effets de cette médication. La veilleuse du service, robuste jeune femme, récemment accouchée, avait une fissure très douloureuse dont elle souffrait depuis onze jours; l'usage des lavements de ratanhia pendant dix jours avait amélioré son état et à peu près guéri sa fissure, lorsque six jours plus tard, celle-ci se déchira de nouveau sous les efforts de la défécation. Elle perdit du sang en abondance et éprouva des douleurs très aiguës toute la nuit qui suivit cette garde-robe. Le lendemain 17 mars, elle prit un premier lavement de sulfate de cuivre, qu'elle rendit avec la sensation d'un fer chaud traversant l'anus. Le surlendemain elle ne souffrait déjà plus en rendant son lavement, elle n'éprouvait la nuit de douleurs à la suite de sa garde-robe que pendant une demi-heure seulement. Pendant trois jours, du 21 au 24, elle ne souffrait absolument pas en allant à la selle; mais le 24, la fissure se déchira encore pendant la défécation, et la malade souffrit deux heures et demie après. Au bout de trois jours de l'usage du sulfate de cuivre, les douleurs avaient complètement cessé; la malade en souffrait un peu lorsque les matières rendues étaient très dures. Les lavements de sulfate de cuivre ont été continués jusqu'au 15 avril, c'est-à-dire pendant un mois, et après la cessation de ce remède, cette jeune femme ne souffrait plus, même en expulsant des selles dures. La guérison a été définitive.

Vous avez pu voir que depuis lors dans mon service j'emploie indifféremment le sulfate de cuivre ou le ratanhia dans le traitement des fissures; que je substitue l'une de ces substances à l'autre dès qu'au bout d'une huitaine de jours, l'amélioration qui ne manque jamais de se produire reste stationnaire; et qu'ainsi j'arrive toujours a la guérison. Tantôt cette guérison est obtenue par l'usage exclusif du ratanhia ou du sulfate de cuivre, tantôt le sulfate de cuivre a terminé ce que le ratanhia avait commencé, et tantôt enfin c'est le ratanhia qui a parachevé le traitement.

Je reviens à la dilatation. Je ne parle point ici de la dilatation à l'aide de mèches de charpie graduellement augmentées, ainsi qu'elle a été pratiquée, je parle de la dilatation forcée, brusque, et faite tout simplement au moyen des doigts que l'on introduit dans l'anus pour l'ouvrir largement. Cette opération serait extrêmement douloureuse, si nous n'avions dans l'anesthésie produite par les inalhations de chloroforme un merveilleux moyen d'empêcher la douleur.

Il est quelques moyens accessoires que je veux vous indiquer, et qui, dans quelques circonstances, suffisent pour amener la guérison. Je fais faire une bouillie avec 1 partie de magistère de bismuth et 3 parties de glycérine, et, cinq ou six fois par jour, le malade porte lui-même à l'ouverture de l'anus le médicament, qu'il met en contact avec les parties ulcérées, en ayant soin de faire un effort qui déplisse l'anus. Des pommades avec le précipité blanc ou le précipité rouge au trentième peuvent, employées avec plus de discrétion, rendre les mêmes services. Je fais faire également matin et soir des lotions avec de l'eau très chaude, à laquelle je fais ajouter de l'eau phagédénique dans la proportion d'un sixième ou d'un huitième, ou bien du sublimé corrosif de la manière suivante : je fais dissoudre 5 grammes de sublimé dans 200 grammes d'alcool, et l'on met une cuillerée à café de cette solution dans un demi-litre ou un litre d'eau très chaude avec laquelle on fait une lotion de quelques minutes matin et soir. Les cautérisations avec le crayon de nitrate d'argent ou de sulfate de cuivre, bien que très douloureuses, sont aussi quelquefois très utiles.

Quelquefois des lotions faites soigneusement deux ou trois fois par jour simplement avec de l'eau, c'est-à-dire des soins de propreté très minutieux, dispensent de toute médication.

LXXVIII. — OCCLUSIONS INTESTINALES.

Leurs causes. — Leur mécanisme. — Leur gravité extrême. — Traitement par les moyens médicaux. — La gastrotomie doit être pratiquée dans les circonstances graves.

Messieurs,

Vous avez vu Jobert (de Lamballe) opérer ici, sur mon invitation et sur mes très pressantes sollicitations, un homme qui était entré dans les salles de la Clinique avec tous les symptômes d'un étranglement intestinal interne. Cet homme a succombé trente-six heures après l'opération. Je vous dois compte des motifs de mon insistance auprès de Jobert, qui répugnait à pratiquer la gastrotomie ; je vous en dois compte, parce que, quelle qu'ait été l'issue de cette opération, j'ai encore l'intime conviction qu'elle devait être tentée.

Voici l'histoire du malade : Il était âgé d'environ cinquante ans. Il racontait que, depuis longues années, il avait des hémorrhoïdes fluentes et que souvent il rendait du sang et du pus en allant à la garde-robe; qu'il était sujet à de la constipation alternant à de la diarrhée A cela près, sa santé n'était pas mauvaise. Depuis treize jours il avait complètement cessé d'aller à la selle, et depuis dix ou onze jours il avait été pris de vomissements. Ces vomissements, d'abord constitués par des matières alimentaires, étaient devenus bilieux. Nous trouvions en effet, dans le crachoir et dans le bassin laissés auprès du malade, non seulement des matières bilieuses, mais d'autres encore ressemblant à celles que renferme habituellement la dernière partie de l'intestin grêle, à celles que l'on appelle à tort, dans ces cas, matières stercorales. Le ventre était considérablement ballonné, mais médiocrement douloureux. Le visage exprimait cependant la douleur la plus vive, l'anxiété la plus pénible.

En définitive, ces accidents avaient tous les caractères de ceux de la hernie étranglée. Aussi mon attention se porta-t-elle tout d'abord de ce côté, et je cherchai s'il y avait dans l'aine ou dans le pli de la cuisse quelque tumeur appréciable. Nous n'en découvrîmes aucune.

Les renseignements que nous recueillîmes de la bouche du malade se rapportaient évidemment à une lésion intestinale, et je recherchai avec le plus grand soin quel pouvait être le siège du mal. Les hémorrhoïdes dont il avait été parlé me faisaient me demander s'il n'existait pas quelque affection du gros intestin qui aurait fait obstacle au cours des matières fécales. Nous pratiquâmes, Jobert et moi, le toucher rectal, et, aussi haut que notre doigt put atteindre, nous ne découvrîmes rien. Nous en conclûmes que l'obstacle siégeait plus haut, et tout au moins dans l'S iliaque du côlon ; qu'en tout cas il était hors de la portée de notre doigt. L'exploration au travers des parois abdominales était impossible, en raison du ballonnement énorme du ventre. Quelle que fût la cause, quel que fût le siège de cette occlusion dont les symptômes étaient incontestables, la gravité des accidents, l'anxiété extrême, la petitesse du pouls, indiquaient que le danger était imminent, et que la mort arriverait certainement avant vingt-quatre heures.

Il y avait déjà trop de temps perdu ; attendre encore les résultats douteux des différents moyens proposés en pareil cas, compter même sur la ponction des intestins distendus par les gaz, me paraissait livrer au hasard la vie du malade, et la gastrotomie, que deux fois dans ma pratique privée j'avais vue réussir, me semblait seule offrir une chance de salut. C'est alors que je priai Jobert de venir la pratiquer, et que je pressai d'agir mon honorable collègue qui s'en défendait. Ainsi que moi, il comprenait toute la gravité de la situation ; il savait que si en elle-même la gastrotomie n'est pas plus dangeruese que la herniotomie, elle allait, en cette circonstance, être faite dans des conditions beaucoup plus défavorables que celles dans lesquelles on opère d'ordinaire les hernies étranglées : or, comme après l'opération de la hernie, lorsqu'on a trop longtemps tardé, il est assez commun de voir succomber les malades, M. Jobert ne se dissimulait pas les suites fâcheuses auxquelles nous devions nous attendre.

Il se rendit cependant à mes instances, voyant bien qu'en réalité son intervention chirurgicale pouvait seule nous donner une chance de salut, quelque faible qu'elle fût.

La gastrotomie fut donc décidée. Par cette opération on se proposait, en ouvrant un anus artificiel dans la région iliaque droite, de donner issue aux matières arrêtées dans l'intestin, c'est-à-dire de remédier immédiatement aux accidents déterminés par l'obstruction.

Cette ouverture donna issue à une grande quantité de liquides et de gaz. Les lèvres de la plaie intestinale furent fixées à la plaie de l'abdomen par des points de suture, et une sonde fut introduite dans le bout supérieur de l'intestin, afin d'assurer l'écoulement des matières ; néanmoins le ballonnement du ventre ne diminua qu'en partie et les accidents persistèrent à un certain degré. Dans la nuit, le malade fut pris d'une espèce de diarrhée cholérique, et rendit, par la sonde de gomme introduite et laissée à demeure dans l'intestin, une grande quantité de liquide d'un blanc jaunâtre. Il eut des vomissements. Les douleurs de ventre se prononcèrent davantage. Le pouls augmenta de fréquence ; la peau se refroidit, et la mort arriva le lendemain dans la journée.

L'autopsie nous fit voir que l'intestin grêle avait été ouvert par le bistouri dans une de ses dernières portions, et qu'il était arrivé ici ce qui arrive, comme l'expérience le démontre ordinairement, lorsqu'on pratique l'incision au voisinage de la région du cæcum : on avait atteint l'extrémité inférieure de l'iléon. Fait capital, car en pratiquant l'ouverture plus haut, il n'y aurait plus eu entre l'anus contre nature et l'estomac une lonugeur d'intestin suffisante pour que la digestion pût s'accomplir, et l'on risquerait de voir les malades mourir d'inanition.

Les lèvres de la plaie de l'intestin adhéraient déjà parfaitement aux lèvres de la plaie de l'abdomen; bien qu'un temps très court se fût écoulé, l'inflammation du péritoine, qui paraissait dater de quarante-huit à soixante-douze heures, avait favorisé cette rapide soudure; quelques jours plus tard celle-ci eût été aussi parfaite que possible et eût enlevé toute espèce de crainte d'épanchement dans la cavité péritonéale des matières fournies par le tube digestif.

La cause de l'obstruction siégeait dans l'S iliaque du côlon, qui, énormément distendu par les gaz, semblait en outre quatre ou cinq fois plus long qu'il ne l'est habituellement. Il était retourné sur lui-même, de telle sorte que sa courbure gauche s'était portée à droite, que la droite s'était jetée à gauche, et que le mésocôlon renversé lui formait une bride qui le resserrait encore.

L'intestin grêle était affaissé, débarrassé des liquides qu'il avait pu contenir et qui s'étaient échappés à travers l'orifice artificiel pratiqué par le chirurgien. Nous constations encore l'existence d'une autre lésion : le bord libre de l'épiploon venait s'insérer à l'appendice iléo-cæcal par l'intermédiaire d'une espèce de fausse membrane allongée plongeant dans la cavité du bassin, qui, tendue et fixée à ses deux extrémités, formait une espèce de pont. Nous verrons qne des accidents analogues à ceux éprouvés par notre malade sont souvent occasionnés par des brides de cette nature, sous lesquelles les intestins viennent s'engager et s'étrangler. Mais ici, cette bride n'avait été pour rien dans ce que nous avions observé, puisque, en ouvrant le ventre avec la plus grande précaution, nous nous étions assurés quelle ne comprenait pas d'anse intestinale.

Lorsque nous eûmes sous les yeux les pièces anatomiques, il nous fut facile de nous expliquer comment, dans ce cas, une ponction à l'intestin pratiquée cinq ou six jours avant la mort eût pu être utile. Elle aurait eu en effet pour résultat de débarrasser l'S iliaque du côlon des gaz qu'il contenait, et de rendre sa contractilité au plan musculaire paralysé par le fait même de la distension énorme qu'entraînait cette accumulation de gaz. Il aurait pu se faire dès lors que des mouvements péristaltiques énergiques ramenassent l'intestin dans sa situation normale.

Ce que j'ai à vous dire aujourd'hui de l'*occlusion intestinale* vous era saisir toute ma pensée.

En général, messieurs, on ne saurait apporter trop de soin à déterminer, autant que possible, le siège précis des obstructions intestinales. Vous comprendrez sans peine en effet, et l'observation que je viens de vous rapporter en est une preuve, combien il est important de reconnaître si l'arrêt des matières a lieu dans le gros ou dans le petit intestin. Chez l'adulte, dans la grande majorité des cas, l'intestin grêle est le siège des occlusions, et la connaissance de ce fait vous rend compte des succès que l'on obtient en général en incisant l'intestin grêle dans l'opération de l'anus contre nature. Alors l'intestin se décharge rapidement des matières qui étaient accumulées au-dessus de l'occlusion.

Mais dans les cas où l'opération porte sur une portion de l'intestin qui est située beaucoup au-dessus de l'obstruction, cette opération a grande chance d'être inutile. C'est ce qui est arrivé dans l'observation qui fait le sujet de cette conférence. L'S iliaque était le siège de l'obstruction, et, l'anus artificiel ayant été pratiqué dans la fosse iliaque droite et sur l'intestin grêle, les accidents ont continué et amené la mort du malade.

S'il nous eût été possible avant l'opération de reconnaître le siège de l'obstruction, certes mon collègue M. Jobert et moi nous n'aurions pas hésité et nou saurions fait choix de la méthode de Littre, c'est-à-dire que nous aurions pratiqué l'anus artificiel sur l'S ilaque elle-même, et il est probable que le malade nous eut dû son salut.

Sous le nom d'*iléus*, de *volvulus*, de *passion iliaque*, de *colique de miserere*, de *vomitus stercoris*, etc., on désignait autrefois la maladie caractérisée par une suspension complète des évacuations alvines, accompagnée de vomissements violents, incessants, incoercibles, de ballonnements du ventre, de douleurs vives, accidents qui se terminent presque invariablement par la mort, quand le malade est abandonné à lui-même, souvent même alors que la médecine intervient d'une manière active. Cette maladie était considérée, dans le principe, comme une affection spasmodique. Cependant, déjà dans le siècle dernier, l'anatomie pathologique avait éclairé les médecins sur sa véritable nature : elle leur avait fait voir la grande analogie qui existe entre l'iléus et la hernie étranglée ; elle leur avait montré que le prétendu spasme était quelque chose de plus matériel et que ces redoutables accidents reconnaissaient pour cause un obstacle au cours des matières contenues dans l'intestin. A notre époque, on substitua aux expressions que je viens de vous rappeller celle d'*étranglement interne*, qui spécifie mieux la condition la plus générale de la production de la maladie. Un interne distingué de nos hôpitaux, M. le docteur Oscar Masson[1], a proposé de remplacer la dénomination d'*étranglement* par celle

1. Oscar Masson, thèse soutenue devant la Faculté de médecine de Paris, en mars 1857.

d'*occlusion intestinale*, qui a l'avantage de s'appliquer à tous les cas dans lesquels l'intestin se trouve accidentellement oblitéré, et cela aussi bien à outes les variétés de hernies qui en sont les causes les plus fréquentes, mais dont je n'ai point à vous entretenir, qu'aux occlusions qui se produisent dans l'intérieur même de la cavité abdominale, les seules dont nous ayons à nous occuper ici.

Ces occlusions présentent de nombreuses variétés, suivant les causes qui les ont déterminées.

Ces *causes* sont elles-mêmes très multipliées : les unes, indépendantes de l'intestin, sont celles qui, développées en dehors de lui, viennent agir sur ses parois de façon à les comprimer et à diminuer son calibre ; les autres ont leur origine dans l'intestin lui-même, soit dans sa cavité, soit dans l'épaisseur de ses membranes.

Parmi les premières, je vous signalerai les *tumeurs* abdominales lorsqu'elles acquièrent un certain volume et occupent une certaine position par rapport aux intestins. Ce peuvent être, par exemple, des masses ganglionnaires tuberculeuses ou cancéreuses développées dans les mésentères, des tumeurs phlegmoneuses de la fosse iliaque. Ce peuvent être des viscères déplacés et augmentés de volume, l'utérus, la rate, comme dans les cas auxquels M. Masson fait allusion dans sa thèse.

Mais de ce premier genre de causes qui ont leur point de départ en dehors de l'intestin, les plus communes sont celles qui produisent l'étranglement interne proprement dit. Telles sont les adhérences établies entre les différents organes par des exsudations morbides ; telles sont encore les *brides* pseudo-membraneuses, qui, sous l'influence d'une inflammation le plus souvent latente, se sont formées dans la cavité abdominale.

Supposons qu'à la suite d'une péritonite, l'appendice iléo-cæcal ait contracté des adhérences, soit avec une autre portion de l'intestin, soit avec l'ovaire, la trompe utérine, le ligament large ; supposons que ces adhérences se soient formées entre d'autres parties de l'intestin, il en résultera des sortes de ponts sous lesquels une anse intestinale pourra être engagée. Il en sera de même pour les brides pseudo-membraneuses dont le nombre, l'étendue, le siège, la disposition, peuvent varier à l'infini. Si, dans quelques cas, ces sortes de ponts sont assez larges pour permettre à une anse intestinale qui s'est engagée sous elle de s'en dégager, il peut arriver aussi qu'une anse un peu trop volumineuse vienne se prendre. D'abord, elle ne se trouve que légèrement serrée ; s'il ne s'agissait que d'un tube inerte, les matières contenues dans l'intestin pourraient encore circuler, quoique moins librement ; mais, dans ce tube vivant, il se passe des phénomènes vitaux, qui vont devenir à leur tour cause de l'obstruction. La circulation capillaire embarrassée amène l'engorgement des parties, et consécutivement un épaississement des parois de l'intestin, dont le calibre diminue par ce fait, et diminue d'autant plus, que la contractilité musculaire s'exagère à son tour sous l'influence de l'irritation. Les liquides de l'intestin, les gaz, gênés dans leur cours, s'accumulant dans le conduit qui les renferme, celui-ci s'engoue et finit par se fermer complètement.

En d'autres cas, l'étranglement interne est produit par un mécanisme très singulier. C'est l'appendice iléo-cæcal qui s'enroule autour d'une anse intestinale et la serre dans un nœud quelquefois double.

De même les diverticules de l'intestin peuvent devenir une cause d'étranglement interne, mais pour cela il faut qu'ils aient une longueur de plusieurs centimètres et que l'inflammation ait déterminé l'adhérence de leur extrémité libre ; on comprend alors, qu'à la façon de l'appendice iléo-cæcal, ces diverticules puissent embrasser et étrangler une anse intestinale. Enfin, l'étranglement interne peut se produire par une sorte de hernie de l'intestin dans une ouverture naturelle, telle que l'hiatus de Winslow, ou accidentelle, comme une éraillure du diaphragme, une déchirure du mésentère ou de l'épiploon.

Les causes d'occlusion qui ont leur point de départ dans l'intestin lui-même sont également très variées.

En première ligne je mentionnerai les lésions organiques, et avant toutes, les *affections cancéreuses*, principalement celles du gros intestin, qui, à mesure qu'elles font des progrès, amènent des rétrécissements et une oblitération plus ou moins complète du canal. Je citerai les rétrécissements syphilitiques, rétrécissements produits par l'épaississement des parois intestinales consécutivement à une inflammation chronique; ceux produits par l'épanchement de sang entre les tuniques de l'intestin, ainsi que Bretonneau dit en avoir observé; ceux enfin déterminés par des adhérences établies entre des cicatrices d'ulcérations, par des végétations, des polypes, etc.

L'accumulation des matières stercorales suffit, dans quelques circonstances, pour provoquer les accidents les plus graves de l'occlusion intestinale. Vous avez certainement rencontré plus d'une fois, dans les hôpitaux, des individus — ce sont généralement des femmes — qui portent dans la région du côlon descendant et même dans la région du côlon transverse des tumeurs quelquefois énormes. Ces tumeurs, formées par des amas de matières fécales, se déplacent et disparaissent complètement sous l'influence d'un purgatif un peu énergique; mais, en quelques cas, elles donnent lieu, je le répète, en raison de leur volume, aux accidents caractéristiques de l'occlusion intestinale. Il peut arriver, dans des parties plus élevées du gros intestin, ce que nous observons si fréquemment du côté du rectum, dans les cas de constipation habituelle et invincible. Ce genre d'obstruction, bien que d'ordinaire difficile à combattre, résiste quelquefois cependant à nos efforts, et l'on a cité des faits dans lesquels la mort en avait été la conséquence.

Des matières alimentaires non digérées peuvent entraîner les mêmes accidents. Lorsque je commençai mes études médicales, j'eus occasion de voir un soldat qui fut pris de tous les symptômes de l'occlusion intestinale, pour avoir avalé gloutonnement, quinze ou vingt jours auparavant, plusieurs livres de cerises sans se donner la peine d'en cracher les noyaux. Il mourut, et à l'ouverture du cadavre, nous trouvâmes, vers la fin de l'intestin grêle, au niveau de la valvule de Bauhin, une masse de ces noyaux presque aussi volumineuse que la moitié du poing, et qui obstruait complètement l'intestin.

On a vu ces oblitérations produites par des corps étrangers, tels que des boules de verre, d'ivoire, qui avaient été accidentellement avalées. On a cité aussi des faits dans lesquels les mêmes effets avaient eu pour cause la présence de calculs biliaires tombés et arrêtés dans le canal digestif.

Mais de toutes ces causes d'obstruction intestinale, la plus curieuse peut-être est due à la présence d'ascarides lombricoïdes. J'ai été témoin d'un fait de ce genre chez une malade qui succomba à tous les symptômes de l'occlusion, et à l'autopsie de laquelle nous trouvâmes un énorme paquet de ces vers intriqués les uns dans les autres, et obstruant complètement l'intestin.

Messieurs, pour terminer cette énumération des causes et du mécanisme de l'occlusion intestinale, il me reste à vous parler de l'invagination, du volvulus, et enfin du renversement de l'intestin, dont notre malade vient de nous montrer un exemple.

Vous savez ce qu'on entend par *l'invagination*. Une partie de l'intestin s'introduit dans celle qui est au-dessous, de telle sorte que la tunique séreuse et la tunique muqueuse se trouvent adossées l'une et l'autre à elles-mêmes. Il résulte de cette intussusception d'un bout du canal dans l'autre que le calibre de ce canal se trouve nécessairement diminué. On comprend que l'occlusion intestinale puisse être la conséquence de cette invagination; elle n'en est pas cependant la conséquence forcée, et une contraction vigoureuse de l'intestin peut suffire à elle seule pour rétablir les choses dans leur état normal. Malheureusement, il n'en est point toujours ainsi, et l'invagination persistant, l'inflammation arrive et soude entre elles les deux surfaces du péritoine adossées l'une à l'autre. Cette inflammation étant néccessairement précédée et accompagnée de l'engorgement des tissus qu'elle frappe, le canal déjà rétréci s'obstrue davantage, son calibre finit par s'effacer tout à fait et les accidents de l'occlusion intestinale ne tardent pas à se développer. Cependant, dans ce cas même, les accidents n'ont pas une issue aussi fatalement mortelle que lorsqu'ils dépendent des autres causes dont il a été question tout à l'heure. L'occlusion peut disparaître, et voici comment. Le travail inflammatoire étant poussé jusqu'à la mortification des parties invaginées, celles-ci se détachent des parties vivantes et tombent dans l'intestin, d'où elles sont expulsées par les garde-robes. En même temps un travail réparateur organise une soudure entre les deux bouts du canal en contact l'un avec l'autre, et, bien que l'intestin reste en partie rétréci, il ne l'est plus assez pour gêner complètement le cours des matières. Après un temps plus ou moins long, la guérison est complète. J'en ai vu deux exemples.

Le *volvulus* est constitué par l'enroulement et l'entortillement des intestins, et le fait qui a été l'occasion de cette conférence pourrait être rangé dans cette espèce d'affection.

Ici, il y avait *renversement de l'intestin* sur lui-même. L'S iliaque, retenue par un mésocôlon plus lâche qu'il ne l'est d'habitude, par conséquent plus mobile, s'était retournée de telle sorte que, ainsi que vous l'avez vu, la courbure droite était venue se placer à gauche, en faisant faire au canal un pli qui avait oblitéré son calibre.

Quant aux dénominations d'iléus, de miserere ou de colique de miserere, elles ont eu leur raison d'être dans la plus grande fréquence du siège de l'occlusion et dans les cruelles douleurs éprouvées quelquefois par les malades.

Quelles que soient les causes de l'occlusion intestinale, ses *symptômes* sont toujours ceux de la hernie étranglée. Depuis quelques jours les malades n'ont plus de garde-robes, en même temps qu'ils éprouvent une douleur obtuse dans une partie limitée du ventre. Cette douleur, déterminée par la rétention des matières, augmente d'intensité et d'étendue, les anses intestinales se distendent par l'accumulation des gaz, puis apparaissent les envies de vomir, les vomissements, de nature variable. Il existe alors dans l'intestin une tendance telle aux mouvements antipéristaltiques que l'ingestion des liquides dans l'estomac et la pression sur l'abdomen suffisent pour déterminer les vomissements, d'abord des liquides contenus dans l'estomac, puis des matières bilieuses, chyleuses, renfermées dans les dernières portions de l'intestin grêle. Quant aux matières fécales proprement dites, c'est-à-dire aux matières renfermées dans le gros intestin, elles ne peuvent être rejetées par la bouche, lors même que l'obstruction a pour siège le cæcum, le côlon ou l'S iliaque, parce que la valvule de Bauhin, si elle a conservé sa structure et ses rapports normaux, constitue une barrière infranchissable au passage du gros intestin dans l'intestin grêle.

Mais dans les cas où l'S iliaque du côlon est le siège de l'occlusion, on constate dès le début un météorisme considérable dans les régions iliaques épigastriques et hypochondriaques, tandis que si c'est l'intestin grêle, le météorisme reste limité pendant un temps variable à la région ombilicale.

Stanilas Laugier a surtout insisté sur la localisation et le siège du météorisme pour établir ce point du diagnostic de l'étranglement intestinal[1].

1. Stanis. Laugier, *Sur un signe nouveau dans l'histoire des hernies étranglées, à l'aide duquel on peut reconnaître si l'intestin est compris dans le sac herniaire et à quelle*

S'il est déjà bien difficile de déterminer que l'obstruction occupe le gros ou le petit intestin, nous devons avouer qu'il est presque impossible, par l'étude des symptômes, de savoir si elle siège dans le duodénum, le jéjunum ou l'iléon. Rappelons seulement que l'anatomie pathologique a fait voir que les obstructions intestinales se produisent le plus souvent dans les dernières portions de l'iléon.

Quel que soit le siège de l'étranglement interne, bientôt l'intestin s'enflamme ainsi que le péritoine, et les symptômes du début empruntent à la péritonite une recrudescence quelquefois très accusée. Les vomissements deviennent alors plus fréquents, la douleur abdominale est plus généralisée, le météorisme s'étend à toute la cavité abdominale. Le pouls prend une grande fréquence en même temps qu'une petitesse extrême, la peau se couvre d'une sueur visqueuse; les traits profondément altérés expriment la souffrance, les yeux sont enfoncés, le nez est pincé, les lèvres sont exsangues, la langue est froide. La péritonite a rendu toute intervention chirurgicale inutile. A l'agitation succède une prostration profonde, et la mort arrive sans que les facultés intellectuelles aient rien perdu de leur intégrité. Dans les derniers moments, quelques malades cessent de se plaindre, tant est grande la prostration dans laquelle ils sont tombés.

Lorsque le médecin assiste au début des accidents ou lorsqu'il a été exactement renseigné à ce sujet, il n'y a guère de chance d'erreur; en effet, la suppression absolue des garde-robes, la douleur d'abord localisée en un point de l'abdomen, puis la fréquence et la persistance des vomissements sans coloration ictérique de la peau et des conjonctives, ne permettent pas de s'arrêter à l'idée de coliques hépatiques ou d'une simple péritonite; mais si les renseignements sont mal donnés et si le médecin examine le malade pour la première fois au moment où l'obstruction intestinale est compliquée de péritonite, on comprend que le doute soit permis ou qu'une erreur soit possible jusqu'au moment où l'on aura acquis la certitude de l'absence absolue des garde-robes. Ainsi, on a vu les symptômes d'une péritonite par perforation simuler ceux de l'occlusion intestinale. Tel était le cas d'un malade observé récemment dans un service de cet hôpital.

Le *pronostic* est en général de la plus grande gravité.

Si, lorsqu'il s'agit d'obstructions causées par un amas de matières dans l'intestin, nous pouvons espérer la disparition des accidents en sollicitant par des purgatifs énergiques les contractions vigoureuses de l'intestin, quand il s'agit de tumeurs développées dans les parois intestinales elles-mêmes, nous sommes obligés d'avouer notre impuissance, alors que ces

portion du canal intestinal appartient l'anse étranglée (*Comptes rendus des séances l'Académie des sciences*, 1840, t. X, p. 370).

tumeurs, comme les tumeurs cancéreuses, sont incurables de leur natur

Si, dans le cas d'étranglement par des brides accidentelles, si, dar le cas d'invagination, de volvulus, de renversement de l'intestin, notr intervention, quelque énergique qu'elle soit, est encore le plus souve inutile, il est cependant des cas où nos efforts sont couronnés de succè Voyons quels sont les moyens de *traitement* à notre disposition.

Dans les hernies étranglées, l'indication du taxis est la première q se présente; mais on conçoit que cette opération ne soit plus applicab dans l'occlusion intestinale interne, puisque, alors même que nous con naîtrions le siège et la cause du mal, il nous serait impossible de l'a teindre directement. Cependant la *malaxation* pourra y suppléer en un certaine mesure; elle aura pour résultat de provoquer des mouvements pér staltiques de l'intestin qui tendront à remettre les parties dans leur situ tion normale. Cette malaxation doit être faite avec une extrême prudenc et d'autant plus modérément que la maladie date depuis plus longtemp

On a conseillé aussi d'appliquer sur l'abdomen une énorme *ventouse*, o bien d'en appliquer plusieurs de moindre dimension. Quand ces ventous sont fixées aux parois abdominales, on fait exécuter à celles-ci des mo vements de soufflet. Ces tractions, dit-on, finissent par détruire les bride les invaginations qui peuvent exister, et dégagent l'intestin obstrué.

Leroy (d'Étiolles) avait proposé encore de solliciter les mouvemen péristaltiques au moyen de l'*électricité*, en établissant un courant galv nique entre la bouche et l'anus [1]. Pour atteindre le même but, M. Du chenne (de Boulogne) a pratiqué la *faradisation* dans trois occasion une seule fois il a obtenu la guérison [2]. Mais, en définitive, l'applicatio de l'électricité, quel que soit le procédé mis en usage, ne me paraît p présenter de réels avantages.

Je vous rappellerai seulement pour mémoire les procédés autrefo vantés et aujourd'hui justement tombés dans l'oubli, qui consistaient faire avaler aux malades du mercure ou des balles de plomb.

En tête des moyens auxquels nous devons nous adresser dans les c d'occlusion intestinale, les *purgatifs* jouent le principal rôle : ils agisse dans le sens de la malaxation, c'est-à-dire en provoquant les mouvemen péristaltiques, et leur action est de beaucoup plus énergique. A cet effe il faut choisir de préférence les médicaments qui mettent plus particuli rement en jeu la contractilité musculaire de l'intestin, le séné par exempl C'est en lavements que ces purgatifs doivent être administrés, et je n' pas besoin de vous en donner les raisons.

Dans le travail que je vous ai cité, M. le docteur O. Masson se propo

1. Leroy d'Étiolles, *Sur le traitement de l'iléus et des étranglements intestinaux i ternes*, lu à l'Académie de médecine en 1826.

2. Duchenne de Boulogne, *De l'électrisation localisée et de son application à la p thologie*.

d'appeler l'attention des médecins sur le traitement de l'occlusion intestinale (dans sa cavité abdominale) par *l'emploi de la glace* en applications sur le ventre; mais le petit nombre d'observations qu'il apporte à l'appui de sa thèse ne suffit pas pour qu'il soit permis d'en tirer des conclusions satisfaisantes.

En dépit de ces différents moyens, les accidents que l'on prétendait combattre persistent le plus ordinairement, et il faut recourir à une opération chirurgicale.

La plus simple est la *ponction abdominale,* indiquée dans les cas où il y a tympanite abdominale. L'accumulation énorme de gaz dans la cavité de l'intestin, en le distendant outre mesure, paralyse la contractilité de sa tunique musculaire ; car il arrive ici ce qui arrive pour la vessie et pour tous les organes creux. Cette paralysie est encore augmentée par l'inflammation des parties. Ceux de vous qui ont assisté à l'opération de la hernie étranglée ont pu voir, en effet, que la portion d'intestin comprise dans l'étranglement ne se contractait plus quand la pointe du bistouri venait à la piquer, tandis que dans l'état normal, elle se serait énergiquement contractée.

La ponction abdominale a donc pour résultat de donner issue aux gaz emprisonnés, et, en faisant cesser, par conséquent, la distension exagérée de l'intestin, de rendre à celui-ci sa contractilité.

Cette ponction se fait au moyen de petits trocarts explorateurs que l'on enfonce au niveau des points où le ballonnement semble le plus prononcé. Si une première ouverture n'est pas suffisante, on en fait une seconde, et même trois, quatre, six, huit, dix. Cette petite opération n'est en aucune façon douloureuse et n'entraîne à sa suite aucun danger. A ce sujet, vous pourrez lire la thèse inaugurale de M. le docteur A. Labric, mon collègue dans les hôpitaux [1], et vous serez convaincus de l'innocence de ces ponctions, des avantages que l'on peut en tirer, et que, je vous l'ai dit en commençant, nous en aurions probablement tirés nous-mêmes chez notre malade de la salle Sainte-Agnès, s'il nous avait été donné d'intervenir plus tôt.

Après que le ballonnement a disparu, les purgatifs viennent à propos pour réveiller la contractilité de l'intestin.

La ponction doit être pratiquée de bonne heure, et les chances de succès diminuent d'autant plus qu'on s'éloigne davantage du début des accidents.

Lorsque les diverses médications ont échoué, qu'il en est ainsi des ponctions et que les symptômes de l'occlusion persistent; lorsque la maladie dure depuis huit ou dix jours, que le ballonnement du ventre n'a pas diminué ou s'est vite reproduit, que les vomissements des matières stercorales sont fréquents, abondants, que le pouls s'affaiblit; lorsque,

1. Labric, thèses de Paris, 1852.

pour tout dire en un mot, le danger est imminent, une seule ressource se présente à l'esprit du médecin, ressource grave, mais extrême : c'est la *gastrotomie*.

Cette opération n'est devenue une opération régulière, pour combattre l'affection qui nous occupe, que depuis quelques années.

Du moment qu'on eut reconnu que dans un grand nombre de circonstances l'occlusion intestinale était occasionnée par des brides, par un renversement d'une partie du tube digestif sur lui-même, par son invagination, on pensa qu'en ouvrant le ventre on pourrait dégager les intestins et faire disparaître l'obstacle qui s'opposerait au libre cours des matières.

Mais sur quelles raisons s'appuierait-on pour instituer une opération aussi périlleuse? Quelles indications allaient diriger la main du chirurgien?

D'assez nombreuses observations d'individus qui avaient été éventrés accidentellement, soit par des blessures faites avec des armes blanches, soit par des cornes de taureau, avaient appris que les plaies pénétrantes de l'abdomen n'étaient pas aussi redoutables qu'on pouvait le croire, puisque, alors même que les intestins étaient sortis de la cavité abdominale, les blessés avaient complètement guéri.

On en conclut donc que la gastrotomie, méthodiquement pratiquée, suivant les procédés rationnels de la chirurgie, ne serait pas nécessairement mortelle, puisque déjà elle ne l'était pas dans les conditions auxquelles je fais allusion.

J'avoue, messieurs, que, lorsqu'on voit les chirurgiens ouvrir largement l'abdomen, aller chercher et détacher un ovaire dont les parois sont épaissies et profondément altérées, sans tenir compte du contact passager de l'air avec le péritoine, des mutilations horribles qui sont nécessaires pour arriver au but qu'ils veulent atteindre, on ne devrait pas s'effrayer d'inciser largement la ligne blanche, et d'introduire la main dans le ventre pour y chercher et y détruire l'obstacle, ou pour amener au dehors précisément l'anse d'intestin sur laquelle il serait opportun d'établir l'anus contre nature. Il me semble donc que les succès incontestables de l'ovariotomie justifieraient pour l'étranglement interne un procédé opératoire plus effrayant peut-être, mais, à coup sûr, plus rationnel et moins périlleux que les autres. C'est pourquoi je dois vous entretenir des procédés de gastrotomie institués comme moyen de traitement de l'occlusion intestinale.

Déjà Paul Barbette, chirurgien d'Amsterdam, en 1676, donna d'une manière positive le conseil d'ouvrir l'abdomen dans le cas de volvulus rebelle ou d'intussusception de l'intestin. « Lorsque les moyens ordinaires, dit-il, ont été inefficaces, ne conviendrait-il pas d'ouvrir les muscles et le péritoine, pour dégager l'intestin, plutôt que de laisser périr le malade? »

Quelques années plus tard, Nuck, l'habile anatomiste, aurait fait pratiquer la gastrotomie avec succès sur une femme affectée de volvulus [1].

Pendant de longues années il ne fut plus question de cette opération, et un siècle plus tard, un maître en chirurgie, Renauld, fit en 1772 la double opération de la gastrotomie et de l'entérotomie dans les conditions suivantes. Un homme jeune avait été opéré d'une hernie étranglée, on avait lieu d'espérer le succès, lorsque plusieurs jours après l'opération, sans qu'il y ait eu sortie de la hernie, se manifestèrent les signes d'un étranglement interne. Renauld n'hésita pas à inciser les parois de l'abdomen, et ayant reconnu que l'intestin grêle était étranglé dans une certaine étendue, il créa un anus artificiel. L'opération réussit; le vingt-huitième jour les matières avaient repris leur cours naturel et la plaie était entièrement cicatrisée.

En 1776, Pillore (de Rouen), puis Duret (de Brest), en 1793, pratiquèrent avec succès la gastrotomie dans des cas d'obstruction du gros et du petit intestin.

Dupuytren ne devait pas avoir le même bonheur, ce qui n'empêcha point, l'année suivante, en 1818, Maunoury [2] de proposer, comme ressource extrême, dans l'étranglement interne, d'ouvrir un anus contre nature et de maintenir l'anse intestinale incisée au contact de la plaie abdominale au moyen d'un fil placé dans le mésentère.

En 1838, Monod, en se conformant aux conseils donnés par le docteur Maunoury, pratiqua la gastrotomie pour un cas d'étranglement interne. L'autopsie démontra l'existence d'une grave lésion du cæcum. La même année, Laugier faisait remarquer que souvent après la réduction des hernies, on observait la persistance des accidents de l'étranglement intestinal; aussi conseillait-il, en pareille circonstance, d'ouvrir l'abdomen pour faire l'entérotomie, et il ajoute que la gastrotomie pourrait convenir encore dans quelques étranglements autres que ceux qui résultent de la réduction des hernies.

Tous ces faits étaient à peu près restés dans l'oubli lorsque Maisonneuve vint lire à l'Académie des sciences, en 1844, l'observation d'une malade qu'il avait opérée d'une hernie étranglée en débridant l'anneau supérieur du canal inguinal. Immédiatement après la réduction de la hernie il y avait eu soulagement; cependant dès le lendemain s'étaient manifestés les signes d'un étranglement interne. Maisonneuve n'hésita point à rouvrir la plaie inguinale, et il constata que l'intestin était bien réduit, mais qu'il y avait adhérence du collet du sac à l'intestin et que cette adhérence était la cause probable de la rétention des matières. En effet, l'in-

1. Nuck, *Operationes et experimenta chirurgica*, Leyde, 1692.

2. L. P. Maunoury, *Étranglement interne du canal intestinal*, thèse de doctorat, Paris, février 1819.

testin était engoué par des matières en ce point, et le chirurgien, après s'être assuré de l'adhérence de l'intestin au collet du sac et de ce dernier à l'ouverture du canal inguinal, fit une incision sur la partie engouée de l'intestin; il créa ainsi un anus artificiel. La guérison fut complète et rapide.

L'année suivante, l'observation recueillie par Maisonneuve servait de texte à un mémoire très intéressant du même auteur [1].

A leur tour, Denonvilliers et Nélaton se déclarèrent partisans de la gastrotomie dans les cas d'étranglement interne. Nélaton érigeait même en principe qu'on doit pratiquer l'entérotomie dans tout étranglement interne [2]. Pour mon collègue, la gastrotomie conduit nécessairement à l'entérotomie; pour nous, au contraire, nous pensons que l'entérotomie ne doit être faite que dans le cas où il y a nécessité absolue d'ouvrir un anus artificiel, c'est-à-dire dans les cas où l'intestin est gangrené ou rétréci par des lésions de tissu; mais lorsqu'il y a simplement volvulus, invagination de date récente, ou étranglement par brides celluleuses, par adhérences de l'appendice iléo-cæcal ou d'un diverticule de l'intestin, nous pensons que ces causes d'occlusion étant reconnues et l'intestin n'étant point gravement lésé, il suffit de détruire les différentes causes de l'étranglement interne. Une observation rapportée par Velse prouve que, dans les cas de volvulus ou d'invagination, il suffit parfois de rendre à l'intestin ses rapports normaux, pour mettre fin aux accidents; il en sera de même assurément dans les autres causes d'obstruction que nous avons énumérées. Mais afin d'obtenir semblable résultat il faudrait, en un point de la paroi abdominale, faire une incision assez grande pour que la main et l'œil de l'opérateur pussent aller à la recherche du siège et de la cause de l'occlusion intestinale.

De plus, pour agir avec chance de succès, il faudrait procéder avec lenteur et suivre en cette opération de la gastrotomie les préceptes dont on a déjà eu à s'applaudir dans l'ovariotomie. Enfin dans les cas où l'état local de l'intestin, une menace de perforation, un commencement de gangrène rendraient nécessaire l'incision de l'intestin, deux questions doivent se présenter à l'esprit de l'opérateur. Devra-t-il créer un anus artificiel, ou bien l'intestin étant vidé par l'incision pratiquée sur lui, serait-il téméraire de réunir les lèvres de la plaie intestinale par adossement des séreuses et déterminer l'opération comme dans les cas où la gastrotomie eût permis de redresser un volvulus ou de rompre des adhérences anomales? La pratique chirurgicale a établi, en effet, que, dans l'opération de la hernie étranglée, on a pu, après avoir jeté quelques points de

1. Maisonneuve, *Mémoire sur l'entérotomie de l'intestin grêle dans les cas d'oblitération de cet organe* (*Archives générales de médecine*, 1845, t. VII, p. 448).

2. Savopoulo, thèses de Paris, 1854.

ligature sur les perforations intestinales, faire rentrer avec succès la partie herniée dans la cavité abdominale.

Je veux terminer cette conférence en vous citant deux faits heureux qui peuvent être donnés comme des encouragements en faveur de l'entérotomie ainsi que l'a pratiquée Nélaton dans des cas d'étranglement interne.

J'étais mandé en consultation, il y a seize ans, auprès d'un jeune peintre de Hambourg. Je constatais tous les symptômes de l'étranglement interne : vomissements de matières analogues aux matières stercorales, et qui duraient depuis six ou sept jours; ballonnement considérable du ventre; excavation des yeux, refroidissement général. La mort paraissait imminente. On me disait que le malade était affecté de hernie; je cherchai, en conséquence, s'il n'existait pas quelque tumeur dans la région inguinale, il n'y en avait point. Je me demandai alors si les accidents n'étaient pas produits par un étranglement situé au collet du sac, et je priai Nélaton de venir me donner son avis. Mon honorable collègue reconnut, ainsi que moi, tous les symptômes caractéristiques de l'occlusion, mais sans pouvoir, plus que moi, en préciser la cause. Cependant le danger était pressant et la gastrotomie nous sembla pouvoir seule le conjurer. Il fut décidé que l'on ouvrirait un anus contre nature, et l'opération fut faite. Les accidents cessèrent aussitôt. Huit ou dix jours après le jeune homme était rétabli, il avait repris de l'appétit et digérait bien ce qu'il mangeait. Trois mois plus tard il était complètement guéri, l'anus contre nature était fermé, et lorsque, il y a quatre ans, j'entendis parler de notre malade, j'apprenais qu'il était parfaitement bien portant.

Il y a neuf ans, un de nos honorables confrères de Paris m'appelait pour la troisième ou quatrième fois pour voir sa femme, qui, à plusieurs reprises, avait présenté tous les accidents de l'occlusion intestinale. Ces accidents coïncidaient avec une constipation opiniâtre dont les purgatifs drastiques triomphaient habituellement. Requin et Beau étaient appelés en même temps que moi. En examinant la malade, nous décidâmes, d'un commun accord, qu'il fallait insister sur l'emploi des drastiques et combiner leur action avec celle des cataplasmes belladonés, des applications de glace sur le ventre, des bains prolongés, afin de vaincre ce que nous croyions être des accidents de même nature que ceux éprouvés précédemment. Malgré ces différents moyens, les accidents persistaient; la tympanite était considérable, les vomissements avaient pris l'aspect caractéristique qu'ils offrent dans la hernie étranglée, et la vie semblait devoir s'éteindre dans l'espace de vingt-quatre ou trente-six heures. Dans cette occurrence, Nélaton fut invité à se joindre à nous, et la gastrotomie fut décidée. L'anus contre nature établi donna passage à une grande quantité de gaz et de matières, et le soulagement fut immédiat. La convalescence ne se fit pas attendre, et aujourd'hui la dame dont je vous parle jouit d'une santé parfaite.

Ce sont là, messieurs, des faits considérables que vous ne devez pas oublier; quelque rares qu'ils puissent être, ils ont leur importance quand il s'agit d'une affection qui, abandonnée à elle-même, est presque fatalement mortelle.

Quelles sont maintenant les règles à suivre pour pratiquer l'opération de la gastrotomie ?

Peut-être devrais-je laisser à vos maîtres en chirurgie le soin de traiter cette question ; mais, puisque je parle à des médecins qui peut-être un jour se trouveront dans la nécessité pressante d'agir par eux-mêmes, sans pouvoir compter sur le secours d'un autre, permettez-moi de vous dire ce que je conseillerais, ce que je ferais, dans le cas où cette nécessité se présenterait devant moi, si pourtant je ne préférais une large éventration analogue à celle que l'on pratique pour l'ovariotomie.

On commence, comme le conseillait Nélaton, par faire du côté droit une incision à 2 ou 3 centimètres à peu près au-dessus du niveau de la crête de l'os des îles, parallèlement au ligament de Poupart; on donne à cette incision 8 ou 10 centimètres de longueur. En divisant couche par couche la peau, le tissu cellulaire, les muscles, les aponévroses, liant à l'occasion les vaisseaux un peu volumineux qui seraient compris dans l'incision, on arrive sur l'aponévrose la plus profonde. Procédant toujours avec une extrême lenteur, ayant soin de faire éponger soigneusement la plaie, on incise cette aponévrose, et l'on arrive sur le péritoine. On le saisit alors avec une petite pince et on l'incise; puis avec les plus grandes précautions, on traverse à l'aide d'une fine aiguille courbe, armée d'un fil d'argent, l'intestin d'abord et la paroi abdominale ensuite : puis on fait quatre points de suture, deux de chaque côté de l'incision ; on en fait deux autres, l'un à l'angle supérieur, l'autre à l'angle inférieur de la plaie; mais, cette fois, en traversant d'abord la paroi abdominale, puis l'intestin, puis la paroi abdominale opposée. L'intestin se trouve ainsi fixé de toutes parts, latéralement, en haut et en bas, aux parois de l'abdomen; de telle sorte que tout épanchement dans la cavité du péritoine est désormais impossible. *C'est alors seulement qu'il faut inciser l'intestin* par une très petite ponction à l'aide d'un bistouri pointu. Nélaton ne donne pas même un centimètre à la plaie de l'intestin qui va livrer passage aux matières fluides contenues dans ce canal.

Voilà l'opération; elle requiert plus de prudence que d'habileté, bien que, sans aucun doute, il soit toujours de beaucoup préférable de la confier à des mains exercées.

C'est ce procédé que l'habile professeur de la Clinique a mis en usage dans les circonstances que je vais dire. M. Olliffe m'avait appelé en consultation auprès d'un des plus grands dignitaires de l'empire russe. Ce général souffrait d'une grave perturbation des fonctions digestives. Il y avait deux mois environ que ses garde-robes avaient commencé à devenir plus rares et plus pénibles. Son appétit était moins vif. Peu à peu le ventre s'était ballonné, puis, des gaz inodores d'abord, fétides plus tard, furent rendus par la bouche. Quand je vis le général, il avait déjà notablement maigri et perdu ses forces. Sa figure avait le type abdominal. Cependant on n'y découvrait ni l'aspect d'une cachexie très prononcée, ni la teinte caractéristique du cancer. A travers les parois abdominales amaigries, on distinguait les bosselures formées par les anses intestinales distendues. Le ballonnement était considérable. Il n'y avait de douleur nulle part. Depuis huit jours le malade vomissait : les vomissements avaient d'abord été composés des aliments ingérés, puis ils étaient devenus horriblement fétides, jaunâtres, et étaient très évidemment stercoraux. Il y avait un hoquet des plus pénibles. Les garde-robes spontanées étaient absolument nulles. A peine de temps à autre, et au prix de grands efforts, le malade expulsait-il quelques gaz par l'anus. Je conseillai d'abord des douches ascendantes. On administra ainsi de quatre à six litres de liquide deux fois par jour. Le liquide pénétrait, était rendu, mais n'entraînait jamais qu'une très petite quantité de matière fécales, lesquelles étaient de petit calibre et un peu rubanées. L'occlusion intestinale était certaine, et il était vraisemblable qu'elle siégeait dans le gros intestin, en raison de la forme spéciale des matières rendues. D'ailleurs le doigt introduit dans le rectum, ni même une sonde très longue, ne pouvaient atteindre le rétrécissement. Quant à la nature de ce rétrécissement, on pouvait espérer qu'elle était fibreuse et non cancéreuse, en raison de l'absence de cachexie prononcée comme d'antécédents héréditaires. Tous les moyens ayant échoué (drastiques énergiques et douches ascendantes), l'entérotomie fut résolue et pratiquée par Nélaton. Il employa le procédé que je viens d'indiquer. L'incision de l'intestin donna issue à des flots de matière jaunâtre, liquide, excessivement fétide; il en sortit ainsi près de trois grandes cuvettes.

Le soulagement fut immédiat et très grand. L'opération avait été faite le 22 juin 1863, et pendant sept jours il s'écoula par l'anus contre nature des matières teintes par la bile, des gaz; le malade put manger, reprendre des forces et du courage. Le 29 juin au soir, il eut des coliques assez vives, et rendit deux gaz par l'anus, bientôt suivis d'une garde-robe de matière moulée. Il y eut une autre selle dans la nuit. Malheureusement le lendemain il survint un accès de fièvre violente, qui dura près d'une heure. Puis un nouvel accès le surlendemain. Cependant la plaie n'était pas devenue très douloureuse et il n'y avait pas d'indice de péritonite. Quoi qu'il en soit, le 1er juillet, neuf jours après l'opération, le général succombait, après avoir donné pendant sept jours les plus grandes espérances de guérison.

Cherchons maintenant à nous expliquer le mécanisme de la guérison de l'occlusion : je parle des cas où cette guérison est définitive et ne s'opère pas au prix d'un anus contre nature définitivement incurable.

Dans ces derniers cas, en effet, ce n'est qu'une guérison fort imparfaite ; c'est arracher un malade à la mort qui le menace prochainement, et assurément c'est là déjà une grande affaire ; mais c'est le condamner à vivre pour un temps plus ou moins long avec une infirmité dégoûtante.

Cette solution est cependant la seule qu'il nous soit permis d'espérer quand il s'agit d'une occlusion intestinale dépendant, soit d'une compression exercée sur l'intestin par une tumeur développée en dehors de lui, soit d'un rétrécissement causé par des affections organiques de l'intestin lui-même.

Mais lorsqu'il s'agit d'une invagination intestinale, d'un étranglement par une bride, d'un renversement de l'intestin, il n'en est plus ainsi, et l'entérotomie peut, quelques rares, je le répète, que soient les cas heureux, nous permettre d'espérer une guérison complète et radicale.

Comment donc s'opère cette guérison ? Dans l'invagination, elle s'opère suivant deux mécanismes que je vous ai déjà exposés. Ou bien l'invagination cesse d'elle-même par suite des mouvements péristaltiques de l'intestin, qui replacent les choses dans leur situation normale, ou bien la portion invaginée se sphacèle, se détache, tombe et est rejetée par les voies naturelles, laissant les deux bouts du conduit soudés intimement ensemble par suite d'un travail de réparation dont les parties ont été le siège. Or la gastrotomie, d'une part, a pour résultat de faire cesser des accidents qui allaient entraîner prochainement la mort, de prolonger l'existence, de donner enfin à la guérison, lorsqu'elle doit s'opérer par les seuls efforts de la nature, le temps de s'accomplir ; d'autre part, elle aide à cette guérison de la façon que je vais vous expliquer.

Si l'intestin reste fermé, les matières et les gaz vont s'accumuler de plus en plus dans sa cavité, le distendre outre mesure et augmenter encore son occlusion. Si la guérison devait s'opérer par l'élimination de la portion invaginée, au moment où cette élimination va avoir lieu, la distension, le tiraillement des parois, pourrait empêcher la réunion des bouts qui allaient se souder l'un à l'autre, et entraîner l'épanchement des matières dans le péritoine et une péritonite promptement mortelle. Qu'au contraire, la gastrotomie vienne ouvrir au dehors une issue aux matières et aux gaz, l'intestin s'affaissant sur lui-même, le travail de réparation ne sera plus entravé et l'accolement des deux bouts du conduit divisé pourra se faire.

Dans les cas où l'étranglement est produit par des brides ou par le renversement de l'intestin sur lui-même, voici ce qui ce passe : Lorsque, sur le cadavre, on insuffle avec précaution un intestin dont une certaine portion est ainsi enroulée, on voit l'air cheminer à travers le conduit et le dérouler au fur et à mesure qu'il avance ; mais s'il existe un obstacle un peu résistant et que l'on insuffle violemment, l'air s'accumule au-dessus de cet obstacle, distend l'intestin sans le dérouler, comme il le faisait dans l'expérience précédente, et vient compliquer, en l'augmentant, l'occlusion déjà existante.

Mêmes choses vont arriver dans un intestin vivant. Une bride exerce une légère pression sur lui, ou bien, par un mécanisme qui nous échappe, cet intestin a momentanément perdu sa direction normale, dans une partie de son trajet; il en est résulté une certaine gêne dans le cours des matières qu'il contient; une sécrétion un peu exagérée de gaz s'est produite, et leur accumulation va distendre les parois du tube dont elle paralyse la contractilité musculaire, jusqu'au moment où, le dégagement du gaz pouvant se faire, l'intestin reprendra sa capacité normale.

Il en sera ici comme il en est pour certaines hernies qui, passant à travers des orifices assez larges, sortent et se réduisent alternativement avec la plus grande facilité, jusqu'au moment où, venant s'engouer, elles ne peuvent plus rentrer.

Si la ponction de l'intestin dans l'étranglement interne suffit quelquefois, en donnant issue aux gaz, pour faire cesser les accidents, il est des cas, et ces cas sont de beaucoup les plus nombreux, où ce moyen ne suffit plus, et alors c'est de l'entérotomie qu'il faudra tout attendre.

Elle est formellement indiquée lorsque les symptômes de l'occlusion durent déjà depuis six ou huit jours; que le ballonnement du ventre est considérable; que les matières des vomissements ont ce caractère particulier que je vous ai dit; lorsque enfin la persistance de ces accidents, la gravité des phénomènes généraux font présager une mort imminente.

En lui-même, l'établissement d'un anus contre nature, quelque grave que soit cette opération, ne comporte pas cependant autant de dangers qu'on serait tenté de le supposer; ces dangers, d'ailleurs, ne sauraient être mis en parallèle avec ceux que la gastrotomie est appelée à combattre. Il est donc de notre devoir de la pratiquer quand les autres moyens ont échoué; ainsi il y a peu d'années que, par ce moyen, Velpeau, appelé par M. Briquet, sauvait la vie à une malade dont la position était désespérée.

Pour mon propre compte, je l'ai déjà conseillée cinq fois dans le cours de ma carrière médicale, et j'ai le bonheur d'avoir vu guérir deux de ces malades qui étaient perdus sans retour. Je vous ai raconté leur histoire.

LXXIX. — COLIQUES HÉPATIQUES, CALCULS BILIAIRES.

Maladie plus commune chez les femmes que chez les hommes. — Survient rarement chez les enfants. — Composition, forme, volume des calculs. — Gravelle biliaire. — La cause de cette maladie nous est inconnue. — Quelquefois héréditaire. — Elle peut coïncider avec la gravelle urinaire et être l'expression de la diathèse goutteuse. — Coliques hépatiques. — Leur diagnostic est souvent très difficile. — Elles peuvent être confondues avec la gastralgie, la colalgie, l'hépatalgie. — Les douleurs et l'ictère ne sont pas des signes essentiellement pathognomoniques. — Ils peuvent manquer. — Ils peuvent être le symptôme d'autres affections : de l'hépatite, de l'hépatalgie, de la colique hépatique causée par des ascarides lombricoïdes, par des hydatides. — La présence des calculs dans les garde-robes est le seul élément positif du diagnostic. — Accidents causés par les calculs : hépatite aiguë, rétention de la bile dans le foie, dans la vésicule; hydropisie de la vésicule; rupture de la vésicule, des conduits excréteurs. — Fistules biliaires. — Paraplégie réflexe consécutive. — Traitement de l'affection tuberculeuse du foie.

Messieurs,

Voici comment Morgagni s'exprime à propos des calculs biliaires[1] : « Je crains fort que ce qui avait lieu du temps de Fernel n'ait lieu encore de nos jours et à l'avenir, c'est-à-dire qu'on ne trouve pas *des caractères évidents au moyen desquels ces corps puissent être reconnus d'une manière certaine et facile,* et que nous n'en restions *aux conjectures.* » Les progrès de la science moderne n'ont rien changé à cette proposition; pour nous comme pour nos devanciers, le diagnostic des coliques hépatiques reste nécessairement incomplet, tant que le malade n'a pas rendu quelque calcul ou au moins quelque fragment de calcul. Jusque-là nous n'avons que des présomptions, présomptions plus ou moins fondées, il est vrai, et qui, dans certains cas, peuvent acquérir une très grande force.

Il est évident, par exemple, que, lorsque des individus se plaindront d'avoir éprouvé à différentes reprises, et à des intervalles plus ou moins éloignés, des douleurs violentes occupant l'hypochondre droit, le creux de l'estomac, le pourtour de l'ombilic; que ces douleurs irradiant dans tout l'abdomen, remontant dans la poitrine jusqu'à l'épaule droite, seront assez vives, assez atroces, non seulement pour arracher des cris aux malades, pour les jeter dans une agitation presque convulsive, mais encore pour amener quelquefois la syncope; qu'elles seront accompagnées

1. Trente-septième lettre de ses *Recherches anatomiques sur le siège et les causes des maladies.*

de nausées, de vomissements, et qu'après avoir duré cinq ou six heures, elles seront suivies d'un ictère qui apparaîtra le lendemain, il est évident que, dans ces circonstances, nous pourrons nous prononcer presque sans crainte et poser un diagnostic qui tôt ou tard recevra son entière confirmation.

Mais il s'en faut de beaucoup que les coliques hépatiques soient toujours caractérisées par un ensemble de symptômes aussi nettement tranchés. Le plus souvent les malades ne se plaignent que de ce qu'ils appellent des *crampes d'estomac*, auxquelles ils sont sujets par intervalles, trois, quatre fois par an, plus ou moins. Ils ne se rendent compte en aucune façon de ce qui en a provoqué le retour. Ce qu'ils savent, c'est qu'elles sont accompagnées d'un sentiment d'anxiété, de malaise, quelquefois d'envies de vomir, etc.; que la crise ayant duré quatre, cinq, six heures, tout est rentré dans l'ordre, jusqu'à ce qu'une nouvelle attaque ramène de nouveau leurs souffrances. Si vous leur demandez s'ils ont remarqué que ces attaques fussent suivies de jaunisse, la plupart ne savent pas vous le dire; cependant, lorsque vous êtes appelés auprès d'eux peu de temps après une crise, vous constatez que leur peau, que leurs membranes muqueuses ont une teinte jaunâtre, qui n'est nulle part plus marquée que sur les conjonctives, principalement dans le sillon oculo-palpébral.

En quelques circonstances cette teinte ictérique n'existe pas; mais en d'autres cas, elle est au contraire très prononcée et très générale; j'aurai à vous donner la raison des différences que ce phénomène peut présenter. Quand il existe, il ne se manifeste d'ordinaire que le lendemain de l'attaque; alors aussi les matières des garde-robes, qui sont rares et plus ou moins dures, deviennent quelquefois grisâtres, cendrées, et les urines prennent la coloration particulière, acajou, qui caractérise l'ictère. Au moment même de l'attaque, les urines, extrêmement abondantes, sont au contraire d'une limpidité comparable à celle de l'eau de roche, comme le sont les urines dites *nerveuses*.

Quelque passagères que soient habituellement ces crises de coliques hépatiques, il n'est pas rare qu'elles se prolongent pendant un temps plus ou moins long, avec des alternatives d'exacerbation et de calme qui n'est jamais alors absolu. C'est ainsi que je voyais avec mon collègue de l'hôpital Sainte-Eugénie, M. le docteur J. Bergeron, une malade chez laquelle une attaque dura six mois; chez un autre que je voyais avec mon ami M. le docteur A. Joux (de la Ferté-Gaucher), des coliques hépatiques, accompagnées d'un ictère vert, durèrent presque sans interruption pendant près de trois mois; elles se prolongèrent pendant plus longtemps encore chez un honorable négociant de Paris que je suivis pendant plus d'un an, sans pouvoir reconnaître autre chose que les symptômes d'une hépatite caractérisée par le gonflement du foie, qui était très douloureux à la pression, par l'ictère, par un mouvement fébrile revenant presque continuellement, par de l'inappétence, par une grande faiblesse générale.

Messieurs, je vous disais que le diagnostic des coliques hépatiques restait nécessairement incomplet tant que le malade n'avait pas rendu quelque calcul ou quelque fragment de calcul. Il est donc indispensable, quand, d'après les symptômes, nous soupçonnons l'existence des calculs, de faire examiner attentivement chaque garde-robe, de recevoir les matières sur un tamis serré, de les délayer, de les laver à grande eau, de façon que les matières solides restent seules, et cette opération, fort dégoûtante, j'en conviens, doit être continuée quatre ou cinq jours encore aprés la cessation des coliques. Vous avez vu à l'Hôtel-Dieu une femme qui dejà est entrée bien des fois dans le service et qui ne rendait des calculs par les garde-robes que du troisième au cinquième jour à partir de la fin de l'attaque.

Les calculs biliaires s'observent beaucoup plus fréquemment chez les femmes que chez les hommes, et vous savez combien il est plus commun d'en trouver à l'autopsie, chez les vieillards de l'hospice de la Salpêtrière que chez ceux de Bicêtre. Cette maladie est aussi bien plus commune dans la vieillesse et dans l'âge mûr, de trente à cinquante ans, que dans l'adolescence. La jeunesse toutefois n'en est pas à l'abri : deux jeunes filles de seize à dix-sept ans que nous avons eues, à la même époque, au n° 1 et au n° 34 de notre salle Sainte-Agnès, nous en ont offert de remarquables exemples. Il y a deux ans j'en observais un cas chez une petite fille de neuf ans auprès de laquelle j'étais mandé en consultation, à Saint-Germain-en-Laye. Lieutaud et Portal ont cité des faits qui prouveraient que cette affection peut aussi se rencontrer chez les enfants nouveau-nés. Ces faits rares n'infirment en rien la règle générale.

C'est à tort, du reste, que l'on a prétendu que ces calculs variaient quant à leur couleur, suivant les âges de la vie auxquels on les trouvait; cette coloration tient uniquement à la nature de leurs principes constituants.

Le plus ordinairement ils sont d'un brun verdâtre; quelquefois ils sont d'un brun noirâtre ou même tout à fait noirs; on en a vu qui, à l'état frais, avaient une teinte bleuâtre, d'autres une teinte rougeâtre; il n'est pas rare d'en trouver de gris cendré, quelques-uns ont été signalés qui étaient blancs, transparents comme du cristal, ou mieux, pour nous servir de la comparaison d'Heister, comme de la gomme arabique. Ces calculs blanchâtres sont tachetés de points noirs ou rouges, ou bien présentent des teintes jaune doré, ou bien au contraire des points brillants comme du talc. Ces diverses couleurs sont dues aux proportions plus ou moins considérables de cholestérine et de matière colorante de la bile qui entrent dans leur composition; elles changent d'ailleurs à mesure que les calculs, en se desséchant, se dépouillent des matières colorantes qui les enduisaient à l'état frais. Alors aussi ils perdent l'aspect luisant, comme vernissé, qu'ils présentent quelquefois, et ils prennent la couleur mate que quelques-uns offrent tout d'abord.

Leur volume, qui peut atteindre celui d'une noisette, ce qui est assez commun, jusqu'à celui d'un œuf de poule et beaucoup plus encore, leur volume est en raison inverse de leur nombre. Au-dessous d'un certain volume, que l'on a égalé à celui d'une très petite lentille, ce ne sont plus des calculs, c'est de la *gravelle biliaire*. Les grains qui la composent peuvent s'élever à des quantités énormes; car, sans parler des cas extraordinaires rapportés par Morgagni, où l'on en a compté sept cents, mille, deux mille et jusqu'à plus de trois mille contenus dans la vésicule biliaire, vous rencontrerez des individus qui rendent par leurs garde-robes des cuillerées de ces petits corps verdâtres tirant sur le jaune. A ce sujet, M. le professeur P. E. Chauffard me racontait dernièrement l'histoire d'un magistrat qui avait rendu une quantité de petits cailloux inégaux, dont le volume atteignait, pour quelques-uns, celui du gros sable de rivière; leur passage à travers l'anus causait de vives douleurs, une sorte de déchirement; à son dire, le malade en aurait rendu une quantité telle, qu'il aurait pu en remplir ses deux mains.

Cette gravelle biliaire est peut-être aussi fréquente que la gravelle urinaire; mais vous comprenez pourquoi elle passe souvent inaperçue.

Je ne m'étendrai pas longtemps sur les caractères physiques de ces concrétions biliaires, car sur ce chapitre je n'aurais à vous répéter que ce que vous avez appris ailleurs; je vous rappellerai seulement que leur consistance est assez variable : quand ils sont frais, la simple pression suffit quelquefois pour les écraser; ordinairement ils sont aussi résistants que la stéarine qui sert à la fabrication des bougies; présentés à la flamme d'une bougie, ils fondent et s'enflamment eux-mêmes à la façon des corps gras. D'une densité à peine supérieure à celle de la bile, ils surnagent, lorsqu'ils sont secs, quand on les met dans l'eau.

Leur forme, comme leur volume, est en rapport avec leur nombre.

Uniques, ils sont arrondis, ovalaires, bien qu'en quelques points de leur surface ils portent l'empreinte des parties dans lesquelles ils se sont développés, et qui ont exercé une pression sur eux. Multiples, ils affectent les formes les plus diverses, et le plus souvent, des formes polyédriques, présentant des facettes qui correspondent à d'autres que l'on retrouve sur les autres calculs; ou bien ils s'emboîtent les uns dans les autres, s'articulant pour ainsi dire entre eux, à la façon des têtes osseuses reçues dans leurs cavités articulaires.

Relativement à leur structure, ils sont presque tous formés de couches corticales, constituées par la matière colorante; d'une partie moyenne, constituée par des lames minces, triangulaires, convergeant de la périphérie vers le centre du noyau. Celui-ci est ordinairement constitué par de la matière colorante de la bile unie à du mucus; quelquefois il est constitué par des corps étrangers : une épingle, comme dans le cas cité par M. Nauche; un ascaride lombricoïde qui aura pénétré dans les voies biliaires, comme dans le cas dont Lobstein a reproduit l'image[1].

On se rend d'autant plus facilement compte de la formation des calculs biliaires, que la matière colorante de la bile, qui n'est pas entièrement dissoute dans le liquide, que la cholestérine, qui n'y est qu'à l'état de suspension, constituent, pour ainsi dire, des noyaux microscopiques, de telle sorte que, lorsque la sécrétion de la bile se modifie de manière qu'il y ait augmentation dans la proportion normale des matériaux en suspension, un grumeau de matière colorante un peu plus gros, une paillette de cholestérine un peu plus forte, deviendra le centre du calcul, alors surtout qu'il surviendra quelque ralentissement au cours de la bile.

Si tout ce qui tend à troubler les fonctions sécrétoires du foie, à altérer la composition de la bile, à ralentir son cours dans les voies qu'elle traverse et dans la vésicule, peut être considéré comme la cause occasionnelle de la production des calculs biliaires, il faut avouer que cette proposition est bien vague, et nous n'en sommes pas plus avancés sur cette question d'étiologie, quand nous avons parlé des passions tristes, de la vie sédentaire, des travaux de cabinet, de toutes ces causes banales qui viennent si souvent en aide à notre ignorance.

Il est vraisemblable que l'alimentation doit ici jouer un grand rôle, mais ce rôle a été diversement apprécié. De l'observation faite par Glisson et par Peyrilhe, que l'on trouvait plus fréquemment des concrétions biliaires dans la vésicule du foie des bœufs et des moutons qui étaient sacrifiés dans les mois de mars, d'avril et de mai, après avoir été tenus pendant l'hiver aux fourrages secs, que chez ceux qui étaient tués dans les mois d'été et d'automne, alors qu'ils étaient nourris dans les prés, on avait conclu que le premier mode de nourriture était cause de la formation des calculs. Cette explication prête à la discussion, car on pourrait se demander si, dans le premier cas, le défaut d'exercice et d'aération n'a pas tout au moins autant d'influence sur la perturbation apportée dans les fonctions du foie, et conséquemment sur la formation des calculs, que le mode d'alimentation.

En définitive, messieurs, la cause réelle de la maladie nous échappe ici comme elle nous échappe si souvent pour d'autres. Mais ce qui est incontestable, c'est que ces causes, quelles qu'elles soient, sont dominées par une prédisposition particulière à l'individu.

Il en est alors des calculs biliaires comme de la gravelle rénale. Il est des personnes qui, menant une vie active, ayant un régime sobre, dans lequel ils font prédominer les substances végétales, rendent néanmoins

1. Lobstein, *Atlas d'anatomie pathologique*, Paris 1829.

presque tous les jours des graviers en urinant; c'est à peine si, en prenant l'iodure de potassium, ce lithontriptique par excellence, et en buvant souvent des eaux de Pougues, de Contrexéville ou de Vichy, elles parviendront pendant quelques semaines à se délivrer de leur gravelle. Le mal reparaîtra avec une opinâtreté désespérante du moment qu'elles cesseront le traitement, et souvent même pendant le traitement. Il en est de même pour les calculs biliaires, chez certaines femmes. En vertu d'une prédisposition qu'il nous est impossible de comprendre, il se forme sans cesse de nouveaux calculs sans que l'hygiène la mieux entendue, sans que le traitement le mieux approprié puissent prévenir ou guérir le mal.

Ce qui semblerait résulter des observations faites par quelques médecins, c'est que cette prédisposition peut être héréditaire.

Ce qui a été noté aussi (Morgagni en a cité de nombreux exemples), c'est la coïncidence de la gravelle biliaire et de la gravelle urinaire. Morgagni attache à ce fait une si grande importance, qu'il admet que, lorsque des symptômes de colique hépatique se manifestent chez un individu sujet aux calculs urinaires, les soupçons que l'on a de l'existence des calculs biliaires se trouvent fortifiés, surtout si cet individu n'est ni un enfant, ni un adolescent.

Quand on réfléchit que la gravelle urinaire est bien souvent l'expression de la diathèse goutteuse, la coïncidence que nous venons de signaler rend, jusqu'à un certain point, raison de cette autre coïncidence, notée par les médecins, entre la gravelle ou les calculs biliaires et les attaques de goutte, alors surtout que celle-ci, après avoir été franchement articulaire, se porte vers les viscères abdominaux.

Pourtant la goutte est rare chez la femme, et c'est chez elle précisément que les calculs biliaires s'observent le plus souvent.

Le siège le plus habituel des concrétions biliaires, neuf fois sur dix, est la vésicule du fiel. Cela se comprend, puisque c'est dans ce réservoir où la bile s'accumule normalement, que ces concrétions trouveront les conditions de concentration des liquides et de repos les plus favorables à la réunion, à l'agrégation des molécules qui vont les constituer. C'est dans la vésicule qu'elles se rencontrent en quantité quelquefois considérable, qu'elles acquièrent un volume variable, énorme en certain cas, lorsqu'il n'existe qu'un seul calcul.

Elles peuvent aussi se former dans l'intérieur même du foie, c'est-à-dire dans les racines et jusque dans les radicules du canal excréteur de la glande. Le plus souvent, il est vrai, c'est plutôt de la gravelle biliaire que des calculs que l'on trouve alors; cependant on a vu des calculs assez notablement développés, moulés sur les canaux qui les contenaient, lesquels avaient éprouvé un certain degré de dilatation. Lorsque les concrétions siégeaient près de la périphérie du foie, elles constituaient des tumeurs saillantes à la surface de l'organe. Dans ce cas après avoir perforé les parois des conduits dans l'intérieur desquels ils s'étaient développés, les calculs s'étaient logés dans le parenchyme même.

Sauf les cas exceptionnels que j'aurai à vous rappeler tout à l'heure, où ils s'ouvrent une voie artificielle pour sortir du lieu où ils se sont développés, les calculs biliaires tendent à s'échapper par l'intestin. Pour y arriver, ils vont nécessairement traverser, ceux qui se sont formés dans les ramifications du canal hépatique, le tronc même de ce canal; ceux qui se sont formés dans la vésicule, le conduit cystique, et passer enfin dans le cholédoque.

C'est au moment où elles s'engagent ainsi dans les canaux excréteurs que les concrétions biliaires occasionnent les accidents qui constituent les *coliques hépatiques*.

Ces accidents, la douleur et l'ictère, s'expliquent : le premier, par l'irritation et le spasme que déterminent les corps étrangers dans les conduits étroits et munis de valvules qu'ils traversent; le second, par l'obstacle que ces mêmes corps étrangers opposent, soit en raison de leur volume, soit en raison de leur masse, au cours naturel de la bile, une fois qu'ils se sont engagés dans le canal cholédoque. L'ictère s'explique aussi, et peut-être mieux encore, par l'irritation sympathique qui retentit sur le foie dont elle modifie les fonctions sécrétoires.

Si les coliques hépatiques peuvent se manifester à l'occasion d'un effort, d'une pression sur la région de l'hypochondre droit, d'un exercice un peu violent, d'une impression morale vive, leur cause occasionnelle n'est pas toujours appréciable. Il en est une cependant, la plus commune de toutes, qui a été parfaitement indiquée par les auteurs, et en particulier par Pujol : c'est l'influence de la digestion. C'est, en effet, après le repas principal que les coliques hépatiques surviennent le plus habituellement, et ce fait pourrait s'interpréter de la façon suivante. La vésicule biliaire, aussi bien que le conduit cystique et cholédoque, sont des organes musculeux et contractiles, destinés à entrer en exercice au moment de la digestion duodénale, alors que le foie va sécréter abondamment la bile qu'il doit déverser dans l'intestin. En vertu d'une stimulation qui s'exerce sur l'extrémité du canal cholédoque, et qui se transmet par action réflexe, la sécrétion de la glande hépatique s'accomplit avec la rapidité que nous sommes à même de constater dans la sécrétion des autres glandes, dans la sécrétion des glandes salivaires, par exemple, quand l'appétit est sollicité par la vue d'un mets agréable, dans la sécrétion du lait sous l'influence d'une succion exercée sur le mamelon. Au moment de la digestion duodénale, la sécrétion biliaire est de même sollicitée; de plus, la vésicule entre en contraction pour verser dans l'intestin la bile qu'elle tient en réserve. Cette sorte d'éjaculation de la bile, permettez-moi cette expression, entraînera les concrétions qui s'étaient formées, soit dans les ramifications du conduit hépatique, soit, ce qui est le plus habituel, dans la vésicule.

Les douleurs se font sentir, d'abord dans le creux épigastrique, au pourtour de l'ombilic; et quand elles se localisent dans l'hypochondre droit, ce n'est que consécutivement.

Lorsqu'elles surviennent, les malades emploient toutes sortes de comparaisons pour exprimer ce qu'ils souffrent : pincement, déchirement, brûlure, etc.; mais la sensation qu'ils accusent le plus généralement est celle d'une constriction vive, atroce, qui s'étend quelquefois dans le dos, dans l'autre hypochondre, et qui est augmentée par la pression, par le simple palper même, dans la région de l'épigastre. Cette douleur descend dans l'abdomen, et en quelques cas simule la colique néphrétique; plus ordinairement, elle remonte dans la poitrine, jusqu'au cou, et, phénomène singulier, qui se rencontre chez beaucoup d'individus, elle retentit dans l'épaule droite.

Les malades, dans une agitation parfois excessive, poussent des cris aigus, se roulent sur leur lit, sur le plancher de leur appartement, ou cherchent, dans des positions qui varient sans cesse, un allégement à leurs souffrances. Chez certains individus, ce n'est pas seulement de l'agitation, ce sont de véritables attaques convulsives qui se produisent; chez d'autres, ce sont des syncopes, et des syncopes qui, dans quelques cas, rares il est vrai, ont entraîné la mort.

Fréquemment, ces coliques sont accompagnées de nausées, de vomissements. Quand l'accident survient peu de temps après le repas, les matières alimentaires sont d'abord rejetées, puis ce sont des matières glaireuses; quelquefois, à la fin de l'attaque, il y a des vomissements de bile jaune.

A ce moment aussi, les urines sont, ainsi que je vous l'ai fait observer au commencement de cette leçon, d'une limpidité comparable à celle de l'eau de roche. Ce n'est que douze, dix-huit ou vingt-quatre heures après, qu'elles prennent une coloration brun rougeâtre, acajou, caractéristique de l'ictère. C'est qu'aussi ce n'est qu'à cette époque que la jaunisse survient, si elle doit survenir.

Le mécanisme de la douleur dans la colique hépatique est probablement le même que dans la colique néphrétique. Ici, une fois le calcul engagé dans l'urèthre, le calcul rénal est poussé sans cesse par l'urine qui s'accumule dans les calices et le bassinet, et chaque pas qu'il fait dans le conduit étroit qu'il parcourt doit éveiller de terribles souffrances. On interprétera de la même manière les douleurs produites par les calculs biliaires lorsqu'ils seront engagés dans le canal cholédoque. Mais comment comprendrons-nous celles que produisent les calculs engagés dans le canal cystique? Je vous avoue, messieurs, que je me suis fait souvent cette question sans pouvoir y répondre, et pourtant ces calculs de la vésicule, et par conséquent du canal cystique, de beaucoup les plus communs, sont ceux qui, le plus souvent, donnent lieu à la colique hépatique. Je conçois, à la rigueur, que, dans un mouvement du corps, un calcul contenu dans la vésicule se présente à l'ouverture du canal cystique et s'y engage; mais arrivé là, comment cheminera-t-il? Il chemine pourtant; il chemine en produisant d'atroces douleurs, douleurs paroxystiques que les malades savent décrire avec un luxe d'expressions extraordinaire. Il faut bien alors se rappeler que la vésicule biliaire est pourvue d'un muscle comme la vessie urinaire; que ce muscle doit se contracter avec une énergie d'autant plus grande, qu'un calcul s'est plus douloureusement engagé dans le col cystique, au même titre que la vessie urinaire se contracte avec une insurmontable opiniâtreté quand un gravier ou un fragment de pierre est arrêté dans la prostate ou même dans le canal de l'urèthre, au même titre que le muscle utérin se contracte violemment au terme de la grossesse, quand on titille le col ou quand le produit de la conception s'y engage plus franchement. Il est bien clair que la vésicule biliaire est remplie de bile dans l'intervalle des digestions, et qu'elle se vide par une contraction assez puissante, au moment où les aliments sont élaborés, soit dans l'estomac, soit plutôt dans le duodénum. On comprend que dans une vésicule biliaire remplie de calculs, la tunique musculeuse s'hypertrophie comme elle le fait pour la vessie qui contient une pierre : et ce n'est pas là une vue de l'esprit, puisque, ainsi que je vous le dirai tout à l'heure, cette hypertrophie de la tunique musculeuse est démontrée à l'autopsie. Il est donc tout naturel de penser que la contraction de la vésicule pousse d'abord le liquide contre le calcul engagé dans le canal, de manière à en accélérer la marche, qu'il le pousse même par sa contraction, indépendamment de la présence de la bile; on comprend encore que les paroxysmes de douleur puissent dépendre en partie de ces contractions, qui seront intermittentes comme toutes les contractions des muscles creux. Je n'ai pas besoin de vous dire que lorsque le canal cystique est libre et que le calcul est engagé dans le canal cholédoque, l'action du muscle de la vésicule peut n'être étrangère, ni aux douleurs paroxystiques, ni à l'impulsion que le liquide accumulé en arrière de l'obstacle peut communiquer au calcul.

Ce rapide tableau que je viens de vous tracer est celui des crises les plus violentes et aussi les plus caractéristiques de la maladie. Mais, ainsi que j'avais le soin de vous le dire en commençant, il s'en faut de beaucoup qu'elles se présentent à nous avec des caractères aussi nettement tranchés. Le plus souvent, vous aurez affaire à des malades qui se plaindront de *crampes d'estomac*, et dans ce cas vous serez exposés à confondre les coliques hépatiques avec l'hépatalgie, la gastralgie ou la colalgie.

Dans ce cas, il faut en convenir, il n'est pas très facile de discerner, par la seule manifestation de ce symptôme *douleur*, la nature du mal. Il est cependant certaines considérations qui aideront le diagnostic.

Si un individu, sujet à des névralgies se manifestant dans d'autres parties, à des névralgies faciales par exemple, se plaint de ces crampes d'estomac revenant à des périodes assez fixes; s'il localise parfaitement la place de la douleur dans la région épigastrique, et s'il vous dit qu'elle survient à des intervalles éloignés du repas, il y aura des motifs suffisants pour s'arrêter à l'idée d'une *gastralgie*.

Si ces douleurs semblent se localiser davantage dans l'hypochondre gauche, qu'en même temps il s'y joigne de la constipation et les autres phénomènes qui caractérisent la *colalgie*, maladie sur laquelle j'ai appelé votre attention dans nos conférences sur la dyspepsie, on aura droit de soupçonner une névralgie du gros intestin.

Si, enfin, l'hypochondre droit est plus spécialement le siège de la souffrance, si l'on est assuré que jamais il n'a été rendu de calculs biliaires, si ces douleurs reviennent assez périodiquement à la façon des autres névralgies, j'accepte qu'il n'y aura eu que de l'*hépatalgie*, bien que celle-ci, en tant que névralgie idiopathique, soit peu commune.

Mais, lorsque ces douleurs, quel qu'en ait été le siège, auront été suivies d'une jaunisse, le diagnostic sera beaucoup moins douteux, et l'examen des matières rendues par les garde-robes nous démontrera tôt ou tard qu'il s'agissait de coliques hépatiques.

Si la manifestation de ces deux symptômes se produisant presque simultanément implique le plus souvent l'idée de l'existence de calculs hépatiques, il ne faut pas oublier, d'une part, que ces symptômes peuvent manquer l'un ou l'autre, ou même tous les deux; d'autre part, qu'ils peuvent se produire en l'absence de toute concrétion biliaire.

Il n'est peut-être pas rare qu'après une crise de coliques déterminée par le passage d'un calcul plus ou moins gros, d'autres concrétions plus petites, et à plus forte raison, de la gravelle biliaire, traversent les voies qui leur sont préparées sans provoquer de nouvelles douleurs. Il est sans doute plus rare que, en dehors de ces circonstances, de petits calculs, ou même du gravier, s'engageant dans les canaux excréteurs de la bile, les franchissent sans amener aucun accident très caractérisé. Les douleurs, il est vrai, peuvent être plus ou moins sourdes, ne consister qu'en un sentiment de malaise, et nous avons vu que cela s'observait assez souvent.

Dans ces cas mêmes, l'ictère survient, sinon simultanément, du moins dans les vingt-quatre heures qui suivent. Toutefois ce symptôme peut faire défaut. Les auteurs les plus recommandables ont cité des exemples d'individus qui avaient rendu des calculs sans avoir jamais eu de jaunisse. Dans ces cas, ou bien les concrétions étaient assez petites; ou bien, si elles étaient plus volumineuses, elles avaient été trop rapidement expulsées pour mettre obstacle au cours de la bile, et pour que l'irritation qu'elles avaient causée ait eu sur le foie le retentissement sympathique qui joue un si grand rôle dans la production de l'ictère; ou bien, enfin, les coliques avaient été occasionnées par des calculs contenus dans la vésicule biliaire, qui, après avoir été mis accidentellement en mouvement, avaient repris la place qu'ils occupaient auparavant, sans s'arrêter dans les canaux où ils s'étaient momentanément engagés. J'ai connu un malade qui, pendant plus de quatre ans, a eu des coliques hépatiques qui n'ont jamais été suivies d'ictère. Dans le cours de la cinquième année, les accidents sont devenus plus graves, l'ictère est apparu, et la maladie s'est terminée par l'expulsion d'un calcul unique, olivaire, dont le plus grand diamètre avait deux centimètres.

L'absence des douleurs et de l'ictère n'implique donc pas nécessairement la non-existence des calculs; j'ai dit, de plus, que ces accidents pouvaient, en quelques cas, survenir comme les manifestations d'affections toutes différentes de la colique hépatique calculeuse.

De véritables accès de coliques hépatiques ont été provoqués par des *hydatides* du foie qui venaient de s'engager dans les canaux biliaires. Ainsi, il n'y a pas longtemps, mourait dans le service de mon ami M. le docteur Lasègue, à l'hôpital Saint-Antoine, un individu affecté d'un ictère des plus foncés, et à l'autopsie duquel on trouvait des hydatides obstruant les conduits excréteurs de la bile. Il en était de même chez une jeune femme qui, vous vous le rappelez, succomba dans notre service le 20 septembre 1863; quand nous nous occuperons des kystes hydatiques du foie, j'aurai à revenir sur cette observation. Le kyste hydatique du foie dont cette malade était affectée s'ouvrit successivement dans les voies biliaires, puis au-dessus du diaphragme et dans la cavité pleurale, et les premeirs symptômes qui se manifestèrent furent des coliques hépatiques qui revinrent à diverses reprises et à des intervalles très éloignés, coliques violentes accompagnées de jaunisse très foncée. Ces exemples donneraient un démenti à l'opinion, beaucoup trop absolue, soutenue par certains médecins, que l'affection hydatique du foie n'est jamais accompagnée de jaunisse.

Bonfils[1] a rassemblé un assez bon nombre de faits relatifs aux accidents que peut déterminer la présence des *vers ascarides lombricoïdes* dans les canaux biliaires. Ces accidents, qui apparaissent brusquement, sont caractérisés par des douleurs violentes, accompagnées de vomissements, d'ictère, et simulent, à s'y méprendre, ceux qui caractérisent les coliques hépatiques causées par les calculs.

Andral[2] a rapporté des observations qui sembleraient établir que l'*hépatalgie* elle-même, excessivement rare, je le redis encore, en tant que névralgie essentielle, simule aussi, en quelques cas, les coliques hépatiques, lorsque l'ictère vient à la compliquer.

Si j'ajoute enfin que l'*hépatite aiguë*, qui cause des douleurs vives re-

1. Bonfils, *Archives générales de médecine*, juin 1858

2. Andral, *Clinique médicale*.

venant par accès, et donne lieu à l'ictère, peut aussi en imposer, vous comprendrez combien seront grandes nos chances d'erreur, et pourquoi, je le répète, le seul élément vraiment positif de diagnostic que nous possédions est la présence de concrétions biliaires dans les matières des garde-robes. Jusque-là, quelque bien fondées que soient nos présomptions, ce ne sont que des présomptions.

Vous ne serez donc pas surpris, messieurs, que je ne cherche pas à préciser davantage ce diagnostic, comme l'ont prétendu faire quelques auteurs, qui décrivent un certain nombre de signes à l'aide desquels on reconnaîtrait, suivant eux, le siège des calculs dans les différentes parties de l'appareil biliaire.

Il peut arriver, cependant, que des calculs un peu volumineux, accumulés dans la vésicule qui ferait saillie sous les rebords des fausses côtes, soient reconnus et sentis à travers les parois abdominales chez les individus maigres. Je vous ai montré qu'il en était ainsi chez une de nos jeunes femmes de la salle Saint-Bernard. En explorant la région du foie, et lorsque nous recommandions à la malade de faire de larges inspirations, nos doigts, en déprimant fortement les parois du ventre que des grossesses répétées avaient rendues fort souples, arrivaient sur une poche dure où l'on percevait une sorte de crépitation très évidente. Mais les cas analogues doivent se présenter exceptionnellement; pour ma part, celui-ci est le second seulement qui se soit offert à mon observation.

Le retour fréquent des accidents, leur persistance, leur intensité, la production ou l'absence de vomissements pendant la crise, ne sauraient avoir non plus toute la signification qu'on a voulu leur attribuer.

On a dit que lorsque les calculs étaient engagés dans le canal cholédoque, il n'y avait pas de vomissements bilieux; le fait est vrai, et s'explique par l'obstacle que le calcul met au passage de la bile, tandis que ces vomissements indiquent que le canal est libre, et que les corps étrangers sont arrêtés, soit au col de la vésicule, soit dans le canal cystique. On conçoit toutefois que des concrétions assez peu volumineuses traversent le canal cholédoque en provoquant des coliques, sans empêcher la bile d'arriver dans le duodénum et dans l'estomac. D'un autre côté, on conçoit que les vomissements bilieux ne soient pas un phénomène obligé dans la colique hépatique, alors même que celle-ci est occasionnée par des calculs qui ne sont pas allés au delà du conduit cystique.

La durée des accidents, leur intensité, leur persistance, leur retour plus ou moins fréquent, phénomènes excessivement variables, dépendent d'une foule de circonstances dont la plus puissante est assurément le volume des concrétions qui les ont causés.

Ces concrétions franchiront d'autant moins rapidement les canaux qu'elles seront plus volumineuses; elles pourront s'arrêter dans un point de leur trajet, pour revenir en arrière, et prendre leur place dans la vésicule d'où elles étaient parties ; puis, sous l'influence de nouvelles causes occasionnelles, elles s'engageront de nouveau dans les conduits biliaires et ramèneront de nouvelles crises. Ou bien, elles resteront enchâssées, pour ainsi dire, soit dans le canal cystique, soit dans le cholédoque, et si elles ne provoquent pas des coliques, elles donneront lieu aux accidents qui peuvent résulter de la distension de la vésicule ou de l'accumulation de la bile dans les canaux hépatiques.

Vous vous rappelez sans doute une autopsie que nous faisions dans le cours de l'année 1861. Rien ne nous avait fait soupçonner pendant la vie l'existence des calculs hépatiques. En examinant le foie, nous en trouvions deux engagés dans le conduit cystique, l'un ayant le volume d'une grosse olive, l'autre un peu plus petit. Le plus volumineux avait cela de particulier, qu'il adhérait intimement à la paroi du canal : la membrane muqueuse envoyait des prolongements dans l'intérieur de la concrétion biliaire, et il fallut les rompre pour détacher celle-ci. Je ne suppose pas que ces prolongements se soient formés alors que le calcul avait toute sa grosseur; il est plus vraisemblable qu'à une époque assez éloignée ce calcul avait déterminé une irritation vive de la membrane muqueuse, peut-être des productions fibrineuses qui se sont en partie organisées; puis de nouvelles couches de cholestérine et de matière colorante sont venues grossir le noyau central, enveloppant les tractus du tissu cellulaire accidentel. Je ne puis guère comprendre autrement, en effet, l'enchatonnement dont je parle.

Lorsque des coliques hépatiques ont duré longtemps, ou lorsqu'elles se sont répétées à d'assez courts intervalles, deux symptômes que je vous ai indiqués s'ajoutent au mouvement fébrile, qui trouve sa raison d'être dans l'inflammation dont le foie devient le siége. Cette inflammation qui s'est développée sous l'influence de l'irritation qui a retenti jusqu'à la glande, sous l'influence aussi de ce que, les canaux excréteurs étant plus ou moins obstrués, la bile, momentanément gênée dans sa circulation, a été retenue dans les conduits qu'elle traverse, cette inflammation, dis-je, se traduit par l'augmentation du volume de l'organe qui est en même temps le siége de douleurs que la pression exagère. Cette augmentation de volume est en quelques cas assez considérable pour que le foie déborde les fausses côtes de plus d'un travers de main, que même il descende jusque dans la fosse iliaque droite. Cette *hépatite*, l'espèce la plus commune de celles que nous observons dans nos climats tempérés, persiste souvent après que les coliques qui ont été l'occasion de son développement sont complètement guéries, et qu'il n'existe plus de concrétions biliaires. Elle passe à l'état chronique : le foie reste gros ; il est le siége de douleurs sourdes, avec des exacerbations qui se produisent à des intervalles plus ou moins rapprochés; la sécrétion biliaire est troublée, et ces troubles de la sécrétion de la bile se traduisent par la dyspepsie, quelquefois par une anémie profonde. Cette inflammation chronique devient fréquemment aussi la cause d'altérations organiques, de la cirrhose, par exemple, qui tôt ou tard amèneront fatalement la mort.

La rétention de la bile dans le foie, due à un obstacle siégeant dans un des conduits excréteurs de la glande, entraîne, elle aussi, l'augmentation du volume de la glande, la dilatation des racines et des radicules du conduit hépatique, qui peuvent acquérir le calibre d'une plume d'oie. Ces dilatations, quelquefois partielles, comme anévrysmatiques, forment de petites tumeurs fluctuantes qui ont l'apparence d'abcès; mais c'est seulement à l'ouverture du cadavre qu'il nous est possible de reconnaître ces lésions, car la rétention de la bile dans le foie ne se traduit pas par des symptômes différents de ceux de l'hépatite qui l'accompagne et qu'elle a d'ailleurs occasionnée. Il n'en est plus de même de la *distension de la vésicule.*

Quand cette distension est portée à un degré suffisant, la vésicule, augmentée de volume, vient faire saillie à la région hypochondriaque. A la palpation, on découvre la tumeur qu'elle forme, tumeur fluctuante, qui, suivant ses dimensions, occupe des places différentes. Ou bien elle se rencontre sous le rebord des fausses côtes, ou bien, encore plus distendue, elle s'étend dans la région épigastrique au delà de la ligne médiane du corps, jusque vers le côté gauche; quelquefois elle descend jusqu'à l'ombilic, jusqu'à la crête de l'os des iles, dans la fosse iliaque droite, et l'on a cité des cas dans lesquels elle occupait tout l'abdomen.

Cette distension de la vésicule biliaire est généralement accompagnée d'un degré plus ou moins considérable d'inflammation, et cette inflammation amène un épaississement des diverses tuniques, principalement de la tunique musculeuse; ce qui explique comment les ruptures de la vésicule sont relativement aussi peu fréquentes.

A l'ouverture du cadavre, on ne trouve pas de bile dans cette poche; mais le plus souvent on y rencontre un mucus filant ressemblant à du blanc d'œuf, d'autres fois un liquide rappelant l'aspect de l'urine, ou bien encore un liquide limpide, incolore. Il y a alors ce qu'on a appelé l'*hydropisie de la vésicule biliaire.*

Cette cystite, qui peut se terminer par suppuration, et qui produit aussi des ulcérations plus ou moins profondes des parois de la vésicule, peut survenir, indépendamment de tout obstacle au passage de la bile à travers les canaux cystique ou cholédoque, par le seul fait de la présence des calculs, qui sont une cause permanente d'irritation. Peut-être même est-ce là la cause la plus ordinaire de cette cystite, laquelle rend compte de la persistance des douleurs éprouvées plusieurs années de suite par des malades sujets à des retours plus ou moins fréquents de coliques hépatiques.

Le canal cystique et le canal cholédoque sont quelquefois le siége d'une accumulation considérable de la bile, et les conduits peuvent acquérir des dimensions exagérées. On a vu le canal cholédoque ainsi distendu, du volume du petit intestin, et même Morgagni cite, d'après Schenck, une observation de Traffelmann, « dans laquelle l'auteur avait trouvé le canal cholédoque large, enflé *comme un estomac*, et rempli de toutes parts de calculs de différentes grosseurs[1]. »

Bien que plus rare que la distension, l'*atrophie de la vésicule* est une altération qui a encore été notée comme une des conséquences de la présence des calculs biliaires. La poche se contracte sur les concrétions qu'elle renferme, ses parois s'épaississent et adhèrent si bien au corps étranger, qu'à l'autopsie on a de la peine à les en séparer. D'autres fois, le calcul s'est ainsi enchatonné dans un point de la vésicule, qui forme deux poches dont l'une contient le corps étranger, dont l'autre est remplie de bile ou de mucus.

L'inflammation de la vésicule biliaire se propage assez souvent, par contiguïté de tissus, au péritoine; il en résulte des péritonites plus ou moins étendues.

Le plus habituellement partielles, ces péritonites donnent lieu à des adhérences qui s'établissent entre la vésicule et les parties voisines, les épiploons, le rein droit, l'estomac, le duodénum, le côlon, les parois abdominales. Les fausses membranes qui les constituent sont, en certains cas, tellement épaisses, que, perdue au milieu de la masse qu'elles forment, la vésicule peut en être difficilement séparée lorsqu'on fait la dissection sur le cadavre. Ces péritonites peuvent aussi se généraliser très brusquement, et revêtir une forme suraiguë qui entraîne rapidement la mort.

Toutefois ce n'est point là la façon dont surviennent le plus habituellement ces péritonites générales promptement mortelles. Ordinairemen elles sont la conséquence d'une *rupture* ou d'une *perforation de la vésicule* ou *des canaux biliaires*.

Nous avons vu que lorsque, par suite d'un obstacle siégeant dans les conduits excréteurs, la bile était retenue et s'accumulait dans le canal cholédoque, dans le conduit cystique et dans la vésicule, les parois de cette poche s'hypertrophiaient, et offraient par conséquent une plus grande résistance qui expliquait le peu de fréquence des ruptures de la poche. Mais s'il survient une cystite aiguë, les parois de la vésicule se ramollissent et s'ulcèrent; il se fait une perforation qui cause une péritonite mortelle.

Il y a une huitaine d'années, je donnais des soins à un ancien notaire qui, depuis quelque temps, était sujet à des attaques de coliques hépati-

1. Morgagni, lettre 37, tome V, page 658.

ques. Un jour, je suis mandé près de lui pour des accidents qui avaient pris une intensité plus grande que n'en présentaient ses crises habituelles. Je le trouvai avec des vomissements incessants, le ventre ballonné, ses urines tout à fait supprimées, le pouls d'une excessive faiblesse et à peine perceptible, la température du corps considérablement abaissée. C'étaient, en moins de mots, tous les symptômes d'une péritonite suraiguë. Je jugeai le cas désespéré, et le lendemain, en effet, le malade succombait.

Quoique l'autopsie n'ait pas pu être faite, ce n'est pas trop m'avancer que de dire qu'il s'agissait bien ici d'une péritonite déterminée par un épanchement dans le péritoine, consécutivement à la rupture de la vésicule ou d'un de ses canaux biliaires; que ce qui s'était passé dans ce cas était l'analogue de ce que j'avais eu l'occasion de voir chez un autre malade qui était mort dans des circonstances à peu près semblables.

C'était à Tours. Un riche habitant de cette ville, que traitait Bretonneau, fut pris tout à coup, au milieu d'une attaque de coliques hépatiques qui s'était prolongée pendant cinq à six jours, de vomissements incoercibles et de tous les signes d'une péritonite formidable, qui l'enlevait en moins de vingt-quatre heures. A l'ouverture de son cadavre, nous trouvâmes, dans la cavité péritonéale, un calcul du volume d'une noisette, et nous découvrîmes sur le trajet du canal cholédoque la perforation par laquelle ce calcul et une quantité assez notable de bile s'étaient fait jour.

Je dois à un de mes bons élèves, le docteur Werner (de Dornach), la communication d'un fait analogue et qui est surtout intéressant par la difficulté du diagnostic de la colique hépatique.

« Au commencement de mon arrivée ici, m'écrit M. Werner, je fus appelé chez une malade qui avait soi-disant des *crampes d'estomac* extrêmement violentes, à la suite d'une forte émotion. Je diagnostiquai des calculs biliaires et j'instituai un traitement en conséquence. Le lendemain, les douleurs ayant augmenté et de la péritonite s'étant déclarée, je soupçonnai une rupture de la vésicule et je demandai en consultation un des premiers médecins de Mulhouse. Celui-ci diagnostiqua une hépatite et me rit au nez quand je lui parlai de caculs. — Non satisfait, je demandai un second confrère. Celui-ci fit de même. Rentré chez moi et un peu ébranlé, je repassai attentivement mes notes prises à vos cliniques, et redevins alors de plus en plus convaincu de la justesse de ma première opinion. Vos leçons sur la colique hépatique, paraît-il, ne sont pas encore arrivées jusqu'à Mulhouse. — La malade mourut deux jours après; j'obtins de la famille la permission de faire l'autopsie, et, en présence de l'un des confrères consultés, je trouvai *vingt-cinq calculs* gros comme une noisette dans la vésicule; celle-ci crevée, la bile versée dans le péritoine et un calcul plus gros que les autres arrêté dans le canal cholédoque. »

Des observations de ce genre ne sont pas rares. Les auteurs en ont rapporté un assez grand nombre. Tantôt les matières épanchées étaient constituées par de la bile pure, tantôt par de la sérosité, par du mucus; d'autres fois par du pus, la vésicule enflammée s'étant transformée en une sorte d'abcès; dans d'autres cas, des concrétions biliaires plus ou moins grosses se retrouvaient dans le péritoine.

Ces perforations et ces ruptures n'ont pas toujours les conséquences graves dont je viens de vous parler. Lorsqu'en effet la vésicule ou ses canaux ont contracté des adhérences avec les parties voisines, la perforation peut se faire sans entraîner l'épanchement dans la cavité du péritoine, parce que l'ouverture de la poche a lieu, soit à l'extérieur, soit dans la cavité des intestins, soit dans les voies urinaires, soit dans le foie lui-même. Il en résulte des *fistules biliaires*, soit externes, soit internes.

Les fistules externes peuvent s'établir spontanément; elles peuvent s'opérer artificiellement lorsque le chirurgien est intervenu pour ouvrir la tumeur, quelquefois considérable, qui faisait saillie au travers des parois abdominales, soit que la nature de cette tumeur ait été méconnue et prise pour un abcès, ainsi que nous en trouvons des exemples rapportés par les auteurs et notamment par Jean-Louis Petit, soit que l'on ait su qu'on avait réellement affaire à une distension de la vésicule par un liquide.

En voici un exemple que m'a communiqué M. Léon Blondeau, qui 'avait recueilli chez un malade qu'il voyait à Vichy en 1850. Un monsieur, âgé de soixante-huit ans, d'une vigoureuse constitution, affecté de gravelle urinaire, dont il avait ressenti d'assez fréquentes atteintes, fut pris, dans le courant de l'année 1843, de coliques hépatiques, et bientôt il s'aperçut de la présence d'une tumeur assez volumineuse dans la région de l'hypochondre droit. Cette tumeur était douloureuse à la pression, et évidemment fluctuante. Le malade consulta MM. Rostan et Cruveilhier, et réclama une opération qui, pensait-il, devait le guérir. On lui conseilla d'attendre; mais, l'année suivante, son mal persistant, un chirurgien de Versailles, à sa sollicitation, consentit à faire sur la tumeur une application de trois cautères. Après la chute des eschares, l'un de ces cautères se referma; les deux autres donnèrent d'abord issue à de la mucosité teinte de bile, et devinrent l'orifice de fistules par lesquelles s'échappèrent environ une douzaine de calculs, dont plusieurs, assez volumineux, atteignaient même le volume de l'extrémité du petit doigt. Depuis cette époque, le malade rendait ainsi de temps en temps des concrétions qui étaient expulsées sans qu'il s'en aperçût, et que, le matin, il trouvait dans l'appareil habituellement maintenu sur ses plaies. Quelquefois, cependant, l'expulsion de caculs un peu plus gros lui occasionnait de la douleur. Il racontait, en outre, qu'une fois, une des fistules donna passage à une quantité assez notable de bile, et qu'avec cet écoulement, qui se prolongea pendant une quinzaine de jours, coïncida un certain degré d'amaigrissement; l'embonpoint ne tarda pas à revenir quand cet écoulement eut cessé. Indépendamment des calculs et des concrétions plus dures auxquels elles donnaient passage, les plaies laissaient quelquefois sécréter du sang et de la sérosité. La santé était d'ailleurs parfaite.

J'ai observé un fait du même genre avec mon honorable ami M. le docteur Laguerre. Nous donnions des soins à un malade âgé de soixante ans qui avait été souvent tourmenté par des coliques hépatiques. A la suite de coliques plus vives et plus persistantes, il survint une vive douleur dans le flanc droit, au niveau de la vésicule biliaire. Bientôt on y trouva de l'empâtement, la peau rougit et il se forma un véritable abcès, dont l'ouverture donna issue à du muco-pus et à des calculs.

Enfin, M. le docteur Guyon a communiqué à l'Académie des sciences l'observation de la sortie d'un calcul biliaire à travers les parois abdominales, avec guérison du sujet. C'était une dame qui, après avoir présenté pendant quelque temps une tumeur dans la région du foie, laquelle était un peu douloureuse et ne donnait lieu que de temps à autre à un léger mouvement fébrile, rendit, par cette tumeur où la potasse caustique avait été appliquée, un calcul triangulaire de 6 centimètres dans sa plus grande circonférence et de 4 et demi dans sa plus petite. A la suite de l'expulsion du corps étranger, le malaise local diminua de jour en jour, aucun mouvement fébrile ne se fit plus sentir, et la guérison fut complète.

Vous savez, messieurs, qu'afin d'aller au-devant des accidents mortels qu'entraîne la rupture spontanée de la vésicule et l'épanchement dans le péritoine des matières qu'elle contient, J.-L. Petit avait posé en précepte d'intervenir chirurgicalement. Établissant un parallèle entre la rétention de la bile causée par les pierres de la vésicule du fiel, et la rétention d'urine causée par les pierres dans la vessie, il arrivait à cette conclusion que la lithotomie était applicable aux unes comme aux autres. Van Swieten, en rapportant cette opinion de Petit, ajoute : *Forte prima fronte audax apparebit facinus talia moliri; sed certe audacior ille fuit, qui primus ex vesica urinaria sectione calculum educere tentavit.* Toutefois Petit prescrit de n'avoir recours à cette opération qu'autant que la vésicule aura contracté des adhérences avec les parois du ventre; autrement on aurait à redouter les accidents qu'on cherche à prévenir, en établissant la communication entre la vésicule et la cavité abdominale. Il indique des signes à l'aide desquels on peut reconnaître que ces adhérences se sont formées; mais, suivant la juste observation de Boyer, ces signes qui, en définitive, se réduisent à deux, l'immobilité de la tumeur lorsqu'on cherche à lui imprimer des mouvements, l'empâtement des téguments, ces signes ne présentent aucun caractère certain. Suivant Boyer, il vaudrait donc mieux attendre que l'affection se fût prononcée d'une façon plus claire, et qu'il y eût une tendance manifeste de la tumeur à s'ouvrir spontanément au dehors.

Cependant, messieurs, il est des cas où des dangers menaçants obligent le médecin à intervenir le plus promptement possible. Dans ces cas, on doit, pour agir presque en toute sécurité, chercher à produire les adhérences, en incisant couche par couche les parois abdominales jusqu'au péritoine exclusivement, selon le procédé mis en usage par Bégin. Ce premier temps de l'opération fait, on attend quarante-huit heures avant de pénétrer dans la tumeur elle-même.

On arrive encore aux mêmes résultats par le procédé de Récamier, qui consiste à ouvrir la tumeur par des applications de potasse ou de caustique de Vienne. Dans l'exemple que je vous rapportais il y a un instant, c'est le procédé qui a été employé.

Ces procédés ne sont pas exempts de dangers; mais je vous ai souvent parlé de celui que j'avais imaginé pour atteindre le même but. J'obtiens l'adhérence par l'acupuncture multiple, appliqué de la manière suivante. J'enfonce dans la peau trente ou quarante aiguilles d'acier armées d'une grosse tête, qui traversent toute l'épaisseur du derme et qui arrivent jusque dans la vésicule biliaire ou dans le kyste de l'ovaire (car c'était surtout pour les kystes de l'ovaire que j'avais employé ce procédé). Les aiguilles restent en place pendant trois ou quatre jours; alors on enlève les premières pour en enfoncer d'autres dans les intervalles des piqûres, et l'on recommence de la même manière une troisième fois. Il est essentiel que les aiguilles soient armées d'une tête de cire à cacheter; il est essentiel encore qu'une rondelle faite avec de la peau de gant soit appliquée sur la partie et traversée elle-même par les aiguilles en même temps que le derme; sans cette double précaution, les aiguilles pénétreraient avec une extrême rapidité dans les tissus, et s'y perdraient, non sans de graves dangers.

La pratique que je viens de décrire est à coup sûr la plus simple et la plus innocente de toutes celles qui ont été indiquées, quand on se propose d'obtenir des adhérences entre la surface d'un kyste et la membrane séreuse des parois abdominales. Je n'ai pas besoin de dire que la petite aréole inflammatoire développée autour de chaque piqûre détermine dans le péritoine une phlegmasie qui comprend, à cause du rapprochement des aiguilles, toutes les surfaces dont on veut obtenir l'adhérence.

Vous comprenez, messieurs, que les *fistules biliaires internes* sont complètement en dehors de nos moyens d'action. Ces communications entre la vésicule biliaire et les organes intérieurs peuvent s'établir, ainsi que je vous le rappelais tout à l'heure, dans la cavité des intestins, soit dans le duodénum, soit dans le côlon.

Une vieille dame qui habitait la place Royale fut prise, après une crise de coliques hépatiques, de douleurs violentes limitées dans le flanc droit; il s'y joignit une constipation opiniâtre; les phénomènes que je constatai me firent penser à un abcès du bassin, lorsque, dans la journée, la malade rendit par les garde-robes une quarantaine de calculs.

Des concrétions biliaires expulsées par les urines ne laissent aucun doute sur la possibilité qu'une fistule de la vésicule du foie peut s'ouvrir dans les bassinets du rein. Enfin, des observations consignées par des auteurs aussi recommandables que Frank prouvent que des communications peuvent s'établir entre la vésicule du fiel et le foie lui-même.

« Une femme qui avait été tourmentée de coliques hépatiques présenta avant sa mort, dit Frank, les signes d'une inflammation gangréneuse du foie. A l'autopsie on trouva cette glande occupée, à sa partie concave, par un abcès volumineux, qui contenait un liquide purulent et fétide. Sur un des côtés de cette poche gangrenée apparaissait la pointe d'un calcul triangulaire qui faisait saillie. Les parois de la vésicule étaient comme cartilagineuses, elles avaient l'épaisseur du doigt et étaient adhérentes au côlon et au duodénum, communiquant seulement avec le foie par plusieurs sinus, d'où s'écoulait la même matière purulente et fétide. Elle contenait aussi deux calculs gros comme des châtaignes, et plusieurs autres petits. »

Une fois parvenus dans le tube digestif, qu'ils y soient arrivés par les voies naturelles, c'est-à-dire par le canal cholédoque, qu'ils se soient frayé un passage artificiel comme dans ces cas de fistules internes dont je viens de vous parler, les calculs biliaires sont le plus généralement entraînés par les mouvements péristaltiques jusqu'à l'anus, à travers lequel ils sont expulsés avec les garde-robes. Il est des cas, toutefois, excessivement rares à la vérité, où des concrétions plus ou moins volumineuses sont remontées dans l'estomac et ont été rejetées par le vomissement.

Vous vous rappelez sans doute l'histoire d'une jeune femme qui entrait dans notre salle Saint-Bernard avec les symptômes d'une grave péritonite. A l'autopsie nous trouvions un calcul hépatique, engagé dans l'appendice iléo-cæcal dont il avait causé la perforation; des faits de ce genre ont été indiqués par les auteurs.

Vous avez pu observer l'un des plus curieux exemples de ces fistules internes chez la femme couchée au n° 28 de notre salle Saint-Bernard et dont voici l'observation succincte : Dans le courant de l'année 1863, entrait au n° 28 de la salle Saint-Bernard une femme de cinquante-trois ans. Elle nous apprenait que quelques années auparavant, elle avait été reçue dans le service de M. Béhier, à l'hôpital Beaujon, et traitée d'une paraplégie avec lésion du corps des vertèbres. La paraplégie avait été heureusement guérie.

Nous fûmes tout d'abord frappés de la teinte profondément ictérique de la peau, et notre attention dut immédiatement se fixer sur le foie. La malade nous raconta que depuis quelques semaines elle éprouvait de violentes crampes d'estomac qui étaient accompagnées de nausées, quelquefois de vomissements, le lendemain la peau devenait jaune, les urines prenaient une teinte très foncée. Chaque fois qu'elle avait ces accidents, elle prenait de la fièvre caractérisée par un frisson suivi d'une chaleur vive et prolongée, sans sueur consécutive. Quelques semaines après son entrée à l'hôpital, elle eut une colique beaucoup plus violente. La douleur de la région hépatique prit une intensité extrême, et pendant une semaine au moins nous pensâmes qu'il était survenu une forte hépatite avec une inflammation de la vésicule. Puis, pendant près d'un mois, il y eut, chaque jour, un frisson revenant à peu près à la même heure, suivi de chaleur et de sueur ; l'ictère ne diminuant pas, la douleur s'exaspérant toujours au début de l'accès fébrile.

Nous restions dans l'idée que la fièvre était causée par l'hépatite, et par l'inflammation de la vésicule sollicitée chaque jour par un calcul qui se présentait à l'entrée du col cystique.

Quand on palpait le foie, on trouvait le viscère dur et très sensible dans toute son étendue. A droite le grand lobe dépassait de 6 à 8 centimètres le rebord des côtés; et comme les parois du ventre étaient souples et minces, il était facile de suivre le bord tranchant du foie, jusqu'au point où il se perdait sous l'hypochondre gauche.

Après que, dans l'étendue de 10 centimètres à peu près, on avait suivi le bord tranchant du foie, en allant de droite à gauche, tout à coup on trouvait un ressaut formé par un corps orbe tenant au reste du foie par sa base, et faisant saillie en bas : il pouvait avoir le volume d'une petite orange, il était dur, sans inégalités, et fort douloureux; puis venait une autre scissure, limitant à gauche la saillie dont nous venons de parler, et nous retrouvions alors le bord du foie, que nous pouvions suivre désormais avec la plus grande facilité.

Toutes les personnes qui fréquentent le service purent répéter cette exploration, et toutes, comme nous, pensèrent que la tumeur que l'on sentait sur le rebord du foie était formée par la vésicule distendue; aussi nous restâmes plus que jamais attachés à l'idée qu'il y avait des calculs dans la vésicule, une oblitération du canal cystique par un des calculs, une inflammation de la vésicule avec distension extrême, et en même temps hépatite subaiguë.

Cependant deux mois après son entrée, notre malade sortait en parfait état. L'ictère s'était à peu près dissipé; les douleurs paroxystiques ne s'étaient plus reproduites qu'à d'assez longs intervalles, puis elles avaient cessé. La fièvre était tombée, l'appétit, l'embonpoint étaient revenus; il ne restait plus, quand la malade quitta l'hôpital, qu'une douleur toujours assez vive dans la région hépatique, et la tumeur dont nous avons parlé avait diminué à peu près de moitié. Il devenait évident pour moi que les calculs étaient restés et que la vésicule les tolérait aujourd'hui.

Mais à la fin de décembre 1863, cette femme, qui avait joui pendant six mois d'une bonne santé, rentrait dans notre service pour des accidents de tous points identiques avec ceux pour lesquels nous l'avions déjà soignée : mêmes douleurs hépatiques, survenant toujours vers le soir, d'une façon irrégulièrement intermittente, toujours accompagnées d'un véritable accès de fièvre, avec frisson ordinairement peu violent, et toujours suivies d'ictère : l'accès fébrile et l'ictère ayant une intensité proportionnelle à celle des douleurs. Dans l'intervalle de celles-ci, la santé était tolérable; l'appétit revenait, la malade se levait, descendait au jardin, se livrait aux travaux de son sexe et perdait peu à peu sa teinte ictérique; parfois même les périodes de rémission étaient assez prolongées pour que la malade parlât de nous quitter. Cependant elle portait toujours dans l'hypochondre droit une tumeur volumineuse, présentant toujours la même forme que j'ai décrite; douloureuse au moment des accès, et très peu sensible, au contraire, dans les intervalles de rémission.

A la suite des efforts de vomissements causés par les attaques de colique hépatique, une hernie inguinale s'était produite à droite, et de temps à autre cette hernie faisait souffrir la malade. Or, le 20 mai 1864, les vomissements devinrent tout à coup extrêmement fréquents, une vive douleur se faisait simultanément sentir dans la tumeur herniaire, et le lendemain matin il n'était pas douteux que la hernie s'était étranglée. L'opération de la kélotomie fut faite, mais la femme n'en succomba pas moins deux jours plus tard.

Voici les lésions imprévues que nous trouvâmes du côté du foie.

Les dimensions de la glande ne sont pas très notablement augmentées : l'organe déborde d'environ 4 à 5 centimètres le rebord des fausses côtes, et présente, vers son bord tranchant, une disposition singulière. Une échancrure profonde marque la séparation entre la portion gauche et la portion droite; mais, un peu plus en dehors, une nouvelle échancrure se manifeste sur le bord antérieur : entre ces deux scissures se trouve compris un gros lobule à forme arrondie, dont la présence, en cet endroit, a pu faire croire à une saillie de la vésicule biliaire, distendue par des calculs.

L'aspect général de la glande rappelle celui de la cirrhose. Sa surface externe est parsemée d'une multitude de granulations d'un blanc jaunâtre, entre lesquelles on aperçoit la teinte d'un brun foncé de la masse glandulaire; la couleur de l'organe est cependant beaucoup moins jaune que dans la cirrhose, et sa déchirure n'offre point l'aspect granuleux qui caractérise cette lésion.

A sa face inférieure le foie semble présenter une double vésicule biliaire : on voit en effet, au niveau de la fossette de la vésicule, deux tumeurs piriformes, l'une et l'autre manifestement distendues par des calculs. La poche la plus volumineuse est située en dedans (c'est la vésicule), immédiatement en dessous de ce lobule isolé que nous avons décrit. Sa forme globuleuse, et la résistance qu'elle présente, indiquent suffisamment l'existence de masses solides à son intérieur. Le col de cette *tumeur* donne naissance à une multitude de canaux très dilatés qui sont arrondis à l'intérieur des lobules. Parmi ces canaux, on en remarque principalement deux qui décrivent deux courbes concentriques, à concavité tournée en avant : le premier se rend dans la partie supérieure et postérieure du lobe gauche; le second envoie une ramification dans le lobe carré et se perd dans la partie antérieure de l'extrémité interne du foie.

Il n'existe donc aucune trace de la disposition habituelle des conduits biliaires; on ne peut trouver de canal cholédoque. Un cordon fibreux compris dans l'épaisseur d'un repli péritonéal passe de la partie moyenne du conduit curviligne que je viens de signaler et se dirige en bas; mais il est coupé à l'extrémité de son origine, ce qui ne permet point d'en découvrir la terminaison.

Quant à la poche accessoire, située en dehors de la vésicule à laquelle elle adhère par son sommet, elle présente une forme ovoïde et se trouve fixée à la face inférieure du foie par des adhérences intimes, qui la maintiennent dans une immobilité complète.

Après avoir constaté ces dispositions à l'extérieur, on procède à l'ouverture du réservoir biliaire et des conduits afférents. Chaque incision pratiquée sur le trajet des canaux dilatés laisse échapper des flots de bile jaune renfermant beaucoup de petits graviers. La vésicule, à sa partie inférieure, renferme un calcul du volume d'une grosse noix, arrondi, et jaune à l'extérieur comme à l'intérieur. Au-dessus du point occupé par le calcul, une vaste ampoule cylindroïde constitue un réservoir commun, auquel viennent aboutir tous les canaux biliaires. Les parois de la vésicule sont notablement épaissies.

A la base de cette dilatation des capillaires, immédiatement au-dessus du calcul et en dehors, se trouve une série de lignes figurant assez bien les pas de vis du canal cystique. Au-dessus de ce point, on voit une cicatrice arrondie dont le centre est percé d'un étroit pertuis, qui conduit dans la poche accessoire que nous allons maintenant décrire. Un autre trajet fistuleux vient aboutir au duodénum.

La poche accessoire, remplie de trois gros calculs et de trois petits, tous à facettes, décolorés à l'extérieur et jaunes à l'intérieur, communique avec la vésicule par une petite cavité dans une ampoule arrondie, qui ressemble parfaitement à un canal rétréci à ses deux extrémités. Le fond de cette poche est large, et rempli par les trois calculs que nous avons signalés. Les parois, fort épaisses, présentent, à l'intérieur, une membrane marbrée d'arborisations vasculaires et remplies d'un liquide blanchâtre, dans lequel le microscope fait voir de nombreux globules de pus, mêlés à des gouttelettes graisseuses. Les parois mêmes de cette poche, examinées au microscope, n'ont offert que des éléments de tissu conjonctif; la surface interne de cette cavité est tapissée par un épithélium pavimenteux.

Le duodénum, parfaitement sain d'ailleurs, a contracté d'intimes adhérences avec la vésicule; c'est à travers ces adhérences (et par un trajet oblique) que c'est établie une communication fistuleuse entre la vésicule et le tube digestif. L'orifice intestinal est parfaitement lisse et arrondi, il s'ouvre au commencement de la seconde portion du duodénum et laisse passer sans difficulté la canule d'un trocart capillaire. L'orifice opposé est plus petit, et semble taillé à l'emporte-pièce.

C'est donc par cette voie indirecte que la bile filtrait de temps en temps dans l'intestin, en l'absence du conduit cholédoque oblitéré. Restait à déterminer la position des vestiges de ce conduit. Les lignes en pas de vis, situées auprès de l'orifice de communication de la vésicule avec le kyste voisin, semblaient indiquer que là se trouvait l'origine du canal cystique : la vésicule proprement dite se réduisait donc à la poche qui renfermait le calcul; et l'ampoule énorme qui la surmontait, et qui recevait tous les canaux biliaires, n'était que le canal hépatique énormément dilaté.

Quant au canal cholédoque, c'est sans doute le cordon fibreux, ou une ramification du conduit hépatique, qui en représentait le dernier vestige. Effectivement ce cordon occupait le siège anatomique du canal excréteur de la bile, il offrait une cavité distincte dans une longueur de 2 à 3 millimètres, et devenait ensuite imperméable. Il est fâcheux qu'il n'ait pas été possible d'en suivre le trajet jusqu'à l'ampoule de Vater, ce qui aurait jugé la question. Mais on ne saurait douter que la poche accolée à la vésicule biliaire et communiquant avec elle, n'ait été un kyste accidentel formé autour de calculs tombés dans la cavité péritonéale.

Ce fait présenta, entre autres particularités remarquables, une série d'attaques de coliques hépatiques dont chacune était caractérisée par un véritable accès de fièvre intermittente, venant toujours dans l'après-midi. Quelle était la cause de cette intermittence, dans les phénomènes, alors que la lésion des voies biliaires était si profonde, si invétérée et si permanente?

J'ajoute encore qu'il était impossible de ne pas prendre pour la vésicule distendue par des calculs un lobule irrégulier qu'on sentait à travers les parois de l'abdomen. Or, on voit d'ici l'embarras du chirurgien qui aurait osé porter une main téméraire sur cette prétendue vésicule, en vue d'évacuer les calculs supposés. Je ne fais cette allusion que parce que quelques-uns de ceux qui suivent la visite avaient discuté un moment l'opportunité d'une opération que, pour ma part, j'aurais formellement repoussée.

La femme dont je viens de vous parler avait été paraplégique et sa paraplégie semblait avoir été causée par une affection des vertèbres. Je regrette qu'on n'ait pas élucidé cette question à l'autopsie, et je le regrette d'autant plus que je veux actuellement vous entretenir d'un accident fort rare, consécutif aux coliques hépatiques violentes et prolongées, accident peut-être plus méconnu encore qu'il n'est rare, je veux dire la *paraplégie réflexe.* Vous savez qu'on a fort bien décrit dans ces derniers temps la paraplégie consécutive aux affections des voies génito-urinaires, et en particulier celle qui survient à la suite des affections uterines [1], mais ce qu'on n'a pas décrit, que je sache, c'est la paraplégie consécutive aux maladies du foie : ainsi Frerichs n'en parle pas dans son excellent ouvrage [2]. Or, en voici un exemple bien remarquable.

En novembre 1863, j'ai soigné, conjointement avec mon élève et ami M. Peter, une dame, Madame d'O..., qui nous était adressée de la province par un excellent médecin, M. le docteur Levavasseur, du Blanc. Cette dame, âgée de trente et quelques années, s'était mariée à seize ans et avait eu sans accident consécutif sept enfants et une fausse couche. Elle avait été de bonne heure remarquablement grasse. A plusieurs reprises elle avait été atteinte d'une éruption eczémateuse des oreilles, du cou et des joues. « Jusqu'en 1862, dit M. Levavasseur dans une note qu'il nous avait envoyée, elle n'avait eu aucune maladie grave. Seulement, depuis quelques années, elle était sujette de temps à autre à des *douleurs épigastriques* qui apparaissaient subitement, duraient quelques heures et se dissipaient sous l'influence de calmants. — Il paraît y avoir eu coïncidence au moins entre la première manifestation de ces douleurs et la cessation de l'affection herpétique...

» Madame d'O... a perdu, il y a quatre ans environ, une sœur qui était atteinte de la maladie d'Addison ; il y a des *goutteux* dans sa famille maternelle.

» Il y a un an, vers le milieu du mois de novembre, madame d'O... était enceinte de quatre à cinq mois, lorsque, après deux jours de fatigue consistant en une marche prolongée, elle est prise d'une douleur épigastrique violente, subite, de même nature en apparence que celles qu'elle ressentait quelquefois et qui d'habitude n'avaient pas de durée. Il n'en est point ainsi cette fois ; la douleur persiste, gagne toute la région du foie et s'irradie en arrière jusqu'à l'épine dorsale ; elle s'exaspère sensiblement par la pression la plus légère ; la fièvre survient très intense, 120 pulsations ; un ictère général se manifeste, et enfin une augmentation notable et générale du volume du foie, douleur à l'épaule droite, légères épistaxis. Après huit jours d'un traitement antiphlogistique actif, tous ces accidents qui, pour les médecins qui voient la malade, entre autres MM. Mascarel (de Châtellerault) et Arnoult (de Blois), caractérisent une *hépatite* aiguë,

1. Voyez R. Leroy (d'Étiolles), *Des paralysies des membres inférieurs*, Paris, 1857. — Brown-Sequard, *Paralysis of the lower extremities*, Londres, 1861. — Jaccoud, *les Paraplégies et l'Ataxie*, Paris, 1864.

2. Frerichs, *Traité des maladies du foie*, traduct. française, 3e édit., Paris, 1877.

diminuent d'intensité; la fièvre baisse, le pouls tombe à 100, puis à 90, la douleur diminue, la teinte ictérique de la peau va en s'affaiblissant et tout paraît devoir marcher vers une résolution prompte et complète du mal. Il n'en est point ainsi, cependant, et depuis l'apaisement des symptômes aigus primitifs *bien localisés d'abord* à la région hépatique, c'est-à-dire depuis plus de onze mois, se manifeste une série d'accidents variés et insolites eu égard à la nature primitive de la maladie.

» Il y a d'abord pendant plusieurs mois absence complète d'appétit, dégoût de toute alimentation, vomissements fréquents des substances ingérées, soif excessive, langue comme dépouillée de son épithélium, constipation opiniâtre; le pouls oscille de 90 à 100 pulsations.

» Survient plus tard un état douloureux général, une *hyperesthésie* de la peau de *tout le corps*, manifeste à la moindre pression et qui se montre particulièrement tout autour du thorax et aux membres supérieurs. Au bout d'un certain temps la malade est prise de douleurs *spontanées* excessivement aiguës qui lui arrachent des cris, ne lui laissent aucun répit, mais sont cependant plus violentes par crises irrégulières, et siégeant surtout aux extrémités, plus particulièrement aux doigts et aux orteils; peu à peu cet état, *avec lequel coïncident toujours les troubles digestifs* mentionnés, se modifie; les crises de douleurs s'éloignent, deviennent moins violentes, puis cessent tout à fait, mais laissant à leur suite l'état spécial d'*impuissance musculaire* qui persiste encore à partir de la ceinture jusqu'aux orteils.

» Je dois noter ici que sous ce rapport il y a eu une amélioration dans l'état de la malade : ainsi la liberté de mouvement des membres supérieurs n'a pas toujours été ce qu'elle est; pendant longtemps elle n'a pu que très difficilement se servir de ses mains. Pendant longtemps aussi elle n'a pu changer de position dans son lit, se porter d'un bord à l'autre, se retourner d'un côté sur l'autre, fléchir et étendre les membres inférieurs sans le secours d'un aide. Elle peut maintenant et facilement exécuter tous ce smouvements.

» Depuis quelques mois le dégoût prononcé pour l'alimentation a graduellement disparu et la malade mange avec un appétit qu'il a fallu souvent réprimer; depuis fort longtemps les vomissements de substances alimentaires ont cessé et la constipation a été moins opiniâtre.

» Madame d'O... revient de Vichy, et depuis son retour le pouls a perdu toute fréquence, il était à 60-65 avant le départ pour Paris.

» Au milieu de tous ces accidents successifs l'etat du foie a offert bien des variations; redevenu normal après la disparition des accidents aigus primitifs, il a augmenté de nouveau à quelques reprises sans que, du reste, cet accroissement ait jamais été considérable. Il y a eu plusieurs fois des retours bien manifestes d'*ictère* avec urines momentanément ictériques.

» Ces retours d'ictère ont été le résultat des crises douloureuses et à l'épigastre et à la région du foie qui ont apparu de nouveau, deux mois environ avant le départ pour Vichy, pour la *première fois* depuis le début de la maladie; même caractère d'ailleurs que celles du début, douleur de l'épigastre et de la région hépatique avec accélération du pouls, ictère; puis, en quinze ou vingt heures, apaisement complet sans autre trace qu'un ictère de peu de durée.

» A Vichy, pendant un séjour de deux mois, ces crises se sont reproduites plus ou moins souvent : depuis le retour elles sont devenues plus fréquentes, plusieurs par semaine, et ont acquis un caractère différent de celui qu'elles avaient primitivement; ainsi, si leur début se marque par une douleur épigastrique et hépatique, très promptement la douleur envahit tout le torse, les reins, les épaules, la région spinale; il y a de l'angoisse, de la difficulté à parler par suite d'une constriction des mâchoires; au bout d'un temps plus ou moins long survient un vomissement naturel ou provoqué de liquides glaireux, épais, filants, sans que *jamais* il y ait rejet de substances alimentaires, même immédiatement après le repas. *Subitement* alors toute douleur cesse, une détente générale se produit et la malade n'éprouve comme conséquences de ces crises violentes qu'un peu de fièvre pendant douze ou quinze heures et un brisement général.

» Il y a trois semaines ou un mois environ la malade n'avait pas eu de crises depuis plus longtemps que d'habitude, six à sept jours, lorsqu'elle fut prise pour la première fois d'un *embarras de la langue*, d'une *difficulté extrême de prononciation* qui persiste jusqu'au lendemain et disparaît alors en même temps que survient un accès de douleurs. Cet embarras s'est, à diverses reprises, renouvelé depuis ce jour, mais moins prononcé.

» L'accouchement s'est fait dans le mois de janvier sans apporter aucun changement notable dans l'état de la malade. L'enfant a vécu huit jours.

» Il y a eu de l'albumine dans l'urine avant l'accouchement, en même temps un peu de bouffissure des extrémités.

» Jamais on n'a constaté l'existence de calculs biliaires dans les selles. »

En résumé, violentes attaques de coliques hépatiques chez une dame née d'un père goutteux et ayant eu elle-même dans le cours de sa vie de l'eczéma qui, dans la doctrine de Baz in, serait arthritique. Puis dans le cours de ses attaques hépatiques, et c'est là le point que je veux mettre en lumière, accidents nerveux multiples frappant successivement la sensibilité et le mouvement et consistant d'abord en de l'hyperesthésie générale pour se terminer par de la paraplégie.

Voici l'état de cette dame lorsque nous la vîmes pour la première fois avec M. Peter : Ictère intense, bronzé; foie dépassant de quatre travers de doigt les fausses côtes, dur, peu douloureux à la pression, à surface non raboteuse; hypochondre couvert de cicatrices de cautères appliqués contre l'hépatite chronique que quelques médecins ont diagnostiquée.

Émaciation notable, anorexie, embarras gastrique, grande faiblesse générale, absence de fièvre. Avec cela mouvements extrêmement difficiles des membres inférieurs, qui sont non seulement affaiblis, mais un peu contracturés. Nous essayons de faire marcher la malade et voici ce que nous observons : la marche n'est pas seulement très difficile en raison de la faiblesse des jambes, elle est rendue impossible par suite de la position vicieuse qu'ont prise les pieds. Ceux-ci sont en effet dans une extension forcée, et comme ils sont depuis longtemps dans une situation anomale, il en est résulté une roideur qui se rapproche de la pseudo-ankylose. C'est cette position vicieuse des pieds, incapable de se placer à angle droit avec les jambes, qui rend la situation debout impossible.

Nous diagnostiquons une hypertrophie avec hyperémie chronique du foie, sans altération organique du tissu de cet organe; hypertrophie consécutive à l'hyperémie, laquelle est consécutive elle-même à une série de violentes attaques de colique hépatique. Quant aux coliques hépatiques, nous les rattachons, bien entendu, à la présence de calculs biliaires. Nous croyons devoir attribuer la formation de ces calculs à la diathèse goutteuse, dont les premières manifestations ont été des éruptions eczémateuses, et qui serait héréditaire pour madame d'O... Quant à la paraplégie, nous la faisons dériver de l'affection hépatique, et nous voyons dans cet effet secondaire un fait analogue à ces paralysies dites réflexes, et qui surviennent chez certains individus à la suite d'une affection vésicale ou utérine; seulement la paraplégie consécutive aux maladies du foie étant beaucoup plus rare et n'ayant pas encore été signalée. Enfin madame d'O... est prise de temps à autre d'une espèce de paralysie de la langue qui s'oppose absolument à l'émission de la parole ou la fait bégayer. Ces accidents sont fugitifs et surviennent sous l'influence d'une émotion même légère.

Pour le traitement, nous allons au plus pressé. On nous a adressé madame d'O... comme une infirme, et la famille voit en elle une paralytique et ne croit guère à la possibilité d'une guérison. Contre la paralysie des membres inférieurs, qui ne porte que sur le mouvement, nous employons chaque jour l'électrisation; contre la position vicieuse des pieds, nous commandons à M. Mathieu des bottines avec articulation en acier, et fabriquées de telle sorte qu'on peut chaque jour ramener graduellement les pieds vers l'angle droit, à l'aide d'un petit ressort à déclic.

L'électrisation démontre qu'il y a une diminution de la sensibilité électrique dans les muscles des membres inférieurs et abolition à peu près complète de la contractilité électrique dans ces mêmes muscles; cependant la contractilité volontaire est en partie revenue.

Au bout d'une quinzaine de séances d'électrisation et de massage, — qui sont fort douloureuses, — il y a réapparition incomplète encore de la sensibilité et de la contractilité électriques, et les mouvements volontaires sont un peu plus étendus. La malade quitte Paris, pour se remettre entre les mains de M. Levavasseur et suivre un traitement dont nous précisons tous les détails et qui porte à la fois sur la roideur articulaire, la paraplégie et l'affection calculeuse du foie. Or, voici ce que quelque temps après M. Levavasseur écrivait à M. Peter :

« Depuis son retour de Paris, l'état de madame d'O... a toujours été en s'améliorant, au point de vue surtout de la paraplégie.

» Sous l'action du massage et de l'électrisation, la sensibilité, la contractilité ont promptement reparu dans les muscles des membres inférieurs ; depuis bientôt deux mois, il a fallu renoncer à l'électrisation devenue insupportable ; du reste, madame d'O... marche depuis cette époque sans autre aide qu'une canne courte, fait des promenades de quelques centaines de mètres et parcourt sa maison d'un étage à l'autre sans être autrement soutenue (les bottines mécaniques ont été mises de côté).

» Les masses musculaires des cuisses et des mollets n'ont pas encore repris leur volume normal, mais néanmoins se sentent beaucoup mieux sous la pression de la main, malgré la réapparition d'une certaine quantité de tissu adipeux bien mince comme épaisseur, comparativement à la couche qui existait avant la maladie ; c'était alors de l'obésité.

» Quant aux accidents spéciaux de l'affection du foie, peu de changements, toujours des crises survenant peut-être moins souvent, tous les quinze jours environ, mais aussi longues et aussi violentes et pas d'expulsions de calculs.

» La parole est aussi fréquemment embarassée ; pas un jour ne se passe sans que l'émotion la plus insignifiante l'occasionne plusieurs fois.

» Pas de fièvre, sommeil excellent, appétit bon ; seulement, depuis un mois environ, les digestions sont un peu pénibles ; après les repas, gonflement et sensation de gêne épigastriques en même temps que bouffées de chaleur au visage et à la tête ; j'ai fait cesser depuis quelque temps l'usage des capsules d'héter et de térébenthine. — Les règles n'ont pas reparu. »

Nous revîmes cette dame en juin 1864 ; elle marchait à peu près comme avant de tomber malade. Pour consolider la guérison, madame d'O... partit pour Néris, dont elle revenait au mois d'août dans un état des plus satisfaisants. A la fin de ce mois, M. Levavasseur nous écrivait qu'il y avait une continuation d'amélioration dans l'état général, retour graduel de l'embonpoint et des forces, régularité des menstrues depuis trois mois à peu près, disparition de plus en plus complète des paralysies diverses, si ce n'est celle qui se manifeste de temps à autre par un embarras de la langue et la parole. Seulement persistance des crises hépatiques à peu près comme autrefois.

J'ajoute, pour terminer, que la guérison des phénomènes paralytiques est complète aujourd'hui et depuis longtemps, que d'ailleurs les coliques hépatiques sont devenues plus rares.

C'est là, messieurs, si je ne m'abuse, un exemple bien remarquable de paralysie de l'ordre de celles qu'on appelle *réflexes*, et consécutive à une affection calculeuse du foie. La rareté du fait motive l'étendue des détails dans lesquels je suis entré, et je ne doute pas que, l'attention une fois éveillée sur la possibilité de la paraplégie consécutive aux affections du foie, les observateurs n'en constatent de nouveaux exemples.

Le mode de *curation* des coliques hépatiques n'a pas toujours lieu par l'évacuation des calculs. J'ai bien souvent appelé votre attention sur ce fait que nous trouvons fréquemment à l'autopsie de nombreux calculs hépatiques chez des individus qui depuis bien longtemps avaient cessé d'éprouver des accidents dépendant de la présence des concrétions biliaires.

Quand un gros calcul ferme le canal cystique, la vésicule s'enflamme et elle se distend par l'accumulation du mucus sécrété sous l'influence de la phlegmasie de la membrane muqueuse. Mais cette inflammation a un terme; le mucus sécrété se résorbe, la vésicule se ratatine et vient s'appliquer sur le calcul; la douleur d'abord vive de la région occupée par la vésicule devient de plus en plus obtuse, et, la bile s'écoulant librement par le canal cholédoque, la santé se rétablit complètement.

Dans d'autres cas, nous trouvons le canal cystique oblitéré par une concrétion assez volumineuse et de nombreux calculs nageant dans du mucus verdâtre qui distend la vésicule. Dans ce cas encore, la tolérance s'est établie; la cystite hépatique s'est guérie, et les calculs, qui désormais ne s'engageront plus dans le col cystique, ne provoqueront plus de douleurs. Enfin, dans des cas plus rares, comme dans le fait que je vous ai raconté tout à l'heure, la vésicule distendue et enflammée a contracté des adhérences avec l'épiploon ou les intestins, elle se rompt, et les calculs tombent avec le pus et la bile dans le tissu cellulaire de nouvelle formation; ils s'enkystent, ou bien ils restent sans causer d'accidents au milieu des tissus, formant une poche accidentelle qui communique par une fistule avec la vésicule rompue : c'était le cas de notre femme du n° 28.

Arrivons maintenant au *traitement* de la colique hépatique et des calculs biliaires.

Une première question se présente. Un individu a des calculs biliaires, pouvons-nous l'empêcher d'avoir des douleurs hépatiques? Lorsque celles-ci se sont déclarées, pouvons-nous espérer les prévenir en agissant sur les concrétions qui les occasionnent, de façon à les désagréger, à les réduire en fragments assez peu volumineux pour qu'ils puissent traverser les canaux cystique et cholédoque sans provoquer d'accidents?

Si je parle d'après mon expérience personnelle, je répondai à cette question par la négative. Je m'empresserai toutefois d'ajouter que mon honorable collègue M. le docteur Barth, dont l'autorité scientifique est du plus grand poids, a publié sur ce sujet des faits intéressants qui sembleraient en opposition avec ma manière de voir. M. Barth, en effet, croit avoir obtenu la démonstration que, en intervenant à l'aide de certains médicaments qui communiqueraient à la bile des qualités particulières, on pourrait espérer agir sur les calculs contenus dans la vésicule, de manière à les désagréger et à faciliter leur passage dans l'intestin, sans que ce passage amenât les phénomènes de la colique hépatique.

Cette même thèse a été soutenue par d'autres médecins qui, pour arriver au même résultat, ont préconisé les alcalins, qui, s'ils n'ont pas, disent-ils, une action dissolvante sur la cholestérine, s'emparent du moins des matières grasses du sang, les entraînent en les saponifiant, et empêchent leur dépôt dans la bile; de plus, les alcalins, en dissolvant la matière colorante et le mucus, empêchent la formation des concrétions et désagrégent celles qui s'étaient formées, en leur enlevant ces deux éléments, de telle sorte que la cholestérine reste isolée et réduite en petits fragments.

C'est encore sur le principe de cette dissolution des calculs qu'était fondé le fameux remède de Durande, qui consiste à administrer aux malades un mélange d'éther sulfurique et d'essence de térébenthine, dans la proportion de trois parties d'éther pour deux d'huile essentielle[1]. Tout récemment encore des médecins proposaient sérieusement l'administration intérieure du chloroforme, parce que M. Gobley avait démontré que les calculs hépatiques étaient plus solubles dans cet agent chimique que dans tout autre.

Vous savez, messieurs, ce que je pense de ces théories chimiques appliquées aux opérations qui ont lieu dans le corps vivant. Ces théories d'ailleurs, de l'avis même des chimistes, tombent ici complètement à faux, relativement, du moins, à l'action de l'éther et de l'essence de térébenthine, qui, dans un vase à expérience et en contact direct avec les calculs bilaires, ne les dissolvent pas ou ne les dissolvent que lentement, et qui, introduits dans l'estomac, ne parviennent pas jusqu'à la vésicule biliaire. Il est d'ailleurs facile de comprendre que, si dans un verre à expérience et par un contact très prolongé avec un menstrue au maximum de saturation, la dissolution pouvait être obtenue, il serait absurde de supposer que le même but peut être atteint avec un dissolvant dilué et modifié si profondément avant d'arriver dans le foie et d'être en contact avec les calculs.

Je rejette ces théories chimiques de la dissolution des calculs hépatiques, comme je rejette celles de la dissolution des calculs rénaux par les eaux de Contrexéville, de Vals, de Pougues, ou de Vichy. Je nie donc que la médecine ait la possibilité d'agir sur les uns ou sur les autres quand ils sont formés; ce qu'elle peut faire, c'est de solliciter leur expulsion en

1. Durande, *Observations sur l'efficacité du mélange d'éther sulfurique et de l'huile volatile de térébenthine dans les coliques hépatiques produites par des pierres biliaires.*

sollicitant les sécrétions biliaires et urinaires, dont les produits tendront à entraîner les concrétions qui se sont formées. Ce qu'elle peut faire surtout, c'est de prévenir le mal qu'elle est impuissante à guérir; d'empêcher la production des calculs, en soumettant le malade à un traitement régulier, dont les alcalins, le chloroforme, l'éther et la térébenthine sont les agents les plus efficaces.

Tant que la sécrétion biliaire reste normale, la bile n'a aucune tendance à laisser déposer les matières solides qu'elle tient en suspension, pas plus que lorsque la sécrétion urinaire reste normale, l'urine ne laisse déposer l'acide urique, les phosphates ou les oxalates qn'elle contient. Ce que nous devons, en conséquence, chercher à obtenir pour prévenir le retour des coliques hépatiques, c'est la régularisation des fonctions du foie, comme pour prévenir le retour des coliques néphrétiques, nous devons chercher à régulariser les fonctions des reins.

C'est en répondant à cette indication que les eaux de Pougues, de Contrexéville, de Vichy, de Carlsbad et de Vals, sont d'une si incontestable utilité dans le traitement de la gravelle biliaire, comme dans celui de la gravelle urinaire.

Sous l'influence de cette puissante médication bien dirigée, les malades perdent la fâcheuse aptitude qu'ils avaient contractée. Je le répète; ce n'est pas que les eaux alcalines aient dissous les calculs qui s'étaient formés; elles ont modifié la constitution, et peut-être les organes sur lesquels elles semblent avoir une action toute particulière et toute spéciale.

Il faudrait bien se garder, cependant, d'abuser de cette médication alcaline. Si on la continuait trop longtemps, on finirait par troubler les fonctions digestives, et par épuiser la constitution. Ces médicaments sont de ceux que j'ai appelés *à longue portée*, donnant à entendre par là qu'ils continuent d'agir longtemps après qu'on a cessé d'en faire usage. Ainsi, après une saison passée à Vichy, à Vals, à Carlsbad, à Pougues, à Contrexéville, les malades, sous l'influence de la médication, restent six, sept, huit, dix mois, davantage même, sans éprouver d'accidents.

Il est au moins inutile de les maintenir constamment, comme je le vois faire trop souvent, à l'usage des alcalins.

Voici, pour ma part, comment je dirige leur traitement. Lorsqu'un individu est sujet aux coliques hépatiques, je lui prescris de prendre huit jours de suite, chaque mois, un ou deux verres au plus d'eau minérale alcaline de Vichy ou de Pougues; puis je le laisse reposer pendant une autre semaine. La semaine suivante, il prend au commencement de chacun de ses deux principaux repas, soit des perles d'éther, et des perles d'essence de térébenthine du docteur Clertan, soit des capsules gélatineuses de Lehuby, qu'il peut remplir lui-même d'essence de térébenthine et d'éther dans la proportion de deux tiers de celui-ci pour un tiers de l'autre. Chaque capsule contient à peu près douze gouttes d'éther et six d'essence de térébenthine. Le malade en prend ainsi deux, trois, quatre; suivant la tolérance, on peut en porter la dose jusqu'à dix et douze dans les vingt-quatre heures. Huit autres jours de repos, et reprise des boissons alcalines. Cette médication devra être ainsi prolongée pendant quatre, cinq et six mois, alors même que tous les accidents seraient complètement passés.

C'est, vous le voyez, une association des alcalins et du remède de Durande; celui-ci n'est modifié que dans son mode d'administration. La potion sous forme de laquelle Durande prescrivait son mélange d'essence de térébenthine et d'éther est d'un goût très désagréable, et, de plus, l'essence ainsi donnée a l'inconvénient d'irriter le pharynx, l'œsophage, au point qu'on est forcé de ne pas en prolonger longtemps l'emploi. Les capsules, qui sont faciles à avaler et qui ne se dissolvent qu'alors qu'elles sont arrivées dans l'estomac, offrent donc des avantages incontestables. Beaucoup de médecins, se fondant sur les expériences de Gobley, remplacent aujourd'hui l'éther par le chloroforme; le mode d'administration est d'ailleurs le même. Je n'ai pas besoin de dire que les proportions entre l'éther et le chloroforme, d'une part, et la térébenthine d'autre part, pourront varier suivant les aptitudes des malades.

Dans le traitement de l'affection calculeuse du foie, le régime occupe une place importante. Ce n'est pas, messieurs, que, tout en insistant sur la nécessité d'une alimentation végétale, je croie qu'il faille la prescrire à l'exclusion d'une alimentation animale, je dis seulement que ces deux alimentations doivent être sagement combinées. Les malades mangeront de préférence les végétaux herbacés, en évitant le beurre, l'huile, les substances grasses, qui, chez les individus dont le foie fonctionne mal, se digèrent difficilement.

Insistez également sur un exercice régulier qui facilite les mouvements de décomposition et de composition organique, et qui favorise la combustion des matières grasses de l'économie.

Au moment de l'accès de colique hépatique, je ne connais aucun moyen vraiment efficace pour l'empêcher. L'éther et le chloroforme donnés à petites doses, la belladone administrée à l'intérieur, des frictions avec l'extrait de belladone sur la région douloureuse, de grands bains prolongés, sont les seuls remèdes qui m'aient paru procurer du soulagement.

L'inhalation du chloroforme produit, chez certains malades, des effets surprenants; vous vous rappelez sans doute une femme de notre service, couchée au n° 7, qui, en inspirant pendant une demi-minute des vapeurs de chloroforme, faisait cesser immédiatement les accès les plus douloureux. Cette sédation durait quelquefois près d'une demi-heure; la malade recommençait quand la colique reparaissait, et elle arrivait ainsi au terme de son accès.

Le docteur H. Sénac a insisté sur l'utilité des *injections hypodermiques* d'une solution de morphine au moment le plus douloureux de l'attaque. Il a même vu dans un cas les injections de quelques gouttes d'eau distillée calmer instantanément la douleur, pour peu de temps, il est vrai. Ces injections narcotiques sont, en effet, un excellent moyen.

Le même médecin emploie habituellement à Vichy avec succès les *suppositoires opiacés et belladonés* formulés ainsi :

℞ Extrait de belladone...........	àà 2 centigrammes.
— d'opium................	
Beurre de cacao...............	2 grammes.

pour un suppositoire.

Il n'est jamais besoin de dépasser six de ces suppositoires. On les emploie à une demi-heure d'intervalle, au nombre de trois, puis à une demi-heure d'intervalle pour le quatrième, le cinquième et le sixième. Le plus souvent il y a diminution des douleurs après l'introduction du deuxième suppositoire. L'on est rarement obligé de dépasser le nombre de quatre pour obtenir la cessation des souffrances[1].

1. *Du traitement des coliques hépatiques*, précédé de remarques sur les causes, les symptômes et la nature de cette affection, par H. Sénac, Paris, 1870.

LXXX. — KYSTES HYDATIQUES DU FOIE.

Chez un enfant de six ans. — Kystes hydatiques du foie ouverts dans la cavité thoracique. — Hydatides. — Leur mode de développement. — Hydatides du foie. — Symptômes du début. — Symptômes généraux : troubles des fonctions digestives, tendance aux hémorrhagies, à la gangrène. — Gêne dans les fonctions des organes voisins. — Hépatite. — Infection purulente. — Ouverture spontanée des kystes dans différentes voies; au dehors, à travers les parois abdominales; dans les vaisseaux sanguins; dans les canaux biliaires; dans le tube digestif; dans la cavité pleurale; dans les bronches. — Tumeur à échinocoque multiloculaire ou tumeur hydatique alvéolaire du foie; sa nature et sa gravité. — *Traitement :* Ponction simple, avec le trocart explorateur. — Ponctions avec la canule à demeure. — Incisions successives. — Ouverture par les caustiques. — Ouverture du kyste par la ponction avec le trocart, après l'établissement d'adhérences au moyen de l'acupuncture. — Injections iodées.

Messieurs,

Dans l'espace de quelques semaines, trois exemples de kystes hydatiques du foie se sont offerts à votre observation.

L'un d'eux était chez cette petite fille de six ans qui nous fut amenée à la consultation. Elle présentait toutes les apparences d'une bonne constitution, d'une parfaite santé, et sa mère nous disait qu'en effet elle n'avait jamais été malade. Depuis quelque temps, elle se plaignait de douleurs dans le côté droit, et l'on s'était aperçu d'une certaine tuméfaction dans la région qu'elle indiquait. Cependant l'enfant paraissait toujours aussi bien portante que d'habitude; elle n'avait rien perdu de sa gaieté naturelle, l'appétit et les digestions restaient parfaitement réguliers; la seule chose que l'on notât était que, depuis quelque temps, le sommeil, d'ailleurs calme et profond, était troublé par des cauchemars accompagnés d'anxiété précordiale.

Nous constations dans l'hypochondre droit l'existence d'une tumeur, limitée à gauche par le bord droit à l'extrémité inférieure du sternum, et faisant saillie sous le rebord des cartillages costaux. Elle pouvait avoir le volume d'un œuf de poule. La peau, à son niveau, avait sa coloration normale. Elle était indolente, on y déterminait toutefois un peu de douleur quand on exerçait sur elle une pression assez forte. Lorsqu'on la regardait attentivement, on voyait qu'elle était le siège de battements réguliers, qui étaient bien plus sensibles au doigt appliqué sur elle, et ces battements, isochrones avec ceux du cœur et des artères, consistaient, non en des mouvements d'expansion, mais en des mouvements de soulèvement en masse. Ils cessaient si l'on faisait courber l'enfant en avant.

Dans les grandes inspirations, cette tumeur s'élevait pour s'abaisser pendant l'expiration, suivant ainsi les mouvements du diaphragme ; ce qui, joint au siège qu'elle occupait, nous permettait d'établir qu'elle dépendait du foie, qui, d'ailleurs, ne paraissait nulle part ailleurs augmenté de volume. Il était évident, en outre, que cette tumeur était remplie de liquide; on percevait une fluctuation profonde, et de plus uue sorte de crépitation très manifeste à la partie supérieure.

Nous diagnostiquâmes un kyste hydatique du foie, et ce diagnostic s trouva pleinement confirmé par la ponction exploratrice que je fis faire. Le trocart donna issue à un liquide qui, d'abord limpide, sortit ensuite sanguinolent, légèrement trouble, et contenant des corps étrangers gélatiniformes, qui n'étaient autres que des débris d'hydatides.

L'enfant ayant été tout de suite remmenée par sa mère, nous l'avons perdue de vue, de telle sorte que ce fait n'a d'autre intérêt que celui relatif à l'âge du sujet chez lequel il s'est présenté.

Vous savez en effet que, quel que soit son siège, — et le foie est celui qu'elle occupe le plus ordinairement, — l'affection hydatique ne se rencontre guère que chez des individus arrivés à l'adolescence ou à l'âge moyen de la vie. Rare dans la vieillesse, elle l'est également dans l'enfance, à ce point que, dans son *Traité des entozoaires*[1], l'ouvrage le plus complet qui ait paru sur la matière, M. le docteur Davaine n'a pu en rassembler que quatorze observations chez des sujets au-dessous de quinze ans.

Sur ces quatorze observations, la moitié a trait à des tumeurs hydatiques du foie, développées chez des individus de douze, dix, neuf et quatre ans ; dans un cas emprunté à M. le professeur Cruveilhier, il s'agit d'un enfant de *douze jours* chez lequel on ne trouva plus que les débris du kyste, qui s'était ouvert dans le côlon ascendant. Les sept autres observations consignées dans le livre de M. Davaine ont trait à des tumeurs hydatiques du cœur, du péricarde, de l'orbite, de la fosse canine, des reins et des poumons.

Si, à ces quatorze faits, vous ajoutez les deux observations d'hydatides de la cavité thoracique, que M. le docteur Henri Roger a communiquées à la Société de médecine des hôpitaux de Paris, dans la séance du 9 octobre 1861; si vous ajoutez un autre exemple d'hydatide du foie présenté à la Société anatomique par M. Descroizilles; celui enfin de notre petite fille, la somme totale des faits d'hydatides chez les enfants, connus et publiés dans l'histoire de la médecine, se réduit à dix-hnit, dont neuf sont des cas de tumeurs hydatiques du foie.

Peu d'entre vous, sans doute, auront vu le malade dont je veux à présent vous entretenir. Il était dans un autre service de cet hôpital; nous

1. Davaine, *Traité des entozoaires et des maladies vermineuses de l'homme et des animaux domestiques*, 2e édition, Paris, 1877.

ne le connaissions pas nous-même de son vivant, et nous avons seulement assisté à l'ouverture de son cadavre. Cependant les renseignements qui m'ont été donnés sur lui suffisent pour vous montrer de combien de difficultés est environné le diagnostic des kystes hydatiques du foie, lorsqu'on n'a pas été à même de suivre leur développement et leur évolution complète, du moins pendant un certain temps.

Cet homme était resté à la salle Sainte-Jeanne deux ou trois mois, et présentait tous les signes d'un épanchement considérable de la poitrine du côté droit. Le développement du thorax de ce côté, la matité absolue, le souffle, l'égophonie et la broncho-égophonie ne laissaient aucun doute sur la présence d'un liquide dans la cavité pleurale. Après quelques semaines, le malade, se sentant mieux, demandait sa sortie, et voulait retourner chez lui, bien qu'en définitive les accidents thoraciques n'eussent paru en rien modifiés. Mais bientôt il fut obligé de rentrer à l'hôpital. Il rendait alors par l'expectoration des crachats jaunâtres, au milieu desquels on reconnaissait l'existence de la bile. On en conclut qu'il pourrait bien y avoir une communication entre les poumons et le foie; les accidents prirent rapidement une extrême gravité et marchèrent vers une terminaison fatale. Dans les derniers jours, l'haleine et les matières expectorées avaient une horrible fétidité qui donnèrent l'idée d'un hydropneumothorax ouvert dans les bronches, et dont le liquide était altéré par la présence de l'air.

A l'autopsie, on trouva un énorme kyste hydatique du foie, contenant encore des acéphalocystes; il s'était ouvert dans les bronches à travers une portion du tissu du poumon gangrené. L'épanchement pleurétique reconnu pendant la vie existait en effet, et, chose curieuse, entre cet épanchement et les bronches il n'y avait aucune communication. Vous comprenez maintenant comment il était impossible de diagnostiquer du vivant du malade ce qui s'était passé, de savoir que cette pleurésie, occasionnée vraisemblablement par le kyste, était cependant indépendante de celui-ci. Vous comprenez aussi combien il était impossible de constater l'existence de ce kyste du foie, qui occupait la surface convexe de l'organe sans faire la plus petite saillie anomale du côté de l'abdomen.

J'arrive au jeune homme qui nous fournit l'occasion de cette conférence, et qui était couché au n° 12 de la salle Sainte-Agnès. Vous vous rappelez ce que je vous en disais au moment où, en présence de mon honorable collègue Legroux, nous venions de faire dans la région de l'hypochondre droit une ponction exploratrice, pour compléter le diagnostic que nous avions porté sur la nature de la tumeur qui faisait saillie dans abdomen.

Je vous disais que, par le trocart explorateur, il avait jailli un liquide transparent, limpide, qui, traité par la chaleur et par l'acide nitrique, n'avait donné aucun précipité albumineux. Ce liquide renfermait des débris d'hydatides qui, en obstruant la canule, avaient empêché un écoulement plus abondant. Cette expérience nous avait fourni péremptoirement la démonstration que la tumeur, appartenant évidemment au foie, dont elle occupait la face convexe, était bien un kyste hydatique.

Cet homme sortait des rangs de l'armée, et venait de faire la campagne de Crimée. Avant son départ pour l'Orient, alors qu'il était encore en garnison à Auxonne, dans le département de la Côte-d'Or , il s'était plaint dedouleurs dans le côté droit; mais comme ces douleurs sourdes ne se réveillaient surtout que lorsqu'il faisait une marche forcée ou quelque exercice violent, et qu'en définitive, sa santé se maintenant bonne, il pouvait continuer de faire son service, ce jeune homme partit pour la Crimée. Pendant tout le temps de cette rude campagne, il resta à son poste, supportant les pénibles fatigues que notre corps expéditionnaire eut à endurer. Toutefois, de temps à autre, la douleur du côté droit s'exaspérait, et en même temps le malade s'apercevait que dans la région où elle se manifestait, il y avait une notable tuméfaction. Il consulta à ce sujet le chirurgien-major de son régiment, qui n'attacha pas grande importance à ce qu'il voyait, d'autant plus que l'état général demeurait parfait.

La guerre finie, le jeune homme obtint son congé. Tourmenté de la persistance des accidents qu'il éprouvait, et qui se compliquaient de mouvements fébriles revenant d'une manière assez périodique, il se décida à entrer dans un hôpital, et c'est alors qu'il vint se mettre entre nos mains.

Dès notre premier examen, nous fûmes frappé de l'ampliation très notable de la poitrine du côté droit, qui faisait une saillie globuleuse, s'étendait à tout l'hypochondre correspondant jusque dans la région épigastrique. Cet aspect des parties caractérisait de prime abord le kyste hydatique du foie.

A quoi l'attribuer, si ce n'est à cela? Sans doute l'ampliation du thorax pouvait être sous la dépendance d'un épanchement thoracique, mais il fallait admettre alors que cet épanchement était tout à fait enkysté, puisque la saillie était parfaitement limitée aux parties inférieures. Or, déjà les pleurésies enkystées ne sont pas le fait le plus commun. D'autre part, il aurait fallu admettre que les parois de ce kyste étaient tellement rigides, que la pression du liquide avait eu plus facilement raison de l'obstacle formé par les parois thoraciques que de celui formé par le poumon, ce qui n'était pas acceptable. En effet, dans ces pleurésies enkystées, ce sont le poumon, le médiastin, le cœur, le diaphragme qui sont refoulés, bien avant que les côtes le soient elles-mêmes; de plus, je le répète, celles-ci le sont d'une manière uniforme dans toute l'étendue de la cage thoracique du côté correspondant, et non dans un espace limité, comme nous le voyons ici. L'idée d'un épanchement thoracique ne supportait donc pas la discussion.

Le développement de la région hypochondriaque rendait plus plausible celle d'une affection intra-abdominale, et le siège de cette affection, du côté droit, mettait évidemment le foie en cause.

Quelle était cette lésion? Était-ce un cancer? Le jeune homme était dans un âge où les affections carcinomateuses sont rares; sa santé générale semblait peu se ressentir de la maladie locale; celle-ci était bien considérable pour que, en admettant que ce fût un cancer, elle n'eût jamais donné lieu à des douleurs plus prononcées. Enfin, avec cet énorme volume qu'elle présentait, on aurait trouvé des bosselures, et non un foie aussi uniformément développé.

La fluctuation que l'on produisait, alors surtout qu'on explorait la région avoisinant l'épigastre, n'était pas cette fausse fluctuation que l'on rencontre quelquefois dans le cancer, elle était évidemment due à du liquide. Quant à la nature de ce liquide, la marche des accidents, la disposition même des parties affectées, ne permettaient pas de s'arrêter à cette supposition que c'était du pus et que nous avions affaire à un abcès du foie.

Restait, en définitive, le diagnostic auquel nous étions arrivé de prime abord, et que la ponction exploratrice avait amplement confirmé. Nous nous trouvions en présence d'un kyste du foie; ce kyste occupait la face convexe de l'organe. Pressé entre le corps de la glande, qui, soutenue par les viscères abdominaux, ne se laissait pas refouler au delà d'une certaine limite, et entre le poumon droit, dont la force élastique opposait aussi un certain obstacle à son développement, ce kyste avait porté tous ses efforts contre les parois thoraciques et leur avait fait former la saillie que nous observions.

Le diagnostic posé, quelles allaient être les indications thérapeutiques? S'en rapporter aux efforts de la nature n'était pas possible ici; car je vous dirai que si, dans quelques circonstances exceptionnelles, la guérison des kystes hydatiques du foie a été obtenue spontanément, ce n'est assurément pas dans des cas analogues à celui que nous avions sous les yeux. Des kystes aussi volumineux que l'était celui-ci entraînent tôt ou tard les plus graves accidents, et celui que nous devions craindre par-dessus tout était la rupture de la poche dans l'abdomen ou dans la poitrine, rupture qui aurait amené une péritonite ou une pleurésie promptement mortelles. Nous devions donc intervenir, et la chirurgie seule pouvait être de quelque utilité. Je me proposai donc de vider le kyste.

Suivant les préceptes posés par les hommes de l'art, je cherchai d'abord à établir des adhérences entre la tumeur du foie et les parois abdominales, de façon à empêcher l'épanchement du liquide dans le péritoine au moment où j'ouvrirais le kyste. Je vous exposerai, messieurs, les procédés mis en usage en pareil cas. Quant à présent, pour m'en tenir au fait qui nous occupe, je me bornerai à vous rappeler que c'est à l'acupuncture multiple que j'eus recours pour arriver au but que je voulais atteindre.

Cette acupuncture consiste à enfoncer dans la tumeur, à travers la peau préalab.ement couverte d'une petite rondelle de linge, de cuir ou de caoutchouc, destinée à la protéger, trente ou quarante aiguilles piquées en rond à un demi-centimètre l'une de l'autre. Ces aiguilles doivent toutes avoir une tête de cire à cacheter.

J'attendais le résultat de cette opération, lorsque survinrent des complications, provoquées peut-être par les tentatives que j'avais faites.

Le mouvement fébrile qui se manifestait déjà depuis quelque temps par intervalles, lors de l'entrée du malade à l'hôpital, prit tout à coup une plus grande intensité, et il s'y ajouta une douleur aiguë occupant le côté droit de la poitrine. Nous constatâmes l'existence d'une pleurésie avec épanchement, caractérisée par la matité dans la région thoracique, par l'égophonie, phénomènes qui prirent de jour en jour des caractères de plus en plus prononcés : la matité s'étendit jusque dans la fosse sous-épineuse de l'omoplate; l'égophonie s'étendait au niveau de la huitième côte; au-dessus, il y avait de la bronchophonie; plns haut encore, on entendait des râles sous-crépitants fins; nous avions une expectoration catarrhale.

En découvrant la poitrine, on apercevait, entre la neuvième et la dixième côte, un écartement assez considérable avec saillie des téguments. Quand le malade toussait, ou qu'il faisait un effort d'expiration, cette saillie augmentait, comme si un liquide soulevait la peau. En appliquant la main, on sentait de la fluctuation. Nous nous demandâmes si cette fluctuation ne dépendait pas du kyste, qui, après avoir écarté les fibres musculaires du diaphragme, serait passé dans la cavité thoracique, simulant l'épanchement dont nous trouvions les signes.

Cependant les râles sous-crépitants étaient devenus de plus en plus fins, et non-seulement nous les entendions à droite, mais encore ils existaient du côté gauche; les crachats avaient pris les caractères des crachats de la pneumonie, de telle sorte que si les accidents thoraciques que nous avions vus se développer à droite pouvaient, jusqu'à un certain point, être mis sur le compte du kyste, ceux que nous notions du côté gauche échappaient à la même interprétation. Nous nous disions : l'acupuncture a déterminé une inflammation dans le kyste et dans le parenchyme du foie lui-même, ce que semblait indiquer la teinte subictérique, qui, coïncidemment avec l'exagération du malaise fébrile, avait coloré la peau. Cette inflammation, le kyste ayant perforé le diaphragme, s'est propagée à la plèvre, et peut-être y a-t-il, indépendamment de ce que nous attribuons au kyste, un certain degré d'épanchement dans la poitrine. Mais nous nous disions aussi qu'il était surprenant que cette inflammation propagée à la plèvre eût respecté le péritoine, car nous ne trouvions aucun signe de péritonite; et quant à la bronchite, à cette bronchite fine, caractérisée par les râles sous-crépitants, nous en cherchions en vain l'explication; nous étions d'autant plus embarrassés à ce sujet, que le poumon gauche était aussi bien pris que le droit.

Si l'affection bronchique trouvait, à la rigueur, sa raison d'être dans une communication qui se serait établie entre le kyste et le poumon, cette hypothèse, parfaitement admissible pour le côté droit, ne l'était plus pour le côté gauche.

En tout état de cause, je me voyais dans l'impossibilité d'agir sur le kyste: les accidents thoraciques, quel que fût leur point de départ, compliquant singulièrement la situation. Ces accidents restant stationnaires, je me décidai à ouvrir la tumeur qui faisait saillie dans l'intestin intercostal; je le fis à l'aide d'un assez gros trocart qui donna issue à un liquide purulent renfermant des hydatides.

Il y a deux jours, rien ne semblait annoncer ce qui allait arriver; l'état du malade n'était pas empiré; à quatre heures du soir on l'avait vu et l'on s'était assuré qu'il rendait par la plaie une quantité notable de pus; à dix heures du soir, puis à minuit, la religieuse du service l'avait trouvé très calme, lorsque vers une heure du matin, il fut pris d'un accès de toux que rien ne pouvait arrêter; au milieu de l'anxiété et de la suffocation qui accompagnaient ses quintes, il s'écriait qu'il étouffait et qu'il allait mourir. Il succombait en effet quelques instants après.

Nous pensâmes que le kyste s'était rompu du côté du poumon et que la suffocation avait été produite par des hydatides engagées dans les voies aériennes. L'autopsie nous a démontré qu'il n'en était rien, et nous a fait voir des désordres que nous n'avions pas pu reconnaître pendant la vie.

Voici le cadavre en position. Par l'ouverture que j'ai pratiquée dans la tumeur intercostale, j'introduis une sonde qui, vous le voyez, a pénétré dans le foie, a traversé la plèvre costale et la plèvre diaphragmatique accolées l'une à l'autre par des adhérences de date déjà ancienne. La glande hépatique a un volume énorme, et il m'a fallu traverser son parenchyme pour arriver dans le kyste.

Au-dessus du diaphragme, vous voyez un épanchement, et la cavité pleurale qui le renferme est en communication d'une part avec le kyste du foie, d'autre part avec les bronches, le tissu pulmonaire s'étant perforé. Nous avons donc là un hydropneumothorax.

Messieurs, à propos de ces trois faits, j'essayerai aujourd'hui de vous tracer rapidement l'histoire des *kystes hydatiques du foie*.

Il faut arriver jusqu'au commencement de ce siècle pour trouver dans les écrits des médecins les premières notions un peu exactes sur cette singulière affection ; c'est en 1804 que Laennec publiait[1] son travail sur les *vers vésiculaires*, parmi lesquels il rangeait les hydatides, qu'il appelle *acéphalocystes*.

En 1843, un élève de M. Rayer, M. le docteur Livois[2], arrivait à ces conclusions que les hydatides doivent être rejetées de la classe des vers vésiculaires, que ce sont de simples poches dans la cavité desquelles sont toujours contenus des échinocoques, dont le nombre est en rapport avec le volume des poches elles-mêmes.

Ces conclusions sont maintenant généralement acceptées, mais on n'est pas aussi complètement d'accord quant aux rapports des hydatides avec les échinocoques. Il n'entre pas dans mon sujet d'aborder ce point d'histoire naturelle, je ne saurais mieux faire que de vous renvoyer au remarquable ouvrage de M. Davaine[3], qui vous fournira les développements les plus complets sur la matière. J'ajouterai seulement que, pour ce savant, *l'hydatide correspond à une phase de développement d'un animal qui vit un certain temps, et peut se produire un certain nombre de fois sous la forme vésiculaire; l'échinocoque offre une phase plus avancée du développement de ce même animal.*

Ce qui nous importe surtout de savoir, ce sont les phénomènes par lesquels les hydatides traduisent leur présence dans les organes où elles se sont développées, les accidents qu'elles peuvent entraîner, le traitement que nous avons à opposer à cette affection.

Chez l'homme, les kystes peuvent se développer dans tous les organes parenchymateux. Le foie semble en être le lieu de prédilection ; quand il s'en trouve dans d'autres organes, il est rare que celui-ci n'en présente pas en même temps. Après le foie, le poumon en est le siège le plus fréquent ; puis viennent les reins, la rate, l'épiploon, le cerveau, la cavité du petit bassin ; on possède quelques exemples, dit M. Davaine, auquel j'emprunte presque textuellement la description que je vais vous donner, on possède quelques exemples de kystes hydatiques du canal rachidien, de l'œil et des os.

Quelle que soit la place qu'elles occupent, ces hydatides, « dans leur état d'intégrité, sont des vésicules arrondies, formées d'une matière semblable à de l'albumine coagulée, renfermant un liquide limpide, et libre de toute adhérence, de toute connexion avec l'organe qui les recèle. Elles contiennent presque toujours des échinocoques adhérents à leur surface interne, ou libres et flottant dans le liquide hydatique. »

Quelquefois elles sont à peine visibles à l'œil nu, d'autres fois elles

1. *Mémoires de la Société de médecine de Paris*, 1804.

2. Thèse inaugurale, *Recherches sur les échinocoques chez l'homme et chez les animaux*, Paris, 1843.

3. Davaine, *Traité des entozoaires et des maladies vermineuses de l'homme et des animaux domestiques*, 2e édition, Paris, 1877.

peuvent acquérir le volume de la tête d'un fœtus à terme; mais, le plus ordinairement, ce volume varie entre celui d'un pois, celui d'une grosse noix et même d'une orange.

Leur forme, primitivement sphéroïde ou ovoïde, se trouve souvent modifiée par la pression qu'ont exercée sur elles les parties au milieu desquelles elles ont pris naissance; leurs parois, dont l'épaisseur uniforme est proportionnelle au volume de la vésicule, sont incolores, transparentes ou d'une teinte opaline, soit en quelques points ou dans une plus ou moins grande étendue de leur surface. Des circonstances accidentelles, comme le contact d'un liquide coloré, de la bile, par exemple, peuvent en modifier la coloration.

Il n'est pas rare que, avec une grande hydatide, on en trouve plusieurs petites; il est plus fréquent qu'une grande hydatide en renferme de petites, libres dans sa cavité, quelquefois adhérentes à sa surface interne ou externe. Nées à la façon dés bourgeons, elles s'élèvent, grossissent, deviennent creuses, et ne tardent pas à se détacher.

Développées dans les cavités séreuses naturelles, ou dans l'intérieur des veines, les hydatides ne paraissent avoir d'autre enveloppe que celle que leur forment les parois de la cavité qui les renferme; dans les parenchymes, elles sont entourées d'une membrane adhésive, d'un kyste formé aux dépens du tissu cellulaire de l'organe parenchymateux, et dont la structure varie suivant celle de l'organe. Purement celluleuse dans le principe, cette membrane kystique prend progressivement une consistance fibreuse, fibro-cartilagineuse, et dans les kystes anciens on voit des noyaux disséminés, des plaques crétacées, d'apparence osseuse. Ses parois ont également une épaisseur variable suivant leur degré d'ancienneté. Elles sont réunies aux parties environnantes, tantôt par un tissu cellulaire assez lâche, tantôt par des adhérences fibreuses, solides et difficiles à détruire. Elles peuvent recevoir des vaisseaux sanguins qui rampent à leur surface, pénètrent quelquefois dans leur intérieur, et arrivent, dans les kystes anciens, jusqu'à la surface interne de ceux-ci, en prenant un aspect variqueux ou entourées dans leur trajet par une véritable suffusion sanguine; cette surface interne est alors comme chagrinée, rugueuse, recouverte d'exsudations plus ou moins adhérentes ou épaisses, tandis que, dans les kystes récents, elle est blanche, et ressemble jusqu'à un certain point à celle d'une membrane séreuse.

En général d'une forme globuleuse, le kyste hydatique est rarement composé de plusieurs loges distinctes; quand il est multiloculaire, cela peut dépendre de la fusion de plusieurs kystes, ou bien de ce que la poche hydatique a rencontré des obstacles à son accroissement uniforme, auquel cas l'hydatide, si elle est unique, envoie des prolongements dans les diverses loges.

Un seul kyste peut renfermer un nombre excessivement variable d'hydatides, que l'on a vues s'élever souvent jusqu'à cinq cents, mille, et même sept, huit et neuf mille. La tumeur a pris alors un accroissement considérable et a atteint jusqu'à la grosseur de la tête d'un homme.

Quand le kyste ne contient qu'une seule hydatide, celle-ci le remplit ordinairement en entier, et tapisse immédiatement ses parois ; lorsqu'il en contient plusieurs, il se trouve dans la cavité un liquide plus ou moins abondant dans lequel elles nagent.

Ce liquide transparent, limpide comme celui des hydatides, ne contient que des traces d'albumine, et encore ne se coagule-t-il ni par la chaleur, ni par l'acide nitrique; toutefois, lorsqu'on a ponctionné plusieurs fois un kyste hydatique, les dernières ponctions amènent un liquide albumineux, qui n'est plus alors le liquide propre aux hydatides, mais un produit nouveau, sécrété par le kyste lui-même. La coloration du liquide de la poche principale peut, comme celui des hydatides que cette poche contient, prendre accidentellement des colorations diverses, jaune, verdâtre, rougeâtre, par son mélange avec la bile ou le sang. Il n'est pas rare qu'il devienne opalin, trouble, épais, qu'il ressemble à du pus. Dans un grand nombre de cas, c'est en effet un liquide purulent qui trouve son origine dans une inflammation qui a envahi le kyste; dans d'autres cas, ce liquide n'a du pus que l'apparence, et est formé par la sérosité tenant en suspension une matière sébacée.

Cette matière sébacée, que l'on a comparée aussi à la matière tuberculeuse, se dépose par couches sur la face interne du kyste, quand l'hydatide renfermée dans celui-ci est solitaire, ou quand, étant multiple, ses parois sont appliquées sans interposition de liquides aux parois de la poche elle-même. Elle finit par s'accumuler en quantité notable, enveloppant complètement l'hydatide, ou la refoulant vers un des côtés du kyste. Progressivement, elle s'épaissit, se concrète et prend l'aspect du mastic, quelquefois de la craie. Les hydatides, alors réduites à quelques lambeaux membraneux, finissent par disparaître; les échinocoques, qui sont détruits depuis longtemps, ne sont plus réprésentés que par leurs crochets.

Ces tumeurs hydatiques ainsi transformées, continue M. Davaine, étaient appelées autrefois *athéromateuses*. L'état puriforme ou d'apparence tuberculeuse n'est probablement, suivant le même auteur, qu'un degré moins avancé de la transformatien athéromateuse dont l'état crétacé serait le dernier; de telle sorte que, dans les cas d'hydatides multiples, on peut suivre, sur le même individu, les différentes phases de cette transformation.

Messieurs, je vous rappelais, il y a un instant, ce fait admis par tous les observateurs, que de tous les organes de l'économie, le foie était celui que les hydatides semblaient choisir pour lieu de prédilection. C'est aussi plus particulièrement des *kystes hydatiques du foie* que je veux vous entretenir. Dans une de nos conférences[1], je vous ai parlé des hydatides du poumon, à propos d'un jeune malade de la salle Sainte-Agnès.

Si, dans le foie lui-même, on étudie comparativement la place que ces kystes occupent de préférence, on voit que c'est plus ordinairement dans le lobe droit que dans le gauche, plus souvent vers la partie cenvexe de l'organe que vers la partie concave.

Quelquefois il n'en existe qu'un seul; assez souvent on en rencontre deux, trois et davantage, mais il est rare qu'il y en ait plus de cinq ou six.

Ces kystes se développent avec une grande lenteur, et comme souvent ils n'entraînent aucun trouble dans les fonctions, avant d'avoir acquis un certain volume, il n'est pas rare que l'affection, qui ne s'était manifestée en aucune façon pendant la vie, ne soit découverte accidentellement après la mort, chez les individus qui avaient succombé à des maladies très différentes.

Ils peuvent ainsi mettre deux, trois, quatre, six, huit, quinze, vingt ans et même trente à se développer; et alors même qu'ils sont devenus très volumineux, ils peuvent ne révéler leur présence que par un sentiment de gêne, de pensanteur, de distension, que le malade éprouve dans le côté droit, plutôt que par de véritables douleurs.

Notre malade de la salle Sainte-Agnès nous racontait qu'il avait pu faire la campagne si rude de Crimée, travailler comme ses compagnons aux terrassements des tranchées, prendre part à toutes les batailles livrées sous Sébastopol, sans avoir jamais quitté les rangs pour entrer à l'hôpital. Cela suppose que, s'il ressentait une douleur obtuse dans son côté droit, assez notablement tuméfié déjà pour que ses vêtements exerçassent en ce point une constriction pénible, cette douleur, qui augmentait après les fatigues, n'arriva jamais à un très haut degré.

Ces sensations douloureuses occupent donc l'hypochondre droit, l'épigastre, et souvent se font sentir dans l'épaule droite.

Tant que les accidents se bornent à des symptômes aussi peu caractéristiques, le diagnostic des kystes du foie est, vous le comprenez, très difficile, sinon complètement impossible. Mais, lorsque le kyste, devenu volumineux, vient faire saillie du côté des parois abdominales, la tumeur qu'il forme présente dans son aspect, dans son développement, dans les phénomènes concomitants, des éléments suffisants pour que, le plus souvent, sa nature n'échappe point à l'observateur attentif.

Survenue lentement, sans occasionner, à proprement parler, de douleurs, sans être accompagnée de réactions fébriles, de troubles dans la santé générale, cette tumeur est ordinairement globuleuse et soulève uniformément les parois costales et abdominales au-dessous desquelles

1. Conférence XXXIV, t. I, p. 841.

elle est placée; à la percussion, elle donne un son mat; au doigt qui la presse, elle offre une résistance élastique; et l'on sent qu'elle est le siège d'une fluctuation profonde, obscure quelquefois, il est vrai, et très difficile à percevoir. En quelques cas aussi, il se produit dans la tumeur une sorte de frémissement articullier que l'on a désigné sous le nom de *frémissement hydatique*. Signalé pour la première fois par M. le docteur Briançon (de Tournon)[1], ce signe est d'une grande valeur et peut être considéré comme pathognomonique quand il existe. Malheureusement, il manque le plus souvent; souvent aussi, après l'avoir perçu à un certain moment, il ne se reproduit plus. M. Briançon avait émis cette opinion, que l'intensité du frémissement hydatique était en rapport avec la quantité des acéphalocystes et du liquide contenu dans le kyste; que ce phénomène était d'autant plus sensible que ce liquide était plus abondant, et que les hydatides étaient nombreuses. En réalité, nous ne connaissons pas bien la raison de sa production, mais toujours est-il qu'il peut se manifester dans le cas où il n'existe qu'une hydatide solitaire, ainsi que l'avait constaté Jobert dans une tumeur de la région deltoïdienne.

J'ai dit que les kystes hydatiques du foie se développaient lentement et pouvaien quelquefois rester dans l'organe qu'ils occupent, sans entraîner aucun trouble dans l'économie. Vous en trouverez des exemples rapportés par M. le docteur Davaine[2], mais ce sont là des faits exceptionnels, et quelque lente que soit la marche de cette affection comparativement avec celle des autres maladies chroniques, elle est en réalité encore assez rapide, puisque l'on compte que le maximum de sa durée ne dépasse guère quatre ou cinq ans.

J'ai dit aussi que les kystes, même volumineux, pouvaient n'entraîner d'autres accidents que des douleurs obtuses, une sensation de pesanteur, de gêne, de distension dans le côté affecté. On comprend difficilement, cependant, qu'un organe aussi important que le foie soit longtemps plus ou moins intéressé sans qu'il survienne dans l'économie des désordres assez graves.

Tant que la tumeur, lentement développée, reste limitée à une portiou relativemeut peu considérable de l'organe, la majeure partie de la glande qui a été respectée suffit amplement à l'accomplissement des fonctions qu'elle est chargée de remplir. Mais lorsque la presque totalité du foie est envahie par un seul kyste, comme on en a cité des exemples, ou par des kystes multiples; quand ces kystes ont pris rapidement du volume; que ce travail a donné lieu à un retentissement dans tout l'appareil; lorsque enfin ces tumeurs, en raison de la place qu'elles occupent, gê-

1. Briançon, *Essai sur le diagnostic et le traitement des acéphalocystes*, thèse de Paris, 1828.

2. Davaine, *Traité des entozoaires et des maladies vermineuses*, 2e édition, Paris, 1877.

nent le cours de la bile dans ses canaux excréteurs, des accidents locaux et généraux sérieux en seront la conséquence.

Les désordres généraux consistent en des *troubles des fonctions digestives*. L'appétit diminue, se perd ; les digestions sont lentes, laborieuses ; par intervalles il y a des nausées, des vomissements, de la diarrhée. L'amaigrissement, la décoloration des téguments témoignent de la cachexie dans laquelle l'individu est tombé. Dans ces circonstances encore on a noté la *tendance aux hémorrhagies*, cortège si habituel des affections graves du foie, et qui se traduit par des épistaxis répétées et abondantes ; chez les femmes, par des épistaxis et par des métrorrhagies.

On a noté aussi, suivant M. Davaine, une *disposition à la gangrène*. Il ne serait pas très rare, suivant cet auteur, de voir la gangrène du poumon enlever les malades affectés de grands kystes du foie.

Bien que l'*ictère* soit un symptôme assez peu commun de l'affection hydatique du foie, il s'en faut qu'il ne s'observe jamais, ainsi que quelques médecins le prétendent. Il peut être plus ou moins intense, plus ou moins foncé, et il est le résultat tantôt de l'inflammation qui s'est développée dans la substance même du foie, tantôt de l'obstacle apporté au cours de la bile dans les canaux biliaires, soit qu'une tumeur kystique exerce une compression sur les conduits biliaires, et alors cette compression peut amener l'atrophie partielle ou totale de la vésicule du fiel ; soit que des hydatides engagées dans l'intérieur de ces conduits les aient oblitérés, comme dans nos conférences sur les coliques hépatiques je vous en citais deux exemples : l'un, emprunté à la pratique de mon ami le docteur Lasègue ; l'autre, recueilli chez une femme de notre salle Saint-Bernard, et sur lequel j'aurai tout à l'heure à appeler toute votre attention ; soit enfin que les canaux, la vésicule biliaire elle-même aient été complètement détruits.

D'autres accidents peuvent encore être la conséquence de la gêne survenue dans le jeu des organes avec lesquels les tumeurs hydatiques viennent affecter des rapports anomaux.

En se développant du côté du ventre, un kyste volumineux peut repousser l'estomac, refouler en bas la masse intestinale, et descendre jusqu'à la crête iliaque droite. Si, quand bien même elle n'est pas énorme, la tumeur arrive à comprimer les principaux troncs veineux qui sont en rapport avec le foie, la veine porte, la veine cave inférieure, on verra se produire l'ascite, l'œdème des extrémités inférieures ; ces complications sont, à la vérité, exceptionnelles dans la maladie dont nous parlons.

En se développant du côté de la face convexe de la glande, à mesure qu'il prend de l'accroissement, un kyste hydatique refoulera le diaphragme dans la poitrine, médiatement le poumon, le cœur ; puis en remontant quelquefois ainsi jusqu'à la deuxième côte et jusqu'à la clavicule, il simulera un épanchement pleurétique, et gênera singulièrement la respiration et la circulation cardiaque. Je ne dis rien encore des cas où la tumeur, écartant ou détruisant les fibres du diaphragme, pénètre directement dans la cavité pleurale; je reviendrai sur ce sujet lorsque j'aurai à m'occuper des communications qui peuvent s'établir entre ces kystes hydatiques et l'appareil respiratoire.

Je signalais tout à l'heure l'*hépatite* comme une des complications de l'affection hydatique du foie. Cette inflammation plus ou moins aiguë, plus ou moins étendue, est provoquée, ou par la présence d'un kyste très volumineux, ou par le développement très rapide de la tumeur ; elle peut survenir accidentellement, soit par suite d'une violence extérieure, comme un effort, un coup porté sur la région malade, soit consécutivement à une intervention médicale, une ponction exploratrice, l'acupuncture, une application de caustique, ou toute autre opération tentée pour arriver à la guérison du mal.

Cette inflammation aboutit souvent à la suppuration , envahit dans quelques cas les veines. Quelquefois cette phlébite est causée par l'introduction de quelque matière septique dans la cavité des vaisseaux. Dans certains cas, en effet, des kystes hydatiques se sont ouverts dans la veine cave, d'autres fois ils se sont ouverts non seulement dans des ramifications de cette veine, mais encore dans les vaisseaux de nouvelle formation que nous avons vus ramper à la surface de la tumeur. Dans ces circonstances les malades succombent emportés par les accidents de l'*infection purulente*.

Qu'elle se soit développée spontanément, qu'elle ait été provoquée par une cause accidentelle, qu'elle l'ait été par des manœuvres chirurgicales, l'inflammation peut rester limitée au kyste lui-même, qui se transforme alors en un véritable abcès; et c'est là un des modes de terminaison, assez commun peut-être, de l'affection hydatique du foie.

Quand elle a été provoquée, la suppuration du kyste est occasionnée, soit par une sorte de fermentation putride développée dans l'intérieur même de la cavité par la présence d'hydatides tuées par le fait de l'opération; soit par l'irritation que l'instrument a déterminée dans les parties occupées par la tumeur et qui s'est propagée dans son intérieur.

Toujours est-il que cette inflammation suppurative s'annonce par un mouvement fébrile très vif, par des douleurs aiguës que le malade éprouve dans toute la région, alors que jusqu'ici il n'avait accusé que des douleurs obtuses. En même temps, dans le plus grand nombre des cas, une teinte subictérique, quelquefois un ictère très foncé indiquent que le parenchyme du foie participe à la fluxion inflammatoire.

J'insiste, messieurs, sur ce mode de terminaison par inflammation suppurative des kystes hydatiques du foie, et je dois ici vous en rapporter un fait remarquable que m'a communiqué M. le docteur Laboulbène, mon collègue dans les hôpitaux; plus tard je vous en rappellerai un autre exemple observé par nous dans les salles mêmes de la Clinique, et auquel je viens de faire allusion.

Dans le fait de M. Laboulbène, il s'agit d'un homme de cinquante-deux ans, entré le 1er septembre à l'Hôtel-Dieu, où il fut placé au n° 23 de la salle Sainte-Madeleine.

Il se disait malade depuis dix-huit jours et affirmait avoir toujours joui jusque-là d'une excellente santé. En travaillant de sa profession de journalier, il avait été pris tout à coup, sans avoir fait de chute, sans avoir reçu de coup, d'une douleur de ventre occupant la région du côlon transverse. Il se purgea à trois reprises différentes, bien qu'il ne ressentît aucun trouble gastrique; ni diarrhée, ni constipation, ni vomissement. Sa douleur persistant et augmentant au point de le forcer de garder le lit, il entra à l'hôpital.

A son arrivée dans les salles, M. Laboulbène fut frappé de l'aspect typhoïde de sa physionomie. Il était couché sur le dos, les yeux injectés. Cependant il ne se plaignait ni de mal de tête, ni de vertiges alors même qu'on le faisait asseoir; mais sa langue était épaisse, sèche, et un peu noirâtre à la surface; sa soif était vive, il était sans appétit, sans avoir toutefois d'envies de vomir. Son ventre était un peu développé, sans tension notable, sans gargouillements dans la fosse iliaque droite; on ne trouvait aucune trace de taches rosées lenticulaires. La région de l'hypochondre droit était un peu douloureuse et l'on constatait une augmentation de volume du foie, qui remontait presque jusqu'au niveau du mamelon et débordait en bas les fausses côtes de quatre travers de doigt sans présenter, d'ailleurs, de saillies ou d'inégalités. La rate était également un peu plus volumineuse qu'elle ne l'est normalement, ayant, du reste, de 9 à 10 centimètres seulement. Il y avait de la fièvre; la peau était chaude, le pouls à 100. On ne constatait, d'ailleurs, aucun phénomène anomal du côté du cœur ou des poumons.

La sclérotique avait une légère teinte subictérique, mais les urines n'offraient pas de coloration anomale, et ne contenaient ni biliverdine, ni albumine, ni glycose.

M. Laboulbène prescrivit une médication tonique, dont le vin et le quinquina firent les frais.

Quelques jours après, le malade avait un peu de frisson vers le soir et l'état typhoïde augmentait de plus en plus; la diarrhée était survenue et restait persistante, le ventre était ballonné, la langue sèche, comme un morceau de liège; les frissons du soir, l'ensemble de l'état général présentaient bien plus les caractères d'une infection purulente que ceux d'une fièvre typhoïde.

Le 8 septembre, le malade avait rendu quelques gouttes de sang par le nez; sa situation était considérablement empirée de jour en jour, et la mort arrivait dans la nuit.

A l'autopsie, M. Laboulbène trouvait le foie volumineux, adhérent à la face antérieure et inférieure du diaphragme. A la partie supérieure du lobe droit, son tissu est ramolli; et là il existait un kyste ne faisant pas saillie à la surface de l'organe et d'où s'échappa une grande quantité de liquide d'un jaune blanchâtre, d'*aspect purulent*, renfermant un nombre considérable de corps ressemblant à des capsules transparentes de gélatine ou à des cristallins ramollis. Ce liquide, examiné par M. Davaine, était constitué par des leucocytes purulents et par des globules mûriformes bien nets.

Les corps gélatiniformes coupés par tranches minces, offraient des fragments qui, placés de champ, présentaient l'aspect caractéristique de la membrane propre des hydatides. C'étaient des couches stratifiées comparables à ce qu'on produirait en coupant transversalement par minces lanières des bandelettes de taffetas gommé superposées. M. Davaine ne trouva aucune trace d'échinocoque ou de crochets. Les hydatides n'avaient pas la membrane germinale sur laquelle germent ces entozoaires avant de devenir libres. On avait donc affaire, dans ce cas, à des *hydatides arrêtées dans la première période de leur développement.*

Le kyste, à sa face interne, était doublé de fausses membranes peu adhérentes, teintées en plusieurs points par de la bile. En quelques parties, elles étaient épaisses, fibreuses. Après les avoir enlevées, M. Laboulbène constata dans l'épaisseur des parois du kyste des veines rampant à la surface et des canaux biliaires. Les veines étaient grosses et flexueuses.

A la face antérieure du foie, sur le côté du ligament falciforme, M. Laboulbène trouva pusieurs abcès de volume variable, semblables à des abcès métastatiques. A l'intérieur de ces abcès, il n'y avait pas de membrane formant parois, celles-ci étaient constituées par le tissu même du foie. Le liquide purulent qu'ils renfermaient était, dans quelques-uns, coloré par de la bile, qui sourdait, en effet, par quelques canaux biliaires qui, ainsi que M. Davaine le constata, venaient s'ouvrir dans quelques-uns de ces abcès; des collections purulentes semblables à celles-ci s'étaient faites également dans le lobe gauche du foie.

Dans une des branches de la veine cave, on trouva un caillot adhérent se prolongeant dans des ramifications plus petites ; et, dans une des veines afférentes, il y avait une fausse membrane remplie de pus, qui sourdait de ce tube quand on exerçait une pression sur lui.

L'intestin était injecté dans toute sa longueur, mais sans présenter d'ulcérations.

On ne rencontra d'abcès métastatiques ni dans la rate, ni dans les poumons.

Maintenant, messieurs, qu'il se soit transformé en abcès, ou qu'en raison même du volume énorme qu'il a pris, le kyste hydatique tende à se rompre, il arrivera un moment où le liquide qu'il contient s'ouvrira une voie à travers les parties qui avoisinent la tumeur. Cette voie se fera quelquefois au dehors, à travers les parois abdominales, à la façon des abcès du foie, des tumeurs biliaires; et, lorsque ces adhérences naturellement établies entre les parois de la tumeur et le feuillet pariétal du péritoine empêcheront les liquides de s'épancher dans la cavité péritonéale, ces conditions seront les plus favorables à la guérison définitive du kyste. C'est là ce que nous cherchons à imiter artificiellement dans nos moyens de traitement.

Mais, pour ne parler encore que des tumeurs hydatiques du foie développées du côté de la surface concave de l'organe, leur ouverture spontanée pourra se faire dans l'abdomen, soit dans le péritoine, et il en résultera des accidents inflammatoires promptement mortels, soit dans les vaisseaux, ainsi que nous l'avons dit, soit dans les voies biliaires, soit enfin dans l'estomac, dans l'intestin, et ici ce seront les cas les plus heureux.

L'*ouverture des tumeurs hydatiques dans les conduits biliaires* s'explique par l'ulcération des parois de ces conduits déterminée par la compression que la tumeur exerce sur eux. Les vésicules s'engagent dans leur cavité. D'abord ce sont de petites hydatides qui s'y introduisent, et qui, poussées par la bile sans cesse sécrétée derrière elles, passent des branches dans les gros troncs des canaux, et de là dans l'intestin. Si elles sont d'un très petit volume, elles peuvent être expulsées sans grande difficulté ; si elles sont plus grosses, elles cheminent plus lentement, et l'accumulation de la bile à laquelle elles font obstacle amène la dilatation des conduits. Cette dilatation permet à des hydatides plus grosses de s'engager à leur tour et de parcourir le même trajet. Il arrive ici ce qui arrive pour les calculs biliaires; les mêmes symptômes, à cela près pourtant des douleurs qui sont beaucoup moins vives, la jaunisse, la décoloration des matières fécales, accompagnent cette évacuation des tumeurs hydatiques par les voies biliaires. Quand on examine les garde-robes, on trouve des débris d'acéphalosystes et même des hydatides entières. Cette communication peut se faire directement entre la tumeur et le canal cholédoque, elle peut même se faire entre la tumeur et la vésicule biliaire où l'on a retrouvé des hydatides. Comme les calculs biliaires, les vers vésiculaires engagés dans le conduit hépatique ou dans le cholédoque peuvent amener la rétention de la bile, mais dans ces cas la nature du mal reste habituellememt méconnue jusqu'au moment où l'examen des matières des garde-robes permet d'établir plus positivement le diagnostic.

De cette communication entre les voies biliaires et les kystes hydatiques du foie, accidents d'ailleurs relativement assez communs, il résulte souvent que la bile passe dans la cavité même de la tumeur. A l'autopsie, on trouve alors les hydatides rompues, vides, plus ou moins colorées en jaune. Il est probable que le contact prolongé de la bile entraîne la mort des vers vésiculaires, et nous verrons, à propos du traitement, qu'on a voulu utiliser ce fait pour la guérison des kystes hydatiques, en injectant du fiel de bœuf dans leur intérieur, médication pour le moins étrange.

En définitive, la rupture spontanée des tumeurs hydatiques du foie dans les canaux biliaires n'amène pas nécessairement des complications mortelles; elle est en quelques cas un mode de terminaison favorable de l'affection. Mais ces chances d'heureuse terminaison sont bien autrement nombreuses quand il s'établit une communication entre le kyste et le *canal intestinal*, bien que, dans ces cas, comme dans l'autre, l'évacuation des liquides enfermés dans la tumeur se fasse avec beaucoup de lenteur, qu'il faille quelquefois plusieurs mois pour qu'elle soit complète; bien qu'aussi il puisse arriver que l'ouverture, trop étroite, ne suffisant pas pour livrer passage au contenu du kyste, celui-ci s'ouvre alors dans d'autres points et se vide tout à la fois dans l'intestin, dans un autre organe ou à l'extérieur.

Pour que cette communication s'établisse soit avec l'estomac (ce qui est le cas le plus rare et aussi le moins favorable de beaucoup), soit avec l'intestin (et alors c'est le duodénum, et plus souvent encore le côlon ascendant ou transverse, ce qui est le cas le plus ordinaire et aussi le plus heureux), il faut que la tumeur et les organes dans lesquels elle va se vider aient contracté des adhérences; autrement on aurait à craindre ces épanchements brusques de liquide dans le péritoine, dont la conséquence immédiate est une péritonite suraiguë, mortelle en quelques heures. Ces adhérences sont le résultat du travail phlegmasique des feuillets séreux, du kyste et du tube digestif accolés l'un à l'autre. Elles se produisent ici comme nous les voyons se produire dans les cas de phlegmon de la fosse iliaque ou du ligament large par exemple, lorsque ces phlegmons suppurés se vident en s'ouvrant dans l'intestin ou dans la vessie. J'aurai occasion de vous dire un jour combien est ordinaire ce mode de terminaison des abcès iliaques et pelviens, que nous observons si fréquemment dans la pratique, et qui, abandonnés aux seuls efforts de la nature, guérissent presque toujours.

L'affaissement, la disparition d'une tumeur qui auparavant faisait saillie dans la région hypochondriaque droite et vers l'épigastre, quelquefois une sensation particulière accusée par le malade, les vomissements de matières purulentes, d'abord sans fétidité, mais prenant bientôt une odeur fétide, et contenant des hydatides ou des débris d'hydatides, annoncent que le kyste s'est fait jour dans l'estomac. La présence de ces vers vésiculaires ou de leurs membranes dans les matières des garde-robes annonce qu'il s'est ouvert dans l'intestin, soit dans le duodénum, soit dans le côlon. Dans ce dernier cas, qui, je le répète, est le plus ordinaire, les choses se passent simplement; s'il survient une diarrhée abondante, elle n'est pas de longue durée, et en lavant les matières on trouve non seulement de petites hydatides, mais quelquefois aussi l'hydatide mère qui simule une fausse membrane de dimensions plus ou moins considérables. Cette évacuation des kystes hydatiques du foie peut se faire tout à la fois et dans l'estomac et dans une autre partie du tube digestif; mais, je le répète encore, ce mode de terminaison n'est jamais plus heureux que lorsque l'évacuation a lieu seulement du côté du gros intestin.

Lorsque le kyste hydatique s'est développé du côté de la *surface convexe du foie*, celui-ci est repoussé plus ou moins bas dans la cavité abdominale, où il déplace la masse intestinale; le diaphragme est fortement refoulé dans la cage thoracique. La tumeur peut remonter ainsi très haut jusqu'à la quatrième, la deuxième côte, jusqu'à la clavicule, en repoussant le poumon, et la respiration est d'autant plus embarrassée, que le diaphragme et le poumon sont singulièrement gênés dans leurs fonctions.

Que le muscle soit resté intact; que, ses fibres ayant disparu dans une étendue variable par le fait de la compression exercée sur elles, il y ait une perforation qui livre passage à la tumeur, la présence du kyste hydatique dans la poitrine en impose souvent pour un épanchement pleural dont la percussion et l'auscultation fournissent les signes physiques : matité absolue, absence du murmure respiratoire, et quelquefois égophonie, si, comme cela arrive fort souvent, il existe en même temps un peu de suffusion pleurale.

Cependant un examen attentif permet de saisir des différences qui aideront au diagnostic. Ainsi la matité est habituellement limitée dans un certain espace; son niveau varie de telle sorte que, en percutant, par exemple, le long de la colonne vertébrale, on trouve cette matité complète, tandis qu'en dehors, sur la paroi latérale du thorax, on trouve au même niveau de la sonorité, quelle que soit la position que l'on fasse prendre au malade; ou bien c'est en dehors que la matité est absolue, tandis que, le long du rachis, le son est clair et le murmure vésiculaire s'entend. Sans doute cette circonscription de la matité pourrait tenir à une pleurésie enkystée; mais, d'une part, cette forme de pleurésie est assez rare; d'autre part, elle ne donne point lieu à la déformation particulière que prend généralement la poitrine dans les cas de tumeurs hydatiques, déformation globuleuse circonscrite qui s'étend à la région du foie. L'hésitation n'est plus possible lorsque, indépendamment de l'abaissement de la glande dans l'abdomen, on arrive à percevoir, au niveau du rebord des fausses côtes, une fluctuation profonde, lorsque surtout il y a du frémissement hydatique; du reste, une ponction exploratrice lèverait bien vite les derniers doutes que l'on pourrait avoir sur la nature de l'affection.

On comprend que, lorsqu'un véritable épanchement pleurétique vient à se faire, sous l'influence de l'irritation causée par la présence de la tumeur dans la cavité pleurale, le diagnostic différentiel devient impossible à établir.

Dans les cas auxquels nous avons fait allusion, où il s'est fait une perforation du diaphragme, consécutive à la disposition des fibres musculaires longtemps comprimées par le kyste hydatique; dans ces cas, dis-je, la tumeur du foie peut contracter des adhérences avec le poumon et, en se rompant, elle se met en communication avec cet organe. Les symptômes de l'affection pulmonaire, ou plutôt leur signification reste alors le plus souvent méconnue, jusqu'au jour où la cavité accidentelle du poumon venant à communiquer avec les bronches, les matières expectorées fournissent pour le diagnostic des éléments caractéristiques. Ce seront des hydatides, des débris d'hydatides; ou bien les crachats seront mélangés de bile, dont la présence ne laissera aucun doute sur le siège de la tumeur dans le parenchyme même du foie.

Cette communication entre les kystes hydatiques du foie et les bronches a été, dans un assez bon nombre de faits rapportés par les médecins, un heureux moyen employé par la nature pour arriver à la guérison complète de l'affection dont nous nous occupons.

Dans d'autres circonstances, cette heureuse terminaison a encore eu lieu de la même façon, c'est-à-dire par l'élimination à travers les bronches des matières contenues dans un kyste du foie, bien que la tumeur, après avoir perforé le diaphragme, se fût rompue dans la plèvre.

Toutefois, messieurs, la rupture des kystes du foie dans la cavité pleurale a généralement pour conséquence une pleurésie suraiguë avec épanchement considérable qui s'annonce par une violente douleur de côté, un mouvement fébrile intense, et amène promptement l'hydropneumothorax et la mort.

Lorsque les choses marchent moins rapidement, la communication peut s'établir entre le kyste et la plèvre d'une part, entre la plèvre et les bronches d'autre part, et l'on constate encore tous les signes de l'hydropneumothorax, ainsi que nous venons d'en observer un exemple.

En résumé, les kystes hydatiques de la face convexe du foie peuvent remplir la cage thoracique et simuler des épanchements pleurétiques; ils peuvent s'ouvrir directement dans le poumon, et alors ils peuvent trouver une voie d'élimination à travers les bronches; souvent alors les malades guérissent. Ils peuvent s'ouvrir dans la plèvre, et donner lieu à une pleurésie promptement mortelle; ils peuvent enfin s'ouvrir à la fois dans la plèvre et dans les bronches à travers le poumon, et, bien que, dans ces cas, la guérison arrive quelquefois, le plus souvent la maladie se termine par la mort.

Déjà, dans une de nos conférences consacrée à l'étude clinique des hydatides du poumon [1], j'ai eu l'occasion de vous entretenir de ce mode de terminaison des kystes hydatiques du foie par leur ouverture dans la cavité thoracique et dans les poumons. Je vous en avais précédemment [2] rapporté un exemple emprunté à la pratique nosocomiale de mon collègue M. le docteur Empis. A ce fait, à ceux auxquels je vous ai renvoyés et qui ont été publiés par différents auteurs [3], j'ajouterai aujourd'hui celui qui s'est passé sous vos yeux dans notre salle Saint-Bernard.

Ce fait, intéressant à tous égards, nous presente ceci de particulier qu'il s'agit d'un kyste hydatique du foie qui s'ouvrit successivement dans les voies biliaires, au-dessous du diaphragme et dans la plèvre. En voici la relation, rédigée par mon chef de clinique, M. Michel Peter.

« R... (Amélie), âgée de vingt-sept ans, entre le 11 septembre 1863 dans le service de M. Trousseau. Il y a trois semaines qu'elle a éprouvé de vives douleurs à l'épigastre et à l'hypochondre droit pendant deux jours, et à la suite de ces douleurs il apparut de l'ictère. Depuis cette époque, l'ictère devint de plus en plus foncé. Depuis cette époque aussi, les douleurs se sont manifestées périodiquement sous forme d'accès tous les deux jours, le soir, et durant chaque fois deux heures environ. A dater du début de tous ces accidents, il y eut de l'anorexie et de la dyspepsie, l'ingestion des aliments ou des boissons provoquant bientôt des douleurs à l'épigastre. Les vomissements ne se sont montrés que depuis trois jours. Indépendamment des douleurs qui se manifestent par accès avec intensité, il en existe de continues, mais qui sont tolérables. Enfin il y a trois ou quatre ans, à la suite d'une violente attaque de douleurs épigastriques semblable à celle qui se manifesta il y a trois semaines et qui dura une douzaine d'heures, cette jeune femme eut un ictère qui persista près de trois semaines.

» Au moment de son admission à l'hôpital, la malade présente une coloration jaune des plus foncées. Elle est maigre ; sa figure exprime la souffrance, et sa santé semble fortement compromise. La peau n'est pas chaude, et le pouls a peu de fréquence. — Diagnostic : *Coliques hépatiques, avec congestion considérable et consécutive du foie.*

» Dans la soirée, la malade éprouve un frisson assez fort et prolongé, en même temps que de l'exaspération de la douleur dans l'hypochondre et à l'épigastre. La fièvre persiste toute la nuit, et le 12 septembre la malade est en proie à une fièvre ardente ; la peau est sèche, les pommettes

1. Conférence XXXIV, t. I, p. 841.
2. Conférence XXXII, t. I, p. 732.
3. Conférence XXXIV, t. I, p. 841.

sont rouges, et le pouls bat 132 fois par minute. Il y a une très vive douleur à la région du foie. A la percussion, on trouve que cet organe a plus que doublé de volume. La malade vomit tout ce qu'elle ingère ; le soir, elle a une épistaxis peu abondante. — Diagnostic : *Hépatite.*

» On applique dix sangsues à l'anus qui donnent lieu à un écoulement de sang assez abondant et produisent un soulagement marqué. Ce soulagement persiste pendant trois jours ; cependant le foie reste toujours aussi volumineux ; il descend jusque près de l'ombilic, et envahit tout l'épigastre. La fièvre persiste avec redoublement tous les soirs.

» Dans la soirée du 14, une douleur des plus violentes survient brusquement à la base droite de la poitrine. Cette douleur, qui gêne la respiration, se propage jusqu'à l'épaule droite. Il survient bientôt du délire qui dure toute la soirée.

» A la visite du lendemain 15, la douleur à l'hypochondre, avec irradiation à l'épaule et dans toute la paroi thoracique correspondante, persiste avec la même intensité ; cependant on ne trouve rien à l'auscultation de la poitrine. — On prescrit un bain qui produit du soulagement.

» Le 16, l'ictère est d'un jaune safrané. L'état de la malade est des plus pénibles ; elle pousse des gémissements continuels ; la douleur est toujours aussi vive, et s'oppose à ce que l'on percute. La respiration est incomplète et anxieuse ; il n'y a pas d'égophonie. — On prescrit 5 milligrammes de calomel toutes les heures. Diagnostic : *Pleurésie diaphragmatique par propagation de l'inflammation de la face convexe du foie à la plèvre.*

» Le 17, la douleur est beaucoup moins vive. Pour la première fois, on entend du souffle et de l'égophonie au tiers moyen de la région dorsale. Il y a de la matité dans tout le tiers inférieur de la poitrine, et de la résonnance skodique dans le tiers supérieur de la poitrine en avant.

» Le 18, le pouls est à 132, petit ; l'état général est très grave.

» La matité a envahi tout le côté droit de la potirine en arrière, et occupe même la fosse sous-épineuse ; en avant, la matité remonte jusqu'à la quatrième côte. La respiration est abolie dans la moitié inférieure de la poitrine ; dans la moitié supérieure et au voisinage de la colonne vertébrale, on entend un souffle voilé et de l'égophonie, intenses surtout dans les fosses sus- et sous-épineuse. La matité de la région hépatique reste la même ; mais la douleur à la percussion a presque entièrement disparu.

» La respiration est haute sans être cependant trop fréquente. Le nez est pincé, la figure est très altérée et les joues sont cyanosées.

» Le lendemain 19, il y a une matité absolue du haut en bas de la poitrine en arrière. La région sous-clavière seule résonne assez bien, mais la résonnance est skodique. En arrière, il y a du souffle et de l'égophonie dans la fosse sous-épineuse et au niveau de la gouttière vertébrale. M. Trousseau fait constater aux assistants l'existence d'une fluctuation manifeste au niveau des espaces intercostaux. Cette fluctuation est produite par la percussion à l'aide du plessimètre et du marteau.

» L'abondance excessive de l'épanchement, au moins autant que l'état d'oppression de la malade, détermine M. Trousseau à faire pratiquer la paracentèse de la poitrine. Cette opération est aussitôt pratiquée par le chef de clinique, M. Peter. Elle fut très émouvante, et, pour cette raison, mérite d'être racontée avec quelques détails.

» Après avoir préalablement incisé la peau à l'aide d'une lancette au niveau du cinquième espace intercostal et sur la ligne axillaire, l'opérateur fait pénétrer le trocart par une impulsion brusque et rapide. Le trocart étant retiré, il ne sort rien par la canule. On introduit alors par cette canule un stylet mousse, et aussitôt s'écoulent quelques gouttes d'un pus excessivement fétide.

» M. Trousseau, voyant la difficulté qu'éprouve le liquide à sortir de la poitrine, remplace la canule ordinaire par une autre très grosse. Quelques cuillerées de pus s'échappent, puis l'écoulement s'arrête; le stylet mousse introduit de nouveau permet la sortie d'une substance gélatiniforme, qu'on reconnaît être une hydatide flétrie. M. Trousseau diagnostique aussitôt la *perforation du diaphragme par rupture d'un kyste hydatique du foie*, et une pleurésie purulente consécutive. Néanmoins, en vue d'évacuer la poitrine et de soulager la malade, M. Trousseau adapte à la canule une seringue à double courant et fait sortir ainsi un peu plus d'un demi-litre de pus. Les hydatides qui oblitèrent à chaque instant la canule rendent cette manœuvre difficile et assez infructueuse, aussi est-on obligé de renoncer à l'évacuation complète de la poitrine.

» On retire la canule, on applique un morceau de diachylon sur la plaie, et la malade est abandonnée à elle-même. Dans la journée, il survient du délire, l'oppression augmente, et la mort a lieu près de vingt-quatre heures après l'opération.

» *Autopsie.* — Le foie est énormément augmenté de volume; le lobe gauche a deux fois au moins le volume du droit.

» Dans le lobe droit, au niveau du bord postéro-supérieur, et faisant saillie du côté de la cavité de la plèvre et non du côté de la paroi abdominale, existe un kyste capable de loger le poing d'un adulte. Il est circonscrit du côté de la face péritonéale du diaphragme par des fausses membranes multiples, épaisses et de date évidemment très ancienne. Les parois de ce kyste sont tapissées par une fausse membrane fibreuse en certains points, athéromateuse en d'autres, incrustée de substance calcaire dans la plus grande partie de son étendue. Le kyste est rempli de pus au milieu duquel nagent des hydatides flétries. On y distingue trois perforations :

» 1° Une de ces perforations s'ouvre *au dessous du diaphragme*, et il en résulte l'existence d'une cavité accidentelle située entre la face convexe du foie et la face inférieure du diaphragme, et circonscrite à la périphérie par des adhérences entre le foie et le diaphragme; 2° la deuxième perforation, dont l'orifice peut admettre l'index, communique avec le conduit hépatique, et par ce dernier *débouche dans le canal cholédoque*, lequel est très dilaté et contient trois petites hydatides ratatinées et exactement moulées sur le conduit qu'elles oblitèrent; 3° la troisième perforation *s'ouvre dans la cavité de la plèvre*, à travers une perforation du diaphragme : elle présente un orifice inférieur capable d'admettre le petit doigt, et un orifice supérieur disposé en forme de fente allongée.

» Dans le lobe gauche se trouvent quatre abcès dont le plus volumineux a la grosseur d'une noix. Ils contiennent une matière d'aspect purulent et demi-concrète qui, examinée au microscope, se trouve être composée de globules purulents et de fibrine granuleuse.

» Les hydatides contenues dans le canal cholédoque étaient placées au point de confluence du conduit hépatique et du conduit cystique; il en résulte que celui-ci est très dilaté. Quant à la vésicule de la bile, elle a plus que triplé de volume et contient un liquide biliaire d'un vert très foncé et de consistance oléagineuse. Cette vésicule ne renferme pas d'hydatides.

» Il y a dans la cavité de la plèvre près de deux litres de liquide purulent contenant des hydatides et en tout semblable à celui qui a été extrait par la paracentèse. Évidemment le trocart a pénétré dans la cavité de la plèvre et non pas dans celle du kyste; la distance qui existe entre le kyste et la plaie faite à la poitrine par l'instrument démontre qu'il était matériellement impossible d'atteindre le kyste du foie avec la pointe du trocart. D'ailleurs la face diaphragmatique de la plèvre, ainsi que la base du poumon, sont tapissées par des fausses membranes tomenteuses, épaisses, formées de couches superposées, mais qui se laissent facilement déchirer et sont de date évidemment assez récente. Elles tapissent le poumon dans presque toute son étendue jusqu'au niveau de la fosse sous-épineuse en diminuant graduellement d'épaisseur.

» La rate est très volumineuse et ne contient pas d'hydatides.

» Il n'y a rien à noter dans les autres organes. »

« Il est évident, dit à ce sujet M. Peter, que la malade a éprouvé, il y a trois ans, une première attaque de *colique hépatique;* qu'au début des accidents qui devaient se terminer par la mort, elle a encore souffert de véritables attaques de colique hépatique; il n'est pas moins évident que c'est au *passage successif des hydatides par les voies biliaires* que ces attaques de colique sont dues. Ainsi la communication du kyste avec les voies biliaires eut pour première conséquence de produire des attaques de colique hépatique, ce qui, sans être absolument rare, est loin d'être fréquent[1]; mais ces conséquences ne furent pas les seules. En effet : 1° de ce que le kyste communiquait avec le conduit hépatique et par celui-ci avec le canal cholédoque, il s'ensuivait que le kyste avait avec l'intestin grêle une communication indirecte; en conséquence, les hydatides pouvaient se frayer une issue à travers l'intestin, et ce pouvait être un mode d'évacuation et, par suite, de guérison de kyste[2]; 2° de ce que les voies biliaires étaient en communication permanente avec le kyste, il pouvait en résulter et il en était résulté une double conséquence, par rapport aux hydatides et par rapport au kyste qui les contenait :

» Par rapport aux hydatides, car celles-ci furent tuées, ainsi qu'il arrive habituellement[3].

» Par rapport au kyste, la conséquence fut l'inflammation de ses parois[4], inflammation qui devint suppurative et transforma le kyste en un vaste foyer purulent. C'est par suite de cette inflammation lente, sourde, mais continue néanmoins, et dont le début remontait vraisemblablement à l'époque des premiers accidents, que des adhérences s'établirent entre la face convexe du foie et le diaphragme par péritonite partielle; c'est par suite de cette même inflammation que le kyste se rompit successivement : 1° au-dessous du diaphragme, sans que le liquide purulent se répandît dans la cavité du péritoine, puisque des adhérences rattachaient le diaphragme à la face convexe du foie; 2° à travers le diaphragme dans la plèvre, par perforation successive des parois du kyste, du péritoine diaphragmatique, du diaphragme lui-même, et enfin de la plèvre diaphragmatique.

» Ainsi, le kyste s'était ouvert primitivement dans les voies biliaires, pendant la vie des hydatides, par le fait de l'accroissement de volume de celles-ci et pour le besoin de leur habitation; et il s'est ouvert consécutivement au-dessous du diaphragme et plus tard dans la plèvre par suite d'un travail de phlegmasie ulcéreuse, dont l'introduction de la bile dans son intérieur avait été la cause première.

» Ce n'est pas tout. Par suite de la communication du kyste hydatique avec l'intestin, les gaz intestinaux pouvaient pénétrer dans l'intérieur de ce kyste, et ainsi se trouve expliquée la fétidité presque stercorale du liquide qui s'écoula par la ponction de la poitrine. Cette fétidité fit immé-

1. Frerichs mentionne le fait en ces termes : « On observe alors des symptômes analogues à ceux qui accompagnent le passage des calculs biliaires à travers le canal cholédoque. » (Voy. *Traité pratique des maladies du foie*, troisième édition, Paris, 1877.)

2. Frerichs admet ce mode de guérison, *op. cit.*

3. Voyez Davaine, *Traité des entozoaires*, 3e édition, 1877, et Frerichs, *op. cit.*

4. M. J. Cruveilhier, G. Budd, sont d'avis que l'introduction de la bile dans le kyste est pour celui-ci une cause d'inflammation. M. Davaine ne se prononce pas.

diatement dire à M. Trousseau que l'on avait affaire à un kyste du foie rompu dans la plèvre. Il aurait dû ajouter, dit-il plus tard, que ce kyste communiquait avec l'intestin. C'est là, fait observer M. Trousseau, un signe presque pathognomonique, et dont on devra tenir grand compte à l'avenir.

» On sait en effet, depuis les observations de M. Velpeau, que le contenu de toutes les collections purulentes situées dans le voisinage du canal digestif prend l'odeur stercorale; à plus forte raison, cette odeur existera-t-elle lorsque le kyste communiquera par un canal accidentel et permanent avec le tube digestif.

» Il est à remarquer que, malgré la permanence de la lésion hépatique, cette malade eut néanmoins des accidents *périodiques* et *vespérins*, et qu'enfin elle eut des *épistaxis;* or, tous ces phénomènes ont été signalés par M. Monneret dans les affections du foie. »

A côté des kystes hydatiques du foie qui viennent d'être décrits, et qu'on observe le plus habituellement, on peut mentionner une forme beaucoup plus rare de ces kystes, désignée en Allemagne sous le nom de *tumeur à échinocoques multiloculaire*, et que M. J. Carrière, en France, propose d'appeler *tumeur hydatique alvéolaire.* Dans cette affection, les hydatides sont serrées les unes à côté des autres dans des alvéoles creusés au milieu d'un tissu fibreux ou stroma dur et consistant, au lieu d'être contenues dans un kyste; et il en résulte que les vésicules sont flétries, affaissées et repliées sur elles-mêmes au lieu d'être globuleuses comme dans les tumeurs hydatiques ordinaires du foie.

La tumeur hydatique alvéolaire suit une marche bien différente de celle des kystes hydatiques; elle tend à s'enflammer chroniquement, les parois alvéolaires subissent la transformation fibreuse, les hydatides une transformation régressive, graisseuse d'abord, et qui aboutit à une désagrégation des parties les plus anciennes; il en résulte la formation, dans l'épaisseur du foie, de cavités plus ou moins considérables, anfractueuses, à parois déchiquetées. Le siège primitif des hydatides paraît être dans un des systèmes de canaux biliaires ou sanguins du foie, sans qu'il y ait prédominance pour l'un d'eux.

Les symptômes diffèrent complètement aussi de ceux des kystes hydatiques ordinaires. Ainsi tantôt la maladie hépatique se caractérise par un ictère, tantôt par de l'ascite avec ou sans ictère. Ce symptôme se montre parfois dès le début, souvent avant toute douleur, et il est alors le symptôme prédominant; il y a en même temps de l'anorexie, de la dyspepsie et de la constipation. La douleur, qui peut manquer, dépend de la péritonite adhésive d'une part, et de la suppuration des cavernes hydatiques, d'autre part.

La région du foie présente une voussure plus ou moins prononcée; le lobe gauche de l'organe peut arriver jusqu'à la rate. On peut quelquefois constater des bosselures d'une dureté considérable. Dans des cas très rares, la cavité centrale est énorme et assez rapprochée de la paroi abdominale pour permettre d'y reconnaître un peu de fluctuation.

Par suite de l'altération du sang par les éléments de la bile, il survient des hémorrhagies multiples, des épistaxis, des pétéchies; le sang se montre dans les selles et les vomissements; les moindres plaies saignent abondamment. Il en est ainsi dans ce cas comme dans les autres affections chroniques du foie. La faiblesse et l'apathie des premiers temps devient vers la fin la prostration la plus complète.

La tumeur hydatique alvéolaire du foie a été habituellement confondue avec le cancer gélatiniforme ou colloïde, et cliniquement la méprise est facile. C'est Virchow qui démontra le premier, anatomiquement, que le prétendu cancer colloïde alvéolaire du foie était une tumeur à échinocoques, et que les masses gélatineuses contenues dans les alvéoles n'étaient autres que des membranes d'hydatides affaissées et repliées sur elles-mêmes, ayant tous les caractères histologiques de ces parasites. Mais, suivant M. Carrière, dans le carcinome du foie, l'ictère est moins fréquent que dans l'hydatite alvéolaire, les bosselures sont plus saillantes, plus marquées, et ne présentent pas d'une façon aussi nette ces alternatives de dureté considérable et de fluctation. La rate est le plus souvent hypertrophiée dans la tumeur hydatique, et atrophiée dans le cancer. Les troubles digestifs surviennent dès le début dans le cancer, à une période très avancée dans la tumeur hydatique. Enfin la durée de la maladie est beaucoup plus longue dans ce dernier cas.

Le foie amyloïde diffère de la tumeur hydatique par sa tuméfaction régulière avec augmentation de consistance. L'ictère est rare et n'a jamais l'intensité de celui qu'on observe dans le cas de tumeur hydatique. Enfin il y a des antécédents de carie, de syphilis, de tuberculisation.

Le foie syphilitique présente des bosselures et des dépressions plus marquées que celles de la tumeur hydatique alvéolaire, sans alternative de dureté et de fluctuation; il n'entraîne pas l'amaigrissement considérable de l'affection hydatique. L'ictère est rare ou peu intense.

Le pronostic de la tumeur kystique alvéolaire est des plus graves, parce qu'il y a tendance à l'accroissement périphérique continuel, avec destruction des parties centrales de la tumeur, et qu'on ne connaît aucun moyen d'arrêter les progrès de la tumeur ni de son ulcération[1]. Cette forme de l'affection hydatique du foie est donc bien autrement redoutable que celle qui a fait le sujet de cette conférence, et sur laquelle la thérapeutique chirurgicale a au moins quelque prise. Ceci nous ramène à la question du *traitement*.

1. J. Carrière, *De la tumeur hydatique alvéolaire*, Paris, 1868. — J. Simon, *Pathologie du foie*, dans le *Nouveau Dictionnaire de médecine et de chirurgie pratiques* t. XV, 1872.

Quels sont les moyens à employer contre les kystes hydatiques du foie. Si les applications narcotiques, les cataplasmes, les onctions opiacées et belladonées sur la région affectée, peuvent être opposés aux douleurs violentes, aux phénomènes inflammatoires, la médecine est absolument impuissante, non seulement pour guérir le mal, mais encore pour en retarder les progrès. Ici la chirurgie seule peut être d'un utile secours.

Le but est d'évacuer le kyste hydatique, de s'opposer à ce qu'il se forme de nouveau, de chercher par conséquent à détruire les vers vésiculaires qui, par leur accroissement et leur multiplication, sont la cause du développement de la tumeur. Ces vers détruits, la poche qui les renferme revient sur elle-même et finit par disparaître.

Pour atteindre ce but, plusieurs *modes de traitement* s'offrent à l'esprit. En premier lieu, la *ponction simple*.

Cette ponction doit se faire dans le point où la tumeur hydatique est la plus saillante. Cependant, règle générale, on choisira la région hypochondriaque, et voici pourquoi. Dans cette région, l'instrument n'ayant à traverser que des parois abdominales peu épaisses, l'opération sera plus facile. De plus, on aura moins d'accidents à redouter, puisque le péritoine seul sera intéressé, tandis qu'en prenant pour précepte unique d'agir sur la partie la plus saillante de la tumeur, on aurait à redouter d'intéresser plusieurs organes très importants. Je m'explique. Chez notre malade de la salle Sainte-Agnès, le kyste hydatique faisait saillie dans un espace intercostal. Or, dans des cas analogues, le trocart doit traverser la peau, le feuillet pariétal de la plèvre, le diaphragme, le péritoine. On a donc à redouter tout à la fois et la péritonite et la pleurésie consécutives.

La ponction simple, avec un trocart fin, est celle que l'on fait à titre de ponction exploratrice. Elle peut suffire seule pour amener la guérison définitive de l'affection, mais elle peut aussi devenir le point de départ d'accidents mortels. Quoique le fait soit exceptionnel, il s'est présenté; après une ponction exploratrice est survenue une péritonite, qui a enlevé le malade en quelques heures. Mon collègue M. Moissenet en a cité un exemple que vous ne devez pas perdre de vue[1]. Ainsi, quand, dans votre pratique, vous serez appelés à faire cette ponction exploratrice, mettez-vous à couvert des éventualités; tout en rassurant les familles sur l'innocuité de cette opération, prévenez-les des conséquences qu'elle peut avoir quelquefois.

M. Boinet[2] a formulé certaines règles à l'aide desquelles on éviterait toujours l'introduction du liquide dans la cavité abdominale, introduction

1. Moissenet, *Sur la ponction avec le trocart capillaire, appliquée au traitement des kystes hydatiques du foie* (*Archives générales de médecine*, février 1859).

2. Boinet, *Traitement des tumeurs hydatiques du foie par les ponctions capillaires et par les ponctions suivies d'injections iodées*, Paris, 1859.

qui est la cause ordinaire de ces péritonites promptement mortelles. Lorsqu'on retire la canule du trocart, on refoule avec les doigts la paroi abdominale vers le kyste, de façon à ne laisser aucun espace libre entre celui-ci et celui-là. Cette compression doit être continuée quelques instants après l'opération, et maintenue les jours suivants à l'aide d'un bandage de corps et de compresses graduées.

Dans le mémoire auquel je faisais allusion tout à l'heure, M. Moissenet propose d'appliquer au traitement radical des kystes hydatiques cette ponction avec le trocart explorateur, qui jusque là n'avait été employée que pour éclairer le diagnostic. Dans quelques cas qu'il rappelle, cette ponction exploratrice a amené la guérison définitive, cependant personne avant mon honorable collègue n'avait songé à tirer profit de ces observations. Ce moyen de traitement serait applicable aux cas où les kystes « ont une tendance bien manifeste à se porter au dehors, et lorsqu'ils gênent le libre exercice des organes au milieu ou dans le voisinage desquels ils se développent. Dans ces conditions, et même en l'absence d'adhérences aux parois abdominales, la ponction capillaire évacuatrice peut être appliquée d'emblée aux kystes acéphalocystiques, lorsque rien ne s'oppose à ce que ces kystes soient complètement évacués. Mais, lorsque l'état de faiblesse excessive du malade et le volume énorme de la tumeur font prévoir que l'évacuation ne pourra être faite que peu à peu, à diverses reprises, il faut (c'est toujours M. Moissenet qui parle), il faut avant tout chercher à produire des adhérences solides entre le kyste et les parois abdominales, tant pour pratiquer sans danger de péritonite la ponction capillaire, que pour être en mesure d'adopter plus tard telle autre méthode de traitement qui paraîtra plus convenable. » L'expérience ne s'est pas encore suffisamment prononcée en faveur de cette méthode de traitement, et je ne saurais partager l'avis de M. Moissenet, qui pense que cette ponction évacuatrice avec le trocart est moins dangereuse que la ponction exploratrice, car à côté des cas malheureux qu'on a opposés à celle-ci, combien d'autres ne pourrait-on pas citer où cette opération pratiquée, si journellement pour ainsi dire, n'a amené aucun accident.

Quant à la ponction évacuatrice faite à l'aide d'un trocart assez gros pour que sa canule livre tout à la fois passage au liquide, aux hydatides d'un assez petit volume, et aux débris hydatiques, personne ne conteste les dangers qu'elle entraîne après elle. Comme l'*incision simple*, cette opération est applicable tout au plus au cas où la tumeur, faisant saillie à l'extérieur, menace de s'ouvrir, et lorsqu'on est en droit d'espérer que des adhérences se sont établies entre cette tumeur et les parois abdominales. Si ces adhérences n'existent pas, il arrivera nécessairement que les liquides contenus dans le kyste s'épancheront dans la cavité péritonéale si l'ouverture a été pratiquée du côté du ventre, dans la cavité pleurale si c'est la poitrine qui a été ponctionnée, et des inflammations presque fatalement et rapidement mortelles seront la conséquence de cet épanchement.

C'est pour prévenir cette redoutable complication que Jobert (de Lamballe) a imaginé de faire plusieurs *ponctions successives*, afin de diminuer graduellement le volume de la tumeur, de laisser au kyste le temps de revenir sur lui-même; ou mieux encore, après la ponction, de *laisser la canule en place* pendant vingt-quatre heures. Cette canule, qui traverse ainsi la paroi abdominale et le kyste, détermine en ses points de contact une phlegmasie qui tend à établir des adhérences entre le feuillet pariétal et le feuillet kystique du péritoine. En réalité, à l'aide de ce procédé, Jobert arrive par des moyens différents aux mêmes résultats que ceux que l'on obtient par les procédés de Bégin, de Récamier et par le mien.

Le procédé de Bégin[1], que j'ai déjà eu l'occasion de vous exposer dans nos conférences sur les coliques hépatiques, consiste à arriver sur la tumeur par des *incisions successives*. Dans un premier temps de l'opération, la peau, les muscles, sont seuls intéressés, de façon à arriver jusqu'à l'aponévrose, que l'on ouvre avec la plus grande précaution ; le péritoine est lui-même incisé. Le kyste vient alors se présenter au fond de la plaie. Un pansement est fait et maintenu à l'aide d'un bandage bien serré, et l'on prescrit au malade de se mouvoir le moins possible. Quand l'inflammation des parties a déterminé des adhérences entre le kyste et les parois abdominales, on institue le second temps de l'opération en pénétrant dans la tumeur, soit avec un gros trocart, soit mieux encore avec le bistouri.

Je vous ai parlé, à la même occasion, du procédé de Récamier. S'il est moins rapide que celui de Bégin, il gagne en sécurité ce qu'il perd en rapidité. Le premier temps de l'opération, au lieu de se faire avec l'instrument tranchant, se fait avec les *caustiques*. Au niveau du point où le kyste doit être ouvert, on applique sur la peau, soit de la potasse, soit de la pâte de Vienne, soit le caustique de Filhos, en assez forte quantité pour produire une eschare d'une certaine dimension, qui intéresse au moins toute la profondeur du derme. Lorsque cette eschare est formée, on la fend et on introduit au fond de la plaie une nouvelle quantité de caustique ; en procédant de la même façon pour cette nouvelle eschare, on arrive, par des cautérisations successives, jusqu'au péritoine que l'on a soin de respecter. Une inflammation s'empare de la membrane séreuse, et en tenant les parties serrées à l'aide d'un bandage, on met en contact la tumeur et les parois abdominales, de telle sorte que le feuillet du péritoine qui recouvre le kyste participant à l'inflammation du feuillet ab-

1. Bégin, *Mémoire sue l'ouverture des collections purulentes et autres, développées dans l'abdomen*, Paris, 1830.

dominal, des adhérences s'établissent entre ces deux feuillets, absolument comme cela se passait dans la méthode des ponctions avec la canule à demeure, et dans le procédé à incisions successives. On a donc alors la possibilité d'ouvrir le kyste, de le vider, sans craindre qu'il revienne sur lui-même, sans craindre par conséquent, que les liquides qu'il contient s'épanchent dans la cavité du péritoine.

On a reproché au procédé de Récamier que les caustiques n'avaient pas toujours une action facile à limiter ; on a dit qu'ils pouvaient occasionner des péritonites plus ou moins étendues, et même généralisées, et que, par opposition, ils manquaient quelquefois leur effet en ne produisant pas les adhérences. A ce reproche, on peut répondre en disant que dans les cas où les adhérences n'ont pas été produites, c'est que l'application des caustiques avait été mal faite, et qu'on n'était pas arrivé jusqu'au péritoine; qu'on n'avait pas eu soin de maintenir par une compression convenablement exercée les parois abdominales en contact avec la tumeur.

Vous m'avez vu employer une autre méthode par laquelle je me propose d'obtenir des adhérences entre le kyste et les parois du ventre au moyen de l'*acupuncture multiple*. Je vous ai rappelé comment je procédais ; cette acupuncture me paraît offrir cet avantage, que l'inflammation qui l'accompagne est toujours circonscrite dans l'espace où elle est faite ; de plus, les adhérences sont plus rapidement obtenues, puisqu'il n'est pas besoin, comme dans le procédé de Récamier, de détruire progressivement les différentes couches de la peau avant d'arriver au péritoine.

Lorsqu'un kyste hydatique a été ouvert, la suppuration s'en empare, et la décomposition des matières qu'il contient peut, en quelques cas, devenir le point de départ d'une infection putride ou purulente qui emporte le malade.

Pour prévenir ces accidents, on a imaginé de faire des injections dans la cavité de la poche ouverte, soit avec de l'eau pure, soit avec un liquide tel que l'alcool ou la teinture d'iode, destiné à modifier la surface du foyer.

Les *injections iodées*, appliquées pour la première fois dans le traitement des kystes hydatiques du foie par M. Boinet, ont été jusqu'ici celles qui ont donné les meilleurs résultats. Gardez-vous de croire pourtant que cette médication soit infaillible. Sans doute, on a à enregistrer un nombre assez imposant de guérisons, mais quelque méthodiquement qu'elle soit pratiquée, cette opération est encore très hasardeuse.

Les injections doivent être faites tous les jours, et le mélange que l'on emploie contient : parties égales (50 grammes) de teinture d'iode pour autant d'eau distillée, additionnée d'une certaine quantité (4 grammes) d'iodure de potassium. Si les symptômes d'iodisme viennent à se déclarer, on augmente la proportion d'eau distillée.

Lorsque les parois de la poche adventice sont peu épaisses, elles reviennent sur elles mêmes, et le foyer finit par se fermer complétement; mais il n'en est plus ainsi lorsque ces parois sont trop épaisses.

Je ne dirai qu'un mot des injections de bile proposées dans ces derniers temps, et pratiquées pour la première fois en 1857, par M. le docteur Auguste Voisin. Avant de se prononcer sur cette méthode, il serait nécessaire d'avoir un plus grand nombre de faits à rapporter. D'ailleurs, s'il est aisé de comprendre les avantages de l'injection iodée, il est moins facile de se faire une idée de ceux que pourrait présenter l'injection faite avec la bile, quand on connaît surtout les terribles effets produits par le contact de la bile avec le péritoine et le tissu cellulaire sous cutané.

LXXXI. — DE L'ICTÈRE GRAVE.

L'ictère grave est une maladie générale, *totius substantiæ*, analogue à la fièvre typhoïde, à la fièvre bilieuse des régions intertropicales. — La rétention de la bile dans les canaux biliaires ne fait point l'ictère grave. — Symptômes typhoïdes du début. — Coloration jaune, verte de la peau et des conjonctives. — Hémorrhagies par les membranes muqueuses : épistaxis, gastrorrhagie, melæna. — Hémorrhagies de la peau : ecchymoses, purpura. — Diminution du volume du foie, non constante. — Symptômes nerveux secondaires. — Terminaison, mortelle le plus souvent. — Anatomie pathologique : altération de la cellule hépatique non constante. — Altération du sang primitive. — Remarque sur l'ictère mortel du nouveau-né. — L'ictère grave n'est pas la fièvre jaune.

MESSIEURS,

Dans l'une de nos dernières conférences sur les coliques hépatiques, je vous ai rapporté l'observation d'une femme âgée d'une cinquantaine d'années, et qui a succombé dans notre salle Saint-Bernard aux accidents qui accompagnent l'étranglement des hernies. Cette malade, qui était encore dans notre service, à plusieurs reprises, pour des coliques hépatiques, présentait dans les dernières semaines de son séjour à l'hôpital un ictère des plus prononcés. Pendant plusieurs semaines les canaux biliaires devaient être obstrués, lors de chaque accès de colique, car l'ictère persistait longtemps, les urines présentaien une coloration acajou très marquée et les matières fécales offraient les caractères observés ordinairement en pareille circonstance.

Cette malade, avons-nous dit, a succombé à un étranglement herniaire, mais l'autopsie qui a été faite avec soin par M. le docteur Benj. Ball nous a démontré, entre autres faits intéressants, une oblitération complète des canaux excréteurs. En effet, le canal cystique et la première portion du canal cholédoque étaient tellement confondus, au milieu de produits inflammatoires, qu'il était impossible de comprendre comment la bile eût pu couler jusqu'à l'intestin par les voies naturelles. Et, si la bile tombait dans le duodénum, cet écoulement ne pouvait avoir lieu que par une ouverture anomale, une fistule dont nous avons trouvé l'orifice intestinal seulement. Ainsi, chez cette malade, où, pendant plusieurs semaines et même plusieurs mois, il existait une rétention biliaire relative sinon absolue, le foie ne nous a offert aucune altération, dans ses éléments anatomiques, la cellule hépatique n'avait subi aucune altération, la sécrétion biliaire avait continué certainement à se faire, et la bile retenue dans les canaux excréteurs avait été en très grande partie résorbée, ainsi qu'en témoignait l'ictère si prononcé et si persistant.

De l'exposé de ce fait il ressort donc, ainsi du reste que cela est établi par beaucoup d'autres observations analogues, que la rétention de la bile n'entraîne point *nécessairement* une intoxication spéciale de l'organisme. De plus, la rétention biliaire même persistante n'a point pour conséquence fatale l'altération organique du foie, on ne saurait donc accuser la rétention biliaire d'être la cause des symptômes de la maladie dite *ictère grave, ictere malin, ictère typhoïde.*

Depuis une dizaines d'années surtout, en Angleterre, en Allemagne et en France, l'attention des pathologistes a été particulièrement éveillée sur une forme grave d'ictère qui presque toujours se termine rapidement par la mort; maladie évidemment générale avec ou sans altération organique du foie, et qui a pour symptômes principaux l'ictère et des hémorrhagies multiples.

En voici un exemple : Une femme agée de trente-quatre ans, couchée au n° 24 de notre salle Saint-Bernard, se plaignait depuis sept semaines de douleurs dans toutes les parties du corps et surtout au niveau des articulations; elle avait pu néanmoins continuer son métier de journalière, mais quatre jours avant son entrée à l'hôpital elle éprouva un malaise général et s'apercut qu'une petite quantité de sang était mélangée à ses crachats et à son mucus nasal. La douleur persistait dans la continuité des membres inférieurs et surtout dans la hanche et le genou du côté droit, sans que ces douleurs soient accompagnées des autres signes de l'arthrite rhumatismale. Il y avait de la fièvre, le pouls était fréquent, petit. La langue était sale, bien que l'appétit fût conservé; il n'y avait point eu de vomissements, point de diarrhée, le ventre était souple, indolent, mais le foie dépassait les fausses côtes de plusieurs travers de doigt. Il y avait absence complète de sommeil. La peau présentait une légère teinte ictérique les urines étaient d'un rouge acajou et l'acide nitrique ainsi que la teinture d'iode y rendaient très manifeste la coloration verte.

Le lendemain la malade se plaint d'étouffements, l'examen du cœur et du poumon ne fournit pas la raison ce cette dyspnée intermittente. Les articulations sont toujours douloureuses, la fièvre est vive, la peau moite, le pouls marque 120. L'intelligence était restée nette, mais la nuit suivante survient du délire, de l'agitation, le pouls a acquis une fréquence encore plus grande; l'ictère est un peu plus prononcé; de nouveau les crachats sont sanguinolents; il n'y a point eu d'épistaxis ni de vomissements, mais le pouls devient de plus en plus petit, le délire est continu et la malade succombe le quatrième jour de son entrée à l'hôpital, c'est-à-dire le septième jour à partir du début des hémorrhagies et du malaise général plus accusé qui l'avait forcée à demander son admission à l'hôpital.

L'autopsie démontra qu'il n'existait aucune lésion articulaire, pas de pus dans les articulations, pas même d'injection vive ni de synovie abonnte dans les articulations qui avaient été douloureuses. En aucun point de l'organisme on ne découvre de foyer purulent ni de phlébite. L'estomac et l'intestin ne présentent aucune altération, les plaques de Peyer ont leur aspect normal, pas d'ulcération dans le gros intestin. Les poumons sont un peu congestionnés à leur base, pas de pneunomie ni de noyaux hémorrhagiques. Le cœur est petit, les valvules sont normales, pas d'endocardite ni de péricardite. Le cerveau lui-même ne présente aucune altération.

Le foie n'est pas volumineux, mais il est flasque, d'une teinte jaune-brun uniforme. A la coupe, cette coloration est encore plus prononcée; toute trace de la structure lobulée du foie a disparu : on ne retrouve plus cette apparence granitique que présente la glande l'état à normal. La vésicule est affaissée sur elle-même et ne contient presque pas de bile.

Examiné au microscope par M. Benj. Ball, le foie présente les altérations suivantes : 1° diminution du calibre des vaisseaux capillaires qui sont fort peu abondants; 2° disparition complète des cellules normales du parenchyme hépatique, dont on ne retrouve même pas les débris. A leur place on rencontre des granulations brunes de matière pigmentaire, les unes très petites, d'autres assez volumineuses, et offrant une forme polyédrique; des gouttelettes de graisse en très grande abondance, que l'addition d'un peu d'éther fait promptement disparaître, et sur plusieurs points des globules sanguins extravasés. On constate en outre une hyperplasie du tissu conjonctif, qui se présente sous forme de tractus parfaitement visible sur une lame mince du tissu.

Il existe ça et là des noyaux de cellules isolés, tuméfiés, infiltrés de graisse; mais nulle part on n'a trouvé d'aiguilles de tyrosine ni de globules de leucine.

Les symptômes principaux de cette observation sont une courbature de longue durée, bientôt accompagnée de malaise général et d'une teinte ictérique de la peau, en même temps que d'hémorrhagies légères par les muqueuses nasale et bronchique. La malade se plaint d'une dyspnée qui n'a pas sa raison d'être dans une lésion anatomique des poumons ni du cœur; des troubles nerveux encéphaliques surviennent; il y a du délire, de l'agitation; et la malade succombe dans le coma, sept jours après l'apparition des hémorrhagies et de l'ictère. Les douleurs musculaires et articulaires ne pouvaient être rapportées à la diathèse rhumatismale, puisque la malade ne présentait aucun autre signe présent ou passé de cette diathèse, et devaient être rattachées, ainsi que les autres symptômes morbides, à une maladie générale, analogue aux pyrexies. D'ailleurs l'apparition de l'ictère et des hémorrhagies bientôt suivies d'accidents nerveux graves, nous autorisait à diagnostiquer un ictère typhoïde, c'est-à dire une sorte de pyrexie avec altération organique probable de la glande hépatique. L'autopsie a justifié ce diagnostic; seulement nous devons remarquer que dans cette observation il n'existe point d'*atrophie du foie*, bien que les cellules de la glande eussent été entièrement détruites. Quant aux causes, nous n'en avons découvert aucune qui mérite d'être prise en considération.

Voici maintenant un autre fait.

M. G... a quarante-six ans, c'est un homme d'une santé assez frêle, nerveux, hypochondriaque, méticuleux. Il a eu souvent des troubles digestifs légers, mais rien qui ait nécessité l'intervention active de la médecine.

Au commencement de juillet 1864, sans causes connues, il prend un accès de fièvre, qui se calme vers le cinquième jour, et, alors que tout allait à souhait, un ictère se déclare, sans mouvement fébrile. Jusque-là rien qui émeuve beaucoup le malade ou sa famille; mais, à deux jours de là, la fièvre s'allume de nouveau et il survient un phlegmon sous la mâchoire du côté gauche.

L'ictère devient très foncé, la peau est chaude, le pouls donne de 120 à 130 pulsations, la langue se sèche, et il y a de légères épistaxis. La région du foie n'est pas douloureuse; l'intelligence est nette, il n'y a pas de sommeil.

L'intensité du mouvement fébrile, la vivacité de la douleur causée par le phlegmon, rendaient le diagnostic assez difficile. La fièvre était-elle sous l'influence du phlegmon, ou bien reconnaissait-elle pour cause principale l'affection du foie? Le sens dans lequel nous résolvions cette double question avait une grave influence sur le pronostic. En général, l'ictère accompagné de fièvre a un grand danger; il n'en est plus tout à fait de même lorsque la fièvre peut être mise sur le compte d'une maladie concomitante, bien que l'expérience démontre que l'ictère le plus simple est souvent aggravé par le fait seul de l'excitation fébrile, quelle que soit l'origine de cette excitation. Aussi tout en espérant que les choses prendraient une tournure favorable, n'étions-nous pas sans d'assez vives inquiétudes.

Cependant la lésion hépatique n'était pas douloureuse, il n'y avait pas de phénomènes nerveux inquiétants, le phlegmon marchait bien, et quoique les saignements de nez persistassent, quoique la teinte ictérique de la peau restât toujours aussi foncée, nous nous plaisions à espérer que les choses s'arrangeraient assez bien.

Il est dans la règle que la fièvre due à un phlegmon diminue lorsque la collection du pus se forme. Le pus s'accumulait, la fluctuation se dessinait sous la peau, et même l'abcès commençait à s'ouvrir du côté de la bouche, et la fièvre ne se modérait pas. Nous étions au dixième jour à partir du début de l'ictère. Un matin nous observons quelques soubresauts de tendons, la langue devient plus sèche, l'agitation plus grande :

la nuit qui suivit fut plus agitée; le lendemain les soubresauts étaient plus violents encore, notre inquiétude croissait à mesure que se manifestaient les symptômes nerveux; le soir il y eut de la faiblesse, et dans le courant de la nuit, le malade s'éteignit sans délire et sans secousses.

Ce fait, messieurs, vous montre les difficultés du diagnostic, alors que l'ictère se complique d'une affection intercurrente.

Dernièrement M. Jules Worms nous communiquait l'observation suivante : Un soldat du 4e régiment des voltigeurs de la garde, âgé de vingt-neuf ans, trapu et très fort, d'une très bonne santé et ne passant pas pour avoir été ivrogne, se plaint, un jour de garde, d'être sans appétit et de se sentir mal à l'aise. Le lendemain il fait une promenade à pied avec ses camarades pour se remettre. Le troisième jour il se sent plus malade, éprouve des frissons et de l'abattement; il lui est impossible de se lever. Il se plaint de douleurs dans les membres et ses camarades remarquent l'apparition de la jaunisse. Le quatrième jour l'abattement est à son comble, il survient des vomissements bilieux et l'on transporte le malade à l'hôpital du Gros-Caillou. Le médecin qui le reçoit, constate un ictère d'intensité moyenne avec refroidissement de la peau. Le pouls est lent, à peine sensible; l'abattement physique et l'anéantissement intellectuel sont extrêmes. Le malade succombe dans la matinée du cinquième jour de sa maladie, après être resté depuis la veille au soir dans un état de torpeur constant, sans avoir rendu de matières stomacales ni intestinales et sans avoir eu *aucune hémorrhagie.*

L'autopsie est faite douze heures après la mort. La peau présente une coloration ictérique peu intense; mais les sclérotiques sont d'un jaune d'ocre. Aucune ecchymose n'existe sur le corps; les gencives sont recouvertes d'une croûte sanglante. Les poumons sont congestionnés aux deux bases. Le cœur droit est rempli de sang poisseux, coagulé à peine dans quelques points. Les petits caillots sont gélatiniformes. Le cœur gauche renferme du sang liquide grumeleux. Pas de coagulations dans les vaisseaux. La rate a 14 centimètres de long sur 10 de large; elle est très molle et friable. L'estomac renferme 250 grammes de liquide noir d'encre; le microscope démontre que cette matière noire qui dépose au fond du vase est constituée uniquement par des globules de sang déformés. Au grand cul-de-sac de l'estomac se voient des ecchymoses très petites, nombreuses et disséminées. La couche muqueuse est ramollie. Les reins ne présentent aucune altération ni apparente, ni histologique. Les parois de la vessie sont normales.

Le bord inférieur du foie se trouve à trois travers de doigt au-dessus du rebord costal. Il présente une coloration *rouge foncé.* Il est très petit et ressemble à un foie d'enfant. Le diamètre transverse n'est que de 24 centimètres; le diamètre perpendiculaire, de la vésicule à l'émergence de la veine cave, a 15 centimètres. L'organe ne pèse que 940 grammes (le poids moyen du foie de l'adulte est de 1400 grammes). La vésicule renferme 60 grammes de bile très noire et épaisse. La capsule de Glisson est plissée, épaissie en certains points et formant sur la glande des arborescences. Il est évident qu'elle constitue un revêtement trop considérable pour la glande diminuée de volume. La substance hépatique est très ramollie et friable. A l'œil nu on n'est pas frappé par une notable modification d'aspect des différentes coupes du foie. Il y a bien un pointillé jaune, mais qui est loin de présenter cette marqueterie propre à la cirrhose.

Au microscope, on trouve les cellules hépatiques complètement détruites. Çà et là seulement on voit des lambeaux d'enveloppes cellulaires. Il y a des granulations pigmentaires en grande abondance. On rencontre quelques noyaux de cellules libres et subissant un commencement de transformation graisseuse ; mais en somme il y a à peine des globules de graisse.

Ce qui frappe dans cette observation, messieurs, c'est assurément la brusquerie du début et la rapidité de la marche, puis les symptômes nerveux qui témoignaient une altération grave de l'organisme. Cet homme se portait à merveille, lorsque tout à coup il se plaint de perte d'appétit et de malaise ; le lendemain il éprouve un frisson, signal de l'affection générale, et il tombe aussitôt dans un abattement qui doit continuer jusqu'à la mort. A peine quelques heures avant de mourir, a-t-il eu un peu de délire fugace pour retomber bientôt dans la torpeur. L'apparition de l'ictère dès le second jour de la maladie établissait que le foie était en cause, et l'état typhoïde ne pouvait laisser de doute sur le diognostic ; cependant il n'y avait point eu d'hémorrhagie nasale, stomacale ni intestinale, mais l'estomac contenait deux cent cinquante grammes de sang noirâtre, il y avait donc eu hémorrhagie avant la mort; et vous verrez tout à l'heure que nous avons observé nous-même un cas à peu près semblable. De plus, le sang était altéré et le cœur renfermait un sang visqueux, diffluent, la rate était molle, friable, et le foie présentait tous les caractères anatomiques de l'*hépatite diffuse* ou de l'*atrophie jaune aiguë* des auteurs allemands.

Voilà, messieurs, des observations que Graves et Budd auraient désignées sous le nom d'*ictère malin* ou de *fièvre jaune d'Irlande*, et que Frerichs eût fait figurer au chapitre de l'*atrophie aiguë ou jaune du foie*[1]. Enfin, ce sont des cas semblables à ceux qu'a décrits mon savant collègue le professeur Monneret, sous le nom d'*ictère hémorrhagique essentiel*.

Quels sont donc les caractères de cette maladie si grave, qui a été le sujet d'interprétations variées, de théories nombreuses, bien qu'au fond la plupart des auteurs s'accordent à voir en elle une *maladie générale ?*

1. Frerichs, *Traité des maladies du foie et des voies biliaires*, traduit de l'allemand par L. Duménil et J. Pellagot, 3e édition, 1877.

La coloration ictérique de la peau avec toutes ses nuances ne doit être considérée que comme un symptôme. L'ictère n'est point une maladie, il est l'expression d'états multiples *compatibles avec la santé* ou *fatalement mortels*. Mais, si la jaunisse est quelquefois le symptôme d'une lésion organique de la glande hépatique, souvent l'autopsie n'a démontré aucune altération organique, et l'examen histologique, fait par les observateurs les plus compétents, n'a permis de reconnaître aucune modification importante de la cellule hépatique.

L'ictère, en général, n'est qu'un phénomène passager qui ne trouble en rien les fonctions gastro-intestinales et qui permet à ceux qui en sont affectés de vaquer à leurs occupations ordinaires. Lors même qu'il est la conséquence d'un obstacle mécanique à l'excrétion biliaire, quelle qu'en soit la durée, quelle qu'en soit l'intensité, il n'y aurait point maladie, dans le sens vulgaire de ce mot, si les malades ne ressentaient quelquefois les grandes douleurs qui, le plus souvent, sont produites par la difficulté que les calculs biliaires éprouvent à cheminer à travers les conduits hépatiques. Et notez, messieurs, ainsi que je vous le rappelais au commencement de cette conférence, que l'ictère peut persister plusieurs mois sans que l'économie se révolte contre la présence insolite de la bile en circulation dans le sang. Tous les organes, tous les liquides portent en eux la coloration biliaire, et cependant aucun de ces organes, aucun de ces liquides ne cesse de remplir sa fonction physiologique. Enfin, il est des circonstances pathologiques où l'excrétion biliaire est impossible, comme dans les cas d'oblitération du canal cholédoque; il est des cas où la sécrétion hépatique est presque entièrement supprimée, comme cela a eu lieu dans la cirrhose atrophique, et cependant la rétention biliaire ou son défaut de sécrétion ne déterminent qu'à la longue des altérations secondaires générales qui deviennent incompatibles avec la vie.

Mais si, en thèse générale, l'ictère n'est qu'un symptôme de peu de gravité, l'observation clinique avait démontré à Franciscus Rubæus[1], à Morgagni[2], à Boerhaave, à Graves, que l'ictère d'abord bénin en apparence, et qui semblait se présenter dans les conditions ordinaires, pouvait tout à coup être accompagné d'accidents généraux qui amenaient la mort. Et nous savons tous, par expérience personnelle, qu'il faut être très réservé quant au pronostic de l'ictère. Il en est de ce symptôme comme de l'épanchement pleural, on ne peut jamais dire quelle en sera la terminaison. Graves nous apprend qu'il redoutait toujours les accidents nerveux dans ce cas, il avait de plus remarqué que ces accidents coïncidaient souvent avec une diminution des urines, *la peau et la sclérotique restant toujours jaunes;* aussi, craignant la rétention biliaire dans l'éco-

1. Franciscus Rubæus, *De ictero lethali.*
2. Morgagni, 10e et 37e *Lettres anatomiques.*

nomie, se hâtait-i de donner des diurétiques, cherchant en cela à imiter la nature qui éliminait la bile par le rein lorsqu'elle ne s'écoulait plus dans l'intestin, et, plusieurs fois, ajoute-il, ce fut avec succès qu'il avait eu recours à la médication diurétique. Toutefois, le professeur de Dublin n'avait point décrit un *ictère malin spécial*, et même dans ses *Leçons sur la fièvre jaune d'Irlande*, il n'accorde qu'une importance secondaire à la coloration jaune de la peau.

Il nous faut donc demander aux observateurs de ces dernières années la description d'*un état morbide spécial* qui est grave d'*emblée* et presque toujours mortel. C'est cet état spécial seulement que nous signalerons dans cette conférence, laissant de côté, et avec intention, les circonstances où des symptômes graves viennent compliquer un ictère de durée variable et qui est symptomatique d'une obstruction biliaire.

Beaucoup d'autres contemporains ont étudié l'*ictère typhoïde* d'emblée, et nous devons citer surtout, parmi eux, Rokitansky, Henoch, Budd, Dusch, Griesinger[1] et Frerichs[2]. Mais à côté de ces travaux anglais et allemands, il est juste de citer les travaux français, fondés surtout sur l'observation clinique et la pathologie générale. On peut signaler spécialement le travail de M. Monneret, où le diagnostic et la nature de la maladie sont étudiés avec une grande sagacité et une connaissance approfondie de toutes les maladies dans lesquelles le foie a sa part morbide. Le docteur Genouville[3] partage les opinions de Monneret. Enfin, M. Blachez[4] a exposé une théorie de M. Gubler et publié des détails intéressants sur l'ictère grave de l'espèce *canis*.

Soit qu'on lise des relations d'ictère grave essentiel, soit qu'on ait observé un seul cas bien net, il est impossible de n'être pas frappé de l'analogie qu'il présente avec les pyrexies. En effet, dès le début, on peut reconnaître que tout l'organisme est frappé par la maladie, de même que dans la dothiénentérie, la variole, le choléra les fièvres bilieuses des régions intertropicales et les fièvres pernicieuses de plusieurs contrées.

Tout à coup, ou après quelques jours ou quelques semaines de courbature, les malades se plaignent d'un anéantissement général; c'est en vain qu'ils veulent lutter, le malaise augmente; épuisés ils s'alitent, et bientôt on constate l'existence d'un ictère et souvent plusieurs hémorrhagies par la peau ou par les membranes muqueuses.

Quand la marche de la maladie est rapide, dès le troisième ou le quatrième jour surviennent des accidents nerveux variés, de l'agitation, des

1. Griesinger, *Traité des maladies infectieuses*, 2e édition, Paris, 1877.

2. Frerichs, *Traité pratique des maladies du foie et des voies biliaires*, 3e édition, 1877.

3. Genouville, thèse inaugurale.

4. P. Blachez, *De l'ictère grave*, thèse de concours pour l'agrégation, Paris, 1860.

convulsions, du délire et enfin un coma profond au milieu duquel arrive la mort. Un fait important c'est, assez souvent, l'absence de toute réaction, à peine le pouls s'élève-t-il, la température de la peau s'abaisse au contraire et l'on n'observe aucune tendance critique vers l'intestin. Lorsque la maladie dure plusieurs jours, des hémorrhagies multiples se produisent dans l'estomac, l'intestin, et alors les vomissements et les garde-robes sont presque uniquement constitués par du sang altéré. Les vomissements sont noirâtres, identiques par leur composition et leur aspect avec les hématémèses du cancer stomacal. Quelquefois ces vomissements renferment de la bile, mais cela ne s'observe qu'au début. Les urines, peu abondantes, laissent déposer les globules sanguins déformés, et, suivant Frerichs, on peut constater de la *leucine*, de la *tyrosine* dans le dépôt urinaire. Le même observateur fait remarquer que dans ces cas l'urine renferme une très petite quantité d'*urée*, et l'anatomie pathologique dévoile du côté des reins des altérations analogues à celles qui existent dans le foie.

Les épistaxis peuvent se répéter et les gencives témoignent souvent, par la présence de fuliginosités noirâtres, de l'exsudation sanguine sur leur bord libre.

La peau et le tissu cellulaire sous-cutané sont le siège d'hémorrhagies d'étendue variable, ayant la forme de purpura ou d'ecchymoses.

Quant à l'ictère il peut être généralisé ou limité à la moitié supérieure du corps, comme M. le docteur Hecker en a cité un exemple. La coloration jaunâtre ou plus ou moins foncée : l'ictère peut être vert ou jaune vif, des variétés de coloration n'ont du reste aucune importance non plus que l'état brun verdâtre des conjonctives. Monneret et d'autres observateurs ont remarqué que l'aspect de la figure contraste avec l'état de prostration générale, la face n'a point le caractère hippocratique, elle paraît, au contraire, épanouie.

Les deux symptômes principaux sont donc les hémorrhagies et l'ictère; lorsqu'on parvient à tirer les malades de l'abattement où il se trouvent pour en obtenir quelques réponses, ils accusent parfois, ainsi que cela avait lieu chez notre malade de la salle Saint-Bernard, des douleurs musculaires ou articulaires qui ne sont probablement que la courbature, si commune au début et dans le cours des pyrexies ou des intoxications. Ils se plaignent rarement de douleurs de tête, quelquefois ils ont une respiration suspirieuse, irrégulière et se plaignent d'étouffements.

En procédant à l'examen des différents appareils, on constate le plus souvent des phénomènes qui tous ont leur importance.

L'ictère appelle d'abord l'examen du foie. D'après Frerichs[1], dans la

1. Frerichs, *Traité pratique des maladies du foie*, traduit de l'allemand par les docteurs Louis Duménil et J. Pellagot, 3e édition, Paris, 1877.

majorité des cas, il y aurait de la douleur au creux épigastrique et dans l'hypochondre droit, ainsi que vous le verrez chez le malade de la salle Saint-Agnès dont nous vous dirons tout à l'heure l'histoire ; la palpation et la percussion augmenteraient la douleur, en même temps qu'elles permettraient le plus souvent, mais non toujours, de constater une *diminution* considérable du volume de l'organe. Cette assertion de Frerichs est d'autant plus remarquable que beaucoup de ses observations ont porté sur des femmes arrivées au sixième, septième et huitième mois de la grossesse, et l'on sait qu'à cette époque de la grossesse, en dehors de tout état morbide, on constate, au contraire, une notable augmentation de volume du foie. Cependant ce que dit Frerichs n'est pas douteux, car la plupart des malades ayant succombé aux progrès de la maladie, l'autopsie a démontré que le foie était atrophié. Mais plusieurs des observations de Budd [1], de Hanlon, de Monneret et la relation anatomo-pathologique de nos malades des salles Saint-Bernard et Sainte-Agnès viennent infirmer la généralisation de l'assertion du professeur de Berlin. Chez ces malades, en effet, le foie avait conservé son volume normal; au contraire, dans le fait rapporté par le docteur J. Worms, le foie avait perdu presque un tiers de son volume et de son poids.

On doit conclure de tous ces faits que la diminution de volume du foie n'a qu'une importance relative, puisqu'elle peut manquer dans un grand nombre de cas. Mais la douleur épigastrique et hypochondriaque a une importance plus grande, parce qu'elle s'observe presque constamment et parce qu'elle est la conséquence du travail morbide qui s'opère dans le foie et quelquefois dans la tunique muqueuse de l'estomac, siège si fréquent d'hémorrhagies abondantes. Il y a lieu d'être étonné que les observateurs n'aient point noté plus souvent de la douleur splénique, l'anatomie pathologique ayant démontré que la rate était dans plusieurs cas le siège d'altérations organiques ou au moins d'une congestion passive, comme cela s'observe dans les septicémies.

Malgré l'existence de la dyspnée et l'irrégularité de la respiration, on ne trouve rien du côté des poumons ni du cœur, et l'autopsie vient confirmer ce qu'avait appris déjà la clinique, à savoir, l'absence habituelle de lésions dans ces organes. De sorte qu'on en est réduit à rapporter ces troubles fonctionnels à une affection du système nerveux splanchnique.

Notons cependant que Hecker, après d'autres observateurs, a expliqué le ralentissement de la circulation par l'altération graisseuse des fibres musculaires du cœur. Quant aux hémorrhagies bronchiques ou pulmonaires, elles ne sont point la conséquence d'un travail pathologique spécial au poumon, mais bien le résultat de la congestion passive qui existe dans tous les organes.

1. Budd, *On Diseases of the Liver*, third edition, London.

J'ai comparé plusieurs fois l'ictère grave aux pyrexies; cependant toute pyrexie a pour un de ses éléments principaux l'accélération du pouls et, au contraire, dans un grand nombre de cas d'ictère grave le pouls s'élève peu, quelquefois même descend au-dessous du chiffre normal (je ne parle pas de la fréquence du pouls dans les derniers moments de la vie, c'est là un phénomène d'agonie). Le peu de fréquence du pouls, dans l'ictère typhoïde, a sa raison d'être dans la prostration générale de la vie de relation et de la vie organique ; comme toute l'économie est prostrée, il n'y a point de mouvement fébrile, parce qu'il n'y a aucune tendance à la réaction. L'altération primitive du sang et la désorganisation du foie, lorsqu'elle existe, sont telles qu'il n'y a point production possible des phénomènes réflexes ou sympathiques qui font l'accélération du pouls, l'élévation de la température, et ont pour résultat de produire des sueurs ou une diurèse abondante. Il semble que l'action du principe morbide, quelle que soit son origine, individuelle ou extérieure, soit telle qu'elle ne laisse point à l'organisme la puissance de se révolter et de réagir. Mais malgré cette absence de fièvre proprement dite, l'ictère grave, comme nous chercherons à l'établir en traitant de la nature de cette maladie, ne mérite pas moins d'être placé à côté des pyrexies, de la fièvre typhoïde et de la fièvre jaune, qui ne sont que des septicémies spéciales, avec ou sans réaction fébrile possible, suivant l'intensité d'action de la cause ou la résistance de l'individu malade.

Aussi les hémorrhagies sont-elles passives dans l'ictère typhoïde et analogues à celles que l'on observe dans les varioles ou les scarlatines graves, l'hémorrhagie étant souvent, dans ces pyrexies, une des manifestations de leur malignité.

Plusieurs auteurs admettent que dans l'ictère grave il existe deux périodes, l'une à laquelle appartiendraient l'ictère, les hémorrhagies et l'absence presque complète de réaction fébrile ; puis une seconde période caractérisée par des accidents nerveux, convulsifs, délirants ou comateux.

Lorsqu'on étudie les théories de ces mêmes auteurs, on reconnaît que pour eux ces accidents nerveux sont la conséquence d'une intoxication secondaire, d'une intoxication biliaire simple ou complexe. Nous discuterons plus tard cette interprétation, je la crois absolue et je veux seulement faire remarquer maintenant que s'il existe une première période, les épiphénomènes qui constitueront la seconde période me paraissent être la conséquence de la marche progressive de la maladie. Je serai donc bref sur l'analyse de ces divers phénomènes nerveux qui surviennent quelquefois le troisième, le quatrième jour de la maladie, ou seulement une ou deux semaines après le début de l'ictère et des hémorrhagies.

Le délire, bien que tranquille ordinairement, peut être accompagné d'agitation, suivant les habitudes ou l'idiosyncrasie du sujet affecté; il commence le plus souvent la nuit et ne présente que de rares intermittences; bientôt il est suivi, comme dans toutes les maladies graves, de coma. Nous avons déjà dit que rarement les malades présentaient des convulsions; ces convulsions générales, lorsqu'elles se manifestent, peuvent revêtir la forme éclamptique : Monneret a noté leur existence d'un seul côté; il est vrai que, dans cette observation, l'autopsie a démontré l'existence d'une hémorrhagie méningée.

L'ictère grave se termine le plus souvent par la mort, cependant Hanlon et Griffin ont observé une terminaison heureuse. Alors les accidents nerveux ont été peu intenses et de courte durée. On ne dit point que dans ces cas il y ait eu quelque phénomène critique. D'autres faits démontrent encore la possibilité d'une terminaison heureuse de la maladie; Monneret rapporte l'observation d'un étudiant en médecine, auquel il a donné ses soins et qui, bien qu'affecté d'un ictère hémorrhagique essentiel, s'est parfaitement rétabli. Même terminaison a été relatée par Baudon, dans un cas d'ictère typhoïde, mais, fait exceptionnel, il est noté « qu'une énorme parotide s'était développée depuis la tempe droite jusqu'au-dessous de la mâchoire inférieure. Il est probable que la parotide fut critique, car l'amélioration se prononça à partir de cette époque. » L'extrême gravité de l'ictère typhoïde semblerait devoir être infirmée par le mémoire que le docteur Carville vient de publier sur une épidémie d'*ictère grave*, observée par lui dans l'été de 1859[1]. Dans cette épidémie, quarante-sept malades présentèrent les symptômes de l'ictère essentiel hémorrhagique, et cependant neuf seulement succombèrent. La mortalité aurait donc été infiniment moins grande que dans les cas d'ictère grave sporadique observés jusqu'à ce jour. Le simple énoncé de ce résultat paraît tellement en contradition avec les notions de la pathologie générale, qu'on peut croire qu'il y eut dans ces faits des données méconnues par l'observation.

Avant de traiter de la nature de la maladie il me faut passer en revue les principales lésions anatomiques de l'ictère grave. On a voulu accorder une part si grande à la lésion du foie, qu'on a donné à la maladie le nom d'*atrophie jaune aiguë* du foie ou d'*hépatite diffuse*.

Le foie, à la vérité, est souvent le siège d'une altération plus ou moins généralisée de la cellule hépatique : d'après Rokitansky et Frerichs, les parois de la cellule seraient détruites; à peine reconnaîtrait-on dans les parties affectées quelques noyaux isolés, encore seraient-ils perdus au milieu d'une matière amorphe et graisseuse. Il y aurait là une destruction de la cellule avec prédominance de graisse. Lorsque la lésion est moins avancée, on rencontre encore quelques cellules hépatiques; mais elles sont déjà infiltrées de matière graisseuse et de pigment biliaire Jamais le foie ne présente une égale altération dans tout son parenchyme on trouve des parties saines au milieu des parties malades; le lobe

1. Carville, *Archives générales de médecine* août 1864.

gauche est celui où l'altération fait les plus rapides progrès; aussi se présente-t-il souvent avec un aspect jaune d'ocre à sa surface et à sa coupe, tandis que c'est seulement par îlots que la glande est altérée dans son lobe droit.

Quelquefois cependant la destruction des cellules est tellement généralisée, que le poids et le volume de l'organe ont diminué dans la proportion d'un tiers et même de deux tiers; alors le foie est diffluent, jaunâtre et ne présente plus l'aspect granité qui lui est spécial; de plus l'enveloppe fibreuse, la capsule de Glisson, est devenue trop large pour son contenu et présente de nombreuses rides.

C'est à tort que l'école allemande a donné à cette altération de la cellule le nom d'*atrophie*, et c'est avec raison que M. Ch. Robin[1] a vu qu'il y avait non atrophie, mais *destruction* de la cellule hépatique avec ou sans modification dans le volume ou la consistance de l'organe. L'état actuel de la science ne permet de rien affirmer de précis sur l'état des vaisseaux et du parenchyme du lobule hépatique, si ce n'est que les éléments paraissent ramollis, infiltrés de graisse; encore convient-il quelquefois de rapporter en partie le ramollissement à l'état de putréfaction. Les canaux biliaires ne sont point gorgés de bile, et ce n'est qu'exceptionnellement qu'on a constaté une grande quantité de bile dans la vésicule.

Les faits que nous venons de rappeler relativement à la *destruction de la cellule hépatique* sont complètement d'accord avec l'examen miscroscopique du foie de nos malades des salles Saint-Bernard et Sainte-Agnès et du malade dont J. Worms nous a donné communication. Mais hâtons-nous d'ajouter que Hanlon, Griffin, Budd, Monneret et Ch. Robin, non-seulement ont constaté que les caractères physiques du foie pouvaient être normaux, mais encore que l'examen histologique, dans un grand nombre de cas, ne donne que des résultats négatifs. Il n'est pas besoin d'insister longuement sur l'importance de semblables faits parfaitement acquis à la science; en effet, s'il existe des ictères graves sans lésion du foie, celle-ci n'est donc point nécessaire à la production de la maladie et l'on ne peut à plus forte raison en faire la source de l'altération du sang.

Alors la lésion du foie n'a qu'une importance secondaire et comparable à l'altération que l'on observe dans les reins, la rate et quelquefois dans les fibres musculaires du cœur. Frerichs et, avant lui, Budd et Spaeth, avaient noté un état graisseux du parenchyme rénal; les tubuli droits ou flexueux, examinés au microscope, présentaient une desquamation plus ou moins étendue, et l'épithélium de ces mêmes tubuli était détruit ou chargé de matière amorphe et de graisse. Notez que dans l'ictère grave on

1, Charles Robin, *Note sur l'état anatomo-pathologique des éléments du foie dans l'ictère grave* (*Mémoires de la Société de biologie*, 1857, p. 9).

a remarqué une diminution de l'urée dans l'urine et au contraire son excès dans le sang, ainsi que l'existence de l'albuminurie indépendante d'hémorrhagie rénale. Ces faits cliniques et anatomiques démontrent qu'il y a parfois lésion de la fonction rénale; lésion qui s'observe si souvent dans les maladies, les pyrexies et grand nombre d'intoxications.

La rate est fréquemment augmentée de volume, molle et très friable. Quant aux lésions rencontrées dans d'autres organes, elles nous paraissent secondaires; la plupart sont la conséquence de la stase sanguine et des hémorrhagies dans le parenchyme ou à la surface des muqueuses, ainsi que cela a été observé le plus souvent à la base des poumons, sur la membrane muqueuse de l'estomac et de l'intestin. On n'a constaté aucune lésion importante dans les centres nerveux, et l'hémorrhagie méningée à laquelle nous avons fait allusion plus haut n'était qu'un fait consécutif à la tendance hémorrhagique générale. Mais le sang que l'on retrouve en assez grande quantité dans le système veineux, principalement dans les veines caves et dans le cœur droit, a toujours présenté les caractères observés dans les septicémies; il était poisseux, d'un violet sombre, diffluent, et, suivant Frerichs, il renfermait de notables quantités de leucine et d'urée. De plus, le cœur lui-même a souvent une flaccidité très grande; et le docteur Hecker, ainsi que le docteur Peter, dans une récente autopsie, y ont constaté une dégénérescence granuleuse et graisseuse des faisceaux musculaires primitifs.

J'ai dit tout à l'heure que l'altération atrophique du foie s'observait aussi dans un grand nombre d'intoxications. Il est en effet certains empoisonnements accompagnés d'*ictère* et d'hémorrhagies multiples par les membranes muqueuses et dans les parenchymes, qui, par leurs symptômes non moins que par leurs lésions, ressemblent à l'ictère grave et laissent jusque sur la table anatomique l'esprit dans l'hésitation. Le cas suivant, que nous venons d'observer à la salle Sainte-Agnès, est un de ceux qui peuvent laisser le diagnostic en suspens.

Le 26 juillet, un homme de trente-deux ans entre dans notre service avec la figure un peu cyanosée et de la contracture des membres supérieurs. Vingt-quatre heures auparavant il avait été pris tout à coup de crampes douloureuses dans les muscles des mollets. Un peu plus tard étaient survenus des vomissements bilieux extrêmement abondants et qui persistèrent toute la nuit. Le lendemain les crampes cessent et la contracture douloureuse apparaît dans les membres supérieurs.

Vous avez vu cet homme le matin du 27, il avait une légère cyanose de la face, la voix très faible, à demi éteinte, et une contracture très remarquable des extrémités supérieures, surtout prononcée à droite, où elle était très douloureuse. Il vomissait encore de la bile, mais n'avait plus de crampes, l'épigastre et l'hypochondre droit étaient douloureux. Il n'y avait pas d'albumine dans les urines.

Le 28, quarante-huit heures après le début des accidents, l'ictère apparaît; l'hypochondre droit est toujours douloureux.

Le 29, je vous fais remarquer que l'ictère est devenu plus foncé; qu'il y a le matin une épistaxis très peu abondante et par la narine droite; celle par laquelle, suivant Galien, s'effectuent les épistaxis dans une affection du foie[1]. Cet organe est volumineux, il déborde les côtés de trois travers de doigt; il est dur, douloureux à la pression. Il y a toujours une vive douleur épigastrique.

Cet homme se dit plus mal, et il est évident que son état s'est notablement aggravé : il y a une prostration absolue des forces, la voix est très faible, languissante; il y a de la céphalalgie. Une douleur très vive existe dans toute l'étendue du rachis, de la région cervicale à celle des lombes. La douleur augmente quand on comprime les masses musculaires du cou et du rachis, lesquelles sont un peu contracturées; la douleur augmente également quand on soulève les membres inférieurs, préalablement étendus, ce qui indique une irritation médullaire. Le pouls est à 112; la respiration est haute, assez fréquente. On trouve quelques râles fins à la base du poumon droit, mais l'auscultation est difficile en raison de la faiblesse. Le reste de la journée se passe dans la somnolence; le malade a le calme de la stupeur; son intelligence est absolument intacte : il s'aperçoit de la gravité de son état et dit qu'il va mourir. Il a cessé de vomir et il n'y a pas de contracture, mais on la réveille facilement en comprimant le bras de manière à interrompre la circulation veineuse. D'ailleurs dès qu'on le touche au ventre, à la poitrine et surtout à la nuque, il témoigne d'une vive douleur. Il avale lentement et avec difficulté. Enfin à une heure du matin, sans agonie, sans perte de connaissance, sans avoir eu non plus de nouvelles épistaxis ou d'hémorrhagie intestinale, le malade succombe.

A l'*autopsie*, faite par M. Peter, on trouve un foyer hémorrhagique à la partie inférieure du médiastin, le sang est noir et enkysté au voisinage du péricarde. Il y a de plus une infiltration sanguine dans toute l'étendue du médiastin. Le tissu cellulaire sous-jacent à la plèvre pariétale est infiltré de sang, de manière que la plèvre en est colorée en rouge noirâtre dans toute son étendue, mais l'hémorrhagie n'a pas transsudé dans la cavité pleurale. Au sommet du poumon gauche, épanchement hémorrhagique enkysté par une fausse membrane celluleuse; le foyer a une étendue de 8 centimètres sur 4. Il n'y a pas d'épanchement pleurétique de ce côté. A droite, on trouve une légère exsudation d'un liquide séro-sanguinolent. Exsudation sanglante sous la plèvre diaphragmatique des deux côtés.

1. Oportet autem per directum fluere sanguinem, ex dextra quidem nare epate affecto... ex sinistra autem liene. » (Galien, *De crisibus*, lib. III.)

Le cœur a son volume normal, mais il est flasque et très décoloré. Les valvules sont saines. La rate a plus que doublée de volume; elle est très friable, mais non diffluente. Hémorrhagie au niveau du hile.

Hémorrhagie sous-muqueuse et interstitielle occupant tout le grand cul-de-sac de l'estomac, sans rupture de la membrane muqueuse et sans épanchement dans l'intérieur de l'organe, qui est sain dans le reste de son étendue. Intestin grêle absolument sain, sinon dans son dernier tiers où existe une psorentérie; les follicules isolés apparaissent à la surface comme autant de grains de millet. Les plaques de Peyer sont saines.

Foie volumineux, surtout dans son lobe droit; jaune, anémique, graisseux.

Reins anémiques, surtout dans leur portion corticale, de volume normal d'ailleurs, capsules surrénales saines. Pancréas injecté et friable dans toute son étendue, pas d'hémorrhagie dans le tissu cellulaire périphérique.

Vive injection, sans hémorrhagie, dans le péritoine pariétal.

Cerveau et moelle absolument sains. Nulle injection des méninges cérébrales et médullaires.

Au *microscope*, on trouve une altération graisseuse du foie : les cellules hépatiques sont déformées, gonflées par des gouttelettes de graisse, qui se dissolvent à l'aide de l'éther; d'autres sont granuleuses, mais, si déformées qu'elles soient, les cellules n'ont pas disparu comme dans l'atrophie aiguë du foie.

Altération granuleuse des reins, surtout dans la substance corticale; infiltration graisseuse des cellules.

Dégénérescence granuleuse des muscles du cœur, dont la striation est beaucoup moins évidente et a disparu en certains points

Même altération des muscles grands pectoraux.

Ces hémorrhagies multiples, on les observe dans les cas d'intoxication par les poisons métalliques, tels que les sels d'antimoine ou d'arsenic; ces dégénérescences graisseuses, on les rencontre aussi dans ces cas, ainsi que dans l'empoisonnement par le phosphore; mais les hémorrhagies et la dégénérescence graisseuse du foie et des reins sont, nous l'avons vu, la conséquence ou les lésions caractéristiques de l'ictère grave. Or, nous apprenons que cet homme avait travaillé longtemps dans une fabrique d'acide arsénieux; mais il avait abandonné cette fabrique depuis un an. On ne pouvait donc pas croire que le poison métallique ait attendu si longtemps pour manifester ses effets. D'un côté, cet homme se livrait avec excès aux boissons alcooliques; de telles habitudes entretenaient chez lui une diarrhée très abondante, qui explique la psorentérie qu'on trouva à l'autopsie, et il est possible aussi que l'alcoolisme ait été la cause d'une altération consécutive du foie. Enfin cette altération a pu être elle-même le point de départ de tous les accidents dont l'ensemble constitue ce qu'on appelle l'ictère grave.

On voit à quelle série de suppositions on peut se livrer aussi bien à l'occasion des symptômes et de l'étiologie, qu'à l'égard des lésions. Pour élucider la question d'empoisonnement, nous avons fait examiner chimiquement le foie et les reins, et l'on n'y a pas trouvé de trace d'arsenic, ainsi que nous nous y attendions. Quant au phosphore, il n'y en avait pas davantage. Ainsi cet homme a succombé à une affection qui a débuté par des symptômes cholériformes et de la contracture, à la suite desquelles l'ictère est survenu. Dès lors nous avons diagnostiqué un ictère grave, et, à l'autopsie, nous trouvons des lésions qui nous expliquent la jaunisse et la mort, mais sans nous faire comprendre la genèse de ces accidents.

L'ictère grave peut être observé à *tous les âges*, cependant le plus grand nombre des faits recueillis appartenait à des adultes. Nous ne connaissons point d'observations d'ictère grave proprement dit *chez les nouveau-nés*, et à ce sujet nous devons faire quelques remarques pour ne pas paraître en opposition avec l'assertion opposée qui a été émise au sein de la Société médicale des hôpitaux. Il existe à la vérité un ictère par rétention de la bile chez les nouveau-nés et cet ictère, sur lequel le docteur Porchat a composé un excellent travail[1], avait été déjà le sujet de réflexions cliniques très importantes de la part de Burns, de Gardien, d'Unterwood et de Rosen. Suivant tous ces auteurs, l'ictère du nouveau-né est suivi de mort, lorsque la constipation persiste plus de trois à quatre jours; aussi conseillaient-ils de déterminer l'écoulement de la bile dans l'intestin au moyen de purgatifs. Mais aucun des auteurs que nous venons de citer n'avait décrit de symptômes typhoïdes observés dans ces cas, et la plupart se taisaient sur l'étiologie de la rétention biliaire.

Le docteur Porchat remarque que l'étiologie de l'ictère chez le nouveau-né a été peu étudiée, et il recherche avec soin quelles en sont les causes. Dans un premier ordre de faits, l'examen anatomique lui a démontré que les canaux biliaires étaient libres, mais que la bile, épaisse et abondante dans la vésicule, n'avait pu arriver jusqu'au duodénum, ainsi que cela était prouvé par l'aspect blanchâtre des matières et par l'analyse chimique de ces matières. Dans un second ordre de faits, les conduits biliaires n'existaient point ou le canal cholédoque était remplacé par un cordon fibreux. Dans tous les cas la bile était sécrétée, mais non excrétée, et, partant, devait être absorbée par les veines et les lymphatiques, ainsi que le prouvait l'examen du sang, des urines et des parenchymes, qui étaients teints par la matière colorante de la bile.

Cette rétention biliaire, qui n'est point une cause d'infection pour l'adulte, pourrait-elle suffire pour altérer profondément l'organisme des nouveau-nés? Remarquez, messieurs, que ce n'est point là une simple hypothèse, la pathologie comparée et les expériences de M. Claude Ber-

1. Porchat, thèses de Paris, 1857.

nard[1] ont établi que la rétention biliaire amenait la mort chez les jeunes chiens au bout de quelques jours, tandis que les chiens adultes peuvent ne pas succomber lorsqu'il y a obstruction complète du canal cholédoque. Le docteur Campbell, en 1844, rapportait trois observations d'ictère avec hémorrhagie du cordon, qui s'étaient terminées par la mort. Dans ces observations, la rétention biliaire était la conséquence d'un arrêt de développement ou de l'atrésie de l'appareil excréteur de la bile, ou bien encore d'une obstruction par concrétion biliaire dans le canal cholédoque. Dans tous les cas, l'ictère était très prononcé; dans deux, il y avait eu hémorrhagie par l'ombilic, dans le troisième cas il n'y eut point d'hémorrhagie ombilicale, mais l'enfant succomba dans un état comateux, après avoir vomi un liquide qui ressemblait à du marc de café.

Ainsi la rétention biliaire chez le nouveau-né et dans la première année de la vie peut donner lieu à des accidents graves susceptibles d'avoir une terminaison funeste. Et ces faits doivent être rangés à côté des très rares observations où la rétention de la bile chez l'adulte a déterminé des accidents mortels; mais nous répétons que l'ictère grave de l'adulte peut exister sans lésion du foie et qu'il ne dérive jamais d'une obstruction des canaux biliaires.

Cela dit de l'ictère *mortel* du nouveau-né, rappelons que l'ictère grave yphoïde se rencontre surtout chez l'adulte; les chagrins paraissent avoir une grande part dans sa production; la misère et les excès n'agissent guère qu'à titre de causes débilitantes. Les observations de Hanlon et de Griffin recueillies sur des sujets très sains et qui ne paraissaient point souffrir de la misère, nous paraissent démontrer l'influence des milieux. Il en est ainsi de deux malades signalés par M. Hérard, qui tous deux habitaient le même garni et avaient été frappés à quelques heures d'intervalle, tous deux moururent à l'hôpital Lariboisière. Nous utiliserons ces faits pour démontrer la nature ds la maladie. Quant au chagrin, et c'est avec intention que nous revenons sur cette cause, son action ne nous paraît guère contestable, surtout si l'on se rappelle l'importance que les anciens accordaient aux dépressions morales sur la production des maladies de l'estomac et du foie, si l'on se rappelle encore leur action sur le système nerveux. Ajoutons enfin que les observations de Frerichs[3], contradictoirement à celles de Spaeth, semblent établir que la grossesse serait une cause d'ictère grave, puisque sur 22 femmes atteintes d'ictère graves 11 étaient enceintes.

1. Claude Bernard, *Leçons de physiologie expérimentale appliquée à la médecine. — Leçons sur les propriétés physiologiques et les altérations pathologiques des liquides de l'organisme*, 1869, t. II.

2. Campbell, *British and foreign med. Review*, t. XX, p. 553.

3. Frerichs, *Traité pratique des maladies du foie et des voies biliaires*, trad. de l'allemand par Louis Duménil et J. Pellagot, 3e édition, Paris, 1877.

J'arrive maintenant à la *nature* de l'ictère grave, et je serai bref sur l'examen critique des différentes théories : Rokitansky et beaucoup d'autres se sont contentés de constater la lésion anatomique, mais Henoch et Dusch ont voulu expliquer la destruction de la cellule hépatique en émettant la double hypothèse d'une paralysie des radicules biliaires et des vaisseaux hépatiques. Il n'est point nécessaire de discuter de semblables vues de l'esprit; notons seulement que Dusch pense que les éléments de la cellule étant dissociés, sont absorbés et donnent naissance à une intoxication secondaire qui produit les accidents nerveux de la seconde période de l'ictère grave.

Brigth est le premier qui souleva la question de savoir si la lésion hépatique est le phénomène primitif ou seulement un acte secondaire, mais il ne va pas plus loin et considère l'altération du foie comme une inflammation de l'organe. Budd, qui avait observé un grand nombre d'ictères graves et de différentes espèces, devait trouver dans son expérience clinique des objections nombreuses aux différentes théories déjà émises. L'ictère grave, disait-il, ne pouvait point être seulement une inflammation, parce que l'hépatite n'est point ordinairement suivie des accidents qui caractérisent l'ictère typhoïde. Les symptômes généraux ne pouvaient être la conséquence de la simple rétention de la bile, parce que chaque jour on constate des ictères de longue durée sans le moindre trouble nerveux. D'ailleurs la rétention de la bile ne suffit pas pour amener la désorganisation de la cellule hépatique.

Ainsi nous pouvons conclure avec Budd que l'ictère grave, typhoïde, n'est point la conséquence immédiate de la rétention biliaire, et que l'altération de la cellule hépatique, lorsqu'elle existe, tient à une autre cause qu'à cette rétention. Mais si la rétention biliaire est sans conséquence grave pour le foie et pour l'économie tout entière, il nous faut donc chercher ailleurs que dans le foie, qui, d'ailleurs, peut n'être pas lésé, la cause de l'ictère typhoïde.

Les symptômes de l'ictère typhoïde, leur soudaineté, et surtout les signes d'abattement physique et moral rapprochés des symptômes de début des pyrexies et des intoxications, conduisent à penser qu'un poison, une matière morbifique, *venue du dehors* ou *produite dans l'organisme*, est la cause de tous ces désordres, qui portent d'abord sur le système nerveux, puis sur le foie, la rate, le rein et le cœur. Nous voyons des phénomènes à peu près analogues se produire dans la dothiénentérie : un malaise général, une prostration des forces marquent le début de la maladie, c'est-à-dire le moment où le poison morbifique commence à agir, puis la maladie se montre avec son cortège habituel de symptômes, suivant la forme qu'elle doit revêtir, et c'est secondairement que l'intestin offre des altérations spéciales.

Nous croyons donc que dans l'ictère grave proprement dit un agent morbide venu du dehors ou formé dans l'économie porte le trouble d'abord dans le système nerveux, puis dans tout l'organisme ; et nous croyons aussi que suivant l'intensité d'action de ce poison le malade peut succomber sans présenter aucune altération organique du foie ou de tout autre organe. C'est ainsi qu'on peut comprendre ces autopsies nombreuses où l'on voit l'ictère grave être mortel sans qu'il existe d'altération hépatique aux yeux même des observateurs et des micrographes qui désirent rencontrer ces lésions. Et puisqu'il en est ainsi, il faut donc bien accepter que l'altération du foie, la *destruction de la cellule*, n'est point la source de l'intoxication primitive.

Le poison morbifique peut venir du dehors, c'est-à-dire avoir son origine dans les conditions hygiéniques. Les observations des docteurs Hanlon, Griffin, rapportées par Graves et par Budd, celles que M. Hérard a recueillies dans son service à l'hôpital Lariboisière, nous autorisent à croire que l'insalubrité de certaines habitations, surtout dans les grandes chaleurs, peut donner naissance à un élément morbifique, analogue à celui qui fait la fièvre typhoïde par encombrement, à celui qui fait la fièvre jaune, la fièvre bilieuse des régions intertropicales. Le mémoire de Carville semble établir que l'ictère grave peut se montrer sous forme épidémique.

Ce poison morbifique peut avoir sa source dans l'individu lui-même, lorsqu'il a été longtemps soumis à des conditions de fatigue physique et de dépression morale. L'équilibre des fonctions peut alors être modifié de telle sorte que, à la suite d'une cause déterminante de nature variable, le foie sera lésé dans ses fonctions, et un ictère typhoïde se manifestera. Rappelez-vous l'observation de cette malade qui nous était adressée par le docteur Firmin, et qui était au n° 30 de notre salle Saint-Bernard. Cette femme, âgée de cinquante-trois ans, était tombée dans la misère après avoir éprouvé des pertes d'argent et de grands chagrins. Depuis quelques semaines elle n'avait plus le courage de travailler, elle se sentait fatiguée, n'avait plus d'appétit, et à sa première visite le médecin constatait un état typhoïde grave en même temps que de l'ictère. Cette malade succombait dans le coma quelques jours après son admission à l'hôpital. Il est vraisemblable que les mauvaises conditions hygiéniques et le chagrin profond avaient déterminé une altération de tout l'organisme, par le fait de laquelle sont apparus l'ictère et les symptômes typhoïdes. Le foie et l'intestin ne présentèrent point d'altération organique.

Dans les cas analogues, la présence de l'ictère suffit pour prouver qu'il y a trouble dans la fonction hépatique, et chez certains malades le trouble fonctionnel seul peut amener de graves conséquences. Le passage de la bile dans le sang, qui ordinairement est sans inconvénient sérieux, peut chez des sujets affaiblis être le point de départ d'accidents mortels. Graves avait déjà fait cette remarque, et pour conjurer les accidents nerveux, qui peuvent arriver en ces circonstances, il se hâtait, je vous l'ai déjà dit, de favoriser l'élimination de la bile par les diurétiques et les sudorifiques.

A plus forte raison doit-on craindre des complications nerveuses dans les cas où la percussion accuse une diminution de volume du foie, c'est-à-dire une atrophie jaune aiguë de l'organe hépatique. En effet, tout en reconnaissant que le poison qui a engendré les symptômes nerveux du début de l'ictère peut suffire pour produire les symptômes nerveux secondaires, Budd pense qu'il convient d'accorder une part à la lésion du foie, car ses éléments anatomiques dissociés vont être absorbés et augmenter l'action du poison primitif.

A toutes ces causes morbifiques premières et secondes vient s'ajouter la perturbation de la fonction d'hématose hépatique, ainsi que le fait judicieusement observer Monneret. En effet, le foie ne sécrète pas seulement de la bile. C'est à lui qu'aboutit tout le système de la veine porte, à lui que le sang *porte* demande une élaboration spéciale qui va se traduire au sortir du foie par une élévation de température du sang et la présence du sucre hépatique dans ce liquide. Et là ne s'arrête point l'action du foie sur la composition du sang, ainsi que le prouve la comparaison du sang de la veine *porte* à celui des veines sus-hépatiques. Enfin, pour fabriquer la bile, le foie emprunte au sang des éléments dont la présence pourrait être nuisible s'ils n'étaient éliminés.

On voit ainsi que le foie, organe d'hématose, suivant Gallien, au même titre que le poumon, ne peut être annihilé *subitement* et d'une manière *persistante* par la maladie, sans que cette suppression de fonction ait une action nuisible sur la composition du sang et un retentissement sur les fonctions du système nerveux. Or, si les altérations chroniques et lentement progressives du foie n'entraînent point de graves modifications dans la composition du sang et dans les fonctions du système nerveux, il pourra n'en être plus de même dans les cas où l'hématose hépatique sera supprimée tout à coup et d'une manière durable.

Nous pouvons donc conclure que l'ictère grave ou typhoïde, encore appelé *fièvre jaune nostras*, est une maladie générale, analogue aux pyrexies, caractérisée par des troubles nerveux et des altérations anatomiques, spéciales, sinon constantes, du foie, de la rate, des reins et du cœur; que cette maladie est presque toujours mortelle et qu'elle paraît être la conséquence d'une intoxication qui le plus souvent prend son origine dans le milieu ambiant et quelquefois dans l'organisme lui-même.

Cependant, je veux ici protester bien haut, messieurs, contre l'assimilation que l'on a voulu établir entre l'ictère grave et la fièvre jaune. J'ai pu, vous le savez, voir, au début de ma carrière, un bien grand nombre de malades atteints de fièvre jaune, et lorsque je me suis trouvé en présence de l'ictère malin, je n'ai pas eu de peine à saisir la différence immense qui sépare ces deux maladies.

Il est d'abord un point sur lequel il est facile de tomber d'accord, c'est sur l'absence d'ictère dans la fièvre jaune; sur plus de mille malades qu'il m'a été donné de voir, il n'y en a pas eu un seul atteint d'ictère; et je me rappelle que, dans le cours de l'épidémie, il entra dans les salles des hôpitaux militaires où nous allions tous les jours, deux soldats atteints de jaunisse; les infirmiers, sans avoir été instruits à les reconnaître, avaient parfaitement vu qu'il ne s'agissait pas de la maladie épidémique, et les chefs du service médical n'eurent pas un instant d'hésitation; la teinte de la peau, seule, révélait l'existence d'une maladie entièrement différente de l'affection épidémique. Puis quand on descendait à l'examen un peu plus intime des phénomènes propres à chacune des deux maladies, il n'était permis à personne de conserver le plus léger doute.

Si maintenant on veut comparer l'ictère malin avec la fièvre jaune, au point de vue symptomatique, indépendamment de l'ictère, et au point de vue des lésions anatomiques, on s'étonne que des médecins sérieux aient pu assimiler deux affections aussi différentes, ou plutôt l'étonnement cesse lorsque l'on considère que ceux qui ont fait cette assimilation n'avaient jamais observé d'épidémie de fièvre jaune; et que ceux qui avaient étudié la fièvre jaune, ne connaissaient que par les livres l'ictère malin qu'ils voulaient lui comparer.

Dans la fièvre jaune, l'extrême véhémence de l'invasion de la fièvre, la violence des douleurs de reins, l'indéfinissable malaise dont se plaignent les malades, ne peuvent se comparer qu'au début d'une variole confluente, tandis que, dans l'ictère malin, il est bien rare que la période initiale ait cette allure brutale. Si les hémorrhagies de l'estomac et de l'intestin s'observent quelquefois dans l'ictère grave, elles sont peu abondantes; tandis que, dans la fièvre jaune, les vomissements noirs et les déjections de même nature se montrent dans presque tous les cas qui se terminent par la mort, à ce point que la maladie en a tiré son nom de *vomito negro, vomito prieto*. Ce qui n'est qu'un accident rare et peu important dans l'une des affections, constitue un phénomène capital, considérable dans l'autre.

Si maintenant on considère que la jaunisse réelle et proprement dite est un caractère à peu près invariable dans l'ictère malin, que les urines contiennent toujours une grande quantité de biliverdine et se colorent encore par l'addition de la teinture d'iode et de l'acide nitrique, tandis que jamais on n'observe d'ictère proprement dit dans la fièvre jaune, dans laquelle les urines sont rouges, rares comme dans le rhumatisme aigu, se suppriment souvent, et ne contiennent jamais le principe colorant de la bile, on demeure convaincu que l'assimilation que certains auteurs ont essayé d'établir entre les deux maladies est une assimilation forcée, et qui n'a pu être faite que par des médecins auxquels il n'avait pas été donné d'étudier comparativement les deux affections.

L'ictère malin ne peut guère être confondu avec aucune autre maladie, surtout dans les conditions de climats où nous l'avons observé. La fièvre typhoïde compliquée d'ictère, complication du reste fort rare, pourrait seule donner le change dans les premiers jours de la maladie; mais l'intensité de la coloration ictérique et les hémorrhagies multiples, surtout celles de la membrane muqueuse gastrique et intestinale qui se produisent dans les premiers jours de l'ictère, ne permettraient point au doute d'être de longue durée.

Il serait hors de propos d'insister longuement sur le diagnostic différentiel entre l'ictère grave et la fièvre bilieuse grave des régions intertropicales. Cependant il nous faut constater ici que les deux éléments principaux de l'ictère grave, à savoir l'ictère et les hemorrhagies, se rencontrent dans cette dernière maladie qui se distingue de l'ictère grave par un type rémittent plus ou moins accusé, et par des accès de frisson répétés.

Quant à l'hépatite de nos pays, si, comme l'ictère grave, elle présente la coloration ictérique de la peau,et souvent des hémorrhagies, la clinique nous apprend que dans l'hépatite la coloration jaune de la peau est plus lente à se montrer et moins intense; que, de plus, les hémorrhagies sont moins abondantes et que la fièvre au contraire se montre avec une acuité qui ne se rencontre pas dans l'ictère typhoïde.

Le traitement de l'ictère hémorrhagique essentiel n'a point été en général suivi de succès. Il est vrai que presque toujours les observateurs ont fait le traitement des symptômes ; aux hémorrhagies ils ont opposé la médication par les acides minéraux et végétaux, aux vomissements des boissons glacées et gazeuses. Les préparations de quinquina ont paru soutenir les forces des malades et retarder la terminaison funeste de la maladie. M. Hérard a prescrit avec un avantage passager l'ipécacuanha à dose vomitive, cependant le malade auquel avait été administré ce médicament a succombé le huitième jour de la maladie.

Peut-être les purgatifs et en particulier les purgatifs salins, qui ont une action spéciale sur le foie, pourraient être prescrits avec avantage. En agissant ainsi, on suivrait la pratique des médecins qui ont traité avec succès la fièvre jaune d'Amérique, on répondrait à l'indication fournie pae la constipation, et l'on imiterait la nature qui choisit souvent pour voir d'élimination des poisons organiques la membrane muqueuse intestinale.

LXXXII. — SYPHILIS DES ENFANTS NOUVEAU-NÉS.

Syphilis chez le fœtus : avortement; pemphigus; suppuration du thymus, des poumons. *Chez l'enfant nouveau-né.* La vérole se manifeste rarement avant la deuxième semaine, et après le huitième mois. — Forme lente; forme subaiguë; symptômes : coryza; fissures; ulcérations; plaques muqueuses de l'orifice buccal, de l'orifice anal; des plis de la peau; éruptions cutanées; roséole; éruptions diverses. — Teinte particulière de la face; physionomie caractéristique de l'enfant syphilitique. — Cachexie. — Lésions viscérales. — Conditions pathogéniques de la syphilis chez l'enfant nouveau-né. — *Syphilis héréditaire.* Transmission par la mère; par le père. — *Syphilis acquise.* L'enfant syphilitique peut transmettre la maladie à sa nourrice. — La nourrice a-t-elle été infectée à la suite d'un coït, ou par le fait de son nourrisson ? — Transmission de la syphilis par la vaccination. — Transmission de la syphilis du fœtus à sa mère. — Traitement de la syphilis congénitale.

Messieurs,

J'aborde aujourd'hui une des questions les plus délicates et les plus controversées de la pathologie, et bien que j'entende la renfermer dans ses plus étroites limites, je ne me dissimule pas et je veux encore moins vous dissimuler les difficultés de toute nature qu'elle présente.

La syphilis engendrée de toutes pièces dans l'organisme vivant est au premier rang de ces affections dont l'étude appartient exclusivement à la clinique et n'a rien à espérer du secours des autres sciences. L'expérimentation sur les animaux est interdite, et l'expérience, forcément réduite à l'espèce humaine, est elle-même aisément trompeuse pour les mille raisons que vous savez. C'est peut-être en prenant la syphilis pour exemple qu'on arriverait le plus sûrement à se rendre compte des méthodes, des procédés et de la valeur scientifique de la médecine réduite à ses seules forces.

Si pénétré que je sois de l'excellence de cette étude, si convaincu que je puisse être qu'elle est profitable, alors même qu'on débat les problèmes sans avoir assez d'éléments pour les résoudre, peut-être parce que je suis persuadé de la grandeur de la tâche, j'ai reculé devant son énormité. Je ne vous entretiendrai donc ici que de la syphilis du nouveau-né que vous avez eû des occasions plus fréquentes d'observer dans sa pleine et complète évolution. Et cependant, tout en me bornant ainsi, je ne le fais pas sans regrets et sans jeter un regard en arrière sur le terrain que j'abandonne.

Les hôpitaux spéciaux d'hommes et de femmes vous offrent les plus amples matériaux, les maîtres ne font pas défaut à votre zèle, mais en dehors de ces sources précieuses, il en est d'autres, et nos services cliniques sont de ce nombre, où, au lieu de la règle, vous trouverez un enseignement non moins nécessaire, celui de l'*exception*.

Voyez, en effet, comme la science de la syphilis s'est constituée et comment s'organisent les révolutions doctrinales qui s'accomplissent sous vos yeux. Dans les hôpitaux destinés aux hommes syphilitiques, les lois se posent avec une autorité que les faits ne viennent pas contredire. Le dogmatisme des observateurs est sincère, parce que leurs conclusions portent sur des cas recueillis dans des conditions analogues. La science est ainsi faite jusqu'au jour où des médecins placés dans une autre sphère, aux prises avec les cas douteux, soulèvent des objections, et, comme il arrive toujours, passent, à la longue, de l'hésitation à l'opposition formelle.

S'il en était besoin dans un sujet qui vous est si familier, la syphilis infantile fournirait à elle seule les exemples les plus probants. Les opinions les moins fondées y ont régné longtemps parce qu'il en coûtait de rompre l'unité de la théorie dont Hunter[1] lui-même a formulé résolûment, malgré tout son génie, des principes auxquels les faits qu'il rapporte donnaient le plus éclatant démenti.

Vous auriez peine à parfaire l'histoire de la tuberculisation pulmonaire dans un hôpital de phthisiques, et de même les services hospitaliers où n'ont accès que les maladies vénériennes confirmées n'épuisent pas la somme des cas observables.

Vous étiez ici, messieurs, relativement à la syphilis des enfants du premier âge, dans les conditions les plus favorables. A côté de nouveau-nés atteints d'accidents caractéristiques, vous trouviez des enfants affectés d'éruptions incertaines, d'autres chez lesquels les lésions exanthématiques ou ulcéreuses les plus graves ne prêtaient pas même au soupçon d'une infection spécifique.

Il est bon que vous profitiez de ces rapprochements instructifs, et ce que j'ai à vous dire se ressentira du milieu où nous observons en commun et où je tiens à vous maintenir parce qu'il représente la vie réelle. Loin de me borner à vous rappeler les notions dûment acquises, j'insisterai près de vous sur les points encore à l'étude, sur les chances d'erreurs, sur les problèmes irrésolus, parce qu'il y a des circonstances où se décider prématurément ne serait plus pour le médecin une erreur, mais un acte coupable.

Prenons d'abord, si vous le voulez bien, le nouveau-né atteint de syphilis, en réservant les questions plus obscures qui ont trait à la pathogénie.

La syphilis peut frapper l'enfant *durant la vie intra-utérine*, elle peut aussi ne se manifester qu'après la naissance, alors qu'en venant au monde, l'enfant ne présentait aucun indice de la maladie dont il porte le germe

1. Hunter, *Traité de la maladie vénérienne*, 3e édition, Paris, 1859.

et qui va se développer à une époque plus ou moins éloignée. Dans le second cas, l'évolution s'opère sous nos yeux, nous assistons au début du mal et nous suivons toutes ses phases; dans le premier, le début nous échappe, l'évolution est incertaine, le diagnostic est plus hésitant et la description moins précise.

C'est un fait signalé par les vieux accoucheurs, confirmé par les praticiens de notre temps, que la syphilis des parents ou tout au moins de la mère est une cause fréquente d'*avortement*. On a exagéré, dit-on, cette prédisposition que crée la syphilis. J'ignore les résultats que donneraient des statistiques impossibles, mais ce que je sais et ce que je n'hésite pas à vous dire, c'est que, quand vous serez appelés près d'une femme pour laquelle l'accouchement prématuré est devenu une habitude, vous aurez tort si vous ne faites pas figurer l'infection syphilitique parmi les causes supposables dont on dresse un catalogue provisoire avant d'asseoir son jugement.

Mais ce n'est pas assez d'avoir, à l'insu de la famille, inscrit à son rang cette probabilité parmi toutes les autres que vous éliminerez successivement, il faut encore se demander si quelque signe, fût-il incertain et incomplet, autorise une telle supposition.

Dire en termes absolus que l'avortement répété est souvent d'origine syphilitique, c'est dire trop ou trop peu. Dans les cas les plus communs, l'accouchement a lieu presque à terme, et il se termine par l'expulsion d'un enfant mort. Quand le fœtus vient au monde vivant et destiné à vivre dans la mesure de son âge, quand la précipitation de l'accouchement est toute du fait de la mère, il n' y a pas lieu de réserver une place à la syphilis parmi les conditions encore si obscures qui ont abrégé la grossesse. La syphilis maternelle ne paraît pas, jusqu'à plus ample informé, étendre son action sur la vitalité du placenta, et je ne sache pas une lésion placentaire entre celles qui nous sont connues qui offre un caractère dûment spécifique.

Et cependant, ce qu'on n'eût pas fait il y a peu d'années, on peut se demander jusqu'à quel point cette immunité est absolue. Autrefois la syphilis était considérée comme renfermée dans le cercle d'un petit nombre d'expressions symptomatiques; localisée à la peau, sur les membranes muqueuses qui confinent à l'enveloppe cutanée, s'étendant tardivement au tissu osseux, elle était réputée respecter la structure des organes splanchniques. Le placenta, pas plus que le foie, que la rate ou le poumon, ne semblait susceptible d'une dégénérescence vénérienne qui n'était pas directement observée, et qui eût été en contradiction avec les lois par lesquelles était régie la maladie.

Aujourd'hui une direction nouvelle a été imprimée à la science, l'impossible a cessé de l'être; aux altérations des téguments et des os sont venues s'ajouter des altérations parenchymateuses que révèle l'étude microscopique, et que la clinique avait entrevues. Là presque tout est à faire; j'appelle votre attention sur les voies à peine explorées, bien convaincu que vous ne penserez pas, comme certaines gens, qu'il faut attendre que la vérité soit trouvée pour se consacrer à sa recherche.

Il est bien établi expérimentalement que l'avortement syphilitique a pour cause la mort du fœtus dans le sein de sa mère.

Existe-t-il maintenant quelque symptôme caractéristique de l'affection à laquelle a succombé le fœtus? Pour ma part je ne saurais vous signaler une lésion vraiment significative, et j'incline à croire que les auteurs qui sont plus explicites eussent mieux fait d'imiter ma réserve. On vous parlera de l'aspect général du mort-né, de la coloration des téguments, de la macération de l'épiderme, d'ulcères qui envahissent tout le corps, de déformations hideuses. Plus le tableau est saisissant, plus vous avez à vous en méfier. Il fut un temps où les médecins, partageant les préjugés des gens du monde, se représentaient volontiers comme de nature vénérienne les ulcères répugnants et rebelles; or, c'est de ce temps que datent les descriptions destinées sans doute à faire ressortir les funestes conséquences de la vérole.

L'enfant naît à terme ou avant terme : il vit, mais il peut avoir contracté durant la vie fœtale une maladie déjà en voie d'évolution à l'époque de la naissance, et qui doit bientôt devenir mortelle. C'est à cette syphilis développée chez l'enfant avant l'accouchement et se continuant dans les jours déjà comptés de son existence extra-utérine, que quelques auteurs ont assigné des caractères si tranchés, qu ils suffiraient à asseoir un diagnostic : je veux parler du pemphigus, des altérations du thymus et des lésions pulmonaires.

De ces lésions aucune ne se retvouve à un âge plus avancé où la maladie syphilitique s'accuse par des signes nombreux, variés, incontestables; elles auraient donc la double spécificité d'être de nature vénérienne et d'être propres au fœtus.

Le *pemphigus* débute si peu d'heures après la naissance, qu'il était évidemment préparé par une disposition intra-utérine. Les bulles, qui siègent de préférence à la plante des pieds et à la paume des mains, se développent rapidement, se remplissent d'un liquide semi-purulent, et se crèvent pour faire place à des ulcérations d'un mauvais aspect. La couleur des parties environnantes est bleuâtre, comme il arrive dans la plupart des inflammations cutanées dans l'enfant naissant. La santé générale s'altère profondément, et l'on voit apparaître les signes habituels des cachexies infantiles qui, comme vous le savez, se terminent presque invariablement par la mort, quelle que soit leur origine.

Qu'on rencontre des exemples de pemphigus chez les plus jeunes enfants, la chose est hors de doute; que le pemphigus soit chez eux ce qu'il est si fréquemment chez l'adulte lui-même, l'expression d'une perturbation profonde et radicale, le fait n'est pas moins bien établi; que ce pemphigus soit de nature syphilitique, là est toute la question. D'une part, on objecte que les bulles n'ont aucun caractère spécifique ni par elles-mêmes, ni par la manière dont elles sont groupées; que le pemphigus est une des plus rares complications de la syphilis confirmée; que toutes les causes qui engendrent ailleurs cette manifestation trouvent leur application légitime et pour ainsi dire classique chez les nouveau-nés, débiles à tant de titres. Ces objections ont une valeur impossible à méconnaître; on y répond par un argument qui, pour être indirect, n'en a pas moins son importance. « Dans la plupart des cas où le pemphigus existait, dit le professeur Paul Dubois, j'ai pu constater des traces d'une syphilis ancienne chez les parents des enfants affectés, ou obtenir d'eux des renseignements probants[1]. » D'autres observateurs déclarent avoir été moins favorisés, bien qu'ils aient poursuivi la même enquête, et la solution devient subordonnée à la moins rigoureuse des statistiques.

Je vous ai cité quelquefois le fait qu'il m'avait été donné d'observer chez un de nos confrères. Il me mandait pour voir son enfant âgé de quinze ans à peu près, et portant les traces les plus nettes de la syphilis. Le père avait eu un chancre huntérien, des accidents secondaires, dont il se croyait parfaitement guéri. Je lui dis fort catégoriquement que son enfant avait une syphilis congénitale; et je lui demandai si lui-même ne portait pas encore quelques traces de la syphilis : sa réponse fut négative, mais je procédai à un examen plus minutieux, et il me fut facile de découvrir des exostoses du tibia qui ne laissaient aucun doute sur la maladie. Il me raconta alors que sa femme, quinze mois auparavant, était accouchée d'un enfant mort au septième mois de la conception, et que cet enfant avait été par lui conservé dans l'esprit-de-vin. Il me fit voir le petit cadavre, sur la peau duquel on voyait manifestement les traces nombreuses d'un pemphigus.

Pour moi donc, la démonstration ne dépasse pas les limites du probable, et plusieurs médecins partageant cette indécision ont fini par accepter un compromis. Ils admettent que la syphilis maternelle a déterminé une sorte de cachexie du fœtus qui se traduit par l'éruption bulleuse, laquelle n'aurait rien de spécial. En acceptant cette trop facile hypothèse, vous ouvrirez imprudemment une porte que vous aurez peine à refermer derrière elle. Vous inclinez implicitement à donner raison à ceux qui voient dans les maladies cachectiques du premier âge des dérivations, des métamorphoses, puisque le mot est en honneur, de la syphilis des ascendants. Périlleuse tendance qui mène et qui a mené à ces généralisations aventureuses où l'imagination se substitue à l'observation, et où toutes

1. Paul Dubois, *Syphilis congénitale* (*Bulletin de l'Académie de médecine*, 1851 t. XVI, p. 980).

les manifestations morbides se confondent dans une pathogénie arbitraire.

La *suppuration du thymus et celle des poumons* ont fourni à deux observateurs, dont la sagacité vous est connue, la matière d'intéressantes monographies. Tantôt isolées, tantôt réunies, ne se liant d'ailleurs à aucune éruption caractérisée autre que le pemphigus, ces deux lésions sont rares, et leur relation avec la santé du père ou de la mère demeure encore incertaine.

Là se borne ce que nous savons sur la syphilis fœtale; je passe sous silence les altérations hépatiques, dont j'aurai à vous entretenir, et la péritonite réputée syphilitique, dont Simpson a dit deux mots[1]. L'avortement au premier chef, le pemphigus, la suppuration du poumon, et surtout celle du thymus, telles sont les seules manifestations attribuées à la syphilis dont l'enfant serait atteint dans le sein de sa mère.

Quand les derniers vestiges de la vie intra-utérine ont disparu, quand l'enfant est entré par la respiration et surtout par le fait de son alimentation dans une vie nouvelle, la syphilis, absolument latente jusque-là, se reconnaît à des signes qui échappent mieux à la conjecture; aussi maintiendrai-je plus longtemps votre attention sur le détail des symptômes.

C'est une loi vraie pour toute la médecine que les petites circonstances ont souvent une signification capitale, mais c'est encore plus vrai, s'il est possible, pour la syphilis. Votre diagnostic ne s'établit ici que par la recherche patiente des menus caractères, et quand il en est ainsi, les descriptions ne sont bonnes que si elles sont longues.

Chez l'enfant qui n'a pas, en venant au monde, apporté des traces certaines d'infection, la *vérole se développe rarement avant la deuxième semaine*, il est d'exception qu'elle se manifeste après le huitième mois; c'est du quinzième au quarantième jour qu'est son apparition la plus constante.

Ces dates que j'indiquais dès 1847, dans un travail publié en commun avec mon ami le docteur Lasègue[2], ont été confirmées par tous les observateurs et sont d'accord avec celles que nos devanciers avaient signalées, si l'on fait exception des cas d'une douteuse authenticité, qui échappent à la règle.

La venue des accidents est donc précédée par une *incubation* plus ou moins longue durant laquelle le médecin ne saurait découvrir le plus vague indice de l'affection imminente. Je sais bien que les médecins de l'hôpital de la rue de Sèvres, auxquels la science de la syphilis infantile doit tant d'utiles enseignements, ont admis une sorte de cachexie prémo-

1. Simpson, *Clinique obstétricale et gynécologique*, traduit et annoté par Chantreuil, Paris, 1874, p. 87.

2. Trousseau et Lasègue, *Archives générales de médecine*, 1847.

nitoire. Il n'en est rien. L'enfant prédestiné a ou n'a pas tous les attributs d'une santé robuste, jusqu'au jour où les premières manifestations se déclarent. J'irai plus loin; la vigueur de la santé n'exerce pas toujours sur la marche de la syphilis l'influence qu'on inclinerait à lui attribuer. Vous verrez en effet des nouveau-nés vigoureux en apparence déchoir rapidement sous le coup de la vérole, d'autres plus chétifs la tolérer sans subir la même secousse. Là, comme chez l'adulte, deux termes sont en présence, l'activité de la maladie et la résistance du malade, mais la résistance se juge difficilement avant qu'on sache à quelles épreuves elle sera soumise.

Il s'en faut qu'à âge égal, à santé apparemment identique, la syphilis ait toujours chez l'enfant la même intensité. Chez quelques-uns, en dehors du traitement, l'*évolution* est lente, passive, essentiellement chronique dès le début; chez d'autres, elle est active, subaiguë, demi-fébrile; l'aspect est profondément modifié, les complications s'accumulent, et elles finissent par jeter la santé générale dans un trouble secondaire plus dangereux que la maladie qui l'a provoqué.

Rappelez-vous, messieurs, cette diversité toute clinique de l'évolution, parce qu'elle doit fournir au traitement des contre-indications importantes, qu'elle oblige à certaines réserves thérapeutiques, et qu'elle explique pourquoi le traitement de la syphilis infantile n'a pas la banalité des médications propres aux adultes.

Les *signes par lesquels s'accuse l'affection constitutionnelle sont nombreux* et ne se produisent pas dans un ordre assez rigoureux pour autoriser un classement chronologique. Beaucoup de symptômes manquent et l'enchaînement est plein de hasards et de contradictions.

En revanche, un autre mode de classement est possible. Des symptômes, les uns ont une signification franche, les autres laissent plus de place à l'incertitude. C'est sur les premiers que je dois appeler surtout votre attention.

Les *affections des membranes muqueuses qui confinent à la peau* ne sont pas rares chez le nouveau-né. Dans la plupart des éruptions réunies sous le nom plus commode que scientifique de gommes, les surfaces muqueuses accessibles à la vue sont souvent lésées; mais, pour qu'il en soit ainsi, il faut que l'exanthème ait une assez grande confluence. Il commence par la peau et gagne les parties en s'y propageant. Chez les enfants syphilitiques les membranes muqueuses peuvent être et sont réellement affectées alors que l'éruption est peu significative, qu'elle ne siége pas dans leur voisinage, ou même avant qu'elle se soit produite au dehors.

Le *coryza* est un des premiers signes et des mieux étudiés. L'enfant respire plus difficilement par les narines; il est gêné dans les mouvements de succion par l'insuffisance de la respiration nasale. Jusque-là rien de particulier qui distingue le coryza spécifique de tous les autres.

Bientôt le nez suinte, l'enfant rend quelques gouttes de sang, mais n'a pas d'épistaxis vraie. La sécrétion devient de plus en plus sanieuse sans être profuse; elle irrite les ailes du nez, la lèvre supérieure et détermine des ulcérations qui se recouvrent de croûtes dans les points incessamment desséchés par l'air extérieur. En examinant plus attentivement, il vous arrivera souvent de constater aux angles des ailes du nez des petites fissures ulcéreuses qui sont déjà caractéristiques, parce qu'elles reproduisent exactement l'aspect spécial des fissures de la commissure des lèvres.

A un degré plus avancé, les os perdent leur soutien, les cartilages s'érodent sans être perforés, le nez s'aplatit, s'écrase. La partie supérieure, déjà peu saillante chez les jeunes enfants, s'étale en donnant au visage un aspect étrange. Ces lésions extrêmes sont l'exception; communément l'altération s'arrête à la première période, elle marche quelquefois par accès à la façon des éruptions chroniques s'exaspérant et se suspendant : aussi a-t-on de trop faciles occasions de constater après la mort les lésions variées de la membrane muqueuse nasale à leurs divers degrés. Le coryza est, dans la presque universalité des cas, le premier signe de la syphilis des nouveau-nés.

La *membrane muqueuse des lèvres et de la bouche* est peut-être moins fréquemment atteinte, mais, par contre, les accidents y sont plus apparents. A l'orifice de la bouche, on trouve, d'une part, des *fissures* plus ou moins rapprochées et qui rayonnent en suivant les plis naturels; de l'autre, des *ulcérations* arrondies, véritables *plaques muqueuses* ayant le même siège que chez l'adulte, mais n'ayant pas exactement le même aspect. Les stries sont caractéristiques, et je ne les ai jamais vues en dehors de la syphilis ; elles vont en diminuant de largeur à mesure que l'on s'éloigne de la membrane muqueuse labiale. Leur fond est d'un rouge plus ou moins vif, saignant, grisâtre; leurs bords sont finement frangés et noircis par du sang coagulé. Tenaces comme le sont les fissures qui occupent toujours des parties essentiellement élastiques, elles laissent souvent après la guérison des cicatrices indélébiles. J'ai vu des jeunes gens ou des jeunes filles qui portaient encore, même à l'âge pubère, ce stigmate dont ils ne soupçonnaient pas la nature.

Les plaques muqueuses ne se rencontrent guère qu'à la commissure des lèvres. Elles sont petites, épaisses, saillantes, blanchâtres et comme diphtériques à première vue; rarement se propagent-elles sur la joue. Nées dans une fissure et se développant à la suite d'une irritation indépendante de la syphilis, elles ne trouvent pas dans l'intérieur de la bouche les mêmes raisons d'être que chez l'adulte.

La *membrane muqueuse du pharynx* demande à être examinée avec soin, bien que souvent elle ne soit pas compromise. En ne négligeant dans aucun cas l'inspection de l'arrière-gorge, vous observerez plus fréquemment qu'on ne l'a dit des plaques muqueuses qui occupent les piliers antérieurs ou postérieurs, jamais la paroi antérieure du pharynx. Là elles n'ont plus l'apparence qu'elles présentaient à l'angle des lèvres; peu saillantes, très superficielles, dépourvues d'exsudation à leur surface, elles n'en imposent pas pour des plaques de diphthérie.

Toutes les fois qu'on a supposé que l'infection de l'enfant avait eu lieu au contact du mamelon de la nourrice, on a attaché à l'état de la bouche et des lèvres du nourrisson une bien concevable importance. Il semblait que la localisation des accidents, ou tout au moins leur prédominance aux points où s'était effectuée la contagion, devaient fournir de précieux renseignements. Je ne saurais trop, messieurs, vous prévenir contre les dangers de cette tendance, parce qu'à côté d'indications avantageuses, elle mène aux erreurs les plus regrettables. C'est ainsi que la concentration des lésions au pourtour des organes génitaux a trop souvent engagé à conclure sans autres preuves que les jeunes enfants avaient été inoculés à la suite de honteuses manœuvres. L'infection de l'enfant par la nourrice peut se faire par une seule érosion, et il n'est pas dit que la maladie aura des foyers multiples parce que les lésions inoculées appartiennent à la période secondaire. On ne sait que trop qu'il suffit d'un chancre pour donner entrée dans l'économie à la vérole, de même il peut suffire d'une ulcération labiale. Combien d'enfants atteints de syphilis héréditaires ont une ou plusieurs plaques muqueuses des lèvres! que conclure, par conséquent, de ce seul fait qu'un ou plusieurs tubercules muqueux siègent à l'orifice buccal?

Souvenez-vous surtout, et je n'en parlerais pas si l'on n'avait tant de fois commis la faute de l'oublier, souvenez-vous que pour l'enfant, pas plus que pour l'adulte, la multiplicité des lésions secondaires sur un point n'implique à un aucun titre que ce point est celui où l'infection s'est produite tout d'abord. A l'*orifice anal* vous retrouverez, parce que la disposition anatomique est sensiblement la même, les mêmes lésions qu'à la bouche, fissures, rhagades, suintements, ulcérations consécutives, mais je dois vous dire que là les accidents ont en général moins d'étendue et moins d'intensité.

Il est d'autres points où la peau de l'enfant semble se rapprocher par sa structure des surfaces muqueuses, et où, sous une influence pathologique, elle en revêt presque les caractères. Je veux parler de ces *replis* si profonds chez les enfants gras, qui s'ulcèrent, ou tout au moins s'irritent par suite du frottement et surtout par l'infiltration des liquides excrémentitiels, et qui réclament tant de soins de propreté : là encore se produisent souvent des ulcérations ou des fissures. Il est sage de se tenir en garde contre les trompeuses apparences d'ulcérations simples, et c'est surtout aux pieds et aux mains que ces lésions sont caractéristiques. J'aurai à vous en entretenir à propos des éruptions cutanées.

Nous avons passé en revue les altérations vénériennes des membranes muqueuses; je leur ai assigné la première place, parce qu'elles sont plus expressives et qu'elles éclairent surtout le diagnostic à cause de leur fréquence, de leurs particularités, de leur importance au point de vue de l'inoculation. On a souvent comparé la constitution des femmes à celle des enfants ; je n'oserais dire à quel point la comparaison est valable, ici au moins elle est quelque peu justifiée. Chez les femmes, comme chez les nouveau-nés, les membranes muqueuses sont, bien plus communément que chez l'homme, le siège d'élection des lésions syphilitiques. Il suffit de vous rappeler la fréquence si remarquable de l'angine syphilitique de la femme.

Parmi les *éruptions cutanées* proprement dites, la *roséole* est d'ordinaire la première par son ordre d'apparition : c'est aussi, du moins assez habituellement, la première qui se manifeste chez le nouveau-né. Plus ou moins généralisée, occupant de préférence les membres inférieurs, rare à la face, elle se traduit par des macules qui varient de forme, d'étendue, de coloration. L'exanthème se développe rapidement et disparaît de même, aussi vous arrivera-t-il souvent d'être appelés trop tard pour que vous puissiez en être témoins.

Viennent ensuite les *éruptions diverses* où sont représentées toutes les formes pour lesquelles les dermatologistes ont épuisé les classifications. Prenez un enfant syphilitique, examinez un à un chacun des produits exanthématiques, et vous y verrez ou une pustule, ou une papule, ou une vésicule, etc., bien définies; considérez l'ensemble de l'éruption, et vous serez frappés de l'aspect tout particulier de quelques-unes des lésions éruptives qui sollicitaient votre attention et décideront du diagnostic. Ce qui rend, dans les livres, si délicate et parfois si subtile la description des exanthèmes véréniens, c'est que les auteurs veulent trouver à chaque forme un caractère significatif. Cliniquement nous avons le droit de substituer à ce dogmatisme le fait vrai : étant donnée une éruption syphilitique, nous omettons les lésions indécises et nous limitons l'enquête aux lésions les plus accusées.

Ces affections cutanées, qui mériteraient presque le titre de pathognomoniques, sont les seules sur lesquelles il me paraisse utile d'insister : ce sont au premier rang les *plaques muqueuses;* viennent ensuite les *affections squameuses*, les *ulcérations*, qui représentent la seconde phase de l'évolution de diverses altérations élémentaires, et la coloration de la peau.

La plaque muqueuse est, vous le savez, un des accidents de la syphilis le plus communément observés, et cependant c'est un de ceux sur la valeur desquels on n'est pas encore près de s'entendre. Tellement communes chez les femmes qu'on trouverait avec peine un cas de syphilis constitutionnelle où la malade en soit absolument exempte, ces plaques muqueuses ne sont pas moins fréquentes chez le nouveau-né : je vous les ai fait voir au bord cutané des membranes muqueuses, vous les retrouverez sur la peau, au voisinage de l'anus, au pli des aines, aux jarrets et même sur le tronc. Leur développement se fait diversement suivant le lieu qu'elles affectent. Assez rapidement curables dans tous les points où il n'y a pas de chances d'intertrigo, elles s'accumulent et prospèrent, si vous me permettez ce mot, partout où il se produit à la fois un frottement et un suintement.

La plaque muqueuse chez l'enfant ne se prête pas mieux à une description que chez l'adulte, et je ne sais en vérité comment je pourrais la dépeindre sans en appeler à votre mémoire. Disons seulement que dans la première enfance les plaques muqueuses portent sur une base plus spongieuse, moins indurée ; que le fond de la plaie est plus uniformément humide, le suintement plus abondant ; et puisque, à défaut d'une exacte définition, j'invoque vos souvenirs, je ne saurais mieux les comparer qu'à celles qui occupent les petites lèvres et la face interne des grandes lèvres.

A lui seul le tubercule muqueux résoudrait, chez le nouveau-né, la question de la syphilis, mais que de causes d'incertitude ou d'erreurs! Combien d'éruptions sans spécificité qui affectent, sous l'influence du frottement, de l'humidité et du contact des matières irritantes, une forme assez analogue! La diversité des noms donnés à cette lésion dit assez combien diverses peuvent être ses apparences.

Je veux encore essayer de vous décrire ces ulcérations spéciales de la peau des fesses et des cuisses, que vous pouviez observer si bien, ces jours derniers, chez un petit enfant couché au n° 17 de notre service des nourrices.

Je vous ai fait voir ces *ulcérations serpigineuses de la peau*, ressemblant exactement aux traces que les insectes xylophages laissent sur le bois. Ces ulcérations, dont la largeur n'excède pas le plus souvent 2 millimètres, ont un aspect si spécial, que je les considère comme un des signes les plus pathognomoniques. Elles laissent d'ailleurs, quand elles ont été guéries, des cicatrices linéaires d'abord rouges, puis blanches, qui, par leur forme, rappellent parfaitement leur origine.

Le *faux psoriaris* de l'enfant occupe la paume des mains et la plante des pieds. La peau, d'abord rugueuse, semble s'épaissir ; l'épiderme, moins élastique, se fendille dans tous les points où, comme aux intersections des doigts, un mouvement plus étendu s'accomplit. Bientôt quelques plaques épidermiques se détachent, et les espaces qu'elles laissent à nu se recouvrent d'un épiderme de nouvelle formation, si mince, qu'on serait au-dessous de la vérité en le comparant à une pelure d'oignon. Les pieds et les mains ainsi dénudés prennent une coloration livide, rarement cuivrée, et qui d'ailleurs n'a rien de caractéristique. Là encore l'erreur est facile pour le médecin inexpérimenté qui s'en tiendrait à l'insuffisance de la description et qui confondrait ces lésions avec le dépouillement épidermique provoqué chez l'enfant naissant par des causes d'un autre ordre.

Comme la plaque muqueuse naît et se développe à la façon d'un produit parasitaire sur des éruptions variées, de même les *éruptions vésiculeuses* ou *pustuleuses* peuvent donner naissance à des ulcérations spécifiques. Qu'on assiste ou non à la transformation, elle s'opère certainement, et toute ulcération vénérienne de l'enfant s'est développée sur le fond d'une lésion éruptive. La pustule, au lieu de se cicatriser, s'étend, se creuse ; le diamètre s'élargit, ses bords se relèvent, et l'on voit s'accomplir les mêmes phénomènes qu'on observe dans certaines varioles, à l'époque où au lieu de se couvrir de croûtes, les pustules, en nombre plus ou moins considérable, deviennent ulcéreuses. Ainsi engendrés, les ulcères syphilitiques de l'enfant existent partout où peut exister un des produits de l'éruption ; ils ont néanmoins pour siège de prédilection, les fesses, le bas-ventre et les plis afférents aux organes génitaux.

Je m'efforce, messieurs, de vous indiquer les côtés les plus saillants, je ne m'appesantis pas davantage. Il importe que vous sentiez l'imperfection de ce tableau, parce qu'il me paraît nécessaire que vous le complétiez par l'observation directe ; je sens bien davantage encore cette nécessité en appelant votre attention sur la *teinte particulière de la face.*

Dans plus d'un cas, le médecin, instruit par une longue habitude, diagnostiquera presque à coup sûr la syphilis à la seule vue du visage de l'enfant, et cependant cette coloration ne peut être que grossièrement définie par le discours. Le visage est d'un ton bistré spécial ; il semblerait qu'on a passé sur les traits une légère couche de marc de café ou de suie délayée dans une ample quantité d'eau. Ce n'est ni de la pâleur, ni de l'ictère, ni le jaune-paille des autres cachexies ; cette teinte, beaucoup moins foncée, mais presque du même ton que le masque des accouchées, ne s'étend pas ou s'étend à peine au reste du corps. Je ne sache pas une autre maladie de l'enfance où on la retrouve, et, quand elle est bien marquée, elle vaut les meilleurs symptômes.

La petite *figure* souffreteuse de l'enfant, outre cette coloration bistrée dont je viens de vous parler, *présente encore quelques traits caractéristiques.*

Les cils ne sont pas développés ou sont tombés, les paupières sont souvent éraillées, et à l'angle externe on trouve quelquefois des fissures comme celles que l'on voit aux lèvres ou à l'ouverture des narines

A la place des sourcils dont les poils sont tombés, vous voyez une tache jaunâtre, bistrée, avec production considérable de squames ; et ces mêmes taches bistrées, qui ne sont en définitive que du psoriasis, se retrouvent surtout au menton, autour de la bouche.

J'ai été obligé de décomposer l'éruption syphilitique en prenant isolément ses plus sûres manifestations, et j'essayerais vainement de la rétablir dans son ensemble. Les syphilides infantiles se groupent si diversement, elles offrent tant de variétés individuelles dans leur étendue, dans leur marche, dans leur tendance à se transformer, qu'il faut être sur ses gardes, guetter les événements, et ne pas se fier à de prétendues règles auxquelles il ne manque que d'être applicables aux cas particuliers.

Cela dit, s'il s'agissait des adultes, on passerait au traitement, et l'histoire de la maladie sera faite. Il s'agit d'enfants du premier âge, et décrire les expressions cutanées de la syphilis, ce n'est indiquer qu'une partie de ses manifestations, la plus importante pour ce diagnostic qui consiste à donner un nom à l'affection, la moins considérable peut-être pour le clinicien qui veut, non seulement dénommer, mais prévoir l'évolution ultérieure de la maladie.

Le nouveau-né syphilitique est tout d'abord sous le coup d'une *cachexie* à laquelle les adultes n'échappent pas toujours, mais qui est loin d'avoir chez eux la même conséquence et la même gravité. Suivant que les accidents prendront plus ou moins d'intensité, le débat sera de la vie ou de la mort, et tous les signes qui avertiront ou de l'imminence, ou même du danger d'une perturbation dans la santé générale, acquerront une souveraine valeur. Appelés à donner des soins à un jeune enfant frappé par la vérole, soyez en méfiance, et par conséquent soyez médecins; veillez aux moindres désordres, aux moindres troubles des fonctions, et ne prenez pas l'état de la peau pour seule mesure de l'amélioration ou de l'aggravation, comme vous seriez presque autorisés à le faire chez des individus plus avancés en âge.

On a beaucoup exagéré la physionomie cachectique du nouveau-né atteint de syphilis, mais pour être moins apparente, la désorganisation n'en est pas moins profonde. Quand l'enfant robuste et bien organisé a apporté en venant au monde assez de forces en réserve pour traverser cette dure épreuve, il s'affaiblit, devient triste, maigrit peu et reste plutôt bouffi, sa pâleur semble œdémateuse, mais les fonctions gardent leur intégrité. L'enfant est dans les conditions de l'adulte soumis à la même cachexie; à mesure que le traitement opère, on voit s'améliorer l'état général. Le petit malade n'étant plus irrité par les plaies, par les ulcérations en contact avec les produits excrémentitiels, dort mieux et profite aussitôt de la quiétude de son sommeil. Le teint est moins bistré, la physionomie plus éveillée et plus souriante. Si cette phase heureuse survient après les premières semaines de la médication, il y a lieu d'espérer une terminaison toute favorable.

Par malheur les choses ne se passent pas toujours ainsi. Le nouveau-né syphilitique maigrit à vue d'œil, il tette moins avidement, et parce que l'appétit est moindre, et parce qu'il est gêné par la persistance du coryza. Le sommeil est court, interrompu. La digestion est incomplète, les vomissements rares, la diarrhée fréquente et rebelle, et souvent sanguinolente, le gros intestin surtout participant à l'infection. La respiration est insuffisante et les fonctions capitales ainsi entravées ne se prêtent plus à une réparation incessamment nécessaire.

A quelques extrémités qu'ait été portée la cachexie, sa terminaison est encore plus funeste qu'il n'eût semblé légitime de le prévoir; on avait laissé l'enfant dans un état grave plutôt qu'alarmant, mais la débilité est si profonde, qu'une syncope suffit à terminer la vie.

Dans l'étude de la cachexie syphilitique du premier âge, il y a, messieurs, un double enseignement : d'une part, vous y trouvez la mesure de la gravité de la syphilis; de l'autre, vous y voyez un exemple de ce que produisent chez les si jeunes sujets toutes les causes d'épuisement, qu'elles s'appellent l'inanition, la diarrhée, la fièvre intermittente ou la vérole.

Si l'autopsie est souvent impuissante à rendre compte de la mort, elle révèle aussi de profondes *lésions* de l'ordre de celles qui traduisent les lentes et profondes perturbations de l'économie. A ce titre figurent les altérations du foie étudiées par M. Gubler, les péritonites indiquées par Simpson[1] chez le fœtus, et auxquelles n'échappe pas le nouveau-né, des lésions pulmonaires encore mal connues, et des altérations de divers organes sans spécificité appréciable.

Messieurs, j'arrive enfin à la génération des accidents dont je vous ai retracé le tableau.

Il y a bientôt trente ans que, pour la première fois, j'ai tâché d'exposer les *conditions pathogéniques* de la syphilis des nouveau-nés. Jétais alors, comme je le suis encore aujourd'hui, guidé par les seules données de l'expérience et libre de tout engagement doctrinal. Parmi les faits dont j'avais été témoin, et surtout parmi les conclusions qu'ils me semblaient autoriser, quelques-unes passèrent pour de hasardeuses hypothèses, d'autres furent regardées comme des énormités. Ce qui, dans les leçons cliniques de l'hôpital Necker, soulevait tant de contradictions, est devenu classique aujourd'hui et je n'ai plus qu'à l'énoncer sans avoir besoin de le défendre.

A cette époque, une systématisation trop exclusive pour ne pas être séduisante avait réduit la transmission de la syphilis à son expression la plus simple. Le chancre engendrait le chancre par une loi si absolue que du moment que la syphilis faisait son apparition, on pouvait affirmer

1. Simpson, *Clinique obstétricale et gynécologique*, trad. par G. Chantreuil, Paris, 1874, p. 87 et suiv.

sa provenance, dussent les origines être enveloppées dans cette obscurité qui enveloppe les origines de toutes choses. L'inoculation primitive passait pour le mode unique de l'infection, et vous savez du reste quelles combinaisons ingénieuses, quels profonds aperçus sur la moralité humaine, quelles spirituelles anecdotes comblaient le vide, et donnaient raison à la théorie.

Si l'enfant échappait aux dépravations d'un libertinage inventif, ni les parents ni les nourrices n'offraient la même immunité. En contact avec des individus infectés, objet de caresses plus imprudentes que coupables, le nouveau-né devenait l'innocente victime des inoculations les plus imprévues. Quand on voit l'adulte se soustraire aux investigations entreprises dans son intérêt même, à plus forte raison les enquêtes les mieux conduites devaient-elles être impuissantes à révéler les mystérieuses transmissions de la syphilis à l'enfant naissant. Le scepticisme intelligent qui arrive à l'incrédulité par des observations sagaces, qui ruine la croyance en raillant la crédulité, a toujours des côtés piquants dont la vérité expérimentale est dépourvue. Quel médecin ne s'est repenti d'avoir été trop crédule et qui de nous n'a ressenti une honnête satisfaction d'amour-propre en déjouant les supercheries? Montrer, ce qui était trop vrai, à quel point la syphilis se prête à la supercherie et au mensonge, c'était rendre un service dont nous devons encore être reconnaissant.

Mais à la longue, les faits devinrent si nombreux et si décisifs, qu'ils écrasent la critique sous le poids de leur démonstration. Le progrès s'est fait peu à peu, et le mouvement n'a pas encore atteint son terme. Les règles rejetées tout d'abord comme autant d'erreurs ne souffrent plus de conteste, et sur certains points on peut dire, en ce qui concerne la génération de la syphilis infantile, que la science est faite.

N'eût-on réussi qu'à établir sur une base solide la pathologie syphilitique du premier âge, c'eût été déjà une précieuse conquête. L'étude de la maladie vénérienne des enfants a le profit d'éveiller le doute sur la rigueur des théories régnantes, et d'engager le médecin à les soumettre à une révision clinique. C'est de là que datent les recherches sur la transmission des accidents secondaires, qui ouvrent aux investigations une voie toute nouvelle, et qui a paru moins impossible d'adulte à adulte du jour où elle était prouvée de l'enfant à l'adulte comme de l'adulte à l'enfant.

Je me suis imposé l'obligation de ne pas dépasser les limites de la syphilis du nouveau-né et j'y rentre.

La mère syphilitique peut donner naissance à un enfant qui porte en germe la maladie dont elle était affectée : c'est la première donnée et la moins sujette à discussion. La mère syphilitique peut engendrer un enfant exempt de la maladie : c'est la seconde loi, non moins positive.

Sous ce double rapport, la syphilis obéit aux règles qui régissent toutes les affections héréditaires.

La syphilis de la mère n'est-elle transmissible au produit que quand elle préexistait à la conception, ou, au contraire, la vérole contractée pendant la durée de la gestation peut-elle encore se communiquer au fœtus?

La question est grave et d'une solution délicate : et d'abord ne la résolvez pas, messieurs, par les simples données de ce sens commun tout de convention qui ne résout rien en médecine. Il a paru que la syphilis maternelle devait préexister à la conception, parce qu'il semblait plus naturel sans doute que l'ovule fût imprégné que le fœtus. Les cas où la syphilis contractée par la mère dans les derniers mois de la grossesse laissait l'enfant indemme, ont aussi semblé infirmer la probabilité de l'infection après la fécondation. Enfin on a reculé devant la crainte d'être entraîné à des conséquences compromettantes, si l'on admettait la viciation du sang du fœtus par le sang maternel qui l'alimente. Comment nier alors la transmission de la syphilis à l'enfant par l'allaitement et d'autres modes encore plus hypothétiques?

Je ne crains jamais les conséquences d'un fait vrai. Or, il est vrai que la mère infectée avant la conception peut donner naissance à un enfant syphilitique; il l'est également que la mère infectée pendant la gestation peut infecter l'enfant déjà conçu qu'elle porte dans son sein; et vous en avez eu un exemple au n° 21 de notre salle de nourrices; mais, dans les deux cas, des distinctions importantes ont été établies avec raison et doivent être maintenues.

A mesure que vous pénétrez plus avant dans l'examen des lois les plus simples de la pathogénie syphilitique, vous voyez les possibilités se multiplier et la *casuistique*, passez-moi ce mot, devenir de plus en plus subtile.

Jusqu'à quelle époque la syphilis maternelle est-elle susceptible de transmission? Est-ce durant les accidents primitifs ou secondaires? est-ce à la période tertiaire? est-ce même après qu'un laps de temps indéfini s'est écoulé depuis les dernières manifestations de la maladie? En supposant que l'infection soit possible à toute date, quelle période semble être la plus favorable à la transmission?

Je ne saurais malheureusement répondre à toutes les demandes d'un semblable questionnaire. Ce que je sais, c'est que la mère peut engendrer un enfant syphilitique alors qu'elle semblait elle-même exonérée de l'affection qui s'était éteinte en elle sans laisser de traces. Ce que je crois, c'est que la période la plus favorable est celle qui succède aux premières phases des accidents secondaires. Ce que je sais aussi, c'est que le traitement hydrargyrique dont on recommence à médire, appliqué convenablement, annule chez la femme la syphilis, si, comme on le prétend, il ne la guérit pas, et qu'après avoir conçu une première lignée syphilitique, la femme traitée par le mercure engendre des enfants exempts de la maladie.

Peut-être vous paraîtra-t-il étrange que j'énonce ainsi expressément une proposition qui va de soi; j'y insiste, parce que les syphiliographes n'ont pas tenu assez compte d'un fait qu'ils n'ignoraient pas; ils s'en sont préoccupés au chapitre du traitement, ils l'ont presque oublié au chapitre de la pathogénie. Cette notion si élémentaire, je la livre à vos réflexions, et vous verrez qu'elle n'est pas sans importance.

A quelle époque de la gestation la syphilis contractée par la mère après la conception est-elle transmissible ? Nous ne le savons pas, mais on incline à admettre, et l'on a raison, que plus l'infection a été rapprochée du début de la grossesse, plus elle a chance d'être contagieuse pour le fœtus. Est-ce, comme on l'a dit, parce que les relations de la mère et du produit sont plus étroites aux premiers mois de la vie intra-utérine? est-ce parce que la maladie de la mère a une durée relative d'autant plus longue qu'elle débute à une époque moins avancée de la grossesse ? Je l'ignore et ne me tiens pas assez éclairé sur les détails du fait lui-même pour l'être sur son application.

Nous avons supposé le cas où la mère seule était syphilitique, mettez en parallèle celui où le père seul est frappé par la maladie : ce problème est ici moins complexe en ce sens que l'influence paternelle ne peut être que contemporaine de la fécondation, mais il est autrement obscur en ce qu'il touche à la recherche de la paternité.

Pour ma part, je n'hésite pas à déclarer, et depuis longtemps je soutiens cette opinion, que la *syphilis se transmet du père à l'enfant* alors même que la mère est exempte de toute contamination ; je reconnais aussi bien que personne les difficultés d'une enquête décisive, et la pratique médicale n'est pas de celles qui encouragent les persévérantes illusions. Mais quelques réserves que commande l'expérience de la vie, il est des cas qui s'imposent, j'en ai rencontré assez pour être convaincu ; vous en trouverez, messieurs, assez pour partager ma conviction.

La question se présente ici dans les termes où nous l'avons posée pour la mère : A quelle époque de son évolution la syphilis paternelle est-elle transmissible? La réponse est encore la même. Seulement, comme les occasions sont plus nombreuses et plus faciles d'être éclairé sur les accidents syphilitiques de l'homme, sur leur marche, leur date, leurs phénomènes, peut-être trouverons-nous des éléments plus précis.

La femme infectée a mille raisons pour dissimuler sa maladie ; outre qu'elle ne sait souvent si et comment elle l'a contractée, et qu'elle a pour excuse son ignorance, elle échappe le plus souvent à une observation suivie. Pour l'homme au contraire mieux instruit, l'ignorance serait à peine un prétexte. Les réticences n'ont pas de raison d'être, et vous rencontrerez, grâce à Dieu, plus d'hommes préoccupés de l'avenir que d'hommes insouciants du lendemain : rappelez-vous que je parle seulement des affections vénériennes.

Il vous arrivera souvent d'être consultés par un homme à l'approche de son mariage, vous ne le serez jamais par une femme. Là vous saurez la date précise de l'infection, les symptômes qui se sont succédé, le traitement prescrit et suivi ; vous aurez toute la facilité de poursuivre une constatation qu'on ne repousse pas, mais qu'on sollicite. Aucun des renseignements ne vous fera défaut, et cependant que d'incertitudes, que d'hésitations légitimes dans votre jugement !

Que l'homme actuellement syphilitique doit s'abstenir de la procréation, la chose ne vaut pas la peine d'être dite ; mais la maladie a disparu depuis longtemps : dans quelle mesure est-ce une absolue sécurité ?

Je vous ai cité souvent l'exemple d'un médecin qui réclamait mon conseil, et qui, guéri de la syphilis, contracta un mariage et donna naissance à un enfant syphilitique. Je l'ai cité parce qu'il réunissait toutes les conditions d'une démonstration du genre de celles qu'exige la science, et parce que j'observais le fait à une époque où les opinions étaient encore indécises. Depuis lors, que de fois j'ai vu les mêmes conditions se reproduire et entraîner les mêmes conséquences ! que de fois aussi, j'ai hâte de l'ajouter, voit-on le père dûment guéri par la médication classique, engendrer des enfants exempts de toute atteinte de la maladie !

En résumé, l'hérédité de la syphilis est, comme toutes les autres, soumise à de telles exceptions, qu'il faut être sobre de parti pris, et se rappeler qu'en fait de transmissions héréditaires on doit tout craindre et qu'à l'occasion on peut tout espérer. Les conditions les plus défavorables rassemblées comme à plaisir, le père, la mère atteints en même temps par la vérole la plus patente, tout conspirant à la fois contre la santé du nouveau-né, l'enfant traverse néanmoins sans être contaminé cette périlleuse génération. Ailleurs, au contraire, les accidents syphilitiques d'un seul ascendant ont cédé à un traitement rationnel, on est tranquille, et après mûres délibérations on se croit le droit d'être à l'abri du danger. L'enfant naît infecté, subit la maladie et y succombe.

Eût-il échappé à cette forme de l'infection, l'enfant est encore exposé à d'autres modes d'inoculation, et la syphilis héréditaire n'est pas la seule qui le menace. *Dans son contact incessant avec la nourrice* ou avec les femmes qui lui donnent les menus soins sans lesquels il ne saurait vivre, il a de trop fréquentes et de très faciles occasions de contracter la vérole par une *inoculation directe*. (Je ne parle pas des accidents inoculés au passage, parce qu'ils ne valent pas la peine qu'on y insiste, quelque sagacité qu'on ait dépensée pour en faire un argument en faveur de certaines théories.) En même temps il devient lui-même un danger pour ceux qui l'entourent, et habile à recevoir, il ne l'est pas moins à transmettre.

Messieurs, si, remontant par la pensée à quelques années, je me représente exposant devant les élèves de l'hôpital Necker les lois qui président à l'infection *post partum* de l'en ant naissant, je mesure sans peine le progrès accompli depuis lors dans la science. J'aurais dû discuter des négations, lutter contre les objections pressantes, accumuler des preuves, rassembler des observations, et faire passer sous les y eux de l'auditoir ces observations munies de tous les détails, ou même soumettre des malades au scepticisme de son contrôle. Aujourd'hui les faits ont parlé, les principes sont assez solidement établis pour qu'il suffise de les énoncer. Je serai court comme il convient de l'être quand il s'agit de notions inattaquables.

La nourrice peut transmettre à l'enfant l'accident primitif dont elle est atteinte. La chose n'a jamais été niée. *Elle peut lui inoculer les accidents secondaires*, et pour avoir été longtemps contesté, ce mode de transmission, bien plus fréquent que le premier, n'est pas moins authentique. La réciproque est également vraie dans ce second cas, et *la nourrice peut être victime du nourrisson affecté de syphilis héréditaire.*

C'est beaucoup d'affirmer cette loi, ce n'est pas encore assez pour lever les doutes de toute sorte qui s'offriront à vous dans la pratique. L'enfant est comme la nourrice apte à une double inoculation, il a été infecté après sa naissance ou il apporte le germe insidieux d'une maladie qui ne doit éclater qu'au bout de quelques mois. *La nourrice a été inoculée à la suite d'un coït infectant ou par le contagium du nouveau-né.* Avons-nous des moyens de reconnaître sûrement chacune de ces provenances, ou tout au moins d'estimer leur probabilité relative?

Il serait superflu d'insister près de vous sur l'importance de cette enquête dont vous vous représentez la solennelle gravité, alors même qu'elle n'aurait pas pris la forme d'une instance judiciaire. Le médecin, dans les cas de ce genre, exerce une magistrature qui ne le cède en rien à toute autre ; sa responsabilité est énorme aux yeux du monde, elle l'est devant sa propre conscience, c'est assez.

Plus je suis pénétré de la portée d'une telle décision, plus je voudrais être en mesure d'assurer votre jugement par des données précises.

Je ne puis pas malheureusement vous fournir des signes absolus, et je crois obéir à un devoir impérieux en vous prémunissant contre de périlleuses assertions. Chaque cas particulier s'offrira à vous avec des circonstances complexes, et vous aurez à dégager la vérité particulière sans généraliser les résultats de votre examen. Ne vous étonnez pas de cette apparente impuissance de la science, acceptez-la comme une nécessité avec laquelle la pratique de chaque jour doit vous familiariser. Les lois médicales sont au médecin ce que le code est au magistrat : sans elles on dévie sans cesse du droit chemin; avec elles seules on ne résout pas les problèmes individuels, car il n'a jamais suffi d'être un légiste pour devenir un juge d'instruction habile et pénétrant.

La nourrice qui a transmis à l'enfant sa maladie ou qui l'a reçu du nourrisson peut être dans des conditions analogues, sinon identiques. Vous n'êtes presque jamais consulté au début des accidents, un laps de temps plus ou moins long s'est écoulé depuis l'inoculation, et il faut qu'au milieu des récits où l'ignorence le dispute à la dissimulation, vous renouiez la chaîne du passé. On a dit que l'infection avait lieu le plus souvent par la bouche et par le sein; mais que d'exceptions à cette prétendue règle! En supposant que le premier foyer ait été en effet situé au point de contact le plus habituel de la nourrice et de l'enfant allaité, que de circonstances incalculables peuvent avoir disséminé le mal! Vous voyez des nouveau-nés vaccinés s'inoculer sur tous les points du corps la vaccine du bras, bien mieux sonstraite à leurs atteintes; vous voyez de même le pus de l'ulcération du début transporté aux organes génitaux, au ventre, partout où l'enfant porte ses mains imprégnées de virus, partout où la nourrice elle-même porte son incessante intervention.

S'il s'agissait d'accidents primitifs à durée presque limitable, on pourrait encore indiquer des limites, mais nous ne savons pas à quelle période les accidents secondaires ont cessé d'être inoculables. La nourrice échappe même, comme toutes les femmes, aux investigations qui donneraient chez un homme de précieux renseignements. Les ulcérations consécutives au chancre chez la femme se cicatrisent sans laisser de traces visibles, l'induration n'a pas la même saillie; les ganglions ne sont pas également affectés; le chancre a pu siéger sur l'utérus ou se perdre dans quelques points que ne soupçonnerait pas le médecin le plus versé dans les divagations de la débauche.

Théoriquement, la solution est pleine de doutes; pratiquement, les choses se simplifient, et dans la majorité des cas, en rapprochant les moindres circonstances, en analysant les récits, en discutant leurs contradictions, on arrive à des conclusions sincèrement et sérieusement motivées.

En pareille occurrence, comme dans tant de consultations médico-légales, l'important est de savoir. Acquérez de la syphilis infantile une connaissance approfondie; étudiez mûrement l'évolution de la syphilis chez la femme, et, forts de votre savoir, vous serez en mesure de parer aux difficultés de chaque enquête; disons mieux, vous saurez exploiter ces difficultés elles-mêmes au profit du vrai.

Il est encore un mode d'inoculation qui, tout en se rapprochant de celui dont je viens de vous entretenir, s'en écarte par quelques côtés : je veux parler de la *transmission du virus syphilitique par la vaccination*. Cette possibilité de transmission, niée d'abord par des syphiliographes justement autorisés, me paraît avoir reçu la sanction de trop décisives expériences. En 1861, vous avez vu, dans notre service, un trop triste exemple de cette transmission, et les faits si probants de l'espèce d'épidémie de Rivalta ne peuvent laisser le moindre doute dans l'esprit d'un médecin qui n'a pas de parti pris.

Il serait hors de propros de rappeler ici les larges débats suscités par le procès du docteur Hubner, de Bamberg, qui, depuis 1854, a donné matière à tant d'allégations contradictoires[1]. Depuis lors d'autres exemples ont été cités; mais ce serait dépasser de beaucoup les limites de notre enseignement que de discuter et même d'exposer ces faits rares, j'en conviens, exceptionnels, et partant sujets à critique, mais qu'il me paraîtrait absurde de rejeter dans le domaine de la pathogénie apocryphe. Je vous en ai d'ailleurs suffisamment parlé dans nos conférences sur la vaccine[2].

Une dernière question relative à la transmission de la syphilis congénitale. Un enfant engendré par un père ayant eu la vérole, mais n'ayant plus d'accidents transmissibles par inoculation, *cet enfant syphilitique peut-il infecter sa mère qui le porte en son sein?* Vous comprenez, messieurs, de combien de difficultés est entourée la solution d'un pareil problème; vous comprenez combien d'éléments nous feront défaut pour arriver à cette solution, car on pourra se demander si la femme que l'on suppose infectée par son enfant n'a pas eu antérieurement des accidents qui auraient passé inaperçus. Cependant ce mode de transmission de la syphilis du père à la mère par l'intermédiaire du fœtus est un fait aujourd'hui généralement accepté.

Il est d'ailleurs physiologiquement très explicable. Il est bien certain, en effet, que c'est en mélangeant son sang au sang de son enfant, que la mère syphilitique infecte cet enfant. Or qu'y a-t-il d'invraisemblable à ce qu'un fœtus dont le sang est syphilitique par le fait de son père infecte le sang de sa mère? C'est vers le troisième mois de la vie que la circulation devient active chez le fœtus; il reçoit par la veine ombilicale le sang de sa mère, et lui renvoie par ses artères ombilicales du sang qui a traversé ses organes à lui, lequel sang est un mélange du sien propre et de celui de sa mère. Vous savez, sans que j'aie besoin d'y insister, que, chez le fœtus, les vaisseaux et le sang se forment sur place à peu près simultanément. Ainsi le fœtus a du sang qui lui est propre, et s'il est syphilitique par son père, son sang est syphilitique au même titre que tout le reste de son organisme. Il peut donc infecter sa mère par son sang, comme la mère syphilitique infecte dans son sein l'enfant qui s'y trouve contenu.

Je tiens d'un observateur consciencieux le fait suivant, qui est d'accord avec ces données physiologiques: Une jeune dame, de la moralité de laquelle il n'est pas possible de douter, devient grosse dès les premiers jours de son mariage. Le père, qui est médecin, avait eu la vérole trois ans

1. Tardieu, *Étude médico-légale sur les maladies produites accidentellement ou involontairement, comprenant l'histoire médico-légale de la syphilis*, 1879, p. 265.

2. Tome I, p. 65.

auparavant, et il n'en portait aucune trace appréciable, sauf un peu d'engorgement cervical ganglionnaire. Au troisième mois de sa grossesse, cette dame éprouve des démangeaisons aux grandes lèvres; on constate alors des ulcérations assez étendues, en voie de transformation en plaques muqueuses. Quelques jours plus tard, plaques muqueuses parfaites, pléiades inguinales; puis maux de gorge, puis engorgement cervical ganglionnaire. A huit mois, cette jeune dame accouche d'un enfant chétif, qui a du coryza et de l'ophthalmie syphilitiques au dixième jour de sa naissance, et qui meurt, au bout de six semaines, avec un gros foie, de l'ascite et de l'œdème des extrémités. Il avait eu aussi des épistaxis la veille et le jour de sa mort.

Le fait le plus litigieux de cette observation, c'est l'apparition d'ulcérations syphilitiques aux parties génitales externes, ulcérations qu'on peut attribuer à une contagion directe. Mais d'abord c'étaient des plaques muqueuses, et non de vrais chancres; or le développement de plaques muqueuses, en ces parties, qui sont, pendant la grossesse et par le fait de celle-ci, le siège d'un éréthisme si considérable, me semble un phénomène de tous points analogue à la formation des végétations et des crêtes de coq à la surface de la vulve, chez certaines femmes grosses non syphilitiques. L'exubérance de vitalité de ces organes y sert de point d'appel pour les manifestations morbides.

Je me suis étendu longuement, trop longuement peut-être, sur les manifestations de la syphilis des nouveau-nés, sur ses formes possibles ou probables d'inoculation, sur sa genèse héréditaire; j'ai omis toute mention historique, et ne pouvant rendre justice à tous les observateurs qui ont si puissamment contribué à la notion de la maladie, je me suis abstenu de toute citation. Il me reste à vous entretenir du *traitement;* mais, si grave que soit ce sujet, il est possible, il est je crois utile d'en disserter brièvement.

La médication à opposer à la syphilis repose sur les mêmes principes, quel que soit l'âge du malade. Elle se compose des mêmes remèdes, elle tend au même but à l'aide des mêmes moyens. Ayez présente à l'esprit cette vérité simple et fondamentale. S'il était permis d'employer chez l'enfant les préparations classiques avec la même facilité qu'on le fait chez l'adulte, le problème serait résolu, ou plutot il n'y aurait pas de problème.

La difficulté ne vient pas des indications, elle vient des contre-indications et des obstacles que la constitution infantile apporte à la tolérance des médicaments.

J'ai insisté près de vous sur l'influence que la syphilis abandonnée à elle-même exerce sur la santé générale de l'enfant; je vous ai montré la cachexie croissante se traduisant par des troubles fonctionnels, et surtout par des altérations dans les fonctions dévolues aux organes digestifs. C'est sur ces points que votre attention doit être dirigée sans relâche; c'est l'état de l'estomac et des entrailles qui vous guide et vous donne le droit d'augmenter les doses, ou qui vous oblige à diminuer, sinon à suspendre le remède.

Le mercure doit être la base du traitement. Je n'ignore ni les objections élevées à nouveau contre le traitement mercuriel, ni les inconvénients de son emploi ; je sais que par une sorte de réaction périodique on a essayé à diverses reprises de le combattre et de le détrôner, mais je sais aussi que ces tentatives n'ont eu qu'un temps, et qu'après tant de condamnations le mercure a toujours été réhabilité par la force des choses. Chez l'enfant nouveau-né les succédanés sont impraticables ; les dépuratifs les plus réputés demeurent hors de cause par la raison souveraine qu'il est impossible de s'en servir.

Parmi les préparations hydrargyriques administrées à l'intérieur, c'est encore, après de nombreux essais poursuivis, ou par moi ou par mes élèves, à la solution de sublimé si connue sous le nom de *liqueur de van Swieten*, que je maintiens la préférence. Je la donne associée au lait, et l'enfant l'accepte sans répugnance à la dose d'un et au plus deux grammes par jour. Néanmoins, et quelque aisée que soit l'administration du deutochlorure, il arrive trop souvent qu'on est contraint d'y renoncer, à cause de la diarrhée qu'il entretient ou qu'il détermine. Dans ces cas, le mieux est de s'abstenir momentanément de tout composé hydrargyrique, parce qu'il n'en est pas qu'on puisse alors employer impunément, et que tous encourageaient la fâcheuse disposition qu'il est essentiel de combattre.

On a proposé l'emploi du calomel à doses très réduites, à l'époque surtout où l'on espérait qu'en l'unissant au chlorate de potasse, on conjurerait la salivation chez l'adulte et l'on éloignerait la diarrhée chez l'enfant; je ne suis pas suffisamment éclairé sur le bénéfice de cette méthode pour vous la reccommander, et j'inclinerais à croire que l'addition du chlorate de potasse amoindrit au moins pour les adultes l'action antisyphilitique du protochlorure.

Le protoiodure hydrargyrique me paraît sans avantages, et je ne pense pas qu il compte aujourd'hui des partisans.

On a conseillé, dans la louable intention de détourner la menace des troubles digestifs, on pourrait dire de conjurer leur imminence, on a conseillé de laisser toute médication interne, et d'user exclusivement de frictions hydrargyriques. Bien que cette méthode compte de respectables autorités, je la repousse comme entraînant à sa suite d'autres inconvénients, et comme ne parant pas, autant qu'on l'avait supposé, aux accidents gastro-intestinaux. La peau de l'enfant s'accommode mal d'applications mercurielles, toujours irritantes sous peine de n'être pas absorbées, et la méthode, encore très employée en Angleterre, en Allemagne, dans tout le nord de l'Europe, n'est plus qu'exceptionnellement appliquée en France, même à la syphilis des adultes.

La peau chez le nouveau-né doit être respectée le plus souvent. Elle n'a pas, quand elle est saine, une vitalité si active qu'elle fournisse un point d'appui thérapeutique considérable; elle acquiert, quand elle est malade, une grande et fâcheuse influence; c'est pour cette raison que vous ne devez jamais négliger la cure topique des lésions cutanées : les éteindre, c'est rendre au petit malade un signalé service. Chacun de ces foyers ulcéreux que vous laissez se développer ou suivre son évolution est-il une source d'infection générale? Je n'oserais le dire, mais je sais par expérience que la santé générale de l'enfant en ressent le contre-coup.

Soit qu'il résulte de ces petites plaies une irritation qui agite le nouveau-né, soit qu'il se fatigue du travail pathologique qu'entraîne tout processus ulcéreux, soit que le contact des matières irritantes devienne une cause de douleur, toujours est-il que l'enfant syphilitique gagne toujours et beaucoup à ce que l'état maladif de la peau soit amélioré.

Vous aurez occasion de recourir, suivant les circonstances, aux topiques cutanés les plus variés, aux agents caustiques plus ou moins dilués, aux émollients dont les indications sont très restreintes; mais de tous les remèdes je n'en connais pas un qui soit comparable aux bains et aux lotions de sublimé. La solution de deutochlorure hydrargyrique dans l'eau à l'aide de l'alcool ou du chlorhydrate d'ammoniaque a l'énorme avantage de se prêter à tous les dosages que commandent les circonstances, depuis la lotion légèrement caustique jusqu'au bain assez atténué pour n'être pas même cause de sensation appréciable. Pour un bain d'enfant, je ne mets jamais plus d'un gramme de sublimé.

L'enfant a pour ce médicament une tolérance presque égale à celle de l'adulte, et ce serait une mauvaise pratique que d'abaisser le chiffre de la solution au degré où le prescrivent invariablement les formulaires.

En guérissant la peau, et la chose est possible alors même que la syphilis n'est pas guérie, vous avez encore le profit de laisser la voie ouverte à une médication qui peut vous devenir d'un grand secours. L'enfant débilité, cachectique, peut à un moment donné être insuffisant à la réparation de ses forces; les bains toniques, sulfureux, vous fournissent des ressources que les toniques administrés à l'intérieur vous refuseraient, mais ce genre de remède n'est applicable que si la peau est restée saine.

Le régime est dans la syphilis infantile le premier des adjuvants, sinon des médicaments. Posez en règle que l'enfant non allaité ou mal allaité a cent chances défavorables contre une qu'a l'enfant amplement nourri au sein; malheureusement votre intervention a sous ce rapport d'étroites limites. Si la mère est incapable de suffire à l'allaitement, c'est une responsabilité grave à encourir que de confier à une nourrice un si dangereux nourrisson; vous êtes forcés de vous contenter d'un à peu près dont vous savez toute l'insuffisance, car en fait de nourriture infantile, il n'est rien de plus compromettant que les demi-mesures.

Il est d'autant plus essentiel que l'enfant soit allaité par sa mère, que le traitement interne appliqué à celle-ci aura sur le nourrisson une influence telle qu'il suffira quelquefois à la guérison des deux. Mais si, chez l'enfant, l'iodure de potassium ne trouve presque jamais son application, il est au contraire souvent utile à la nourrice, et indirectement à l'enfant qu'elle allaite : bien que pourtant, chez elle aussi, la liqueur de van Swieten doive surtout être conseillée.

Je ne saurais trop vous recommander les précautions hygiéniques les plus attentives. Épargnez à l'enfant toutes les causes de malaise connues et signalées d'avance, évitez avant tout la plus nuisible de toutes, le refroidissement; non-seulement le nouveau-né doit être tenu dans une atmosphère constante, mais il a besoin d'une température élevée. Vous n'ignorez pas l'importance qu'attachent les médecins des contrées du Nord à l'élévation de la température pour les malades atteints de syphilis rebelle qu'ils maintiennent dans de véritables étuves; profitez pour les enfants de leur exemple et de leur expérience.

Quelles que soient les précautions que vous ayez accumulées, de quelque sollicitude que vous ayez entouré l'enfant, quelque dévouement que vous ayez trouvé ou éveillé dans le cœur de la mère, il faut vous attendre à de trop nombreux insuccès. La syphilis est chez le nouvau-né une maladie grave aisément mortelle. Livrée à elle-même, elle épuise par les lésions internes, par l'anémie, par les troubles des fonctions. Combattue par les remèdes, elle oppose souvent une longue résistance, et l'économie n'est pas de force à supporter cette lutte prolongée où le médicament a tant d'occasions de nuire d'un côté quand il est secourable de l'autre. La syphilis congénitale est à peu près invariablement mortelle, si elle apparaît dans la première quinzaine qui suit la naissance; sa gravité diminue en raison du retard de la manifestation.

Permettez-moi, messieurs, en finissant, de vous rappeler les réserves que j'ai cru devoir faire au commencement de cette leçon. La syphilis qui frappe l'enfant soulève les plus délicats problèmes, elle est de ces maladies où l'expérience ne s'improvise pas. Le diagnostic n'y procède pas le plus souvent avec la sûreté que donnent des signes pathognomoniques, mais il repose sur la discussion attentive et sur l'examen comparatif des moindres manifestations. La pathogénie rencontre dans la pratique des difficultés qui tiennent à la fois, et de la nature insidieuse du mal, et des intérêts pressants qui appellent la dissimulation et le mensonge. Je me suis appliqué à vous retracer les principaux éléments de la marche, de l'évolution, de l'expression symptomatique de la maladie. Il faut vous garder avec une égale sollicitude de l'insuffisance du savoir et de l'excès de la science, telle qu'on la fait prématurément pour la glorification des théories.

LXXXIII. — GOUTTE.

1. — Considérations préliminaires. — Le mo *goutte* bien préférable à tous ceux que l'on voudrait proposer pour le remplacer. — Goutte aiguë, régulière. — Phénomènes prémonitoires. — Troubles digestifs; troubles nerveux; troubles de l'appareil urinaire. — Affections catarrhales: uréthrale, oculaires. — Arthritis, sa marche, son aspect, etc. — Goutte aiguë à forme de petits paroxysmes se succédant ou s'enchaînant les uns aux autres. — L'accès pe survenir sous l'influence d'une cause occasionnelle appréciable.

Messieurs,

A la demande de plusieurs d'entre vous, je me propose de consacrer quelques-unes de nos conférences cliniques à l'histoire de la goutte. J'essayerai de vous dire de mon mieux comment je comprends la maladie dont j'ai à vous entretenir, l'idée que je me fais de sa nature, les allures qu'elle peut prendre; je vous indiquerai quelle est, à mon avis, la conduite que nous devons tenir à l'égard des individus qui en sont affectés.

Quand on a médité le *Traité de la goutte* de Sydenham, merveilleuse monographie tout à la fois si courte et si complète; quand on a parcouru les observations de Musgrave sur la goutte anomale, recueil, selon moi, beaucoup trop vanté, où la goutte et le rhumatisme sont souvent pris l'un pour l'autre; quand on a lu Scudamore[1]; quand enfin, pour ne citer que les plus importants ouvrages de nos devanciers, on connaît les Commentaires de van Swieten aux *Aphorismes* de Boerhaave, on est à peu près en mesure, en s'aidant de ses propres souvenirs, de posséder quelques notions sur la maladie que nous allons parler. Et maintenant, si, pour mettre ses idées plus en harmonie avec l'état actuel de nos connaissances, on lit les travaux contemporains; si l'on jette les yeux sur l'ouvrage du docteur Garrod[2], qui, pour le dire en passant, me semble bien au-dessous de sa réputation; si l'on feuillette ces innombrables mémoires publiés sur la matière, et entre autres une exellente thèse soutenue devant notre Faculté par M. le docteur Galtier Boissière,[3] on

1. Scudamore, *Traité sur la nature et le traitement de la goutte et du rhumatisme*, traduit de l'anglais, Paris, 1819.

2. Garrod, *The nature and treatment of gout and rheumatic gout*, London, 1863.

3. Galtier Boissière, *De la goutte, de sa nature, de ses causes et de son traitemen préservatif, palliatif et curatif*, thèse de doctorat.

reste convaincu que, malgré les prétentions de la médecine moderne, nous ne sommes pas plus avancés aujourd'hui qu'au temps de Sydenham, non seulement eu égard au traitement de la goutte, mais encore eu égard à l'observation des phénomènes qui la caractérisent et à sa nature intime.

Traduisez, dans ce qu'on appelle un langage plus scientifique, l'œuvre de l'Hippocrate anglais, et vous serez surpris, en admirant la description que ce grand homme nous a tracée de la goutte, du peu qu'il a laissé à faire après lui. Tourmenté lui-même, pendant de longues années, par les douleurs d'une goutte franche, il n'a parlé que de la goutte normale aiguë ou chronique, mais il en a parlé en maître, et l'on ne saurait presque rien ajouter à ce qu'il a dit.

Quant à la goutte anomale, ce n'est pas dans les traités spéciaux que vous trouverez les matériaux de son histoire. Vous les trouverez épars dans des livres où, s'il est question de la goutte, il n'en est question que très incidemment; et le plus souvent vous découvrirez cachés sous des dénominations très différentes des phénomènes qui relèvent d'elle incontestablement : c'est ainsi que beaucoup de métastases prétendues rhumatismales ne sont rien autre chose que des métastases goutteuses méconnues.

Cette goutte anomale, plus fréquente qu'on ne le croit, revêt des aspects si divers, la goutte normale elle-même s'écarte si souvent du type que la nosologie lui a créé, que prétendre connaître parfaitement la goutte serait étrangement s'abuser.

En vous montrant ainsi les difficultés de la question, je confesse d'avance mon impuissance, et je prévois les *desiderata* que l'on pourra avoir à me reprocher.

Pour bien nous entendre sur le sens que j'attache à certains mots, à certaines vues théoriques qui reviendront fréquemment dans le cours de ces leçons; pour que vous puissiez comprendre la façon dont je comprends moi-même la goutte normale, et surtout la goutte anomale, les idées de spécificité et de diathèse doivent être bien définies dans votre esprit.

Nous voici encore une fois ramenés à cette grande question de la spécificité sur laquelle j'insiste à chaque instant, parce qu'à chaque instant aussi nous la voyons jouer son rôle au lit du malade. Ce rôle, que l'école de Tours, par l'organe de Bretonneau, a mis pleinement en lumière, n'est plus à cette heure contesté par personne. Qui pourrait le nier, quand la spécificité intervient dans presque toutes les affections, de telle sorte que les plus similiaires en apparence diffèrent en réalité les unes des autres par des caractères tranchés; quand, dans les maladies aiguës ou chroniques, elle s'impose à l'observateur attentif, en se traduisant par la forme constante des lésions anatomiques, par la manière d'être invariable des troubles fonctionnels, par la nature des accidents concomitants? Toujours à côté des caractères communs à plusieurs espèces morbides, il en est d'autres qui appartiennent exclusivement à chacune d'elles et servent à les distinguer.

Nous en avons un remarquable exemple dans le sujet même qui va nous occuper.

Assurément entre l'arthrite goutteuse et l'arthrite rhumatismale, l'analogie est grande, à ne tenir compte que des caractères généraux de l'inflammation.

Mais déjà dans cette inflammation même, si l'on considère le siège qu'elle affecte de préférence dans l'une et dans l'autre des deux maladies, son mode d'apparition, accidentelle dans le rhumatisme, périodique dans la goutte, la production des tophus qui suit l'attaque de goutte et n'arrive jamais dans le rhumatisme; si l'on considère surtout le mode d'évolution de cette inflammation, on saisit de notables différences. Ces différences sont plus évidentes encore lorsqu'on étudie les symptômes généraux qui précèdent, accompagnent ou suivent les manifestations locales articulaires. Dans la goutte, ce sont des troubles nerveux qui semblent des phénomènes pour ainsi dire obligés de l'accès et qui manquent dans le rhumatisme. Ils sont de telle nature que, avec une seule articulation prise, et prise à un moindre degré que ne le seraient plusieurs jointures envahies par le rhumatisme, le goutteux supporte moins bien son mal, et, permettez-moi cette expression, fléchit bien plus sous le poids de sa maladie que ne le fait le rhumatisant.

Dans les complications, ou plutôt dans les manifestations locales autres que l'arthrite, ces différences spécifiques existent aussi. Ainsi dans la goutte vous verrez survenir, du côté des organes de la sécrétion urinaire, des accidents qui ne se rencontreront pas dans le rhumatisme; de même vous verrez celui-ci frapper très souvent le cœur, qui est généralement respecté par celle-là.

En définitive, messieurs, qu'il s'agisse des manifestations locales, qu'il s'agisse des symptômes généraux de la maladie, partout la spécificité se grave en caractères indélébiles. Lorsque nous ne la voyons pas, au premier coup d'œil, imprimée dans les phénomènes les plus extérieurs, nous ne manquons pas de la trouver, si nous voulons bien nous donner la peine de la chercher. Lorsque, en me cachant tout le reste et sans me donner plus d'explications, on me présente une articulation, le cou-de-pied par exemple, d'un individu affecté d'arthrite, sans doute, à cette simple vue, il me sera difficile de dire, dans bien des cas, si c'est à la goutte ou au rhumatisme que j'ai affaire. Mais, je vous le demande, a-t-on le droit d'être plus exigeant pour moi que pour le naturaliste? Or, quel est le botaniste, parmi les plus habiles mêmes, qui, en voyant seulement deux feuilles appartenant à des espèces végétales entièrement voisines, nommerait du premier coup la plante sur laquelle l'une ou l'autre a été prise? Pour se prononcer, il aurait besoin de voir le fruit. Eh bien! en continuant la comparaison, moi aussi j'ai besoin de voir le fruit de la goutte. Si j'apprends que cette affection articulaire a été suivie de l'appartion de productions tophacées; si le malade me raconte avoir éprouvé les accidents qui caractérisent la gravelle, si même je connais parfaitement le mode d'évolution de l'affection locale, mon diagnostic est assuré.

Il n'en est pas de la goutte autrement que des autres espèces morbides. Souvent, pour découvrir la spécificité, la première vue ne suffit pas, et il faut descendre dans l'intimité des phénomènes.

Un malade est pris subitement de troubles plus ou moins sérieux, soit du côté du poumon, soit du côté des intestins, soit du côté du cerveau; des accidents, brusquement survenus, ont affecté une marche singulière, et vous ne savez à quoi les rattacher, mais vous apprenez que ce malade est né de parents goutteux, ou de parents sujets à des accès d'asthme ou de migraine. Alors déjà vous soupçonnez la diathèse dont les affections viscérales apparaissent comme une manifestation; puis si cet individu, remontant dans ses souvenirs, vous dit qu'il a eu des attaques de goutte, que la dernière a été brusquement supprimée, vos soupçons se changent en certitude.

J'arrive à la diathèse, point qui se lie si étroitement à celui que nous venons de rappeler.

Le mot diathèse a été compris dans des sens bien différents. Je vous ai déjà dit plusieurs fois ce que j'entendais par là. Sans torturer mon esprit pour en chercher une définition nouvelle, je prendrai celle qu'en donne le vocabulaire le plus complet que nous possédions : je veux parler du *Dictionnaire de médecine* de MM. Littré et Ch. Robin[1].

« La diathèse (διάθεσις) est une disposition générale en vertu de laquelle un individu est atteint de plusieurs affections locales de même nature. » Cette définition, recommandable par sa brièveté, répond parfaitement à l'idée que je me fais de l'objet défini.

Sous l'influence d'une cause spéciale, un individu, à l'occasion d'une plaie accidentelle ou d'une blessure produite par une opération chirurgicale, fabrique du pus qui s'accumule sous forme d'abcès dans différents points du corps; nous dirons que cet individu est sous l'empire de la *diathèse purulente*, entendant par là qu'il présente une disposition spéciale en vertu de laquelle il est atteint d'affections multiples du même genre.

Qu'un autre prenne la vérole : la disposition spéciale engendrée par l'introduction du virus syphilitique dans l'organisme se manifeste par des lésions très diverses affectant différents tissus; mais ces lésions, quelque

1. Littré et Robin, *Dictionnaire de médecine*, 14e édition, Paris, 1877.

diverses qu'elles soient en apparence, relevant toutes de la même cause, sont toutes, en réalité, du même genre. Pour la scrofule, le cancer, pour toutes les affections dépendant d'une diathèse, que cette diathèse soit aiguë ou chronique, les choses se passent de la même façon. Toujours les localisations morbides ne sont que les manifestations d'une disposition générale qui les domine. Mais une difficulté semble surgir. Il s'en faut de beaucoup que la disposition générale frappe constamment les mêmes organes, les mêmes tissus, les mêmes éléments anatomiques. La spécialité de ces organes, de ces tissus, de ces éléments, donne aux affections dont ils sont atteints des apparences très différentes. Pour le médecin aux yeux de qui la maladie est toute dans la localisation, ces différences d'aspect constituent autant d'espèces morbides, tandis que pour celui qui juge que la maladie consiste beaucoup plus dans l'ensemble des phénomènes généraux, dans leur évolution, dans leur marche (et c'est là, grâce au ciel! où conduit la saine observation), ces affections d'aspect différent ne constituent que des expressions multiples d'une même espèce morbide. Ainsi, pour le vrai médecin, l'exostose, l'alopécie, la psoriasis, la roséole, le bubon et le chancre sont toujours la vérole s'habillant de diverses façons.

J'ai pris pour exemple la syphilis, parce que personne n'oserait élever la voix pour contredire un fait aujourd'hui aussi incontesté; parce qu'il n'est personne qui, sous les formes variées à l'infini que la vérole est susceptible de revêtir, pourrait la méconnaître. J'ai parlé des manifestations les plus communes de cette maladie; sous combien d'autres encore dont nous ne savons pas toujours apprécier du premier coup la nature, ne se cache-t-elle pas? Que d'accidents nerveux sont sous sa dépendance, qui apparaissent comme ses seules expressions phénoménales et qui restent inexplicables jusqu'au jour où les caractères les plus grossiers de la diathèse qui les a produits viennent nous donner la clef du diagnostic!

Ce que je dis de la vérole s'applique à un grand nombre d'autres maladies, à la goutte en particulier, dont les manifestations varient à l'infini et que vous aurez à reconnaître sous les différents masques dont elle se couvre souvent.

Si la disposition diathésique a le plus souvent des affinités électives avec un certain nombre d'organes : les rhumatismes pour les grosses articulations, la goutte pour les petites, et pour certaines plus particulièrement; dans bien des circonstances ces affinités électives semblent disparaître, et la diathèse a des localisations inattendues.

La *goutte*, mot admirable, parce que, quel que soit le sens que lui aient primitivement attribué ceux qui l'ont inventé, il n'en a plus d'autre aujourd'hui que celui de la chose à laquelle on l'applique. Combien de fois ne vous ai-je pas fait remarquer la valeur de ces mots, qui, dégagés, à cette heure, de toute prétention scientifique, conviennent *uni et toti definito!* Ces mots *goutte, vérole, variole, coqueluche,* sont d'autant meilleurs qu'ils ont moins de signification nosologique. Ils sont parfaits, précisément parce qu'ils n'impliquent aucun sens doctrinal, parce qu'ils trouvent leur place dans toutes les nomenclatures, sans consacrer un article de foi pathologique; ils résistent à toutes les théories, chacun s'en contente et les comprend beaucoup mieux que tous les mots barbares, grecs ou latins, qu'on voudrait leur substituer. Le mot *goutte* est donc le meilleur que nous puissions employer; il est de beaucoup préférable à celui de *podagre* (*podagra*), mis en honneur par les auteurs qui ont écrit en latin, et qui a le tort de signifier douleur de pieds, de ne renfermer ainsi qu'une partie de la chose qu'il dénomme, et d'avoir dès lors pour compléments obligés les mots de *chiragre* (*chiragra*), d'*ischiagre* (*ischiagra*), etc., qui désignent les douleurs des mains, des articulations de la hanche, etc. Il est préférable, pour les mêmes raisons, à celui d'*arthritis*, lequel, bien que comprenant une acception plus générale, a encore l'inconvénient d'exprimer seulement la manifestation locale du mal sur les jointures, et de laisser de côté toutes celles qui ont lieu si fréquemment ailleurs.

Selon qu'elle frappe les articulations, en revêtant un caractère franchement inflammatoire, aigu ou chronique, selon qu'elle se traduit par d'autres affections occupant certains viscères, ou que son siège est difficile à préciser, la goutte est dite régulière ou irrégulière.

La *goutte régulière*, c'est elle que les auteurs ont eue spécialement en vue dans ce qu'ils ont décrit sous le nom de *podagra*, parce qu'en effet les jointures du pied sont celles qui sont le plus ordinairement prises, surtout lors des premières attaques.

C'est aussi la podagre, ou pour mieux dire l'arthritis goutteuse (et par là je comprends toutes les manifestations articulaires), que nous devons d'abord étudier. Bien que cette localisation inflammatoire sur les articulations caractérise plus particulièrement la goutte, il n'en faut pas moins tenir grand compte d'un ensemble de phénomènes généraux précurseurs ou concomitants qui impriment à la maladie qu'on a sous les yeux le cachet de sa spécificité.

Les *symptômes prémonitoires* de l'attaque de goutte, indiqués par Sydenham, Swieten, Scudamore, par tous ceux enfin qui ont scrupuleusement observé les malades, ont été l'objet d'une attention toute particulière de la part de M. le docteur Galtier Boissière.

Ce sont, du côté de l'*appareil digestif*, des accidents dyspeptiques consistant en des troubles gastriques qui, sans être graves, n'en sont pas moins habituellement très prononcés. L'appétit diminué, irrégulier, présente des bizarreries qui ne sont pas ordinaires au malade. Celui-ci, par exemple, recherchera de préférence les aliments stimulants, les mets fortement épicés, les acides, comme s'il éprouvait le besoin de stimuler les fonctions de son estomac devenu paresseux. Après le repas, il se plaindra de douleurs gastralgiques, de pesanteur, d'un sentiment de plénitude dans la région stomacale; il aura des flatuosités accompagnées de renvois de matières pituiteuses, d'éructations nidoreuses emportant quelquefois avec elles un goût d'œufs pourris.

En quelques cas, il accusera un endolorissement au niveau de l'hypochondre droit, et le médecin constatera une légère tuméfaction du foie. Cet accident, noté par Scudamore, lequel prétend que l'affection hépatique peut aller jusqu'à un changement matériel dans la structure de la glande, noté aussi par Portal et par M. Galtier Boissière, cet accident est peut-être en partie cause des troubles dyspeptiques dont il vient d'être question.

Mais parmi les phénomènes prémonitoires de l'attaque de goutte, ce sont les *troubles nerveux* qui sont le plus prononcés. Le goutteux, à cette période de début de son attaque, se plaint de pesanteur de tête, d'inaptitude à toute espèce de travail intellectuel; les modifications dans l'état cérébral se traduisent principalement par une excitabilité nerveuse portée souvent au plus haut degré, aussi bien dans la goutte régulière que dans la goutte irrégulière, tout en n'étant jamais plus prononcée que dans cette dernière forme. Cette excitabilité nerveuse se manifeste par les phénomènes les plus variables suivant les individus. C'est un sentiment de malaise indéfinissable, d'inquiétude morale; ce sont des changements singuliers survenus dans le caractère. Si, chez quelques-uns, on observe une exaltation de leurs qualités brillantes, il est loin d'en être toujours ainsi. Le plus ordinairement, le goutteux devient morose, d'une susceptibilité, d'une irascibilité qui souvent n'étaient pas dans ses habitudes. C'est tellement là le fait le plus commun, que cette disposition fâcheuse à la morosité, à l'irascibilité, est passée comme en proverbe parmi les auteurs qui se sont occupés de la goutte. Cette disposition est parfois tellement exagérée, elle est quelquefois si constante chez certains individus, que non seulement ces individus savent par expérience qu'ils vont avoir un accès, parce que depuis quelques jours leur humeur s'aigrit sans raison, mais encore que ceux qui les entourent peuvent prévoir, d'après l'apparition de ces phénomènes moraux, l'imminence de l'attaque, de la même façon que chez quelques femmes la crise cataméniale s'annonce par des changements dans l'état normal.

Cependant, du côté de l'*appareil urinaire*, quelque chose de particulier vient quelquefois se prononcer. Les urines prennent une coloration plus rouge que d'habitude, et laissent déposer au fond du vase qui les reçoit des quantités plus ou moins abondantes d'un sable fin, d'un rose vif, ressemblant à de la brique pilée. Le passage de ces urines à travers l'urèthre détermine de la douleur, une sensation de chaleur, quelquefois des cuissons vives, et même il n'est pas rare que cette irritation réelle de la membrane muqueuse uréthrale soit la cause d'un écoulement blennorrhagique.

La *blennorrhée goutteuse* est un accident qui s'observe surtout dans la goutte anomale, où il est alors le plus souvent indépendant de l'émission d'urines chargées de sables ; mais, je le répète, il est assez commun de la voir survenir au début de la goutte la plus franche. Accompagnée de douleurs plus ou moins aiguës, cette blennorrhagie cède d'ailleurs d'elle-même et assez promptement. Le médecin doit être prévenu du fait, pour que, lorsqu'il l'observe, il puisse calmer les inquiétudes du malade et donner à l'accident sa véritable signification.

La blennorrhagie n'est pas d'ailleurs la seule affection catarrhale qui apparaisse dans l'attaque de goutte la plus régulière.

Cette prédisposition catarrhale avait été parfaitement indiquée par Barthez. Scudamore avait parlé de l'*ophthalmie* qui, chez certains goutteux, survient un jour ou deux avant leur accès. M. Caltier Boissière en a fait également mention ; elle prend, en quelques cas, une véritable intensité.

Un fait que je n'ai trouvé signalé que par Graves, c'est le grincement des dents. Le célèbre clinicien de Dublin dit que les malades ont un insurmontable désir de grincer ainsi des dents, et que ce désir est sollicité par une pénible sensation qu'ils éprouvent dans ces organes et qu'ils ne peuvent soulager que de cette façon. Ce besoin, qui se renouvelle à chaque instant, est tel, que, chez certains goutteux, les dents finissent par s'user jusqu'aux alvéoles.

Tels sont les phénomènes prémonitoires de l'attaque de goutte. Celle-ci se prononçant de plus en plus, l'*arthritis* devenant plus imminente, on constate, en examinant les régions qui vont en être le siège, une tuméfaction particulière des veines. « *Quod in omnibus podagricorum paroxysmis solemne est, insignior intumescentia venarum membro vexato intertextarum se in conspectu dat,* » dit Sydenham.

Les accidents nerveux dont nous avons parlé tout à l'heure se dissipent ordinairement lors de cette apparition des phénomènes locaux plus caractéristiques de la goutte ; toutefois ils persistent en quelques cas, et compliquent les douleurs articulaires. Ils peuvent même prendre une telle intensité, que le malaise, l'inquiétude morale, tourmentent et fatiguent les malheureux au moins autant que leurs douleurs articulaires : « *Ut haud facile sit dictu utro horum æger calamitosius doleat.* » Ils sont parfois portés si loin, que, pour continuer la citation de Sydenham, tout l'accès est aussi bien un long accès de rage que de goutte : « *Non rectius podagræ quam iracundiæ paroxysmus omni dici potest.* » Indépendamment de ces phénomènes, qu'ils existent ou non, l'excitabilité nerveuse se manifeste par des spasmes dont les membres affectés sont le siège. Les malades se plaignent de tremblements, de frémissements, de crampes, de secousses convulsives excessivement pénibles.

Messieurs, dans tous ces troubles morbides que nous avons passés rapidement en revue, ne voyez-vous pas la diathèse en action, avant qu'elle se traduise par l'affection locale qui doit la cacactériser d'une manière nette et précise? Ne la voyez-vous pas éclater, pour ainsi dire, de tous côtés avant de s'installer définitivement sur le siège qu'elle va choisir? Bien avant que l'articulation qui sera frappée ait encore rien éprouvé, toute l'économie était en proie à la diathèse dont elle est imprégnée : *totum corpus est podagra.*

Le moment approche enfin où le mal fait explosion, où la véritable attaque commence. Pendant quelques heures, quelquefois pendant toute la journée, les phénomènes précurseurs avaient cessé. Le malade se trouvait mieux, mais ce mieux, lorsqu'il a l'expérience d'accès passés, ne le trompe pas; il sait que ce n'est qu'une trêve, prélude d'un assaut plus formidable qu'il aura bientôt à soutenir. Il se couche le soir, en apparence bien portant, ou tout au moins plus dispos (*alacrior*) que la veille; il s'endort tranquillement (*sanus lecto somnoque committitur*). Quand tout à coup, et le plus souvent entre minuit et trois heures du matin, suivant le temps qui s'est écoulé depuis qu'il s'est mis au lit, il est réveillé par une douleur occupant ordinairement l'un des gros orteils.

C'est chose remarquable, que les attaques de goutte aiguë, les premières du moins, surviennent presque ainsi toujours dans les premières heures de la nuit : Sydenham dit vers la deuxième heure. C'est également un fait d'observation que le plus souvent c'est l'articulation métatarso-phalangienne du gros orteil de l'un des pieds qui est alors prise. Dans un tableau qu'il a dressé à cet effet, Scudamore montre qu'il en a été ainsi soixante et dix fois sur cent sept observations relevées par lui.

Cette douleur articulaire ressemble d'abord à celle de l'entorse (*ossium dislocatio*). Pour la calmer, le malade fait reposer son pied sur le bord externe, et le change de place à chaque instant, cherchant une position qu'il ne peut jamais trouver ou qu'il maintient à peine quelques minutes. S'il essaye de s'endormir, la douleur ne lui laisse aucune trêve; elle va en augmentant, et deux ou trois heures ne se sont pas écoulées qu'elle est devenue intolérable. Ceux qui l'ont endurée la comparent à la sensation d'un clou qu'on enfoncerait dans leurs jointures; au déchirement des chairs par de puissantes tenailles; à la morsure d'un chien dont les dents leur broieraient les os; à une vigoureuse pression exercée à l'aide d'un étau; à la torture que devait déterminer le supplice du brodequin, lorsque le tourmenteur serrait les jambes du malheureux patient entre des planches de chêne et les coins que son maillet enfonçait dans l'espace qui les séparait. En un mot, le goutteux emploie les images les plus terribles pour exprimer les infernales douleurs qu'il endure : « *Nunc tensionem violentam vel ligamentorum dilacerationem, nunc morsum canis rodentis quandoque pressuram et coarctationem exprimens.* » Ses tortures sont d'autant plus cruelles, que les secousses dont son membre malade est agité l'empêchent de tenir le pied en repos. Ses douleurs arrivent bientôt à un tel degré, qu'il ne peut plus rien supporter sur la partie affectée. Le contact de ses couvertures lui est intolérable; pour l'éviter, il les soulève avec le pied qu'il a de libre. Si, par malheur, il demeure dans une rue pavée, et si son appartement est situé aux étages supérieurs, où l'ébranlement du dehors retentit beaucoup plus que dans les étages qui sont plus près du sol, le misérable goutteux rugit de rage, quand, au passage d'une grosse voiture sur la voie publique, sa maison entre dans des vibrations qui se communiquent à son lit! Il redoute le moindre mouvement, à ce point qu'il faut prendre garde de marcher lourdement sur le parquet de la chambre, à plus forte raison de toucher la couche sur laquelle il est étendu, sous peine d'exaspérer ses souffrances.

Il faut avoir assisté à ce spectacle pour pouvoir se faire une idée du mal que cause un accès de goutte aiguë : et quand on sait ce que doit souffrir celui qui en est atteint, on se prend à être indulgent pour un malheureux qui, dans son désespoir, réclame les secours de tout ce qui lui promet la fin prochaine de ses douleurs. Bien que votre conscience vous défende de lui prescrire ces remèdes énergiques qui, s'ils arrêrent court les accès de goutte, ont aussi de funestes conséquences pour l'avenir, vous comprenez la trop légitime impatience des malades; vous comprenez que beaucoup aiment mieux courir les chances fâcheuses dont vous les menacez que de supporter plus longtemps les atroces douleurs du présent.

Pourtant ces atroces douleurs finissent par se calmer d'elles-mêmes. Quand la goutte est franchement aiguë, elles diminuent vers le matin, *sub galli cantu,* dit Sydenham, en même temps que cèdent aussi la fièvre locale et les frissons qui les accompagnaient. Une légère transpiration s'établit, et le malade peut enfin goûter un instant de sommeil. A son réveil, ces douleurs sont beaucoup moindres, et il s'aperçoit que la place qu'elles occupaient est rouge et tuméfiée. La journée se passe généralement sans de trop vives souffrances; mais le soir, celles-ci reprennent une intensité nouvelle; puis la nuit elles reviennent aussi violentes que la nuit précédente, pour se calmer encore vers le matin, s'engourdir pendant le jour, reprendre leur même acuité le soir, et ainsi pendant quatre, cinq, six, sept, huit nychthémères.

Enfin la crise touche à son terme. La douleur s'atténue peu à peu et ne consiste bientôt plus qu'en un engourdissement pénible qui (je ne parle ici que de ce qui se passe dans les premières attaques) persiste pendant huit ou dix jours encore chez les individus qui sont arrivés au delà de la cinquantième année de la vie, moins longtemps chez les individus plus jeunes.

Indépendamment de la douleur articulaire dont je viens d'essayer de vous donner une idée, certains malades accusent des sensations étranges qui l'accompagnent assez souvent. Les uns vous disent qu'il leur semble qu'un filet d'eau dégourdie (*aquæ tantum non frigidæ*) coule le long du membre correspondant au pied envahi par la goutte ; les autres au contraire, et c'est là ce que vous entendrez le plus communément, disent que c'est de l'eau, de l'huile bouillante, du plomb fondu qui leur coule ainsi. Il en est au contraire qui se plaignent d'une sensation de froid glacial. « Aulcuns malades, c'est Ambroise Paré qui parle[1], se disent breulés : d'autres disent sentir une froidure glacée. »

Décrivons maintenant l'aspect des parties affectées.

Supposons pris le gros orteil, qui, je vous le répète, est d'ordinaire le siège de prédilection d'une première attaque. Les veines sous-cutanées de la région et des régions avoisinantes sont notablement tuméfiées comme nous le voyons dans quelques cas de rhumatisme articulaire. S'il existe ce point de ressemblance entre les deux maladies, il y a aussi cette différence que, dans la goutte, la tuméfaction des veines, qui occupe non seulement le pied, mais les parties voisines en s'étendant jusqu'à la jambe, précède les autres symptômes de la phlegmasie articulaire : et si, dans le rhumatisme comme dans la goutte, il y a un gonflement plus ou moins considérable des parties avec rougeur vive de la peau, cette rougeur a dans la goutte une apparence particulière bien différente de ce qu'elle est dans le rhumatisme. C'est un rouge pivoine ; la peau, est luisante et rappelle l'aspect de la pelure d'oignon ; c'est quelque chose d'analogue à ce que nous observons pour un abcès qui vient faire saillie sous le tégument externe en l'amincissant.

Essayez de toucher cet orteil, passez même légèrement le doigt sur lui, vous provoquerez une atroce douleur qui s'étend au delà de l'articulation malade et retentit jusqu'au cou-de-pied. La rougeur ne se limite pas davantage au point douloureux, elle s'étale en se fondant graduellement dans une certaine étendue : là où elle se voit, et au delà aussi, on constate l'existence d'un gonflement œdémateux, qui garde assez longtemps la marque des pressions qu'on a exercées sur la peau.

Cette rougeur, arrivée à son summum d'intensité après vingt-quatre ou trente heures, diminue, ou du moins est remplacée par une teinte violacée, à mesure que la douleur diminue elle-même. L'œdème, au contraire, augmente encore pendant quatre, cinq et six jours, et lorsque enfin il a disparu, et que l'accès est complètement fini, l'articulation conserve de la roideur. La marche est gênée, d'autant plus qu'à cette

1. A. Paré, *Œuvres*, édit. Malgaigne, Paris, 1840.

roideur s'ajoutent une faiblesse et une perversion de la sensibilité cutanée. Au sortir de son attaque, le goutteux dit qu'il a le pied mou, et, suivant son expression favorite, le pied de coton, c'est-à-dire qu'avec les chaussures les plus larges, et posant sur le sol le plus uni, il a la marche incertaine et ne sent pas son point d'appui. L'articulation ne retrouve sa flexibilité, sa souplesse, qu'après dix, quinze, vingt jours et même davantage.

Messieurs, dans cet exposé rapide que je viens de vous faire des symptômes de la goutte aiguë, j'ai eu en vue ce qui se passe dans une attaque survenant pour la première fois chez un homme jeune et robuste.

A la fin de cette attaque et lorsque la douleur a cédé, les parties affectées sont le siège d'une transpiration qui s'établit sans qu'il soit besoin de la solliciter. Quelques jours après, la peau de ces mêmes régions présente une légère desquamation, et ordinairement aussi, je dirais presque invariablement, elle est le siège d'une démangeaison, singulier phénomène que vous n'observez pas après les attaques de rhumatisme.

Il est rare que, lors d'un premier accès de goutte, il y ait plus d'une jointure de prise; cependant chez les individus qu'on pourrait appeler de race goutteuse, les deux gros orteils peuvent être affectés à quelques jours d'intervalle ou presque en même temps. L'attaque alors a été en général annoncée par des phénomènes précurseurs de plus longue durée : en général aussi, le pied pris le dernier l'est à un moindre degré et il se dégage plus vite que l'autre. L'œdème qui suit dure également moins longtemps.

Quelquefois, mais ces cas sont plus rares, je parle toujours de ce qui arrive chez des sujets de race goutteuse, le gros orteil et d'autres articulations du pied, le gros orteil et le tendon d'Achille, le pied et le genou, ou les articulations du poignet, celles de la main, sont frappés dans une première attaque; je dis dans une première attaque, car dans les attaques subséquentes les choses se passent habituellement autrement que dans celle-ci. Les allures du mal sont très différentes quant à la durée du paroxysme, quant à leur forme, quant à l'enchaînement (*concatenatio*) des accès entre eux.

Ici, messieurs, nous saisissons cette analogie entre la goutte et le rhumatisme, que les accidents ne marchent pas *uno tenore*, qu'ils constituent une série de petits accès (*series et catena paroxysmulorum*), suivant l'expression de Sydenham. Pendant cinq ou six jours la douleur a été croissante, puis elle s'est calmée; la fièvre est tombée. Le mieux se soutient durant un temps plus ou moins long, sept, huit, dix, quinze jours; le malade se croit quitte de ses accidents, quand tout à coup la fièvre se rallume, un nouvel accès revient pour durer moins, il est vrai, que celui qui l'a précédé. La convalescence semble encore s'annoncer, lorsque d'autres jointures se prenant à leur tour, l'attaque dure en définitive six semaines, deux mois, trois mois. N'avais-je pas raison de vous dire qu'entre cette goutte à série de paroxymes et le rhumatisme aigu qui frappe à des intervalles de temps plus ou moins longs différentes articulations qu'il avait d'abord respectées, il y a analogie?

Dans cette forme de goutte, les accidents débutent de la même façon que dans l'attaque franche, que l'on pourrait prendre pour type, avec cette différence toutefois que l'époque de leur apparition n'est plus la même.

J'ai omis de vous dire, en effet, que la première attaque d'une goutte aiguë survenait, d'ordinaire, dans la saison d'hiver, vers la fin de janvier ou au commencement de février. Ce fait singulier d'observation doit-il être attribué à ce que pendant l'hiver l'alimentation est plus succulente, à ce qu'à cette époque on mange presque exclusivement de la viande, et qu'on est privé des légumes frais, des fruits qui conviennent si bien au régime des goutteux? Cela tient-il à ce que ces mois de l'année sont généralement des temps de réunion pour la société, et à ce que l'homme le plus sobre, entraîné par l'occasion, sort plus ou moins de son genre de vie accoutumé et de la régularité de son régime habituel? L'explication est admissible, elle est aussi très discutable; quelle qu'elle soit, le fait n'en existe pas moins, et il a été noté par les praticiens les plus recommandables. La *goutte à paroxymes successifs* se montre plus tard ou plus tôt, c'est-à-dire au commencement du printemps ou à la fin de l'automne. Le pourquoi, je l'ignore absolument.

Toujours est-il que cette goutte à série d'accès débute de la même façon que l'autre; elle s'annonce par les mêmes phénomènes précurseurs, mais elle s'annonce plus longtemps à l'avance; ses prodromes sont plus accentués, et celui qui les a une fois éprouvés ne se trompe pas sur leur nature et sur ce qui va lui arriver.

Bien qu'elle succède habituellement à une première attaque de goutte plus régulière, elle peut aussi d'emblée revêtir cette forme spéciale qui la caractérise.

Ce n'est pas seulement, je vous le répète, une seule articulation qui en est le siège exclusif, ce n'est plus seulement le pied comme dans l'attaque franche, bien qu'il arrive quelquefois encore qu'il en soit ainsi; tantôt c'est le genou, tantôt le coude, tantôt aussi, quoique plus rarement, les mains. En outre, après avoir duré sept, huit, dix, douze, quinze jours, dans la place qu'elle occupe, la goutte la quitte pour se porter sur d'autres; et, chaque fois, l'affection inflammatoire qui envahit simultanément plusieurs jointures est accompagnée des mêmes phénomènes généraux, du mouvement fébrile avec horripilation et accidents spasmodiques.

Je vous ai dit aussi que cette attaque ainsi composée de petits accès durait plusieurs semaines, un, deux et trois mois. Si elle se prolonge au delà, ce n'est plus la goutte aiguë, c'est la goutte chronique, qu'il faut bien se garder cependant de confondre avec la goutte anomale, bien qu'elle soit accompagnée de phénomènes anomaux.

Sa durée est d'autant plus longue que le goutteux est plus avancé en âge, et qu'il est resté plus longtemps sans ressentir les premiers coups de sa maladie, qu'il a eu antérieurement plus d'accès séparés les uns des autres par des intervalles de repos plus considérables. Un individu, par exemple, a été atteint pour la première fois à l'âge de vingt ans, ce n'est ordinairement qu'à l'âge de quarante ans que surviendront les attaques composées de paroxysmes enchaînés, à moins que celles-ci ne soient sollicitées primitivement par quelque cause occasionnelle, mauvais régime, intervention médicale intempestive, qui, en éveillant la disposition diathésique, l'aura fait éclater avant le temps où elle se serait manifestée d'elle-même. Je m'explique : l'attaque peut être sollicitée par un mouvement imprimé à une jointure, par un coup, par une marche forcée, par la pression exercée par des chaussures neuves, par n'importe quelle autre violence mécanique, et il n'est pas rare que le premier accès de la goutte la plus franche soit provoqué par une cause de cette nature. Ou bien cette attaque sera survenue à l'occasion d'un traitement par les eaux minérales ou par toute autre médication faite hors de propos ; ou bien elle sera occasionnée par un mouvement fébrile, comme celui que peut amener une éruption furonculeuse un peu considérable, ainsi que j'en voyais dernièrement encore un exemple. Mais cette attaque, qui n'a pas été précédée, d'habitude, de ces phénomènes généraux qui annoncent celle qui arrive sans cause appréciable, est aussi de beaucoup plus courte durée. En outre, quand elle est finie, elle laisse moins de suite après elle. La déformation articulaire est moindre, moins persistante; le malade reprend plus promptement la liberté de ses mouvements. Il semble qu'alors, pour parler comme les anciens, il semble que la matière morbifique n'était pas suffisamment préparée pour produire du premier coup tous ses effets.

Cependant, messieurs, cette règle est loin d'être absolue; elle comporte de nombreuses exceptions, et une première attaque, même une première attaque survenue accidentellement, peut non seulement durer longtemps, mais encore laisser après elle des traces aussi profondes qu'en laisse la goutte dont les accès se sont fréquemment répétés. Je connais un médecin, né de parents goutteux, dont la première atteinte du mal fut occasionnée par une entorse qu'il se donna dans le genou; cette articulation ne se rétablit jamais complètement, et il s'en est suivi une claudication très prononcée qui persiste encore aujourd'hui. Des faits analogues sont assez communs pour que, s'ils ne constituent pas la règle, il soit bon d'être prévenu de leur possibilité.

§ 2. — Goutte chronique régulière. — Déformations articulaires consécutives aux attaques. — Des *tophus ;* ils ne se rencontrent dans aucune autre maladie que la goutte. — Complications d'affections viscérales, bien différentes de celles qui constituent la goutte anomale ou la goutte larvée.

Messieurs, ce que je vous ai dit de la goutte aiguë à paroxysmes successifs me conduit à vous parler de la goutte chronique en laquelle elle dégénère bien souvent.

Cette goutte chronique peut être régulière, elle peut être irrégulière ou anomale.

La *goutte chronique régulière* s'observe d'ordinaire chez l'homme dans l'âge de retour. C'est aussi la forme qu'elle prend chez les femmes, qui sont d'ailleurs beaucoup moins sujettes que les individus de l'autre sexe à la maladie que nous étudions. Chez les hommes, elle ne se montre, en général, que passé la cinquantième année. Toutefois il n'est pas rare de la voir frapper de jeunes sujets de trente à quarante ans ; mais c'est qu'alors ces sujets ont été tourmentés de bonne heure, vers l'âge de vingt à vingt-cinq ans, quelquefois plus tôt, par la goutte aiguë dont les attaques se sont fréquemment répétées. Cette goutte aiguë, le plus souvent pour ne pas dire toujours, transmise héréditairement, a d'autant plus de chances de passer à l'état chronique qu'elle aura été plus tracassée, qu'on n'aura pas attendu pour combattre à outrance ses manisfestations que celles-ci aient accompli à peu près complètement leur évolution ; que, dans les premiers accès, on aura lutté contre le mal de façon à faire avorter ces crises; qu'enfin, après avoir eu l'imprudence d'intervenir d'une façon intempestive, on aura négligé de soumettre le goutteux à un régime convenable qui pût compenser les inconvénients de ce traitement perturbateur.

La goutte chronique régulière ressemble, quant à la fréquence des retours de ses accès, à la goutte aiguë à paroxysmes successifs, avec cette différence capitale que ses accès sont plus longs, et que, dans les intervalles, ils ne laissent jamais les malades complètement libres. Au lieu de durer quatre, cinq, six jours, chacun d'eux en durera quinze, vingt, trente. De plus, quatre, cinq, six articulations seront toujours prises ensemble, ou si elles ne le sont que successivement, ce sera à des intervalles de temps très rapprochés, de telle sorte qu'une jointure ne sera point encore dégagée, qu'une autre sera envahie, puis une troisième et d'autres après celle-ci. Ces manifestations inflammatoires amènent des engorgements des parties affectées, qui persistent avec une désespérante opiniâtreté. Les pieds, les articulations tibio-tarsiennes, les poignets, les coudes, restent tuméfiés, et cette tuméfaction œdémateuse, qui gagne souvent bien au delà des jointures, simule la tumeur blanche *(tumorem subalbum concitantes*). La comparaison est d'autant plus acceptable que les extrémités osseuses qui constituent les articulations sont elles-mêmes malades, que leur périoste a été touché, qu'il y a une véritable *arthrite sèche* (je vous ai dit que la sécrétion synoviale était ordinairement diminuée); qu'enfin le gonflement qui résulte de cette ostéite et de cette périostéite se complique de la production des matières tophacées dont j'aurai à vous entretenir.

Ces désordres articulaires ne disparaissent jamais complètement; il en résulte que les articulations ne récupèrent pas leur souplesse première. Tandis que dans la goutte aiguë, les malades reprennent, une fois l'attaque passée, l'entière liberté de leurs mouvements, dans la goutte chronique ces mouvements sont plus ou moins gênés; il se fait de fausses ankyloses plus ou moins prononcées, conséquence tout à la fois et de l'inflammation des parties et de la mauvaise position dans laquelle elles ont été maintenues pendant longtemps. La marche est pénible, quelquefois tout à fait impossible; et cette impossibilité dépend non seulement des lésions dont les membres sont le siège, mais encore de la faiblesse générale, car la santé reste sensiblement altérée, alors même qu'il n'y a pas eu de ces troubles viscéraux nettement prononcés qui, à un moment donné, deviennent souvent des épiphénomènes de la maladie.

Ces *troubles viscéraux* qui surviennent plus ou moins vite suivant les individus, consistent en des palpitations de cœur, en de l'oppression, phénomènes quelquefois purement nerveux, mais d'autres fois aussi liés à l'existence de lésions organiques du cœur, ou des gros vaisseaux; ces troubles viscéraux consistent encore en des affections catarrhales pulmonaires ou intestinales, celles-ci se traduisent par des diarrhées, et en quelques cas par des flux dysentériques. Vous comprenez, messieurs, que sous l'influence de cette perturbation éprouvée par les fonctions digestives et pulmonaires, des désordres des fonctions plastiques ne tarderont pas à se montrer, et que ces désordres entraîneront la débilité, l'amaigrissement, qu'augmentent les douleurs névralgiques habituelles s'exaspérant sous l'influence des variations atmosphériques. Aussi les malheureux atteints de cette forme cruelle de la goutte arriveront-ils rapidement à une sénilité anticipée.

Quant aux *désordres articulaires qui suivent les accès de goutte chronique*, ce sont des déformations plus ou moins sérieuses. Aux pieds, ce sont les diverses variétés du pied bot, le plus ordinairement le pied bot équin; le mécanisme de sa production est facile à saisir. Il s'explique par la pression exercée sur le pied malade, pendant plusieurs semaines et d'une manière continue, par le poids des couvertures qui pèsent sur son extrémité, lorsqu'il est maintenu dans une position verticale; mais ce qui contribue peut-être plus encore à le produire, ce sont les contractions douloureuses des muscles de la partie postérieure de la jambe qui sollicitent le talon à se fléchir en arrière et le pied à s'étendre en avant. Une fois l'attaque passée, le goutteux, lorsqu'il se lève, ne peut plus marcher que sur la pointe du pied et boite fortement. Il importe donc au médecin et au malade, pour prévenir autant que possible cette déplorable infirmité, de soutenir le pied, pendant toute la durée de l'attaque, dans une position convenable, à l'aide de coussins, ou bien avec une gouttière, et d'empêcher les couvertures de porter sur le pied en les soutenant au moyen de cerceaux.

Le pied bot n'est pas la seule difformité du même genre que la goutte chronique laisse comme reliquat. D'autres articulations peuvent aussi bien se prendre : ainsi il n'est pas rare que les genoux restent pliés par le fait de la mauvaise position qu'aura gardée le membre inférieur, et des contractions douloureuses des muscles fléchisseurs de la jambe sur la cuisse, contractions qui se seront répétées à des intervalles de temps très rapprochés dans une attaque qui aura duré six, sept, huit mois. La jambe reste irrévocablement fléchie sur la cuisse, et celle-ci peut rester fléchie sur le bassin.

J'ai connu un des plus grands seigneurs d'Angleterre, horriblement goutteux dès sa jeunesse, qui, depuis plusieurs années, était totalement privé de l'usage de ses jambes, à demi fléchies et ankylosées à la suite d'une longue attaque de goutte chronique. Ce malheureux, réduit à la position de cul-de-jatte, était obligé de se faire transporter à grands renforts de bras quand il voulait aller d'un lieu dans un autre.

Cependant, au milieu des attaques de la goutte chronique surviennent, en quelques cas, des accès aigus, aussi aigus que dans la goutte régulière la plus franchement inflammatoire. Ces accès sont d'autant plus vivement sollicités que, dans l'intervalle de leurs attaques, les malades ont conservé un appétit violent auquel ils se sont laissés aller, et que l'impossibilité où ils se trouvent de faire des mouvements les empêche de prendre aucun exercice qui aurait pu favoriser le travail de leurs digestions nécessairement laborieuses.

Ces grandes douleurs aiguës ont un caractère essentiellement transitoire, et affectent tantôt les articulations qui étaient déjà le siège de la goutte chronique, tantôt d'autres qui jusque-là avaient été respectées. Semblables aux douleurs de la goutte aiguë régulière, elles se déclarent comme elles pendant la nuit, réveillant en sursaut les malades, qui comparent la sensation qu'ils éprouvent à celle que produirait une constriction exercée avec une main de fer, ou bien à celle d'un coup de massue (*ictus quasi clavæ*). Elles sont encore augmentées par des douleurs qui se déclarent sur le trajet des nerfs qui se rendent aux parties affectées, par des crampes qui se produisent dans les muscles du membre correspondant. Elles sont telles, qu'elles arrachent des cris aux malheureux patients, et qu'il serait impossible de les supporter si elles duraient un peu plus longtemps : « *Si vel tantisper durarent, humanam patientiam dejicerent vincerentque.* »

Pour comble de misère, à ces douleurs articulaires, névralgiques et musculaires, s'ajoutent celles, plus cruelles encore peut-être, de la *colique néphrétique*, accident horriblement douloureux déjà en lui-même, et qui devient la cause de l'exaspération des tortures endurées par le malade lorsque les vomissements qui l'accompagnent si souvent impriment à tout le corps d'abominables secousses.

Et vous parlant de la goutte larvée, je vous dirai, messieurs, que la gravelle de laquelle dépendent ces accès de colique néphrétique et la goutte sont sœurs, pour nous servir de l'expression d'Érasme : « J'ai la néphrétique, écrivait-il à l'un de ses amis, et tu as la goutte : nous avons épousé les deux sœurs. » Pour parler un langage plus médical, la gravelle et l'arthrite goutteuse sont les expressions de la même maladie. La première se rattache aux affections viscérales que je vous signalais il y a un instant; elle est le résultat des troubles des sécrétions, qui ont lieu dans les appareils spécialement chargés de l'élimination des urates et de l'acide urique produits dans l'économie et charriés par le sang; de même que les modifications dans les qualités et dans la quantité des sueurs sont la conséquence des troubles survenus dans les fonctions de la peau. La conséquence la plus remarquable de cette perturbation éprouvée par le système cutané est la production de ces concrétions calcaires décrites sous le nom de *tophus*, et dont j'ai négligé, à dessein, de vous parler jusqu'ici, pour pouvoir maintenant vous en entretenir plus au long.

La goutte est la seule maladie dans laquelle vous aurez à constater leur apparition. Qu'est-ce donc que ces *tophus?*

Quelquefois, après une attaque de goutte plus ou moins aiguë ou plus ou moins prolongée, quelquefois aussi sans qu'il y ait eu d'accès vivement prononcés, on voit se former autour des jointures des tumeurs qui font sous la peau des saillies plus ou moins considérables, dures, non arrondies, plutôt polygonales, mais à arêtes mousses; elles sont constituées par des accumulations de sels calcaires que l'analyse chimique démontre être un mélange d'urates de soude, d'urate et de phosphate de chaux, le phosphate en proportion toujours plus faible que les urates. Ces dépôts calcaires se font quelquefois dans l'intérieur des articulations, et lorsqu'ils se sont faits en trop grande masse, les surfaces osseuses perdent leurs rapports normaux, et il en résulte des déformations qui exagèrent celles qu'avaient amenées les fausses positions et les contractions des membres.

Ces déformations produites par les tophus présentent, il est vrai, un aspect particulier. Les doigts, lorsque ce sont leurs articulations qui sont le siège des concrétions, les doigts se déjettent, se raccourcissent, se nouent irrégulièrement. Cela ne ressemble en rien à ce que nous observons dans le rhumatisme, qui laisse souvent après lui des gonflement mais des gonflements assez réguliers; les jointures malades présentent la forme du fuseau. Il n'est point question ici de cette espèce de rhumatisme qu'on a appelé *noueux*, dont le malade de notre salle Saint-Bernard et un individu qui a longtemps rempli le service d'infirmier dans notre salle Sainte-Agnès vous ont offert de remarquables exemples.

Cette existence des tophus dans la goutte est quelque chose de trop particulier pour pouvoir échapper à l'observation, même la plus superficielle; aussi n'est-il aucun auteur qui ne l'ait signalée comme un des traits les plus caractéristiques de la maladie.

Lorsque l'occasion se présente de faire l'autopsie des goutteux, ainsi qu'elle s'est présentée deux fois à nous, et notamment il y a trois ans, chez un individu qui succombait dans le service de la Clinique aux accidents de la goutte larvée, on trouve, en ouvrant les jointures affectées, les surfaces articulaires couvertes de plaques, de couches plus ou moins larges, plus ou moins uniformément répandues, d'une substance blanchâtre, crayeuse, qui pénètre quelquefois dans l'épaisseur même des cartilages. Généralement les articulations sont sèches, et cette absence de synovie explique la roideur de ces articulations pendant la vie. Il est des cas, cependant, où il y a, non plus diminution, mais exagération de la sécrétion du liquide synovial, et cette exagération peut être poussée au point de produire de véritables hydarthroses.

Je vous ai dit la composition chimique de ces dépôts calcaires, qui ne sont jamais plus prononcés qu'en dehors des jointures.

Le plus souvent les tophus sont d'un petit volume, mais il est loin d'être rare qu'ils en acquièrent un considérable. On en voit de la grosseur d'une noix, d'un œuf de pigeon, et même d'un petit œuf de poule. Ils peuvent rester indépendants de la peau, qui glisse librement sur les tumeurs qu'ils forment et qui la soulèvent; souvent aussi leur présence finit par irriter le tégument qui les recouvre. La peau prend alors peu à peu une teinte rouge violacé, elle s'amincit, s'ulcère, et au fond de cette ulcération, habituellement indolente et fongueuse, on aperçoit à découvert les dépôts calcaires qui se détachent facilement avec la pointe d'un instrument. Comme il s'en produit incessamment au fur et à mesure qu'on les enlève, on en recueille, en quelques cas, des quantités assez notables. Sans vouloir accepter ces exagérations poétiques qui nous représentent un certain Babylas et un certain Acragas ensevelis de leur vivant dans la craie dont ils sécrétaient des masses si effrayantes, qu'on aurait pu, dit-on, en construire leur tombeau, il est de fait que des goutteux rendent ainsi jusqu'à 100, 200, et 300 grammes de matières calcaires.

Il arrive un moment où, ces productions tophacées étant ou non évacuées, l'ulcération qui les a fournies se déterge sans avoir jamais causé une grande suppuration; puis la plaie se ferme, laissant à sa place une petite cicatrice qui, plus tard, lors d'une nouvelle attaque de goutte, se rouvrira pour se fermer et se rouvrir encore. Lorsque les accès se succèdent à des intervalles très rapprochés et très fréquemment, la matière tophacée finit par s'accumuler autour des articulations, par les envahir toutes, ainsi que cela était arrivé chez ce Gordius qui composa sur lui-même cette plaisante épitaphe :

Nomine reque duplex ut nodus Gordius essem.

Ces dépôts calcaires ne se font pas seulement autour des articulations. J'ai connu un individu chez qui ils garnissaient l'extrémité des doigts; chez un autre, toute la surface de la peau de la paume de la main et de la plante des pieds était couverte de plaques crétacées semblables à ces concrétions athéromateuses que nous rencontrons quelquefois sur la tunique interne des artères. Une dame d'une soixantaine d'années avait les plis de la paume des deux mains marqués de raies blanches, comme les mains d'un individu qui aurait longtemps gâché du plâtre.

Il est assez étrange que les tophus occupent très souvent le bord de l'oreille; on peut dire même que, chez certaines personnes, déjà on peut les observer avant que la goutte se soit nettement manifestée. Ils deviennent alors un signe distinctif entre le rhumatisme et la goutte. J'en ai vu très souvent sur le lobe de l'oreille, ainsi que l'avait noté Plater, qui raconte avoir donné des soins à un malade dont tout le corps était parsemé de dépôts analogues, et qui en avait jusque sur les paupières : « *Ex toto corpore, per poros, adeo ut étiam palpebræ oculorum non exemptæ fuerint, ejus modi materia gypsæa, circa poros cutis mox in tophos mutata, prodisset.* » Léger[1] rapporte avoir rencontré des concrétions de ce genre dans les poumons.

Bien que je n'aie aucun fait d'observation nécroscopique à l'appui, ne pourrait-on pas se demander si certaines lésions vasculaires graves, des anévrysmes par exemple, ne reconnaîtraient pas pour cause première des concrétions analogues qui se seraient faites sur la tunique interne des artères? Ne pourrait-on pas attribuer à ces concrétions goutteuses qui se produiraient dans les vaisseaux artériels de l'encéphale, certains accidents cérébraux, les vertiges, les symptômes de ramollissement, qu'on a signalés chez des goutteux?

Les médecins qui n'ont jamais suivi ces tophus dans leur évolution croient que c'est pendant l'accès de goutte qu'ils se forment. Il n'en est rien; c'est dans l'intervalle des attaques que vous les verrez apparaître, à moins que ces attaques n'aient duré longtemps et qu'elles ne se soient répétées coup sur coup, de façon à se confondre les unes avec les autres, auxquels cas le travail de sécrétion qui a commencé dans l'accès précédent se continue pendant celui qui suit.

1. Léger, *Traité de la goutte*, Paris, 1753.

Cependant si les tophus se montrent ordinairement après des accès de goutte articulaire, il est des cas, je vous l'ai dit plus haut, où la sécrétion de la matière calcaire a lieu indépendamment de toute attaque d'arthritis. Cette sorte de *gravelle de la peau*, permettez-moi cette comparaison, appuyée d'ailleurs sur la grande analogie entre la composition des graviers urinaires et des concrétions tophacées, cette sorte de gravelle de la peau constitue la seule manifestation de la diathèse, ou n'est accompagnée que d'un sentiment de légère douleur, de picotement, sans trouble aucun dans la santé générale.

Je vous parlais, il y a un instant, de l'élimination des tophus à travers les ulcérations du tégument externe. Cette élimination n'a lieu qu'autant que ces tophus ont acquis un volume assez notable. Quand l'accumulation des matières excrétées est peu considérable, ces matières sont assez facilement résorbées, et rien n'est plus propre à faciliter cette résorption qu'un exercice régulier, associé à un régime convenable, deux points d'une importance capitale sur lesquels j'aurai à insister quand il s'agira du traitement de la goutte. Cette résorption s'observe généralement pour les premiers tophus qui se sont formés. Les tumeurs qu'ils faisaient sous la peau disparaissent complètement; les articulations dont les mouvements étaient gâtés par leur présence et par la diminution de la sécrétion synoviale reprennent leur souplesse et jouent librement sans plus faire entendre ces craquements qui indiquaient l'extrême sécheresse de leurs surfaces.

La *goutte régulière* peut être *chronique d'emblée*, c'est-à-dire que son apparition peut n'avoir été précédée en aucune façon des accès caractéristiques de la goutte aiguë.

Dès les premières attaques de la maladie, le goutteux est pris d'accidents peu prononcés; l'inflammation articulaire est peu violente, peu étendue, la douleur beaucoup plus obstuse que dans la goutte aiguë. Elle n'empêche pas le sommeil, quelquefois même le malade peut encore marcher, et la tuméfaction œdémateuse des parties affectées est passagère. Cependant ses accès ont une durée plus longue que dans la goutte aiguë, et se répètent, à des intervalles plus ou moins éloignés, pendant plusieurs mois et même pendant des années; bientôt ils se rapprochent les uns des autres, en se prolongeant, et dans le court répit qu'ils laissent au patient, celui-ci reste valétudinaire, sensible aux variations atmosphériques, sujet à ces troubles généraux de la santé que je vous ai indiqués et qui souvent se lient à l'existence d'affections organiques appréciables.

L'association, à un degré très prononcé dans quelques cas, de ces lésions organiques d'importants viscères avec les manifestations franchement articulaires de la goutte, peut faire croire à des métastases goutteuses sur ces viscères, alors qu'il n'y a en réalité qu'une exagération des phénomènes morbides qui précèdent et accompagnent l'arthrite goutteuse chronique comme l'arthrite aiguë.

Il ne s'agit donc point, quant à présent, de la goutte anomale proprement dite dont je vous parlerai tout à l'heure, et dans laquelle il y a prédominance exclusive des affections viscérales sur les manifestations articulaires. Il ne s'agit point non plus de la goutte larvée, qui va maintenant nous occuper.

§ 3. — *Goutte larvée.* — Comparaison entre celle-ci et les fièvres palustres larvées. — Migraine, asthme, névroses diverses, gravelle, hémorrhoïdes, affections cutanées. — *Goutte anomale ou viscérale.* — Maladie de Bright, catarrhe pulmonaire. — *Goutte remontée, répercutée.*

Messieurs, la question de la *goutte larvée* (*arthritis larvata*, comme l'appelle Stoll) est assurément une des plus difficiles de la pathologie, car il faut non seulement une grande expérience, mais encore une scrupuleuse attention pour reconnaître la maladie sous le masque dont elle se couvre. Et en dépit de cette expérience la plus consommée, malgré l'attention la plus scrupuleuse, nous sommes trop souvent trompés.

Vous savez ce qu'on entend par une fièvre *larvée*. Sous l'influence qui l'a produite, la diathèse palustre, en puissance dans l'économie, révèle son existence par des phénomènes morbides essentiellement différents de ceux qui caractérisent l'accès de fièvre intermittente légitime. Ce sont des névralgies, des troubles dans les sécrétions cutanées ou intestinales, des accidents thoraciques ou cérébraux; ce sont, en moins de mots, les affections les plus diverses, affections qui, lorsqu'elles empruntent un je ne sais quoi que nous ne saurions connaître, vont devenir malignes, et constituer ce que nous appelons les fièvres pernicieuses, qu'il importe de ne pas confondre avec les fièvres larvées simples.

Il en est de la goutte larvée comme de celles-ci, la diathèse goutteuse peut se traduire par des affections essentiellement différentes de celles qui la caractérisent d'ordinaire. Elles peuvent en constituer les premières manifestations, et l'on conçoit combien alors la nature de la maladie sera difficile à saisir.

Afin de vous en montrer un exemple frappant, permettez-moi de vous rappeler un fait que je vous ai déjà raconté dans une autre occasion.

J'étais lié d'intime amitié avec un major anglais depuis longtemps sujet à des migraines revenant avec une telle périodicité de deux mercredis l'un, qu'il savait, à une heure près, quand il allait avoir ses accès. Ceux-ci étaient si réguliers dans leur marche et dans leur durée, que, chose plus extraordinaire encore! il pouvait dire quand ils finiraient. Ils duraient, en effet, quelques heures, et laissaient le malade dans un état de parfaite santé. Il en avait éprouvé les premières atteintes pendant son séjour aux Antilles; depuis cette époque, les attaques n'avaient jamais manqué de revenir à des jours précis, et les choses en étaient là quand je fis sa connaissance à Paris. Comme il était très fatigué de ses souffrances, il me demanda de l'en délivrer à tout prix. C'était en 1825, je commençais à peine l'exercice de la médecine et j'ignorais ce qu'était la migraine. Prenant avis de quelques-uns de mes confrères, je mis le malade à l'usage des pilules écossaises à haute dose. Sous l'influence de ces purgatifs répétés, les attaques perdirent de leur périodicité, en s'éloignant les unes des autres; ce ne fut pas au bénéfice de la santé générale. Auparavant, aux accès passés succédait un état de bien-être contrastant singulièrement avec le malaise qui en annonçait le retour. Il arrivait d'ailleurs ici ce qui arrive chez tous ceux qui sont sous l'empire d'une diathèse à manifestations périodiques, aux goutteux, aux hémorrhoïdaires, que leurs crises, souvent précédées d'un état de malaise indéfinissable, soulagent au point de paraître, en vérité, des maux nécessaires.

Mon major s'était installé pour la belle saison à Fontainebleau, où il m'avait engagé à venir le voir et à passer avec lui quelques jours de temps en temps. Un matin, il me fit réveiller pour me montrer son pied dont il souffrait cruellement. Une tuméfaction avec rougeur considérable des parties me disait assez que j'étais en présence d'un accès de goutte aiguë bien franc. Je ne me doutais pas alors de ce qu'était la goutte régulière, j'ignorais combien ses manifestations demandent à être respectées; je ne savais pas davantage que la goutte et la migraine sont sœurs. Malgré les principes que j'avais reçus dans ma première éducation médicale, je subissais, comme beaucoup d'autres, l'influence des doctrines de Broussais alors en pleine vigueur, et je vis là l'indication d'intervenir avec la médication antiphlogistique pour éteindre cette violente inflammation; des sangsues furent en conséquence appliquées sur la partie affectée, qui fut ensuite recouverte de cataplasmes arrosés de laudanum. L'inflammation céda, à la grande joie du malade, à la grande satisfaction du médecin Je n'eus bientôt que trop à me repentir de mon imprudente intervention. A partir de ce moment, mon malheureux ami perdit sa belle santé d'autrefois. Une seconde attaque fut une attaque de goutte chronique, irrégulière, molle et atonique. Non seulement la santé générale était altérée, mais encore il y eut sur le moral, sur l'intelligence, un déplorable retentissement. Le major perdit sa vivacité d'esprit, sa gaieté habituelle; il devint lourd, maussade, ennuyeux. Enfin, il eut une première attaque d'apoplexie, et deux ans après il fut emporté dans une seconde attaque.

Voilà donc, messieurs, une manière d'être de la goutte larvée, la *migraine*, la migraine périodique, précédée de malaises, accompagnée de vomissements, qui, avec la douleur de tête, la caractérisent, et qui ne dure généralement que quelques heures. Récamier appelait toujours sur elle l'attention de ses auditeurs; bien d'autres avant lui avaient indiqué la nature de cette singulière névrose. Elle est si bien, en un grand nombre de cas, une manifestation de la diathèse goutteuse, que goutte articulaire et migraine s'observent chez le même individu, l'une cédant quand l'autre apparaît; et que souvent aussi c'est la seule expression de la prédisposition héréditaire chez des sujets nés de parents franchement goutteux.

De ces migraines périodiques nous pouvons rapprocher certains accidents cérébraux survenant d'une manière passagère, mais à des intervalles plus ou moins courts, accidents qui ont été rangés à bon droit par Musgrave, Wepfer, van Swieten, par tous ceux qui se sont occupés de la question, parmi les phénomènes produits par la goutte irrégulière larvée.

Tantôt ce sont des *vertiges*, comme chez cet homme dont parle le commentateur de Boerhaave, qui pendant deux ans était pris de ces accidents toutes les fois qu'il essayait de se tenir debout. Les plus habiles praticiens avaient en vain essayé de le guérir. Tout à coup il eut une attaque de goutte, dont jusque-là il n'avait ressenti aucune atteinte, et dès lors il se trouva délivré de ces pénibles vertiges.

Tantôt ce sont des *troubles sensoriaux*. Un goutteux se plaignait de sa vue, ses yeux lui semblaient couverts d'un flocon de neige; ces sensations disparurent après un accès de goutte qui frappa le pied.

Hippocrate avait dit : « *Magni morbi* (et il entendait par là l'épilepsie) *in vehementia existentis solutio coxarum dolor.* » Van Swieten raconte le fait d'un individu auquel il donna des soins, qui éprouvait de violentes douleurs abdominales avec délire et tremblement universel ; plus tard cet individu eut un accès d'épilepsie. Un jour il fut atteint d'une violente douleur de goutte dans le gros orteil ; à partir de ce moment, il eut deux fois par an des attaques de goutte régulière, et depuis lors il ne fut plus tourmenté par les accidents nerveux qu'il avait éprouvés auparavant.

Dans nos conférences sur l'*angine de poitrine*, j'ai eu grand soin de vous indiquer que cette névrose pouvait être l'expression de la diathèse goutteuse. Je vous ai cité à ce propos[1] l'observation d'un malade que j'avais vu récemment dans mon cabinet. Il ne vous sera pas d'ailleurs difficile, en consultant les auteurs, de rassembler des faits analogues à celui-ci et à ceux qu'un médecin anglais, W. Butter, a décrits sous le nom de *diaphragmatique gout.*

Musgrave, Stol, ont parlé de la *cardialgie goutteuse.* Hoffmann a noté les *vomissements spasmodiques* de même nature. Enfin certains *états vaporeux* que l'on confond avec des accidents hypochondriques ou hystériques sont quelquefois jugés par des attaques de goutte articulaire.

De toutes ces névroses bizarres, manifestations larvées de la goutte, la plus commune est assurément l'*asthme nerveux.* J'ai insisté sur ce point dans une leçon consacrée spécialement à cette maladie[2], j'y reviens encore.

1. Tome II, p. 565.
2. Tome II, p. 460.

J'ai connu le frère d'un pharmacien, qui porte un nom célèbre dans les annales de l'École de droit de Paris, chez lequel des attaques d'asthme alternaient d'une façon périodique avec des attaques de goutte articulaire. Les accidents thoraciques se répétaient pendant deux ou trois mois sans que rien survînt du côté des jointures, puis lorsque celles-ci se prenaient, les attaques d'asthme ne se produisaient plus.

Le même malade éprouvait aussi des accès de *coliques néphrétiques*, et rendait dans ses urines soit des quantités assez notables de sable fin, soit des graviers assez volumineux, et alors il n'avait ni goutte ni asthme.

La *gravelle*, en effet, comme l'asthme, comme la migraine, comme les autres névroses que je vous ai indiquées, j'ajouterai comme les *hémorroïdes*, est une manière d'être de la goutte larvée.

Il en est de même de certaines *affections cutanées*, et en particulier de certaines formes d'eczéma et de lichen chroniques. La nature goutteuse de ces dermatoses, longtemps acceptée par nos devanciers, l'est encore aujourd'hui par les praticiens les plus recommandables, parmi lesquels il me suffira de nommer M. Bazin, l'un de vos maîtres à l'hôpital Saint-Louis. Pour moi, je n'hésite pas un instant à admettre cette transformation de la goutte dont j'ai vu de si nombreux exemples. Entre autres, j'ai parmi mes amis un homme qui occupe un rang élevé dans la critique littéraire, et qui, sujet depuis de longues années à des attaques de goutte régulière, en est exempt quand il est pris d'éruptions cutanées.

Messieurs, ces manifestations irrégulières de la goutte peuvent, chez des individus issus de parents goutteux, constituer la seule expression de la diathèse qui leur a été transmise par leurs ascendants ; elles peuvent précéder toute manifestation régulière ; elles peuvent alterner avec elles, leur succéder, et, dans ce dernier cas, constituer une manière d'être de la goutte anomale dont il me reste à vous entretenir.

Dans la *goutte anomale*, que l'on appelle aussi *goutte viscérale*, les accidents qui, dans la goutte régulière aiguë ou chronique, occupaient un rang secondaire, deviennent excessivement prédominants sur les manifestations articulaires, et souvent même constituent les seuls phénomènes de la maladie. Si, dans quelques circonstances, on observe encore des troubles fonctionnels plus ou moins sérieux, indépendants de toute lésion anatomique appréciable, le plus ordinairement ces troubles se lient à l'existence d'affections organiques plus ou moins profondes. En général, cette goutte viscérale est une transformation de la goutte irrégulière aiguë ou chronique, dont les manifestations articulaires ont été combattues par des moyens perturbateurs d'une trop violente énergie ou trop longtemps continués.

Parmi ces accidents de la goutte anomale, la néphrite albumineuse, et d'une manière plus précise, la *maladie de Bright*, tiennent le premier rang. Le fait, qui n'avait point échappé à l'observation de Bright lui-même, a été confirmé par le docteur Garrod, et avant lui par Rayer[1]. Combien de fois, appelé avec l'éminent médecin que je viens de nommer auprès de malades affectés d'albuminurie, n'avons-nous pas retrouvé la goutte cachée derrière l'affection des reins! Combien de fois n'avons-nous pas constaté que celle-ci, qu'il y ait eu ou non des coliques néphrétiques, de la gravelle, n'avait point d'autre point de départ!

Une forme presque aussi fréquente de la goutte viscérale est le *catarrhe pulmonaire*, par lequel un grand nombre de vieux goutteux terminent leur existence. Ce catarrhe donne lieu à un travail congestif habituel de l'appareil respiratoire, travail congestif qui se traduit à l'auscultation par des râles sous-crépitants fins, par les signes d'une bronchite chronique qu'il n'est pas rare de voir se compliquer d'*épanchements pleuraux* survenant d'une manière latente.

Bien que la goutte n'affecte pas le cœur à la façon du rhumatisme articulaire aigu, cependant les *affections cardiaques*, les *maladies des gros vaisseaux*, se rencontrent assez fréquemment encore chez les goutteux. Pour le cœur, ce n'est plus, comme dans le rhumatisme, l'endocarde qui est le premier touché, c'est le tissu même de l'organe ; c'est, en quelques cas aussi, le péricarde dans la cavité duquel se font des épanchements chroniques. Pour les gros vaisseaux, on a noté des dilatations anévrysmales, et je vous ai dit, en vous parlant des tophus, comment ces concrétions, en se déposant sur la tunique interne des artères, pouvaient, jusqu'à un certain point, rendre compte de la production de ces lésions vasculaires graves.

Le foie, qui, dans la goutte régulière, se prend si habituellement, est encore plus souvent affecté dans la goutte anomale. Cette *hépatite chronique* goutteuse, notée par Baglivi, Stoll, Scudamore, etc., est caractérisée par des douleurs dans l'hypochondre droit, par l'augmentation ou par la diminution du volume de la glande, appréciables à la palpation et à la percussion, par l'ictère, tout au moins par la teinte subictérique des téguments. A l'autopsie, on trouve souvent la substance de l'organe d'une dureté excessive, granuleuse, comme cirrhosée, et, au dire de Lieutaud, chargée de concrétions calcaires. Ces concrétions se retrouvent d'ailleurs quelquefois aussi dans les *poumons*, où elles se moulent sur les bronches, et forment des arborisations crétacées semblables à celles dont je vous ai montré ici un spécimen.

En vous parlant des tophus, j'ai fait allusion à un malade qui succombait, il y a dix ans, dans nos salles, à des accidents se rattachant bien évidemment à la goutte viscérale.

L'histoire de ce malade trouve ici sa place, et elle mérite d'autant plus

1. Rayer, *Traité de la maladie des reins et des altérations de la sécrétion urinaire*, Paris, 1839.

de vous être rapportée, que nous avons bien rarement occasion de voir des goutteux dans nos hôpitaux.

Le sujet était un employé âgé de quarante-neuf ans, qui entrait à l'Hôtel-Dieu le 7 octobre 1858. Nous le trouvions dans un état de faiblesse et d'abattement considérables. Bien que ses facultés intellectuelles parussent très nettes, son extrême fatigue l'empêchait de soutenir un long interrogatoire. La teinte pâle générale de sa peau donnait à penser que cet homme avait éprouvé des pertes de sang abondantes ; en le questionnant, on apprenait que, quelques jours auparavant, il avait eu une hémorrhagie par l'anus; mais ce flux, dont il évaluait la quantité à 250 ou 300 grammes, ne suffisait pas pour rendre compte de la coloration anémique jaune-paille des téguments.

Il racontait qu'il avait toujours été d'une parfaite santé jusqu'en 1855, époque où il ressentit une première attaque de goutte articulaire qui avait simultanément frappé les pieds et les genoux. Les articulations métatarso-phalangiennes des deux gros orteils avaient été d'abord prises. Cette attaque, dont les accès, caractérisés par la douleur, le gonflement et la rougeur, n'eurent jamais qu'une médiocre intensité, dura quinze mois, et n'eut pas un notable retentissement sur la santé générale. Elle avait d'ailleurs été annoncée par des changements dans le caractère du malade, qui, d'après son propre aveu, était devenu susceptible, inquiet, excitable. Cet état de malaise moral, qui était accompagné d'étourdissements, de vertiges, d'insomnie complète ou d'un sommeil troublé par des rêves pénibles, persista pendant deux ans, et cessa dès que la goutte eut fait explosion du côté des articulations.

Cette première attaque finie, tout parut rentrer dans l'ordre; mais, après un certain temps, le malade éprouva de nouveau un sentiment de fatigue cérébrale, des douleurs vagues dans le tronc et dans les membres; sans qu'il se déclarât de francs accès de goutte articulaire, les jointures étaient endolories. Pour remédier à ces accidents, il eut recours aux bains sulfureux. C'est à la suite de cette médication qu'il tomba dans l'état grave qui le forçait d'entrer dans nos salles.

Je vous ai rappelé la faiblesse de corps et d'esprit où nous le trouvions, la décoloration profonde de sa peau. Notre attention fut également frappée de la gêne qu'il paraissait avoir à respirer. En examinant sa poitrine nous constations, du côté gauche, l'existence d'un épanchement pleural considérable, remplissant la cavité thoracique jusqu'au niveau du milieu de la fosse sous-épineuse de l'omoplate. Dans cette étendue, on avait, à la percussion, une matité absolue, et à l'auscultation, un bruit de souffle avec retentissement égophonique de la voix. Le mouvement fébrile était très modéré.

Le lendemain au soir survinrent des accidents nerveux qui avaient augmenté le surlendemain. A notre visite du matin, nous trouvions le malade avec du subdelirium, dont on le tirait en lui parlant; il répondait à nos questions, mais comme un individu accablé de fatigue. Nous observions de petites convulsions partielles qui occupaient surtout les mains et aussi les muscles de l'œil, dont le globe se portait alternativement, par des mouvements rapides, d'un angle à l'autre de l'orbite.

Le soir, le subdelirium et les convulsions avaient diminué, l'assoupissement persistait; le malade, pourtant, répondait encore aux questions qu'on lui adressait. Il mourut dans la nuit, s'éteignant, pour ainsi dire, sans que de nouveaux accidents fussent survenus, et ayant conservé jusqu'au bout la plénitude de ses facultés intellectuelles.

Nous fîmes l'autopsie trente-six heures environ après la mort, le 11 octobre au matin. La décomposition du corps était fort avancée, ce qui expliquerait certaines particularités anatomiques dont nous allons parler, notamment le ramollissement des tissus, la coloration de la surface interne des vaisseaux.

La cavité crânienne ne renfermait qu'une quantité à peine notabe de sérosité. La masse encéphalique présentait sur toute la surface, principalement à la base du cerveau, une teinte opaline marbrée due à l'infiltration des méninges qui adhéraient au parenchyme, infiltration nulle part plus prononcée qu'au niveau de la scissure de Sylvius. La substance cérébrale était généralement plus molle qu'elle ne l'est d'ordinaire, à ce point qu'en plaçant l'encéphale sur sa face inférieure, ses deux lobes s'écartaient l'un de l'autre en déchirant le corps calleux. Cependant un filet d'eau, tombant sur cette substance ramollie, n'en entraînait aucun fragment. Les cavités ventriculaires ne contenaient pas de liquide.

Ce ramollissement se retrouvait dans d'autres organes. Ainsi le cœur, qui, pendant la vie, n'avait présenté aucun trouble, aucun signe d'altération, et dont le volume était normal, le cœur était mou. La seule particularité que nous eûmes, en outre, à noter, était une coloration d'un rouge vineux à la surface de l'aorte, dont la surface interne était peut-être un peu moins lisse qu'elle ne l'est normalement.

La plèvre gauche contenait un litre de sérosité sanglante. Le poumon du côté correspondant était refoulé le long de la colonne vertébrale; son tissu, rouge de lie de vin, était flasque et ressemblait à de la chair musculaire qui aurait subi un commencement de putréfaction.

Les reins étaient noirâtres. Dans l'un d'eux nous rencontrâmes un petit gravier engagé dans un des calices; ce petit gravier avait la grosseur d'un grain de chènevis. D'autres, plus petits, étaient tombés dans la vessie.

En ouvrant les articulations tarso-métatarsiennes et métatarso-phalangiennes des gros orteils, en ouvrant le genou gauche, nous trouvâmes les surfaces articulaires couvertes d'une couche blanchâtre comparable à une couche de blanc de zinc écaillé. Un semblable dépôt existait sur les cartilages interarticulaires de l'articulation fémoro-tibiale, sur les ligaments de toutes les jointures que nous examinâmes, et le long des gaînes tendineuses du pied gauche. En un point, il était en masse assez considérable pour constituer un tophus du volume d'un pois. Ces concrétions étaient composées d'acide urique pur.

Le fait suivant, qui peut jusqu'à un certain point être rapproché de celui-ci, vous donnera une idée de la perturbation dans laquelle l'organisme peut être jeté par la goutte anomale :

Un homme d'une quarantaine d'années, vigoureusement constitué, mais né d'un père goutteux, avait été lui-même sujet, depuis l'âge de vingt-cinq ans, à des attaques de goutte aiguë franchement régulière. Ami du plaisir et ne pouvant supporter aucune contrainte qui l'empêchât de s'y livrer, il avait recours aux pilules de Lartigue ou au sirop de Boubée toutes les fois que ses accès arrivaient. Ces remèdes ne manquaient jamais l'effet que le malade en attendait. Dès qu'il se sentait pris, il usait de ses antigoutteux, et comme ses attaques survenaient le soir, au moment où il se mettait au lit, le lendemain, ses pieds étaient assez dégagés pour qu'il pût chausser des chaussures fines et aller dans le monde. Peu soucieux des avis qu'on lui donnait, il se riait des tristes prédictions qu'on lui faisait, et il continuait d'abuser de ses funestes drogues. Les attaques de goutte, assez éloignées les unes des autres dans le principe et limitées aux orteils, ne tardèrent pas à se répéter à des intervalles plus rapprochés; les genoux, les mains se prirent à leur tour. Les articulations s'entouraient de tophus qui, dans les premiers temps, se résorbant assez facilement, rendaient aux jointures leur entière liberté; puis ces concrétions trophacées devinrent plus considérables, plus persistantes; au niveau de quelques-unes, la peau s'ulcéra; ces ulcérations se cicatrisaient pour se former de nouveau. Les crises perdirent de leur acuité, tout en cédant moins promptement aux médicaments qui, d'abord, en avaient si merveilleusement triomphé. A l'état aigu succédait l'état subaigu, et, au bout de quelques années, une goutte chronique, molle, atonique, avait remplacé la goutte franche. Il arriva un moment où le malade fut forcé de garder la chambre pendant plusieurs mois, et même de rester dans son fauteuil. Les douleurs dont il était tourmenté, moins bien localisées, mais qu'il ne pouvait et ne voulait pas endurer, le faisaient recourir à l'opium, dont il éleva rapidement les doses. Dans les dernières années de sa triste vie, ce malheureux homme devint tout à fait impotent. Son caractère, naturellement entier, s'était aigri encore davantage et le rendait insupportable à ceux qui l'entouraient; sans que rien semblât les provoquer, il entrait dans de véritables accès de fureur. Il tomba ensuite dans un état voisin de la démence. Impuissant à se servir lui-même, il fallait le lever, l'habiller, pour l'asseoir sur un siège qu'il ne quittait plus de la journée. Courbé sur lui-même, bien différent de ce qu'il était autrefois sous le rapport des soins de sa personne, il rappelait les *gâteux* que nous voyons dans les hospices d'aliénés. Toutefois, au milieu de cet état d'abrutissement, il n'y avait rien de défini comme phénomènes propres à l'aliénation mentale. Tel fut le sentiment d'un médecin des plus aptes à juger semblable question et qui fut consulté à ce sujet. Rien ne ressembla à du délire, et quand on faisait sortir le malade de sa torpeur, il répondait toujours nettement aux questions qu'on lui adressait. Il n'y avait pas non plus de symptômes de paralysie. Les appareils de la vie organique exécutaient leurs fonctions sans trouble notable. La circulation ne parut jamais embarrassée, la respiration se faisait régulièrement; l'appétit était conservé et les digestions restaient parfaites.

Enfin, il devint impossible au malade de quitter son lit; son état de torpeur augmenta de jour en jour, et il s'éteignit, emporté par des accidents comateux.

Messieurs, dans ce qui précède, j'ai eu en vue les cas où les affections organiques, où les troubles fonctionnels de la goutte anomale s'établissent lentement, graduellement, si je puis ainsi dire. Il en est d'autres où ces accidents morbides surviennent brusquement, et constituent alors ce que les anciens connaissaient sous le nom de *goutte remontée*, de *métastase goutteuse*.

Ces métastases, dont quelques médecins cherchent en vain à contester l'existence, se produisent généralement sous l'influence d'une cause perturbatrice qui a fait taire d'une façon intempestive les manifestations régulières de la goutte normale. Elles ont lieu tantôt vers un appareil, tantôt vers un autre, et leur gravité, en rapport avec l'importance de l'organe qu'elles frappent, avec l'intensité de l'affection qu'elles ont déterminée, peut être telle que la mort en soit la conséquence plus ou moins rapide : « *Ita incredibile quot morbos creat materia podagrica, sæpe subito lethales* », dit Boerhaave.

Ce sont des accidents thoraciques, des pneumonies, ou plutôt des catarrhes péripneumoniques, des pleurésies suraiguës avec épanchement; ce sont des troubles gastro-intestinaux, douleurs gastralgiques, vomissements, flux cœliaques s'exagérant, en certains cas, au point de simuler de véritables diarrhées cholériformes; ce sont des ictères, ce sont des accidents cérébraux, des phénomènes vertigineux ou lipothymiques, ceux-ci quelquefois portés jusqu'à la syncope et à la syncope mortelle; des phénomènes apoplectiformes, ainsi que j'en voyais récemment un exemple avec M. Chaillou; comme il y a quelques années, mon ami M. Demarquay m'en racontait un autre dont il venait d'être témoin.

C'était chez un individu qui, pris d'un accès de goutte régulière et très aiguë au pied, s'était imaginé, pour calmer ses intolérables souffrances, de couvrir de compresses d'eau froide la partie affectée. Les douleurs cédèrent presque instantanément, mais, peu d'heures après, on envoyait chercher M. Demarquay, qui trouvait le malade dans un état de demi-stupeur apoplectique. Sa parole était embarrassée et il bredouillait les quelques mots qu'il essayait de prononcer. Des sinapismes appliqués sur les pieds ramenèrent heureusement la fluxion articulaire qui aurait dû être respectée, et les phénomènes cérébraux cessèrent presque aussitôt.

Cette goutte viscérale semble être le résultat d'une sorte de fluxion imparfaite analogue à celle qui se fait du côté des articulations. L'importance des organes vers lesquels elle s'opère la rend bien autrement sérieuse que la goutte articulaire. L'intensité des phénomènes qui la caractérisent est d'ailleurs, en général, proportionnée à l'intensité des manifestations articulaires qui, l'ayant précédée, se sont éteintes prématurément, et à la rapidité avec laquelle ces manifestations articulaires ont disparu sous l'influence d'une autre.

§ 4. — Parallèle entre la goutte et le rhumatisme. — Le rhumatisme articulaire. le rhumatisme chronique, le rhumatisme noueux. — Nature de la goutte.

Messieurs, nous voici maintenant arrivés à l'un des points les plus difficiles du sujet qui nous occupe : la goutte et le rhumatisme sont-ils la même maladie ?

Pour quelques médecins la question se résout affirmativement. La goutte et le rhumatisme ne sont que des manières d'être différentes de la même maladie. Cette opinion, défendue par les praticiens les plus recommandables, était celle de mon vénérable prédécesseur dans cette chaire de clinique, le professeur Chomel. Pour M. Pidoux [1], rhumatisme et goutte ont une racine commune, et forment deux embranchements du même tronc, ce sont les deux grandes manifestations de ce que les anciens appelaient l'*arthritisme*, mot qui, malgré les efforts qu'on a faits pour l'en exclure, est resté dans la science depuis l'antiquité, et c'est à tort, dit-il, qu'on veut les étudier comme deux espèces différentes. Le rhumatisme articulaire aigu lui-même n'est rien autre chose qu'une expression de la diathèse arthritique. Bien plus, suivant mon très cher collègue de l'hôpital de la Charité, il peut être donné pour type nosologique de la maladie, car « il réunit dans un tableau presque synoptique, sous des traits vifs et saillants, tous les symptômes, toutes les déterminations locales, et comme une ébauche aiguë de toutes les variétés d'affections que peut présenter isolées le rhumatisme à forme chronique dans le cours de sa longue évolution et le déroulement de toutes ses puissances. »

1. Pidoux, *Qu'est-ce que le rhumatisme?* (*Annales de la Société d'hydrologie médicale de Paris*, t. VII, 1860-1861).

Que la goutte et le rhumatisme chronique aient entre eux de grands points de ressemblance à côté de différences plus grandes encore, je l'accepte et j'aurai à vous le répéter tout à l'heure ; mais entre la goutte articulaire, la podagre, et ce que nous appelons le rhumatisme articulaire aigu, il n'y a plus que des analogies très éloignées, à ne tenir même compte déjà que de l'affection inflammatoire locale, où cependant ces analogies paraissent le plus frappantes.

Dans la goutte, je parle de ce qui arrive dans une première attaque, ce sont les petites articulations qui sont prises : le plus ordinairement, sept fois sur dix, cette localisation est plus précise, c'est le gros orteil qui seul est envahi. Dans des attaques ultérieures, et dans certaines conditions que je vous ai indiquées, d'autres jointures sont affectées, et les grosses ne sont plus alors respectées.

Dans le rhumatisme articulaire aigu, il est rare que, dès la première attaque, le mal n'envahisse pas plusieurs articulations, sinon d'emblée, du moins successivement, et les grosses articulations sont les premières malades.

L'attaque de goutte franchement déclarée, les symptômes généraux qui l'ont annoncée cèdent d'habitude complètement. Le mouvement fébrile qui accompagne l'inflammation articulaire, bien que s'exaspérant vers le soir, au moment du paroxysme quotidien, ne dure qu'un, deux ou trois jours, sept ou huit au plus, et il n'est jamais aussi prononcé que dans le rhumatisme.

Celui-ci est annoncé, et accompagné pendant toute sa durée, par une fièvre inflammatoire violente qui persiste vingt, trente jours, quelquefois davantage, et qui est en rapport avec l'intensité des accidents locaux, lesquels présentent encore cette différence avec les accidents locaux de la goutte, que, tandis que la goutte donne des douleurs aiguës lors même que le patient conserve l'immobilité la plus absolue, dans le rhumatisme articulaire il n'y a ordinairement pas de douleurs quand le malade reste immobile.

La fièvre, dans l'attaque de goutte, ne dure pas au-delà de quelques jours; elle est bien autrement longue dans l'attaque du rhumatisme. Heureux celui chez lequel elle cesse après trois ou quatre semaines, sans lui avoir laissé, pendant tout son cours, un seul instant de répit!

Dans le rhumatisme, quelque graves, quelque prolongés qu'aient été ses accès, vous ne verrez jamais survenir les concrétions tophacées qui constituent un caractère pathognomonique de la goutte dont les attaques se sont fréquemment répétées.

Tandis que, son attaque passée, le goutteux reprend immédiatement la plénitude de sa santé, sauf qu'il lui reste un peu de faiblesse dans les membres qui ont été affectés, le rhumatisant est loin de se remettre aussi promptement, même après une attaque assez modérée. Et, alors qu'il n'a pas été débilité par un traitement antiphlogistique trop énergique, sa convalescence est lente et marquée par un état anémique qui ne disparaît qu'à la longue.

Tandis qu'un premier accès de goutte sera généralement, pour ne pas dire toujours, suivi d'autres qui reviendront dans un temps plus ou moins rapproché, une attaque de rhumatisme articulaire aigu n'implique pas la même fatalité de retour.

Un des caractères différentiels les plus frappants entre la goutte et le rhumatisme aigu, est assurément cette remarquable coïncidence des affections cardiaques, cortège presque obligé de celui-ci, et qui ne se montrent que tard, quand elles se montrent, dans celle-là. Et encore, si chez les vieux goutteux le cœur est pris, il ne l'est pas de la même façon que dans le rhumatisme. Ici, dès la première attaque, la maladie a frappé les tissus séreux de l'organe central de la circulation, l'endocarde bien plus souvent que le péricarde; dans la goutte, c'est le tissu musculaire lui-même qui est directement touché.

Relativement à l'appareil pulmonaire, dans la goutte, c'est plutôt le poumon qui est le siège des complications; dans le rhumatisme, c'est plutôt la plèvre.

Enfin, si dans le rhumatisme les urines sont chargées d'acide urique, la gravelle appartient exclusivement à la goutte, ce qui ne veut pas dire qu'un individu qui aura été atteint de rhumatisme articulaire aigu sera pour cela à l'abri pour toujours de la gravelle et de la colique néphrétique.

Si, abandonnant à présent les symptômes des deux maladies, leur mode d'évolution, leur durée, leurs complications, nous cherchons dans les conditions étiologiques les différences qui séparent la goutte et le rhumatisme articulaire aigu, nous serons saisis de leurs dissemblances.

Le rhumatisme articulaire n'attaque guère les individus qui ont passé l'âge mûr, et c'est dans l'adolescence, dans la jeunesse et dans l'âge viril qu'on l'observe le plus souvent. Il n'est pas rare non plus de le rencontrer chez des enfants, en dehors même des cas où il survient dans la scarlatine, dont il est, je vous l'ai dit, un des épiphénomènes. La goutte, au contraire, bien qu'on en ait cité des cas chez des jeunes sujets, bien que j'en aie vu moi-même un exemple chez un enfant de six ans, le petit Moldo-Valaque dont je vous ai parlé dans nos conférences sur l'asthme, la goutte, maladie de la virilité et de la vieillesse, ne se déclare guère avant trente ou quarante ans.

Si le rhumatisme articulaire aigu frappe indifféremment les hommes et les femmes, — réserves faites de ce que celles-ci s'exposant moins que ceux-là aux causes occasionnelles de la maladie, y sont aussi un peu moins sujettes, — la goutte semble l'apanage presque exclusif du sexe masculin. Ce que l'on prend chez certaines femmes pour la goutte est le rhumatisme *noueux*, beaucoup plus commun chez elles que chez les hommes, et qui, tout en ayant avec la goutte de nombreuses analogies, en diffère cependant à beaucoup d'égards.

L'hérédité joue un grand rôle dans l'histoire de la goutte ; elle occupe une place très contestable dans l'histoire du rhumatisme articulaire aigu. Ici les causes occasionnelles, et parmi ces causes, l'action du froid, principalement du froid humide, ont une influence capitale. Dans la goutte, la diathèse, la prédisposition organique est tout ; les causes occasionnelles tiennent un rang secondaire, et le plus ordinairement elles n'entrent pour rien dans les premières manifestations de la maladie. Ce n'est que lorsque l'individu a déjà essuyé plusieurs attaques, qu'une violence extérieure, qu'un trouble de la digestion, qu'une émotion morale peuvent devenir le point de départ d'une nouvelle manifestation.

Ce que nous disons de l'influence des causes occasionnelles dans la production des deux maladies, influence positive dans l'une, nulle ou à peu près nulle dans l'autre, nous explique comment le rhumatisme articulaire aigu se rencontre bien plus souvent dans les classes pauvres, dans celles du moins que leurs professions exposent sans défense aux changements brusques de température, aux intempéries des saisons, que chez les gens qui peuvent vivre dans de bonnes conditions hygiéniques.

La goutte est surtout la maladie des riches, ses manifestations n'étant jamais plus fréquentes que chez ceux dont la vie est oisive, chez qui les excès de table, des plaisirs de l'amour ou du travail intellectuel favorisent le développement de la diathèse : « *Divites plures interemit quam pauperes, plures sapientes quam fatuos,* » dit Sydenham, qui, horriblement goutteux, se donnait à lui-même cette philosophique consolation.

En définitive, il y a cette différence capitale entre la goutte et le rhumatisme articulaire aigu, que la goutte est une maladie diathésique chronique ; que le rhumatisme est une maladie accidentelle, une sorte de fièvre, se jugeant *sponte sua*, et qui, une fois guérie, laisse après elle, non plus la maladie elle-même, mais seulement les reliquats de la maladie, des affections organiques du cœur qui sont la conséquence de l'inflammation qui a touché les membranes séreuses de cet organe. Si elle revient, c'est encore accidentellement et non plus par le fait d'une diathèse en puissance, comme le fait la goutte. Aux exemples que l'on a cités de sa transformation en cette dernière, je pourrais opposer les résultats de ma longue expérience qui ne m'a jamais fait voir de semblables transformations. Ce que je sais, c'est qu'un goutteux peut prendre, comme tout autre individu, du rhumatisme articulaire, et qu'il distingue parfaitement, dans ces cas, les accidents qu'il éprouve des attaques de goutte qu'il a antérieurement subies.

J'ai parlé du rhumatisme articulaire aigu, et son diagnostic avec la goutte articulaire me paraît des plus simples. Il n'en est plus ainsi du *rhumatisme chronique*, maladie essentiellement diathésique, se transmettant par voie d'hérédité, pouvant aussi, comme la goutte d'ailleurs, être acquise par l'individu, et susceptible de revêtir des manifestations très différentes les unes des autres.

Si dans ces types nettement définis le rhumatisme chronique présente avec la goutte des caractères distinctifs assez fortement tranchés, il est des cas, et ces cas sont nombreux, il faut l'avouer, où il présente avec la goutte chronique des analogies tellement grandes, qu'il est presque impossible d'établir entre ces deux maladies une distinction absolue. Il n'est pas question des cas dans lesquels les deux diathèses se confondent chez un même individu, car si alors le malade sait encore vous dire ce qui appartient à son rhumatisme et ce qui appartient à sa goutte, le médecin ne saurait saisir la distinction des phénomènes propres à l'une et à l'autre. Les analogies auxquelles je fais allusion sont d'autant plus grandes, que non seulement les deux diathèses se confondent chez un même individu, mais qu'elles se confondent dans l'hérédité : j'entends par là qu'un individu goutteux peut engendrer un rhumatisant et réciproquement. Il est évident qu'elles ont entre elles un lien étroit de parenté : *rheumatismus agnatus podagræ*, disaient les anciens; mais cette parenté n'implique pas l'identité. Qu'elles soient sœurs d'une même mère, le fait est probable; que, selon la comparaison de M. Pidoux, « sorties d'une même racine, elles forment deux embranchements du même tronc, il n'en est pas moins vrai, comme le dit aussi mon honorable collègue, que, malgré leurs traits communs et leurs entrelacements fréquents, elles ont chacune une manière d'être particulière. » Elles méritent donc chacune d'être étudiées à part, tout en les rapprochant l'une de l'autre dans le cadre nosologique, aussi près qu'elles le sont dans la clinique.

J'espère, messieurs, pouvoir un jour faire pour le rhumatisme chronique ce que je fais aujourd'hui pour la goutte, quelque incomplète, quelque imparfaite que soit l'étude que j'ai entreprise dans cette série de leçons. Pour le moment, je me bornerai à vous ébaucher très rapidement les principaux traits qui me paraissent établir la ligne de démarcation entre les deux maladies.

La mobilité est le caractère primordial du rhumatisme; d'emblée ce caractère se présente, tandis que dans la goutte la mobilité n'arrive qu'alors que la maladie est invétérée, qu'après que des attaques d'abord franchement localisées se sont répétées un grand nombre de fois, ou que les manifestations régulières ont été troublées dans leur marche. La goutte est, il est vrai, en quelques cas, vague de sa nature, mais cette *goutte vague primitive* est très rare.

C'est seulement dans la goutte chronique atonique que vous verrez les malades être très *barométriques*, selon l'expression consacrée, c'est-à-dire sensibles aux variations atmosphériques. Dans le rhumatisme, cette sensibilité singulière est un fait constant dès le début, et même bien avant toute autre manifestation caractéristique de la diathèse. Elle est telle, chez quelques rhumatisants, qu'ils sont avertis longtemps à l'avance, et par longtemps, j'entends un, deux, trois jours, des changements qui vont s'opérer dans l'atmosphère, par les douleurs, le malaise qu'ils éprouvent, et dont nulle autre cause occasionnelle ne peut expliquer le retour. Ce sont les malades qui vous disent qu'ils sentent la pluie, la neige, alors que le beau temps vous paraît durable.

Ces douleurs rhumatismales occupent les masses musculaires et n'épargnent aucun point de la surface du corps. Quelquefois plus spécialement localisées sur telle ou telle autre partie qu'elles reviennent habituellement affecter, le plus souvent elles quittent la place où elles s'étaient montrées pour se developper dans une autre, qu'elles quitteront à son tour pour se porter ailleurs. Aussi variables dans leur manière d'être que dans leur siège, elles sont aiguës ou obtuses, térébrantes ou conquassantes, superficielles ou profondes. Tantôt le malade éprouve une sensation de chaleur et même de brûlure, de pincement ou de tiraillement. D'autres fois, c'est quelque chose de mal défini, un malaise indescriptible, ou bien ce sont, au contraire, des névralgies parfaitement localisées sur le trajet de tel ou tel rameau nerveux, de tel ou tel système de nerfs, hémicrânie, névralgies faciales, intercostales, brachiales, sciatiques, celles-ci de toutes les plus communes. Les névralgies peuvent affecter les différents appareils organiques, constituant alors des gastralgies, des entéralgies horriblement douloureuses, accompagnées parfois de sécrétions gastriques et intestinales. Les premières donnent lieu à des vomissements quelquefois très abondants, les secondes à la diarrhée, à des hépatalgies, des névralgies lombaires simulant les coliques hépatiques ou néphrétiques.

Tandis que les manifestations de la goutte franche ont une durée assez limitée, tandis que cette durée est encore jusqu'à un certain point assez courte dans la goutte chronique, il n'en est plus ainsi des douleurs rhumatismales; tandis que dans la goutte aiguë, l'attaque une fois terminée, l'individu reprend sa bonne santé habituelle, tandis que, dans la goutte chronique, i a encore des moments de trêve dans l'intervalle de ses accès, quelque longs qu'ils aient été, sauf, bien entendu, les cas où la maladie laisse après elle les infirmités que je vous ai signalées, le rhumatisme chronique ne tient jamais tout à fait quitte celui dont il a fait sa proie, en ce sens que les causes occasionnelles réveilleront la diathèse, que ces causes occasionnelles, qui, dans la goutte franche, aiguë ou chronique, ont relativement peu d'influence, se présenteront ici fréquemment.

Messieurs, il y a quelques instants, je vous nommais le *rhumatisme noueux*, que l'on a encore désigné sous les noms de *goutte asthénique primitive*, de *rhumatisme goutteux*, dénominations impropres, à mon avis, car il s'agit d'une affection rhumatismale, et non d'une affection goutteuse. Les noms d'*arthrite rhumatismale chronique*, de *rhumatisme articulaire chronique primitif*, lui conviendraient mieux, si celui de rhumatisme noueux n'avait pas sur eux l'avantage d'indiquer tout à la fois, et la nature de la maladie, et la forme spéciale de la lésion des jointures qui la caractérise.

Dans notre prochaine conférence, je vous exposerai quelques observations de rhumatisme noueux, et, en vous parlant de cette dernière maladie, j'aurai soin d'insister sur les différences qui la séparent de la goutte.

Occupons-nous maintenant de la *nature de la goutte*.

Aux théories humorales et solidistes des anciens, la chimie devait nécessairement substituer la sienne. Les analyses ayant démontré dans le sang des goutteux, et dans d'autres parties de leur organisme, l'existence de l'acide urique en excès ou détourné de ses voies naturelles d'élimination, on s'empressa d'en conclure que la maladie consistait en un défaut d'équilibre entre les alcalis et les acides contenus dans le sang et dans les diverses humeurs de l'économie. Dès lors, les uns, avec Cajetan-Taconi et Marie de Saint-Ursin[1], admirent un goutte alcaline; les autres, en plus grand nombre, avec Forbe, Parkinson[2], admirent une goutte acide; l'acide urique constituant pour ces derniers la matière morbifique, le principe goutteux par excellence, ils ne voyaient dans les attaques de goutte rien autre chose que les conséquences des efforts de la nature pour éliminer cet excès d'acide.

La science moderne a développé cette théorie. L'oxydation des matériaux destinés à la nutrition est, dit-elle, l'acte fondamental de la vie. Elle est produite par l'absorption de l'oxygène qui, pénétrant à travers les voies respiratoires, circule dans le sang. La combustion des substances azotées, résultat de cette absorption de l'oxygène, métamorphose les matières nutritives de façon à les rendre en partie assimilables, en partie non assimilables, ces dernières destinées à être éliminées par les divers émonctoires. Pour que la nutrition s'accomplisse régulièrement, le travail de combustion doit être aussi complet que possible. Or, de toutes les substances alimentaires, les matières azotées albuminoïdes sont celles qui, en raison de leur moindre affinité pour l'oxygène, sont le plus difficilement oxydées ou brûlées, ce qui revient au même. Le dernier terme de cette oxydation des matières azotées est l'urée, qui est soluble et peut être rejetée au dehors par les urines et par la respiration pulmonaire.

1. Marie de Saint-Ursin, *Etiologie et thérapeutique de l'arthritis et du calcul, ou opinion nouvelle sur la cause, la nature et le traitement de la goutte et de la pierre*, Paris, 1816.

2. Parkinson, *Observations on the Nature and Cure of the Cout, on the Nodes of the Joints and on Diet in Gout, Rheumatism and Gravel*.

Quand cette oxydation est incomplète, c'est l'acide urique, ce sont des urates qui se produisent. Si cet acide urique et ces urates se sont produits en excès, de telle sorte qu'ils ne soient pas entièrement éliminés par les voies qui leur sont ouvertes, ils vont s'accumuler dans différents points de l'organisme, et, par leur présence, troubler les fonctions de différents appareils où ils se sont portés.

Qu'il y ait d'ailleurs un excès d'acide urique dans le sang des goutteux, voilà qui ne saurait faire l'objet d'un doute pour qui veut répéter l'expérience si simple et si pratique de Garrod : elle consiste à verser de 4 à 8 grammes de sérum du sang d'un malade atteint de goutte, dans une capsule de verre très aplatie, une espèce de grand verre de montre de 8 centimètres de diamètre sur 9 millimètres de profondeur ; on ajoute au sérum de l'acide acétique dans la proportion de 40 centigrammes environ pour 4 grammes de sérum, et il se produit alors un dégagement de quelques bulles de gaz. Quand le mélange est bien fait, on y plonge un ou deux fils extraits d'un morceau de toile ouvrée non encore lavée, ou de tout autre tissu de lin. Ces fils, qui doivent avoir une longueur de 2 centimètres et demi environ, sont maintenus immergés dans le sérum pendant quelque temps, à l'aide d'un stylet. Après quoi on abandonne le vase dans un endroit frais, jusqu'à ce que le sérum soit coagulé et desséché ; ce qui demande de deux à trois jours. Or, pour peu que l'acide urique existe dans le sérum en quantité légèrement supérieure à l'état normal, il se dépose sous forme de cristaux le long des fils à la façon du sucre candi. Par ce procédé, que Garrod appelle l'*expérience du fil,* ce médecin a pu déceler dans le sang la présence de l'acide urique alors qu'il y existait dans la proportion seulement de 0gr,0016 pour 65 grammes de sérum. Ses expériences comparatives faites sur le sang de sujets goutteux ou albuminuriques ont démontré à Garrod que la quantité d'acide urique contenue alors dans le sang variait entre 0gr,0029 et 0gr,0113 pour 65 grammes de sérum. Dans le sang normal on ne trouve que des traces de cet acide [1].

Voilà ce qui constitue la diathèse urique, et comme cette diathèse urique existe chez les goutteux, diathèse urique et diathèse goutteuse sont seule et même chose pour les iatrochimistes.

Le point de départ de leur théorie repose, il faut le dire, sur un fait incontestable, que je vous signalais tout à l'heure : la présence dans le sang des goutteux et dans d'autres parties de leur organisme de l'acide urique et des urates en excès. Mais pour qu'il fût permis de conclure, comme le font les chimistes, que cet excès d'acide urique et d'urates est bien réellement le *materies morbi*, il faudrait aussi que la diathèse urique ne se retrouvât que chez les goutteux et chez eux seuls.

1. Garrod, *Nature and treatment of Gout and rheumatic Gout*, 2e édit., 1863.

Or, déjà, dans l'état de santé le plus parfait et chez les individus non goutteux, l'acide urique — c'est le docteur Garrod lui-même qui l'a démontré — peut exister dans le sang en quantités variables, suivant le temps qui s'est écoulé depuis le dernier repas. A l'état pathologique, l'acide urique et les urates se retrouvent dans d'autres maladies que la goutte. Je ne citerai pas le rhumatisme articulaire aigu, puisque pour quelques médecins c'est une forme de la goutte; mais je citerai les fièvres intermittentes, où l'on a constaté l'existence de la diathèse urique, quand on avait soin de faire des analyses sur du sang recueilli dans le premier stade de la fièvre. On l'observe aussi au plus haut degré chez un individu soumis à une diète prolongée.

Ces résultats de l'analyse chimique ne sauraient donc permettre d'accepter l'identité qu'on a voulu établir entre la diathèse goutteuse et la diathèse urique, puisque celle-ci est une diathèse commune à différentes maladies qui n'ont entre elles que ce point de communauté. Il arrive ici ce qui arrive pour ce qu'on pourrait appeler les diathèses de *fibrination* et de *défibrination*. Toutes les maladies dites inflammatoires ne sont-elles pas caractérisées chimiquement par un excès dans la proportion de fibrine contenue dans le sang, tandis que d'autres maladies, les pyrexies, par exemple, telles que les fièvres éruptives, sont au contraire caractérisées par une diminution dans la proportion de cette fibrine? Bien qu'elles présentent ce caractère commun, elles n'en restent pas moins essentiellement différentes. Ce n'est ni l'excès ni la diminution de la fibrine, mais c'est la cause spécifique qui domine cette altération du sang comme elle domine les autres phénomènes morbides qui les constitue ce qu'elles sont.

De même pour la goutte, la production de l'acide urique et des urates en excès est un phénomène pathologique inhérent à la maladie comme tous les autres, et comme tous les autres il est dominé par une cause spécifique, que nous ne connaissons que par ses effets, et que nous appelons la *diathèse goutteuse*.

L'idée de cette diathèse, de cette prédisposition organique est si bien nécessaire que sans elle nous serions arrêtes dès le premier pas que nous ferions dans l'étude de la goutte.

Admettons pour un instant que la présence de l'acide urique est la cause essentielle de la maladie; comment expliquer alors que sur cent individus placés dans les mêmes conditions hygiéniques, vivant absolument de la même manière, se nourrissant des mêmes aliments, un seul aura la goutte? Comment ce genre de vie, ce mode d'alimentation favorable à la production exagérée de l'acide urique et des urates et à leur accumulation dans certaines parties de l'organisme, n'auraient-ils pas amené cette diathèse urique chez quatre-vingt-dix-neuf d'entre eux, tandis qu'ils l'auront amenée chez le centième? Comment expliquer qu'à côté d'individus menant une vie oisive, adonnés aux plaisirs de la table, péchant contre toutes les lois de l'hygiène et dont pas un ne sera goutteux, on en verra d'autres le devenir horriblement, bien qu'ils aient constamment une existence des plus actives et qu'ils aient toujours gardé la plus grande sobriété? Où chercher la raison de ces différences, si ce n'est, je le répète, dans une idiosyncrasie, dans une prédisposition organique individuelle et toute particulière ? C'est cette prédisposition que nous appelons la diathèse goutteuse.

La théorie mise en avant par mon savant collègue M. le professeur Charles Robin est encore une théorie chimique : « Lorsque, dit-il, on considère les tissus fibrineux de l'économie, on voit que, dans l'acte de la nutrition, ils s'assimilent les substances albuminoïdes qui vont se changer en *géline*, partie constituante de ces tissus; dans l'acte de la désassimilation, cette géline se dédouble en principes cristallisables, au nombre desquels prédominent les urates et l'acide urique. Or, si, par une cause ou par une autre, ce mouvement de désassimilation s'exagère, il en résulte une production plus abondante de cet acide et de ces sels qui saturent le sang et entraînent un état pathologique répondant à ce que le docteur Garrod a désigné sous le nom de *diathèse urique*.

» La formation des tophus s'explique par une désassimilation s'opérant trop rapidement, et par la transsudation exosmotique des urates qui en est la conséquence, et qui, à son tour, a pour résultat le dépôt dans l'épaisseur du tissu cutané, principalement au niveau des articulations où le tissu fibrineux prédomine, de ces matières crayeuses, dépôt qui se fera là absolument comme, dans certaines maladies, on voit se faire des dépôts de matières plastiques dans différents tissus[1]. »

Pourquoi donc, si les vues de M. Charles Robin sont justes, pourquoi ne rencontre-t-on jamais de dépôts tophacés dans les tissus esentiellement fibreux, comme le périoste et la dure-mère ? Cette prédilection des tophus pour les articulations est déjà un fait remarquable, qui doit donner beaucoup à réfléchir au médecin et dont l'explication nous échappe.

Ces théories chimiques se trouvent d'ailleurs, bien que présentées en d'autres termes, dans la théorie de Sydenham lorsqu'il parle de l'existence d'une *matière morbifique* résultant des *coctions* qui se sont opérées imparfaitement tant dans les premières voies que dans les secondes. Sans doute Sydenham ne nomme pas cette matière morbifique ; il n'est question pour lui, ni de l'acide urique, ni des urates qu'il ne connaissait pas, mais il fait jouer à son *morbi seminium* le rôle que la chimie attribue aujourd'hui à ces produits qu'elle a découverts : et à tout prendre, la théorie du grand médecin anglais est beaucoup plus médicale que les théories des chimistes modernes.

1. Voyez Ch. Robin, *Leçons sur les humeurs normales et morbides*, 2e édition, Paris, 1874.

§ 5. — Traitement de la goutte.

Messieurs, faut-il traiter la goutte? J'entends par là, faut-il intervenir activement pendant les accès? Assurément cette question semblerait bien singulière, sinon très impertinente au malheureux goutteux : elle paraîtra tout aussi étrange à un grand nombre de médecins qui ne comprendront pas que l'hésitation soit possible lorsqu'il s'agit des horribles souffrances dont j'ai cherché à vous esquisser le tableau. Quelque grand que soit mon désir de soulager les malades qui m'appellent à leur secours, je me demande encore cependant : faut-il traiter la goutte?

Faut-il traiter la goutte aiguë et faire taire ses manifestations articulaires si cruellement douloureuses? Faut-il traiter la goutte chronique? Faut-il traiter la goutte larvée, la goutte anomale, la goutte remontée?

Sydenham, dont l'autorité, en pareille matière, est immense à plus d'un titre, puisque, indépendamment de l'expérience qu'il avait été à même d'acquérir comme éminent praticien, il n'avait eu que trop occasion d'étudier sur lui-même le mal dont il était tourmenté, et de juger des bons et des mauvais effets des diverses médications qu'il avait employées, Sydenham répond négativement, relativement du moins à la goutte normale.

Les idées qu'il s'est formées sur la nature de la maladie s'accordent avec les résultats de son observation pour lui démontrer la nécessité de son abstention préméditée. Le goutteux, pour lui, est une sorte de machine chargée qui doit se dégager au dehors, par quelque soupape de sûreté, sous peine de faire explosion au dedans. Il arrive dans la goutte ce qui arrive dans les fièvres éruptives dont les manifestations cutanées doivent être religieusement respectées. Si la matière morbifique ne trouve pas une issue par les voies extérieures, l'excès des principes récrémentitiels se porte sur les viscères internes et cause des désordres bien autrement sérieux que les accidents dont on a troublé la marche naturelle et salutaire. Aussi repousse-t-il, en principe, l'emploi de tous les moyens topiques, qui nuisent souvent et ne sont jamais utiles; et conseille-t-il les médications qui, en agissant sur l'ensemble de l'économie, sont propres à favoriser la coction, l'émonction de la matière morbifique et à défendre l'organisme dans la lutte qu'il a à soutenir.

Quant aux remèdes prétendus spécifiques, dont le nombre déjà considérable du temps du poëte Lucien qui les énumérait dans son plaisant poëme la *Tragopodagra*, avait singulièrement augmenté à l'époque de Sydenham, comme il augmente encore de nos jours, où ils se multiplient avec un luxe incroyable à la quatrième page des journaux politiques, et chose plus triste encore! dans nos journaux de médecine; quant à ces déplorables drogues, Sydenham s'élève énergiquement contre elles :

« *Sane dolendum est*, s'écrie-t-il, *medicinam* (*artem nobilissimam*) *hujus modi nugis quæ, sive ab inscitia, sive a pravitate scriptorum, credulis objiciuntur, usque adeo deturpari.* »

Sans accepter les idées théoriques de Sydenham, sans même avoir pu me faire une opinion satisfaisante sur la nature de la goutte, mon expérience personnelle m'a amené à tenir à l'égard des malades une conduite aussi réservée que la sienne. Depuis plus de trente ans, j'ai suivi un nombre considérable de goutteux. Au début de ma pratique, j'ai tenté, comme beaucoup d'autres, de lutter contre le mal; aujourd'hui, je reste les bras croisés; je ne fais rien, absolument rien, contre les attaques de goutte aiguë, alors surtout qu'elles prennent un individu dans la force de l'âge. En plus d'une occasion j'ai eu à me repentir d'être sorti de cette inaction, et j'ai compris combien ma thérapeutique active pouvait être périlleuse. Quand, fort de ma conviction, j'ai abandonné le mal à lui-même; quand le malade avait pu se résigner à souffrir, j'ai toujours vu que, la crise passée, il en sortait dans des conditions meilleures, et que, par quelque souffrance, il avait acheté une série de bons mois de santé parfaite. Quand, au contraire, j'enrayais les accès, et cela est malheureusement trop facile, si j'évitais les dangers de la goutte déplacée, je courais grand risque de voir les accès revenir à des intervalles plus rapprochés, et de changer une goutte franche et passagère en une goutte froide, atonique et persistante. J'ai senti toute la vérité de cet aphorisme de Sydenham : « *Hoc in morbo dolor amarissimum est naturæ pharmacum, qui quo vehementior est eo citius præterlabitur paroxysmus, atque ipsuper et longior erit intermissio et magis perfecta; et vice versâ.* » Aussi je me garde bien, à présent, de chercher à étouffer ces douleurs, que je regarde comme si favorables aux goutteux; et dans la goutte atonique, je fais des vœux pour le retour de ces accès aigus, retour bien difficile d'ailleurs à provoquer artificiellement.

Mais dans cette forme de goutte aiguë que j'ai appelée à chaîne de paroxysmes, où, après quatre, cinq, six jours de souffrances, de nouvelles douleurs surviennent, l'attaque durant ainsi deux, trois ou quatre mois, il est difficile de refuser tout secours au malheureux qui les implore. Cela est bien difficile, surtout pour le médecin qui n'a pas sur son malade l'autorité suffisante pour le convaincre de l'utilité de cet amer remède. On est alors obligé de céder, de peur que les patients, désespérés, n'aient recours à ces *antigoutteux* qui, pris sans mesure et sans contrôle sérieux, couperaient l'accès en engageant l'avenir.

Dans ces circonstances, je me fais un devoir d'intervenir, et, pour prévenir de grands maux, pour ne pas laisser mon malade aux mains des empiriques ignorants et sans conscience, j'agis de façon à modérer la douleur, à la rendre supportable, sans l'éteindre complètement. J'administre avec le plus de prudence et de méthode possible les médicaments que je juge les plus utiles et les moins susceptibles de nuire.

Ces craintes que je vous exprime ici sur les dangers des remèdes appliqués au traitement des attaques de goutte paraîtront sans doute exagérées à quelques personnes. Je sais qu'en effet il est un certain nombre de goutteux qui ont impunément enrayé leurs accès, et cela a été pour d'autres un encouragement. Mais ces heureuses exceptions infirment-elles la règle plus générale?

De ce qu'une jeune femme ou une jeune fille ont pu, sans grand préjudice, supprimer brusquement le flux menstruel, les engagerons-nous à tenter de nouveau la chance? De ce que, chez une homme jeune, un écoulement hémorrhoïdal habituel a été subitement interrompu sans que la santé générale en ait éprouvé d'autres troubles que quelques vertiges, de la céphalalgie, en conclurons-nous que la suspension d'une pareille crise, dont un homme dans la vigueur de l'âge a eu raison, n'aura pas plus d'inconvénients si elle se fait chez un vieillard? Non, à coup sûr, il n'est pas de médecin qui voudrait, de parti pris, conseiller de pareilles expériences. Il n'est pas de médecin qui ne sache que ces fonctions supplémentaires, constituées par des flux habituels, ont leur raison d'être, et qu'on ne peut changer, sans ménagement, ces habitudes acquises.

Respectez de même les manifestations extérieures de la goutte, respectez les douleurs articulaires, respectez-les surtout chez les individus avancés dans la vie; chez les jeunes gens, les attaquer est moins périlleux, à la condition d'agir avec une extrême prudence, en mesurant vos moyens d'action aux forces du malade, à la facilité des émonctions naturelles ou accidentelles. Il est des sujets dont les malaises, les indispositions et même certaines maladies se jugent spontanément, soit par des sueurs, soit par une diarrhée, soit par les urines. Conduisez dès lors vos médications dans la direction que la nature vous indique.

Quand la goutte est viscérale, l'abstention n'est plus permise, puisque rien de pire ne peut arriver; c'est alors qu'il importe de rappeler les manifestations de la maladie vers les articulations : ce qui malheureusement, je le répète, n'est pas aussi facile qu'on le voudrait; c'est alors qu'on peut donner les prétendus antigoutteux.

Si nous devons nous imposer comme une loi de respecter les manifestations articulaires de la goutte, ce n'est pas que les moyens nous fassent défaut.

De tous ceux qui ont été préconisés, celui qui agit le plus efficacement est le colchique. Sur ce point, il n'y a pas de doute possible, car ses vertus ont été depuis longtemps reconnues; Avicenne l'avait surnommé *theriaca articulorum*[1], et Aétius disait : *Hermodactylon confestim mi-*

1. Avicenne, lib. II, cap. CCCLII, p. 247.

nuit dolores. Son hermodactylon, ainsi que l'a démontré M. J. E. Planchon[1], n'est autre chose que le *Colchicum variegatum*, qui ne diffère pas, quant à ses propriétés, du *colchique d'automne* (*Colchique autumnale*). C'est celui-ci qui est la base de la plupart de ces remèdes prétendus antigoutteux dont on fait un déplorable abus, depuis l'eau médicinale de Husson, le spécifique de Reynold, l'antigoutteux de Want, etc., jusqu'à ces trop fameuses pilules de Lartigue qui ont causé de si grands maux. C'est vraisemblablement à la vératrine, qui en est le principe actif, que le colchique emprunte ses propriétés sédatives et controstimulantes. Aussi la vératrine et les plantes comme la cévadille et l'ellébore blanc, qui en contiennent des proportions plus considérables, le remplacent-elles dans d'autres arcanes, tels que la drogue de Laville.

Les préparations de colchique les plus habituellement prescrites sont l'extrait de la teinture de semences que l'on donne, l'une à la dose de cinq, six à huit gouttes, répétée deux à trois fois par jour; l'autre à la dose de 20, 25 et 50 centigrammes. L'usage en est continué pendant deux, trois et quatre jours. Il en est de même du vin de colchique, qui est administré à doses plus fortes (de 5 à 25 grammes). C'est la teinture de semences qui entre dans la plupart des liqueurs que le charlatanisme décore de divers noms.

Quand il m'arrive, et je vous dirai tout à l'heure dans quelles conditions je le fais, quand il m'arrive de prescrire le colchique, j'emploie les pilules suivantes, dont M. le docteur Becquerel a donné la formule :

♃ Sulfate de quinine	1gr50
Extrait de digitale	0 25
Extrait de semences de colchique	0 50

M. s. a. Pour une masse pilulaire que l'on divisera en dix pilules.

Le malade en prend de deux à trois dans le courant des vingt-quatre heures, pendant trois, quatre et cinq jours de suite.

Ces pilules diffèrent bien peu d'ailleurs de celles dont M. le docteur Debout[2], antérieurement à M. Becquerel, avait signalé les bons effets contre les accès de migraine goutteuse, et qui sont ainsi composées :

♃ Extrait de colchique	3gr00
Sulfate de quinine	3 00
Poudre de digitale	1 50

M. s. a. et divisez en pilules n° 30, dont une doit être prise chaque soir.

1. J. E. Planchon, *Des hermodactes au point de vue botanique et pharmaceutique*, Paris, 1855.
2. Debout, *Bulletin de thérapeutique*, février 1857.

Sous l'influence de ces médicaments, j'ai vu la douleur des accès de goutte cesser dans l'espace de sept ou huit heures.

Le colchique, la vératrine, ne sont pas les seuls remèdes capables de faire taire ainsi le mal. Tous les grands moyens perturbateurs, la saignée, les purgatifs, les purgatifs drastiques surtout, la coloquinte, entre autres, qui entre dans la confection de certains *spécifiques*, ont cela de commun avec eux. Toutefois, quand ces moyens perturbateurs produisent des effets qui nous rendent compte, jusqu'à un certain point, de leur action, le colchique et ses succédanés n'amènent le plus souvent ni diarrhée notable, ni sueurs profuses, ni flux exagérés d'urines, et la perturbation qu'ils causent semble se passer profondément dans le système nerveux.

Mais l'énergie même de ces remèdes commande aux médecins la plus grande prudence dans leur administration; sous peine de provoquer la rétrocession de la goutte sur les viscères, ou de convertir la goutte aiguë en goutte chronique, il faut commencer par des doses faibles, de façon à modérer, non à enlever complètement et brusquement la douleur. Pour ma part, je n'y ai jamais recours au début de l'attaque, j'attends qu'elle ait duré quelques jours et qu'elle tire à sa fin. En agissant ainsi, on tempère, sans faire courir grand risque au malade, les accidents présents, et l'on peut espérer modifier ceux à venir.

Je le répète, mieux vaut souvent ne rien faire et avoir présent à l'esprit ce que je vous disais il y a un instant, que les attaques de goutte sont d'autant plus éloignées les unes des autres que celles qui les ont précédées auront duré un certain temps. Rappelez-vous ce que Lucien fait dire à son héros du *Tragopodagra* :

> Irritantibus me
> Soleo occurrere multo iracundior,
> Iis vero qui cogitant nihil adversum mihi
> Benignam adhibeo mentem, facilisque fio.

Je ne vous ai rien dit, messieurs, des *remèdes topiques*, que tous les médecins s'accordent à proscrire formellement. Il est, cependant, une médication locale qui m'a rendu de réelles services et dont j'ai à vous entretenir. Cette médication trouve, il est vrai, son indication non pendant les accès, bien qu'elle soit encore utile et sans danger à la fin des crises, mais dans l'intervalle des accès pour en prévenir le retour. Je veux parler des *fumigations de tabac*.

Tous les huit jours, à partir du moment où l'attaque est passée, le malade expose les articulations qui ont été prises à la fumée de feuilles de tabac brûlées sur un réchaud. La chaleur doit être vive. De plus, cette fumée est reçue dans de gros bas ou dans des couvertures de laine dont on enveloppe les parties affectées.

Il m'a semblé que l'efficacité d'un pareil moyen pouvait ainsi s'expliquer. L'expérience a démontré que des causes susceptibles d'éveiller les douleurs dans une partie du corps n'agissaient nulle part plus vigoureusement que sur celles qui ont été le siège de la goutte. Par exemple, une chaussure trop étroite suffira souvent pour provoquer le retour d'une attaque qui a eu lieu depuis peu de temps, et j'ajouterai, en passant, que ce fait peut être quelquefois mis à profit pour rappeler au pied les douleurs de la goutte quand ces douleurs ayant trop brusquement disparu, le goutteux éprouve des accidents, des troubles viscéraux qu'il importe de faire cesser. On conçoit dès lors comment une médication stupéfiante de la nature de celle que j'indique pourra prévenir le retour des accès, en diminuant la susceptibilité des parties.

A supposer, messieurs, ce que je conteste, qu'il n'y eût jamais de danger à combattre les manifestations franchement articulaires de la goutte, éteindre sur place ces manifestations n'est pas guérir la goutte, pas plus qu'on ne guérit la vérole en faisant disparaître, par des moyens topiques, les éruptions syphilitiques. Sans doute, c'est avoir beaucoup fait que de rendre ces manifestations extérieures plus rares et moins aiguës, mais comme l'écrivait Cullen, « la goutte, qui est une maladie de toute l'habitude du corps, et qui très souvent dépend d'une conformation originelle, ne peut guérir par des médicaments dont les effets sont très passagers. » La diathèse persiste à tel point que, sans s'exposer à d'autres influences hygiéniques que le reste des hommes, le goutteux reprendra des accès de goutte. Guérir la goutte, c'est détruire la diathèse. C'est là aussi ce qu'on a prétendu faire à l'aide de certains médicaments.

Dans le siècle dernier, des médecins, frappés de l'affinité qui existe entre la gravelle et la goutte, imaginèrent de donner aux goutteux ce qu'on appelait les *lessives lithontriptiques*, solutions alcalines, telles que l'alkahest de Glauber, faites avec le carbonate de chaux, de soude, etc., qui paraissent être si avantageux aux individus atteints de gravelle, de coliques néphrétiques.

Cette médication alcaline, bientôt abandonnée par ceux mêmes qui l'avaient le plus vantée, a été remise en honneur, de notre temps, par les défenseurs de la théorie chimique de la diathèse urique.

Je ne vous apprendrai rien que vous ne sachiez, en vous rappelant tout ce qui a été dit à ce sujet, relativement à l'emploi des eaux minérales alcalines dans le traitement de la goutte. Vous savez que si les eaux de Carlsbad, de Vichy, de Vals, etc., ont eu leurs ardents défenseurs, elles ont été aussi rigoureusement proscrites par des hommes du plus grand mérite, à qui leur expérience en avait démontré les dangers.

Pour moi, messieurs, je ne connais pas de médication plus périlleuse que celle de ces eaux, administrées sans réserve, sans discernement, sans tenir compte des conditions individuelles de santé, de la forme de la goutte, sans faire attention si l'accès passé l'est déjà depuis assez longtemps, s'il n'y a pas imminence d'une nouvelle attaque. Il n'est pas d'année que je n'aie à constater leur fâcheux résultat.

Est-ce à dire pour cela que je proscrive absolument leur emploi? Non, assurément, et je crois avec M. Durand-Fardel[1] à leur action bienfaisante, mais dans une mesure excessivement restreinte.

En règle générale, les eaux alcalines ne doivent être jamais prises plus de dix à douze jours de suite, et en très petite quantité à la fois. Il est bon de n'y revenir que tous les mois, pendant le temps que je viens de fixer. En en continuant plus longtemps, et presque constamment l'usage, en en prenant des doses énormes, comme on n'a pas craint de le conseiller, c'est exposer les malades à changer une goutte franche en goutte chronique, vague, viscérale.

Permettez-moi de vous rappeler, à ce propos, l'opinion d'un homme fort compétent en pareille matière : « Avant de se hasarder à prescrire les eaux de Vichy ou autres dans l'intervalle des accès de goutte, il serait bien important, disait Prunelle, de s'informer de tout ce qui s'est passé depuis le dernier accès et de savoir jusqu'à quel point les sueurs et les urines ont pu, dans ces accès, être considérées comme critiques. Car bien évidemment si la crise goutteuse a été imparfaite, l'élaboration qui en prépare une plus complète peut-être, ne doit pas être interrompue. Cette interruption suffit pour changer le mode d'action du médicament et commencer la métasyncrise. Si les résultats de celle-ci sont, ainsi qu'il arrive si souvent, la suppression de la goutte articulaire, tous les médecins observateurs s'accorderont à considérer cette suppression comme fâcheuse et comme susceptible d'occasionner quelquefois les plus grands dangers. C'est pour cette raison que les eaux de Vichy étant des moyens perturbateurs violents, il faut redouter leur emploi dans l'intervalle des accès de goutte articulaire. »

Dans la goutte articulaire, quelle que fût sa forme, aiguë ou chronique, le célèbre médecin de Vichy défendait les bains, non seulement les bains d'eau minérale, mais encore les bains d'eau douce. Il se bornait à prescrire l'eau en boisson à doses modérées, pour combattre les manifestations de la diathèse qui pouvaient survenir du côté du tube digestif et du côté des voies urinaires.

La pratique de Prunelle est aujourd'hui, comme depuis longtemps déjà, celle de M. Durand-Fardel, qui se borne à prescrire l'eau en boisson à doses modérées, de façon à ne pas fatiguer l'appareil intestinal et à éviter d'appeler vers les organes de la digestion les manifestations goutteuses. Cependant, si dans la goutte aiguë M. Durand-Fardel re-

1. Durand-Fardel, *Dictionnaire général des eaux minérales et d'hydrologie médicale*, 1860.

commande de s'abstenir des bains qui, en agissant trop énergiquement sur l'ensemble du système, pourraient enrayer les manifestations articulaires et déterminer des métastases d'autant plus dangereuses qu'on ne saurait diriger l'action du médicament, dans la goutte chronique il en conseille l'usage, à la condition que les malades soient surveillés attentivement.

En conseillant ainsi les eaux dont il sait diriger si habilement l'administration, M. Durand-Fardel combat les explications que les chimistes ont prétendu donner de leur salutaire action. Les eaux de Vichy, pas plus que celles de Vals, de Carlsbad, de Pougues, qui trouvent en certains cas, très limités, il est vrai, leur indication, n'agissent pas en neutralisant, au moyen de leurs principes alcalins, l'acide urique qui, suivant les chimistes, serait la cause de tous les accidents. En supposant que les choses se passent dans l'économie de la même façon que dans un vase à expérience, il en résulterait que le sang et les produits de sécrétion, au lieu de contenir l'acide urique, contiendraient des urates, et l'on n'aurait guère gagné au changement, puisque, c'est le docteur Garrod lui-même qui le dit, c'est justement sous forme d'urate de soude que l'acide urique se présente chez les goutteux.

Les eaux alcalines agissent donc, non point sur l'acide urique, qui est le résultat et non la cause de la maladie, mais sur la diathèse elle-même, ou du moins en combattant les différents états pathologiques qu'elle amène, c'est-à-dire les altérations de la digestion, de la sécrétion urinaire, de la perspiration cutanée. Elles agissent, enfin, en régularisant les grandes fonctions qui constituent l'acte capital de la nutrition.

Au même titre les eaux de Plombières, de Contrexéville, dont la minéralisation, à en juger d'après les résultats de l'analyse chimique, est très faible, sont également utiles à certains goutteux, en les mettant dans de meilleures conditions d'assimilation.

Au même titre aussi les préparations de quinquina, qui faisaient la base des remèdes de Held et de Giannini, les préparations amères de noix vomique, de quassia amara, la teinture de gaïac du Codex[1] ou son anologue le ratafia des Caraïbes, sont formellement indiquées lorsqu'il faut rendre à l'organisme, et principalement aux fonctions digestives, le ton qu'ils ont perdu. C'est donc surtout dans le traitement de la goutte chonique que ces médicaments trouveront leur place.

A cette forme de goutte certaines eaux minérales conviennent également: quand les malades présentent tous les symptômes de l'anémie, quand l'asthénie semble prédominer, les eaux ferrugineuses, Spa, Pyrmont, etc., et mieux encore, alors surtout que la goutte est plus viscérale qu'articulaire, les eaux chlorurées sodiques, Wiesbaden, Kissingen, Kreuznach, Hombourg.

1. *Codex medicamentarius*, Paris, 1866, p 376.

Aux individus nevropathiques, Wildbad, Néris, Luxeuil, sont plus salutaires, tandis que, lorsqu'il s'agit de combattre non plus la goutte ellemême, mais les lésions qu'elle a entraînées à sa suite, comme les engorgements articulaires, les eaux chlororurées sodiques, certaines eaux sulfureuses, Aixen Savoie, les sources douces de Bagnères-de-Luchon, les sources douces de Cauterets, Schinznach (en Suisse), doivent être préférées. J'ai constaté en plus d'une occasion les heureux effets des eaux d'Aix en Savoie en particulier. Mais je me hâte d'ajouter que ces eaux n'auront d'efficacité, et que leur administration ne sera exempte de danger, qu'autant que la goutte sera depuis longtemps silencieuse. Dans la goutte tonique, et à plus forte raison dans la goutte régulière, leur usage intempestif ramènerait des accidents qui pourraient se produire du côté des viscères, et cette goutte viscérale provoquée pourrait avoir les plus déplorables conséquences.

Les eaux chlorurées sodiques, les eaux sulfatées, sulfureuses faibles, les eaux telles que celles de Néris, Wildbad, Luxeuil, sont encore indiquées dans les cas où la goutte se complique de rhumatisme.

J'en dirai autant de l'hydrothérapie. Elle aussi, quand elle est faite méthodiquement, agit puissamment pour modifier les accidents consécutifs de la goutte. En réveillant les fonctions cutanées et celles de l'appareil urinaire, et en ouvrant tous les émonctoires, en stimulant tous les systèmes, elle augmente les facultés peptiques.

Messieurs, tous ces différents moyens de traitement ne constituent en aucune façon des remèdes spécifiques; nous ne sommes pas plus avancés à ce sujet que Sydenham, lorsqu'il dit : « *Therapeia* RADICALIS *et usque quaque perfecta, qua quis etiam a diathesi ad hunc morbum foret liberatus adhuc in Democriti puteo latet, atque in naturæ sinu reconditur; nescio quando, a quibus in lucem extrahendo.* » Mais si nous ne pouvons pas espérer détruire radicalement la diathèse, du moins devons-nous chercher à en atténuer les effets ; or, de l'avis de tous les grands praticiens, c'est dans le *régime* que nous trouverons les moyens d'arriver à ce résultat.

Les règles posées par Sydenham sont encore celles que nous avons à suivre aujourd'hui; je ne saurais donc mieux faire que de vous donner le résumé des longs paragraphes qu'il consacre à cet objet.

Il est essentiel d'observer une grande sobriété et de ne pas prendre d'aliments de difficile digestion; mais il est aussi essentiel d'éviter une trop grande abstinence, qui entraîne la débilité.

Quant à la nature des aliments, il faut consulter le goût ou plutôt les aptitudes digestives du malade, et il importe que les heures des repas soient rigoureusement réglées. Quant aux boissons, si le vin est nuisible, l'usage exclusif de l'eau l'est encore davantage. Entre l'abus de l'un et de l'autre, il y a une limite, et, à ce propos, Sydenham recommandala bière légère que l'on fabriquait à Londres, et permettait les vins d'Espagne de préférence aux vins de France et du Rhin.

Les excès de toute sorte étant nuisibles aux goutteux, ceux-ci doivent s'abstenir des plaisirs immodérés de l'amour, des veilles prolongées; mais ils doivent aussi ne pas rester trop longtemps au lit, et se faire une loi de se coucher de bonne heure pour se lever de grand matin.

Si les fatigues sont nuisibles, un exercice modéré est des plus salutaires et le meilleur moyen de faciliter les fonctions nutritives. Cet exercice doit être régulier, et celui que l'on peut prendre à la campagne est de beaucoup préférable à celui des villes où l'air est étouffé et rempli de vapeurs nuisibles. Chaque jour le goutteux doit faire une promenade à pied ou bien à cheval, ce qui, suivant Sydenham, est meilleur encore. A leur défaut, il doit se promener en voiture. Cet exercice est surtout indispensable pour les vieillards.

Mais bien que ces règles religieusement observées modifient favorablement la constitution des goutteux, bien qu'elles rendent leurs accès plus rares et qu'elles mettent l'économie en demeure de mieux résister à leurs effets, Sydenham est loin de promettre la guérison :

« Quamvis hujusmodi regulæ tam diætam quam cæterum regimen » spectantes, si ab homine podagræ obnoxio religiose observentur, eum » ab enormioribus morbi insultibus præservare queant, atque istam san» guine et partibus solidis firmitatem conciliare, quæ ab illa malorum » iliade, unde morbus non solum supra humanæ potentiæ vires, sed et » funestus tandem redditur, eumdem immunem præstare possit; non » tamen efficient ut non post quædam intervalla, maxime exeunte hyeme, » podagra quandoque sentiatur. »

LXXXIV. — DU RHUMATISME NOUEUX, DIT, A TORT, RHUMATISME GOUTTEUX.

Cette maladie est très rare chez les hommes. — Plus commune chez les femmes. — Maladie ordinairement chronique *d'emblée*. — Quelquefois subaiguë au début. — Elle est une manifestation de la *diathèse rhumatismale*. — Douleurs et rétractions musculaires. — Cœur très rarement affecté. — Cependant des *complications rhumatismales* ont été observées sur le cœur, les plèvres, le poumon, le cerveau et les reins. — Maladie essentiellement chronique par sa durée. — Traitée avec succès par divers médicaments. — La teinture d'iode, donnée à l'intérieur, doit être préférée.

Messieurs,

Le rhumatisme noueux est une maladie que vous observerez rarement dans les salles de la Clinique, aussi ne dois-je pas négliger de vous entretenir aujourd'hui de cette affection, puisque, dans les salles Saint-Bernard et Sainte-Agnès, vous pouvez sur deux de nos malades en étudier les principaux caractères. Je me hâte d'ajouter qu'à l'hôpital vous assisterez rarement au début de la maladie, et, dans les asiles d'incurables, à la Salpêtrière et à Bicêtre, vous ne pourrez encore étudier la maladie que dans sa période d'état, lorsque, déjà depuis plusieurs années, la maladie a pris droit de domicile et est devenue tout à fait incurable.

Au n° 3 de la salle Saint-Bernard se trouve une malade de quarante ans, qui se plaint de douleurs articulaires dans les doigts, les poignets, les coudes et les genoux. Les articulations douloureuses sont tuméfiées; mois la peau qui les recouvre a conservé sa couleur normale, et la main appliquée sur les parties malades n'y perçoit point de notable élévation de température. Ce qui frappe surtout, c'est la déformation des jointures affectées. La malade, du reste, est sans fièvre et a conservé de l'appétit; cependant elle est pâle, très affaiblie. Elle nous apprend que les douleurs ayant successivement envahi la plupart des articulations de la main, il lui a été bientôt impossible de continuer son métier de couturière. La menstruation se fait encore avec régularité; jamais, dans sa famille, cette malade n'a connu de goutteux ni de rhumatisants.

Autrefois cette femme était bien portante; il y a huit ans cependant elle fut prise de scarlatine, et les jointures des mains et des poignets furent envahis par le rhumatisme scarlatin, qui ne dura que quelques jours.

Nous devons encore noter, dans les antécédents de cette maladie, le retour périodique de migraines avec vomissements, qui chaque fois la jetaient dans un abattement considérable. La migraine, vous le savez, est une maladie diathésique qui se rencontre souvent chez les membres d'une même famille; elle se montre dans la jeunesse, dans la période moyenne de la vie; puis à l'âge de quarante à cinquante ans les accès de migraine, devenus plus rares, disparaissent complètement à la grande satisfaction des malades; mais souvent d'autres manifestations morbides deviennent évidentes.

Chez notre malade de la salle Saint-Bernard, les migraines se sont montrées avec leur intensité habituelle jusqu'à l'âge de trente-huit ans; depuis deux ans, elles sont devenues plus rares, moins douloureuses, et c'est à partir de cette époque que se sont manifestées les premières atteintes d'une maladie nouvelle : les deux genoux sont devenus le siège de douleurs d'abord passagères, les genoux semblaient rouillés; cependant à la fin de la journée la douleur disparaissait, et le jeu des articulations se faisait avec plus de facilité.

Toutefois les souffrances devinrent peu à peu plus tenaces, puis l'embarras des jointures alla en augmentant. En même temps, la douleur envahit les deux poignets, sans abandonner les genoux; les douleurs revenaient par accès, et chaque fois quelque nouvelle aticulation se prenait. D'abord les articulations métacarpo-phalangiennes, puis celles des phalanges entre elles; enfin, après cinq à six mois, les épaules, les coudes, les articulations tibio-tarsiennes et plusieurs articulations des orteils furent envahis par la douleur, à ce point que la malade ne pouvait plus reporter, chez ceux qui la faisaient travailler, les grossiers ouvrages que ses doigts malhabiles avaient confectionnés à grand'peine.

Depuis trois mois, cette malade était réduite à garder le lit, elle ne pouvait plus se mouvoir. Aujourd'hui, bien que le traitement ait sensiblement modifié l'état de ses jointures, vous pouvez encore constater ces déformations bizarres qui font ressembler ses doigts à des siliques. Les genoux sont gonflés, il y a dans les hanches une grande roideur, ainsi que dans les coudes et les épaules; les déformations les plus importantes ont pour siège les articulations des poignets. Ces articulations, très douloureuses lorsqu'on veut leur imprimer quelque mouvement, présentent des bosselures molles, empâtées, sans rougeur; le poignet droit, sur sa face dorsale, offre une bosselure de la grosseur d'un œuf de poule.

Cette tumeur semble composée de tissu fibreux, à larges mailles, remplies elles-mêmes d'une substance semi-liquide. La pression sur la tumeur n'est pas très douloureuse ; du reste, si elle en modifie un peu la forme, elle n'en change en rien le volume ; il est donc probable que le liquide contenu dans la tumeur ne communique point directement avec les gaînes tendineuses du poignet, non plus qu'avec l'articulation radio-carpienne, ou bien que le liquide est trop visqueux, trop épais pour être facilement déplacé. Peut-être cette tumeur a-t-elle pour siège le tissu cellulaire qui double la synoviale articulaire et acquiert quelquefois, dans des circonstances analogues, une épaisseur considérable. Disons immédiatement que, sous l'influence du traitement général et après l'application de bains locaux de sable chaud, cette tuméfaction si considérable a presque complètement disparu.

Ne croyez pas, messieurs, que les nouûres articulaires du rhumatisme goutteux soient toujours de nature cellulo-fibreuse ; il en est d'autres, de nature osseuse, qui sont dues à la tuméfaction des têtes osseuses, tuméfaction qui peut être telle que les rapports des surfaces articulaires n'existent plus et qu'il y a des luxations presque complètes. Chez notre malade· les articulations phalangiennes présentaient des tuméfactions osseuses peu marquées à la vérité, mais qui toutefois contribuaient à donner aux doigts cet aspect de silique auquel Sydenham avait déjà fait allusion en traitant du *rhumatisme chronique.*

Notre malade, percluse par la douleur des jointures, présentait une coloration anémique très accusée, les muscles étaient émaciés par l'inaction. Il n'existait point de rétractions musculaires, jamais la malade n'avait eu de crampes dans les membres ; et le cœur, observé plusieurs fois avec grand soin, ne nous a jamais offert de modifications dans le rhythme de ses battements, non plus que dans le timbre de ses bruits. Il est de règle, en effet, que le rhumatisme noueux ne touche point le cœur.

Je vous ai déjà dit que l'état de cette malade avait été grandemeut amélioré par le traitement auquel nous l'avons soumise ; en effet, les articulations ont recouvré quelques-uns de leurs mouvements, les nouûres ont perdu beaucoup de leur volume et de leur sensibilité. La santé générale est devenue meilleure, une bonne alimentation a fait disparaître l'anémie, et cette malade pourra bientôt sortir de l'hôpital, reprendre en partie ses occupations ; mais tôt ou tard de nouvelles douleurs se manifesteront, et, quoi qu'on fasse, il est à craindre qne les améliorations obtenues ne soient que passagères.

Le rhumatisme noueux, surtout fréquent chez les femmes, se rencontre quelquefois chez les hommes. Salle Sainte-Agnès, vous avez certainement remarqué un malade qui, tant bien que mal, remplit les fonctions d'infirmier auxiliaire. Pour gagner son droit de séjour dans l'hôpital, il aide les gens du service, et vous le voyez, avec une démarche singulière, aller de lit en lit près des autres malades. Il y a sept ans qu'il est entré à l'hôpital, il était vannier, gagnait très bien sa vie et nous a dit n'avoir jamais fait d'excès. Dans sa famille, il ne comptait point de goutteux ni de rhumatisants. Peu à peu, les genoux, les pieds, les épaules, puis les poignets, enfin les mains furent le siège de douleurs qui duraient quelques jours et revenaient par accès. Les articulations bientôt se tuméfièrent, se déformèrent, et le malade fut obligé de garder le lit. Lorsqu'il entra dans notre salle Sainte-Agnès, il était courbé en deux, il y avait sept mois qu'il ne s'était levé de son lit.

Les articulations de la colonne vertébrale, dans les régions dorsale et lombaire, paraissaient soudées, les articulations coxo-fémorales étaient rigides. Avant de prendre le lit, ce malade, sur le conseil de beaucoup de médecins, était allé à Wiesbaden, à Aix-la-Chapelle, à Bourbonne. Son séjour dans ces différentes stations n'avait fait que procurer ; un soulagement passager, et le rhumatisme avait continué à tenir la plupart des articulations.

Pendant trois ans, nous avons soumis ce malade à un traitement complexe par la teinture d'iode à haute dose, les bains de vapeur, les bains sulfureux, les bains de sublimé et l'application de sachets de sable chaud sur la plupart des articulations. L'affection parut arrêtée au bout de ce temps, et le malade pouvait sortir de son lit.

Il souffre bien encore quelquefois, surtout lors des changements de temps; mais la douleur est devenue supportable, à la condition de ne point exiger de ce malade des efforts qui irritent ses jointures. Le mal était seulement enrayé; en effet, la colonne vertébrale est toujours restée roide, les hanches et les genoux n'ont point recouvré l'amplitude de leurs mouvements, les articulations tibio-tarsiennes et celles des orteils sont presque entièrement immobiles, aussi le malade marche-t-il en décrivant avec chaque jambe des arcs de cercle, il ne peut courir, il marche à la façon des canards. Les mouvements des épaules et des coudes sont partiellement conservés, ainsi que ceux des poignets; mais les phalanges digitales sont soudées entre elles, les doigts a demi fléchis et incapables de tout mouvement précis.

Quoi que nous fassions encore, jamais ce malade ne guérira complètement; les nouûres osseuses et les subluxations ne disparaîtront jamais; c'est beaucoup d'avoir obtenu que les douleurs aient à peu près complètement cessé. L'état général restera toujours relativement mauvais, et les conditions hygiéniques dans lesquelles il se trouve, par son séjour prolongé à l'hôpital le disposeront à contracter tôt ou tard de nouvelles attaques de son rhumatisme.

Lorsque je vous exposais les principaux détails de l'observation de ce malade, j'étais loin de prévoir que bientôt il devait mourir. Dans l'hiver de 1863 ce malade se plaignit de douleurs dans la poitrine, il conserva de la bronchite pendant plusieurs mois, et lorsqu'il nous demanda de l'examiner, nous constations l'existence d'une tuberculisation pulmonaire déjà avancée à laquelle il succomba.

A l'autopsie nous trouvâmes des lésions beaucoup moins graves que nous ne l'eussions cru. Ainsi les articulations n'étaient pas luxées, à proprement parler, il y avait seulement flexion forcée de quelques-unes d'entre elles, et relâchement avec amincissement des ligaments dans le sens de l'extension, par suite du tiraillement qu'ils subissaient depuis longtemps. Les cartilages articulaires étaient érodés, usés, au niveau des points où la pression des surfaces articulaires avait été la plus forte et la plus prolongée. Enfin les têtes osseuses étaient en partie déformées par la production d'ostéophytes grenus, très peu volumineux, au pourtour des points où les cartilages avaient disparu. A ce niveau, il y avait d'autres points où la substance osseuse était raréfiée, amincie, friable et se laissait couper au couteau. Il y avait évidemment eu là un travail de phlegmasie chronique. Les nodosités des jointures étaient dues à la forte saillie des têtes osseuses en partie déplacées, mais non pas, comme on l'aurait cru pendant la vie, à la tuméfaction des os; car, je le répète, il n'y avait que de très petits ostéophytes, grenus, à peine saillants à la surface de l'os.

Il convient encore de vous rappeler l'observation de cette femme qui était couchée au dernier lit de la salle Saint-Bernard, et qui vous a présenté les symptômes de début du rhumatisme noueux. Cette malade, âgée de quarante cinq ans, mal réglée depuis plusieurs mois et ayant vécu dans des conditions hygiéniques favorables jusqu'au jour de son entrée à l'Hôtel-Dieu, avait été prise, après s'être refroidie, de douleurs dans les genoux et dans la hanche du côté droit. Elle avait pu cependant continuer sa profession de dame de magasin dans un établissement de nouveautés; toutefois les douleurs devinrent plus vives, plus continues, et bientôt les poignets et les articulations du coude furent envahies par des douleurs. Elle demandait alors son entrée à l'Hôtel-Dieu; nous constations un engorgement notable des genoux et des poignets, tout mouvement réveillait de vives douleurs en ces parties, ainsi que dans la hanche droite. Chaque soir, pendant une quinzaine de jours, il y avait exacerbation des douleurs en même temps qu'un léger mouvement fébrile.

La malade était pâle, anémique, il y avait peu d'appétit. Le cœur présentait un bruit de souffle, doux à la base, qui se prolongeait dans les vaisseaux du cou, mais il n'y avait point de signes de lésion organique des valvules.

La malade fut soumise au traitement par la teinture d'iode, et bientôt on put observer une notable amélioration dans l'état local et dans l'état général.

Chez ces trois malades, vous avez vu l'affection débuter par des douleurs soudaines dans de grandes articulations, douleurs qui, après un temps variable, étaient accompagnées de l'engorgement, de l'empâtement de ces mêmes articulations. Puis la maladie se manifestant par accès, par paroxysmes, les jointures primitivement envahies devenaient le siège de douleurs et d'engorgements plus marqués, en même temps que d'autres jointures, grandes et petites, étaient envahies par la douleur. Puis, la douleur et les modifications de rapport des surfaces articulaires rendaient tout mouvement impossible, et les malades étaient alors condamnés à l'immobilité des membres affectés.

Dès le début, les malades pâlissent et s'affaiblissent; cependant chaque accès est à peine marqué par une légère accélération du pouls, l'appétit est conservé. Nous n'avons jamais négligé d'examiner le cœur, et jamais nous n'avons constaté de lésion organique; c'est là un fait important à noter et qui a été généralement constaté.

L'affection a une marche essentiellement chronique, progressivement envahissante, et, quoi qu'on fasse, si l'on n'intervient pas dès les premières attaques, elle condamnera tôt ou tard les malades à une impotence presque absolue.

Les observations que je viens de vous exposer ne sont certes pas suffisantes pour vous fournir une connaissance complète de la maladie dite *rhumatisme noueux*, aussi devrai-je, pour vous donner une description générale du rhumatisme noueux, mettre à contribution les travaux qui ont été publiés depuis le commencement de ce siècle sur le même sujet.

Cette maladie est rare, elle sévit beaucoup plus souvent sur les femmes, surtout à l'âge de la ménopause; cependant on l'observe chez des jeunes filles lors de l'établissement de la menstruation et chez des jeunes femmes dans le cours de la grossesse. Depuis plus de trentre ans que mon attention est éveillée sur cette maladie, je ne l'ai encore observée qu'une seule fois sur un jeune garçon de seize à dix-sept ans.

Sydenham, qui s'était beaucoup occupé des maladies goutteuses et rhumatismales, avait fort bien remarqué qu'il est une façon de rhumatisme chronique, apyrétique, laquelle diffère essentiellement de la goutte, bien qu'elle revienne, comme la goutte, par accès, et puisse durer toute la vie. Sydenham ajoute : « Il arrive aussi quelquefois que les douleurs, après » avoir duré longtemps et s'être fait sentir cruellement, cessent enfin » d'elles-mêmes. Toutefois les articulations affectées demeurent entière- » ment privées de mouvement. Les jointures des doigts sont pour ainsi » dire renversées, et il y a, comme dans la goutte, des *nodosités*, surtout » au côté interne des doigts. Du reste, l'appétit est bon et le malade se » porte bien d'ailleurs[1]. » « Les jointures des doigts sont pour ainsi » dire *renversées*, » dit Sydenham, et vous voyez que l'auptosie dont je viens de vous citer les principales particularités confirme pleinement les assertions de l'illustre observateur.

Je tenais à vous montrer, ainsi que l'a déjà établi mon savant ami M. Lasègue, que Sydenham avait parfaitement reconnu que cette variété de rhumatisme chronique, avec déformation et douleurs articulaires, devait être différenciée de la maladie goutteuse. Aussi est-il fâcheux que

1. Sydenham, *Opera omnia* (*Sydenh. Soc.*, édit. 1844, p. 260), et Sydenham, traduction de Jault, 1816, t. I, p. 422.

Garrod[1] et Fuller, en Angleterre, et M. Trastour, en Franc, aient conservé à la maladie que nous étudions le nom de *rhumatisme goutteux*[2]. Il est juste cependant de faire remarquer que Garrod, dans la dernière édition de son *Traité de la goutte*, propose de remplacer la dénomination de *rhumatisme goutteux* par celle d'*arthrite rhumatoïde*.

Mon intention, messieurs, ne saurait être de faire avec vous une revue rétrospective de tous les ouvrages qui ont été composés sur le *rhumatisme noueux*, les *nodosités des jointures*, *la goutte molle asthénique* et le *rhumatisme chronique primitif;* qu'il vous suffise de savoir que Fuller, Garrod, puis MM. Lasègue, Charcot[3], Trastour et Plaisance nous ont fourni sur la question les meilleurs documents historiques et les notions les plus précieuses sur les symptômes, l'anatomie pathologique et le traitement du rhumatisme noueux.

Garrod et Fuller admettent qu'il existe une forme aiguë de rhumatisme goutteux, à début fébrile intense avec inflammation aiguë de plusieurs articulations. Mais cette forme ne tarde pas à revêtir la forme chronique à une époque ultérieure; et plus tard apparaissent les déformations spéciales au rhumatisme goutteux.

Le plus souvent, il est vrai, la maladie se montre d'emblée sous forme chronique. Cependant, si vous interrogez les malades avec soin, vous apprendrez qu'à une époque antérieure, ils ont présenté les symptômes du rhumatisme articulaire subaigu ou aigu; d'autres fois ils se rappelleront que, plus jeunes, ils ont éprouvé des douleurs musculaires, de la pleurodynie, du lumbago. Quelques femmes vous diront avoir beaucoup souffert de migraines périodiques.

Ces antécédents sont importants à constater, parce qu'ils établissent que le rhumatisme noueux peut se montrer chez des malades qui, antérieurement, ont eu diverses manifestations de la diathèse rhumatismale.

Les douleurs du rhumatisme noueux ont le plus souvent pour siège les genoux, les poignets et les doigts. Au début de la maladie, les jointures, pendant un jour ou deux seulement, resteront douloureuses et tuméfiées; puis quinze jours, trois semaines, ou cinq et six mois après, de nouvelles douleurs se manifesteront. Vous pourrez constater alors qu'il n'y a plus seulement engorgement des parties molles, mais gonflement des épiphyses. Les os, à cette période de la maladie, ont subi une modification spéciale dans leur nutrition, laquelle a pour conséquence le gonflement et la raréfaction du tissu osseux épiphysaire.

Dans les grandes articulations, cette tuméfaction osseuse est très marquée et distincte de la tuméfaction qui porte sur les parties molles des

1. Garrod, *Nature and treatment of Gout and rheumatic Gout*, 2e édition., 1863.
2. Trastour, *Du rhumatisme, goutteux*, thèse inaugurale, 1858.
3. Charcot, thèse inaugurale 1853.

jointures. Souvent la synoviale est distendue par l'hydarthrose, et ses parois épaissies semblent jeter des prolongements en dehors de l'articulation, comme vous avez pu le constater sur la partie externe du poignet de la malade qui était couchée au n° 3 de la salle Saint-Bernard. Ces paquets synoviaux s'observent aussi sur les parties latérales des genoux; mais au bout d'un temps variable, ces nodosités molles, pâteuses, disparaissent par résorption, et il ne reste plus que des nodosités épiphysaires.

Les déformations articulaires sont surtout remarquables à la main et au poignet : les doigts présentent des saillies au niveau des articulations métacarpo-phanlangiennes; les premières phalanges sont dans la flexion, ce qui rend plus saillantes encore les têtes des métacarpiens. La phalangine est dans l'extension, et la phalangette, comme la phalange, est dans la flexion. De cette position des métacarpiens et des phalanges entre elles, il résulte une forme bizarre de la main qui se traduit par des lignes brisées et des saillies alternativement opposées. L'articulation métacarpo-phalangienne proémine sur le dos de la main, tandis que l'articulation de la phalange avec la phalangine fait saillie du côté de la face palmaire. La main tout entière est le plus souvent dans une demi-flexion et inclinée en même temps sur le bord cubital.

Le type que nous venons de décrire, et dans lequel domine la flexion, est le plus fréquent. Il faut noter que toutes les articulations de la main ne sont pas également prises. L'index, le médius et l'annulaire sont souvent le siége des modifications les plus accusées, tandis que le petit doigt et le pouce paraissent quelquefois presque indemnes de toute altération.

Il est un autre type, dit d'extension, où la phalange et la phalangette sont étendues, tandis que la phalangine seule est fléchie; dans ces cas, la saillie des têtes des métacarpiens a lieu du côté de la face palmaire de la main.

Enfin dans plusieurs observations, et pour s'en convaincre il suffit de jeter les yeux sur les planches qui se trouvent dans la thèse inaugurale de M. Charcot, les doigts présentent l'aspect de griffes. Dans d'autres cas, il existe des déformations telles, qu'elles échappent à toute description méthodique. Il nous faut cependant remarquer que parfois les doigts sont tout entiers dans l'extension et un peu écartés les uns des autres; c'est surtout dans cette variété que les doigts sont moniliformes.

Si le pouce paraît souvent respecté par la maladie et conserve la plupart de ses mouvements, il n'en est pas de même du gros orteil qui, au contraire, présente les modifications de rapports les plus accusées; l'articulation métatarso-phalangienne offre une saillie considérable, surtout marquée en dedans, et le gros orteil, porté au-dessus, ou au-dessous de l'orteil voisin, est dans l'extension ou la flexion forcée. Les autres doigts du pied peuvent présenter des altérations analogues à celles de la main, mais en général elles y sont beaucoup moins marquées.

Nous devons maintenant passer en revue les altérations des grandes articulations. Le plus souvent l'avant-bras est dans la demi-flexion ainsi que la jambe; cette position, une fois acquise, est persistante; les hanches et les épaules conservent presque toujours un certain degré de mobilité. Notez, messieurs, que les membres supérieurs peuvent être seuls envahis par la maladie et que les malades conservent alors l'usage des membres inférieurs; mais, par contre, il n'est pas rare de voir les articulations de la colonne vertébrale ankylosées dans différentes régions, et alors les malades ne peuvent ni fléchir, ni tourner la tête, et lorsque la région dorso-lombaire est envahie, ils sont souvent courbés en avant et ne peuvent se redresser. Enfin l'articulation temporo-maxillaire peut être le siège du rhumatisme chronique d'emblée, ainsi que M. Charcot l'a constaté sur six malades de la Salpêtrière.

J'ai déjà insisté sur les douleurs articulaires dont la forme, l'acuité et le mode de retour peuvent varier pour chaque malade. Ces douleurs sont dues aux altérations de la synoviale, des cartilages et des épiphyses.

De plus, il existe quelquefois des douleurs dans la continuité des membres; elles sont spasmodiques, elles ont lieu principalement au moment des crises articulaires, et les malades savent très bien les distinguer des douleurs qui accompagnent la fatigue musculaire; ils les comparent à des crampes. Elles ont pour siége les muscles de la jambe, de la cuisse, du bras et de l'avant-bras. Quelle est leur cause, quelle est leur nature?

Vous avez remarqué, messieurs, que les malades savent donner aux membres douloureux des positions qui diminuent la douleur. Ainsi, dans l'inflammation du psoas, les malades se couchent sur le côté correspondant au muscle affecté, et la cuisse en demi-flexion sur le bassin. De cette manière, le muscle psoas se trouve dans le relâchement, et ses fibres enflammées ne sont point tiraillées; mais pour que cette flexion fût produite, il a fallu que les muscles fléchisseurs de la cuisse sur le bassin aient été mis en contraction, ou bien que le malade, laissant la cuisse immobile, ait fait descendre le bassin de façon que la cuisse fût légèrement fléchie. De même, dans le torticolis musculaire, lorsque le trapèze est affecté de rhumatisme, on voit le muscle sterno-mastoïdien entrer en contraction pour éviter les tiraillements au muscle malade. Ainsi encore, dans le lumbago, pour empêcher les muscles sacro-lombaires d'être tiraillés par le poids du tronc, les muscles obliques et droits de l'abdomen se contractent et tiennent le tronc immobile ou légèrement fléchi en avant.

Les muscles sains viennent donc en aide aux muscles malades pour éviter à ces derniers les tiraillements qui pourraient rappeler et exaspérer leur douleur. De même, lorsque les articulations sont douloureuses, les muscles entrent en action pour diminuer la douleur et maintenir l'articulation dans l'immobilité.

Aussi a-t-on essayé d'expliquer les douleurs musculaires dans le rhumatisme noueux, par la fatigue résultant de la contracture instinctive et tutélaire des muscles. Mais ce qui combat cette interprétation, c'est que les rétractions musculaires se montrent parfois avant que les jointures soient profondément affectées, et il n'est pas rare de voir ces rétractions augmenter à une époque où, depuis longtemps, les jointures ont cessé d'être douloureuses.

La contraction musculaire, dans ces cas, est donc indépendante de l'arthrite rhumatoïde chronique et n'en est point la conséquence; aussi, dans les circonstances où les douleurs musculaires et articulaires semblent marcher d'une manière parallèle, serions-nous au contraire disposé à penser que la douleur articulaire est quelquefois augmentée par la contraction spasmodique des muscles.

Quant à la cause, à la nature de ces douleurs musculaires, bientôt suivies de rétraction persistante, puisqu'il n'est pas possible de les considérer comme une conséquence de l'arthrite, il nous paraît plus rationnel de les regarder comme une manifestation de l'état morbide général, — manifestation qui peut manquer, — mais qui quelquefois est un phénomène prédominant de la maladie.

On n'a encore trouvé aucune lésion du système nerveux central ou périphérique dans le rhumatisme noueux; mais dans une maladie où l'élément douleur joue un rôle si important, en dehors même des articulations affectées, n'est-il pas permis d'émettre l'hypothèse que le système nerveux périphérique est lésé d'une façon telle que la contracture en serait la conséquence? Déjà en 1853 M. Charcot avait, sous toutes réserves, hasardé l'hypothèse d'une action réflexe comme cause de la contraction, et il supposait que le point excito-moteur était dans les articulations malades. Cette hypothèse doit au moins être rejetée dans les cas où la douleur musculaire précède la lésion articulaire ou persiste lorsque l'articulation n'est plus douloureuse.

Je crois donc plutôt que la douleur musculaire, bientôt suivie de rétraction persistante et indépendante de la lésion articulaire, doit être considérée comme une manifestation de la maladie. De plus, cette manifestation a son siège probable dans les troncs nerveux qui desservent un même ordre de muscles, ou dans les ramifications nerveuses de chacun des muscles contracturés. Plus tard, lorsque je discuterai la nature du rhumatisme noueux, nous verrons si cette manifestation nerveuse, ainsi que l'arthrite, est de nature rhumatismale.

Revenons, messieurs, à la partie vraiment clinique de notre conférence. Lorsque la maladie est bien confirmée, c'est-à-dire lorsque, après plusieurs mois d'invasion, la fluxion s'est jetée, à plusieurs reprises, sur un grand nombre d'articulations, il est très rare de voir la maladie rétrocéder. Au contraire sa marche est en général progressive; de nouvelles articulations sont envahies, et les déformations deviennent de plus en plus accusées. Les jointures sont ankylosées, et si l'on cherche à leur imprimer des mouvements, la main perçoit de nombreux craquements, qui sont dus à la déchirure des parties fibreuses et au frottement des surfaces osseuses ou cartilagineuses érodées. Les mouvements imprimés aux articulations sont toujours très douloureux, et la rupture de ces ankyloses n'a jamais donné de résultats avantageux.

Sous l'influence d'un traitement général, il arrive quelquefois, non seulement que la maladie cesse de faire des progrès, mais encore que l'arthrite peut être assez modifiée pour qu'à l'examen anatomique on ne constate plus que de faibles lésions articulaires. Tel était le cas du vannier dont je vous ai parlé tout à l'heure.

Quoi qu'il en soit, lorsque les principales articulations des membres supérieurs et inférieurs ont été le siège de la maladie, il y a impossibilité presque absolue de se mouvoir, et les malades, désormais infirmes, sont condamnés à rester couchés ou assis.

Il est un fait sur lequel M. Charcot a très judicieusement appelé l'attention, c'est le mode d'envahissement des articulations. Dans le rhumatisme noueux, la *symétrie* est la règle, c'est-à-dire que les articulations homologues sont simultanément frappées, et les exceptions à cette loi sont très rares. Déjà Budd et Romberg avaient fait la même observation.

Le rhumatisme noueux ne porte pas seulement ses manifestations sur les jointures et les muscles; dans le cours de la maladie, on a observé des douleurs sciatiques, de durée et d'intensité variables. On peut même observer tout un ordre de lésions sur lesquelles l'attention a été appelée seulement dans ces dernières années. En général, avons-nous dit, le rhumatisme noueux n'a point d'action sur le cœur; à la vérité on n'observe guère, chez ces rhumatisants, de lésions valvulaires; cependant l'auscultation a permis de constater quelquefois des bruits de souffle durs, râpeux, qui paraissaient avoir leur siège sur les valvules mitrale et aortique. MM. Romberg en 1846, et plus tard Trastour, Charcot et Peter ont observé d'incontestables exemples d'affection organique du cœur, chez des individus affectés de rhumatisme noueux et qui n'avaient jamais eu d'attaque de rhumatisme articulaire aigu. De plus, les autopsies ont démontré que le péricarde pouvait être le siège de lésions inflammatoires très étendues. Ainsi, sur neuf autopsies faites à la Salpêtrière avec le docteur Cornil, M. Charcot a trouvé quatre fois la péricardite, et le premier de ces médecins a rapporté les observations de deux malades qui présentèrent les signes de la péricardite aiguë l'examen anatomique a fait voir que ces malades avaient succombé à cette complication ultime de la diathèse rhumatismale [1].

Déjà Landré-Beauvais et Pinel avaient constaté des complications du côté du poumon; leurs malades, observés aussi à la Salpêtrière, avaient succombé à cet état ataxo-adynamique si fréquent dans les pneumonies des vieillards. Mais si ces complications pulmonaires pouvaient être considérées comme des maladies indépendantes de la diathèse rhumatismale, il nous semble qu'il ne peut plus en être de même des complications pleurétiques, surtout quand la pleurésie avec épanchement se montre en même temps que la péricardite, et que, comme cette dernière, elle réunit tous les caractères d'une phlegmasie aiguë.

Enfin, et c'est encore au mémoire de M. Cornil que nous empruntons ce renseignement clinique, souvent dans les dernières années de la vie, des malades affectés de rhumatisme noueux deviennent albuminuriques. Il est vrai que souvent l'albuminurie n'est alors qu'un symptôme d'une phlegmasie chronique de la vessie, des bassinets et des reins; toutefois, dans quelques faits, il a été démontré par l'autopsie qu'il existait des altérations rénales caractéristiques de la maladie de Bright.

Désormais vous devrez donc rechercher avec soin chez les malades affectés de rhumatisme noueux s'il ne survient point quelques complications du côté du cœur, de la plèvre et des reins, complications qui pourraient être rapportées à la diathèse rhumatismale.

Vous savez, messieurs, qu'il n'est pas rare d'observer, dans les cas de rhumatisme articulaire aigu, des accidents cérébraux qu'on a décrits sous le nom générique de rhumatisme cérébral. Dans nos précédentes conférences, je vous ai longuement entretenus de cette localisation du rhumatisme sur l'encéphale; il est bien rare d'observer semblable complication dans le rhumatisme noueux; cependant je dois vous rappeler que M. Vidal a relaté [2] l'observation d'un homme âgé de soixante-treize ans qui, après avoir offert pendant plusieurs années tous les symptômes du rhumatisme noueux, a succombé à des accidents encéphaliques.

Disons encore que M. Charcot a vu coïncider avec le rhumatisme noueux quelques affections du système nerveux, telles que la paralysie agitante, ou tout au moins le tremblement, et l'ataxie locomotrice [3]. Mais ces cas sont fort rares et rien ne prouve la corrélation pathogénique de ces maladies nerveuses et du rhumatisme noueux.

Lorsqu'il ne survient point de complication, le rhumatisme noueux ne

1. Cornil, *Mémoire sur les coïncidences pathologiques du rhumatisme articulaire chronique* (*Comptes rendus des séances et Mémoires de la Société de biologie*, 4e série, t. I, année 1864).

2. E. Vidal, thèse inaugurale, 1855.

3. Charcot, *Leçons sur le rhumatisme articulaire chronique* (*Gazette des hôpitaux*, 1867).

compromet point immédiatement la vie. Le malade qui le premier éveilla l'attention de Haygarth et lui suggéra son travail sur les *nodosités des jointures*, avait quatre-vingt-treize ans. Si vous entrez dans les dortoirs et l'infirmerie de la Salpêtrière, vous verrez grand nombre de vieilles femmes qui, depuis plusieurs années, sont affectées du rhumatisme noueux. Ces dernières sont plutôt des infirmes que des malades, c'est-à-dire que le rhumatisme noueux a fait chez elle des lésions incurables, mais il n'est plus en action. Cependant l'immobilité à laquelle elles sont condamnées les met dans des conditions hygiéniques défavorables. Elles restent presque toujours couchées ou assises dans un fauteuil, l'appétit s'affaiblit, la nutrition se fait mal, et elles deviennent plus aptes à contracter les maladies de la vieillesse. Enfin chez celles dont le rhumatisme chronique a été précédé d'une attaque de rhumatisme subaigu, il n'est pas rare de voir apparaître de nouveau les douleurs articulaires avec fièvre; elles peuvent alors présenter des complications aiguës du côté du cœur.

Il est une autre altération organique qui termine la vie des malades affectés de rhumatisme noueux, c'est la phthisie pulmonaire. Rappelez-vous, messieurs, l'observation du vannier, qui depuis plusieurs années souffrait à peine de son rhumatisme noueux, et qui est mort après nous avoir présenté tous les signes d'une phthisie pulmonaire assez rapide dans sa marche. Déjà un grand nombre d'observateurs ont constaté la tuberculisation pulmonaire chez ces rhumatisants. Je ne prétends point, messieurs, que la phthisie soit nécessairement une manifestation de la diathèse qui fait le rhumatisme noueux, bien qu'il existe une phthisie rhumatismale; mais je voulais appeler votre attention sur cette funeste complication, qui peut bien tenir en partie à l'immobilité et à l'état forcément sédentaire.

L'étude des lésions anatomiques articulaires a été faite avec grand soin. Les jointures malades présentent des traces nombreuses d'une inflammation chronique. Elles sont déformées, et la déformation, avons-nous dit, est due à des altérations du tissu osseux, du tissu synovial et du tissu cellulaire périarticulaire.

Les épiphyses articulaires sont épaissies, elles offrent une exagération dans leur forme primitive et, de plus, des productions nouvelles du tissu osseux, sous forme de stalactites. Le plus souvent ces productions ont pour siège la ligne d'insertion périphérique du cartilage. Dans l'intérieur de l'articulation, on constate quelquefois des soudures osseuses qui unissent les surfaces opposées.

Les cartilages offrent des altérations variées; ils sont amincis, érodés par place, ou bien ils présentent l'altération velvétique. Cette dernière altération consiste en une dissociation des éléments du cartilage telle qu'il prend l'aspect d'un velours d'Utrecht; puis la raréfaction de la substance cartilagineuse peut être assez grande pour que, par places, il existe de véritables ulcérations cartilagineuses au fond desquelles on aperçoit le tissu osseux.

Le plus souvent, en même temps que les épiphyses sont épaissies, leur tissu spongieux est très raréfié; il présente de larges mailles remplies de graisse, et le scalpel coupe facilement ce tissu raréfié. La synoviale est, de toutes les parties constituantes de l'articulation, celle qui présente les altérations les plus intéressantes, altérations qui témoignent d'un travail phlegmasique très manifeste. Une injection vasculaire, quelquefois très riche, occupe les franges de la synoviale, laquelle peut offrir des prolongements morbides qui vont d'une surface articulaire à l'autre. Ces prolongements sont l'origine des fibres celluleuses que l'on observe souvent dans les articulations, et, comme elles peuvent devenir le siège de productions cartilagineuses et calcaires, elles rendent compte de la présence des corps étrangers intra-articulaires que l'on rencontre parfois dans le rhumatisme noueux. Mais, fait bien digne d'être remarqué, c'est que jamais on ne constate la présence du pus dans ces articulations, il est même rare d'y rencontrer de la synovie en excès. Aussi a-t-on désigné cette variété d'arthrite sous le nom d'*arthrite sèche*.

En vous décrivant la forme des nodosités articulaires, je vous ai dit que toutes ces nodosités n'étaient point de nature osseuse et que les tissus mous avaient leur part dans ces déformations. L'examen anatomique démontre, en effet, que le tissu cellulaire qui double la synoviale peut quelquefois atteindre un développement considérable. Nous avons vu que, sous l'influence du traitement, ces déformations fibro-cellulaires pouvaient disparaître; cependant l'hyperplasie a été quelquefois si considérable, qu'il reste toujours une notable déformation. De plus, ces épaississements du tissu cellulaire, en contractant des adhérences avec les parties ambiantes, deviennent la cause d'ankyloses fibreuses, de sorte que si l'on coupe les ligaments, l'articulation conserve néanmoins sa position anomale.

Les ligaments articulaires sont ordinairement respectés par le travail phlegmasique, et jamais, dans leur épaisseur non plus que dans le tissu cellulaire périarticulaire, on ne rencontre de production d'urate de soude. Jamais, dans le rhumatisme noueux, il n'existe de tophus extra-articulaire, ni de dépôt d'acide urique dans la cavité des articulations.

Les muscles, avons-nous dit, sont quelquefois rétractés, et leurs tendons se présentent alors sous formes de cordes qui concourent à maintenir les articulations dans leurs positions anomales. L'immobilité à laquelle sont condamnés beaucoup de rhumatisants rend compte de la dégénérescence graisseuse que l'on observe quelquefois dans les faisceaux musculaires.

Telles sont, messieurs, les principales lésions qui existent dans le rhumatisme noueux; je dois cependant ajouter que dans certains cas le rhumatisme noueux ne laisse guère d'altération caractéristique spéciale dans les articulations; c'est-à-dire que la synoviale et les cartilages ne présentent plus les lésions que nous avons mentionnées. Il ne reste alors que des déformations articulaires acquises, des luxations incomplètes et des nodosités épiphysaires. Il est probable qu'alors il y a, depuis longtemps, silence de la diathèse et qu'une nutrition meilleure est venue réparer les altérations cartilagineuses et synoviales.

Je serai bref sur les autres lésions anatomiques du rhumatisme noueux; toutefois, celles qui ont été constatées du côté du cœur et des reins me paraissent si importantes, que sans entrer dans de longs détails, je dois au moins vous les signaler. Déjà Garrod et Fuller, en appelant l'attention sur la forme aiguë du rhumatisme noueux, avaient signalé le point de transition entre le rhumatisme aigu et le rhumatisme d'emblée chronique : aussi tous les observateurs étaient-ils attentifs à rechercher les lésions que pourrait offrir le cœur dans le rhumatisme noueux. Je vous ai dit que le plus souvent, telle est la règle générale, le rhumatisme chronique noueux n'est point accompagné de troubles cardiaques; mais je vous ai dit aussi qu'on avait observé des maladies du cœur chez quelques-uns de ces malades; et les autopsies ont prouvé, en effet, que dans ces rhumatismes de forme chronique, il pouvait exister des péricardites aiguës, avec dépôts fibrineux à la surface du péricarde, et ces péricardites chroniques avec adhérences complètes de la membrane séreuse et du cœur. En traitant de la nature du rhumatisme noueux, nous utiliserons ces faits anatomiques qui relient d'une façon péremptoire la maladie noueuse à la diathèse rhumatismale.

MM. Charcot et Cornil ont trouvé assez fréquemment les lésions de la néphrite albumineuse dans le rhumatisme chronique; mais ces lésions sont différentes de celles qu'on observe dans la goutte, et se rencontrent d'ailleurs toujours chez les cachectiques, se hâte d'ajouter M. Charcot.

Quelle est, messieurs, l'*étiologie* du rhumatisme noueux? La plupart des auteurs accordent une part importante au froid humide. Il est vrai que plusieurs malades ont habité longtemps des endroits humides; il est vrai que les pauvres, qui souvent sont exposés au froid, sont plus sujets que les riches au rhumatisme noueux; il est vrai enfin que, dans certaines contrées humides, on observe souvent le rhumatisme noueux presque à l'état endémique. Mais il faut reconnaître aussi qu'une disposition spéciale, individuelle, est nécessaire pour que le froid humide détermine le rhumatisme noueux. Les mauvaises conditions hygiéniques ont aussi leur influence, elles affaiblissent l'organisme et le rendent plus impressionnable aux causes de maladie : de même les grandes fatigues corporelles, les hémorrhagies abondantes et les grossesses répétées. Beau attribuait aux chagrins et aux troubles dyspeptiques une part dans la production du rhumatisme noueux, tout en admettant l'incontestable influence du froid humide. Il racontait qu'une dame vivant dans l'aisance, et dont l'appartement était exposé en plein midi, le consultait pour des douleurs articulaires avec déformation des jointures. L'action du froid humide paraissait faire défaut dans cette observation; mais en interrogeant la malade avec soin sur ses antécédents, il apprenait que dans sa jeunesse cette dame avait habité une contrée très humide, et que vers l'âge de quinze à seize ans elle avait éprouvé les premières atteintes du rhumatisme noueux. Placée bientôt dans des conditions hygiéniques plus favorables, cette dame était restée trente ans sans éprouver de douleurs articulaires, mais sous l'influence de chagrins profonds survint la dyspepsie. Cette dame mangeait à peine, elle avait beaucoup maigri depuis quelques mois, et bientôt la maladie rhumatismale, qui était restée pour ainsi dire endormie pendant trente années, s'était réveillée.

Il n'est pas rare, messieurs, d'observer semblable temps d'arrêt dans les manifestations du rhumatisme noueux; aussi devrez-vous toujours rechercher avec soin si les malades, à une époque antérieure, n'ont point éprouvé une première atteinte de douleurs articulaires, dont souvent ils ont presque entièrement perdu le souvenir.

Le rhumatisme noueux, si rare chez l'homme, si fréquent au contraire chez la femme, puisqu'à la Salpêtrière, d'après les relevés de MM. Charcot et Vulpian, il fournit un quinzième à un vingtième de la population de cet asile ; le rhumatisme noueux débute le plus souvent lors de l'établissement ou lors de la cessation de la menstruation, quelquefois pendant la grossesse. Garrod pense que les fonctions de l'appareil ovaro-utérin n'ont point une action spéciale sur la production du rhumatisme noueux, et n'agissent que quand elles sont une cause de débilitation. Enfin je dois vous rappeler que la blennorrhagie, en se localisant sur une articulation, est quelquefois la cause d'appel et de généralisation du rhumatisme noueux. Garrod cite un exemple à l'appui de cette remarque, et j'ai moi-même, en 1832, lorsque je suppléais M. le professeur Récamier à l'Hôtel-Dieu, recueilli l'observation d'un jeune groom dont la plupart des articulations avaient été envahies par le rhumatisme noueux à la suite d'une blennorrhagie.

Étudions maintenant la *nature* du rhumatisme noueux. Longtemps, messieurs, j'ai professé que le rhumatisme noueux n'était ni la goutte ni le rhumatisme. Pour prouver que la goutte n'était point en cause dans le rhumatisme noueux, il suffisait de faire remarquer que jamais les personnes qui en étaient affectées ne présentaient les conditions ni les symptômes des maladies goutteuses. En effet, vous avez vu que le rhumatisme noueux affecte surtout les femmes, ce qui n'est point le fait de la goutte qui s'observe presque exclusivement chez les hommes; de plus, la goutte se montre surtout chez les riches et chez les hommes qui, ayant abusé de toutes choses, *cessent subitement*, comme le fait remarquer

Sydenham, de mener une vie très active. Les conditions qui font le rhumatisme noueux sont tout autres, et cette maladie n'affecte guère que les gens affaiblis par quelque cause que ce soit. De plus, les déformations articulaires de la goutte sont extra-articulaires et caractérisées par des tophus d'urate de soude, en même temps que leurs urines sont souvent chargées d'acide urique. Or, nous avons cherché avec le plus grand soin, mais bien inutilement, les concrétions tophacées chez notre malade de la salle Sainte-Agnès; les nodosités, je le répète ici, qui étaient si considérables, étaient exclusivement constituées par la saillie des têtes articulaires, beaucoup moins tuméfiées qu'on n'aurait pu le croire à l'aspect extérieur des nodosités. Enfin, dans le rhumatisme noueux le sérum du sang ne contient pas d'acide urique. Le rhumatisme noueux n'est donc point la goutte; cependant il peut arriver que, après la ménopause, la femme, qui prend alors quelquefois certains caractères extérieurs du mâle, présente les manifestations goutteuses. Ces remarques ont conservé encore aujourd'hui toute leur valeur, aussi le rhumatisme noueux ne saurait-il être confondu avec la goutte, trop de caractères morbides les séparent.

En est-il de même du rhumatisme, et les nodosités articulaires ne peuvent-elles être une conséquence de la diathèse rhumatismale? A une autre époque, vous ai-je dit, je n'avais pas hésité à me prononcer pour la négative. En effet, il était généralement accepté, et moi-même j'avais reconnu que le rhumatisme noueux n'était point une affection fébrile, que jamais les malades ne présentaient de manifestations rhumatismales sur le cœur, sur la plèvre, ni de métastases sur le cerveau, sur l'estomac et l'intestin; et, pour moi, comme pour tous, le rhumatisme goutteux n'était ni la goutte, ni le rhumatisme. Je n'étais pas plus disposé que Garrod et Fuller à en faire une maladie hybride dépendant de la goutte et du rhumatisme. De même encore que Garrod et Fuller, s'il ne m'était pas possible de dire que c'était le rhumatisme goutteux, je savais au moins ce qu'il n'était pas. L'expérience clinique m'avait de plus appris que « les » circonstances dans lesquelles se montrait le rhumatisme goutteux, l'ex- » trême ténacité de ses symptômes, l'altération particulière des jointures » et la classe des remèdes qui combattaient cette maladie avec le plus de » succès, tout semblait indiquer qu'elle était intimement liée à quelque » altération constitutionnelle *particulière*[1]. »

Ces conclusions pourraient encore être soutenues; cependant la fièvre que l'on observe dans quelques cas de rhumatisme noueux, l'acuité des douleurs et la généralisation de la maladie sur toutes les jointures de la main et du poignet; cette forme aiguë du début à laquelle on assiste quelquefois et qui se termine par la forme chronique; les manifestations aiguës

1. Garrod, *On Rheumatism, rheumatic gout, and sciatica*, 3e édition, 1860, p. 345.

qui ont lieu sur le cœur de la plèvre, dans le cours de la forme chronique, ne viennent-ils pas déposer en faveur de la diathèse rhumatismale, laquelle, à différentes époques de la vie, se révélerait par des altérations qui toujours ont pour siège le tissu fibro-séreux des articulations, du cœur et des plèvres? De plus, on a noté quelquefois, lors des paroxysmes, des troubles du côté du cerveau, de l'estomac et de l'intestin qui semblaient alterner avec les douleurs articulaires. Enfin, si l'on analyse les antécédents morbides, on retrouve quelquefois dans les ascendants des manifestations qui relèvent de la diathèse rhumatismale, et chez les malades eux-mêmes on constate des troubles morbides antérieurs qui se rapportent à un état diathésique, ainsi les migraines, les eczémas, les maladies d'yeux, les érysipèles à répétition, qui, suivant quelques médecins, et suivant M. Bazin en particulier, peuvent être, dans bon nombre de cas, rattachés à la diathèse rhumatismale[1]. De plus encore, les douleurs et les rétractions musculaires observées dans le rhumatisme noueux ne sont-elles pas le résultat de la cause morbide, rhumatisme, qui porte sur les muscles et les nerfs en même temps que sur les articulations son action pathogénique?

Je ne crois pas cependant qu'il soit permis aujourd'hui de poser des conclusions nettes et précises; mais j'ai voulu, et c'était mon devoir comme professeur, vous exposer les faits et les arguments qui semblent être appelés à modifier l'opinion de plusieurs cliniciens sur la nature du rhumatisme noueux.

La discussion dans laquelle je viens d'entrer me dispense d'insister longuement sur le *diagnostic* du rhumatisme noueux. Il n'est pas possible de confondre cette maladie avec la goutte; des caractères différentiels considérables existent, et ils sont déjà très marqués lorsqu'on s'en tient à comparer entre elles les affections locales qui caractérisent les deux maladies. Les déformations articulaires du rhumatisme noueux ne ressemblent en rien à celles de la goutte. Dans le rhumatisme elles sont produites non plus par des concrétions tophacées, mais par la saillie des têtes osseuses augmentées de volume, incrustées d'ostéophytes et formant des saillies irrégulières et anguleuses; elles sont dues en outre aux rétractions de certains muscles, à l'atrophie de leurs antagonistes. Les jointures, dont les surface sont perdu leurs rapports normaux, incomplètement luxées, deviennent immobiles dans la position vicieuse qu'elles ont prise, et si l'on peut espérer arrêter le progrès de ces ankyloses, on ne saurait réduire celles qui sont déjà faites. L'aspect des doigts renversés sur leur côté externe, rejetés en arrière, et présentant la forme de siliques de radis, ne ressemble pas à celui des doigts des goutteux.

1. Cornil, *Mémoire sur les coïncidences pathologiques du rhumatisme articulaire chronique*, lu à la Société de biologie (*Comptes rendus des séances et Mémoires de la Société de biologie*, 4e série, t. I, 1864).

Si dans le rhumatisme noueux, les petites articulations peuvent être affectées, ce n'est pas, comme dans la goutte, l'articulation du gros orteil d'un seul pied, mais le plus souvent les articulations métacarpo-phalangiennes de l'index et du médius, lesquelles sont alors envahies les premières et aux deux mains, conformément à la loi de symétrie signalée par M. Charcot. Cette loi de symétrie est loin d'exister dans la goutte.

Dans le rhumatisme noueux, ce ne sont plus les extrémités inférieures, les pieds, qui sont, comme dans la goutte, les premiers affectés. Vous avez vu chez nos deux malades que, si es genoux avaient été frappés d'abord, les pieds ne l'avaient été que bien après les mains. C'est par celles-ci que le mal débute le plus ordinairement. Tandis que dans la goutte toutes les jointures ne sont pas d'habitude également malades » la fois, dans le rhumatisme toutes se prennent successivement, et restent prises sans en excepter les articulations des vertèbres et celles des mâchoires.

Insidieux dans son début, le rhumatisme noueux s'annonce par des douleurs bien moins violentes qu'incessantes (vous savez combien il en est autrement dans la goutte); une fois développé, il a une marche continue marquée par des exacerbations fréquentes.

A l'inverse de la goutte, il est beaucoup plus commun, je le répète à dessein, chez les femmes que chez les hommes. Comme le rhumatisme articulaire aigu, les causes occasionnelles, le froid, le froid humide surtout, ont la plus grande influence sur son développement. La part qui revient à l'hérédité est fort douteuse.

Enfin, un fait de grande valeur, c'est que dans le rhumatisme noueux nous ne trouverons aucun des caractères de la diathèse urique qui se lie presque toujours à l'existence de la goutte, diathèse urique qu'il faut bien se garder de confondre, ainsi qu'on l'a fait, avec la diathèse goutteuse.

Ce que je vous ai dit, messieurs, de la ténacité des symptômes, des paroxysmes de la maladie, de sa marche progressive, des déformations articulaires et des contractures persistantes, prouve assez que la médecine est restée souvent impuissante à l'égard du rhumatisme noueux. Cependant l'hygiène et diverses médications pourront enrayer quelquefois la marche de la maladie, éloigner les paroxysmes et conjurer l'envahissement d'autres articulations. Un traitement général, profondément modificateur, peut seul atteindre ce but.

Il y a trente ans, lorsque je remplaçais Récamier à l'Hôtel-Dieu, il était entré dans son service un jeune garçon à l'observation duquel j'ai déjà fait allusion en traitant de l'étiologie du rhumatisme noueux. Ce jeune homme, à la suite d'une blennorrhagie, avait été pris de douleurs dans la plupart des articulations, et peu à peu les jointures des membres étaient devenues rigides et déformées. A cette époque, on était beaucoup plus disposé qu'aujourd'hui à croire que la blennorrhagie pouvait être l'origine de la syphilis; aussi, pensant devoir accorder une part à la vérole dans les altérations des jointures, je soumis le malade à un traitement antisyphilitique. Des bains de sublimé furent prescrits trois fois par semaine et, à notre grande satisfaction, les douleurs articulaires devinrent moins aiguës, moins fréquentes, et disparurent complètement. Si bien que les jointures recouvrèrent la liberté de leurs mouvements et qu'il n'y eut plus de déformation appréciable. Il est vrai que chez ce jeune homme la maladie était au début, et que les déformations avaient principalement pour siège les parties molles des articulations.

Je n'hésitai donc pas à prescrire les mêmes bains dans de nouveaux cas de rhumatisme, mais, je dois l'avouer, ce ne fut pas toujours avec le même succès. Quoi qu'il en soit, les bains de sublimé, même en dehors de toute diathèse syphilitique, m'ont rendu de très grands services, et j'ai continué de les prescrire, sauf à en cesser l'emploi lorsqu'ils ne paraissent pas agir d'une façon satisfaisante. Vous avez vu les services qu'ils ont rendus à la malade du n° 3 de la salle Saint-Bernard. Les préparations mercurielles, par leur action sur le système osseux, pourront même être administrées, à l'intérieur, à la condition d'avoir recours en même temps à des médicaments stomachiques et avant tous autres à la poudre de quinquina. Les préparations de colchique ont toujours eu des résultats fâcheux, parce que devant être continuées longtemps, elles ne tardaient pas à déterminer des troubles de l'estomac et de l'intestin. Elles sont aujourd'hui complètement abandonnées dans le traitement du rhumatisme noueux.

Ayant remarqué que la plupart des eaux minérales qui agissent favorablement dans le rhumatisme contenaient une certaine quantité d'arsenic, M. Gueneau de Mussy, dans ces dernières années, a proposé de remplacer les bains de sublimé par des bains composés avec le sous-carbonate de soude et l'arséniate de soude[1]. Ce mode de traitement a été, de la part de mon collègue dans les hôpitaux, le sujet d'un mémoire à l'Académie de médecine. Chez les malades dont le rhumatisme noueux est encore à l'état aigu, les bains composés de sous-carbonate de soude, à la dose de 100 grammes, et d'arséniate de soude, à la dose de 1 gramme, déterminent des effets d'excitation qui en contre-indiquent quelquefois l'emploi. Dans ces cas M. Gueneau de Mussy emploie l'arséniate de soude seul, à la dose de 1 à 3 grammes dans un bain simple ou dans un bain gélatineux. Rarement les bains d'arséniate de soude ont déterminé des phénomènes légers d'intoxication, et cette médication peut être suivie pendant plusieurs mois sans déterminer aucun accident sérieux.

Nous n'avons point négligé de recourir aux bains arsenicaux, et cependant il nous a fallu les cesser, parce qu'ils ne paraissaient point amener d'amélioration notable dans l'état des jointures.

1. Noël Guenau de Mussy, *Du traitement du rhumatisme noueux par les bains arsenicaux* (*Bulletin de thérapeutique*, septembre 1864).

Lorsque vous voudrez prescrire l'arsenic à l'intérieur, ayez des doses bien présentes à l'esprit et formulez de telle sorte qu'une erreur de la part des malades ne puisse jamais être une cause de mort. Prescrivez, comme je le fais depuis de longues années, 5 centigrammes d'arséniate de soude pour 120 grammes d'eau, faites prendre matin et soir une cuillerée à café de cette mixture, et n'élevez les doses que le jour où vous serez certains de la tolérance de l'estomac. Si vous préférez la forme pilulaire, vous ordonnerez l'acide arsénieux à la dose de deux milligrammes par pilule, et les malades pourront en prendre 4, 5 et 6 par jour. Ces médicaments doivent être pris au moment des repas, c'est le moyen d'en assurer l'absorption plus rapide et de ne point irriter l'estomac.

Il n'est point, messieurs, contre le rhumatisme noueux de médicament spécifique. Chaque malade réclame presque un médicament spécial, et cela tient probablement à ce que le rhumatisme noueux dans ses manifestations est intimement lié à un état diathésique individuel, lequel état individuel réclamera, soit les préparations mercurielles, soit les préparations arsenicales, soit seulement les toniques, que vous les empruntiez au régime alimentaire ou à la pharmaceutique.

Cependant il est un médicament qui, bien qu'il ne puisse non plus être considéré comme un spécifique, paraît agir avec plus de constance qu'aucun autre sur les nodosités articulaires : je veux parler de l'iode.

Mon ami et savant collègue M. Lasègue, alors qu'il était mon chef de clinique en 1852, eut l'idée d'employer l'iode. « Il avait, disait-il, obtenu de ce médicament des effets avantageux dans les formes moins » rebelles de gonflements osseux réputés de nature rhumatismale. »

Pour M. Lasègue, le rhumatisme noueux n'était donc qu'une espèce dans le genre rhumatisme, et l'iode fut donné avec un succès complet à un malade qui était affecté de rhumatisme noueux. « Cet homme, couché » au n° 11 de la salle Sainte-Agnès, avait toutes les articulations des pieds » et des mains déformées; les poignets, les coudes, les épaules étaient » atteints dans une moindre proportion; les genoux étaient gonflés et » douloureux, les articulations des vertèbres cervicales n'avaient pas » même été épargnées. Le malade était dans l'impossibilité presque absolue de quitter son lit. Il fut soumis pour tout traitement à l'administration de la teinture d'iode; plus tard on ajouta, à titre de calmant et » de résolvant auxiliaire, les cataplasmes secs de sable chaud. Au bout » de quelques semaines, l'affection fut enrayée dans son progrès; après » un mois quelques jointures étaient redevenues mobiles; le progrès fut » lent et constant, et à la suite de quatre mois de traitement par l'iode, le » malade était en état de solliciter une place d'infirmier dans l'hôpital et » d'en remplir les pénibles fonctions[1]. »

1. Lasèque, *Archives générales de médecine*, août 1856.

Cette citation ne doit laisser aucun doute sur la valeur thérapeutique de l'iode dans le cas de rhumatisme noueux. Ajoutez que depuis 1852 M. Lasègue et moi nous avons souvent eu recours au même médicament et avec des avantages marqués pour les malades.

Le malade couché au n° 3 de la salle Saint-Bernard est un nouvel exemple de guérison à ajouter à ceux déjà connus. Vous devrez donc, messieurs, avoir recours à la teinture d'iode, et souvent vous aurez à vous applaudir de son administration. Mais pour que le médicament ait chance d'agir, il faut savoir le manier et se souvenir que toute maladie chronique exige un traitement de longue durée. Chaque jour, au repas du matin et du soir, vous commencerez par prescrire dix gouttes de teinture d'iode dans un peu d'eau sucrée ou dans du vin d'Espagne, comme le conseille M. Lasègue. Vous pourrez progressivement en augmenter la dose jusqu'à 1, 2, 3, 4, 5, et 6 grammes par jour, sans aucun inconvénient pour l'estomac, et, qui plus est, vous serez fort étonnés de constater que la digestion stomacale se fera avec une activité remarquable. Comment agit la teinture d'iode sur le rhumatisme noueux? Nous ne pouvons croire qu'elle ait une action spécifique, puisqu'elle ne réussit point également chez tous les malades; aussi sommes-nous disposé à penser que son action est complexe, c'est-à-dire qu'elle agit sur la nutrition générale en facilitant la digestion stomacale et qu'elle exerce peut-être ainsi une action indirecte, chez certains malades, sur les engorgements articulaires.

Nous avons donc à notre disposition un certain nombre de médicaments, modificateurs généraux de l'organisme, qui pourront rendre de grands services dans le rhumatisme noueux, mais, de plus, pour faciliter la résolution de la fluxion inflammatoire articulaire et calmer les douleurs stomacales, il est bon d'employer les bains ou les douches de sable chaud. C'est là un moyen résolutif et calmant d'une puissance considérable, à la condition de savoir en ordonner l'emploi. Il faut plonger les parties affectées dans du sable chaud ou laisser tomber sur elles du sable à une aussi haute température que possible. Les malades accusent alors une sensation de brûlure très pénible; cependant vous pourrez toujours mesurer, à l'aide du thermomètre, le degré de chaleur toléré par chaque malade. Cette température peut être de 60 à 70 degrés centigrades. Les douches ou les bains locaux de sable chaud doivent être employés deux ou trois fois par jour et pendant une ou deux heures. Il est important que le sable soit maintenu au même degré de température, condition facile à obtenir, parce que le sable ne se refroidit que lentement et qu'il est toujours possible de le remplacer, lorsqu'il commence à se refroidir. En se conformant à cette règle à l'usage du sable chaud, les malades éprouvent bientôt un soulagement notable, et il est facile de constater une diminution rapide dans les engorgements articulaires.

LXXXV. — DU RHUMATISME ARTICULAIRE AIGU ET DE L'ENDOCARDITE ULCÉREUSE.

Très grande fréquence du rhumatisme articulaire aigu. — Maladie diathésique. — Affectant surtout le tissu fibro-séreux. — Rhumatisme des grandes et des petites articulations. — Rhumatisme viscéral primitif ou secondaire. — Rhumatisme du cœur origine des maladies organiques de cet organe. — Rhumatisme des plèvres, du poumon, des enveloppes cérébrales, médullaires. — Métastases rhumatismales. — Point de traitement spécifique du rhumatisme articulaire aigu. — Endocardite ulcéreuse rhumatismale. — Endocardite ulcéreuse indépendante de la diathèse rhumatismale. — Endocardite athéromateuse. — Infarctus viscéraux. — Embolies capillaires. — Altération du sang consécutive à l'endocardite ulcéreuse. — Symptômes typhoïdes.

MESSIEURS,

Déjà nous nous sommes occupés de la goutte, du rhumatisme noueux, et du rhumatisme cérébral. Aujourd'hui je veux vous entretenir du rhumatisme articulaire aigu. Je désire vous faire remarquer que cette affection, au lit du malade, ne se montre pas toujours avec le cortége de symptômes et les complications que vous trouverez exposés dans les livres de pathologie. Puis à la fin de cette conférence j'appellerai votre attention sur une complication, nouvellement décrite, du rhumatisme articulaire et à laquelle on a donné le nom d'*endocardite ulcéreuse*. Cette altération de l'endocardite peut être observée en dehors de toute manifestation rhumatismale.

Il n'est guère de mois dans l'année où vous ne puissiez étudier l'arthrite rhumatismale dans nos salles de clinique. L'action du froid, surtout lorsque la surface du corps est couverte de sueur, est une cause déterminante très fréquente de la diathèse rhumatismale. A l'hôpital, lorsque vous interrogerez nos malades, ils vous répondront presque tous qu'ils ont été saisis par le froid, soit pendant leurs durs labeurs, soit au moment où ils venaient de cesser de travailler. Les uns vous feront remarquer qu'ils ont été exposés à un courant d'air et qu'ils ont senti le froid envelopper tout leur corps. Les autres vous diront qu'ils ont senti l'action du froid en passant d'un milieu chaud dans un milieu froid et humide. Puis, le soir même, dans la nuit, ou le lendemain, ces malades ont été pris de frisson, suivi d'une vive chaleur et d'une transpiration abondante, en même temps qu'une ou plusieurs de leurs articulations étaient devenues douloureuses. A partir de ce moment, une fièvre vive, presque toujours accompagnée de sueur, ne les a plus abandonnés.

La fièvre dans l'arthrite rhumatismale est continue et n'offre guère de paroxysmes; le pouls est fréquent, large et résistant. La sueur est toujours abondante, et lorsque vous découvrez les malades, vous voyez le fluide sudoral répandu en gouttelettes sur presque toute la surface du corps. Cette transpiration a une odeur spéciale qu'on ne rencontre guère dans d'autres maladies fébriles. Vous serez frappés aussi de la blancheur de la surface du corps, la figure elle-même est souvent d'un blanc mat, et cette pâleur générale fait contraste avec la chaleur vive de la peau.

Les malades ont perdu 'appétit, leur langue est blanche, mais peu saburrale; ils n'ont point envie de vomir, la constipation est la règle en pareille circonstance, et les malades ne se plaignent à vous que des douleurs qu'ils éprouvent dans leurs jointures. Aussi les voyez-vous immobiles dans leur lit, dans le décubitus dorsal, ils craignent par le moindre mouvement de réveiller les douleurs aiguës de leurs articulations. Souvent la douleur se montre d'abord sur les genoux et les cous-de-pied; puis, en quelques heures ou en trois ou quatre jours, on voit grand nombre d'articulations être envahies par la fluxion rhumatismale. Quelquefois la douleur dans son mode d'invasion des articulations a une marche ascendante, c'est-à-dire qu'elle monte des cous-de-pied aux genoux et aux hanches, ou des poignets vers les coudes et les épaules. Il n'est pas rare de voir la maladie porter d'abord ses manifestations sur un seul côté du corps, pour envahir ensuite successivement et dans le même ordre les articulations de l'autre moitié du corps.

Cette marche de la maladie ne nous a jamais paru avoir une importance notable sur la durée et la terminaison de l'affection; mais il n'en est plus de même lorsque le rhumatisme se porte d'*emblée* sur les grandes articulations, sur le poignet, le cou-de-pied et en même temps sur les petites articulations de la main et du pied. Lorque ces dernières articulations sont envahies par le rhumatisme aigu, et cela surtout au début de la maladie, on peut affirmer, presque à coup sûr, que le rhumatisme articulaire sera de longe durée, et partant que l'affection aura une gravité relativement plus grande que dans les autres formes du rhumatisme articulaire. En effet, ces manifestations sur les mains et les pieds témoignent d'une puissance plus grande de la maladie, qui, au contraire, dans les cas moins graves, reste ordinairement limitée aux grandes articulations.

Dans le rhumatisme articulaire aigu, toutes les articulations grandes et petites peuvent être successivement atteintes. Les articulations de la clavicule avec le sternum et l'acromion, les articulations de la mâchoire et celles de la colonne vertébrale peuveut être le siège de la douleur rhumatismale.

Le rhumatisme a donc une prédilection spéciale pour les jointures, mais en général ce sont les grandes articulations qui sont le plus souvent envahies. Plusieurs fois, messieurs, je vous ai fait remarquer les caractères de l'arthrite rhumatismale. Au lit des malades, nous avons constaté que les articulations affectées étaient tuméfiées et douloureuses. La tuméfaction porte sur les tissus qui entourent l'articulation; mais elle est due surtout à l'épanchement intra-articulaire. On ne peut appliquer la main sur la jointure, ou imprimer quelque mouvement aux surfaces articulaires sans déterminer de très vives douleurs. La main doucement appliquée sur les articulations malades constate une élévation de température très notable. Rarement, autour des grandes articulations vous remarquerez de la rougeur, comme cela s'observe dans les arthrites d'une autre nature. Il existe dans le rhumatisme une fluxion blanche des tissus superficiels; cependant lorsque le poignet et la main, ainsi que le cou-de-pied et les petites articulations du pied sont envahis par le rhumatisme, la fluxion est rosée. Sur le trajet des nombreuses gaînes tendineuses du poignet ou du cou-de-pied, on voit se dessiner des traînées rougeâtres qui témoignent de la part prise par les gaînes tendineuses à la fluxion rhumatismale. Dans ces cas, le poignet et la main sont déformés; tous les doigts, immobiles, sont gonflés, écartés les uns des autres et ont la forme de gros fuseaux. La face dorsale de la main est arrondie; il y a là un véritable œdème aigu, et la main se continue sans ligne de démarcation avec l'avant-bras. Mêmes remarques peuvent êtres faites pour le pied, lorsqu'il est envahi par le rhumatisme en même temps que l'articulation tibio-tarsienne.

Lorsque la main et le pied sont le siége de la fluxion rhumatismale, la maladie peut y rester longtemps fixée, et l'on doit craindre alors que la tuméfaction articulaire ne devienne l'occasion d'une tumeur blanche. Cette autre complication ne s'observe guère que chez les scrofuleux ou les tuberculeux. Mais il est beaucoup plus fréquent de voir les petites articulations conserver une roideur très-grande, et qui ne peut disparaître qu'en imprimant chaque jour et plusieurs fois par jour de petits mouvements de flexion et d'extension aux doigts enroidis.

Lorsque les grandes jointures ont été seules le siège du rhumatisme, on constate ordinairement que la fluxion n'y persiste que quelques jours, trois, quatre à sept jours. Souvent la douleur, la fluxion et l'épanchement disparaissent d'un jour à l'autre, mais alors d'autres articulations sont prises. La matière rhumatismale, suivant l'expression de van Swieten, a une grande tendance à la migration, et il n'est pas rare de la voir envahir derechef des articulations qu'elle avait abandonnées, comme si, pour éteindre son action, il lui fallait se jeter successivement sur un plus ou moins grand nombre d'articulations, ou plusieurs fois sur les mêmes.

Le rhumatisme, en frappant les articulations, ne s'adresse guère qu'au tissu *fibro-séreux*, ainsi que le prouvent les examens microscopiques; encore ne laisse-t-il le plus souvent d'autre trace anatomique de son passage que l'épanchement synovial. Il résulte de cette tendance constante du rhumatisme à se porter sur le tissu fibro-séreux des articulations que le rhumatisme peut quelquefois, *primitivement* ou *secondairement*, se porter sur le tissu fibro-séreux d'autres organes, et cette prédilection de la maladie pour ce tissu nous rend compte de ce que l'on appelle les métastases rhumatismales.

Plus tard nous reviendrons sur ces prétendues complications du rhumatisme. Mais d'abord je veux faire quelques remarques cliniques au sujet des manifestations rhumatismales sur le système vasculaire sanguin.

Vous connaissez, messieurs, les travaux importants de MM. Bertin et Bouillaud sur l'endocardite et la péricardite rhumatismales. Mon savant collègue à la Faculté[1] s'est attaché à démontrer la loi de coïncidence des inflammations du cœur avec le rhumatisme articulaire. Pour le célèbre professeur de la Charité, dans le rhumatisme articulaire aigu, violent, généralisé, la coïncidence d'une endocardite, d'une péricardite ou d'une endopéricardite, *est la règle, la loi*, et la non-coïncidence, l'exception. — Personne plus que moi, messieurs, n'est disposé à rendre justice aux travaux si considérables de M. le professeur Bouillaud ; cependant il me faut avouer ici que l'étude attentive du cœur, dans un certain nombre de rhumatismes articulaires aigus, ne m'a pas permis de constater toujours les symptômes de l'endocardite, de la péricardite ou de l'endopéricardite. Plusieurs fois en effet, chez les rhumatisants qui avaient une fièvre vive, et dont plusieurs articulations étaient tuméfiées et douloureuses, il m'a été impossible par la percussion de constater la matité de l'épanchement, ni à l'auscultation les frottements superficiels de l'inflammation du péricarde. Même remarque doit être faite au sujet des symptômes de l'endocardite, car, dans bon nombre de rhumatismes aigus et multiarticulaires, je n'ai pu entendre les bruits de souffle à la pointe du cœur ; plus souvent, à la vérité, j'entendais un bruit de souffle à la base, mais ce souffle était doux, il se prolongeait avec le même caractère de douceur dans les vaisseaux du cou ; de plus, les rhumatisants, vous le savez, sont tous profondément anémiques, et je ne pouvais me défendre de rattacher le bruit de souffle à l'anémie des malades. Je crois donc que la loi posée par M. Bouillaud, au sujet de la coïncidence des lésions cardiaques aiguës, n'est point aussi absolue que l'a prétendu mon savant collègue ; mais je me hâte d'ajouter que dans grand nombre de cas, j'ai été assez heureux pour reconnaître toute la vérité de la loi de coïncidence qu'il a si bien établie.

Quoi qu'il en soit, messieurs, vous devrez toujours rechercher avec le plus grand soin les symptômes cardiaques, qui caractérisent les lésions aiguës du cœur dans le rhumatisme articulaire aigu, et souvent, je le répète, vous aurez l'occasion de confirmer par votre observation la loi de coïnci-

1. Bouillaud, *Traité clinique des maladies du cœur*, Paris, 1841. — *Traité clinique du rhumatisme articulaire*, Paris 1840.

dence posée par M. Bouillaud[1]; n'oubliez pas toutefois que cette coïncidence peut manquer dans le rhumatisme polyarthrique aigu.

La diathèse rhumatismale porte ses manifestations sur le tissu fibro-séreux du cœur au même titre que le tissu fibro-séreux articulaire. Et, de même que toutes les articulations ne sont point envahies par le rhumatisme, il peut se faire que dans un certain nombre de cas le cœur reste indemne. Il serait intéressant d'étudier la part que peuvent avoir les professions dans le siège des manifestations rhumatismales; et, s'il était permis, par un examen comparatif, d'établir que les professions qui entraînent une plus grande fatigue de certaines articulations sont celles aussi où les mêmes articulations sont le plus souvent affectées de rhumatisme, ne serait-on pas autorisé à leur accorder une étiologie déterminante locale? Même remarque pourrait probablement être faite pour le cœur, qui n'est point également impressionnable chez tous les rhumatisants. Qui ne sait que chez les hommes bien portants les émotions morales, les fatigues, vont au cœur, tandis que chez d'autres cet organe reste à l'abri de toutes les causes morales et physiques? chez les premiers la diathèse rhumatismale pourra pour ainsi dire frapper le cœur de préférence. A l'appui de ces considérations générales sur les localisations de la diathèse rhumatismale aiguë, je dois vous rappeler que dans nos conférences sur le rhumatisme cérébral, j'ai pris soin de vous démontrer que le rhumatisme portait ses manifestations sur les enveloppes du cerveau, surtout chez les hommes dont l'encéphale avait été antérieurement le siège de fluxions de causes variées. Dans les antécédents de nos malades, il nous avait été possible en effet de faire la part étiologique des fatigues intellectuelles, des chagrins, des excès alcooliques ou de certaines dispositions mentales antérieures qui témoignaient déjà d'une altération de l'organe de la pensée. Deux de nos malades avaient antérieurement donné des preuves d'aliénation mentale, un autre se livrait à l'abus des liqueurs alcooliques. De même certains malades à idiosyncrasie cardiaque congénitale ou acquise seront plus que d'autres disposés à l'endocardite et à la péricardite.

Toutefois, messieurs, ces remarques doivent être faites avec réserve, et quelque confirmation que puisse un jour leur donner votre observation, n'oubliez pas que le rhumatisme frappe souvent le cœur et est souvent pour cet organe la cause première de ces lésions organiques auxquelles on donnait autrefois la dénomination complexe d'anévrysme du cœur, et dont nous désignons aujourd'hui les variétés par les noms de rétrécissement et d'insuffisance des orifices cardiaques.

Certes, les lésions valvulaires du cœur ont souvent pour cause pre-

1. Bouillaud, *Traité clinique du rhumatisme articulaire et de la loi de coïncidence des inflammations du cœur avec cette maladie*, Paris, 1840.

mière un rhumatisme articulaire aigu; cependant la clinique vous apprendra encore qu'il peut exister des lésions des orifices mitral et aortique, sans qu'il soit possible de retrouver dans les antécédents des malades aucune manifestation articulaire de la diathèse rhumatismale. On peut affirmer que le rhumatisme fait souvent les maladies du cœur, mais il faut reconnaître aussi qu'il est des lésions cardiaques qui reconnaissent toute autre cause. Et, pour n'en citer qu'une, l'intoxication alcoolique, qui détermine des altérations de nutrition si remarquables dans les enveloppes fibro-séreuses du foie et du cerveau, réclame certainement sa part dans l'étiologie des affections organiques du cœur. Cette étiologie, du reste, est déjà prouvée par la coïncidence si fréquente des lésions du cœur et de la cirrhose chez les buveurs d'alcool.

Comment donc agit le rhumatisme aigu sur le cœur ? Le péricarde est une membrane fibro-séreuse qui enveloppe le cœur de toutes parts et l'isole des organes voisins. Il se compose de deux portions : l'une, pariétale, libre, qui constitue la poche péricardiaque; l'autre, presque exclusivement séreuse, dite viscérale, parce qu'elle recouvre le cœur, est étroitement unie à la surface de cet organe. Le feuillet séreux des portions pariétales et viscérales est composé de cellules épithéliales qui reposent sur du tissu conjonctif. La couche épithéliale est privée de vaisseaux et est entretenue aux dépens des infiltrations du plasma fourni par les vaisseaux plus profondément situés. Lorsqu'il y a fluxion rhumatismale sur le cœur, des modifications de nutrition deviennent manifestes. Les vaisseaux capillaires qui rampent dans le tissu conjonctif deviennent plus nombreux, et le plasma, qu'ils laissent transsuder à travers leurs parois, ne fournit plus des cellules épithéliales normales, le tissu conjonctif s'infiltre d'éléments nouveaux et de graisse. Alors la surface séreuse perd son poli habituel, la membrane elle-même s'épaissit et il se dépose à la surface des produits nouveaux, des pseudo-membranes qui revêtent des formes variées et pourront présenter tous les caractères des néomembranes. La membrane qui tapisse les cavités du cœur est, de même que le péricarde, composée de tissu conjonctif et de tissu séreux; la fluxion rhumatismale y détermine des lésions analogues aux lésions du péricarde. Toutefois les modifications de nutrition, provoquées par le rhumatisme, sont surtout remarquables sur les replis de l'endocarde qui constituent les valvules aortique et mitrale. Non seulement la séreuse de ces valvules perd son poli, mais elle devient souvent le siège de dépôts fibrineux et de cellules conjonctives qui affectent l'aspect de granulations éparses ou réunies, mûriformes. D'autres fois, les valvules épaisses deviennent le siège de dépôts calcaires. Ces dépôts, ainsi que le montre l'analyse chimique, sont composés de carbonates de chaux et de soude. Ces transformations du tissu organique primitif sont la conséquence de la modification du plasma, et l'on trouve, vous le savez, des transformations analogues dans les plèvres et sur le feuillet séreux de la dure-mère.

Les valvules, lorsqu'elles sont ainsi altérées, présentent des déformations qui rétrécissent les orifices cardiaques et empêchent le jeu normal de leurs valves. Il est d'autres lésions des valvules caractérisées par des athéromes ou par une injection vasculaire dont la conséquence peut être un véritable travail ulcératif. Nous reviendrons sur ces ulcérations de l'endocarde à la fin de cette conférence.

Lorsque les articulations ont été le siège de la fluxion rhumatismale, elles peuvent recouvrer, après un temps variable, l'intégrité de leurs fonctions; il n'en est plus de même de l'endocarde : les lésions, quelque légères qu'elles aient été, sont indélébiles, et la lésion fera le plus souvent de continuels progrès. Il convient cependant de faire remarquer que ces progrès peuvent être très lents et n'entraînent pas nécessairement et immédiatement de grands troubles de la fonction cardiaque. Les valves épaissies peuvent en effet conserver assez de souplesse pour demeurer des soupapes parfaites qui, en se relevant et en s'abaissant régulièrement, livreront au courant sanguin un libre passage et empêcheront son retour dans les cavités cardiaques.

La fonction ne sera point lésée, et cependant, pour peu que les valves n'aient plus leur épaisseur et leur poli normaux, une oreille attentive pourra percevoir des bruits de souffle qui n'existent pas dans l'état d'intégrité de l'appareil valvulaire.

Les modifications de structure des valvules peuvent rester très légères pendant de longues années; d'autres fois la nutrition des valvules a été tellement modifiée par le fait du rhumatisme, que la lésion ira toujours croissant et donnera à l'oreille des bruits de souffle rudes et râpeux. Cependant la fonction circulatoire peut ne pas paraître gravement altérée, parce qu'en même temps que les orifices cardiaques se rétrécissent, en même temps que les valvules deviennent insuffisantes, le muscle cardiaque redouble d'efforts pour vaincre les rétrécissements des orifices et pour lutter contre les insuffisances des valvules. Il se fait alors une hypertrophie *physiologique* du cœur. Mais tôt ou tard ce muscle, à bout d'efforts, devient impuissant à vaincre des obstacles toujours croissants. C'est à partir de ce moment que le médecin constate tous les symptômes généraux des maladies chroniques du cœur. N'allez pas croire, messieurs, que le cœur abandonne si vite la lutte. L'observation clinique vous apprendra que le désordre dans les battements de cet organe peut disparaître, et que, pour un temps variable, il recouvrera une puissance énergique, surtout si quelque crise du côté de l'intestin, ou le plus souvent du côté des reins, vient à décharger le système vasculaire et le tissu cellulaire du poids des hydropisies. Que de fois vous pourrez prolonger la vie de ces malades en provoquant une abondante diurèse, et en rendant ainsi au muscle cardiaque une partie de sa puissance !

Dans l'immense majorité des cas, l'endocarde s'affecte après les articulations; mais il arrive parfois, et d'une façon tout exceptionnelle, que la phase symptomatique est renversée, et que la loi de M. Bouillaud se trouve vérifiée en sens inverse, c'est-à-dire que le rhumatisme frappe d'abord l'endocarde, puis les articulations. Nous avons eu trois exemples de ce fait dans le cours de l'année 1864. Un jeune homme entra dans notre salle Sainte-Agnès avec une fièvre vive, un grand malaise général, et le seul symptôme local qui pût indiquer une détermination morbide était un bruit de souffle assez intense à la pointe du cœur. S'il eût été entendu à la base, nous eussions pu l'attribuer à de l'anémie, tandis que nous n'hésitâmes pas à le rattacher à une endocardite. Au bout de quatre jours, les genoux se tuméfièrent et devinrent douloureux, puis il en fut ainsi des épaules; et enfin ce jeune homme eut tous les symptômes d'un rhumatisme multiarticulaire aigu de moyenne intensité. Il guérit, mais quitta nos salles, conservant un bruit de souffle dont la rudesse toute caractéristique nous prouvait assez et l'exactitude de notre diagnostic quant à la maladie aiguë antérieure, et l'existence actuelle d'un rétrécissement de l'orifice auriculo-ventriculaire gauche avec insuffisance de la valvule mitrale. Le second cas est celui d'une femme que vous avez pu voir couchée au n° 11 de la salle Saint-Bernard.

Cette femme, âgée de trente-huit ans, n'avait jamais eu d'arthrite rhumatismale, quand pour la première fois, il y a trois ans, elle éprouva des palpitations; en même temps elle avait une petite toux assez fréquente, avec oppression et sans hémoptysie. Les troubles cardiaques devinrent tels à la longue, que la malade se décida à entrer, il y a un an, à la Charité, dans le service de M. Bouillaud. Il constata alors l'existence d'une affection cardiaque, et la traita par une énergique médication. J'insiste sur ce fait, parce qu'il vous démontre que les signes dont je vais vous parler avaient été observés par M. Bouillaud et que, comme moi, il les avait attribués à une lésion de l'endocarde.

Voici maintenant quelle était l'affection pour laquelle la malade entrait dans mon service : quinze jours auparavant, elle, *qui n'avait jamais eu de douleurs dans les articulations*, éprouva une vive souffrance dans le genou gauche avec tuméfaction, rougeur et impossibilité de marcher. A son entrée, le genou n'était plus douloureux, mais il y avait de la tuméfaction avec rougeur et douleur au niveau des articulations du tarse et le long des gaînes synoviales du pied gauche et du pouce gauche.

Nous examinons alors le cœur et nous percevons un bruit de *souffle très fort, râpeux*, au premier temps du cœur et à la pointe; souffle qui n'existe pas à la base et ne se propage pas dans l'aorte. En même temps nous trouvons le pouls petit et extrêmement irrégulier. Le cœur a notablement augmenté de volume. Le foie est également très volumineux, il a 15 centimètres sur la ligne mamelonnaire. La respiration est pure partout, et il n'y a pas d'engouement pulmonaire, malgré la toux.

L'intensité et la rudesse du bruit de souffle, son maximum d'intensité à la pointe, la petitesse et l'irrégularité du pouls, tout concourt à nous faire diagnostiquer une affection du cœur, et nous croyons à l'existence d'un rétrécissement auriculo-ventriculaire gauche avec insuffisance de la valvule mitrale. La congestion hépatique vient à l'appui de ce diagnostic, enfin le diagnostic antérieur de M. Bouillaud le confirme.

Les accidents arthritiques avaient disparu le 21 juillet, bien que l'état du pouls et celui du cœur fussent restés les mêmes; mais le 22, les articulations du coude et celles des métacarpes avec les phalanges de la main droite se prenaient. Trois jours après, la cuisse droite était à son tour douloureuse. Le 2 août, c'était le pouce gauche seul qui faisait souffrir la malade. Enfin le 12 celle-ci sortait, ne souffrant plus de nulle part, mais ayant toujours un souffle intense et râpeux à la pointe du cœur.

Il est évident pour moi que cette femme a une maladie organique du cœur; que cette maladie a eu pour point de départ une endocardite; que cette endocardite, de date très ancienne déjà, a été latente, et qu'enfin elle est de nature rhumatismale ainsi que le prouve l'arthrite que vous avez observée. Ce que je veux surtout vous faire remarquer, c'est la préexistence des manifestations cardiaques relativement aux manifestations articulaires.

Le fait n'est peut-être pas aussi rare qu'on pourrait le croire, attendu qu'à la même époque je voyais en consultation une jeune dame de Brest qui avait pour la première fois un rhumatisme articulaire subaigu, et qui, précédemment, avait eu deux pleurésies; or, chez cette jeune malade, je constatai l'existence d'un *bruit de souffle double* en même temps que *superficiel* à la base du cœur, et *simple* en même temps que râpeux à la pointe de cet organe. Je n'hésitai pas à attribuer le premier de ces bruits au frottement de fausses membranes déjà anciennes et dues à une péricardite antérieure; je n'hésitai pas davantage à rapporter le bruit de souffle à la pointe et du premier temps du cœur à une lésion organique consécutive à une endocardite. Enfin, je me crus suffisamment autorisé, par le fait de l'existence du rhumatisme actuel, à rattacher tout à la fois les deux pleurésies, la péricardite et l'endocardite, à une même cause, à savoir, la diathèse rhumatismale.

Ainsi, messieurs, *les affections rhumatismales des membranes séreuses viscérales* peuvent *précéder celles des membranes séreuses articulaires.*

Voici maintenant un cas où nous avons observé nous-même l'endocardite sans les manifestations arthritiques consécutives. C'est chez cette jeune femme de vingt-six ans que vous avez pu voir couchée au n° 30 de notre salle Saint-Bernard. Elle entra chez nous le 9 février, avec une dyspnée excessive, qui datait de deux jours et avait commencé par un frisson. La respiration était très fréquente, et cependant il n'y avait que 92 pulsations. On ne trouvait rien d'appréciable dans les poumons; mais à la pointe du cœur on percevait un bruit de souffle rude et intense. Évidemment il existait une endocardite avec un symptôme peu habituel, la dypsnée. Quatre jours plus tard le pouls était à 112 et la respiration à 60. Ce n'est que dix-huit jours après son entrée, que cette malade éprouva une vive douleur à la pointe du cœur, avec irradiation à tout l'épigastre. Les apophyses épineuses des quatrième, cinquième et sixième vertèbres dorsales ne devinrent douloureuses que quatre jours plus tard. Pendant toute la durée de son séjour dans nos salles, cette malade n'eut aucune souffrance dans les articulations, et elle quitta l'hôpital n'ayant plus aucun trouble fonctionnel, mais conservant un bruit de souffle à la pointe du cœur.

Ainsi cette jeune femme robuste, et qui n'avait jamais eu de rhumatisme articulaire, est prise tout à coup, dans un bon état de santé, d'un frisson initial et tel qu'on en éprouve au début d'une phlegmasie. Puis survient de la dypsnée sans douleur de côté, et cette dypsnée, avec fièvre, persiste un assez long temps avant que la douleur apparaisse. Cette douleur, de nature inflammatoire, devient à son tour la cause occasionnelle du développement d'une névralgie intercostale avec épigastralgie. Et ce qui prouve bien que la douleur fut primitivement d'origine purement inflammatoire, c'est que les points douloureux apophysaires, caractéristiques des névralgies, n'apparurent qu'assez tard après la douleur de côté. Quant à l'existence d'une endocardite, elle ne fut pas seulement évidente par le fait du bruit de souffle à la pointe, mais aussi parce que ce souffle était rude et persista malheureusement alors que tous les autres symptômes avaient disparu. Cette femme conserve une lésion organique qui doit tôt ou tard faire sentir ses funestes effets.

Je veux maintenant, messieurs, vous entretenir d'une connexion qui existe entre l'*érysipèle* et le *rhumatisme*. Il n'y a pas seulement analogie morbide entre ces deux affections qui n'ont d'inflammatoire que l'apparence, il y a corrélation. Elles n'ont pas seulement le même génie migrateur, elles peuvent se remplacer l'une l'autre, et, par exemple, le rhumatisme peut succéder à l'érysipèle. Nous avons actuellement une épidémie simultanée d'érysipèle et de rhumatisme, eh bien! voici qu'une jeune fille, couchée au n° 8 de la salle Saint-Bernard, et qui était convalescente d'un érysipèle grave de la face, est prise tout à coup de douleurs rhumatismales. Cette malade, âgée de vingt-deux ans, a déjà eu, dit-elle, des érysipèles très fréquents. La convalescence de celui dont nous la traitons ne s'établissait pas franchement, elle avait un vague malaise et un peu de fièvre le soir. Au bout de deux jours de cet état indécis, elle éprouva dans la soirée une recrudescence de sa fièvre et une douleur vive dans les genoux. Le lendemain, les articulations étaient tuméfiées. Deux jours plus tard, il y avait du bruit de souffle à la base du cœur et au premier temps; non pas un souffle doux et dû à l'anémie, mais un souffle rude et évidemment endocardique. Après les genoux, les coudes, puis les poignets et les doigts se prirent; puis ce fut le tour des chevilles et des orteils. Actuellement la jeune malade est dans un état vraiment grave : elle a le soir près de 120 pulsations, ses douleurs sont cruelles; l'appétit fait absolument défaut, et depuis onze jours que le rhumatisme a fait explosion nous n'avons absolument rien obtenu.

Il m'est impossible de ne pas rapprocher un instant ce que nous observons ici après l'érysipèle, de ce qui se voit si souvent après la *scarlatine* et plus rarement, il est vrai, après l'érythème noueux. Je vous ai dit combien il était fréquent de voir apparaître le rhumatisme articulaire aigu et même la péricardite ou l'endocardite dans la convalescence de la scarlatine. Or, l'érysipèle, affection dans laquelle la peau est intéressée comme dans la scarlatine, l'érysipèle, qui présente bien plus d'affinités avec les fièvres qu'avec les phlegmasies, possède comme la scarlatine et l'érythème noueux de la tendance à être suivi de rhumatisme avec endocardite.

Vous vous rappelez sans doute ce que je vous ai dit des relations de la *chorée* et du rhumatisme. Vous savez que des causes prédisposantes de la chorée, le rhumatisme est une des plus puissantes. Dans le plus grand nombre de faits cités à l'appui de cette loi de corrélation, le rhumatisme précède de plus ou moins longtemps l'apparition de la chorée. Cependant j'ai pu réciproquement annoncer quelquefois la venue plus ou moins prochaine du rhumatisme articulaire chez des enfants qu'on m'amenait atteints de chorée; et l'événement justifiait ma fâcheuse prédiction. Poussez maintenant l'induction à ses dernières limites, et pensez que puisque la chorée, affection rhumatismale, peut précéder l'arthrite de même nature, elle peut tout aussi bien, et par les mêmes raisons diathésiques, précéder ou accompagner l'endocardite. Ce que l'induction la plus légitime vous porte à conclure, la clinique vient le confirmer. Vous voyiez récemment dans notre salle Saint-Bernard, au n° 25, une jeune fille de seize ans, atteinte pour la première fois de chorée. Cette maladie datait de huit jours au moment de l'entrée à l'hôpital. Mais il y avait eu trois semaines environ de malaise, avec fièvre légère, absence d'appétit et de sommeil. Puis au bout de peu de jours, la malade avait éprouvé une légère douleur au cœur, sans palpitation ni dypsnée. A aucun moment, il n'y avait eu de douleurs articulaires, et jamais non plus cette jeune fille n'en avait éprouvé. La chorée est de moyenne intensité, avec prédominance à gauche, anesthésie et faiblesse notable de tout ce côté. Guidé par l'analogie, j'auscultai le cœur avec grand soin, et il ne me fut pas difficile d'entendre un bruit de souffle intense, un peu rude déjà à la pointe du cœur. Ainsi cette malade a une endocardite en même temps que sa chorée; le rhumatisme, au lieu de frapper les articulations, a frappé ici l'endocarte, et la loi de corrélation se trouve une fois de plus, bien qu'indirectement, confirmée. Ce fait est d'accord avec l'observation personnelle de M. le docteur H. Roger. Dans ses leçons cliniques à l'hôpital des Enfants, ce judicieux observateur a dit que dans le quart au moins des cas de chorée qu'il a observés, il y avait des complications du côté du cœur, avec ou sans rhumatisme antérieur ou consécutif à la chorée.

Il semblerait que puisque la tunique interne du cœur est si fréquemment affectée dans le cours du rhumatisme articulaire aigu, celle des artères et des veines, identique dans sa structure comme dans ses fonctions, dût posséder les mêmes affinités morbides et être aussi souvent intéressée que l'endocarte. Rien n'est pourtant moins exact. L'*artérite* et la *phlébite rhumatismales* sont infiniment rares. M. Bouillaud dit bien que l'on peut observer les phlébites dans le cours du rhumatisme, mais il n'en cite aucun cas; il est assez facile de voir qu'il est plutôt guidé par l'analogie que par l'observation. Il nous a été donné cependant d'observer un de ces cas exceptionnels; c'est celui du malade que vous avez vu couché au n° 16 de la salle Sainte-Agnès.

Cet homme, âgé de trente-six ans, est pâle, débile; sa peau est blanche et fine. Il a l'habitude de boire avec excès et surtout de l'eau-de-vie. Il entre à l'hôpital le 11 mars 1864, avec un gonflement des genoux et du coude droit. Ce gonflement douloureux existe depuis quatre jours, il a débuté à la suite d'un mouvement fébrile assez intense. Le diagnostic ne saurait être douteux; c'est d'un rhumatisme articulaire qu'il s'agit. Le malade n'en a jamais eu d'autre atteinte.

La fièvre est modérée, l'état général peu inquiétant. Les deux genoux, le coude, le poignet et l'épaule droits sont gonflés et très douloureux. Il n'y a pas de souffle au cœur, ni de bruit anomal d'aucune sorte. La respiration s'accomplit régulièrement et le murmure respiratoire est partout entendu.

Une chose nous a frappé dans le récit que nous a fait le malade, c'est que, le jour même du début de l'affection, il a éprouvé une douleur vive dans l'épaisseur du mollet droit, et que le lendemain il a ressenti une douleur analogue dans le mollet gauche. Les mollets sont en effet tendus, comme gonflés, durs, et la pression en est très pénible; mais la douleur est surtout produite par une pression exercée sur le trajet des veines saphènes, qui se dessinent sous la peau comme deux cordons indurés. La souffrance est aussi fort vive au point d'élection de la douleur dans la *phlegmatia alba dolens*, c'est-à-dire à la partie postérieure du mollet.

Il ne nous parut pas que ce fussent là les indices d'un rhumatisme musculaire, et l'idée d'une inflammation des veines profondes du mollet nous vint d'autant plus naturellement à l'esprit, que l'induration douloureuse des saphènes indiquait une altération de ces canaux veineux; mais comme il n'y avait pas d'œdème, nous resolûmes d'attendre avant de nous prononcer sur l'existence d'une endophlébite.

Six jours plus tard, le 18, l'état des jambes est resté le même, mais les pieds sont notablement tuméfiés. Depuis cinq jours, le bras gauche est gonflé, et il présente dans toute l'étendue de sa partie interne la teinte jaunâtre de l'ecchymose; la pression au niveau du biceps est très douloureuse, et l'on sent dans l'aisselle un cordon dur, douloureux, évidemment formé par la veine axillaire oblitérée. Il y a cela de remarquable que le bras est très tuméfié, que l'avant-bras l'est beaucoup moins et que la main l'est à peine. Il y a encore un épanchement assez abondant dans l'articulation des deux genoux, qui sont, relativement aux jambes, très peu douloureux. L'articulation radio-carpienne qui a été affectée est complètement débarrassée.

Il n'y a pas de souffle au cœur.

Le lendemain, le mollet droit a encore augmenté de volume; il a 30 centimètres de circonférence dans son plus grand diamètre. Celui du côté gauche, également tuméfié, n'a que 6 centimètres. Les veines superficielles se sont prises à leur tour, elles ont perdu leur souplesse, et sont douloureuses au toucher. Les bras vont beaucoup mieux, le bras gauche présente toujours de larges taches ecchymotiques.

Il n'y a pas de fièvre, pas de chaleur ni de sueur. L'auscultation la plus attentive ne révèle l'existence au cœur d'aucun bruit anomal.

Il est donc évident que chez ce rhumatisant il n'y a pas d'endocardite, mais qu'il est atteint de phlébites multiples; c'est-à-dire que la diathèse, au lieu de frapper l'endocarde, affecte la tunique interne des veines et qu'il y a une *endophlébite*.

Le 19, le malade éprouve de la céphalalgie, il voit des mouches volantes; la douleur qui siège sur la ligne médiane de la tête, le long du sinus longitudinal supérieur, nous fait penser qu'un travail phlegmasique avec oblitération consécutive s'effectue dans ce canal veineux, et nous nous attendons à des accidents cérébraux redoutables; cependant la céphalalgie et les troubles de la vision durent pendant trois jours, puis cessent, sans que nos prévisions soient justifiées.

Le 21, les deux veines fémorales, dans toute leur étendue; les deux veines humérales, depuis le pli du coude jusque dans l'aiselle, sont complètement indurées et très peu douloureuses. Aux membres inférieurs, les veines satellites de la saphène interne, et cette veine elle-même, sont dures et douloureuses. Ainsi, les troncs veineux principaux des quatre membres et quelques-unes des veines superficielles sont oblitérées, et il en résulte un œdème des quatre membres. Le 22, on constate une nouvelle oblitération douloureuse avec rougeur superficielle au tiers externe et inférieur de l'avant-bras gauche. Du 23 au 26, les veines superficielles de l'avant-bras se prennent successivement ; il en est ainsi des veines superficielles des jambes. Pour bien étudier la marche de la phlébite, mon chef de clinique, M. Peter, emploie le moyen suivant : il trace avec le nitrate d'argent des lignes suivant les contours des veines superficielles qui sont manifestement rouges, de manière qu'on puisse voir ce qu'elles deviendront les jours suivants. Au moment de l'expérience, ces veines, qui étaient rouges et douloureuses au toucher, étaient encore parfaitement perméables et pouvaient être vidées par la pression. Deux jours après l'expérience, elles présentaient un relief considérable, étaient dures, ne se laissaient plus vider par la compression, étaient moins rouges, bien que toujours à peu près aussi douloureuses. Ainsi, la rougeur et la douleur avaient précédé l'oblitération du vaisseau ; par conséquent l'affection de la paroi veineuse avait précédé la coagulation du sang, par conséquent aussi il y avait phlébite, et cette phlébite n'était pas causée par l'irradiation due au contact du coagulum, mais avait au contraire provoqué la formation de celui-ci.

Je n'insiste pas sur les alternatives d'augmentation et de diminution de l'œdème, tenant à la difficulté plus ou moins considérable de la circulation veineuse, je préfère attirer votre attention sur un phénomène nouveau et des plus insolites : je veux parler de l'apparition, le 30 mars, vingt-troisième jour de la maladie, de pétéchies sur toute la cuisse gauche. A ce moment il y avait eu recrudescence des douleurs dans le membre, dont les mouvements étaient devenus impossibles ; la température, loin d'y être augmentée, y paraissait plus basse ; la fièvre avait reparu, modérée toutefois, le pouls étant à 92 le matin et à 100 le soir, mais il était petit, misérable. L'état général semblait des plus graves, et le malade poussait des gémissements continuels.

Le lendemain, l'œdème avait gagné le scrotum et la partie inférieure de l'abdomen. Le jour suivant, la base de la poitrine était elle-même œdématiée, et la veine mammaire externe était douloureuse dans toute son étendue.

Le 3 avril, vingt-septième jour de la maladie, l'œdème de l'abdomen et du thorax augmentait encore, mais la fièvre cessait. Ce jour-là on voyait naître sur la face dorsale du pied gauche, qui était énormément tuméfié, une large ecchymose. Les jours suivants, les phlyctènes apparaissaient au niveau de cette ecchymose ; il se produisait une éruption de pétéchies sur le genou et la cuisse droite, éruption accompagnée d'une vive douleur ; puis les membres inférieurs furent presque entièrement couverts de pétéchies.

Enfin, vers les derniers jours d'avril, toute la peau de la face dorsale du pied gauche était sphacélée, celle de la partie correspondante du pied droit ne l'était qu'en partie ; au deux mollets la peau s'ulcérait largement ; il en était ainsi de la peau du scrotum et du prépuce.

Cependant nous faisons constater aux élèves qui suivent la visite que les veines radiales et cubitales indurées diminuaient peu à peu de volume, et qu'il en était ainsi de la plupart des veines superficielles des membres inférieurs. Nous leur prédisions le retour prochain de la perméabilité et de la circulation dans ces veines, avant que les principaux troncs fussent eux-mêmes rendus à la circulation ; et c'est ce qui arriva. Il se passa un bien long temps pour que ces derniers redevinssent perméables. En effet, à la fin du mois de juin, quatre mois après le début de l'affection, les veines axillaires étaient encore indurées, et, bien que la douleur eût depuis longtemps disparu, on ne pouvait pas supposer qu'elles fussent rendues à la circulation. Ce n'est que dans le milieu de juillet que les gros troncs veineux cessèrent d'être oblitérés.

Mais les pertes de substance des pieds et des jambes dégénèrent en ulcères de mauvaise nature ; ulcères sordides qui saignaient au moindre contact et dont la cicatrisation se fit attendre jusqu'au milieu de septembre; et encore à cette époque, six mois après le début des accidents de phlébite, l'ulcère du mollet gauche n'était-il pas encore complètement cicatrisé.

Il était difficile de voir un sujet plus profondément anémique ; cependant toutes les fonctions s'accomplissaient assez bien : la fièvre avait disparu vers la fin du premier mois de la maladie, les fonctions du cœur étaient intactes, la respiration se faisait assez bien, l'appétit était assez vif et les digestions parfaites. Il n'y avait pas d'albuminurie ni de diarrhée. C'est à cette conservation des fonctions plastiques que cet homme dut de résister aux redoutables accidents locaux qu'il éprouva.

Enfin il quitta l'hôpital dans le milieu de septembre avec un œdème persistant du mollet gauche et une cicatrisation incomplète de l'ulcère de cette jambe. Nous pensâmes que le séjour à Vincennes achèverait une guérison difficilement obtenue à l'hôpital.

Nous avons surtout insisté dans le traitement sur l'administration du sulfate de quinine et des toniques; nous avons toujours alimenté le malade, et nous lui avons fait prendre pendant longtemps du vin diurétique.

Si nous analysons maintenant la série d'actes morbides qui s'accomplirent chez ce malade, nous voyons l'affection rhumatismale frapper presque simultanément les articulations et la tunique interne des veines en respectant l'endocarde, de sorte qu'ici l'endophlébite a remplacé l'endocardite. C'est déjà un premier fait assez insolite, bien que l'analogie histologique rende bien compte ici de l'analogie morbide.

La phlébite produisit ses conséquences habituelles, l'oblitération; mais l'oblitération, qui fut considérable, entraîna un résultat inattendu, la production de pétéchies et d'ecchymoses, et un accident peu commun en pareil cas, le sphacèle.

Vous savez que le rhumatisme articulaire est l'affection dans laquelle le chiffre de la fibrine est le plus élevé ; vous savez aussi qu'un tel état du sang ne prédispose guère aux hémorrhagies ; ne peut-on donc pas admettre qu'ici les pétéchies et les ecchymoses tinrent en grande partie à ce que les oblitérations veineuses étant multiples, et le sang continuant néanmoins à affluer dans les capillaires, ceux-ci se trouvaient distendus outre mesure (puisqu'ils recevaient toujours du sang artériel qu'ils ne pouvaient transmettre aux veines, oblitérées pour la plupart), et qu'ils finissaient par se rompre en produisant ici des pétéchies et là des ecchymoses ? Ainsi s'expliqueraient la production des hémorrhagies au niveau des points où l'œdème était le plus considérable, et la douleur qui accompagnait ces hémorrhagies.

Quant au sphacèle, si rare dans les oblitérations veineuses, il résulta évidemment de l'extrême distension des tissus, et probablement aussi des troubles de la nutrition interstitielle dans des points où la circulation veineuse était presque complètement suspendue par l'oblitération des veines profondes et superficielles.

La marche des phlébites multiples présenta des particularités qu'il importe de signaler. Ainsi l'inflammation procéda des gros troncs vers les rameaux. Ce furent d'abord les veines profondes des mollets et des bras qui furent douloureuses, et en même temps on voyait l'œdème procéder de la racine des membres vers leur extrémité terminale. La résolution, au contraire, et la désoblitération s'effectuèrent des rameaux vers les troncs. Nous avons pu voir peu à peu les veines superficielles indurées diminuer de volume, puis redevenir perméables, et la circulation collatérale se rétablir ainsi lentement. L'œdème symptomatique disparut beaucoup plus vite dans les membres supérieurs que dans les inférieurs, et dans ceux-ci la cuisse se dégonfla longtemps avant le mollet et le pied. A l'époque même où le malade quitta l'hôpital, le pied et le mollet conservaient un empâtement diffus.

Durant plus d'un mois la circulation fut presque complètement suspendue dans les quatre membres, et l'on peut penser combien la nutrition interstitielle devait être entravée par le fait même de cet arrêt de la circulation locale. Pendant tout ce temps le malade n'avait guère de perméable que les grosses veines du tronc et de l'abdomen, ainsi que celles de la tête, et il était comme amputé des quatre membres au point de vue de la circulation veineuse. Un moment nous eûmes la crainte que les sinus du crâne ne se prissent à leur tour ; nous croyons même que le sinus longitudinal supérieur fut oblitéré au moment où le malade souffrait le long de la suture sagittale ; heureusement pour lui qu'il n'en fut pas de ses sinus comme des veines de ses membres, car on comprend ce qu'un tel accident eût eu de fâcheux pour le cerveau, et quelles conséquences en eussent découlé pour le malade. Il est bien remarquable aussi qu'avec de telles causes d'embolies, cet homme n'ait rien eu du côté des poumons.

Je ne veux pas, en terminant la narration de ce fait, ne pas discuter brièvement les deux hypothèses qu'on peut se poser ici comme en présence de toute oblitération veineuse. L'oblitération a-t-elle été primitive et la coagulation du sang a-t-elle déterminé l'irritation de la veine? ou bien l'oblitération a-t-elle été consécutive et l'irritation de la veine a-t-elle causé la coagulation du sang? En faveur de la première hypothèse, on peut invoquer l'existence dans le rhumatisme d'une augmentation considérable du chiffre de la fibrine, et cette *hyperinose* rendrait assez bien compte de la coagulation spontanée du sang aux points les plus extrêmes de la circulation, là où elle est le plus ralentie, c'est-à-dire dans les membres. Mais l'expérience très simple faite par M. Peter a démontré que la rougeur et la douleur de la veine ont précédé son oblitération, et que, par conséquent, c'est bien par les parois vieineuses que l'affection a commencé, de sorte que c'est consécutivement à la maladie de la veine que le sang s'est coagulé. Il est donc bien évident que notre malade a eu des *phlébites*, et que ces phlébites ont été *rhumatismales;* la multiplicité même des veines affectées indique assez l'existence d'une diathèse frappant non point isolément, mais sur tout un système. Seule, une affection générale était capable de produire des lésions tellement étendues et tellement symétriques.

Cela dit sur les singularités cliniques du rhumatisme articulaire aigu, revenons à ses complications les plus habituelles. Le rhumatisme aigu fait donc les maladies du cœur, aussi devez-vous vous attacher à conjurer le séjour de la fluxion rhumatismale sur la séreuse cardiaque. La médication révulsive est assurément le meilleur moyen dont nous puissions disposer. En même temps, vous devrez recommander aux malades toutes les précautions hygiéniques pour que le rhumatisme n'abandonne point les articulations; vous ferez appliquer sur la région du cœur des ventouses scarifiées, ou mieux encore des irritants de la peau, sinapismes, vésicatoires, qui diminueront la fluxion vers le cœur lui-même. Je n'aime guère les théories en thérapeutique, aussi ne dois-je point tenir à la théorie de la révulsion; mais ce que je sais, et ce que tous les cliniciens ont constaté, c'est que l'application des révulsifs sur la région du cœur calme, puis fait disparaître souvent les douleurs, les palpitations, et que le cœur ne tarde pas à recouvrer la régularité de ses battements. En même temps, vous devez faire le traitement général de la maladie, traitement qui varie suivant les constitutions médicales et individuelles, qui réclamera soit l'emploi des saignées, des purgatifs, des alcalins à haute dose, soit l'administration du sulfate de quinine, de l'aconit ou de la digitale.

Comment des médicaments si variés peuvent-ils tendre vers le même but, la guérison de la maladie? Une maladie aussi nettement caractérisée que le rhumatisme ne devrait avoir qu'un remède, mais ce remède spécifique n'est point à notre disposition. Lorsqu'on a vieilli dans la pratique de l'art médical on est conduit à accepter, avec Sydenham, Boerhaave et

Stoll, que le rhumatisme aigu est une pyrexie spéciale qui exige certaines conditions individuelles et atmosphériques pour se manifester. Cette pyrexie offre plusieurs éléments caractéristiques. Vous ne l'observerez que chez certains individus, dans certaines familles; elle a son siège d'élection anatomique dans le tissu fibro-séreux, elle donne au sujet qui est frappé un aspect particulier; l'élément inflammatoire ne saurait être nié par aucun clinicien; l'analyse chimique nous démontre que le sang est chargé de fibrine, mais il renferme un autre élément morbide dont nous ignorons la nature, et dont l'existence nous est seulement révélée par des manifestations morbides constantes. Encore est-il que ces manifestations sont le plus souvent passagères et ne laissent ordinairement aucune trace de leur passage, *si ce n'est sur le cœur*.

Le rhumatisme est essentiellement migrateur ; s'il frappe constamment le tissu fibro-séreux en divers organes, il abandonne une articulation pour en frapper une autre, et souvent revenir à l'articulation primitivement frappée. De plus, il peut envahir des organes dont les fonctions ne sauraient être troublées un certain temps sans entraîner la mort : l'examen nécroscopique ne nous dévoile dans ces organes aucune lésion qui nous rende compte de la terminaison funeste. Aussi les anciens, qui avaient bien étudié le rhumatisme, voyaient-ils dans cette maladie une matière fluide qui parcourait tout l'organisme et prenait droit de domicile passager sur différents organes.

L'indication pour eux était nettement marquée, et c'est un chapitre bien intéressant à lire que celui où van Swieten commente l'aphorisme 1493 de son maître Boerhaave. Il fallait, suivant cet habile observateur, à tout prix éliminer la matière morbide, et comme elle circulait dans les humeurs, il fallait quelquefois ouvrir la veine et donner une libre et abondante sortie au liquide sanguin ; c'était mettre dehors une grande partie de la matière rhumatismale. Mais van Swieten recommande de ne point abuser de ce moyen, parce qu'il ne pourrait être longtemps employé sans menace de syncopes et de convulsions. Les purgatifs et les sudorifiques sont aussi recommandés par l'illustre professeur de l'université de Vienne, toujours afin d'éliminer par quelque émonctoire naturel la matière morbifique.

Cette matière morbifique, en circulation avec les humeurs normales de l'économie, pouvait être déposée sur les viscères après avoir abandonné les articulations. De là devait naître la théorie des métastases, c'est-à-dire du déplacement de la matière qui faisait la maladie en un point quelconque de l'organisme. Aussi, lorsque les anciens auteurs voyaient la douleur articulaire disparaître en même temps que le malade se plaignait de dyspnée, d'oppression et de toux, ils n'hésitaient pas à affirmer que la matière rhumatismale s'était portée sur les poumons ou sur les plèvres. Van Swieten nous apprend que plusieurs fois, en semblable circonstance, l'autopsie avait démontré qu'il existait une hydropisie de poitrine ou un engorgement pulmonaire. Même remarque clinique était faite pour les accidents cérébraux qui survenaient dans le cours du rhumatisme, et dans ces cas on avait constaté l'existence d'un épanchement séreux autour du cerveau et dans les cavités ventriculaires.

Il faut donc reconnaître que, vers le milieu du siècle dernier, la maladie rhumatismale avait été parfaitement étudiée dans ses diverses manifestations. Aussi les différents travaux qui ont été publiés dans ces dernières années sur le rhumatisme viscéral, et en particulier sur le rhumatisme cérébral, n'ont-ils eu d'autre mérite que d'appeler de nouveau l'attention du monde médical sur les manifestations secondaires du rhumatisme.

Il arrive quelquefois, messieurs, que les viscères sont primitivement envahis par le rhumatisme; ainsi il existe une forme de pneumonie à laquelle on a donné le nom de *pneumonie rhumatismale*, elle se montre quelquefois avec tous les signes physiques et rationnels de la pneumonie inflammatoire : le point de côté, la toux, l'oppression, l'expectoration sanglante, la matité, les râles et le souffle; aucun symptôme, aucun signe physique ne fait défaut. Mais ce qui distingue cette pneumonie et en fait une espèce, c'est que d'un jour à l'autre, du matin au soir, tous les symptômes de la pneumonie pourront disparaître, sans suivre la marche décroissante que l'on observe dans la pneumonie inflammatoire. D'autres fois, les malades ont un point de côté, de l'oppression, des râles crépitants, sous-crépitants et du souffle, mais l'expectoration est seulement visqueuse ou catarrhale et ne présente pas trace de sang. La maladie rhumatismale peut rester limitée au poumon, cependant il n'est pas rare de voir apparaître des douleurs articulaires au moment où cessent les symptômes de la pneumonie.

De même les enveloppes cérébrales ou médullaires peuvent être le siège primitif du rhumatisme. Je vous ai rapporté, dans nos conférences sur le rhumatisme cérébral, plusieurs observations où les enveloppes de l'axe cérébro-spinal avaient été primitivement envahies par le rhumatisme.

Rappelez-vous l'observation de ce malade qui entrait salle Sainte-Agnès, avec de la fièvre et des douleurs lombaires si fortement accusées que ce symptôme me fit croire d'abord que nous avions affaire à la rachialgie de la période d'invasion de la variole. Le lendemain de notre premier examen, nous constations une fluxion rhumatismale dans l'un des genoux, en même temps que le malade disait ne plus souffrir de la région lombaire.

Rappelez-vous encore l'observation de cette infirmière de la salle Saint-Bernard qui, rhumatisante depuis plusieurs années, était prise tantôt de rachialgie avec paraplégie incomplète, tantôt de douleurs de tête avec trouble de la vue et malaise général, puis tout à coup survenaient des douleurs articulaires et tous les symptômes médullaires ou cérébraux disparaissaient.

Je ne saurais trop vous engager, messieurs, à fixer ces faits dans votre mémoire, parce qu'ils vous aideront certainement dans le diagnostic des manifestations rhumatismales et vous tiendront en garde contre une thérapeutique souvent inutile, sinon nuisible.

Je termine, messieurs, ces considérations générales sur le rhumatisme aigu en vous faisant remarquer que le passage de la maladie aiguë à l'état chronique est très rare, si ce n'est dans les cas où le rhumatisme n'a envahi qu'une seule articulation. Il semble qu'en pareille circonstance la maladie doive épuiser toute sa puissance morbide sur une seule articulation, et que, par son intensité et sa durée en un seul point, elle regagne ce qu'elle a perdu en étendue. Quoi qu'il en soit, en semblable cas, le rhumatisme fait une arthrite chronique avec altération de la synoviale, des cartilages et du tissu osseux; l'affection locale, dite tumeur blanche, est souvent la conséquence de semblables localisations du principe rhumatismal. Dans nos salles de clinique vous avez pu étudier ces arthrites chroniques si douloureuses qui ont pour siège d'élection le genou et le poignet; vous avez vu aussi le bénéfice que retiraient les malades de l'application des cataplasmes de mie de pain camphrée, avec extrait de belladone et d'opium. Ces cataplasmes ne doivent être renouvelés qu'après huit et dix jours. Alors, sous l'influence de l'immobilité absolue, de la température et de l'absence de la douleur, nous avons presque toujours obtenu la guérison de ces arthrites rhumatismales chroniques.

Mais si le rhumatisme multiarticulaire aigu passe rarement à l'état chronique, il est au contraire sujet aux récidives. — Aussi, lorsque vous voyez un malade affecté de rhumatisme, devez-vous chercher à savoir si antérieurement il n'a pas déjà eu quelques manifestations rhumatismales aiguës; la connaissance d'une première atteinte est chose importante, car dans le cas où votre oreille découvrira quelque souffle cardiaque, vous aurez, dans l'espèce, à faire la part de la maladie antérieure. Vous devez aussi avertir les malades qu'ils auront à craindre de nouvelles attaques de rhumatisme, et partant qu'ils devront éviter toute cause déterminante de la maladie.

Le rhumatisme est peut-être de toutes les affections aiguës celle qui produit le plus rapidement l'anémie. La pâleur extrême des malades, le souffle vasculaire, l'ampleur hydrémique du pouls témoignent d'un état cachectique aigu, complètement indépendant de la médication mise en usage; mais, de plus, si le liquide sanguin perd une notable quantité de ses globules rouges, il acquiert, pendant la période aiguë de la maladie, une grande quantité de fibrine. Je n'oserais dire que l'excès de fibrine fait la plasticité plus grande du sang, mais les productions fibrineuses sur les valvules témoignent d'une tendance extrême à la coagulation. Faut-il croire que cet excès de fibrine dans le sérum du sang est la conséquence de l'élément prétendu inflammatoire du rhumatisme? Discuter sur ce sujet nous paraît chose oiseuse, aussi préférons-nous constater simplement le fait de la fibrination extrême du sang, en même temps que l'état cachectique aigu des malades. La crase du sang est tellement modifiée par la maladie rhumatismale aiguë, qu'il faut plusieurs mois pour que les malades recouvrent la plénitude de leur santé.

Je ne crois pas devoir insister longuement sur le traitement du rhumatisme articulaire aigu. L'expérience clinique m'a appris que la conduite la plus sage consistait à ne pas intervenir avec un mode de traitement arrêté à l'avance. La fièvre, la douleur et la fluxion rhumatismale sont choses nécessaires dans une certaine mesure, pour que la maladie ait une issue heureuse; aussi devons-nous le plus souvent chercher seulement à imiter la nature, c'est-à-dire à entretenir les sueurs des rhumatisants, à calmer les douleurs articulaires, et surtout nous bien garder, par un traitement maladroit, de faciliter les métastases viscérales.

Loin de moi la pensée d'accuser le sulfate de quinine d'avoir jamais causé le rhumatisme cérébral. Ne savons-nous pas que la métastate sur le cerveau peut avoir lieu dans des cas où les préparations de quinine n'ont point été prescrites? Je pense cependant qu'il est prudent, surtout chez les sujets qui, par leurs antécédents ou leurs habitudes, doivent faire craindre une certaine susceptibilité cérébrale, de bannir du traitement tout médicament qui peut congestionner l'encéphale, et partant appeler la fluxion rhumatismale vers cet organe.

En Angleterre, depuis quelques années, sur le conseil du docteur Garrod, plusieurs médecins auraient employé avec succès le bicarbonate de soude à la dose de 15, 20 et 35 grammes par jour. Ce traitement, suivant ces mêmes médecins, modérerait la fièvre, diminuerait la fluxion inflammatoire, sans déterminer des métastases viscérales, et rendrait moins longue la durée du rhumatisme. Espérons, messieurs, que ces faits si importants seront confirmés par le temps. Mais en songeant avec quelle facilité l'abus des eaux de Vichy rend anémiques les gens bien portants, je ne puis me défendre de la crainte d'augmenter encore l'anémie des rhumatisants par le bicarbonate de soude.

Ce qui a été écrit sur le traitement du rhumatisme, au moyen des hautes doses de sulfate de quinine, de nitrate de potasse, et des préparations antimoniales, n'est certes pas de nature à porter la conviction dans l'esprit des praticiens. En effet, dans la plupart des observations, il n'a pas été tenu un compte assez sévère du début de la maladie, de son intensité, de sa durée et de ses rechutes, pour qu'il me soit permis de vous donner des conseils qui engageraient ma responsabilité. Je vous dois, messieurs, le résultat de mon expérience, et j'avoue qu'aucune médication ne me semble pouvoir être préférée d'une façon absolue. Il faut être observateur attentif de la marche de la maladie et ne point se hâter de vouloir interpréter les actes de la nature. Le rhumatisme a une cause qui nous est cachée dans son essence; il porte ordinairement ses manifestations sur plusieurs articulations, les complications viscérales sont rares. Notre devoir est donc de ne point intervenir trop activement, à moins d'indications bien précises.

Je vous ai déjà dit quelle était ma conduite dans les cas de complications cardiaques. Lorsque des troubles cérébraux vous feront craindre la localisation rhumatismale sur les enveloppes de l'encéphale, la gravité de cette complication vous permet de beaucoup oser, encore ne devrez-vous pas trop différer votre intervention. En même temps que vous essayerez par des révulsifs de rappeler la fluxion sur les jointures primitivement envahies, vous pourrez avoir recours à des purgatifs salins qui, en déterminant d'abondantes garde-robes, c'est-à-dire en soustrayant au sang une grande partie de ses éléments liquides, rejetteront peut-être au dehors une certaine quantité de la matière morbifique. Je n'ose vous affirmer que semblable intervention sera heureuse, mais assurément elle n'aura aucune conséquence grave pour le malade, et en agissant de la sorte, vous n introduisez pas dans l'organisme quelque élément nouveau dont nous ignorons le mode d'action.

Une fois la convalescence bien établie, ne négligez jamais de recommander de grandes précautions hygiéniques, engagez surtout les malades à éviter scrupuleusement toute cause de refroidissement. Quant à l'anémie rhumatismale, elle ne réclame guère de médication spéciale. Une bonne alimentation et le grand air rendront au liquide sanguin les globules rouges qui lui manquent, et bientôt disparaîtra l'excès de fibrine que vous aviez constaté.

Il me reste maintenant, messieurs, à vous entretenir de l'*endocardite ulcéreuse*. Il ne s'agit pas là d'une maladie nouvelle, à titre de complication du rhumatisme articulaire aigu, ou indépendamment de cette maladie générale. Mais, ainsi que je vous l'ai fait remarquer en étudiant avec vous le goître exophthalmique, l'ataxie locomotrice, la paralysie labio-glosso-laryngée et l'atrophie musculaire progressive, l'attention des meilleurs observateurs est parfois distraite; évidemment l'endocardite ulcéreuse a pu de tout temps survenir, et il faut un concours de circonstances tout fortuit pour qu'une lésion que l'on avait peut-être remarquée déjà, sans y attacher d'importance, frappe fortement l'attention, et devienne l'objet d'une étude spéciale qui ne tarde pas à devenir féconde.

Avant la découverte par M. Bouillaud de la loi de coïncidence des maladies aiguës du cœur avec le rhumatisme articulaire aigu, on avait parfois noté l'existence de troubles fonctionnels du cœur dans le cours du rhumatisme : les malades, en pareille circonstance, ayant dû se plaindre parfois de palpitation, d'oppression et de douleur dans la région du cœur. Si, d'ailleurs, vous consultez les lettres de Morgagni et le *Sepulchretum* de Bonet, vous y trouverez signalées et décrites des altérations du péricarde et des valvules cardiaques, chez des malades qui avaient succombé aux progrès d'un rhumatisme articulaire aigu. Tous ces faits cliniques et anatomiques on les avait vus, mais on n'avait point saisi la relation qui existait entre eux et ils étaient restés lettres mortes. A M. Bouillaud appartient la gloire d'avoir découvert et démontré cette relation.

Ce n'est pas tout : mon savant collègue ayant remarqué que la mort avait eu lieu au milieu de symptômes typhoïdes par le fait d'une endocardite gangréneuse, il signala le fait et indiqua la voie dans laquelle une nouvelle découverte était à faire[1]. M. Bouillaud avait été conduit à cette réflexion par plusieurs observations qui sont consignées dans son *Traité des maladies du cœur*, et en particulier par les faits que lui avaient communiqués MM. Saussier, Gigon (d'Angoulême) et Rivière.

Senhouse Kirkes nous semble être le premier qui soit entré dans la voie ouverte par M. Bouillaud, et dans un savant travail[2], il étudie d'une manière fort remarquable plusieurs des conséquences des altérations valvulaires du cœur. Si Kirkes n'a point décrit l'endocardite ulcéreuse, il a du moins démontré par des observations quels effets principaux résultent soit de la migration des concrétions fibrineuses développées dans le cœur, soit de *leur mélange avec le sang*. A cette époque, Kirkes avait déjà fait voir les conséquences possibles de la migration des concrétions valvulaires sur la circulation périphérique et pulmonaire. Il avait sur les mêmes malades constaté, d'une part, le ramollissement du cerveau avec hémiplégie subite, aphasie et oblitération de l'artère cérébrale moyenne[3], et, d'autre part, l'existence d'*infarctus* de la rate et du rein, coïncidant avec une oblitération des gros troncs vasculaires de ces organes, enfin de petites ecchymoses de la peau et des muqueuses dues à des épanchements sanguins, au centre desquels il avait trouvé une petite tache couleur jaune ou chamois, lesquelles résultaient d'oblitérations capillaires. D'un autre côté, Kirkes avait observé que les lésions de la valvule tricuspide déterminaient de graves altérations du parenchyme pulmonaire. Enfin, il avait su voir que la fibrine divisée pouvait donner lieu à une *infection du sang* qui se traduisait par des *symptômes typhoïdes*.

Or, pour le docteur Kirkes, toutes ces lésions étaient de même nature et reconnaissaient une même origine : l'oblitération d'un vaisseau artériel par un fragment fibrineux détaché du cœur; le fragment était-il volumineux, l'artère oblitérée était considérable, ainsi l'artère cérébrale moyenne, ou la rénale, ou la splénique, et le ramollissement ou une grave altération de l'organe en était la conséquence dernière; le fragment était-il de médiocre volume, il n'y avait que des taches ecchymotiques au niveau des points où il s'était arrêté; enfin n'était-ce que de la fibrine désagrégée, son mélange au sang pouvait donner lieu à une adultération de ce

1. Bouillaud, *Traité clinique des maladies du cœur*, Paris, 1841, t. II, p. 388.
2. Kirkes, *Archives de médecine*, mars 1853.
3. Kirkes, *loc. cit.*, p. 298.

liquide capable d'engendrer des symptômes typhoïdes. Voilà pour le cœur gauche. Au contraire, la masse fibrineuse s'est-elle détachée de la valvule tricuspide, c'est dans le cycle du cœur droit que s'observent les accidents, dans l'artère pulmonaire les oblitérations, et dans les poumons les lésions consécutives. On voit qu'à cela près du mot, Senhouse Kirkes avait découvert l'embolie, et que s'il ne mentionne pas spécialement l'endocardite ulcéreuse, il a eu le grand mérite de signaler les troubles fonctionnels qu'elle peut produire, en indiquant même la filiation pathogénique des symptômes typhoïdes qu'elle entraîne.

Si donc M. Bouillaud avait appelé l'attention sur l'endocardite gangréneuse et ses conséquences, c'est bien Senhouse Kirkes qui a su découvrir et les oblitérations vasculaires avec leurs lésions locales, et la diffusion dans le sang de la fibrine désagrégée avec troubles généraux. Après lui, il faut citer Virchow, Bamberger[1] et Friedreich[2]; puis, en France, Charcot, Vulpian et Lancereaux. C'est en 1861 que MM. Charcot et Vulpian[3] ont vulgarisé les doctrines des auteurs allemands, et démontré la vascularisation inflammatoire des valvules aortiques et fait entrevoir toutes les conséquences du travail inflammatoire de ces valvules. Enfin, depuis lors, plusieurs observations d'endocardite ulcéreuse ont été recueillies dans les hôpitaux de Paris[4].

Le fait qui devait définitivement fixer les esprits sur ce point de doctrine est celui que Virchow signala en 1858 à la Société de gynécologie de Berlin; car dans ce cas, où des troubles puerpéraux septicémiques se manifestèrent, l'utérus, parfaitement sain, n'avait pas pu être le point de départ des accidents, tandis qu'au contraire on trouvait à l'autopsie, d'une part, la valvule mitrale ulcérée et ramollie; d'autre part, des foyers métastatiques dans un grand nombre d'organes, tels que les reins, la rate, le foie, les yeux; et enfin, chose probante, le corps du délit, des débris de la valvule ulcérée dans l'artère qui traversait chacun de ces foyers métastatiques. Quant à la nature de l'altération valvulaire, elle consiste, suivant Virchow, dans une multiplication des cellules qui composent le tissu de la valvule; celle-ci se boursoufle alors, prend un aspect gélatineux, puis devient opaque, inégale, friable et finalement est sillonnée par un grand nombre de petites crevasses. Le courant sanguin

1. A. Bamberger, *Lerhburch der Krankheiten des Herzens*, Wien, 1857.

2. Friedreich, *Traité pratique des maladies du cœur*, Paris, 1873.

3. Charcot et Vulpian, *Note sur l'endocardite ulcéreuse aiguë à forme typhoïde* (*Mémoire de la Société de biologie*, 1861, Paris, 1862, p. 205).

4. E. Lancereaux, *Recherches cliniques et anatomo-pathologiques pour servir à l'histoire de l'endocardite suppurée et de l'endocardite ulcéreuse*, Paris, 1863. — Decornière, *Essai sur l'endocardite puerpérale*, Paris, 1869. — E. Hervieux, *Traité clinique et pratique des maladies puerpérales*, Paris, 1870.

détache de cette masse ramollie, crevassée, de petites particules, qui vont au loin s'emboliser dans les organes les plus divers et y créer autant de foyers métastatiques.

L'ulcération valvulaire peut être due à une inflammation préalable ou survenir sans travail inflammatoire appréciable, elle reconnaît donc divers modes pathogéniques. En effet, et c'est le cas le plus communément observé, on ne constate point d'hyperémie des valvules; il existe seulement une perte de substance d'étendue variable, plus ou moins profonde, tomenteuse, dont les bords sont quelquefois irréguliers, libres ou couverts de végétations fibrineuses. Au fond de l'ulcération existent des productions plasmatiques nouvelles, des corpuscules pyoïdes, granuleux, des cellules de tissu conjonctif. La valvule peut être perforée, d'autres fois l'ulcération gagne le bord libre de ces valvules dont les bords sont déchiquetés, avec de petits prolongements fibrillaires ou lamellaires.

Ces ulcérations ont pour siège, le plus souvent, les valvules mitrale et aortique; les valvules tricuspide et pulmonaire peuvent cependant subir la même altération.

Dans les cas où les valvules du cœur gauche fournissent un exsudat purulent abondant, on comprend qu'elles puissent donner naissance à l'infection purulente; dans les cas, au contraire, où l'exsudat est seulement composé de tissu conjonctif, de molécules graisseuses et fibrineuses, celui-ci peut devenir l'occasion d'embolies capillaires et consécutivement d'infection putride. On doit donc établir une distinction, au point de vue pathogénique comme à celui de la clinique, entre le mélange au sang du produit purulent d'une endocardite ulcéreuse et la désagrégation fibrineuse d'un exsudat formé ou en voie de formation. Anatomiquement, on a même essayé d'établir une distinction : on a dit, par exemple, que la fibrine était dissoute par les alcalis et les acides, tandis que les cellules du tissu conjonctif et les corpuscules plasmatiques résistaient à ces agents. En réalité, les embolies ne produisent que des accidents locaux, tant que le corps oblitérant n'est pas altéré lui-même par un travail pathologique antérieur. Lorsque la valvule est hyperémiée, il est permis d'admettre que le travail inflammatoire a été la cause de l'ulcération; mais dans les cas où il n'y a point d'injection capillaire appréciable, on peut supposer que la valvule était le siège d'un athérome ramolli qui s'est désagrégé, ou bien qu'il s'est fait dans le tissu valvulaire une altération de nutrition analogue à la gangrène. Quoi qu'il en soit, au niveau même de l'ulcération ou autour de l'ulcération, on constate presque toujours de petites granulations fibrineuses isolées ou agglomérées.

Voici maintenant les *symptômes :* Le plus souvent, dans le cours d'une affection rhumatismale aiguë, quelquefois dans les derniers mois de la grossesse ou quelques semaines après l'accouchement, d'autres fois à la suite d'un état cachectique, d'une affection cardiaque de date ancienne ou récente; enfin, dans des circonstances qui ne se rattachent à aucun état morbide bien déterminé, les malades accusent un malaise général avec douleurs articulaires et courbature qui ont été précédées d'un frisson unique. Dès les premiers jours, il y a perte de l'appétit, quelquefois des envies de vomir avec douleur épigastrique. On observe même de la diarrhée et du ballonnement du ventre. La prostration du malade et les symptômes abdominaux permettent de croire à une fièvre typhoïde à son début.

D'autres fois, après quelques jours de malaise, les malades sont pris tout à coup de frisson, ils ont des vomissements fréquents, incoercibles, et une diarrhée abondante. On a noté une fois l'existence de crampes, le refroidissement des membres, l'altération des traits, l'extinction de la voix. De même que dans certaines cholérines on constate une période de réaction, les troubles gastro-intestinaux peuvent alors disparaître, puis il survient des symptômes cérébraux, le malade tombe dans le coma, et la mort arrive huit, dix ou quinze jours après le début des accidents.

Dans plusieurs observations on signale un ictère plus ou moins foncé survenant dans le cours de la maladie. Ce qui, rapproché des symptômes typhoïdes du début, avait conduit à supposer l'existence d'un ictère grave supposition d'autant plus admissible que l'on avait remarqué sur le même sujet des pétéchies et des ecchymoses assez étendues.

On voit ainsi que, dans des circonstances variées, les malades ont été pris de malaise, puis de troubles généraux qui rappellent les symptômes de toute intoxication, frisson au début, unique ou se répétant d'une façon irrégulière, prostration, abattement des forces, troubles des fonctions intestinales et hépatiques, et que cet ensemble de symptômes pourrait, au début, faire penser à une fièvre typhoïde de forme adynamique, à une cholérine ou à un ictère grave.

Mais, pour peu qu'on ausculte le cœur, on reconnaîtra aussitôt que cet organe présente des modifications dans le rythme de ses battements et dans l'intensité de ses bruits, lesquels ne sont point en rapport avec ce que l'on constate ordinairement dans les observations de fièvre typhoïde, de cholérine et d'ictère grave. En effet, le premier ou le second bruit normal sera remplacé par un bruit de soufflet qui ne peut être rapporté qu'à l'existence d'une lésion valvulaire. Or, les autopsies ont démontré que l'endocardite ulcéreuse pouvait déterminer des lésions sur la valvule mitrale et les valvules aortiques, et que ces lésions pouvaient donner lieu à un rétrécissement des orifices ou à une insuffisance des valvules. Enfin, il peut se faire que les dépôts fibrineux qui recouvrent ou entourent les lésions valvulaires soient disposés de telle sorte que les bruits disparaissent passagèrement, ou que l'un des deux bruits morbides persiste seul.

Quoi qu'il en soit, l'examen du cœur, fait chaque jour avec l'attention nécessaire, ne laissera bientôt aucun doute sur l'existence d'un lésion cardiaque, d'où il suit qu'il faudra rechercher quelle part cette lésion peut avoir dans la production des phénomènes locaux et généraux observés.

Les symptômes typhoïdes trouveront alors leur raison d'être dans une infection générale produite par le mélange avec le sang des matières organiques détachées des valvules ulcérées. Ces matières organiques agiront encore à la façon de corps oblitérants du système artériel ; elles déterminent des obstructions vasculaires et des infarctus viscéraux dans la rate et dans les reins ; ou bien de petites oblitérations capillaires et de petites hémorrhagies interstitielles cutanées ou muqueuses, au centre desquelles on trouvera de la fibrine jaunâtre. Enfin il est probable que ces détritus organiques, agissant alors à la façon des corps étrangers, pourront déterminer de petits abcès miliaires.

Les abcès métastatiques de l'infection purulente ont des organes d'élection ; peut-être de nouvelles observations démontreront-elles que les embolies capillaires se produisent le plus souvent dans des parenchymes déterminés. On sait déjà que les infarctus sont surtout communs dans la rate, puis dans le rein, et que ce n'est qu'exceptionnellement qu'on en a rencontré dans le foie. Cette rareté de l'infarctus du foie tient-elle au mode d'origine de l'artère hépatique au tronc cœliaque ? Cela est possible ; toutefois, si les végétations fibrineuses d'un certain volume n'ont point de tendance à s'engager dans l'artère hépatique, il n'en saurait être de même des détritus moléculaires, qui, suspendus dans le sang, peuvent circuler avec la même facilité que les globules rouges ; ainsi peut-on se rendre compte des troubles apportés dans la fonction du foie par le passage d'un sang vicié à travers l'organe hépatique et de l'ictère observé en pareille circonstance.

Les ecchymoses multiples que l'on constate sur la membrane muqueuse gastro-intestinale, sur celle des voies aériennes, en même temps que dans le parenchyme pulmonaire et sur les plèvres, peuvent encore expliquer en grande partie les différents troubles observés dans ces appareils.

Notez encore, messieurs, que dans quelques observations d'endocardite ulcéreuse, on a trouvé des embolies dans les artères cérébrales, qui avaient eu pour conséquence des paralysies hémyplégiques.

Il résulte de cet ensemble de faits anatomiques et cliniques, que dans les cas où il existera des signes d'oblitération subite des artères, avec des ecchymoses, de l'ictère et les symptômes d'une altération du sang, il faudra rechercher avec grand soin si le cœur ne présente point quelque lésion valvulaire.

Nous devons à MM. Charcot et Vulpian[1] un fait d'endocardite ulcé-

1. Charcot et Vulpian, *Note sur l'endocardite ulcéreuse aiguë à forme typhoïde* (*Mémoires de la Société de biologie*, année 1861, Paris, 1862).

reuse qui offre cette particularité remarquable que la lésion valvulaire avait pour siège le *cœur droit*, et que cette lésion a donné lieu à des altérations locales, limitées au poumon, et à des symptômes généraux typhoïdes.

Voici le résumé de cette observation : Un homme de trente ans, plombier, ayant toujours joui d'une santé parfaite, est pris tout à coup, après une fatigue excessive, d'un frisson très fort, de céphalalgie et de vives douleurs lombaires. Cinq jours après, il demande son entrée à l'Hôtel-Dieu et l'on constate la plupart des symptômes d'une fièvre typhoïde : la fièvre était vive, la langue couverte d'un enduit saburral, l'abattement était extrême, il y avait de la céphalalgie et un peu de toux. Notez que ce malade avait récemment soigné sa femme qui elle-même était affectée de la fièvre typhoïde.

Le septième et le huitième jour de la maladie, mêmes symptômes, de plus on constate une tache rosée lenticulaire sur l'abdomen, il existe une tympanite très prononcée. La langue est sèche et fendillée, la bouche pâteuse; la soif est continuelle et les vomissements fréquents. Le pouls est plein, rapide. Il existe un bruit de souffle à la région moyenne du cœur, perçu entre les deux bruits normaux, et qui diffère du bruit de souffle qui avait été perçu à la base le jour de l'entrée du malade. La respiration est difficile, il y a des râles crépitants dans les deux poumons.

Le neuvième jour, mêmes symptômes typhoïdes que les jours précédents, de plus impossibilité d'uriner. L'urine obtenue par le cathétérisme ne contient pas d'albumine, comme cela avait eu lieu le cinquième jour de la maladie. Il n'y a point de cours de ventre analogue à celui qu'on observe ordinairement dans la dothiénentérie. On est frappé du grand développement des veines sous-cutanées des membres supérieurs. Le pouls est toujours fréquent, plein, bondissant; bruit de souffle cardiaque aux deux temps.

Le dixième jour, même stupeur, pâleur du visage; sueur sur tous les points de la peau. Pas de douleurs thoraciques ou précordiales. Le pouls veineux cependant est très marqué dans les jugulaires, et les veines des membres inférieurs et supérieurs sont très gonflées. Le pouls conserve sa fréquence et l'ampleur des jours précédents; l'auscultation du cœur ne laisse alors aucun doute sur l'existence d'une grave lésion valvulaire. Le douzième jour, alternatives de repos et d'agitation avec un peu de délire. Les garde-robes sont liquides et abondantes. Le visage est pâle et exprime la stupeur. Sueurs toujours abondantes.

Râles sous-crépitants et vibrants dans toute l'étendue des poumons en arrière sans souffle et sans matité. — Le ventre reste ballonné, pas de taches rosées lenticulaires, point de douleurs abdominales à la pression. — Les jointures ne présentent aucune altération. — L'urine obtenue par le cathétérisme ne renferme point d'albumine.

Le douzième jour, le malade a eu plusieurs garde-robes liquides. Il a déliré une grande partie de la nuit. Le visage est très abattu. Les réponses sont lentes, mais nettes. Le malade dit *qu'il se trouve très bien.* Le pouls est plus faible. L'auscultation fournit toujours les mêmes signes du côté du cœur et des poumons. La mort a lieu le soir du treizième jour et n'est point précédée de convulsions. Le malade a conservé sa connaissance jusqu'aux derniers moments.

Quelles conclusions convient-il de tirer de cet exposé clinique? Un homme qui se disait bien portant est pris tout à coup de frisson après s'être trouvé dans des conditions de dépression physique et morale. Bientôt l'ensemble des symptômes généraux autorise le diagnostic d'une fièvre typhoïde. Le septième jour apparaît une tache rosée lenticulaire. Mais il faut remarquer qu'il n'y avait point eu d'épistaxis, et que si la langue et l'estomac présentaient des modifications en rappopt avec une lésion intestinale, il n'y avait point eu dans les premiers jours les garde-robes fréquentes et liquides que l'on observe ordinairement dans la fièvre typhoïde.

A partir du huitième jour, si l'on avait eu affaire à la fièvre typhoïde, les phénomènes généraux et surtout les troubles du côté de l'intestin seraient devenus plus marqués; au contraire il existe un état stationnaire dans ces symptômes jusqu'au treizième jour, et le huitième l'auscultation révèle l'existence d'une lésion organique du cœur, en même temps que des râles plus accusés et répandus dans une grande étendue de la poitrine. De plus, la tension du système veineux périphérique et la persistance du pouls veineux des jugulaires ne pouvaient guère laisser de doute sur l'existence d'une lésion des valvules du cœur droit. Enfin l'absence d'aggravation des symptômes que l'on observe ordinairement dans le second septénaire de la dothiénentérie devait indiquer que l'on avait affaire à un état typhoïde plutôt qu'à une dothiénentérie. MM. Charcot et Vulpian, du reste, avaient pensé qu'il en était ainsi; de plus, la soudaineté de l'affection cardiaque et ses progrès rapides les avaient conduits à croire, avec réserve toutefois, à l'existence d'une endocardite ulcéreuse.

L'autopsie vint confirmer leur diagnostic : l'intestin ne présentait point d'altération qui mérite d'appeler notre attention. *Les plaques de Peyer et les follicules isolés étaient dans un état tout à fait normal.* Rien non plus du côté du foie, des reins ni du cerveau, c'est-à-dire point d'embolies capillaires, point d'infarctus; la rate seulement était augmentée de volume et un peu ramollie. Le cœur est un peu hypertrophié. Sur la portion viscérale du péricarde, il existe une plaque blanchâtre d'ancienne origine. Les valvules de l'aorte et de l'artère pulmonaire sont suffisantes. Pas d'altération importante du cœur gauche.

Mais si les valvules de l'artère pulmonaire sont normales, il n'en est point de même des valves de la tricuspide; l'une d'elles est perforée, et sur les bords de la perforation existent de petites végétations fibrineuses, grisâtres, d'aspect granuleux. De plus, l'une de ces végétations, plus volumineuse, est retenue par un pédicule également fibrineux; en s'abaissant sur la surface ventriculaire de la valve, cette végétation peut oblitérer complètement la perforation. La surface auriculaire de cette même valve est plus altérée, elle présente de petits mamelons gris-blanchâtre, assez faciles à détacher, qui paraissent constitués surtout par des dépôts de fibrine, et probablement aussi par le tissu valvulaire commençant à se désagréger.

Les végétations valvulaires, examinées au microscope, étaient constituées par de la fibrine à l'état fibrillaire, au milieu de laquelle on trouve quelques globules sanguins rouges, et très peu de leucocytes. Quant aux parties malades de la valvule, elles contiennent un dépôt fibrineux, fibrillaire, avec quelques rares noyaux oblongs et des éléments fusiformes plus rares encore. Dans la substance fibrineuse se trouvent des granulations graisseuses très nombreuses et très fines; on y reconnaît aussi quelques rares corps granuleux, Il n'y a ni globules purulents à noyaux, ni globules pyoïdes. Dans les caillots cardiaques il n'y avait que très peu de leucocytes.

Vous voyez, messieurs, ce qui dominait dans la composition des productions morbides de la valvule, c'étaient de la fibrine à l'état fibrillaire et des granulations graisseuses. La disposition anatomique de ces productions morbides devait faire supposer que des productions analogues avaient pu être entraînées par le courant sanguin de l'artère pulmonaire.

Le parenchyme pulmonaire renfermait en effet un grand nombre d'abcès, dont les plus considérables avaient la grosseur d'une noisette et la plupart le volume d'un grain de chénevis. Tous étaient tapissés d'une pseudo-membrane assez épaisse. Le contenu de ces abcès était d'un gris jaunâtre, et l'on y trouvait de très nombreux globules purulents et pyoïdes, ainsi que d'assez nombreuses cellules à plusieurs noyaux. A la surface des poumons et dans leur profondeur, on constatait la présence d'ecchymoses de forme irrégulière, figurant dans certains points de petits foyers apoplectiques. Dans un grand nombre de points, on remarquait des canaux pleins d'une matière blanc jaunâtre. Ces canaux étaient tuméfiés et semblaient appartenir au système de l'artère pulmonaire. La matière qui les remplissait et les distendait était sous forme de cylindres et constitués par de la fibrine contenant d'innombrables globules de pus.

Comment doit-on interpréter la succession des phénomènes morbides de cette observation si compléte? Il est très probable, ainsi que le font remarquer MM. Charcot et Vulpian, que le travail ulcératif de la valvule s'est fait d'une manière latente, et que le frisson a été le signal de l'intoxication produite par le mélange avec le sang des détritus valvulaires.

Quant aux abcès métastatiques, si nombreux dans le poumon, ils étaient la conséquences de l'arrêt de la matière fibrineuse dans les dernières ramifications de l'artère pulmonaire. De plus, la substance fibrino-purulente qui obstruait plusieurs ramuscules de l'artère pulmonaire, est une preuve anatomique de l'origine cardiaque des abcès pulmonaires, puisqu'il n'existait en aucune partie du système veineux périphérique de cause d'embolie ou d'infection purulente.

Dans une observation recueillie par M. Chalvet[1], et dont le diagnostic a été fait sur la table anatomique par M. Lancereaux, l'endocardite ulcéreuse avait pour siège le cœur gauche, et l'autopsie a été faite avec un tel soin, que l'on suit pour ainsi dire pas à pas la marche de l'infection générale; de plus, l'analyse chimiqne et microscopique est parvenue à démontrer dans le sang lui-même la matière qui a produit l'infection générale.

Une jeune femme de vingt-deux ans, souffrante depuis un an, éprouve subitement de l'anxiété, de la douleur épigastrique et des envies de vomir. Elle veut continuer à travailler, mais bientôt elle est prise d'un violent frisson qui dure deux heures et est suivi de sueur. Le lendemain, retour du frisson; puis, quatre jours après le début des accidents, la malade est transportée à l'hôpital Saint-Antoine, où elle présente tous les symptômes d'une violente atteinte de cholérine : vomissements, diarrhée, refroidissement des extrémités, crampes; la voix est faible, les forces épuisées. Les urines ne contiennent pas d'albumine. La diarrhée devient moins abondante, le pouls se relève, mais les vomissements persistent.

Huit jours après le début de la maladie, la face et les yeux sont injectés; la fièvre est plus intense, la peau plus chaude. — Le neuvième et le dixième jour, mêmes symptômes, de plus la malade avait du malaise et une grande anxiété. — Le onzième jour apparaît un ictère qui occupe bientôt tout le corps : la stupeur et l'adynamie qui accompagnent l'apparition de l'ictère donnent quelque sujet de penser à un ictère grave. Le lendemain on peut voir sur les membres quelques taches ecchymotiques. — L'anxiété fait des progrès et la malade succombe le treizième jour.

On ne fit point l'examen du cœur, au moins l'état fonctionel de cet organe n'est pas signalé dans l'observation.

Ce qui ressort de ce fait, ainsi que de beaucoup d'autres analogues, c'est qu'il s'accomplit sourdement dans l'appareil valvulaire du cœur une lésion qui devint une cause d'infection générale, à laquelle succombent les malades après avoir présenté des symptômes typhoïdes.

A l'autopsie on constata de petites taches ecchymotiques à la surface des poumons, mais le parenchyme de cet organe ne renfermait point de

1. Observation consignée dans le mémoire de M. Lancereaux, *Sur l'endocardite ulcéreuse* (*Comptes rendus des séances et Mémoires de la Société de biologie*, 1861).

noyaux apoplectiques ni d'abcès métastatiques. Le foie au contraire présentait des altérations remarquables : grand nombre de cellules sont détruites, et, vers le centre de l'organe, il existait un infarctus, en même temps que plusieurs branches de l'artère hépatique étaient incomplètement obstruées par de petits caillots en grande partie fibrineux.

De même, la rate, qui était augmentée de volume et diffluente, renfermait dans sa partie moyenne et supérieure, assez près du hile, un infarctus. De plus, de petites ecchymoses et des dépressions légères existaient sur la surface des reins. Quelques-uns des plus gros capillaires des reins paraissent remplis, à l'examen microscopique, d'une poussière finement granuleuse.

La muqueuse intestinale présentait de petites ecchymoses, qui probablement avaient la même cause que les ecchymoses observées à la surface du poumon et à la surface des reins; les plaques de Peyer n'offraient point d'altération.

Voilà, messieurs, un ensemble de lésions, en divers organes, qui était parfaitement en rapport avec les symptômes observés. La valvule mitrale est épaissie et présente une injection vasculaire très marquée; sur la surface articulaire de la valvule existe une excavation assez profonde pour recevoir l'extrémité de l'un des doigts. Le fond de l'ulcération est granuleux, et la substance qui revêt l'ulcération, examinée au microscope, est composée en grande partie de fines granulations grisâtres et de détritus plus ou moins informes. Le tout, dit l'observateur, résiste assez bien à l'action des acides et des alcalis.

Il est probable, messieurs, que cette vaste ulcération était le résultat d'un kyste athéromateux qui s'était ouvert, et nous avons la confirmation de cette assertion dans la particularité suivante. Dans un point très voisin de cette ulcération, il existait une légère saillie mamelonnée qui, une fois incisée, laissait écouler une matière épaisse, jaunâtre, constituée par des granulations très fines et très nombreuses, des fragments de cellules, de noyaux et de tissu conjonctif. Toutes ces parties pâlissaient, mais résistaient en grande partie à l'action des acides et des alcalis, ce qui semble démontrer que la fibrine n'avait qu'une faible part dans la composition de ces exsudats; enfin, le microscope dévoilait encore, dans ces parties, la présence de globules graisseux et de quelques cristaux provenant des matières grasses.

Que conclure de cette analyse chimique et microscopique? C'est que l'ulcération valvulaire avait déversé dans le sang les produits fibrineux et autres qui, dans la rate, le foie et les reins, avait oblitéré des vaisseaux de moyen volume de manière à y produire des infarctus, et obstrué les capillaires de façon à déterminer des ecchymoses à la surface de ces organes et dans l'épaisseur du derme cutané et muqueux. — De plus, les exsudats organiques autres que la fibrine avaient eu probablement pour conséquence une modification du sang qui pouvait expliquer la diffluence de la rate et les symptômes typhoïdes.

Enfin, et c'est là ce qui fait le principal intérêt de cette remarquable observation, l'examen microscopique et chimique du sang démontra que ce liquide *renfermait des produits en tout analogues* à ceux dont on avait constaté la présence d'une part sur la valvule malade, et d'autre part dans les vaisseaux obstrués.

Ainsi que cela s'observe dans les septicémies, le sang était partout visqueux, presque filant et semblable à de la mélasse ou à de la gelée de groseilles. On recueillit dans un tube le sang contenu dans les artères fémorales, et le microscope, outre les globules rouges, les globules blancs et la fibrine, constata la présence de granulations moléculaires, de globules granuleux, de globules graisseux et de fragments de fibres du tissu conjonctif. Des éléments identiques existaient au centre des caillots des artères splénique, rénale et hépatique. Ces mêmes éléments ont aussi été rencontrés, mais en petit nombre, dans le sang des artères coronaires. De plus, ces éléments, comme ceux qui faisaient partie du petit foyer valvulaire, pâlissaient sans se dissoudre sous l'influence des acides et résistaient à l'action des alcalis.

Ces deux observations sont de nature à fixer dans votre esprit les altérations de l'endocardite ulcéreuse, et elles vous montrent en même temps comment se fait l'infection du sang en semblable circonstance. Ce sont des faits qu'on peut ajouter à la classe des septicémies, aussi lorsque des malades présenteront à votre observation des symptômes typhoïdes que vous ne pouvez rattacher à une dothiénentérie, à une fièvre infectieuse bien déterminée ou à l'ictère grave, devrez-vous rechercher avec soin si le cœur ne présente point quelque lésion valvulaire capable de vous fournir la raison de ces symptômes typhoïdes.

Enfin, si vous songez que ces symptômes peuvent s'observer en dehors de toute manifestation rhumatismale, cette étiologie organique spéciale des infections du sang vous permettra de soupçonner dans une altération valvulaire du cœur la source des symptômes qui n'avaient pas encore reçu d'interprétation satisfaisante.

Maintenant, la doctrine que je viens de vous exposer, et qui rattache à l'embolie des particules détachées des valvules ulcérées les accidents locaux et généraux, ne rallie pas tous les suffrages; des savants du plus grand mérite, en tête desquels il convient de citer MM. Bouillaud, Hardy et Béhier, attribuent ces accidents généraux, typhoïdes, de l'endocardite à un état mauvais primitif. Ainsi, disent MM. Hardy et Béhier [1] : « L'ulcération et le ramollissement de l'endocarde sont la conséquence du mauvais état général de l'économie au moment où se manifeste l'inflammation

1. Hardy et Béhier, *Traité de pathologie interne*, 2e édit.

de cette membrane, laquelle ne paraît pas capable de produire, en tant qu'ulcération infectante, les phénomènes généraux indiqués. Ce serait donc seulement une endocardite développée chez un sujet cachectique. »
— De jeunes médecins fort distingués, MM. Duguet et Hayem, ont une manière de voir très peu différente : il s'agit pour eux dans ce cas d'une affection maligne et grave d'emblée, caractérisée par des lésions viscérales multiples et particulièrement par des lésions du cœur. L'état typhoïde dès le début se trouverait ainsi expliqué, tandis que les infarctus viscéraux ne seraient que des lésions secondaires, conséquences éloignées des ulcérations de l'endocarde[1].

Ce qui milite en faveur de la doctrine de l'état typhoïde spontané d'emblée et nullement consécutif au passage dans le sang de fibrine désagrégée provenant d'une lésion valvulaire, c'est qu'on peut citer des autopsies parfaitement authentiques, faites dans le service de M. Bouillaud et sous les yeux de ce savant, et dans lesquelles il n'y avait aucune espèce d'ulcération de l'endocarde ni de vestiges de végétations fibrineuses en partie érodées, bien que pendant la vie l'état typhoïde eût été des plus prononcés. Tel était le cas d'une malade dont l'histoire a été communiquée par M. Auguste Voisin à M. L. Martineau[2].

En conséquence, il faudrait bien se garder de croire que la doctrine de l'embolie explique tous les phénomènes possibles de l'endocardite maligne.

1. Duguet et Hayem, *Mémoire de la Société de biologie*, 1865.

2. L. Martineau, *Des endocardites*, Paris, 1866. — Très bon travail où sont discutées les théories modernes et rapportées d'intéressantes observations.

LXXXVI. — FIÈVRES PALUSTRES (FIÈVRES INTERMITTENTES).

§ 1. — Elles sont la manifestation d'une diathèse. — Causes qui engendrent celle-ci. — Cachexie palustre. — Lésions organiques (engorgements de la rate et du foie). — Les lésions sont la conséquence et non la cause des accidents. — *Fièvres intermittentes régulières.* — Leurs trois stades. — Leurs différents types. — La fièvre palustre peut être continue au début. — Ne pas confondre avec celle-ci les fièvres continues et les pyrexies débutant par des accidents intermittents dans les pays marécageux.

Messieurs,

Il est entré en 1858 dans notre salle Sainte-Agnès trois individus affectés de fièvre intermittente qu'ils ont contractée, l'un en Crimée, les deux autres en Afrique. De retour en France et installés à Paris en 1857, c'est seulement six mois après, en 1858, que ces individus ont été repris d'accidents dont un traitement régulier, auquel ils avaient été soumis sur les lieux mêmes où ils étaient tombés malades, semblait les avoir complètement débarrassés.

Cette réapparition des accès de fièvre palustre chez des sujets soustraits depuis assez longtemps déjà aux influences qui les avaient d'abord occasionnés, est un fait que vous observerez fréquemment. Quelque commun qu'il soit, il n'en est pas moins digne de l'attention des médecins, car s'il a son importance au point de vue de la nosologie, il en a une plus grande encore au point de vue de la thérapeutique.

Il faut bien se garder, en effet, de confondre ces retours plus ou moins éloignés, plus ou moins périodiques, de phénomènes morbides relevant d'une cause unique, persistante, d'un état diathésique de l'organisme, avec les récidives des phlegmasies et des pyrexies.

Un individu, par exemple; prend pour la seconde ou la troisième fois, à plusieurs années, plusieurs mois, plusieurs semaines de distance, une péripneumonie franchement inflammatoire ; ce ne seront pas, à ces différentes fois, de nouvelles manifestations d'une seule et unique maladie, ce sera chaque fois une nouvelle maladie en tout semblable à la première, quant à son siège, quant à sa nature, parcourant comme elle toutes ses périodes, accomplissant *uno tenore* son entière évolution. En admettant une prédispositiou particulière du sujet à prendre des phlegmasies pulmonaires, il a fallu, chaque fois, pour que celles-ci survinssent, une nouvelle intervention de la même cause ou d'une cause analogue, dont les effets s'épuiseront complètement dans une série d'actes morbides non interrompus, jusqu'au retour à la santé d'autrefois ou jusqu'à la terminaison par la mort.

Il n'en est plus ainsi des maladies diathésiques, avec lesquelles la fièvre palustre a une telle analogie, qu'il me paraît difficile de ne pas la ranger dans cette classe.

Un individu a, à une certaine époque, une attaque de goutte : quelques mois plus tard, il en a une seconde, puis une troisième ; chacune de ces attaques ne sera pas une maladie nouvelle, ce sera une nouvelle manifestation de la même maladie, dont la cause, qui n'est jamais complètement épuisée, pour être demeurée silencieuse pendant un temps plus ou moins long, n'en existait pas moins en puissance dans l'économie, *in posse*, pour me servir d'une expression de l'ancienne médecine. Que, dans quelques circonstances, une cause occasionnelle devienne le point de départ des accidents, l'intervention de cette cause n'est plus absolument nécessaire ici, comme elle l'était dans le cas de la péripneumonie dont nous parlions tout à l'heure.

De même pour la vérole. Quel que soit l'espace de temps qui s'est écoulé entre les différentes apparitions des accidents qui la caractérisent, ces accidents seront toujours subordonnés à une seule et même cause.

De même, enfin, pour la fièvre palustre.

Assurément, il ne viendra à l'idée de personne que les accès périodiques d'une fièvre intermittente quotidienne, tierce, quarte, constituent autant de maladies à part. Il est évident pour tout le monde que c'est toujours la même maladie dont les manifestations sont séparées par des intervalles plus ou moins longs, pendant lesquels la cause morbifique restant latente, l'économie a paru reprendre le parfait équilibre de la santé. Mais ce qu'on n'accepte pas aussi généralement, ce que du moins on ne dit pas assez, c'est que les périodes de repos peuvent être extrêmement prolongées. Je ne parle pas des cas de prétendues fièvres intermittentes mensuelles ou même annuelles, dont des auteurs recommandables, et Schenck entre autres, ont rassemblé des observations, je fais seulement allusion aux cas analogues à ceux dont nos trois malades de la salle Sainte-Agnès nous offrent en ce moment des exemples.

Vous voyez chez eux que, après un intervalle de six mois durant lequel ces individus étaient restés parfaitement bien portants, les accidents fébriles intermittents qu'ils avaient une première fois éprouvés, et dont ils avaient été en apparence entièrement guéris, se sont de nouveau reproduits sans cause déterminante appréciable. C'était donc bien la même fièvre qui les reprenait, et cette fois, comme la première, sous l'influence de l'infection dont le germe n'avait pas été complètement détruit.

Non seulement ce germe de la fièvre palustre peut demeurer silencieux pendant des mois, des années, après s'être manifesté une première fois, mais encore il arrive que des individus qui auront contracté ce germe dans des pays où les fièvres intermittentes sont endémiques, n'éprouvent les premiers symptômes apparents de l'intoxication palustre que longtemps après, et alors qu'ils habitent des pays où ces fièvres ne règnent pas habituellement. Les faits de ce genre ne sont pas rares, et naguère vous pouviez en observer deux qui se sont présentés presque simultanément dans cet hôpital : l'un chez un jeune enfant qui entrait au mois de juillet dans notre salle Saint-Bernard, avec des fièvres intermittentes dont il avait évidemment contracté le germe en Bourgogne, où il avait été élevé et d'où il avait été ramené ici depuis plus de six mois. Cet enfant, qui, avec une hypertrophie notable de la rate, une teinte jaune-paille de la peau, offrait tous les caractères de la cachexie palustre, n'avait, nous affirmait sa mère, jamais eu d'accès de fièvre avant son arrivée à Paris. L'autre malade était un homme que quelques-uns d'entre vous auront pu voir dans le service dirigé alors par mon collègue et ami M. Delpech. Cet homme était arrivé d'Afrique déjà depuis un certain temps. L'augmentation du volume de sa rate, son teint jaune-paille, témoignaient également d'une cachexie palustre profonde; il venait en effet se faire traiter à l'hôpital d'une fièvre intermittente dont il était tourmenté, mais il affirmait que cette fièvre avait débuté très peu de jours auparavant, et qu'en Algérie, où il en avait puisé le germe, il n'en avait jamais eu le plus petit accès.

Messieurs, dans ce que je viens de vous dire, vous saisissez déjà l'analogie que je vous signalais entre la fièvre palustre et les maladies diathésiques, puisque ici, comme dans toute diathèse, vous retrouverez une cause morbifique qui peut rester silencieuse pendant un temps plus ou moins long dans l'organisme qu'elle affecte; cette analogie ressortira bien davantage encore de ce que j'aurai à vous exposer de la diversité des manifestations de cette cause morbifique.

Rappelez-vous en effet la définition que je vous ai donnée d'une diathèse. C'est un état spécial, une disposition particulière de l'économie, héréditaire, ou *acquise*, mais essentiellement, invariablement chronique, en vertu de laquelle se produisent, sous des expressions identiques au fond, variables et mobiles quant à la forme, des troubles morbides en général assez franchement caractérisés.

Or, ces troubles variables et mobiles quant à leur forme, mais reposant sur un fond commun, dépendants d'une seule et même cause, se retrouvent dans la maladie dont il est maintenant question. Si cette maladie se traduit le plus ordinairement par des accidents fébriles intermittents et périodiques, si c'est là sa manière d'être tellement la plus habituelle que l'épithète d'*intermittente* ajoutée au nom de fièvre suffit pour en définir l'espèce nosologique, dans un très grand nombre de circonstances elle prend d'autres allures; la diathèse, l'infection palustre revêt des formes essentiellement différentes de celles qu'elle revêt, il faut le dire, le plus habituellement, et sous cette variété de formes le médecin doit savoir la reconnaître afin de pouvoir la combattre.

Le nom même de diathèse palustre indique assez quelle est la nature de cette diathèse. Elle connaît en effet pour cause ordinaire le séjour dans les lieux infectés par le miasme palustre. Chose remarquable, que je vous signale en passant, ce miasme palustre paraît n'être un poison que pour l'homme. Tandis qu'il est peu d'individus de l'espèce humaine qui s'exposent impunément à son influence, les animaux, si nous en jugeons, du moins, d'après ce que nous sommes à même d'observer sur les animaux domestiques, y semblent absolument réfractaires.

De ce que les affections palustres ne sont nulle part plus fréquentes que dans les pays chauds, bas et humides, n'en concluez pas que c'est l'humidité qui les engendre. L'humidité n'agit qu'autant que l'eau qui couvre une étendue de terrain plus ou moins considérable, dont le sol est imprégné, s'évapore sous l'influence de certaines conditions atmosphériques, cette évaporation entraînant alors le développement des émanations telluriques qui constituent peut-être ce que nons appelons le miasme palustre.

L'humidité seule est si peu cause des fièvres intermittentes, qu'on peut, sans grand inconvénient, rester dans les localités marécageuses, pendant la saison froide, pendant la saison des pluies, tant que les terrains sont submergés. Mais lorsque ces terrains se dessèchent, ou bien s'ils viennent, par l'action de la chaleur du jour, à se découvrir en partie, il y a danger. Qu'il s'agisse alors d'un marais proprement dit, d'une rivière ou d'un ruisseau dont les lits sont peu profonds et qui débordent facilement, qu'il s'agisse de prairies inondées, les miasmes palustres se développent et infectent ceux qui s'exposent à leurs émanations.

Bien plus, dans les pays même secs et arides, de grands mouvements de terres qui n'ont pas été remuées depuis longtemps vont amener les mêmes résultats.

Il en est ainsi dans les pays de grande culture, sur le plateau élevé de la Beauce par exemple, où l'on manque habituellement d'eau, et où cependant on observe de nombreux cas de fièvres intermittentes.

Les affections palustres qui ont si cruellement sévi sur notre armée, pendant la guerre d'Orient, n'ont pas eu d'autre origine que ces grands bouleversements de terrains nécessités par les travaux du siège devant Sébastopol.

Ici même, à Paris, où les fièvres intermittentes sont aujourd'hui des maladies si rares, que nous les connaissons à peine, on les a vues survenir à différentes reprises dans des circonstances analogues. Ainsi lorsqu'en 1811 on creusa le canal Saint-Martin, une véritable épidémie de fièvres intermittentes sévit sur les quartiers du Temple, de la Villette et de Pantin. En 1840, une épidémie semblable régna quand on éleva les fortifications qui entourent la capitale, Les fouilles opérées, dans ces dernières années, pour le percement des rues et des boulevards nouveaux, pour l'établissement des égouts et des conduites du gaz d'éclairage, ont ramené ces affections palustres en grand nombre, et plus d'un médecin a été surpris par des cas de fièvres pernicieuses qu'il était peu habitué à rencontrer dans sa pratique.

Disons toutefois que ces maladies palustres survenant accidentellement ainsi dans les pays qui en sont habituellement exempts sont, en général, beaucoup moins graves que celles qui règnent d'une façon permanente et endémique dans les localités où les mauvaises conditions d'humidité et de température se trouvent réunies. C'est là qu'on observe toutes ces différentes manifestations de la diathèse, depuis les fièvres intermittentes qui en constituent comme l'expression la plus simple, jusqu'à ces accidents dont la continuité semble correspondre au plus haut degré de l'action pathogénique du miasme infectieux.

La fâcheuse influence de ces localités insalubres s'étend quelquefois assez loin d'elles, les courants atmosphériques transportant à des distances souvent assez éloignées les effluves marécageux. Vous connaissez tous ce fait rapporté par Lancisi et consigné dans vos ouvrages classiques. Trente personnes de Rome se promenaient vers l'embouchure du Tibre, le vent vint tout à coup à souffler sur des marais dont il leur apporta les émanations; vingt-neuf d'entre elles furent atteintes de fièvres intermittentes. Les exemples analogues de la dispersion lointaine des miasmes palustres sont assez communs dans les pays qui, tels que notre Sologne, notre Bourbonnais et notre Bresse, sont des foyers permanents de la maladie dont nous parlons.

S'il suffit souvent à un étranger de traverser un pays marécageux pour y prendre des fièvres intermittentes, combien plus y seront exposés les individus qui séjournent dans ces contrées. La diathèse s'impose d'autant plus énergiquement, et, permettez-moi cette expression, elle s'enracine d'autant plus profondément chez eux, qu'ils vivent d'ailleurs dans des conditions hygiéniques plus déplorables.

Cette diathèse palustre ne se traduit pas toujours par les accidents fébriles; dans un très grand nombre des cas peut-être, — je parle de ce qui arrive chez les individus vivant depuis un temps plus ou moins long dans les pays où les fièvres palustres sont endémiques, — elle s'annonce par une modification plus ou moins profonde éprouvée par l'organisme, caractérisée par un ensemble de phénomènes morbides qui n'échappent point à l'observateur.

C'est une décoloration des téguments correspondant à une altération particulière du sang; ce n'est pas seulement la pâleur que nous trouvons chez les individus épuisés par des pertes de sang, ce n'est pas non plus la couleur verdâtre des chlorotiques, c'est une teinte d'un jaune bistre plus ou moinc foncé.

Ce teint cachectique spécial, lorsqu'il est très prononcé, coïncide en général avec des engorgements du foie et surtout de la rate, laquelle prend un volume plus ou moins considérable, facile à mesurer par la percussion et par la palpation; son augmentation de volume peut être telle, qu'elle fasse une saillie plus ou moins prononcée à travers les parois du ventre, dont elle est susceptible de remplir, pour ainsi dire, la presque totalité, s'étendant à droite au delà de la ligne médiane, descendant jusque dans la fosse iliaque gauche, remontant dans la cavité de la poitrine en refoulant le diaphragme au point de gêner la respiration, et contribuant pour sa part, par la compression qu'elle exerce sur les vaisseaux, à la production des épanchements séreux que je vous signalerai comme une complication fréquente de ce déplorable état général.

Il n'est pas rare, ainsi que j'ai eu l'occasion de l'observer en Sologne, de voir des enfants naître avec ces engorgements viscéraux et cette teinte cachectique des téguments qui témoignaient que, dans le sein de leurs mères, ils avaient subi la funeste influence du milieu dans lequel celles-ci vivaient.

Le plus souvent, cependant, les individus, avant d'arriver à cet état de cachexie profonde, ont éprouvé les accidents aigus de l'infection palustre, accidents aigus fébriles qui, suivant l'intensité de la cause qui les avait provoqués, ont put affecter, soit les types intermittents que nous sommes habitués à considérer comme l'expression vraiment caractéristique de l'empoisonnement miasmatique, soit le type rémittent, soit même le type franchement continu, clairement indiqué par les anciens, Lancisi, Morton en particulier, et que nous devons à nos savants confrères de l'armée, Boudin[1], MM. Laveran, Maillot[2], etc., de nous avoir fait de nouveau connaître.

C'est lorsque ces fièvres palustres ont duré pendant un assez long temps, alors même que les malades ont quitté le pays où ils les avaient prises, que l'anémie qui en est la conséquence augmente et que la cachexie se prononce de plus en plus. Alors aussi surviennent les épanchements séreux que je mentionnais il y a un instant : œdème des extrémités, anasarque générale, hydropisies du péritoine et de la plèvre, œdème des poumons, qui dépendent de l'altération du sang, et qui, l'ascite du moins et l'œdème des extrémités inférieures, reconnaissent en partie pour cause déterminante, ainsi que je viens de le dire, la gêne apportée à la circulation dans la veine porte et dans la veine cave par le foie et la rate augmentés de volume.

Quand nous parlerons des fièvres pernicieuses, nous verrons que ce

1. Boudin, *Traité des fièvres intermittentes, rémittentes et continues*, Paris, 1842.

2. Maillot, *Traité des fièvres ou irritations cérébro-spinales intermittentes*, Paris, 1838.

dernier organe est quelquefois le siège de désordres très graves, d'hémorrhagies analogues à celles qui se font dans l'encéphale, de ramollissements plus ou moins étendus, de ruptures plus ou moins considérables qui entraînent des accidents promptement mortels.

Tous les auteurs qui ont écrit sur les fièvres intermittentes ont signalé cette cachexie et les engorgements viscéraux de l'abdomen qui l'accompagnent. Van Swieten, rappelant ce que ses prédécesseurs avaient dit à ce sujet, ajoute que, dans quelques cas, la dilatation et l'engouement du côlon, dans ses portions avoisinant la rate, peuvent faire croire à une tuméfaction de ce viscère.

Vous savez, messieurs, le rôle que, dans ces derniers temps, on a voulu faire jouer à cette hypertrophie de la rate; vous savez que certains médecins, s'emparant d'une idée émise par M. le docteur Audouard et développée par lui dans différents mémoires[1], ont voulu que la congestion de la rate fût la cause de la périodicité des accès. Cette théorie, qui ne résiste pas à l'examen sérieux des faits, trouve aujourd'hui bien peu de défenseurs, et je ne m'arrêterai pas pour la discuter. Ce n'est pas là une idée nouvelle, et déjà Galien, en divers passages de ses œuvres, disait que la rate était le foyer des fièvres intermittentes.

Ceci nous amènerait à cette grande question de la cause de l'intermittence, question si souvent débattue et jamais résolue.

Il y a quelques années, un médecin militaire, M. le docteur Masurel, proposait l'explication suivante. Le premier terme d'une fièvre intermittente, disait-il, n'est qu'une viciation du sang par le miasme infectieux; le système nerveux ganglionnaire recevant l'impression de ce sang altéré, l'accès fébrile, ou plutôt le frisson, n'est autre chose que l'expression symptomatique d'un véritable état névropathique, d'une hétéronervie dépressive du système circulatoire; les deux derniers stades de l'accès, le stade de chaleur et celui des sueurs, sont l'effet de la réaction de l'organisme contre le trouble profond occasionné par le double phénomène qui a présidé au développement de l'accès fébrile. Mais celui-ci résolu, ce qui reste des principes miasmatiques dans le sang amène, par la révolution incessante de la circulation, une altération nouvelle du système nerveux, d'où l'accès nouveau, d'où ce cercle qui ramène incessamment la fièvre et la rémission.

Cette théorie, qui semble s'inspirer des idées de Cullen sur la cause de la fièvre, a une très grande analogie avec celle de Sydenham, pour qui le paroxysme de la fièvre intermittente revient parce que la matière morbifique qui, après s'être accumulée dans l'organisme pendant la période apyrétique, avait été éliminée par les sueurs, s'accumule de nouveau,

1. Audouard, *Des congestions sanguines de la rate, ou des obstructions sanguines de ce viscère*, Paris, 1818.

l'accès de fièvre passé, jusqu'à ce qu'un nouvel effort de la nature sollicite encore son élimination.

A cela van Swieten avait péremptoirement répondu : Si dans les maladies aiguës des évacuations peuvent amener des crises, l'évacuation imparfaite amène des crises imparfaites qui n'ont jamais lieu dans un espace de temps et à des intervalles aussi régulièrement établis qu'ils le sont dans les fièvres intermittentes.

De plus, si le retour des accès avait pour cause l'excès de la matière morbifique qui n'a pas été expulsée dans la crise précédente, resterait à savoir pourquoi l'excès de la puissance de cette matière morbifique augmente plus ou moins rapidement suivant les différentes espèces de fièvres; pourquoi, par exemple, elle agit seulement après douze heures dans la fièvre quotidienne, après trente-six dans la tierce, etc. Comment se fait-il qu'un individu atteint de la fièvre quarte soit tout à fait bien portant un quart d'heure avant le retour de l'accès, bien que cependant la matière morbifique qui va exciter tant de troubles doive être déjà prête à agir? Comment admettre que, pour une même variété de fièvres intermittentes, affectant des individus différents d'âge, de sexe, de tempérament, la matière morbifique mette juste le même temps à s'accumuler et à produire des effets? Enfin, ce sont si peu les évacuations qui jugent la fièvre, que lorsque l'on traite celle-ci en administrant le quinquina, la guérison s'obtient sans qu'il y ait de sueurs, de selles ou d'urines extraordinaires, bien que quelques-uns aient prétendu que cette guérison n'était radicale et assurée qu'autant qu'on aurait obtenu ces évacuations critiques.

En définitive, messieurs, si tout porte à croire que la cause de l'intermittence réside dans le système nerveux, cette cause nous est en réalité inconnue. Ce que nous savons, du moins, c'est que l'intermittence appartient essentiellement à l'organisme et non point à la cause externe qui agit sur lui, puisque nous la voyons se produire dans l'ordre physiologique, sans causes appréciables, et dans l'ordre pathologique, sous l'influence des causes les plus diverses. Toutefois certaines de ces causes sont plus susceptibles que d'autres de l'exciter, de la solliciter même, avec une constance et une régularité très souvent périodiques.

Or, le miasme infectieux palustre est une de ces causes. Si, en effet, dans quelques circonstances auxquelles j'ai déjà fait allusion, cette cause morbifique manifeste son action par des phénomènes qui revêtent le type continu, le plus ordinairement ce sont des accidents intermittents qu'elle amène. De ces accidents, les plus vulgaires, si je puis ainsi parler, ceux du moins qui semblent les mieux connus de la majorité des médecins, sont ceux qui constituent les FIÈVRES INTERMITTENTES RÉGULIÈRES.

Exceptionnellement, ces fièvres s'annoncent par des symptômes précurseurs, malaise général, accompagné d'un sentiment de faiblesse, de lassitude, de céphalalgie; le malade a des pandiculations, des vomituritions, le plus souvent le mal débute brusquement, et ses accès se composent de trois périodes distinctes que l'on désigne sous le nom de *stades*, stade de froid, de chaleur, de sueur.

Le *stade de froid*, que l'on devrait plutôt appeler *stade de frisson*, parce que la sensation de froid éprouvée par le malade n'est que le résultat d'une perversion de la sensibilité, la température du corps changeant peu en réalité, et s'élevant même quelquefois de quelques degrés, dans certaines parties du corps, ainsi que cela ressort des expériences faites par de Haen et répétées depuis lui, le stade de froid, dis-je, est caractérisé par un frisson plus ou moins violent, d'une durée variable, mais toujours assez longue.

Ce frisson, qui semble partir de la région lombaire et remonter le long de la colonne vertébrale, consiste bientôt en un tremblement, en de véritables mouvements convulsifs occupant d'abord les muscles de la mâchoire, et assez fort pour faire claquer les dents les unes contre les autres. Le tronc, les membres, sont pris à leur tour et presque simultanément, de telle sorte que les secousses rapides dont tout le corps est agité peuvent être portées au point d'ébranler le lit sur lequel le malade repose. La sécheresse de la peau, dont les papilles saillantes lui donnent cet aspect qui rappelle la *chair de poule;* sa décoloration, qui n'est nulle part plus évidente qu'à la face et aux extrémités, qui prennent en quelques cas une teinte légèrement bleuâtre, témoignent de la perturbation survenue dans la circulation des vaisseaux capillaires; de même que la petitesse, la faiblesse, la fréquence et l'irrégularité du pouls témoignent de l'embarras de la circulation artérielle.

L'anxiété est grande, l'oppression marquée, la soif vive, la langue restant humide, quelquefois bleuâtre; il y a perte absolue de l'appétit, et ce grand état de malaise se complique assez souvent de vomissements qui viennent encore l'augmenter. L'urine, peu abondante, est pâle et aqueuse.

Ces phénomènes durent pendant une heure ou deux, rarement trois ou quatre, et jamais au delà, à moins qu'il ne s'agisse d'une fièvre intermittente algide, auquel cas ce n'est pas à une fièvre intermittente légitime, la seule dont il est ici question, qu'on a affaire, mais à une de ces formes de la fièvre pernicieuse dont nous aurons à nous occuper.

Ces frissons devenant de plus en plus fugaces et alternant avec des bouffées de chaleur, le *stade de chaud* commence.

La chaleur, d'abord faible, augmente progressivement d'intensité, et devient âcre, mordicante, extrêmement pénible; les malades cherchent dans leur lit une position où ils puissent trouver un peu de fraîcheur.

Cette chaleur, dont le degré est loin d'ailleurs d'être toujours en rapport avec celui du frisson qui l'a précédée, est souvent aussi beaucoup moins considérable, en réalité, qu'elle ne paraît être au dire des malades. Les recherches modernes ont démontré en effet que la température du corps, constatée avec le thermomètre, n'était pas, dans bien des cas, de plus d'un degré supérieure à celle qu'elle était dans la période de froid. Cependant, au toucher, la peau est sèche et chaude; la face est rouge et animée, les yeux brillants et quelquefois très sensibles à la lumière.

Le pouls se détend sans diminuer de fréquence, il prend plus de largeur et de force. La respiration est moins anxieuse, plus grande, plus fréquente. La céphalalgie, qui avait annoncé le début, augmente au lieu de diminuer, et en quelques circonstances il survient un peu de délire.

L'anorexie, la soif persistent; l'urine se colore plus ou moins.

La durée moyenne de ce stade est de une à deux heures, et même, chez certains malades, la moiteur commence dès que le frisson cesse.

A leur tour ces symptômes se modèrent et le *stade de sueur* s'annonce quelquefois par une sensation générale de bien-être relatif. La peau s'ouvre, s'humecte peu à peu et se couvre bientôt d'une sueur abondante.

Chez certains sujets, des vomissements, un léger flux diarrhéique, semblent indiquer qu'une émonction analogue se fait du côté des téguments internes.

L'urine, rouge au moment de la miction, laisse déposer au fond du vase, en se refroidissant, un sédiment couleur de brique pilée. Ce dépôt sédimenteux, que l'on considérait comme un phénomène obligé de tout accès de fièvre intermittente, ne se fait pas constamment: ou bien l'urine est épaisse, d'un blanc jaunâtre, jumenteuse, ou bien elle ne présente qu'un léger énéorème; ou bien enfin elle diffère peu de l'urine normale.

La cessation de fièvre se traduit aussi par la diminution dans la fréquence du pouls, qui conserve de l'ampleur.

D'ordinaire, au moment où le calme est rétabli, le malade s'endort; ce sommeil réparateur arrive quelquefois en même temps que la sueur.

Ainsi se termine l'accès de fièvre intermittente légitime, auquel va succéder une période de repos, la *période apyrétique*, qui, suivant les espèces de fièvres, se prolongera pendant plus ou moins longtemps.

Quand cette apyrexie est de longue durée, le malade ne garde pour ainsi dire aucun souvenir de l'accès passé, à ce point qu'il peut se croire revenu tout à fait à la santé; mais quand cet intervalle de repos est court, ou bien lorsque les accès se répètent depuis un assez long temps, ce repos n'est jamais absolument complet. Un malaise général, un sentiment de fatigue indéfinissable, un peu de lourdeur de tête, un certain degré d'anorexie, coïncidant avec un état saburral de la langue, avec de la soif, de l'irrégularité dans les excrétions alvines, indiquent que les fonctions n'ont pas repris leur entière activité.

Le gonflement du foie et surtout celui de la rate, chez ceux qui sont depuis un certain temps affectés de ces fièvres, constitue un phénomène d'une grande signification.

C'est cet intervalle de repos, c'est cette période apyrétique qui, suivant sa longueur, caractérise les différents *types* que la fièvre intermittente peut revêtir.

Vous savez, messieurs, quels sont ces types. La fièvre intermittente *quotidienne* est celle dont les accès, à peu près égaux, reviennent tous les jours, à peu près exactement à la même heure.

Ici je dois appeler votre attention sur un fait dont l'importance est considérable. Dans les fièvres intermittentes palustres, c'est en général dans la matinée, ou tout au moins vers le milieu du jour, que l'accès commence; tandis que c'est vers le soir que surviennent les accès également quotidiens de certaines fièvres intermittentes symptomatiques, comme, par exemple, celles qui accompagnent si fréquemment la phthisie tuberculeuse ou bien le début de certaines pyrexies.

La fièvre *tierce* est constituée par des accès revenant tous les deux jours, c'est-à-dire le troisième jour, en comptant celui où le premier accès s'est manifesté.

La fièvre *quarte* revient tous les trois jours, c'est-à-dire le quatrième jour, en comptant celui pendant lequel a eu lieu l'accès précédent.

Indépendamment de ces types qui se montrent le plus communément, on a cité la fièvre *quintane*, *sextane*, *septane*, *octane*, *nonane*. Dans le cours de ma longue pratique, je n'en ai jamais vu.

Mais les principaux types quotidiens, tierce et quarte, présentent de nombreuses variétés, que l'on désigne sous le nom de *fièvres doublées* et de *fièvres redoublées*.

Les premières, beaucoup plus rares que les secondes, sont celles dans lesquelles deux accès ont lieu, chaque jour dans la quotidienne, tous les deux jours dans la *tierce doublée*, tous les trois jours dans la *quarte doublée*.

Dans les fièvres redoublées, c'est-à-dire la *double-tierce* et la *double-quarte*, il y a pour la double-tierce un accès tous les jours, pour la double-quarte deux jours d'accès, puis un jour d'apyrexie.

Enfin la fièvre intermittente *triple-quarte* est caractérisée par des accès revenant tous les jours.

Vous vous demandez sans doute, messieurs, quelle différence il existe entre les fièvres quotidiennes et les fièvres double-tierce et triple-quarte, puisque dans les unes comme dans les autres il y a un accès chaque jour. Il y a cette différence que dans les quotidiennes tous les accès sont à peu près identiquement semblables; mais, dans la double-tierce, l'accès du troisième jour ressemble, quant à sa forme, à son intensité, quant la durée et aussi à l'heure de son apparition, à celui du premier, l'accès du quatrième jour ressemble à celui du second; dans la triple-quarte, l'accès du quatrième jour ressemble à celui du premier, l'accès du cinquième jour ressemble à celui du second, l'accès du sixième jour ressemble à celui du troisième. Je suppose, par exemple, une double-tierce dont l'accès du premier jour a commencé vers midi et à duré huit heures, tandis que l'accès du second jour a commencé seulement deux heures plus tard et n'en a duré que sept; l'accès du troisième jour, comme celui du premier, commencera également à midi pour ne finir qu'à huit heures, tandis que l'accès du quatrième jour commencera seulement à deux heures et ne sera terminé qu'à neuf, comme celui du second jour.

Une remarque dont vous comprendrez toute la portée lorsqu'il s'agira de traiter une fièvre intermittente, c'est que plus elle s'éloigne du type quotidien, plus opiniâtre aussi est la maladie. Il suit de là que la fièvre quarte est, de toutes, celle qui dure le plus longtemps ; et le *quartana te teneat*, cette imprécation latine dont il ne serait pas difficile de trouver des équivalents en français, semblerait prouver que, dans l'antiquité, cette observation n'avait pas plus échappé au vulgaire qu'aux médecins.

Il en résulterait aussi que la fièvre quotidienne serait, de toutes, la moins tenace; le fait est vrai. Le plus ordinairement, la fièvre quotidienne se guérit assez vite sans l'intervention du médecin. Cela tient à ce que la fièvre quotidienne est rarement d'origine palustre; on l'observe en effet partout, en toute saison, au début de certaines pyrexies. Dans les pays où règne endémiquement la fièvre intermittente, la plupart des maladies prennent à leur début le type quotidien. Je dois ajouter pourtant qu'il n'est pas rare de voir la fièvre palustre légitime prendre ce type chez les individus jeunes qu'elle frappe pour la première fois; mais dans ce cas elle devient, d'habitude, rapidement double-tierce, puis tierce franche, et désormais elle suit les allures de la fièvre palustre ordinaire.

Le type semble bien plus tenir à la nature du miasme, et pour mieux dire, à la localité qu'il infecte, qu'à des conditions inhérentes à l'individu qui en subit les atteintes.

Tours et Saumur, situés l'un et l'autre sur la rive gauche de la Loire, me paraissent présenter les mêmes conditions climatologiques et telluriques. Cependant à Tours on n'observe guère que des fièvres tierces, et les quelques cas de fièvre quarte que j'y ai rencontrés étaient chez des individus venus soit de Saumur, soit de Rochefort, soit d'autres endroits où ils l'avaient contractée.

Un des faits qui m'ont le plus frappé à ce sujet est le suivant. Quatorze soldats casernés à Saumur viennent à Tours déposer devant un conseil de guerre. Ils étaient depuis dix jours à peine dans cette dernière ville, que neuf d'entre eux sont forcés d'entrer à l'hôpital, pris d'une fièvre *quarte* dont ils avaient évidemment contracté le germe à Saumur, puisque alors toutes les fièvres que nous observions chez les habitants de Tours et des environs révélaient le type tierce.

Telle que je vous l'ai décrite avec ses accès revenant à intervalles à peu près exactement les mêmes, la fièvre intermittente est dite réglée. On l'appelle *retardante* quand ses intervalles d'apyrexie s'allongent; *anticipante*, quand au contraire les accès se rapprochent les uns des autres.

A propos des fièvres intermittentes anomales, je vous dirai que les accès peuvent être subintrants, et par là on entend qu'ils se succèdent en empiétant les uns sur les autres, de telle sorte que l'un n'est pas encore passé que le suivant a déjà commencé.

Assurément, messieurs, le diagnostic d'une fièvre intermittente est chose facile, mais personne, même parmi les plus expérimentés et les plus habiles, n'a la prétention de posséder cette sûreté de jugement que Galien exigeait du médecin, lorsqu'il voulait que du premier accès il sût en distinguer l'espèce, et dire si la fièvre serait tierce ou quarte : *Tertianam quidem a quartana qui, primo statim die, nescit distinguere, neque omnino medicus est.* Quelque soin que Galien ait pris à rassembler les signes différentiels qui doivent, suivant lui, nous guider, la valeur de ces signes est trop contestable pour qu'on puisse faire sur elle aucun fondement. Non seulement il faut attendre, pour savoir à quel type on aura affaire, que plusieurs accès aient eu lieu, mais encore il faut attendre aussi pour savoir si c'est véritablement une fièvre intermittente qui commence.

Bien souvent, en effet, ainsi que je vous le disais tout à l'heure, et cela s'observe surtout dans les pays où les fièvres palustres sont endémiques, des pyrexies continues de leur nature, et qui bientôt revêtiront le type qui leur est propre, débuteront par des accès intermittents.

J'ai déjà appelé votre attention sur ce point dans nos conférences sur la dothiénentérie[1], à l'occasion de deux femmes de notre salle Saint-Bernard chez lesquelles une fièvre typhoïde avait pris au début les allures d'une fièvre intermitente, chez l'une d'emblée quotidienne, chez l'autre d'abord tierce, puis double-tierce, rémittente ensuite, et enfin franchement continue.

Défiez-vous, lorsque vous exercerez dans une localité où les fièvres palustres sont endémiques, et en dehors de ces localités, chez les individus surtout qui ont autrefois vécu dans les pays marécageux, défiez-vous des fièvres intermittentes qui ne sont pas quartes ou tierces; défiez-vous-en quand elles sont doubles-tierces, et bien plus encore quand elles sont quotidiennes. Avant d'administrer les préparations de quinquina, qui échoueraient entre vos mains, attendez et observez si le type ne va pas changer. S'agit-il d'une fièvre continue de sa nature, les accès ne tarderont pas à se rapprocher de plus en plus, en devenant de plus en plus faibles dans leurs manifestations paroxystiques, dans ce sens que si, par exemple, les trois ou quatre premiers jours le frisson avait duré une heure, avec le claquement de dents, malaise considérable; vers le cinquième, sixième ou septième jour, il ne durera plus qu'une demi-heure,

1. Tome Ier, p. 336 et suiv.

vers le huitième ou le neuvième jour ce ne sera plus qu'un frisson très passager. Mais en même temps que les paroxysmes seront moins nettement marqués, l'accès entier se prolongera chaque jour davantage, la forme continue se prononcera de plus en plus, et bientôt la maladie sera franchement caractérisée. En dehors même de cette allure des accidents fébriles, d'autres symptômes peuvent vous mettre aussi sur la voie du diagnostic. En interrogeant, en examinant attentivement le malade, on rencontre, en effet, un certain nombre de phénomènes qui, manquant ordinairement dans la fièvre palustre, appartiennent à la dothiénenterie : c'est la mollesse habituelle du pouls, ce sont les vertiges, la perte du sommeil, le malaise plus considérable dans l'intervalle des accès; c'est enfin la tendance à la diarrhée avec gargouillement se produisant à la pression dans la fosse iliaque droite.

Ces accidents fébriles intermittents peuvent également survenir au début des phlegmasies, dans la pleurésie, dans la pneumonie, par exemple, et l'erreur est d'autant plus préjudiciable alors que, constatant les symptômes propres à l'inflammation du parenchyme pulmonaire, on peut croire à une des formes de la fièvre intermittente pernicieuse.

En opposition avec ces faits, vous verrez, et cela encore dans les pays infectés par les miasmes palustres, des individus prendre tout à coup des accidents fébriles continus d'une extrême violence, qui, en raison de leur marche et de leur intensité, en imposent pour le début d'une dothiénentérie. Après un certain temps, ces accidents continus se compliquent d'un frisson qui, à intervalles réguliers, grandit et se répète avec des caractères de plus en plus marqués, les accès intermittents suivant une gradation inverse à celle que nous leur voyons suivre dans les cas précédents, et devenant quotidiens, puis doubles-tierces, tierces et même quartes.

Vous comprendrez maintenant toute la valeur du précepte hippocratique, que je vous rapellais il y a un instant, de n'intervenir dans les fièvres intermittentes qu'autant qu'il y aura déjà un certain nombre d'accès bien caractérisés.

En se conformant à cette loi on ne court pas le risque, lorsqu'on se trouve en face d'une dothiénentérie affectant au début les allures de la fièvre intermittente, de faire une médication intempestive, et d'accuser le quinquina d'avoir changé en une maladie grave une fièvre qui d'ordinaire est sans gravité. De même, en présence d'une de ces synoques bénignes, comme on en observe si fréquemment à Paris, qui revêtent au début le type intermittent, et qui guérissent le plus souvent toutes seules, on ne croira pas avoir guéri une fièvre palustre, soit avec de faibles doses de quinquina ou de sulfate de quinine mal administrées, soit avec quelques-uns de ces prétendus fébrifuges, tels que l'écorce de marron d'Inde, le sel de cuisine, etc., préconisés dans ces derniers temps, et qui ont dû leurs apparents succès à ce qu'ils avaient été employés dans des cas analogues à ceux dont nous parlons.

De même enfin, lorsqu'il s'agira de ces fièvres intermittentes revêtant au début le type continu, en attendant avant d'intervenir, on ne croira pas avoir réduit une dothiénentérie commençante aux proportions d'une fièvre intermittente légitime facile à couper avec le quinquina.

§ 2. — *Fièvres intermittentes pernicieuses.* — Qu'est-ce que la perniciosité? — Différentes espèces de fièvres pernicieuses : algide, — ardente, — sudorale. — Les *comitatæ* (comateuse délirante, convulsive, etc.). — Leurs types, le plus souvent tierce. — Elles sont anticipantes ou subintrantes. — De la *pigmentisation* des organes et en particulier de celle du foie et du cerveau, par embolies pigmentaires. — Les accidents pernicieux seraient dus à ces embolies. — Insuffisance flagrante de cette théorie mécanicienne. — *Fièvres larvées;* névralgies, névroses, flux.

Messieurs, les fièvres intermittentes régulières, celles dont sont affectés nos deux malades de la salle Sainte-Agnès, sont ordinairement sans gravité, en ce sens qu'elles n'entraînent d'autres dangers que ceux qui sont inhérents à la cachexie profonde qu'elles peuvent amener lorsqu'elles ont duré longtemps.

Il n'en est plus ainsi des *fièvres intermittentes pernicieuses.* Celles-ci impliquent souvent un danger immédiat, et quand la médecine n'intervient pas à temps et énergiquement, la mort est presque inévitable.

Rares à Paris, — les mouvements de terrain dans ces dernières années en ont cependant rendu, je vous le disais tout à l'heure, les exemples un peu plus fréquents, — elles sont extrêmement communes dans certaines contrées de l'Europe, notamment en Algérie, dans les environs de Rome, dans les marais Pontins, et, en France, dans quelques-uns de nos départements ; elles le sont encore davantage dans les latitudes équatoriales de l'ancien et du nouveau monde.

On appelle *pernicieuses* les fièvres intermittentes qui, par la perturbation apportée dans l'économie, mettent en peu de jours et même en peu d'heures la vie du malade dans un très grand péril.

Ces accidents pernicieux de la fièvre intermittente palustre, ou bien sont l'exagération d'un des phénomènes habituels de la maladie : exagération des phénomènes qui constituent le frisson dans ce qu'on appelle la *fièvre algide*, exagération de la réaction fébrile dans la *fièvre ardente*, exagération de la sueur dans la *fièvre sudorale;* ou bien ce sont des complications de troubles fonctionnels frappant des organes essentiels à la vie. Ce dernier genre de fièvres pernicieuses avait reçu de nos prédécesseurs, de Torti, de Borsieri entres autres, l'épithète de *comitatæ*.

Pour le dire tout de suite, et n'y plus revenir, c'est moins du trouble jeté dans l'ensemble de l'organisme par l'affection de tel ou tel organe que de la nature même de la maladie que dépend la *perniciosité*. Ce qui constitue celle-ci, ce n'est pas l'intensité des troubles fonctionnels de tel ou tel appareil en particulier, mais c'est l'imminence insidieuse d'une dissolution prochaine, c'est la *malignité*, malignité vraie, primitive, protopathique, dans un grand nombre, sinon dans la plupart des cas, c'est-à-dire se déclarant d'emblée au début de la maladie. Il en est si bien ainsi, que le danger est loin d'être en rapport avec l'importance de l'organe plus spécialement frappé, comme le prouvent les fièvres pernicieuses cardialgique, dysentérique, comme le prouvent plus encore les fièvres pernicieuses algide, ardente, sudorale, que nous nommions tout à l'heure, et qui paraissent ne s'attaquer à aucun organe en particulier.

La fièvre intermittente pernicieuse revêt d'abord les *formes* les plus diverses, caractérisées, je le répète, soit par l'exagération d'un des phénomènes habituels de la maladie, soit par des complications de troubles fonctionnels affectant divers appareils de l'économie.

De ces *formes*, les fièvres *algides* et *sudorales* sont peut-être les plus communes.

Dans la fièvre algide, le froid dure depuis le début jusqu'à la fin de l'accès. Il commence d'abord par un frisson beaucoup plus violent que d'ordinaire, et qui augmente plus rapidement d'intensité; il dure plusieurs heures, puis la température du corps s'abaisse réellement et notablement, la langue elle-même se glace, et quand on pince la peau, celle-ci conserve le pli qu'on lui a fait, comme nous voyons cela se produire dans la période algide du choléra-morbus. La soif est vive, l'anxiété extrême; la face a une expression cadavérique, *cadaveris imaginem refert*, dit Borsieri; le pouls ne s'élève pas, et si les accidents cessent, le malade ne se réchauffe que peu à peu.

Dans la fièvre sudorale, la *diaphoretica* des anciens, la sueur arrive un peu plus tôt qu'elle ne le fait d'ordinaire, et, prenant promptement des proportions considérables, elle inonde la surface du corps. Cette sueur froide coïncide avec un pouls rapide, petit et débile, une respiration fréquente et pénible. Les doigts restent comme macérés; le visage prend une teinte livide; et le refroidissement est tel, qu'on est obligé de réchauffer le malade, qui peut succomber dans le premier accès. S'il en sort, la fatigue physique et intellectuelle est extrême.

Quant aux formes de la fièvre pernicieuse que les anciens désignaient sous le nom de *comitatæ*, nous aurons, suivant que les appareils nerveux, circulatoire, respiratoire ou digestif, seront plus spécialement mis en cause, la comateuse, ou soporeuse, apoplectiforme ou léthargique; la délirante, la convulsive, tétanique ou épileptique; la syncopale; la cardialgique; l'hémorrhagique, pétéchiale et scorbutique; la péripneumonique et la pleurétique; la gastralgique, l'hématémésique, la cholériforme et la dysentérique.

Ces différentes épithètes indiquent suffisamment la nature même des accidents qui caractérisent ces diverses formes.

Dans la *fièvre pernicieuse comateuse*, le phénomène qui frappe l'observateur est une sommolence qui, se manifestant soit au début du stade de frisson, soit avec le stade de chaud, va en augmentant progressivement dans cette seconde période, au commencement du stade de sueur, et arrive jusqu'à la stupeur la plus profonde, jusqu'au carus. Si l'on cherche à en tirer les malades par les excitants, ils ouvrent un instant les yeux, qu'ils referment aussitôt en poussant des génissements plaintifs, comme les individus qu'on éveille au milieu du premier sommeil. Dans certains cas, c'est un véritable sommeil léthargique; dans d'autres, c'est une stupeur apoplectiforme à laquelle on peut se méprendre, si l'on ne tient pas compte de l'intensité du mouvement fébrile, de la chaleur de la peau et de l'accélération du pouls; si l'on ne tient pas compte de la durée du frisson du début; phénomènes dont la violence n'est guère en rapport avec ce que l'on observe dans une véritable attaque d'apoplexie.

Ces accidents comateux se dissipent peu à peu à mesure que l'accès de fièvre se termine lui-même après avoir duré plus ou moins longtemps, huit, dix, douze, quinze, vingt-quatre heures. Les malades reprennent alors la connaissance des choses extérieures, étonnés de ce qui leur est arrivé et dont ils n'ont gardé aucun souvenir. Tout en conservant quelquefois un peu de tendance au sommeil, ils semblent complètement revenus à la santé, jusqu'au moment où un nouvel accès, dont le retour sera plus ou moins éloigné, suivant que la fièvre sera quarte, tierce ou quotidienne, ramènera de nouveau les accidents.

La *délirante* est caractérisée par un délire qui, souvent annoncé par des hallucinations, arrive également au début du frisson pour augmenter d'intensité avec la période de chaleur et cesser quand finit le stade de sueur.

Les convulsions dans la *fièvre pernicieuse convulsive* sont ordinairement tout à la fois toniques et cloniques, épileptiformes, mais elles peuvent être aussi, quoique plus rarement, exclusivement toniques, tétaniformes.

Des fièvres intermittentes pernicieuses, la plus grave de toutes est peut-être la *syncopale*, que Torti a si merveilleusement décrite[1]. Elle est la plus grave en ce sens, qu'entraînant quelquefois un état de mort apparente, les malades sont exposés à être abandonnés et à périr fatalement, alors qu'ils auraient été sauvés par une médication énergique.

Un des chefs de la gare du chemin de fer à Avignon, sujet depuis quelque temps à des accès de fièvre intermittente, eut plusieurs syncopes répétées. La dernière fut si profonde, que l'absence complète du pouls fit croire que le malade avait succombé. Le décès constaté, on

1. Torti, *Therapeutice specialis ad febres periodicas perniciosas*, nova editio, curantibus Tombeur et Brixhe, 1821.

transporta le corps dans l'amphithéâtre. Il y était depuis seulement quelques heures, quand la Providence voulut qu'un garçon de salle eût besoin d'y entrer; entendant quelques grognements, il s'aperçut de l'erreur commise, rapporta le malheureux dans son lit et appela M. Chauffard, médecin de l'hôpital. Le quinquina fut immédiatement donné à hautes doses. Les accidents cessèrent, et le malade revint à la santé.

Un autre individu tombé en syncope était tenu également pour mort, le drap lui avait été jeté sur le visage, quand M. Chauffard, l'examinant encore, constata que si les artères radiales, axillaires et carotides ne battaient plus, il y avait quelques mouvements lents, sensibles au cœur. Il fit donner sur-le-champ le sulfate de quinine en lavement, et le malade fut sauvé.

En quelques circonstances, des douleurs vives à la région précordiale (*pernicieuse cardialgique*) précèdent la syncope. Le plus ordinairement, celle-ci survient brusquement; sans cause manifeste, le malade tombe en faiblesse, ou bien c'est à l'occasion d'un mouvement qu'il fait, lorsqu'il cherche, par exemple, à changer de position, et quelque fois même il lui suffit de remuer le bras. Le pouls devient petit, accéléré, obscur, puis il cesse complètement de battre. Les yeux sont caves, et, comme dans les exemples que je vous rapportais, la mort est apparente. Elle peut arriver aussi dès le premier accès.

Des hémorrhagies nasales, le pissement de sang, des éruptions pétéchiales plus ou moins abondantes, plus ou moins étendues, coïncidant avec la petitesse et la fréquence du pouls, caractérisent les fièvres *pernicieuses hémorrhagiques*, pétéchiale et scorbutique.

Ces accidents sont annoncés par le frisson, auquel succède une chaleur plus ou moins vive, toujours accompagnée d'anxiété précordiale, quelquefois d'une sensation pénible qui, partant de la région lombaire, gagne le dos et le creux épigastrique.

La *pernicieuse péripneumonique*, ou pour emprunter à Torti et à Morton la dénomination plus juste de pernicieuse *catarrhale* que ces auteurs lui avaient donnée, cette forme, dis-je, est caractérisée par des accidents qui surviennent du côté des poumons. La respiration est difficile, gênée, inquiète; la voix est altérée; la face est turgide, les yeux injectés; le front et la poitrine se couvrent de sueurs; et à ces signes extérieurs d'un catarrhe suffocant s'ajoute une expectoration abondante, muqueuse et sanglante, comme celle de certaines apoplexies pulmonaires, tandis qu'à l'auscultation on entend des râles crépitants et sous-crépitants fins dans toute l'étendue du thorax.

La *pernicieuse pleurétique* s'annonce par un point de côté aigu, poignant, en d'autres cas, obtus, s'exaspérant dans les mouvements respiratoires, qui sont d'ailleurs courts et gênés. Le pouls est petit, dur, souvent inégal. A la percussion et à l'auscultation on constate l'existence d'un épanchement pleural dans le côté correspondant, épanchement qui se résorbe généralement dans l'intervalle qui sépare l'accès qui vient de se terminer et celui qui va suivre.

Dans la fièvre pernicieuse *cardialgique*, la douleur que les malades éprouvent au creux de l'estomac est tellement atroce, *ferox*, pour nous servir de l'épithète que lui donne Borsieri[1], qu'ils poussent des cris terribles. Des vomissements muqueux, puis bilieux, surviennent; en d'autres cas, ce sont des hématémèses (*pernicieuse hématémésique*).

Lorsque c'est l'intestin qui est frappé, il peut y avoir un flux de ventre aqueux et diarrhéique, analogue, quant à son abondance, à celui que nous voyons se produire dans le choléra (*pernicieuse cholériforme*); ou bien c'est une sécrétion sanglante, ressemblant à de l'eau dans laquelle on a lavé de la chair musculaire. Cette pernicieuse *dysentérique* est accompagnée, comme la précédente, d'une prostration considérable des forces.

Messieurs, ces différentes formes de la fièvre pernicieuse, quelque variées qu'elles soient, ont toutes des caractères communs qu'il est essentiel de vous faire ressortir.

Relativement au type, elles sont le plus habituellement tierces, quelquefois quartes, très rarement quotidiennes; toutefois on a cité des cas dans lesquels elles étaient rémittentes et simulaient même une fièvre continue, quand les frissons étaient difficiles à saisir.

Ainsi généralement tierces ou quartes, les fièvres intermittentes pernicieuses ne deviennent telles qu'après un ou plusieurs accès. Cependant dans le pays où le miasme infectieux a une énergie considérable, comme en Afrique, ou chez les individus qui, ayant habité ces pays, reviennent dans d'autres, emportant avec eux le germe morbide qu'ils y ont puisé, la fièvre peut être d'emblée pernicieuse et tuer le malade dès le premier accès. Dans ces cas comme dans les autres, on trouve, à l'autopsie, la rate augmentée de volume, ramollie, réduite en bouillie et quelquefois rompue.

D'ordinaire, je le répète, la maladie ne prend pas aussi rapidement son caractère pernicieux. Le malade a d'abord eu plusieurs accès de fièvre régulière, puis après un certain temps ces accès changent d'allure; les différents stades se prolongent au delà du temps qu'ils duraient habituellement, et laissent l'individu dans un état de débilité contrastant singulièrement avec l'amélioration, le retour presque complet à la santé, qui suivaient les précédents accès. Enfin surviennent les phénomènes morbides qui caractérisent la perniciosité.

Lorsque ces accidents ne doivent pas entraîner la mort dès le premier accès dans lequel ils se manifestent, ils suivent la marche que je vous ai

1. Borsieri, *Institutiones medicinæ practicæ*, Lipsiæ, 1825-1826.

indiquée, à savoir que, débutant avec le stade de froid, augmentant dans le stade de chaud et au commencement du stade de sueur, ils décroissent à mesure que l'accès lui-même finit. Il importe d'être bien prévenu qu'il en est ainsi ; car si, méconnaissant la nature des phénomènes en présence desquels il se trouve, le médecin s'empresse, pour combattre les accidents comateux, les convulsions ou le délire, par exemple, d'intervenir par les saignées générales ou locales, par tout autre moyen tout au moins inutile, sinon périlleux, du moment que le calme renaîtra, il s'attribuera un heureux résultat que sa malencontreuse intervention n'a pu empêcher, et, tandis qu'il se félicitera de son succès, le malade pourra bien être emporté dans un nouvel accès dont une médication convenable aurait probablement prévenu le retour.

Les accès de fièvre pernicieuse ne sont plus séparés les uns des autres par des intervalles aussi longs qu'ils le sont dans la fièvre intermittente régulière.

Outre que chacun se prolonge au delà de la durée habituelle, ils sont anticipants ou subintrants. Anticipants, quand, par exemple, un premier accès ayant commencé à midi, l'accès suivant commence six heures plus tôt; subintrants, quand le premier accès n'étant pas encore terminé, le second a déjà commencé, ces accès s'imbriquant de telle sorte que le malade n'a pas le temps de se remettre de l'assaut qu'il a eu à supporter au moment où il en a un second à soutenir. Par ce fait seul, les fièvres intermittentes *anticipantes*, et à plus forte raison, les *subintrantes*, en dehors même de tout phénomène morbide qui les complique, réclament une intervention médicale active. Aussi, si dans les fièvres intermittentes régulières on peut, on doit même, suivant le précepte des anciens, attendre que plusieurs accès aient eu lieu; défiez-vous de celles dont les stades se prolongent trop longtemps. Alors même que ces stades n'ont offert que cela d'insolite, empressez-vous d'agir, dépêchez-vous surtout si vous voyez survenir quelques troubles du côté des grands appareils, le danger est imminent, il n'y a pas de temps à perdre.

A propos des fièvres intermittentes pernicieuses, je ne veux pas passer sous silence une théorie pathogénique de ces fièvres émise en Allemagne par des hommes dont j'estime infiniment le caractère et les travaux. Dans cette théorie on attribue les accidents pernicieux à une *pigmentation* des organes, ou mieux à des *embolies pigmentaires*.

Chez les individus qui, soumis à l'influence du miasme palustre, succombent au milieu des accès d'une fièvre pernicieuse, intermittente, rémittente ou continue, on découvre souvent certaines lésions du foie, qui présente une teinte gris d'acier ou noirâtre, parfois chocolat. Ce changement de coloration est dû à un amas de matières pigmentaires dans l'appareil vasculaire de l'organe : c'est là le foie *pigmenté*.

La rate présente absolument les mêmes lésions; elle est d'une teinte sombre ou d'un noir bleuâtre, cette couleur est uniforme ou disséminée par taches. Enfin dans son intérieur on trouve, en quantité plus grande encore, les mêmes matières pigmentaires que dans le foie. On trouve constamment aussi du pigment noir dans les capillaires du poumon. On en trouve également dans le cerveau, où il est plus facile encore à découvrir, parce qu'il tranche sur la couleur blanche de l'orange. La substance corticale prend alors la teinte du chocolat ou du graphite, tandis que la substance médullaire n'est nullement modifiée ou ne l'est que dans des cas où la pigmentation est considérable. Au microscope, on peut voir les capillaires pleins de granules et de particules noirs, tantôt uniformément répartis, tantôt accumulés en masses.

Qu'est-ce donc que ce pigment? Quel est son mode de formation dans l'organisme?

Le pigment est une matière d'un noir foncé ou d'une couleur brune ocreuse, ou, par exception, d'un jaune rouge. Il est constitué en grande partie par des granules auxquels s'ajoutent un petit nombre de véritables cellules pigmentaires, à l'intérieur desquelles se voient des grains noirs plus ou moins nombreux. Les granules pigmentaires sont amorphes; mais les agglomérats qu'ils forment sont tantôt irréguliers et tantôt cylindriques, parce qu'ils se sont moulés dans l'intérieur des vaisseaux.

Le pigment résulte de la transformation de l'hématine, et cette transformation peut s'opérer *partout, en dehors même du système vasculaire.* Je vous prie de vous rappeler ce fait. C'est-à-dire que cette métamorphose est un phénomène purement physique, absolument indépendant des lois de la vie.

Voilà le fait; voici maintenant la théorie : le pigment se fabrique dans la rate, qui décompose les globules sanguins et transforme leur hématine en pigment. Le pigment ainsi formé passe dans la veine porte, puis dans le foie, dans la veine cave et le cœur, d'où il est entraîné dans la circulation générale. Nous voici ramenés à la doctrine antique de l'atrabile, mais à une doctrine plus scientifique et armée de toutes pièces.

La fièvre intermittente détermine une hyperémie de la rate; sous l'influence de cette hyperémie la rate fabrique une plus grande quantité de pigment. « En effet, dit Frerichs, dans l'état normal, le sang passant tout à coup des capillaires étroits dans de larges cavernes veineuses, il s'écoule avec lenteur et parfois stagne en certains points; alors se forment des conglomérats de corpuscules qui peu à peu se métamorphosent en pigment. Dans les hyperémies qui se produisent dans la rate à la suite des fièvres intermittentes, ces stagnations sont extrêmement marquées, *et il en résulte la formation de masses de pigment*[1]. »

1. Frerichs, *Traité pratique des maladies du foie,* traduit de l'allemand par Louis Duménil et J. Pellagot, 3e édition, Paris, 1877.

Aussi l'avis de Frerichs est-il « que le pigment se développe aux dépens du sang qui séjourne dans les sinus veineux ; les cellules en fuseau et en massue de ce pigment sont formées par l'épithélium de la paroi interne des sinus, imbibé d'hématine décomposée ; les cellules globuleuses sont des corpuscules blancs du sang chargés de molécules de matière colorante; les amas pigmentaires sont des fragments détachés de concrétions[1]. »

Cette destruction plus considérable de globules sanguins par la rate aurait pour premier effet, direct et néccesaire, l'appauvrissement du sang, et ainsi s'expliquerait l'anémie, si habituelle à la suite des fièvres palustres.

Quant à la production exagérée du pigment, elle entraînerait une série de conséquences organiques et fonctionnelles, par suite de ces deux phénomènes tout mécaniques : l'*encombrement* d'une partie des capillaires et le *barrage* de la circulation. Frerichs admet, en effet, que des masses de pigment s'arrêtent dans les capillaires des organes et y constituent des espèces d'embolies.

A cette doctrine mécanicienne, qui n'est au fond que l'application de la doctrine de l'embolie à la théorie des accidents pernicieux, doctrine par trop superficielle, car elle est en contradiction même avec l'observation propre des auteurs qui l'invoquent, nous faisons, M. Peter et moi, les objections qui suivent : l'encombrement par embolie doit se produire et se produit d'abord dans les capillaires du foie, qui est le premier organe placé sur le trajet du sang qui revient de la rate. L'oblitération d'une partie des capillaires hépatiques et la stase du sang qui en résulte produisent un trouble de l'hématose, puisque le foie est un organe d'hématopoïèse, et Frerichs ne serait pas éloigné de croire que les hémorrhagies gastro-intestinales, les diarrhées profuses, les vomissements, etc., sont les conséquences ultérieures des troubles fonctionnels du foie.

Cependant une partie du pigment traverse cet organe, passe dans le cœur droit, et arrive dans les poumons où elle devrait créer des encombrements pigmentaires; mais, il paraît que là cette matière malfaisante ne produit pas de fâcheux effets, car Frerichs fait observer que les autopsies ne permettent pas de rapporter la dyspnée ni les autres troubles des fonctions respiratoires à une obstruction des capillaires du poumon par le pigment. Or, vous savez que de tous les organes les capillaires du poumon sont les plus petits. On ne comprend donc pas pourquoi le pigment qui a pu traverser les capillaires du foie, qui ont un diamètre plus considérable, ne s'arrêterait pas dans ceux du poumon, dont le diamètre est moindre; mais ce n'est pas là la seule inconséquence de ce système iatro-mécanicien.

1. Frerichs, *Traité pratique des maladies du foie*, 3e édition, 1877.

Voilà donc que, malgré l'invraisemblance, le pigment traverse le poumon, arrive dans le cœur gauche et est lancé de là dans tout le reste de l'organisme : il en résulte cet état dont vous avez entendu parler, la *mélanémie*, qui explique la coloration spéciale du visage dans la cachexie palustre. Alors il devrait y avoir partout embolie pigmentaire. Cependant ce sont le cerveau et les reins qui jouissent à peu près seuls du fâcheux privilége de l'embolie.

« Dans les capillaires les plus fins du cerveau, dit Frerichs, principalement dans ceux de la substance corticale, s'amassent de nombreuses particules de pigment qui ont traversé, *sans y être retenues*, les vaisseaux du foie et du poumon. » Il y a souvent, « par suite de ces troubles mécaniques de la circulation, des déchirures vasculaires et des apoplexies capillaires nombreuses. » Quant aux troubles fonctionnels, « ce sont la céphalalgie et le vertige, ou bien le délire, le plus souvent encore le coma, parfois enfin des convulsions et des paralysies. »

Le trouble fonctionnel du côté des reins est l'albuminurie.

A cette théorie des fièvres intermittentes pernicieuses par embolie ou barrage, les objections se présentent en foule. Toute embolie suppose nécessairement un agrégat trop volumineux pour traverser les capillaires des organes et en particulier du cerveau. Mais l'anatomie démontre que les capillaires du poumon sont avec ceux du cerveau les plus petits de l'organisme, il s'ensuit que l'agrégat pigmentaire a dû éprouver au préalable une impossibilité matérielle à traverser les capillaires du poumon, de sorte que l'on ne peut échapper à ce dilemme : Ou le pigment n'a pas franchi les capillaires du poumon, et il y a embolie pulmonaire, tout ce qui a traversé le foie s'arrêtant dans les capillaires du poumon; or, c'est ce qui n'est pas. Ou le pigment a pu franchir les capillaires du poumon, et alors il doit pouvoir traverser les capillaires de tous les organes, puisque ces capillaires sont égaux ou plus volumineux que ceux du poumon; or, c'est ce qui n'est pas davantage.

Cependant on ne peut nier l'existence de la couleur pigmentée des organes ni la présence de masses de pigment dans leurs capillaires. Un fait ne se nie pas; mais il est de ce fait une explication toute naturelle, c'est que le pigment s'est formé sur place et qu'il est un effet au lieu d'être une cause. Ainsi Frerichs admet lui-même que le pigment peut se produire partout et même en dehors des capillaires. La pigmentation, phénomène d'ordre physique, est donc simplement due à la *destruction sur place* d'un certain nombre de globules, par stase du sang dans les vaisseaux. Cette stase est elle-même un résultat de congestions viscérales répétées, congestions passives et dont l'intensité est proportionnée à celle de la fièvre. La coloration noirâtre des organes et en particulier des centres nerveux avait été notée par les auteurs qui ont étudié les fièvres pernicieuses, et spécialement par MM. Maillot et Bailly; mais cette coloration, ils l'avaient attribuée aux congestions liées à l'existence même des accès. N'est-il pas plus simple en effet de voir dans les accidents pernicieux les effets « du raptus sanguin qui s'opère vers les centres nerveux et leurs enveloppes[1], » et dans la pigmentation le résultat physique d'une altération consécutive et *toute cadavérique* du sang, altération qui s'est opérée *sur place*, par destruction locale des globules entassés dans les capillaires distendus par la congestion pendant la vie. Cette doctrine si simple, qui se présente si naturellement à l'esprit, est assurément plus vraie et en tout cas plus vraisemblable que celle qui invoque une migration embolique que nous avons démontrée être physiquement inadmissible.

Il est encore à cette théorie une objection toute clinique, c'est le fait même de l'*intermittence*, qui ne se comprend pas avec une *lésion permanente*. En effet, si la pigmentation est due à une embolie, elle doit nécessairement persister, autrement elle ne serait pas une embolie. Et dans ce cas, pourquoi n'y a-t-il pas des accidents permanents comme la lésion?

Il est enfin une objection thérapeutique, c'est l'action toute-puissante des préparations de quinquina, qui ne s'explique absolument pas dans la théorie pigmentaire. Comment comprendre, en effet, que le sulfate de quinine puisse conjurer, comme il le fait, les accidents pernicieux, si la cause prochaine de ces accidents était un barrage des vaisseaux du cerveau, contre lequel le quinquina est absolument sans pouvoir?

Ainsi, suivant nous, le pigment trouvé dans les vaisseaux s'est formé sur place et par le fait de congestions violentes et répétées.

En résumé, et pour conclure, j'admets que la fièvre intermittente pernicieuse est une maladie générale produisant des congestions viscérales multiples, avec prédominance vers les centres nerveux.

De ces congestions résulte, au point de vue organique, tantôt une altération sur place des globules sanguins, ou pigmentation, tantôt une hémorrhagie interstitielle; et il en résulte, au point de vue dynamique, des troubles fonctionnels plus ou moins graves.

Il peut y avoir pigmentation du cerveau sans accidents pernicieux et accidents pernicieux sans pigmentation. Frerichs lui-même en convient avec une bonne foi scientifique qu'on ne saurait louer trop hautement : « Si, dit-il, nous comparons les données microscopiques avec les symptômes observés pendant la vie, nous trouvons d'un côté des cas où, *en dépit* de la *coloration obscure* du cerveau, il ne s'est produit aucun troubl cérébral, et d'un autre côté des cas où les désordres cérébraux existaient en l'absence de toute pigmentation de l'organe. Il en était ainsi six fois

1. Maillot, *Traité des fièvres ou irritations cérébro-spinales intermittentes*, Paris, 1836.

sur vingt-quatre cas de fièvre intermittente céphalique. Les anciens observateurs, tels que Lancisi, Sénac, Bailly[1], ont fait la même observation qu'ont confirmée Maillot[2] et Haspel[3]. On ne peut donc douter que les accidents cérébraux précédemment décrits ne puissent se produire avec la fièvre intermittente *sans qu'il y ait mélanémie*, et qu'en dehors de celle-ci, il *n'existe d'autres causes* pouvant provoquer ces accidents pernicieux[4]. »

Messieurs, dans toutes les formes que revêtent les fièvres pernicieuses, nous retrouvons tantôt séparés, tantôt réunis les trois éléments, douleur, fluxion ou flux, qui caractérisent les fièvres dites larvées dont j'ai maintenant à vous entretenir.

Les fièvres pernicieuses, du reste, celles du moins que nous désignons avec les auteurs des siècles passés par l'épithète de *comitatæ*, ne sont rien autre chose que des *fièvres larvées*.

Vous savez ce que l'on entend par une maladie larvée, qu'il ne faut pas confondre avec une maladie latente.

Une *maladie latente* se cache réellement; si c'est, par exemple, une pleurésie, elle ne se révèle par aucun symptôme extérieur. L'individu qui en est atteint n'a éprouvé aucun des phénomènes qui accompagnent d'ordinaire l'inflammation de la plèvre; il n'a eu ni point de côté, ni toux, ni gêne de la respiration, et lorsque le médecin vient à découvrir l'existence de l'affection, c'est seulement au moyen des signes physiques que la percussion et l'auscultation lui fournissent.

Une *maladie larvée*, loin de se cacher, se manifeste hautement; mais pour se manifester, elle emprunte le masque (*induit larvam*) d'autres maladies qui n'ont avec elle aucune analogie ou qui n'ont que des analogies très éloignées.

Ainsi la fièvre pernicieuse, comme je vous l'ai dit, simule tantôt, dans sa forme délirante, la fièvre cérébrale; tantôt l'apoplexie ou l'épilepsie; tantôt la pneumonie ou la pleurésie; tantôt le choléra ou la dysenterie, etc. Toutefois, en empruntant à ces maladies quelques-uns de leurs principaux phénomènes, elle en conserve d'autres auxquels on peut la reconnaître ; de plus, les premiers eux-mêmes manquent de plusieurs des caractères essentiels qui appartiennent exclusivement aux affections dont les noms, faute de mieux, nous servent à désigner les diverses espèces de fièvres pernicieuses.

Je m'explique. La pernicieuse épileptiforme emprunte à l'épilepsie ses

1. Bailly, *Traité anatomo-pathologique des fièvres intermittentes simples et pernicieuses*, Paris, 1825.

2. Maillot, *Traité des fièvres ou irritations cérébro-spinales intermittentes*, Paris, 1836.

3. Haspel, *Maladies de l'Algérie*, Paris, 1850.

4. Frerichs, *Maladies du foie*, 3e édition, 1877.

accidents convulsifs, mais ces accidents diffèrent quant à leur marche et à leur terminaison de ceux de l'épilepsie. Dans la pernicieuse pneumonique, les accidents thoraciques, les râles crépitants, l'expectoration sanglante, rappellent ce que l'on observe dans certaines formes du catarrhe péripneumonique ; mais à ne tenir compte que de l'aspect même des crachats, vous trouvez déjà de notables différences. La pernicieuse dysentérique a bien avec la dysenterie ce caractère commun des selles sanglantes, mais le ténesme, les excrétions glaireuses, d'une si grande valeur dans un cas, manquent dans l'autre. En observant ensuite la marche, les allures du mal, on ne conserve plus de doute sur sa nature.

Si la plupart des fièvres pernicieuses sont en même temps des fièvres larvées, il ne s'ensuit pas que les fièvres larvées soient nécessairement pernicieuses : ainsi, la diathèse palustre se masque ordinairement sous la forme de *névralgies* et de certaines névroses.

Une femme couchée au n° 17 de notre salle Saint-Bernard vous en offre aujourd'hui un des types les plus communs. Cette malade, qui est âgée de vingt-six ans, vous raconte qu'il y a environ quatre ans, six mois après la naissance de son premier enfant qu'elle allaitait, elle fut prise d'une névralgie faciale, affectant plus particulièrement l'œil, qui, à chaque crise de douleur, devenait le siège d'une congestion très vive, et laissait couler d'abondantes larmes. Ces accidents revenaient régulièrement tous les trois jours ; ils étaient annoncés par des frissons, pendant lesquels survenait la douleur, qui augmentait dans la période de chaud, pour diminuer dans la période de sueur, et cesser complètement au bout de quelques heures. Cette première attaque de névralgie intermittente résista pendant plusieurs mois au traitement énergique qu'on lui opposa ; la malade finit par en guérir.

Il y a trois mois, les mêmes accidents se sont reproduits dans des circonstances analogues, c'est-à-dire après un accouchement et pendant l'allaitement ; avec cette différence qu'au lieu d'être sous-orbitaire comme la première fois, la névralgie était et est occipitale.

Si dans ce cas nous ne trouvons aujourd'hui que l'élément douleur, dans la première attaque les trois éléments, *douleur*, *fluxion* et *flux*, qui caractérisent, comme je vous l'ai dit, la fièvre larvée, étaient très manifestes.

La douleur siégeait dans une des branches de la cinquième paire ; la fluxion, occupant la membrane muqueuse de l'œil, arrivait au degré de la congestion, congestion qui, dans quelques circonstances, peut être assez violente pour simuler une ophthalmie grave ; le flux, c'était l'abondante sécrétion de larmes.

Les nerfs de la cinquième paire sont le lieu d'élection le plus ordinaire de ces fièvres larvées. La névralgie revient à des intervalles réguliers et prend les différents types de la fièvre intermittente, quotidienne, tierce, double-tierce, quarte, double-quarte et triple-quarte. La névralgie se règle de cette façon, quel que soit son siège, qu'elle occupe le nerf sciatique, que ce soit une gastralgie ou une entéralgie.

Il en est de même de certaines *névroses*, qui constituent, ainsi que je vous le disais tout à l'heure, des formes de la fièvre larvée.

Parmi ces névroses, je vous citerai la *toux spasmodique*, qui, chez les individus qui se sont exposés à l'affection palustre, revient d'une façon paroxystique tous les jours à la même heure, tous les deux jours, tous les trois jours, sans être accompagnée d'expectoration, d'aucun autre phénomène morbide du côté de la poitrine, et qui cède merveilleusement aux médications à l'aide desquelles nous venons généralement à bout des accidents analogues.

Je vous citerai une espèce d'*asthme* revenant également à des périodes régulières et obéissant aux mêmes idées thérapeutiques.

Je vous citerai certaines *migraines*, certains *hoquets*, auxquels les mêmes remarques sont applicables.

Il est enfin des *insomnies* qui, revenant toutes les deux ou trois nuits, sans fièvre, sans frisson antécédent, sans sueurs, sont évidemment de même nature et se guérissent par les mêmes moyens.

J'en dirai tout autant des *flux périodiques*, qui ont lieu, soit du côté des fosses nasales, soit du côté de l'utérus, soit du côté de l'intestin, flux périodiques qui tantôt seulement *muqueux*, mais quelquefois aussi *sanglants*, et plus ou moins abondants, ne sont accompagnés d'aucun autre accident, et cèdent encore à la médication qui convient dans les fièvres palustres.

Il vous deviendra maintenant plus facile, messieurs, de comprendre le mécanisme des fièvres larvées pernicieuses. Vous venez de voir, dans la névralgie intermittente, la douleur, la fluxion, le flux. Transportez ces phénomènes sur un autre appareil nerveux, sur les nerfs ganglionnaires ou sur les nerfs mixtes, comme le pneumogastrique par exemple, et vous souvenant des belles expériences de M. Cl. Bernard[1], vous comprendrez tout de suite combien de perturbations les modifications morbides de ces nerfs pourront faire naître dans les fonctions des appareils. Supposez, dans le poumon, dans l'intestin, les mêmes phénomènes que ceux que vous venez d'observer dans l'œil, et tout de suite vous allez comprendre la dyspnée, les râles crépitants, l'expectoration, et ailleurs les douleurs intestinales, les flux excessifs de la membrane muqueuse gastro-intestinale et ceux des glandes qui y versent leurs sécrétions. Transportez dans le cerveau, dans la moelle, l'élément douloureux et fluxionnaire que vous

1. Claude Bernard, *Leçons sur la physiologie et la pathologie du système nerveux*, Paris, 1858

aviez tout à l'heure dans le nerf sus-orbitaire, et voyez si vous n'aurez pas des phénomènes nerveux tenant soit à l'élément douleur lui-même, soit à l'élément fluxionnaire, phénomènes nerveux traduits par du délire, des convulsions, de la stupeur, du coma, etc., etc.

Ainsi s'expliquent, avec une certaine facilité, les accidents si diversifiés des fièvres larvées simples ou pernicieuses; ainsi se confirme cette opinion déjà soutenue par d'autres que moi, et à laquelle je me range complètement, à savoir, que les fièvres intermittentes, sous quelque forme qu'elles se traduisent, doivent être rangées dans la classe des névroses.

Voyez, en effet, messieurs, combien de motifs nous avons pour adopter cette opinion. La soudaineté de l'invasion de la maladie, sa rapide disparition; la véhémence des symptômes qui la caractérisent, et en même temps la fugacité de ces mêmes symptômes; les désordres terribles qui surviennent dans toute l'économie, désordres qui, dans les fièvres pernicieuses, ne peuvent se répéter sans que la vie soit mise en grand péril; et en même temps la sécurité trompeuse que va nous donner cette fièvre, dans l'intervalle des accès les plus formidables; et puis la facilité singulière avec laquelle nous nous rendons maîtres d'une maladie dont les formes étaient si effrayantes : tout cela, messieurs, ne dépose-t-il pas en faveur de l'idée d'une névrose? Et puis quand nous voyons la fièvre larvée la plus commune se traduire par des névralgies ; quand nous voyons les fièvres larvées pernicieuses accompagnées le plus souvent de ce que les plus incrédules regardent forcément comme des accidents nerveux ; lorsque, dans ces mêmes fièvres pernicieuses, il est si facile de se rendre compte des accidents par le trouble apporté soit dans les masses nerveuses, soit dans les nerfs ganglionnaires, on se trouve conduit, malgré soi, à faire de toutes les fièvres intermittentes des névroses à manifestations variées.

De ce qu'une névralgie est intermittente, il n'en faut pas conclure que ce soit nécessairement une fièvre larvée. En été, par exemple, vous verrez assez souvent des névralgies violentes, apparaissant chaque matin pour disparaître chaque soir, et se reproduisant ainsi pendant six, sept, huit jours de suite. Cette *névralgie solaire* s'observe dans les pays les plus salubres, en dehors de toute influence de miasmes marécageux.

Si l'intermittence est le caractère prédominant de la fièvre larvée, il importe aussi, pour établir un diagnostic, de s'enquérir des antécédents du malade qui en est affecté. Très commune là où les fièvres palustres sont endémiques, elle est rare partout ailleurs, et ici en particulier nous avons bien peu souvent occasion de l'observer, à moins que ce ne soit chez les individus qui ont habité depuis plus ou moins longtemps des pays marécageux, que ces individus aient eu autrefois ou non des fièvres intermittentes régulières.

Le fait du séjour, à une époque antérieure plus ou moins rapprochée du début des accidents, dans un pays marécageux, donne donc déjà pour le diagnostic des présomptions qui se changent en presque certitude, si l'engorgement de la rate, la teinte particulière de la peau, viennent témoigner d'une cachexie plus ou moins profonde. Le doute n'est plus possible sur la nature du mal, quand celui-ci cède bien franchement au traitement des affections palustres.

§ 3. — Traitement : par le quinquina (méthodes romaine, anglaise, française) — par l'arsenic, médication du docteur Boudin.

Il me reste à présent, messieurs, à vous parler du *traitement*.

Je n'ai pas besoin de vous dire que le quinquina et ses dérivés, la quinine et le sulfate de quinine, en sont la base. Il n'est personne qui ne sache que les fièvres intermittentes se *coupent* à l'aide de ces précieux médicaments. Mais ce que tout le monde ne sait pas, ce que même un grand nombre de médecins semblent ignorer, c'est que couper la fièvre n'est pas synonyme de la guérir.

Pour obtenir du quinquina tous les effets qu'on en doit attendre, il faut l'administrer avec méthode.

La meilleure, à mon avis, est celle que l'on pourrait appeler la *méthode française* préconisée par Bretonneau, méthode que j'ai essayé de perfectionner et qui est une heureuse combinaison des méthodes de Torti et de Sydenham.

La méthode de Torti, dite aussi *méthode romaine*, parce que ce fut celle adoptée la première par les jésuites de Rome, qui la tenaient de leurs confrères de Lima, la méthode de Torti consiste à donner le quinquina immédiatement avant l'accès et à le donner à fortes doses en une seule fois.

Cette méthode a des inconvénients que Sydenham avait parfaitement indiqués. D'une part, lorsqu'on donne le quinquina immédiatement avant le paroxysme, il est souvent vomi; et cet inconvénient avait été reconnu par Torti lui-même, qui, pour cette raison, consentait à donner quelquefois le quinquina après l'accès. D'autre part, ainsi que cela a été de nouveau confirmé par les expériences de Bretonneau, l'accès qu'on prétend empêcher est au contraire ordinairement plus violent et plus douloureux pour le malade.

Afin d'éviter ces inconvénients, Sydenham, Morton, faisaient prendre le médicament le plus loin possible de l'accès à venir, en commençant par conséquent immédiatement après celui qui finissait.

Sydenham formulait ainsi :

℞	Poudre de quinquina..............	une once (32 grammes).
	Sirop de rose et d'œillet...........	q. s.

Pour faire un électuaire que l'on divisait en douze doses, à prendre de quatre en quatre heures, à partir de la fin de l'accès.

Ou bien il prescrivait un vin composé de :

Poudre de quinquina........................ une once.

mélangée dans :

Vin rouge ordinaire......................... deux livres;

dont le malade prenait de huit à neuf cuillerées de la même manière.

Vous nous avez vu, en plusieurs circonstances, et dernièrement encore dans un cas de fièvre quarte opiniâtre, avoir recours à un électuaire semblable à celui de Sydenham, avec cette seule différence que nous remplacions le sirop de rose et d'œillet par la conserve de roses, et mieux par le sirop d'écorce d'oranges amères qui a l'avantage de masquer le goût désagréable du quinquina.

Ce précepte de donner le quinquina le plus loin possible de l'accès à venir est d'une importance incontestable. La raison en est d'ailleurs bien simple. Le principe actif du médicament, qui n'est ni volatil, ni diffusible, est absorbé lentement, et il lui faut un certain temps pour modifier l'organisme. Ce temps, quand la dose n'excède pas les limites ordinaires, est au moins de dix-huit à vingt-quatre heures; quand elle est plus forte, six, huit, douze heures suffisent.

De là ressort que la meilleure méthode de traitement sera celle qui consistera *à donner, le plus loin possible de l'accès à venir, une forte dose de quinquina en trois ou quatre prises très rapprochées.*

C'est là aussi la méthode de Bretonneau, heureuse combinaison, comme je vous le disais en commençant, des méthodes de Sydenham et de Torti ; c'est là la méthode que vous me voyez employer. En vous y conformant, vous obtiendrez des résultats beaucoup plus complets, beaucoup plus sûrs, avec des quantités de quinquina beaucoup moindres qu'il ne vous en faudrait autrement. Ainsi, tandis que 15 grammes de quinquina administrés *en une seule fois*, suffisent ordinairement pour supprimer un accès de fièvre intermittente légitime, 30 grammes, c'est-à-dire deux fois davantage, donnés dans l'espace de cinq ou six jours, dans les intervalles apyrétiques, resteront sans effet. Il ne faut pas cependant entendre suivant la lettre judaïque le précepte de Torti et de Bretonneau. Par *une seule dose*, on doit entendre que la quantité prescrite de quinquina soit ingérée dans un espace de temps très court, une, deux, trois heures, au plus, car on conçoit qu'il est des malades qui ne supporteraient pas facilement d'avaler d'un coup 15 et même 8 grammes (c'est la dose de Torti[1], c'est

[1] Torti, *Therapeutice specialis ad febres periodicas perniciosas*, Leodii, 1821.

celle que je prescris habituellement) de poudre de quinquina. Cela s'applique aussi au sulfate de quinine.

Dans les fièvres intermittentes légitimes et simples, les seules dont il soit à présent question, c'est au premier que je donne la préférence sur le second. En voici les raisons :

Il ne m'est pas démontré que la quinine, et à plus forte raison que les sels comme le sulfate de quinine, résument absolument toutes les vertus de l'écorce de quinquina; l'expérience m'a appris au contraire que si celle-ci agit plus lentement que celui-là, elle agit plus sûrement, plus profondément, si je puis ainsi dire, en ce sens que ses effets salutaires se continuent pendant plus longtemps. Cela tient-il à ce que, indépendamment de la substance que nous regardons comme son principe actif, le quinquina en renferme d'autres que nous ne connaissons pas? Cela tient-il à ce que, en l'administrant en nature, il cède lentement la quinine qu'il contient, de façon que cette quinine puisse s'assimiler, tandis qu'il n'en est pas ainsi du sulfate de quinine, lequel est en partie, en plus grande partie peut-être, éliminé par les urines? C'est là un point que je ne saurais décider. Toujours est-il que le fait expérimental reste tel que je vous le formulais tout à l'heure.

De plus, et cette raison toute d'économie, qui paraîtra peut-être futile à certains savants, sera appréciée par les médecins, par ceux-là surtout qui exercent leur art dans les campagnes et parmi les populations peu fortunées, le quinquina a sur le sulfate de quinine cet immense avantage de coûter beaucoup moins cher.

Or s'il est besoin de porter au moins à un gramme par jour la dose de sulfate de quinine nécessaire pour supprimer un accès de fièvre intermittente, pour les raisons que je vous exposais, on arrive à des résultats analogues et à des résulats plus certains encore avec 8 grammes de quinquina, c'est-à-dire avec une dose dont le prix est cinq fois moindre que celui de la dose équivalente du sel quinique.

En définitive, quand il s'agit de couper une fièvre intermittente légitime, je donne, immédiatement après l'accès qui finit, 8 grammes de poudre de quinquina jaune, que je fais prendre, soit en une seule dose, soit en deux doses à une demi-heure d'intervalle, dans une demi-tasse d'infusion de café torréfié ou dans une tasse de thé.

Il est rare que cette dose ne prévienne pas le retour de l'accès qui doit suivre. Mais si la maladie est arrêtée, elle ne l'est que momentanément, elle n'est pas guérie, le malade en éprouve quelques légers souvenirs; ce sont une chaleur plus vive accompagnée de malaise, ou, ce qui est bien plus ordinaire, des sueurs abondantes qui se reproduisent aux jours où le paroxysme devrait avoir lieu. Si l'on cesse brusquement la médication, si l'on reste sans revenir au quinquina, les accidents ne tardent pas à reparaître d'abord plus faibles et moins tranchés, bientôt avec leurs caractères les plus nets et les plus positifs. Il importe donc, bien que les accidents ne se soient pas reproduits immédiatement, de continuer le traitement, de donner le fébrifuge, toujours aux mêmes doses, à des intervalles déterminés, pendant un temps plus ou moins long, suivant que l'individu est malade depuis plus ou moins longtemps, suivant le type qu'a revêtu sa fièvre, alors surtout qu'il habite dans le pays où il l'a contractée.

Torti, dans le traitement des fièvres intermittentes simples, donnait 2 drachmes (8 gram.) de quinquina en poudre immédiatement avant l'accès; puis il continuait chaque jour l'administration du médicament jusqu'à ce que le malade se trouvât tout à fait bien; chaque jour aussi il diminuait les doses du fébrifuge. Cette méthode, que Torti avait acceptée des jésuites de Rome, et qui, à cause de cela, s'appelait *méthode romaine* ou *méthode des pères*, est excellente, dans un grand nombre de cas, pour les malades qui n'habitent plus les contrées où la fièvre est endémique, et qui n'ont pas eu d'accès longtemps répétés. Elle délivre du paroxysme pendant dix, quinze jours, quelquefois davantage, mais elle est impuissante à conjurer les récidives.

La méthode de Sydenham, ou méthode anglaise, a une bien autre puissance. Sydenham, ainsi que je vous l'ai dit, donnait en commençant, immédiatement après la cessation du paroxysme, 32 grammes (1 once) de quinquina en poudre qu'il distribuait à des doses et à des intervalles à peu près égaux, entre l'accès passé et l'accès à venir; puis il administrait la même dose huit, quatorze jours plus tard, suivant le type, et il y revenait encore plusieurs fois de la même manière, surtout si le malade avait eu la fièvre pendant longtemps, et si sa constitution avait été altérée par l'influence palustre.

Cette méthode est bien plus efficace que celle de Torti; elle met bien plus sûrement à l'abri des rechutes; mais elle a ses inconvénients, et je dois vous les dire.

Bien des personnes, en effet, ne peuvent supporter, sans éprouver des vomissements et surtout de la diarrhée, une dose aussi considérable de quinquina en poudre. D'un autre côté, les malades qui ont eu longtemps la fièvre reprennent un accès après quelques jours, et avant que soit arrivée l'époque en quelque sorte sacramentelle fixée par Sydenham pour l'administration nouvelle du quinquina. On peut, il est vrai, parer au premier de ces inconvénients, en donnant en même temps que la poudre fébrifuge une faible quantité d'opium, mais l'objection reste entière lors qu'il s'agit de malades profondément atteints de la cachexie palustre.

Rappelez-vous, messieurs, cette jeune femme qui arrivait de la Guadeloupe, atteinte d'une fièvre tierce qui durait depuis plus de six mois. Les doses sydenhamiennes, auxquelles il me fallut toujours associer un peu de laudanum, coupaient nettement la fièvre, et laissaient la malade cinq ou six jours sans fièvre ; mais du cinquième au septième jour un nouveau paroxysme nous avertissait que si l'accès avait été guéri, la maladie ne l'avait pas été. Il fut donc nécessaire chez elle de recourir à la *méthode de Bretonneau* ou *méthode française*, que j'ai modifiée d'une certaine manière.

Bretonneau trouvait, et avec raison, que les doses que Sydenham donnait chaque jour étaient trop fortes, et quand il s'agit d'un médicament d'un prix aussi élevé que le quinquina, et surtout que le sulfate de quinine, quand on considère que la fièvre intermittente sévit le plus cruellement sur les classes pauvres de la société, cette question de valeur vénale prend une importance considérable. L'expérience lui avait appris que la dose de Torti, 8 grammes ou 2 drachmes, était suffisante pourvu qu'elle fût donnée le plus loin possible de l'accès à venir, et qu'elle fût donnée en une seule fois ou bien en deux fois, en laissant un intervalle de quelques heures seulement.

Elle lui avait encore appris qu'en administrant des doses chaque jour décroissantes, comme le faisait Torti, la rechute était presque inévitable. Il adopta donc, quant à la dose, la méthode romaine ; quant au mode d'administration, il adopta la méthode de Sydenham, c'est-à-dire qu'il administra le fébrifuge immédiatement après l'accès, et qu'il le donna de nouveau, *toujours à la même dose*, à des intervalles plus ou moins éloignés et pendant un temps assez long, suivant le précepte de Sydenham.

La méthode de Bretonneau, ou *méthode française*, est donc la suivante :

Elle consiste à donner 8 grammes de poudre de quinquina jaune ou 1 gramme (20 grains) de sulfate de quinine en une seule dose ou en deux doses, à des intervalles très rapprochés, le plus loin possible de l'accès à venir, c'est-à-dire immédiatement après l'accès passé. Après cinq jours de repos, on prescrit la même dose du médicament ; puis de huit jours en huit jours cette dose est ainsi donnée pendant un mois.

Lorsque la fièvre dure depuis très longtemps, on continue la médication plus longtemps aussi, en élevant, si besoin est, les doses dès le début du traitement. Le quinquina est pris à partir du second mois du traitement, à des intervalles successifs de dix, quinze, vingt, vingt-cinq, trente jours, et de cette façon on prévient sûrement les rechutes, ce qu'on n'obtient pas, à beaucoup près avec la même certitude, en s'en tenant rigoureusement à la méthode de Sydenham.

Pendant trois années que j'ai passées à l'hôpital de Tours, suivant la clinique de Bretonneau, je n'ai vu qu'une fois cette méthode ne pas guérir la fièvre intermittente ; cependant, depuis que je suis placé à la tête d'un service d'hôpital à Paris, il m'est arrivé assez souvent, tout en adoptant exactement les formules de mon illustre maître, de ne pas couper des fièvres intermittentes d'ailleurs parfaitement légitimes. Le premier accès qui suivait l'administration du quinquina était reculé, singulièrement atténué et quelquefois même supprimé, mais le second ou tout au moins le troisième reparaissait plus ou moins modifié ; c'était là un inconvénient assez grave. J'y ai paré par la méthode que je vais vous indiquer.

Immédiatement après l'accès je fais prendre 8 grammes de quinquina calisaya, ou 1 gramme de bon sulfate de quinine en une ou deux doses dans un intervalle de une ou deux heures. Je laisse le malade se reposer un jour, et le troisième je donne la même dose de médicament, toujours en une seule prise ou en deux presque coup sur coup. Puis, je laisse trois jours d'intervalle, quatre, cinq, six, sept, enfin huit, et pendant un mois ou deux encore je reviens tous les huit jours à la même médication, *en ne diminuant jamais la dose;* j'ajoute, et ceci est important, que le médicament doit être donné au moment des repas.

La méthode de Bretonneau, la mienne, ne sont, en définitive, que des modifications de la méthode de Sydenham.

Mais, messieurs, vous avez vu quelquefois échouer dans nos salles ce traitement dont je proclamais tout à l'heure l'infaillibilité.

Vous vous rappelez ces jeunes hommes qui revenaient en France et rentraient dans la vie civile, après avoir fait les campagnes de Crimée, d'Afrique et d'Italie, et qui étaient admis dans nos salles avec une cachexie profonde, un engorgement énorme de la rate, l'infiltration des extrémités, et qui se refusaient à prendre des préparations de quinquina, parce que, disaient-ils, le quinquina leur faisait mal et ne les guérissait pas. Bien souvent j'ai fixé votre attention sur ces malades, et je vous ai appelés à constater l'heureuse influence de la médication que j'allais instituer. C'est dans ces circonstances que les doses sydenhamiennes doivent être libéralement conseillées; c'est dans ces cas que le quinquina en poudre reprend son antique supériorité et laisse bien loin derrière lui le sulfate de quinine; c'est dans ces cas que notre méthode, scrupuleusement suivie, et aidée de l'emploi des martiaux, rend des services tellement évidents, qu'elle frappe et convertit les plus incrédules.

Vous m'avez vu agir ainsi tout récemment encore chez un homme couché au n° 9 de la salle Sainte-Agnès. J'ai débuté par un vomitif et par la décoction de quinquina purgative dont j'aurai à vous parler tout à l'heure, et le lendemain, entre les deux accès, je lui ai fait prendre les 30 grammes de l'électuaire de Sydenham dont je vous ai donné la formule, en ayant soin d'administrer, avec chaque petite dose, une goutte de laudanum, afin de prévenir le vomissement et surtout la diarrhée. Je suis revenu à la même dose d'abord après un jour, puis après trois, quatre, cinq, six, huit jours d'intervalle, en prescrivant toujours 30 grammes de quinquina, en même temps que, à chaque repas, je donnais une cuillerée à bouche de sirop de citrate de fer ammoniacal. Vous avez constaté que pendant les six semaines que le malade est resté à l'hôpital, il n'avait pas eu le plus léger ressentiment de sa fièvre; que le volume de la rate avait rapidement diminué, que le teint s'était coloré, que les fonctions digestives s'étaient promptement rétablies, et que cet homme si profondément découragé, si défiant à l'endroit de l'efficacité des préparations de quinquina, avait obtenu rapidement sa guérison, qu'il devait à la méthode de traitement autant et plus peut-être qu'au remède lui-même.

Si, après l'administration la mieux entendue du quinquina, on cesse brusquement, au bout de quelques jours, de donner le remède, la fièvre revient, et alors il faut recommencer sur de nouveaux frais exactement de la même manière qu'au début du traitement.

Lorsque, par d'autres méthodes, on donne tous les jours une dose faible de quinquina ou de sulfate de quinine, la fièvre est modifiée et guérie quelquefois, mais plus difficilement et moins sûrement; il survient bientôt de vives douleurs d'estomac, sous quelque forme qu'on cherche alors à administrer le remède. Si donc la fièvre reparaît, on ne peut plus la guérir. Mais si de fortes doses sont renouvelées chaque jour et continuées pendant longtemps, outre les douleurs d'estomac, il se manifeste une espèce de fièvre particulière, indiquée par Bretonneau, et qui affecte un type intermittent quand le quinquina est donné d'une manière intermittente. Cette fièvre est une espèce de cercle vicieux dans lequel tournent très souvent les médecins inexpérimentés : ignorants de l'action du quinquina, ils redoublent les doses du médicament, et jettent le malade dans un état qui peut être fort grave.

Un autre inconvénient, c'est celui qui résulte de l'*accoutumance*, s'il m'est permis de me servir de cette vieille expression. Les malades, à force de prendre du quinquina, finissent par être insensibles à son action, et la fièvre se renouvelle malgré les doses que l'on donne chaque jour.

Vous comprenez que les méthodes de Sydenham, de Bretonneau, que la mienne, n'ont pas ces inconvénients.

Si les accidents que je vous signalais tout à l'heure sont imputables au quinquiua, il n'en est est plus ainsi de l'engorgement de la rate, des hydropisies consécutives, que, dans les premiers temps de la découverte de l'écorce du Pérou, on mettait sur son compte. Aujourd'hui l'on est d'accord pour reconnaître que cet excellent remède n'est pour rien dans la production des lésions organiques qui sont le résultat de l'intoxication profonde éprouvée par l'économie.

Ce n'est pourtant pas que je croie à ces merveilleuses et soudaines vertus du sulfate de quinine, qui, suivant certaines personnes, réduit en quelques minutes le volume de la rate. Je vous ai montré une jeune femme atteinte de fièvre palustre contractée à la Guadeloupe, dont la rate était énorme, et dont les parois abdominales étaient si amincies, que l'on sentait tous les contours du viscère engorgé. C'était un cas précieux pour expérimenter l'action soudaine des préparations de quinquina, il n'y avait pas ici à user de ces artifices de percussion qui ne trompent que les commençants. Or, chez elle, non seulement la rate ne diminuait pas instantanément sous l'influence du médicament, mais encore elle *augmentait de volume* pendant les douze premières heures, pour diminuer rapidement les jours suivants. Vous avez tous pu constater ce fait.

Quelles sont les voies d'*introduction du quinquina?*

Le plus ordinairement c'est par la bouche que le médicament est administré, mais il est des circonstances où cette voie d'introduction doit être abandonnée.

Il est des malades qui répugnent absolument à le prendre, quelque soin que l'on ait d'en masquer l'amertume; d'autres, dont l'estomac ne peut le supporter, le vomissent aussitôt qu'il est ingéré. Cela s'applique surtout aux enfants en bas âge. Cela s'applique encore aux cas dans lesquels les préparations quiniques administrées depuis longtemps en potions et en poudres, ont causé une gastrite ou une gastralgie violente. Enfin, dans certaines fièvres pernicieuses, — je vous dirai tout à l'heure combien il importe alors d'agir promptement et avec le plus de chances de succès possibles, — dans certaines fièvres pernicieuses, la cardialgique; la cholérique, les vomissements qui caractérisent la maladie ne permettent quelquefois pas que l'on administre la plus petite dose de quinquina ou de sulfate de quinine.

Il faut bien alors se décider à le donner par une autre voie, et c'est d'abord par le rectum qu'on l'introduit avec le plus de facilité. Les doses que l'on donne en lavement doivent être un peu moindres que celles que l'on peut prescrire en potion, et cela parce que l'absorption se fait plus vite et mieux dans le gros intestin que dans l'estomac. Si le rectum retient mal le quinquina, il faut en renouveler les doses de manière à en faire absorber autant qu'il est nécessaire.

Si l'intestin finit par trop s'irriter, il faut alors recourir à la *méthode endermique.*

Le procédé le plus simple est celui qui consiste à employer les cataplasmes vineux de poudre de quinquina. Ces cataplasmes doivent être très larges et sont maintenus sur le ventre pendant huit ou dix heures. Je n'oserais compter sur leur efficacité.

Pour rendre plus active l'absorption cutanée[1], Lembert a proposé d'agir sur la peau dépouillée de son épiderme. Le quinquina en substance ne peut guère être administré par cette voie; mais il n'en est pas de même du sulfate de quinine qui, appliqué sur le derme dénudé, peut, dit-on, guérir quelquefois la fièvre intermittente avec autant de certitude

1. Lembert, *Essai sur la méthode endermique*, Paris, 1828

que lorsqu'il est donné par la bouche ou par le rectum. Il est alors des précautions à prendre. Les expériences de M. Briquet[1] nous ont appris que sous forme de dissolution le sulfate de quinine déposé sur la plaie du vésicatoire ne déterminait qu'un picotement très léger et un peu d'irritation locale, tandis que ce même sel, à l'état pulvérulent, occasionne une cuisson vive, une douleur plus ou moins intense, et que même, si cette poudre est appliquée plusieurs jours de suite, elle peut agir comme caustique, donner lieu à une eschare et par suite à une ulcération, ainsi que moi-même je l'avais dit depuis longtemps dans mon *Traité de thérapeutique*.

Au début du traitement, et surtout dans les fièvres intermittentes vernales et automnales, j'ai l'habitude de donner généralement un émétique au malade, et souvent même une médecine purgative au quinquina ainsi formulée :

♃ Écorce de quinquina jaune.................. 15 grammes.

Faites bouillir dans :

Eau.................................. 300 grammes,

pour réduire à 250 grammes environ, et faites dissoudre :

Sulfate de soude......................... 25 grammes,

pour une médecine à prendre en deux fois, à une demi-heure d'intervalle.

Je viens de vous exposer très au long, messieurs, la méthode régulière de traitement des fièvres intermittentes légitimes, il me reste à vous dire ce qu'il importe de faire pour combattre les *fièvres pernicieuses*.

C'est à Morton que nous devons d'avoir formulé l'heureuse influence du quinquina dans ces fièvres. Toutefois, Morton n'indiqua pas de méthode à l'aide de laquelle on pût en triompher presque toujours, et ce fut Torti qui fixa le premier des règles sûres pour le traitement de ces fièvres redoutables. Abandonnant la méthode de Morton, qui consistait à donner le quinquina à la dose de 4 grammes (un gros) toutes les trois ou quatre heures, méthode vicieuse en tous points, à moins qu'on ait à traiter une quarte pernicieuse qui laisse une longue apyrexie, Torti fit comprendre que, dans les pernicieuses subintrantes ou seulement rémittentes, comme il arrive souvent, il fallait gagner de vitesse l'accès qui allait venir, et pour cela donner le quinquina à doses triples ou quadruples de celles qu'on administrait dans les fièvres intermittentes simples. Il faisait

1. Briquet, *Recherches expérimentales sur les propriétés du quinquina et de ses composés*, seconde édition, 1855.

donc prendre au malade d'un seul coup 4 à 6 gros (15 à 24 grammes) de quinquina en recommandant spécialement que le médicament fût administré le plus loin possible du prochain accès. Il le donnait, non pas au moment de l'intermission, car une intermission complète n'a souvent pas lieu dans les fièvres pernicieuses, mais à l'époque où les accidents du paroxsyme précédent commençaient à diminuer un peu; en un mot, au début de la période de rémission.

Cette méthode, infiniment supérieure à celle de Morton, n'est pourtant pas elle-même exempte de reproches. On ne peut se dissimuler que, dans les fièvres tierces, pernicieuses, subintrantes, l'intervalle entre la rémission de l'accès qui précède et le début de celui qui suit, ne soit souvent trop court pour permettre au quinquina d'être absorbé et d'agir utilement.

Bretonneau, pénétré de la gravité de cette objection, modifia encore la méthode de Torti dans le traitement des fièvres pernicieuses, comme il l'avait modifiée dans le traitement des fièvres intermittentes simples. Il prescrivit de *commencer l'administration du quinquina même au milieu du paroxysme et dès qu'on en a constaté les caractères pernicieux*. De cette manière, on se ménage au moins vingt-quatre ou trente-six heures avant le début de l'accès suivant, et l'on arrive toujours à temps pour le préve. nir. En donnant ainsi le quinquina pendant l'accès, il n'y a pas à redouter d'augmenter l'intensité de cet accès, car le médicament n'agit que quelques heures après avoir été administré, et par conséquent à l'heure où la rémission va commencer. Comme on a devant soi un espace de temps relativement assez long, on n'est plus forcé de donner du premier coup une dose aussi forte que celle de Torti. Aussi Bretonneau conseillait pour la première dose 12 grammes (3 gros), il faisait répéter cette quantité toutes les trois heures, jusqu'à ce que le malade eût ingéré 35 grammes (9 gros) de poudre de quinquina.

Cette méthode est assurément supérieure à celle de Torti; mais tout en l'adoptant pour ce qui regarde le moment où le médicament doit être administré, nous pensons qu'ici le sulfate de quinine est de beaucoup préférable au quinquina. Dans une maladie, en effet, où les accidents les plus terribles sont imminents, et où c'est souvent une question de vie ou de mort de ne pas se laisser gagner par eux, il faut mettre, le plus promptement possible, l'économie en état de soutenir le choc et de lui resister. Or, le quinquina, je vous l'ai dit, cède toujours trop lentement ses principes actifs, il est trop lentement assimilé; tandis que le sulfate de quinine et, plus spécialement, le bisulfate, sont rapidement absorbés.

En présence d'un cas de fièvre intermittent pernicieuse, hâtez-vous donc d'administrer au malade, pendant l'accès même, une dose considérable de ce sel, 2 ou 3 grammes par exemple, soit en potion, soit en lavement, si la potion ne peut pas être supportée; alors même que les accidents seraient enrayés, donnez encore la même dose cinq ou six jours de suite.

Du moment que le danger est tout à fait passé, il n'est plus nécessaire de continuer le médicament à des doses aussi élevées. Il faut alors, en reprenant la médication des fièvres intermittentes simples, suivant la méthode que je vous ai indiquée, donner le quinquina de préférence au sulfate de quinine, pendant un ou deux mois : 8 grammes le matin, tous les huit jours.

Les *fièvres larvées* simples (je parle de ces névralgies et de ces névroses sous lesquelles se masque la fièvre palustre), les fièvres larvées réclament un traitement spécial, en ce sens que la maladie, étant sortie de ses voies ordinaires, est plus difficile à atteindre. Si les indications sont ici les mêmes que dans les fièvres intermittentes ordinaires eu égard à la médication à employer, cette médication doit être encore plus active et surout plus longtemps prolongée. Ainsi les doses de quinquina ou de sulfate de quinine qui seront administrées immédiatement après l'accès devront être plus fortes que s'il s'agissait de couper un accès de fièvre régulière; il faudra souvent les continuer cinq ou six jours de suite, avant de venir à bout des accidents. Ceux-ci guéris, il faudra insister longtemps sur l'emploi des mêmes moyens, toujours selon les règles que je vous ai formulées.

Je ne vous ai parlé que du quinquina et du sulfate de quinine ; il est cependant d'autres substances, toutes d'ailleurs dérivant comme celui-ci du quinquina, qui méritent, l'une surtout, une mention spéciale. Ces substances sont : la *cinchonine* et ses *sels*, notamment le *sulfate de cinchonine*, qui jouissent, à n'en pas douter, des propriétés fébrifuges des préparations de quinine, mais à un degré très inférieur, de telle sorte que, pour arriver aux mêmes résultats, il est nécessaire d'en donner des doses deux fois plus considérables ; c'est enfin le *quinium*, on extrait alcoolique de quinquina à la chaux[1], médicament introduit dans la matière médicale par MM. Delondre et Labarraque et qui diffère peu de la quinine brute sur laquelle je dois arrêter un instant votre attention.

La *quinine brute*, tout aussi fébrifuge que le sulfate de quinine, a sur celui-ci certains avantages qu'il importe de vous faire connaître.

Son insipidité la rend très précieuse dans la thérapeutique des enfants, car on peut administrer ce médicament avec la plus grande facilité et sans qu'ils s'en aperçoivent, tandis que l'amertume du sulfate de quinine est impossible à déguiser. De consistance résineuse, elle se ramollit à la chaleur des doigts, de manière qu'on peut la réduire en petites pilules d'une ténuité extrême, faciles à faire avaler dans le potage

1. Voy. *Bulletin de l'Académie de médecine*, Paris, 1857, t. XXII, p. 1008.

ou dans des confitures. Elle se donne d'ailleurs aux mêmes doses que le sulfate de quinine.

Je ne vous ai rien dit des *succédanés du quinquina;* je n'en dirais rien encore si je n'avais qu'à vous citer ces prétendus spécifiques, tels que la salicine, l'olivier, l'alkékenge, le sel marin, etc., qui ne méritent pas qu'on s'y arrête; mais il n'en est pas ainsi de *l'arsenic*, qui, depuis longtemps déjà employé dans le traitement des fièvres intermittentes, a été remis en honneur par notre regretté confrère de l'armée, J. Ch. M. Boudin[1], dont les succès ont été confirmés par ceux d'un grand nombre de praticiens qui se sont empressés de les publier dans la presse médicale.

Ceux d'entre vous qui voudront avoir une idée de l'histoire de cette médication pourront lire le chapitre que nous avons consacré à ce sujet, mon ami M. Pidoux et moi[2]; je me bornerai à vous rappeler les règles que M. Boudin a précisées pour l'administration du médicament qu'il préconise.

Au début du traitement, prescrire un émétique (ipécacuanha, 1 gramme; tartre stibié, 10 centigrammes) pour combattre l'embarras gastrique concomitant, la suppression ou la diminution de l'appétit.

Donner l'acide arsénieux à doses fractionnées, c'est-à-dire à plusieurs reprises, dont la dernière doit être administrée au moins deux heures avant le moment présumé de l'accès. Proportionner la dose au génie spécial des fièvres, génie variable selon les lieux, les saisons, les individus.

Cette dose est d'un milligramme ou d'un demi-milligramme d'acide arsénieux, c'est-à-dire un gramme ou un demi-gramme de la solution suivante :

℞	Acide arsénieux....................	1 gramme.
	Eau distillée........................	1000 grammes (1 litre).

Faites bouillir pendant un quart d'heure, précaution indispensable.

50 grammes de cette solution représentent par conséquent 5 centigr. d'acide arsénieux. Pour la faire prendre au malade, on étend la quantité qu'on en veut donner dans parties égales de vin, d'infusion de café, ou tout simplement d'eau commune.

Le médicament doit être administré aussi bien pendant le jour d'apyrexie que dans les jours d'accès; et la médication doit être continuée pendant un temps proportionné à l'ancienneté de la maladie ainsi qu'à son caractère plus ou moins rebelle aux traitements antérieurs.

1. J. Ch. M. Boudin, *Traité des fièvres intermittentes, rémittentes et continues de pays chauds et des contrées marécageuses, et de leur traitement par les préparation arsenicales*, Paris, 1842.

2. *Traité de thérapeutique*, t. II, p. 366 et suiv., de la neuvième édition.

Dans les fièvres de première invasion, le continuer au moins pendant huit jours après l'entière cessation des accès. Contre les fièvres anciennes et rebelles, on est souvent obligé de prolonger l'usage de l'acide arsénieux pendant trente, quarante, cinquante jours et même davantage.

La tolérance, très variable selon les individus, varie beaucoup aussi chez un même individu, diminuant pour se rétablir ensuite. Tel malade qui, au début du traitement, supportait facilement 5 centigrammes d'acide arsénieux, ne peut plus tolérer cette dose deux ou trois jours après quand l'accès est coupé. Cette intolérance se manifeste par des nausées, de la céphalalgie, de la diminution de l'appétit; à un plus haut degré, par des vomissements et de la diarrhée.

Il faut suivre attentivement ces oscillations de façon à abaisser les doses quand la tolérance diminue elle-même; et il arrive souvent que l'on est forcé de donner le médicament par le rectum, voie par laquelle on supporte 5, 10 et même 20 centigrammes d'acide arsénieux, alors qu'on ne pouvait supporter 1 centigramme ingéré dans l'estomac.

Il est très difficile, en raison même de ce que je viens de vous dire des diosyncrasies, de déterminer par avance les doses nécessaires pour venir à bout des accidents. Boudin a souvent réussi à couper la fièvre avec un seul milligramme; dans d'autres circonstances il a dû élever la dose à 5 centigrammes et au-delà dans les vingt-quatre heures.

Une des conditions essentielles de ce traitement est de tenir les malades à une alimentation substantielle aussi abondante que possible, et n'ayant d'autre limite que l'appétit et la faculté de digérer.

Le traitement de Boudin ne consiste nullement, vous le voyez, dans la substitution des préparations arsenicales au quinquina, mais bien dans une médication complexe dans laquelle l'arsenic, qui va opposer à la diathèse palustre une *diathèse arsenicale*, est secondé par deux puissants moyens : les vomitifs, destinés à combattre l'embarras gastrique et hâter le retour de l'appétit; un régime alimentaire, qui abrégera la convalescence, combattra la tendance aux récidives, et préviendra les *accidents consécutifs multiples qui semblent se lier à l'appauvrissement du sang.*

Dans le traitement par le quinquina, ces accidents sont combattus par ce médicament dont on alterne l'administration avec celle des préparations ferrugineuses. Dans ces cas de cachexie palustre, certaines eaux minérales, Pougues en particulier, sont d'un utile secours.

Sous l'influence du traitement par l'arsenic, comme sous l'influence des médications que je viens de rappeler (ferrugineux, quinquina, eaux alcalines ferrugineuses), les engorgements viscéraux, les engorgements de la rate, disparaissent. De plus, l'expérience a démontré à Boudin que les récidives étaient beaucoup plus rares chez les malades soumis à sa médication que chez ceux qui avaient été traités par le sulfate de quinine. Resterait à savoir si cette dernière médication, dans le cas que

Boudin a pris pour terme de comparaison, avait été suivie avec la bonne méthode que je vous ai enseignée.

L'arsenic serait même, comme le quinquina, un excellent prophylactique. Boudin propose de le donner à ce titre à très faibles doses : par exemple, 1 milligramme par jour.

En finissant, messieurs, je vous rappellerai que, dans ces derniers temps, les *alcooliques* ont été présentés par M. J. Guyon comme de très bons succédanés du quinquina. Je ne saurais me prononcer ici sur la valeur de cette médication, que je n'ai jamais eu l'occasion d'expérimenter. Je vous dirai toutefois qu'un de mes collègues dans les hôpitaux, M. Hérard, m'a dit en avoir obtenu de merveilleux effets, notamment chez un homme atteint de fièvres d'Afrique. Un verre de rhum pur, administré au début de l'accès, calme immédiatement le frisson et coupe court aux accidents. Toutefois, chez une femme qui avait contracté les fièvres intermittentes dans un de nos départements où elles sont endémiques, la même expérience n'a pas réussi complètement.

LXXXVII. — RACHITIS.

§ 1. — Historique. — Age auquel le rachitis se montre le plus ordinairement. — Aspect général du malade. — La disproportion entre le volume de la tête et la petitesse de la taille ne doit pas être confondue avec ce qui se voit chez les hydrocéphales. — Déformations rachitiques. — Ordre de succession dans lequel elles se produisent. — Mécanisme de leur production. — Fractures. — Anatomie et physiologie pathologiques des lésions osseuses. — Trois périodes : période de fluxion et d'épanchement; période de ramollissement et de transformation; période de reconstitution et de consolidation. — Une quatrième période, celle de consomption; elle peut remplacer la troisième.

Messieurs,

Vers le milieu du XVIIe siècle, en 1630, les tables mortuaires de l'Angleterre firent mention, pour la première fois, d'une maladie dont les plus anciens habitants et les plus vieux praticiens du pays ne se souvenaient pas d'avoir vu jusque-là d'exemples. On l'appelait dans le peuple *the rickets*, mot vraisemblablement dérivé de celui de *riquets*, par lequel on désignait dans notre idiome normand de cette époque les individus bossus et mal conformés.

Les faits se présentèrent tout de suite en assez grand nombre pour éveiller l'attention générale. Plusieurs médecins qui avaient été à même de les étudier de plus près se réunirent pour se communiquer les résultats de leurs observations; puis trois d'entre eux, Glisson, Bate et Regemorter, furent chargés de mettre en ordre les documents qu'on avait recueillis. Afin de donner plus d'unité à la rédaction, Glisson prit à lui seul la tâche d'écrire l'histoire de cette singulière maladie dont les plus attentives et les plus érudites recherches n'avaient fait découvrir aucune trace dans les auteurs du temps.

J'ignore la date de la première édition du livre de Glisson; ce que je sais, c'est qu'il en parut une seconde en 1650. L'ouvrage, écrit en latin, est intitulé *De rachitide*, ce qui a été traduit en français par *rachitis*.

Que cette dénomination ait eu dans le principe une prétention scientifique; que, ainsi qu'on l'a dit, Glisson, frappé de la déformation de la colonne vertébrale chez la plupart des sujets, ait été chercher son étymologie dans la Grèce, νόσος τῆς ῥάχεως (maladie du rachis), dont il aurait fait ῥαχίτις, comme de νόσος τῶν πλευρῶν (maladie des plèvres), on avait fait πλυρίτις (la pleurésie); que cette dénomi nation n'ait eu d'autre but que de rappeler l'expression vulgaire de *rickets*, la chose importe peu. Le mot est bon, il est resté et il doit être conservé, car, suivant la judicieuse remarque de van Swieten, « *satis distinctum est ab aliorum symptomatum et morborum nominibus, simulque satis facile pronuntiatu est, nec difficulter memoria retinendum.* »

On a longtemps discuté, et l'on discute encore aujourd'hui la question de savoir si cette maladie, qui tout à coup fit si grand bruit en Angleterre était alors aussi nouvelle que le pensait Glisson et ses collaborateurs. Van Swieten, que l'on doit toujours consulter quand il s'agit d'éclaircir un point obscur d'érudition, van Swieten se prononce dans le sens des médecins anglais, et consacre un long commentaire à cette controverse. M. le docteur Beylard[1] un de mes anciens chefs de clinique, passant en revue les nombreux travaux antérieurs aux siens, est arrivé à des conclusions toutes différentes. Sans rien contester au mérite de Glisson, il dit que la maladie était connue bien avant lui, et il remonte jusqu'à Hippocrate et Galien, sans lesquels il semble qu'un historique serait incomplet, pour trouver dans leurs écrits des allusions au rachitis. Puis, sautant par dessus les âges, et arrivant jusqu'au XVIIe siècle, M. Beylard cite un Allemand, Whistler, comme l'auteur d'un mémoire sur le même sujet, antérieur à l'ouvrage de Glisson. Ce mémoire fut, il est vrai, imprimé à Leyde, en 1645, cinq ans, par conséquent, avant la seconde édition du traité du médecin anglais; mais il est permis de penser qu'il prend date après la première édition, dont le médecin allemand pouvait bien avoir eu connaissance.

Si le rachitis a de tout temps existé, on a lieu de s'étonner qu'une maladie aussi grossièrement évidente, et si digne de l'intérêt des médecins, n'ait pas été l'objet de mentions plus détaillées que celles que l'on rencontre par hasard dans les écrits des siècles passés. Toujours est-il qu'une fois l'éveil donné, le rachitis, ou, comme on l'appela d'abord de ce côté du détroit, le *morbus anglicus*, est bientôt signalé dans les différentes contrées de l'Europe. En Allemagne, on le décrit sous le nom d'*articuli duplicati;* en France, il reçoit l'appellation vulgaire de *chartre*, mot synonyme, dans notre vieux langage, de celui de prison (*castrum*), et qui montre les malades comme emprisonnés dans une affection qui leur enlève la liberté de leurs mouvements; on l'appelle aussi la *nouûre des jointures :* on dit, en parlant des rachitiques, qu'ils sont *noués*, expression qui a cours encore aujourd'hui.

Que le rachitis ait été ou non une maladie nouvelle à son époque, Glisson n'en a pas moins l'incontestable mérite de l'avoir fait reconnaître alors qu'on n'en avait pas parlé ou qu'on en parlait peu avant lui, et de l'avoir décrite avec une exactitude telle, que bien peu de chose devait rester faire pour compléter son étude.

1. Beylard, *Du rachitis, de la fragilité des os, de l'ostéomalacie*, Paris, 1852.

Depuis lors, de nombreux travaux ont paru sur ce sujet. Vous n'exigez pas de moi que j'en dresse ic la liste. Je me bornerai à mentionner les plus remarquables : parmi les anciens, ceux de Duverney (1751), J. L. Petit, Levacher de la Feutrie; parmi les modernes, ceux de MM. Rufz[1] et J. Guérin[2], enfin la thèse de M. le docteur Beylard[3], à laquelle je faisais allusion il y a un instant, et qui est le travail analytique le plus complet que nous possédions sur la matière.

Ces préliminaires établis, j'aborde l'histoire du rachitis, dont plusieurs enfants de notre salle Saint-Bernard vous offrent en ce moment des exemples.

Indépendamment de ces exemples vivants, j'ai tenu à mettre sous vos yeux des planches que j'ai empruntées à la thèse de M. Beylard, et qui sont les représentations fidèles d'individus dessinés d'après nature et dont presque tous ont été vus par moi. Je ferai, en outre, passer devant vous le squelette d'une jeune fille rachitique morte dans mon service de l'hôpital des Enfants, afin que vous puissiez vous former une idée aussi exacte que possible des désordres que la maladie entraîne, et que vous fixiez plus facilement dans votre esprit les notions que je vais essayer de vous donner.

Maladie de la première enfance, c'est, en effet, à l'époque de la dentition, c'est vers la fin de la première année, ou dans les six premiers mois de la seconde, que le rachitis survient généralement. Tous les auteurs sont d'accord sur ce point, mais tous s'accordent aussi à reconnaître qu'exceptionnellement il peut survenir soit avant, soit après les âges que nous venons d'indiquer, et l'on a cité des cas où il était congénital. Sans parler, quant à présent, de l'ostéomalacie, le rachitis des adultes et des vieillards, auquel je consacrerai un paragraphe spécial, les deux faits que je vous montre sur ces images sont des exemples de rachitis survenu pendant la seconde enfance. Les faits analogues sont très rares, car sur un relevé de 346 observations, M. le docteur J. Guérin n'en a trouvé que 5 dans lesquels la maladie s'est développée chez des individus de cinq à douze ans. Notez bien, messieurs, qu'il n'est question que de l'époque du début; car, une fois le rachitis arrêté dans sa marche, après qu'il a acquis une certaine intensité, les lésions qu'il a produites restent souvent incurables, persistent toute la vie, de telle sorte que les malheurenx gardent d'horribles difformités, traces d'un mal dont ils peuvent être cependant guéris depuis longtemps, absolument comme un individu autrefois affecté d'un mal vertébral de Pott, conservera une gibbosité irrémédiable,

1. Rufz, *Gazette médicale de Paris*, 1834.
2. Jules Guérin, *Mémoire sur le rachitis*, 1839.
3. Beylard, *Du rachitis, de la fragilite des os, de l'osteomalacie* thèse de Paris, 1852).

bien que la carie qui a détruit les vertèbres soit depuis longtemps enrayée et que les os soient en partie réparés.

Lorsqu'on s'approche d'un jeune enfant rachitique, on est frappé de son *attitude*, de sa *physionomie* et de la *disproportion qui existe entre sa taille et le volume de la tête.*

Tandis qu'un individu du même âge, qu'il soit dans son berceau ou dans les bras de sa mère, se tient volontiers sur son séant et aime à agiter ses petits membres, il n'en est plus ainsi du rachitique. La position couchée est celle qu'il garde toujours, qu'il reste dans son lit, qu'il soit tenu par ceux qui prennent soin de lui. Lorsqu'on veut le déplacer, pour lui donner à teter, et lorsque, ne l'ayant pas fait depuis longtemps, il doit être très affamé, il pousse des cris plaintifs comme s'il semblait redouter des douleurs que la pression des mains va lui faire éprouver et dont l'expérience passée lui a laissé le souvenir. Il souffre en effet, et il ne se calme qu'une fois bien mollement et commodément soutenu sur les bras de la femme qui l'allaite. Lorsqu'on essaye de le tenir debout, il se plaint encore davantage et évite de s'appuyer sur ses jambes, tant est grande sa faiblesse, tant est grande surtout la sensibilité de tous ses membres.

A en juger d'après sa taille, il paraît plus jeune qu'il ne l'est en réalité. Ramassé sur lui-même, raccourci, il n'est guère plus grand à deux ans qu'un enfant de six mois. Le petit garçon dont voici l'image avait douze ans, et ne mesurait pas un mètre de hauteur, c'est-à-dire qu'il n'atteignait pas la stature d'un enfant de trois ans.

Avec cette petite taille, la tête est d'un volume exagéré, et sa conformation a quelque chose de particulier. Le front est saillant, les bosses coronales sont proéminentes, ainsi que les bosses pariétales. Le sommet du crâne est aplati, en raison de l'écartement des os pariétaux, des os temporaux et du renversement en arrière de l'os occipital; les fontanelles sont plus largement ouvertes que normalement.

Ce fait, la *persistance des fontanelles*, est pour moi d'une grande signification ; à défaut d'autres, quand je le rencontre chez un enfant arrivé à la fin et surtout au delà de la seconde année, il me paraît déjà un trait caractéristique du rachitis.

Vous savez, messieurs, qu'au moment de la naissance, le crâne est encore mou et fort peu avancé dans son ossification vers la voûte, laquelle présente des intervalles membraneux, les *fontanelles*, qui séparent les unes des autres les différentes pièces constituant les parties latérales et supérieures de la boîte crânienne. Vous savez aussi que ces intervalles membraneux sont le siège d'un travail d'ossification qui s'opère plus ou moins vite, mais qui est généralement terminé vers la fin de la seconde année, de sorte qu'à cette époque la voûte du crâne est complètement fermée.

Quand, au moment de la naissance, le travail d'ossification a déjà eu lieu, quand, par conséquent, il n'y a pas de fontanelles, ou bien quand ce travail d'ossification s'accomplit plus rapidement qu'il ne le fait d'ordinaire, les fontanelles se ferment dès les premiers mois de la vie extra-utérine, les individus restent quelquefois microcéphales, et cette microcéphalie coïncide avec l'idiotie. La gêne opposée à la libre évolution de l'encéphale emprisonné dans la boîte osseuse dont les parois rigides ne se prêtent plus à son extension, explique, dans une certaine mesure, l'arrêt de développement de l'intelligence et de tous les actes fonctionnels répartis au cerveau. Quand, au contraire, les fontanelles se ferment tard, le cerveau pouvant se développer avec une plus grande facilité, il en résulte un développement plus grand aussi des facultés dont cet organe est le siège.

M. le docteur H. Roger a établi que la période de l'ossification des fontanelles est comprise entre l'âge de quinze mois, où cette ossification est très rare, et l'âge de trois ans et demi, où on la rencontre toujours. C'est de deux à trois ans que, dans l'état normal, l'occlusion de la fontanelle antérieure est effectuée. Le rachitisme, comme l'hydrocéphalie, retarde ou empêche cette ossification; l'un en entravant le dépôt des molécules osseuses dans les tissus fibro-cartilagineux, l'autre en exerçant une action excentrique sur la boîte crânienne dont les sutures sont ainsi écartées[1]. Le rachitisme est de toutes les affections du jeune âge celle où l'on perçoit le plus souvent un bruit de souffle au niveau des sutures. Ainsi, sur quarante-sept enfants atteints de rachitisme, et dont les fontanelles étaient ouvertes, M. H. Roger a noté le souffle céphalique trente fois, et ce souffle était intense. Dans les dix cas où il manqua, le rachitisme était léger ou de gravité moyenne. Aussi, dit M. Roger, « en raison de son extrême fréquence et de son intensité dans le rachitisme, le souffle céphalique peut-il être considéré comme un signe de cette affection[2] ». Déjà, comme M. H. Roger, et contrairement aux assertions du docteur Fisher (de Boston), MM. Rillet et Barthez avaient constaté que ce souffle était fréquent dans le rachitisme et qu'il manquait dans l'hydrocéphalie; cependant, comme il ne manque pas toujours, M. Roger fait observer qu'on ne peut pas faire de son absence ou de sa présence un signe différentiel absolu entre ces deux affections.

Il faudrait, messieurs, se garder de confondre ce qui arrive chez les rachitiques avec ce qu'on observe chez les hydrocéphales dont la tête a un volume bien autrement exagéré et en disproportion avec le reste du corps. Chez les hydrocéphales, en effet, ce volume anomal du crâne coïncide non plus avec un développement, mais au contraire avec une atrophie du cerveau. L'épanchement séreux intra-ventriculaire, cause de ces dimensions

1. H. Roger, *Bulletin de la Société médicale des hôpitaux*, t. IV, 1860.
2. H. Roger, *Recherches cliniques sur l'auscultation de la tête* (*Mém. de l'Académie de médecine*, 1860).

exagérées de la tête, avant d'amener l'écartement des parois osseuses, l'élargissement des fontanelles, a commencé par comprimer, de dedans en dehors, la masse cérébrale, pour en effacer les circonvolutions, de telle sorte que, lorsque le liquide épanché a été évacué, on constate que le cerveau est en réalité celui d'un microcéphale.

Ces distinctions sont très importantes, car elles expliquent les différences de développement des facultés intellectuelles, chez les hydrocéphales et chez les rachitiques. Tandis que les premiers, *hebetes et obliviosi*, présentent tous les caractères de l'idiotie, les rachitiques, ces petis êtres souffreteux, qui, pour se mouvoir, ont sans cesse besoin de secours étrangers, ont en général une intelligence supérieure à celle des enfants de leur âge : *præmaturo ingenii, acumine et sensuum sincero exercitio, a coætaneis distinguuntur.*

Leur physionomie elle-même, si souvent empreinte d'un air de tristesse et de souffrance, leur regard, leur parler, dénotent ce développement avancé des facultés intellectuelles.

Mais ce qui donne encore à la physionomie un cachet particulier, qui fait paraître le rachitique plus âgé que ne l'indique sa petite taille, plus âgé qu'il ne l'est en effet, c'est la conformation des mâchoires, qui subissent, comme toutes les parties du squelette, la funeste influence de la maladie, funeste influence qui a un si grand retentissement sur la dentition.

Dans une de nos précédentes conférences[1], je vous ai signalé cette *influence du rachitis sur la dentition;* je dois y revenir.

Lorsqu'elle n'est pas encore commencée, condition fort rare, avant l'éclosion de la maladie, l'évolution des dents est retardée presque indéfiniment, et lorsqu'elle est commencée, elle s'interrompt. Lorsque enfin les dents sont poussées, elles se carient et noircissent, ainsi que Glisson l'avait indiqué; elles deviennent mobiles et sont chassées de leurs alvéoles.

Vous pouvez constater le fait chez les enfants actuellement soumis à votre observation. L'un, qui a un an, n'a pas encore une seule dent; l'autre, qui a seize mois, n'en a que deux; un troisième, qui est âgé de vingt mois, n'en a que huit, bien qu'il soit rachitique à un faible degré et qu'il ne le soit devenu que tard, il y a quatre mois à peine. S'il vous était donné de suivre ces petits malades, vous verriez leurs dents se perdre et tomber quand ils auraient atteint à peine l'âge de trois ou quatre ans.

Quoiqu'il en soit généralement ainsi, il est des cas cependant où les dents persistent jusqu'à l'époque de la seconde dentition.

Cet arrêt dans le travail de la dentition est, suivant moi, un phénomène

1. Tome III, p. 166.

de si grande valeur, que, chez un enfant d'un an qui souffre des dents sans que celles-ci apparaissent, je suis porté à penser que le rachitis est menaçant.

Quand la maladie est arrivée à un certain degré, on constate, en faisant mettre le malade à nu, une *déformation du tronc et des membres.*

La *poitrine* présente une conformation très extraordinaire. Aplatie latéralement au-dessous des aisselles, elle fait en avant une saillie qui lui donne l'apparence de l'avant d'une carène de vaisseau, et, comme on le dit vulgairement, l'aspect d'une poitrine de dindon : *instar carinæ navis, aut pectoris gallinæ.* Au lieu d'être convexe dans toute son étendue, elle est donc bombée en avant, rentrée, excavée sur ses côtés, et cette concavité peut mesurer 3, 4 et 5 centimètres, lorsqu'en appliquant une règle droite sur les parois latérales du thorax, on tire une ligne perpendiculaire qui tombe sur le fond de cette excavation. En outre, à la jonction des côtes et des cartilages sternaux, on voit de chaque côté de petites saillies noueuses que l'on a comparées, en raison de leur forme globuleuse et de leur disposition, à des grains de chapelet. C'est ce que l'on appelle le *chapelet rachitique,* dont les nœuds sont constitués par le renflement de l'extrémité sternale des côtes. Ce chapelet est un des premiers phénomènes qui apparaissent.

L'aplatissement de la poitrine et le rétrécissement qui en est la conséquence ne sont prononcés qu'à partir de la deuxième et troisième côte jusqu'à la neuvième. Bien qu'à sa partie supérieure le thorax paraisse également rétréci, il n'a en réalité rien perdu, à ce niveau, de sa capacité normale, ainsi qu'on peut s'en convaincre quand on a sous les yeux le squelette d'un rachitique. Cette apparence, si trompeuse chez le vivant, tient à ce que les épaules sont rapprochées l'une de l'autre par suite du raccourcissement des *clavicules,* qui, au lieu de figurer des S allongées comme elles le font chez des sujets sains, forment des S aplaties.

A partir de la neuvième ou dixième côte, la cage thoracique s'élargit tout à coup à la façon d'un bassin renversé dans lequel viennent se loger les viscères abdominaux.

En arrière la concavité naturelle de la région cervicale du rachis est singulièrement exagérée, en même temps que la convexité de la région dorsale fait une saillie anomale, une gibbosité plus ou moins prononcée.

Cette déformation, cette diminution dans la capacité de la poitrine, entraînent, vous le comprenez, une gêne de la respiration, et elle se produit suivant un mécanisme intéressant à étudier.

Dans l'acte respiratoire, au moment de l'inspiration, le diaphragme s'abaisse, les côtes se relèvent, il y a dans la cavité de la poitrine une tendance au vide. Mais en même temps l'air inspiré pénètre à travers la trachée et les bronches, jusque dans les cellules pulmonaires qu'il distend en proportion du degré d'ampliation des parois costales avec lesquelles le poumon ainsi dilaté se trouve toujours en contact. Il y a donc une pression exercée de dedans en dehors par l'air inspiré; cette pression toutefois serait impuissante à équilibrer celle que l'atmosphère qui nous entoure exerce en sens inverse : aussi dans l'état normal le défaut d'équilibre est-il compensé par la résistance qu'oppose à la colonne d'air extérieur la cage osseuse et musculaire dans laquelle les poumons sont enfermés. L'histoire des plaies pénétrantes de poitrine nous montre ce qui survient quand en un point de sa surface la paroi thoracique ouverte permet à l'air du dehors de s'introduire dans la cavité pleurale; le poumon est refoulé sur lui-même, l'air qu'il renferme ne pouvant plus lutter contre celui qui vient agir en sens inveree. Supposez la paroi thoracique non plus perforée, mais n'offrant pas une suffisante résistance, il arrivera ce qui arrive dans le rachitis. La pression atmosphérique s'exerçant avec la même énergie sur tous les points de la poitrine, mais les côtes résistant en arrière, où elles sont soutenues par la colonne vertébrale, en avant où elles sont soutenues par le sternum, les côtes, molles et flexibles, s'infléchiront en dedans vers leur partie moyenne. Il en résultera cet aplatissement sous-axillaire dont je vous parlais tout à l'heure, tandis que le sternum sera projeté en avant, et que la portion dorsale de la colonne vertébale sera projetée en arrière, et formera cette gibbosité à rayon très étendu que l'on constate chez le rachitique, gibbosité très différente de celle qui s'observe dans la maladie de Pott. Il s'ensuit qu'en même temps que le diamètre transversal de la cage thoracique diminue, son diamètre antéro-postérieur augmente.

Si cet aplatissement est limité aux parties latérales du thorax, tandis que la partie supérieure conserve presque son amplitude normale, et que la partie inférieure est au contraire dilatée, c'est qu'à cette partie supérieure les côtes, la première surtout, sont plus fortes que celles qui les suivent; c'est que surtout elles sont protégées, d'abord par des masses musculaires plus épaisses que partout ailleurs, ensuite, par des clavicules placées comme deux arcs-boutants entre le sternum et l'omoplate.

Si la base de la poitrine est dilatée, c'est que, d'une part, elle est soutenue par les viscères abdominaux, le foie d'un côté, la rate de l'autre, qui s'appuient eux-mêmes sur la masse intestinale, généralement très développée chez les rachitiques; c'est que, d'autre part, le diaphragme vient aussi jouer ici son rôle. Vous savez, messieurs, — les belles expériences électro-physiologiques de M. Duchenne (de Boulogne) ont mis le fait en lumière [1], — vous savez comment se comporte le diaphragme dans l'acte de la respiration. Dans les mouvements d'inspiration, il s'appuie sur les organes contenus dans l'abdomen, et en se contractant il élève et

1. Duchenne, *De l'électrisation localisée et de son application à la pathologie et à la thérapeutique*, 3e édition, Paris, 1872.

rejette en dehors les côtes inférieures sur lesquelles il prend ses attaches. Or, du moment que la poitrine étant rétrécie vers le milieu, la respiration costale supérieure est gênée, la respiration diaphragmatique s'exagère, devient supplémentaire; les mouvements du diaphragme se répétant un plus grand nombre de fois que dans l'état normal, l'ampliation, et une ampliation persistante de la base de la poitrine, en sera la conséquence.

Cette respiration abdominale est un phénomène sur lequel j'appelle toute votre attention. Quand vous l'observerez chez un enfant d'ailleurs bien portant et sans fièvre, l'idée du rachitis doit se présenter à votre esprit.

La gêne des fonctions respiratoires, qui entraîne celle de la circulation, de la circulation veineuse surtout, nous rend compte du *développement des veines sous-cutanées*, et principalement de celles de la tête, que Glisson avait déjà signalé comme un accident assez ordinaire chez les rachitiques.

La gêne de la circulation explique peut-être aussi les *sueurs profuses*, épiphénomène si habituel de la maladie dont nous parlons.

La base de la poitrine se confond avec *l'abdomen*, dont le volume est beaucoup plus considérable qu'il ne l'est généralement chez les individus du même âge; cette augmentation de volume en impose souvent, non-seulement aux familles, mais encore aux médecins non prévenus, et fait croire à l'existence de l'affection connue sous le nom de carreau, constituée par l'adénite tuberculeuse du mésentère, ou par la péritonite tuberculeuse, affections essentiellement différentes du rachitis, ainsi que j'aurai occasion de vous le dire.

En palpant les viscères abdominaux, on constate que le foie et la rate débordent de beaucoup les fausses côtes sur lesquelles ils sont logés. A la percussion, on produit une sonorité exagérée dans toute l'étendue de l'abdomen, sonorité due à la distension des intestins par les gaz qui sont sécrétés en très grande abondance. Quelquefois cependant il y a de la matité à la partie inférieure et dans les parties latérales; cette matité coïncide avec de la fluctuation et décèle la présence d'une certaine quantité de liquide épanché dans le péritoine. Ces cas sont rares, et jamais d'ailleurs l'ascite n'atteint un très haut degré. Le fait a été noté par Glisson, auquel aucun des symptômes de la maladie ne semble avoir échappé.

Bien que débordant les fausses côtes, le foie et la rate ne sont pas augmentés de volume. S'ils font saillie dans la cavité abdominale, c'est qu'ils sont refoulés en bas, en raison même du rétrécissement de la cage thoracique. C'est donc à tort que l'on a cru à l'hypertrophie du foie dans le rachitis, croyance si générale, que la dénomination d'enfant *au gros foie* (*magno hepate*) était donnée comme synonyme d'enfant rachitique. J'ai moi-même longtemps partagé cette erreur, et lorsque, il y a vingt ans, je publiai mes travaux sur la maladie dont je vous parle, trompé par les apparences, j'inscrivais cette hypertrophie du foie et de la rate parmi les accidents habituels du rachitis. Des recherches ultérieures, une observation plus minutieuse, m'ont fait voir que c'était là, au contraire, une complication exceptionnelle, et qu'en réalité il n'y avait que déplacement des organes.

C'est donc au refoulement des viscères contenus dans l'abdomen, et qui, normalement, sont cachés sous les côtes, qu'est dû en partie le développement exagéré du ventre des rachitiques. C'est à cela, mais c'est bien plus encore à la distension des intestins par les gaz; c'est aussi à ce que l'appareil digestif est lui-même beaucoup plus développé chez ces jeunes malades qu'il ne l'est chez les sujets du même âge; fait qui trouve son explication dans ce que, ainsi que l'avait dit Glisson, les rachitiques sont généralement de gros mangeurs, et qu'il arrive chez eux ce qui arrive chez les animaux qui absorbent journellement de grandes masses de matières alimentaires.

Ce ventre volumineux a pour base un bassin qui a subi des modifications dont le développement même des viscères abdominaux rend compte jusqu'à un certain point. Ainsi, tandis que la cavité du petit bassin est rétrécie, le grand bassin a aucontraire une capacité plus grande. Les os qui le constituent sont aplatis, renversés en dehors, les fosses iliaques sont par conséquent évasées. Cela tient à ce que les différentes pièces du bassin subissent, comme toutes les parties du squelette, ce ramollissement qui est l'effet de la maladie; les os des iles cèdent à la pression des intestins, qui, s'ils ne les compriment pas énergiquement, exercent du moins sur eux une pression continue qui augmente presque à chaque instant dans les mouvements respiratoires. Le grand bassin s'évase donc, et son évasement contribue pour sa part au rétrécissement du petit bassin, les ischions se trouvant entraînés l'un vers l'autre par le mouvement de bascule qui les porte en dedans en même temps que la portion iliaque est portée en dehors. Ce rapprochement des ischions, qui est en outre sollicité par la pression des fémurs, amène un changement dans la position relative des articulations coxo-fémorales; les cavités cotyloïdes qui suivent nécessairement les ischions se rapprochant de la ligne médiane, et leur orifice se dirigeant en bas et un peu en dedans, au lieu de se diriger en dehors et en avant comme elles le font normalement.

Le développement anomal du ventre, coïncidant avec le rétrécissement de la partie supérieure de la poitrine et avec l'augmentation extraordinaire du volume de la tête, donne au corps du rachitique la forme d'une gourde, d'une sorte de huit de chiffre, si vous me permettez cette comparaison.

A ce corps difforme se rattachent des *membres* dont les déformations ne sont pas moins remarquables. Je suppose toujours le rachitis ayant atteint un certain degré. Les cuisses, écartées l'une de l'autre, figurent deux arcs à concavité dirigée en dedans et un peu en arrière, à convexité antérieure et externe. Les jambes ont également perdu leur rectitude normale. Mais cette déformation, à peu près invariable pour les cuisses où elle est l'exagération de la courbure naturelle des fémurs, varie pour les jambes, non seulement suivant les individus, mais encore sur le même individu. Ainsi, en général, lorsque l'enfant n'a pas encore marché, la concavité de la courbure des jambes est dirigée en avant et en dedans, de telle sorte que les genoux sont très écartés l'un de l'autre, et que les membres abdominaux, courbés dans toute leur longueur, forment, comme on le dit, une espèce de parenthèse. Lorsque les enfants ont marché, la déformation se fait en sens inverse, la concavité du tibia et celle du péronné, que le premier entraîne avec lui, se dirigeant en dehors et en arrière, de façon que les genoux se rapprochent et que les individus sont cagneux. Dans d'autres cas, l'une des deux jambes est courbée en dehors, l'autre l'est en dedans, de manière qu'elles s'emboîtent, pour ainsi dire, l'une dans l'autre, ou bien elles décrivent des angles, des arcs de cercle, des sortes de Z.

Aux membres supérieurs la même chose se passe, avec cette différence qu'ici la déformation est à peu près toujours la même pour le segment inférieur, tandis qu'elle varie notablement pour le segment supérieur, contrairement à ce que nous venons de signaler pour le membre abdominal. Ainsi, presque invariablement, les avant-bras, courbés, ont leur concavité dirigée dans le sens de la face palmaire de la main, leur convexité correspondant à la face dorsale; tandis que si, ordinairement, le bras est courbé dans la même direction, c'est-à-dire concave en avant et en dedans, convexe en arrière et en dehors, il n'est pas rare d'observer une disposition tout opposée, l'humérus ayant sa concavité en arrière et en dehors.

Ces déformations sont dues, ainsi que je vous l'ai indiqué tout à l'heure et comme nous le verrons plus tard, au ramollissement des os; ramollissement tel, que lorqu'on cherche à ployer les membres dans leur continuité (ce qu'il ne faut jamais faire sans agir avec la plus grande précaution et la plus excessive prudence, de peur de produire des fractures), on obtient des flexions très prononcées.

Les *articulations* ont subi de notables modifications. Au niveau des poignets, par exemple, au niveau du cou-de-pied, où ces modifications sont prononcées plus que nulle part ailleurs, on constate, à première vue, un gonflement considérable des extrémités osseuses qui viennent concourir à l'articulation. Il semble qu'au niveau des jointures, un peu au-dessus et un peu au-dessous, les membres aient été vigoureusement errés avec un lien, et qu'il soit arrivé pour eux ce qui arrive pour les arbres dont on étrangle le tronc et les branches de manière à former des nouûres. Ce gonflement articulaire est quelque chose de si constant, et en même temps de tellement significatif, que la maladie a pu tirer de là ce nom vulgaire de *nouûre*, que je vous donnais comme un de ses synonymes. Cette disposition, qui apparaît souvent au début du rachitis avant toute autre déformation, est déterminée tout à la fois par ce gonflement des extrémités osseuses que je viens de vous signaler et par le relâchement des ligaments, lequel est quelquefois porté à un si haut degré, qu'il permet aux surfaces articulaires de s'écarter sous l'influence d'une traction même modérée, et qu'en fixant, par exemple, l'avant-bras ou la jambe, on peut plier la main ou le pied jusqu'à leur faire exécuter presque un demi-tour sur leur axe, jusqu'a porter la face palmaire de la main au niveau du bord cubital de l'avant-bras, à renverser le pied d'un côté et de l'autre, en dirigeant sa face dorsale soit en dedans, soit en dehors.

Ce relâchement des ligaments, qui existe aussi pour les articulations des vertèbres entre elles et avec le sacrum, pour les articulations du sacrum avec le bassin, ce relâchement des ligaments, joint à la mollesse des os, à leur extrême sensibilité, explique pourquoi les enfants rachitiques marchent si tard, pourquoi ils ne peuvent pas se tenir autrement que couchés.

Tel est, messieurs, le tableau des déformations caractéristiques du rachitis, tableau dont vous trouverez des variétés infinies; qui chez tel sujet sera aussi complet que je viens de le montrer; qui chez tel autre n'offrira pas tous les détails aussi nettement dessinés qu'il était nécessaire de le supposer pour vous en faire connaître l'ensemble.

Ces déformations sont d'autant plus frappantes qu'elles coïncident avec la grande maigreur des malades. Les masses musculaires n'ont plus la fermeté qu'elles ont chez les individus bien portants; leur volume est diminué aussi bien que leur énergie : *torositas musculorum minuitur ultra quam credi potest.* Le tissu cellulaire qui les entoure n'est plus rempli de cette graise dure, épaisse, qui, chez les jeunes enfants, arrondit les formes. La peau, flétrie, flasque, d'un teint jaunâtre, enveloppe, comme dans un sac à demi vide, les muscles atrophiés, qui seuls la séparent d'os rabougris et tordus.

Sans quitter ce sujet, étudions l'*ordre de succession suivant lequel les déformations osseuses se produisent;* essayons d'en chercher les *causes*, d'en expliquer le *mécanisme*. Il n'est point encore question de l'anatomie pathologique du rachitis, nous ne nous occupons toujours, quant à présent, que de ce qui se passe chez le malade vivant.

M. le docteur Jules Guérin, à qui la science est redevable de remarquables et importants travaux sur la matière que nous traitons aujourd'hui, M. Guérin a établi, comme une loi, que les déformations rachitiques se produisaient toujours de bas en haut, c'est-à-dire que toujours les extrémités inférieures du corps étaient les premières le siège de ces méformations, qui se montraient d'abord aux jambes, gagnaient les cuisses, puis le bassin, la colonne vertébrale et le thorax, et qu'enfin les extrémités supérieures étaient les dernières affectées. Son opinion est tellement arrêtée à cet égard, qu'il va jusqu'à prétendre que « toute difformité isolée d'une des portions supérieures du squelette, de la colonne vertébrale, par exemple, sans déformation des parties situées au-dessous, n'est point due au rachitis. » Cette proposition est beaucoup trop absolue. Vraie pour le rachitis des aldultes, bien qu'ici encore elle comporte de très nombreuses exceptions, vraie, jusqu'à un certain point, pour le rachitis survenant chez un enfant qui a déjà marché, elle est fausse, fausse de tous points, quand il s'agit de l'appliquer aux enfants du premier âge.

Chez ceux-ci les déformations surviennent dans un ordre inverse à celui indiqué par M. Guérin. C'est par la poitrine, par le tronc, c'est par les extrémités supérieures qu'elles commencent.

Ces différences dans l'ordre de succession des déformations rachitiques, suivant que les individus marchaient ou non à l'époque où la maladie les a surpris, ont leur raison d'être dans les causes mêmes qui les produisent. Ces causes sont, en effet, la pression exercée d'une manière continue sur les os ramollis, soit, pour la poitrine, ainsi que je vous l'ai expliqué, par la colonne d'air qui nous entoure, soit, pour les membres et pour la colonne vertébrale, par le poids des parties qu'ils ont à supporter; cette pression se combinant avec l'action incessante des muscles qui s'insèrent sur les différents points des leviers que ces os constituent.

Ces causes réunies ont pour double effet, aux membres du moins, une tendance au tassement, principalement marquée dans les os courts, une tendance à exagérer les courbures naturelles, surtout marquée dans les os longs, et plus prononcée dans un sens que dans un autre, selon la disposition de l'appareil musculaire par rapport au levier sur lequel cette puissance agit, selon la force et la continuité d'action des muscles.

Je m'explique. Les masses musculaires qui s'appliquent directement sur le fémur, par exemple, le biceps et le triceps crural qui l'enveloppent, tendent, en se contractant parallèlement au grand axe de cet os, à le raccourcir, à le tasser sur lui-même, quand, par le fait du ramollissement que la maladie lui a fait subir, il n'offre plus une suffisante résistance. D'un autre côté, les muscles adducteurs de la cuisse et ses fléchisseurs sur le bassin, beaucoup plus puissants que les muscles abducteurs et extenseurs, s'insérant obliquement sur différents points de l'extrémité inférieure du fémur, tendent à le plier, en rapprochant ses extrémités supérieure et inférieure l'une de l'autre, comme le fait la corde d'un arc. Il en résulte une exagération de la courbure naturelle qui, normalement, est dirigée en dedans et un peu en arrière. De même pour l'avant-bras : les duscles les plus puissants, qui se trouvent ici placés à la partie antérieure du membre et viennent obliquement s'insérer sur les extrémités inférieures du radius et du cubitus, tendent à fléchir ceux-ci dans le sens de la face palmaire de la main; tandis que les muscles profonds, agissant parallèlement à l'axe de ces os, tendent à les tasser. Là, au contraire, où comme aux jambes et aux bras les puissances musculaires s'équilibrent à peu près, les déformations osseuses n'offrent plus rien de régulier, et sont subordonnées presque complètement, soit à la pression exercée du dehors sur les os, soit à la pression exercée sur eux par les parties qu'ils supportent.

Cet effet de la contraction musculaire qui, joint à celui de la pression, peut être tel que les os se brisent, est extraordinairement prononcé aux clavicules, lesquelles cèdent aux efforts des muscles de la poitrine et du dos qui s'insèrent sur elles et sur les humérus, sollicitent les épaules à se rapprocher de la ligne médiane du corps.

Ce sont là, messieurs, des faits qu'il suffit de signaler pour les comprendre. Vous comprenez également, sans qu'il soit besoin d'y insister, comment agit la pression. Je ne parle pas de ce qui se passe du côté de la poitrine, je me suis assez longuement étendu sur ce point; je fais seulement allusion à ce qui arrive pour les membres, pour la colonne vertébrale, laquelle se raccourcit en raison du tassement des vertèbres, en même temps qu'elle se replie sur elle-même dans le sens de ses courbures naturelles qui s'exagèrent.

Vous comprenez dès lors pourquoi les déformations osseuses se font dans un ordre de succession si différente, suivant l'âge auquel les individus sont tombés malades.

Un enfant de quinze à seize mois est pris de rachitis alors qu'il commençait à marcher depuis quelque temps. Ses os subissant un ramollissement progressif, ceux des parties inférieures qui, dans la station debout, supportent tout le poids du corps, vont nécessairement se déformer les premiers. Dans ces cas, les déformations ont lieu suivant la loi posée par M. Guérin; les jambes sont d'abord affectées, puis ce sont les cuisses, le bassin, et enfin le rachis.

Mais chez un enfant qui n'a pas encore marché, les choses changent. Chez cet enfant qui reste constamment couché, les extrémités inférieures n'ont plus à souffrir de cette pression à laquelle elles cédaient dans le cas précédent. La seule pression que le corps ait à supporter est celle de l'air ambiant, pression puissante, de tous les instants, à laquelle la cage thoracique, dont la charpente osseuse est ramollie, ne saurait résister. Aussi est-ce du côté de la poitrine que nous allons constater chez les enfants du premier âge les premières déformations caractéristiques du rachitis.

Maintenant, comment et pourquoi, chez un enfant du premier âge, les membres supérieurs se déforment-ils avant les membres inférieurs? La mère d'un de nos petits malades vous en a donné la raison : Mon enfant, vous a-t-elle dit, ne peut pas se tenir debout, et pour s'asseoir, il a besoin de s'appuyer sur les mains. » Vous saisissez tout de suite l'explication; il se passe ici quelque chose d'analogue à ce qui se passait tout à l'heure pour l'enfant qui marchait. Les os du bras et de l'avant-bras, qui servent de point d'appui, de base de sustentation à toute la partie supérieure du corps, cèdent, par le fait de leur ramollissement, sous le poids qu'ils supportent.

Je vous disais, il y a un instant, que sous l'influence de la pression exercée sur eux, jointe à l'effort musculaire, les os des rachitiques pouvaient se briser; j'ajouterai qu'un mouvement brusque suffit quelquefois pour que ces fractures aient lieu. C'est là, messieurs, une complication assez fréquente du rachitis. Il n'est pas rare de trouver chez un même malade des fractures multiples, soit plusieurs os brisés, soit un seul fracturé en différentes places. Lorsque nous entrerons dans les détails d'anatomie pathologique relatifs à notre sujet, nous aurons à examiner le mécanisme de ces fractures. Quant à présent, sachez que celles-ci restent souvent méconnues non seulement des parents, mais des médecins eux-mêmes. D'une part, le peu d'intensité de la cause qui souvent les a produites, les douleurs habituelles dont les membres sont le siège, et qui sont faiblement augmentées au moment de l'accident, font que cet accident peut passer inaperçu; d'autre part, lorsqu'on le soupçonne, son diagnostic reste encore très obscur, pour la raison que je vais vous dire. Les déformations dues au déplacement des fragments, quand il y a fracture, sont difficiles à distinguer de celles qui dépendent de l'exagération des courbures ou des déviations des os propres au rachitifs; le plus souvent d'ailleurs ce déplacement des fragments n'a pas lieu, l'intégrité du périoste épaissi maintenant ceux-ci en position assez solidement même pour que quelquefois les membres puissent être soulevés tout d'une pièce. A ce point de vue, les fractures rachitiques ressemblent à de fausses articulations. Enfin, la crépitation, ce signe de si grande valeur dans le diagnostic des fractures, fait ici défaut, les surfaces en contact ramollies n'offrant plus la dureté nécessaire pour que cette crépitation se produise.

Il faudrait bien se garder de croire cependant que la déformation dans le rachitisme soit due exclusivement à l'action des muscles ou à celle de la pesanteur, attendu que cette déformation peut se produire pendant la vie intra-utérine. Le rachitisme du fœtus est fort rare, mais il en existe des exemples, et M. Peter vient d'en observer un très remarquable à l'hospice des Enfants assistés. L'enfant fut déposé à l'hospice au huitième jour de sa vie. Il était rachitique au plus haut degré : incurvention considérable des membres supérieurs et inférieurs, déformation du thorax, fièvre continue. Mais ce qu'il y avait de plus intéressant, c'est l'existence de cals, indices de fractures consolidées, à l'un des cubitus et à l'un des fémurs. L'enfant succomba le second jour de son admission à l'hospice.

A l'autopsie, M. Peter trouva les os des membres plus flexibles qu'à l'état normal, mais non spongoïdes ; il y avait un cal très évident au niveau des points où ils avaient été diagnostiqués pendant la vie. Ce fait si intéressant ne prouve pas seulement la possibilité du rachitisme intra-utérin ; il démontre aussi, dit M. Peter, que l'incurvation des membres s'accomplit suivant une espèce de loi propre à la maladie plutôt que sous l'influence de la pesanteur ou de la contraction musculaire ; enfin l'existence de cals bien formés fait voir que des fractures rachitiques peuvent se produire dans l'utérus, et que le rachitisme existait depuis assez longtemps, puisque des fractures avaient eu le temps de se produire et celui de se consolider.

M. Peter n'a pu avoir aucun renseignement sur les parents, de sorte qu'il ignore si ce rachitisme précoce tient à des conditions héréditaires ou à d'autres causes de parenté.

Messieurs, l'étude de l'*anatomie pathologique du rachitis* se lie intimement à celle de ses déformations et complète ce que j'avais à vous apprendre de leur mécanisme.

Nos connaissances à ce sujet sont de date récente. Glisson et les auteurs du siècle dernier devaient nécessairement rester incomplets sur ce point de la question ; ils savaient bien que le ramollissement des os constituait un caractère capital de la maladie ; ils savaient également qu'à ce ramollissement succédait, à un moment donné, la consolidation des os qui en avaient été affectés ; mais là se bornaient les notions qu'ils possédaient. A la vérité, Duverney[1] était déjà entré dans des détails sur l'état des os des rachitiques. Il avait noté leur raréfaction, leur légèreté plus grande, l'état raboteux de leur surface dû à la présence de couches de matière osseuse *formée par l'extravasation des sucs nourriciers*. Ces indications sommaires avaient été oubliées, si bien qu'en réalité c'est de notre époque que datent nos connaissances sur ce sujet.

Les premiers travaux entrepris dans cette direction furent ceux que publia, en 1834, M. le docteur Rufz[2]. En 1839, parut le long et substantiel mémoire de M. le docteur J. Guérin[3].

Une première période, *période d'incubation* ou *d'épanchement*, est caractérisée par un épanchement sanguin dans tous les interstices du système osseux qui est comme infiltré d'un sang moins visqueux et moins consistant que celui qui coule dans les vaisseaux.

Une deuxième période, *de déformation*, est caractérisée par le dévelop-

1. Duverney, *Traité des maladies des os*, 1751.

2. Rufz, *Recherches sur le rachitisme chez les enfants* (*Gaz. méd.*, Paris, 1834, p. 65).

3. Jules Guérin, *Mémoire sur les caractères généraux du rachitisme* (*Gaz. méd.*, Paris, 1839, p. 443, 449, 481)

pement d'un tissu spongieux très fin dans les épiphyses, dans la diaphyse des os longs, se développant aussi entre le périoste et l'os, lequel se ramollit et se courbe.

La troisième période, *de résorption et de consolidation*, est caractérisée par la transformation de ce tissu spongieux en un tissu compacte plus dense et plus serré que le tissu normal de l'os, transformation qui lui donne une solidité extraordinaire et constitue une véritable éburnation.

M. Guérin ajoute une quatrième période qui s'observe chez les individus depuis longtemps atteints de la maladie et chez lesquels la cachexie rachitique s'est développée, c'est la période de *consomption rachitique.*

J'accepte ces divisions en changeant seulement quelques-unes des dénominations que M. Guérin leur a données, pour en substituer d'autres qui me paraissent plus en rapport avec ce qu'elles doivent représenter.

J'admets donc une première période, *de fluxion et d'épanchement*, une seconde période, *de ramollissement et de transformation*, une troisième, *de reconstitution et de consolidation*, une quatrième, *de consomption*, que je viens de vous indiquer.

Dans la *première période*, les os sont tuméfiés, et cette tuméfaction est surtout très manifeste pour les épiphyses des os longs, pour les os courts, avec lesquels les épiphyses ont une si grande analogie, pour les os plats, dont les tables interne et externe sont amincies, tandis que leur diploé est comme boursoufflé.

Le corps des os longs a ordinairement conservé des courbures et des formes naturelles, le ramollissement que subit le tissu osseux, et qui sera porté à son plus haut degré dans la période suivante, n'étant pas encore assez prononcé pour se prêter aux influences de la pression, aux effets de la contraction musculaire, causes actives, ainsi que je vous l'ai dit, des déformations rachitiques.

Ce ramollissement est cependant assez notable déjà pour que les os aient perdu de leur consistance et qu'ils aient acquis une certaine élasticité. Lorsqu'on vient à presser avec le doigt, ou seulement avec l'ongle, sur un point de la diaphyse d'un os long, on le déprime, on l'écrase, ans qu'il soit besoin de faire un grand effort ; lorsque l'on comprime un peu vigoureusement soit une portion épiphysaire, soit un os court, soit un os plat, il se laisse aisément aplatir; lorsqu'on essaye de couper un de ces os avec le scalpel, on y parvient sans peine, ce qui n'a pas lieu pour d'autres parties du squelette chez un individu mort de toute autre maladie que le rachitis.

A la coupe, on voit que la tuméfaction est due à ce que les aréoles du tissu spongieux des os courts, le diploé des os plats, ont éprouvé un commencement de dilatation ; à ce que les lamelles concentriques qui forment la diaphyse des os longs sont plus ou moins écartées les unes des autres.

Ces aréoles, ces espaces interlamellaires, sont remplis d'une matière graisseuse, gélatiniforme, sanguinolente, qui, par sa consistance et sa couleur, rappelle l'aspect d'une gelée de groseille rouge pâle. Cette matière, qui suinte par tous les pores de l'os divisé, véritable gangue du tissu nouveau que nous allons voir se développer plus tard, remplit également le canal médullaire des os longs et se trouve interposée entre la surface extérieure de ceux-ci et le périoste qui la recouvre.

Ce périoste a lui-même subi des modifications. Plus vasculaire qu'à l'état normal, injecté de sang, il présente une coloration d'un rose vif; plus épais qu'il ne doit l'être d'habitude, il adhère intimement à l'os dont la vascularisation est aussi très exagérée et dont la surface n'est plus lisse.

La lame de cartilage qui chez les jeunes sujets sépare les épiphyses de la diaphyse des os longs est ramollie, d'une teinte bleuâtre demi-transparente, et quelques jours de macération dans l'eau suffisent pour la faire disparaître, de façon que les extrémités épiphysaires se détachent complètement du corps de l'os auquel elles appartiennent.

Quand ils sont secs, ces os tuméfiés, boursouflés, ont perdu de leur densité et de leur poids; leur tissu spongieux est formé de cellules beaucoup plus larges qu'elles ne le sont dans un os sain, les unes étant en réalité élargies, les autres étant constituées par la réunion de plusieurs dont les parois ont été détruites ou déchirées; leur tissu compacte est perforé de petits trous qui sont le résultat en partie d'un travail de résorption interstitielle, en partie de la disparition des vaisseaux de nouvelle formation, auxquels, à l'état frais, ils donnaient passage.

Dans la *seconde période*, de ramollissement et de transformation, le gonflement des épiphyses des os longs est notablement augmenté, et vers la fin de cette période il est également très considérable et pour les os courts (dont la lame externe de tissu compacte devient poreuse, tandis que les aréoles de leur tissu spongieux s'élargissent), et pour les os plats (dont les tables externe et interne amincies sont molles, élastiques, se laissent déprimer avec les doigts, tandis que leur diploé boursouflé est constitué par de larges cellules d'une texture peu résistante, qui contiennent un suc médullaire de couleur violacée, appréciable à travers la transparence des lames du tissu compacte).

Les diaphyses des os longs elles-mêmes se gonflent ou paraissent se gonfler, par suite d'une disposition toute particulière que prennent la membrane médullaire et surtout le périoste, disposition qui varie d'ailleurs suivant que l'os a conservé sa direction normale ou qu'il a subi des déformations.

Ainsi le périoste est encore beaucoup plus vasculaire qu'il ne l'était dans la première période, et la matière gélatiniforme épanchée entre lui et le corps de l'os est aussi beaucoup plus considérable; cette infiltration de la matière gélatiniforme a d'ailleurs pris d'énormes proportions dans toutes les parties où nous avons vu qu'elle s'était épanchée. En même temps cette matière s'est transformée en un tissu rougeâtre, mais moins rouge que ne l'était le liquide qui l'a constitué. Très élastique, semblable à une éponge très fine, ce tissu spongieux de nouvelle formation se distingue très bien du tissu spongieux ancien par ses fibres plus denses, plus serrées et plus décolorées.

C'est alors que les os ont subi un ramollissement notable. En les saisissant entre vos doigts, vous pouvez les faire ployer avec une inconcevable facilité. Déjà sur le vivant nous avons constaté combien il était aisé de courber ceux des membres. C'est à cette période du rachitis que vous pourrez les couper dans le sens de leur épaisseur, comme vous feriez d'une carotte, d'une racine, d'une branche molle; que vous pourrez les diviser dans leur longueur de manière à en former des lanières qui se laissent plier et replier sans se briser.

Il y a donc, dans cette seconde période de la maladie, un ramollissement très manifeste du tissu ancien de l'os, dont les lamelles sont plus rares, plus dédoublées, plus malléables que dans la période précédente, en même temps que formation d'un tissu nouveau constitué par cette matière gélatiniforme qui commençait à s'épancher dans la première période, et qui, maintenant, augmentant de quantité, prend une consistance cartilagineuse de plus en plus marquée. Il y a en définitive désorganisation du tissu osseux ancien, dont les lamelles concentriques dans les os longs, dont les lames qui constituent le tissu spongieux dans les épiphyses et dans les os courts, sont encore plus écartées les unes des autres, et sont aussi moins complètes qu'elles ne l'étaient dans la période précédente. Cette destruction des lamelles osseuses est telle, que, lorsque les os sont secs, en injectant de l'eau dans ce qui constituait le tissu compacte d'un os long, cette eau traversera ce tissu d'un bout à l'autre, en gagnant successivement les différentes couches, et qu'en plaçant un os court devant votre bouche, vous pourrez respirer au travers, tant est grande sa porosité. Mais en même temps que cette désorganisation du tissu ancien de l'os, il y a reconstitution d'un tissu nouveau.

Quand ce travail de reconstitution est très actif, l'os entier paraît constitué par la matière gélatineuse de nouvelle formation, dans laquelle on trouve la substance de l'ancien tissu ramolli, et dont les lames les plus solides sont celles qui bordent la membrane médullaire, très vasculaire et très épaisse, comme l'est aussi le périoste.

Je vous disais, il y a un instant, que les modifications éprouvées par ces membranes médullaire et périostique variaient suivant que l'os avait ou non subi des déformations. Je vais à présent vous dire quelles sont les modifications qui coïncident avec celles éprouvées par l'os lui-même et par son canal médullaire.

Si vous examinez la diaphyse d'un os qui a conservé sa rectitude à peu près normale, son périoste ne vous présentera ni une densité ni un épaississement extraordinaires. Quelquefois ce périoste n'adhère pas intimement à la surface qu'il recouvre, mais d'autres fois il y adhère de telle sorte qu'en cherchant à l'en séparer on arrache en même temps la couche la plus externe de l'os. Dans ce cas, la face externe de l'un, la face interne de l'autre sont rugueuses, hérissées de petites pointes osseuses qui donnent au doigt que l'on promène sur elle la sensation que produirait une lime fine.

Si vous examinez un os dont les courbures se sont exagérées, vous constatez des dispositions différentes dans la concavité et dans la convexité de ces courbures. Dans la concavité, le périoste, rouge, fortement injecté, est d'une épaisseur plus ou moins considérable. Il est aussi plus adhérent à l'os, d'où l'on ne peut souvent le détacher qu'à la condition d'arracher une portion du tissu osseux lui-même, ou plutôt du tissu de nouvelle formation épanché sur sa surface interne.

Ce tissu de nouvelle formation, qui se trouve là en grande masse, a l'aspect d'un cartilage ou d'un os ramolli par un acide. Si ses couches les plus internes sont constituées par le tissu ancien dont les lamelles primitives sont séparées par la matière épanchée entre elles, ses couches les plus externes, celles qui en constituent la majeure partie, sont évidemment des produits nouveaux de sécrétion périostique. Le travail qui s'est passé ici est tout à fait analogue à celui qui préside à la formation du cal dans les fractures. L'analogie est d'autant plus complète que ce tissu de nouvelle formation va se transformer en un tissu osseux beaucoup plus solide, beaucoup plus dense que ne l'était le tissu de l'os ancien, absolument comme cela arrive pour le cal.

Dans la portion convexe de ces os déformés, le périoste a perdu au contraire de son épaisseur normale, ce qui s'explique par la compression et le frottement qu'exercent sur cette partie convexe les muscles qui l'entourent, ce qui est peut-être dû aussi à d'autres causes que je ne connais pas.

Le canal médullaire, rempli, comme nous l'avons dit, de la matière épanchée partout, a perdu son calibre normal. Ce rétrécissement, produit par l'apaississement de la membrane interne et par le fait de la présence de la matière épanchée dans son intérieur, ce rétrécissement est d'autant plus notable que l'on avance vers les parties où la courbure de l'os est le plus prononcée. Quand l'incurvation est extrême, le canal médullaire se termine brusquement à la partie convexe, et vient s'ouvrir sous le périoste, se rencontrant à angle obtus avec son autre portion dont il a été séparé par le tissu nouveau formé dans la concavité de sa courbure.

Voyons maintenant, messieurs, ce qui se passe dans les *fractures rachitiques*.

Les pièces que je fais passer sous vos yeux vous donneront une idée aussi complète que possible de ce que je vais vous exposer; ces échantillons vous offrent des exemples nombreux des différentes espèces de fractures.

Ces deux fémurs brisés chacun en deux endroits vous montrent que les fragments peuvent s'emboîter pour ainsi dire l'un dans l'autre, le fragment inférieur pénétrant le supérieur ou réciproquement. Ces fractures ne sont pas consolidées, et c'est ce que vous retrouverez le plus souvent dans la seconde période du rachitis, où elles donnent lieu à de véritables pseudarthroses, c'est-à-dire à quelque chose d'analogue à ce qui survient dans les fractures ordinaires dont la consolidation a été empêchée par une cause ou par une autre, et dans lesquelles les fragments restent unis par une sorte de tissu élastique et fibreux. Ce tissu fibro-élastique est formé par les produits d'exsudation fournis d'une part par la membrane médullaire, d'autre part par le périoste; en plus, dans le rachitis, par la matière cartilaginiforme dont nous avons tant parlé, et qui, je le répète, commence, dans cette seconde période, à se transformer.

C'est dans cette seconde période du rachitis surtout que les différentes pièces du squelette présentent, à l'état frais, mais encore plus à l'état sec, une pesanteur spécifique si peu considérable. Le squelette entier que voici sur cette table est celui d'un enfant de huit ans, et il pèse à peine 1 kilogramme, alors qu'il devrait en peser 7 ou 8. Remarquez comme les os sont spongieux; en les jetant sur le sol, ils tombent sans faire de bruit et sans rebondir comme le feraient les os de tout autre individu. Le tissu des masses épiphysaires, celui des os courts et des os plats sont extraordinairement raréfiés. Ces os boursouflés ressemblent à des morceaux de biscuit ou de pain de gluten. Les os du crâne sont transparents, en raison de l'amincissement de leur table externe qui est criblée de trous.

Dans la *troisième période*, période de reconstitution et de consolidation, il va se passer quelque chose d'analogue à ce qui se passait dans la première. Déjà, dans la seconde période, nous voyons les os brisés devenir le siège d'un travail semblable au travail de réparation qui se fait pour tout os fracturé : fluxion des membranes périostique et médullaire, épanchement de la matière qui sera la gangue du tissu nouveau, fluxion et épanchement qui sont surtout très prononcés du côté du périoste. L'analogie que nous avons signalée et que nous signalons encore entre le travail de consolidation des fractures ordinaires et le travail de reconstitution des os rachitiques, se poursuit dans la troisième période de la maladie dont nous parlons. Au milieu de cette matière graisseuse, gélatiniforme qui s'était épanchée dans la première période, qui dans la seconde commençait à s'organiser, et avait pris l'aspect gélatiniforme, on voit maintenant se développer des noyaux calcaires, osseux, premiers rudiments de l'os nouveau qui se forme. Pour les os longs, c'est aux parois de leurs diaphyses qu'il faut chercher les modifications les plus notables tendant à la reconstitution du tissu. « Les couches compactes emboîtées deviennent, dit M. Beylard, plus épaisses, plus denses; le tissu nouveau qui s'était déposé dans les espaces que laissaient entre eux les cylindres concentriques acquiert aussi de la consistance, et l'on remarque entre les petites travées osseuses que ceux-ci s'envoyaient en constituant des cellules de diverses dimentions, que l'organisation de la matière épanchée se fait par une trame de phosphate calcaire plus fine qu'à l'état normal. Du reste, cette transformation est assez lente quand les lamelles ont subi un écartement considérable. Ce n'est que beaucoup plus tard que les parois de la diaphyse tout entière se trouvent transformées en substance compacte et homogène, qui acquiert la dureté de l'ivoire. » La consolidation se fait donc par une sorte d'éburnation, absolument comme elle se fait pour le cal des fractures. Il en est du moins ainsi pour les diaphyses des os longs.

Quant aux épiphyses, quant aux os courts et aux os plats, la consolidation se produit non plus aux dépens du périoste, mais aux dépens seulement de la matière amorphe épanchée dans les aréoles du tissu spongieux de ces os. De plus, vers les extrémités épiphysaires, il se passe un phénomène inverse de celui qui s'effectue dans la diaphyse. Tandis qu'ici le tissu nouveau prend la densité de l'ivoire, éburnation qui est surtout prononcée dans les points où les os se sont fracturés, dans les extrémités épiphysaires ce tissu tend à se résorber en partie, de manière à former des aréoles qui rappellent le tissu spongieux normal.

Cette éburnation des os rachitiques s'explique, lorsqu'on a vu cette vascularisation si riche de la période de ramollissement et d'épanchement, ce développement considérable de vaisseaux, cette congestion hyperémique qui donnaient à l'os l'aspect d'un os enflammé. Ce qui a lieu dans le rachitis est, je le repète, l'analogue de ce qui s'opère dans le travail de consolidation des fractures et dans les cas d'ostéites : épaississement du périoste, travail inflammatoire, ou, si cette expression d'inflammation ne rend pas ce qui se passe en réalité, travail pathologique en vertu duquel vont se déposer dans un tissu cellulaire, dans une espèce de gangue, les matériaux solides destinés, soit à former le cal, soit à devenir l'os nouveau, cal ou os nouveau qui seront plus durs que l'os ancien.

Quelquefois enfin les os qui ont présenté, dans les périodes précédentes, des exagérations de courbure considérables, commencent, dans cette période de consolidation, à se redresser si bien, que les déformations peuvent disparaître à peu près complètement.

Si l'on cherche à se rendre compte du poids de ces os ainsi réparés, on est frappé de voir que ce poids est augmenté pour certaines pièces du squelette, tandis que pour d'autres il est diminué. Il est augmenté pour ceux qui n'ont pas pu subir de raccourcissement, comme les os du crâne, qui ont augmenté tout à la fois d'épaisseur et de densité; tandis que pour les os longs, si vous pesez comparativement, par exemple, le fémur d'un enfant rachitique et celui d'un enfant du même âge qui n'a pas été affecté de rachitis, vous verrez que celui-ci est bien plus lourd en masse que celui-là; mais vous trouverez aussi que certaines portions du premier, celles qui ont acquis une densité plus grande et sont devenues comme éburnées, pèsent au contraire bien plus que des portions de même volume et de même longueur prises sur les seconds.

Telle est, messieurs, la marche la plus ordinaire des lésions osseuses qui caractérisent le rachitis, quand il s'arrête et guérit. Pour compléter le tableau de l'anatomie pathologique de la maladie, il me reste à vous parler de ce qui survient chez les individus qui sont tombés dans un véritable état de cachexie rachitique.

Chez ces individus, la période de consolidation fait place à la *période de consomption.* Il n'y a plus ici aucune tendance à la reconstitution du tissu osseux; l'os reste raréfié; la matière épanchée dans ses aréoles, dans l'intervalle de ses lamelles, sous les membranes périostique et médullaire, ne se transforme plus en ce tissu cartilagineux qui devait se transformer lui-même en tissu osseux nouveau. Le tissu osseux ancien se résorbe graduellement de plus en plus.

A l'état frais, les os longs sont extrêmement ramollis en même temps que friables. Ils sont réduits à une coque très mince remplie de matière graisseuse, blanchâtre par place ou d'un rouge plus ou moins foncé, et renfermant des débris de lamelles osseuses.

A l'état sec, ces os sont d'une légèreté, d'une friabilité, d'une fragilité extraordinaires.

Cette légèreté, cette friabilité sont non moins remarquables pour les os courts que pour les os plats, dont les tables deviennent excessivement poreuses, tandis que leur diploé, dont les cellules s'élargissent, prend l'aspect d'une pâte qui a levé et que je ne saurais mieux comparer qu'à celui d'un macaron.

§ 2. — Symptômes généraux du rachitis. — Douleurs. — Amaigrissement. — Atrophie des muscles. — Sueurs abondantes. — Gêne de la respiration. — Marche du rachitis. — La mort arrive généralement par des complications thoraciques. — Étiologie du rachitis. — Influence d'une mauvaise alimentation. — Il ne faut pas confondre le rachitis et la scrofule. — *Ostéomalacie* (rachitis des adultes). — Traitement du rachitis.

Messieurs, dans ce que je vous ai dit précédemment, je vous ai exposé les symptômes physiques ou organiques du rachitis, symptômes physiques parmi lesquels les déformations osseuses occupent la place la plus importante. Reprenons maintenant cette étude symptomatologique, j'ai à vous entretenir d'un autre ordre de phénomènes, j'ai à vous parler des troubles fonctionnels. Ils ont une si grande valeur, que souvent ils peuvent suffire à eux seuls pour caractériser la maladie dont nous nous occupons. Ce sont les *symptômes du début* qui, se manifestant avant toute apparition des accidents pathognomoniques, sont, en bien des cas, difficiles à saisir, et dont la nature reste inconnue au médecin inexpérimenté ou non prévenu de leur possibilité.

Tels sont, en première ligne, les troubles intellectuels ou plutôt les *modifications particulières dans l'état mental des sujets*. C'est tout d'abord une certaine tristesse, analogue à celle que nous observons dans les affections cérébrales, et, pour mieux spécifier encore, analogue à celle dont sont pris, par exemple, les enfants qui couvent, permettez-moi cette expression, ce que nous appelons la fièvre cérébrale. Ce symptôme, vous le comprenez, ne saurait avoir qu'une valeur relative et à laquelle on ne doit pas attacher une trop grande importance, puisque vous le trouverez non seulement dans le rachitis, non seulement dans la fièvre cérébrale, mais encore dans un grand nombre d'autres maladies qui, à leur début ou dans leur période d'incubation, amènent un état de malaise douloureux qui retentit sur le caractère si mobile des enfants.

Cette tristesse chez les rachitiques dépend, suivant toute apparence, de cette sensibilité exquise de toutes les parties de leur corps, sensibilité que j'ai pris soin de vous signaler, qui se manifeste lorsque l'on cherche à soulever le jeune malade, et qui se traduit par des plaintes et des cris de douleur. Ce malheureux petit être, qui jusque là se montrait joyeux des caresses qu'on lui prodiguait, semble maintenant les redouter; quand on s'approche seulement du lit où il reste couché, son visage exprime l'anxiété et la crainte, si l'on fait mine de vouloir le changer de position. Ce changement dans le caractère de l'enfant, cette peur qu'il éprouve de voir réveiller les souffrances que la pression d'une main étrangère lui cause, cette tristesse habituelle empreinte sur sa physionomie, diffèrent de ce que nous observons au début des maladies graves, de ce que nous observons surtout dans la période prodromique de la fièvre cérébrale. En effet, chez un enfant sous le coup de cette dernière et cruelle affection, nous pouvons encore amener une gaieté passagère, nous pouvons, en excitant vivement son esprit, le faire sortir momentanément de cette langueur mélancolique qui constitue son état habituel. Il n'en est pas ainsi chez le rachitique. Plus vous cherchez à l'exciter, plus vous sollicitez ses mouvements, plus son impatience sera grande ; il reste tout à fait indifférent aux jeux qu'il aimait autrefois. Cette répugnance aux jeux de son âge, cette tristesse habituelle chez un enfant qui, avec un appétit plutôt augmenté que diminué, maigrit sensiblement, qui a constamment une accélération du pouls coïncidant avec des sueurs profuses ; ces symptômes, dis-je, ont une certaine signification, alors que cet enfant ne tousse pas et ne présente aucun des signes qui puissent donner à penser à l'existence de la phthisie tuberculeuse.

Ces phénomènes, à mesure que la maladie va marcher, deviennent de plus en plus évidents : la *fièvre*, ou tout au moins l'accélération du pouls, sera continue; les *sueurs profuses* couvriront constamment la peau, que le malade soit éveillé, qu'il soit endormi, qu'il soit même moins couvert qu'il ne l'est d'habitude : cette transpiration exagérée se montrera surtout vers la tête, et l'on sera obligé de changer plusieurs fois par jour le bonnet de l'enfant et les taies d'oreiller, qui sont rapidement imprégnés d'eau.

MM. Marchand, Otto Weber et quelques autres, ont admis que les os des rachitiques contenaient de l'acide lactique et des lactates, par suite de la présence desquels le phosphate de chaux des os pouvait être dissous, puis résorbé. De sorte que la matière inorganique ou saline diminue de plus en plus et que la substance organique ou gélatineuse finit par prédominer : d'où la mollesse des os. Il résulte des récentes analyses d'un interne distingué des hôpitaux de Lyon, M. J. Drivon, que dans l'ostéomalacie la proportion de matière inorganique est tombée de 64 à 41 pour la substance compacte et à 18 pour la substance spongieuse; que d'un autre côté les os rachitiques contiennent des lactates, à la faveur desquels le phosphate de chaux peut être dissous, puis résorbé[1]. M. Peter rapprochant ces analyses, où l'on voit l'acide lactique et les lactates (ce qui est tout un) prédominer, de ce fait clinique si considérable, l'abondance des sueurs chez les rachitiques, M. Peter s'est demandé si ces deux phénomènes ne seraient pas connexes : suivant cette manière de voir, le fait important et peut-être fondamental dans le rachitisme serait la production exagérée d'acide lactique; une partie de cet acide serait éliminée par les sueurs, qui sont, comme ont le sait, si riches en lactates, et une autre partie non éliminée agirait sur la partie inorganlique de l'os en la ramollissant. Les sueurs seraient une émonction insuffisante pour l'acide lactique sécrété trop abondamment par suite d'un vice de nutrition qui reste à déterminer.

C'est alors que les *douleurs* prennent un caractère qui ne peut plus laisser de doute dans l'esprit de personne. C'est alors que si l'on cherche à soulever l'enfant sur son lit, si, à plus forte raison, on veut le prendre, quelque précaution que l'on y mette, il témoigne par des cris les souffrances qu'il endure. Ces souffrances sont quelquefois telles, que certains sujets refusent absolument de se laisser toucher, et que, pour les allaiter, leur nourrice est obligée de se pencher sur eux pour porter le sein à leur bouche.

C'est alors aussi que l'on commence à s'apercevoir de la *gêne de la respiration;* cette oppression habituelle est un phénomène constant dans le rachitis confirmé, alors surtout que celui-ci frappe un enfant dans les

1. Voyez l'*Union médicale*, 10 septembre 1867.

deux premières années de la vie. Plus tard, au contraire, c'est-à-dire chez les jeunes sujets qui sont arrivés à l'âge de trois ans, à plus forte raison chez les individus au delà de cet âge, c'est un phénomène exceptionnel. Chez l'enfant très jeune la dyspnée est portée à un degré extrême. Si vous vous rappelez ce que je vous ai exposé de la marche du rachitis, vous saisirez la raison de ces différences. Dans le très jeune âge, la maladie débute par la poitrine, c'est elle qui est le siège des premières déformations, tandis que celles-ci se montrent d'abord aux extrémités inférieures chez ceux qui avaient commencé à marcher lorsque la maladie les a atteints. Rappelez-vous à quel degré sont alors portées ces déformations du thorax, et combien le jeu des organes respiratoires s'en trouve gêné.

A cette période du rachitis, l'*amaigrissement* devient extrême, et cet amaigrissement a attiré tout d'abord votre attention lorsque vous vous êtes approchés des petits malades que vous avez vus dans nos salles; cette émaciation fait des progrès jusqu'au jour où la maladie s'arrête. Ce n'est pas seulement de l'amaigrissement, c'est-à-dire la disparition du tissu graisseux sous-cutané et intermusculaire, mais c'est aussi, ainsi que je vous l'ai dit, une véritable atrophie des masses musculaires, lesquelles, dans le rachitis porté à son plus haut degré, se réduisent presque à de simples petites bandes fibreuses.

Atrophie musculaire, mollesse des os, sensibilité excessive de toutes les parties du corps, telles sont les causes des modifications survenues dans les fonctions de la locomotion; telles sont les causes de la paresse que les enfants montrent à se mouvoir, de la répugnance qu'ils ont même à se tenir dans toute autre position que le décubitus horizontal.

Je ne crains pas de revenir ici sur des faits sur lesquels j'ai déjà insisté, leur importance excuse ces redites. Un enfant qui, jusqu'à l'invasion de la maladie, se tenait parfaitement sur ses jambes, lorsqu'on le soutenait par les bras ou en passant les mains autour de sa poitrine, qui se dressait énergiquement et piétinait sur le lit, sur le meuble où on le plaçait, maintenant ne fait rien de semblable. Si on l'enlève de sa couche, il se replie sur lui-même, rapproche ses genoux de son ventre en pliant ses jambes sur ses cuisses, ses cuisses sur son bassin, et refuse absolument de se tenir droit. Lui qui déjà restait parfaitement assis sur les bras de sa nourrice, ne saurait plus en faire autant à présent. S'il avait commencé à marcher, sa marche devient plus lente, difficile, incertaine, et après un certain nombre de semaines, il se traînera péniblement le long des meubles, qui lui servent de points d'appui et qu'il n'ose plus quitter; puis bientôt il sera incapable de se lever et restera constamment dans son lit.

Étudions maintenant ce qui se passe dans les grandes fonctions de la vie organique.

Du côté de l'*appareil digestif* d'abord, l'appétit, qui, au début de la maladie, avait conservé sa régularité, qui même était notablement augmenté, l'appétit diminue à mesure que le rachitis fait des progrès, et se perd tout à fait quand le mal est arrivé à son apogée. Les grands appareils excréteurs, le système cutané et les reins sont troublés dans leurs fonctions; la peau est couverte, ainsi que je vous l'ai dit, de *sueurs abondantes et profuses*, et comme conséquence de cette transpiration exagérée surviennent des éruptions sudorales. Les *urines* sont également abondantes; quelquefois, il est vrai, elles sont rares; dans tous les cas, elles sont peu colorées, et l'analyse chimique y démontre un dépôt assez considérable de phosphates calcaires.

Ces déperditions incessantes, coïncidant avec le mouvement fébrile continu, rendent compte de l'émaciation des malades. La nutrition se fait d'autant plus mal qu'indépendamment de la perte d'appétit, les fonctions digestives présentent d'autres troubles sérieux. C'est une constipation opiniâtre alternant avec une diarrhée rebelle à nos moyens d'action, flux intestinal qui contribue pour sa part à augmenter la faiblesse générale.

La gêne de la respiration, qui joue un si grand rôle dans les troubles de la nutrition en rendant l'hématose moins parfaite, expose les rachitiques à contracter plus facilement que les autres enfants des affections pulmonaires aiguës, catarrhes bronchiques, pneumonies catarrhales, qui, en raison même de l'obstacle mécanique apporté par la déformation du thorax au libre jeu des poumons, prennent une extrême gravité. Chose remarquable, sur laquelle j'aurai à appeler votre attention d'une façon toute spéciale, la tuberculisation pulmonaire est une complication du rachitis.

Ceci nous conduit à nous demander comment meurent les rachitiques. Mais d'abord quelle est la *marche de la maladie?*

Dans quelques circonstances cette marche est rapide. Vous verrez des enfants qui, dans l'espace de trois ou quatre mois, seront arrivés à la dernière période de la consomption. Par opposition, dans d'autres cas, le ramollissement des os met un an, dix-huit mois, deux ans à atteindre son plus haut degré. Le plus ordinairement, le rachitis parcourt en six, huit, dix mois, un an, ses différentes périodes. Puis, après un état qui est resté stationnaire pendant deux ou trois ans, la consolidation s'effectue, le malade guérit, mais il guérit en conservant les déformations plus ou moins considérables qui constituent d'irrémédiables difformités.

S'il en était toujours ainsi, le rachitis ne serait pas une maladie grave en ce sens qu'il ne compromettrait pas l'existence. Malheureusement il est trop fréquent encore que le rachitis se termine par la mort, conséquence des accidents auxquels il donne trop souvent lieu et qui viennent le compliquer.

Parmi ces accidents, ceux qui surviennent du côté de la poitrine occupent assurément le premier rang, et c'est en effet par des affections pulmonaires que la plupart des rachitiques sont emportés.

D'autres s'éteignent épuisés par la perturbation profonde éprouvée par les fonctions nutritives et dépendant des troubles de la digestion, de l'hématose, des sécrétions cutanées que j'ai passés tout à l'heure rapidement en revue.

J'arrive maintenant, messieurs, à une grande question, celle de *l'étiologie du rachitis*, question qui a beaucoup plus d'importance qu'on ne serait tenté de le supposer au premier abord.

De nombreuses causes ont été provoquées, je me bornerai à vous rappeler celles dont l'influence me paraît incontestable, laissant de côté toutes les autres dont l'énumération serait aussi longue que fastidieuse.

De ces causes banales que je rejette, il en est une cependant qui mérite d'être discutée. On a dit, et cette opinion a été soutenue par des médecins les plus recommandables, que la constitution scrofuleuse jouait un rôle capital dans la production du rachitis; on a prétendu, confondant ainsi les deux maladies, qu'entre la scrofule et le rachitis il n'y avait que des différences de formes, et qu'en définitive celui-ci n'était qu'une expression de celle-là au même titre que les engorgements glandulaires, que toutes les altérations des os qui s'observent chez les scrofuleux.

Depuis longtemps, je m'élève contre cette erreur. Chargé pendant quatorze ans d'un service nombreux d'enfants à l'hôpital Necker, puis, pendant quatre ans encore, placé à la tête d'un service à l'hôpital des Enfants malades, j'ai eu occasion de voir et de suivre un nombre considérable de rachitiques. Observant avec le soin le plus scrupuleux les nombreux faits qui sont passés devant mes yeux dans ce long espace de temps, j'ai constamment trouvé une si grande disparité entre le rachitis et la scrofule, que j'avais établi en principe, ce qui d'ailleurs avait été dit bien avant moi par M. le docteur Rufz, que non seulement le rachitis et la scrofule ne sont pas l'expression d'une même diathèse, mais encore que les deux maladies s'excluaient généralement l'une l'autre. Cette loi, qui avait été également formulée par M. J. Guérin, est si absolue, que chez un individu rachitique vous aurez, *a priori*, la presque certitude de la non-existence d'affections tuberculeuses ou scrofuleuses, et que, réciproquement, chez un enfant scrofuleux ou tuberculeux, vous n'aurez point à redouter le rachitis.

A cette règle générale, il est, je le sais, des exceptions. On en a cité, et je pourrais moi-même en citer des exemples. Mais ces exceptions, qui n'avaient point échappé à Glisson, qui, lui aussi, avait indiqué la distinction que nous établissons entre le rachitis et la scrofule, ces exceptions sont rares, excessivement rares, et ne sauraient infirmer la loi.

Déjà dans leurs caractères extérieurs, les deux maladies présentent de notables différences. Rappelez-vous le tableau que je vous ai tracé du rachitis, comparez-le avec celui de la scrofule, et ces différences vous frapperont comme elles m'ont frappé moi-même.

Le scrofuleux, loin d'être, comme le rachitique, plus petit que ne le comporte son âge, est souvent, au contraire, remarquable par sa taille plus grande que celle des enfants ses contemporains. Ses membres solides, résistants, ne présentent de déformations qu'autant que des tumeurs blanches, accidents assez communs chez eux, il est vrai, ont frappé leurs articulations, qu'autant que des caries osseuses ont amené des ulcérations et des cicatrices indélébiles. En dehors des cas de tumeurs blanches, les articulations sont aussi fermes, aussi serrées que celles des individus bien portants, et n'offrent ni ces nouûres, ni ces relâchements de surfaces qui caractérisent le rachitis.

En tenant compte de l'époque de la vie à laquelle la scrofule et le rachitis apparaissent, le parallèle ne sera pas moins saisissant. L'un, je vous l'ai dit, se montre dans la première enfance, vers la fin de la première année, dans le cours de la seconde (je laisse, bien entendu, de côté le rachitis des adultes et des vieillards, l'ostéomalacie); l'autre se montre surtout dans la seconde enfance. Suivez dans un hôpital un service de jeunes enfants de la naissance à deux ans, et vous pourrez être longtemps sans rencontrer de scrofuleux; il se passera rarement un mois sans que vous y voyiez des rachitiques.

Tandis que les scrofuleux présenteront presque invariablement après la mort des lésions organiques tuberculeuses, tandis que, qu'ils aient succombé à des maladies osseuses, à des affections abdominales, à des accidents thoraciques, vous trouverez presque toujours, sinon des tubercules pulmonaires, du moins des ganglions bronchiques tuberculeux qui, chez les jeunes enfants, sont la manifestation la plus fréquente de la diathèse; rarement, très rarement, je le répète, vous trouverez traces de tuberculisation chez les rachitiques, même chez ceux qui ont été emportés par des affections pulmonaires chroniques.

J'insiste sur ces points, parce que la confusion contre laquelle je veux vous mettre en garde est encore aujourd'hui trop commune. Combien de médecins, s'en laissant imposer par les apparences en voyant deux enfants, l'un avec une courbure anomale du rachis, l'autre avec une gibbosité produite par le mal vertébral de Pott, croient avoir affaire à la même maladie ! Combien, lorsqu'on leur présente un jeune enfant avec un gros ventre, ont tout de suite l'idée que cet enfant est atteint de cette affection tuberculeuse des ganglions mésentériques et du péritoine, connue sous le nom de *carreau !* Le carreau, quoi qu'on en ait dit, n'est pas une maladie de la première enfance; et, pour ma part, pendant le long espace de temps que j'ai passé dans le service de l'hôpital Necker, je n'ai pas vu quatre enfants au-dessous de deux ans qui en fussent affectés. Il ne frappe guère les individus avant l'âge de quatre ou cinq ans, et très souvent aussi il frappe les adolescents de onze, douze, treize et quatorze ans. N'oubliez pas ce fait, et quand vous serez consultés pour des enfants au-dessous de deux ans, qui auront un ventre volumineux, que l'idée du rachitis soit celle qui se présente la première à votre esprit.

En définitive, messieurs, la scrofule ne joue aucun rôle dans l'étiologie du rachitis. Il n'en est plus de même des causes dont j'ai maintenant à vous parler.

Disons tout de suite que les *climats* ont une influence incontestable sur son développement. Il est certain que le rachitis est beaucoup plus commun dans les contrées humides et froides que partout ailleurs. Il est incontestable que c'est principalement dans la Hollande, dans l'Angleterre, et dans certaines localités de la France qu'on l'observe, beaucoup plus que dans les autres régions de l'Europe. Il arrive du reste ici pour l'homme ce qui arrive pour les animaux. Les médecins vétérinaires, les éleveurs, vous apprendront, en effet, que certains animaux enfermés dans des endroits humides deviennent rachitiques, alors même qu'ils sont soumis à une bonne alimentation.

Mais de toutes les causes, la plus puissante assurément pour la production de la maladie que nous étudions, est l'*alimentation insuffisante*.

Dans ses premiers travaux, M. J. Guérin avait adopté cette idée généralement admise qu'une nourriture insuffisante (et par là le préjugé vulgaire entendait l'alimentation lactée, l'allaitement trop longtemps prolongé) occasionnait le rachitis et la scrofule. Avec son talent habituel d'observation, il ne tarda pas à s'apercevoir que, tout à l'inverse de cette opinion, les enfants qui devenaient rachitiques étaient, non pas ceux qui étaient restés longtemps soumis à l'allaitement naturel, mais ceux au contraire qui avaient été sevrés prématurément. C'était bien, en effet, sous l'influence d'une alimentation insuffisante que la maladie se développait, mais par alimentation insuffisante il fallait entendre toute autre chose que ce qu'on entendait.

Des expériences instituées sur les animaux élucidèrent parfaitement la question. Dans ces expériences, M. Guérin se proposait de rechercher s'il était possible de produire à volonté le rachitis. Il prit un certain nombre de jeunes chiens de la même portée; et, après les avoir laissés teter leur mère pendant quelque temps, il en sevra brusquement la moitié qu'il nourrit avec de la viande crue, nourriture qui au premier abord devait sembler la plus avantageuse pour ces animaux carnassiers. Cependant, après un temps court, ceux qui avaient continué de prendre le lait maternel étaient devenus forts et vigoureux, tandis que ceux qui avaient été sevrés pour être soumis à un régime en apparence plus substantiel devinrent tristes, furent pris de vomissements, puis leurs membres se déformèrent, et au bout de quatre à cinq mois, ces animaux présentaient tous les symptômes du rachitis confirmé. De ces expériences il fallait conclure, comme l'a fait M. Jules Guérin, que le rachitis dépendait, en grande partie, des troubles de la nutrition, reconnaissant eux-mêmes pour cause une alimentation vicieuse. Or, une alimentation vicieuse est celle qui arrive hors de son temps. Pour les animaux carnassiers, c'est l'alimentation par la viande tant que ces animaux n'ont pas passé l'âge de teter ; pour les animaux herbivores, et l'expérience en a été faite sur des cochons, c'est l'alimentation végétale lorsqu'on les y soumet avant le temps, alors qu'ils devraient encore être à la mamelle de leur mère.

Chez l'homme, les choses ne se passent pas différemment. Aux enfants comme aux petits des mammifères, c'est, dans le premier âge, la nourriture lactée qui convient seule ; c'est la seule à laquelle le tube digestif est approprié, et le fait même de l'absence des dents indique suffisamment *a priori* qu'il en est ainsi. Je me suis étendu sur cette question lorsque je vous ai parlé de sevrage. Relativement au rachitis, en y regardant attentivement, on reste convaincu qu'il n'est jamais plus commun que chez les enfants sevrés avant que la dentition soit assez avancée, et que l'on nourrit de soupes au pain, de légumes, de viande même, au lieu de les maintenir au régime lacté, qui répond le mieux à leurs aptitudes digestives.

D'après ce que je viens de vous dire de cette alimentation vicieuse, d'après ce que je vous ai dit de l'influence du séjour dans les lieux malsains, humides et mal aérés, vous comprenez pourquoi le rachitis s'observe bien plus fréquemment dans les classes pauvres que dans les classes aisées de la société. Ce n'est pas, messieurs, que les préjugés relatifs au sevrage ne règnent pas aussi bien chez les gens riches que chez les malheureux, mais, chez ces derniers, les diverses influences sont d'autant plus fâcheuses qu'elles se trouvent réunies.

De ce que ces causes du rachitis sont incontestables, est-ce à dire qu'on doit toujours les rencontrer? est-ce à dire que des enfants mal nourris, vivant dans des conditions hygiéniques déplorables, deviendront fatalement rachitiques, tandis que des enfants bien nourris (et vous savez ce que j'entends par là), vivant dans les meilleures conditions possibles, seront à l'abri du mal? Sans doute, d'une manière générale il en est ainsi ; toutefois cette règle comporte des exceptions dont il importait d'indiquer la possibilité.

Ainsi, tandis que de malheureux enfants prématurément sevrés, n'ayant même jamais teté et nourris tout de suite d'aliments plus ou moins indigestes, tandis que ces enfants, privés des soins que leur âge réclame, ne deviendront pas rachitiques, vous en verrez d'autres le devenir, qui étaient élevés dans les conditions les plus favorables, et le devenir alors même qu'ils sont encore allaités par d'excellentes nourrices. Je le répète, ces exceptions sont rares, mais elles s'expliquent par ce fait qu'en dehors des causes que je vous ai signalées, il en est une qui domine tout, c'est la prédisposition individuelle.

Cette prédisposition est bien souvent héréditaire. Le rôle de l'*hérédité* dans l'étiologie du rachitis n'est contesté par personne; non pas qu'il faille prétendre que des enfants nés de parents rachitiques le seront fatalement à leur tour, mais parce qu'il est d'observation que ces enfants auront plus de chances que d'autres pour le devenir, parce que la maladie se développera plus facilement chez eux sous l'influence de causes occasionnelles, parce que surtout une fois qu'elle sera développée, il sera plus difficile d'en arrêter les progrès.

Messieurs, cette influence de l'hérédité m'a toujours paru bien plus manifeste encore pour l'OSTÉOMALACIE, le *rachitis des adultes*.

Une question préalable se présente. Doit-on assimiler l'une à l'autre l'ostéomalacie et le rachitis? Je réponds affirmativement. Pour moi et pour beaucoup d'autres médecins, l'ostéomalacie et le rachitis sont une seule et même maladie; les différences qui les distinguent tiennent aux conditions, différentes aussi, dans lesquelles l'économie a été surprise. Ces différences portent bien moins sur les symptômes généraux que sur les accidents locaux, c'est-à-dire sur les déformations osseuses, sur leur ordre de succession, sur la rareté des fractures plus grande dans le rachitis des adultes que dans le rachitis des enfants. On en peut donner la raison physiologique. L'ostéomalacie survenant à une époque où les différentes pièces du squelette ont acquis leur entier développement, tandis que le rachitis des enfants survient au moment où le travail de formation était en train de s'accomplir, il en résulte que la matière calcaire qui constitue la substance solide des os, ne se sécrétant plus après avoir été résorbée sous l'influence du travail morbide, comme elle se sécrète dans le jeune âge, les os, réduits à leur trame fibreuse, se prêtent plus facilement, sans se rompre, aux déformations, comme le font les os ramollis par un acide. Quant à l'ordre de succession de ces déformations, les détails dans lesquels je suis entré au commencement de cette conférence vous permettent de comprendre pourquoi, dans l'ostéomalacie, ce sont les extrémités inférieures, puis le rachis et le bassin qui en sont les premiers affectés.

Vous comprendrez aussi comment les courbures, les déviations osseuses varieront à l'infini, suivant l'intensité et le degré plus avancé de la maladie, suivant l'usage que les malades auront fait de leurs membres, ces déformations étant subordonnées à l'énergie et à la répétition des contractions musculaires, qui contribuent pour une grande part à les produire.

Pour la genèse de l'ostéomalacie comme pour le rachitis des enfants.

nous retrouvons les influences des conditions hygiéniques mauvaises, influences beaucoup moins prononcées toutefois pour le développement de l'ostéomalacie que pour celui du rachitis des enfants, à ce point que vous ne produirez jamais celle-là de toutes pièces comme on produit celui-ci. Ce qui domine donc dans le rachitis des adultes, ce sont des conditions tout individuelles qui méritent de fixer notre attention.

C'est à l'âge de la puberté, c'est à cette époque de la vie qui se rapproche le plus de l'enfance, que la maladie se développe le plus souvent. Vous savez avec quelle rapidité le corps prend de l'accroissement dans les premières années. Considérez un enfant depuis sa naissance jusqu'à l'âge de trois ans; dans cette période de temps il grandit si rapidement, que si sa croissance continuait dans les mêmes proportions pendant les années qui suivent, il acquerrait une taille de géant. Mais à partir de la troisième année, cette croissance se ralentit jusqu'à l'époque de la puberté; alors elle reprend un nouvel élan, et il n'est pas rare de voir l'individu grandir de cinq à six pouces dans l'espace de dix à douze mois; alors aussi le squelette éprouve une modification analogue à celle qu'il subissait dans la première enfance. Lorsque, dans ces conditions, sous l'influence de causes occasionnelles qui le plus souvent nous échappent, l'ostéomalacie survient, elle présente les plus grandes analogies avec le rachitis des enfants; je dis analogies, mais non pas similitudes.

Passé l'âge de la puberté, d'autres circonstances peuvent encore favoriser le développement de la maladie dont il est question. Ainsi il n'est malheureusement pas rare de voir des femmes prises de rachitis, soit après avoir eu plusieurs enfants, soit même après une première couche, le mal débutant immédiatement après l'accouchement. Cette influence des grossesses, et le plus généralement des grossesses répétées, est un fait noté par un grand nombre d'auteurs, et M. Beylard[1] dit que sur 36 femmes dont il a relevé les exemples, 15 avaient eu des enfants, 5 n'avaient jamais été mères; pour les 16 autres ce point important n'a pas été mentionné. Une remarque fort singulière, dit encore Beylard, c'est que plusieurs de ces femmes sont devenues enceintes pour la première fois vers l'âge de trente ans.

Vous connaissez les recherches de Ducrest sur les modifications éprouvées par l'organisme tout entier, et plus particulièrement par le système osseux pendant la gestation[2]. Il en résulte que l'état de grossesse amène un certain degré de ramollissement des os; la sécrétion des matières solides qui entrent dans leur composition éprouve des troubles, des déviations notables. Ces troubles se révèlent par l'apparition de la *kyestéine*, cette espèce de *cremor* qui se montre à la surface de l'urine

1. Beylard, *Du rachitis, de la fragilité des os, de l'ostéomalacie*, Paris, 1852.
2. Ducrest, *Archives générales de médecine*, 4e série, t. IV.

des femmes enceintes, et qui, suivant M. Gubler, n'est autre chose qu'une couche de phosphate ammoniaco-magnésien sur laquelle végètent, quand on a laissé reposer ces urines, des mucédinées, phosphate qui se retrouve en excès dans l'urine des enfants rachitiques. Ces déviations de la sécrétion de la matière calcaire sont en outre caractérisées par ce fait, que les os, et plus particulièrement ceux du crâne, présentent souvent un épaississement notable, des dépôts sous forme de stalactites osseuses que l'on a appelées des *ostéophytes*, et que Follin a également retrouvées sur les os du bassin. Il y a donc chez les femmes enceintes une sorte de rachitis, dont l'ostéomalacie pourrait être considérée comme un degré plus avancé.

Il semble que chez la femme, au moment où elle va donner naissance à un nouvel être, il se passe quelque chose d'analogue à ce qui se passe chez les plantes à l'époque de la floraison et de la fructification. Alors, en effet, les plantes éprouvent de singulières modifications ; ainsi, pour prendre un exemple, tandis que la racine de betterave contient du sucre dans une grande proportion jusqu'au moment où celle-ci va *monter*, c'est-à-dire porter fleurs et graines, à ce moment le sucre disparaît. C'est donc là un remarquable changement survenu dans l'organisation du végétal. Chez les femelles d'animaux on observe, à l'époque du rut, des modifications non moins notables. Chez tous les êtres vivants, végétaux ou animaux, cette grande et importante fonction de la reproduction s'annonce donc par des phénomènes solennels. La femme ne saurait échapper à cette grande loi de la nature. Tout son organisme est en mouvement, permettez-moi cette expression ; tous les systèmes subissent des modifications plus ou moins considérables, le système osseux comme les autres : modifications passagères, car une fois la gestation accomplie, tout rentre dans l'ordre habituel. Il arrive cependant que lorsque ces modifications ont été portées à un degré exagéré, que, si l'on peut parler ainsi, une fois que le branle a été donné au-delà de sa mesure, il arrive que le retour à l'état normal ne se fait plus avec la même rapidité, et que, sous l'influence de causes particulières, le mouvement continue. Ces modifications éprouvées par la mère ne répondent plus alors à ce pourquoi elles s'étaient d'abord produites, tournent au détriment de la femme ; ces modalités jusque-là physiologiques et transitoires deviennent pathologiques, et constituent des états morbides plus ou moins graves qui se traduisent par des symptômes qui les caractérisent de plus en plus.

Une malade que je traitais dans le service de l'hôpital Necker dont j'étais encore chargé en 1848, la femme Rehbin, dont M. Beylard a reproduit tout au long l'observation, peut être donnée comme un type complet d'ostéomalacie.

Cette femme était âgée de quarante-huit ans et faisait remonter à sa première grossesse le début de la maladie pour laquelle elle venait réclamer nos soins. Sa grossesse n'avait eu lieu qu'à l'âge de trente-deux ans, immédiatement après son mariage.

C'est à cette époque aussi que sa santé commença à s'altérer gravement. Jusque-là, la malade, qui avait toujours vécu dans des conditions hygiéniques déplorables, avait toujours d'ailleurs été souffrante de troubles nerveux se rattachant à un état de chlorose qui datait de l'âge de douze ans.

Les accidents qui survinrent à l'époque de la grossesse consistaient en des vomissements auxquels nous ne devons pas attacher une grande importance, une faiblesse générale accompagnée de douleurs vagues dans la nuque, les épaules, la région lombaire, le bassin et les extrémités inférieures. Ces douleurs augmentèrent jusqu'à la fin de la gestation et étaient caractérisées par des élancements qui avaient leur siège dans le bassin et les cuisses. Cependant, malgré sa faiblesse, la malade continua de marcher, de sortir, jusqu'au moment où, arrivée à son huitième mois, elle eut de l'œdème des membres inférieurs qui l'obligea à garder la chambre.

L'accouchement fut naturel et dura douze heures; l'enfant était à terme et bien constitué. La mère se leva au bout de quinze jours, mais bientôt elle fut prise d'un mouvement fébrile, qui revenait deux ou trois fois dans les vingt-quatre heures; ce mouvement fébrile caractérisé par de légers frissons suivis de moiteur de la peau, persista pendant tout le temps de l'allaitement, qui dura dix-sept mois.

Les douleurs s'étaient exaspérées, occupant toujours plus spécialement le sacrum, se montrant aussi sous forme d'élancements continuels dans toutes les parties du corps, à la face, dans les pommettes des joues, dans les mâchoires, aux pieds et aux mains. Une pression même légère sur les os suffisait pour les augmenter.

Six mois après ses couches, la malade éprouva de l'embarras dans la marche et commença à se coucher. Bientôt il ne lui fut plus possible de vaquer aux soins du ménage, de soigner son enfant. Elle sortait à peine de chez elle, et quand elle cessa de nourrir, elle en était arrivée à ne pouvoir plus se traîner que péniblement en s'appuyant le long des murs de sa chambre et sur ses meubles. Pour sortir, elle était obligée d'avoir recours aux béquilles.

Après une chute qu'elle fit dans la rue elle prit le lit, qu'elle garda pendant plusieurs mois. Cependant on n'avait constaté aucune fracture. Les douleurs étaient devenues plus intenses, et il lui était impossible de bouger. Pour se changer de place, il lui fallait les plus grandes précautions. Alors aussi elle remarqua que ses genoux et ses pieds se tournaient en dehors.

La santé générale s'était maintenue bonne, en ce sens que les fonctions digestives s'accomplissaient régulièrement, que la menstruation elle-même s'était rétablie et avait repris sa régularité habituelle.

Deux ans environ après la naissance de son premier enfant, une amélioration s'était produite dans son état de souffrance, la femme Rehbin devint enceinte pour la seconde fois. Au bout de trois mois elle recommença à souffrir, et à partir de cette époque ses douleurs devinrent continues, générales, occupant toutes les articulations, et s'exaspérant au moindre mouvement. Elle était forcée de rester immobile, soit couchée, soit assise dans un fauteuil, et soutenue par des oreillers. Son enfant arriva à terme, mais le travail, qui se termina d'ailleurs naturellement, dura vingt-quatre heures, le double du temps qu'il avait duré la première fois. Pendant quelques mois après il y eut un peu d'amélioration, la marche devint possible à l'aide de béquilles qu'il avait été nécessaire de raccourctr. Les fonctions organiques s'accomplissaient régulièrement, le flux menstruel s'était rétabli six semaines après la couche. Les douleurs seules persistaient et étaient devenues plus fréquentes, occupant tout le squelette, plus particulièrement le côté droit, et plus spécialement encore le bassin et la continuité des membres. Elles durèrent ainsi, sans augmenter beaucoup en intensité, jusque vers le quinzième mois qui suivit la naissance de ce second enfant.

A ce moment, la malade devint enceinte pour la troisième fois. Des fourmillements et des engourdissements qui s'étaient manifestés dans les membres vers la fin de la première grossesse, et qui s'étaient toujours montrés de temps à autre, se prolongeaient cette fois pendant plusieurs heures, au point qu'elle craignait de tomber en paralysie. Ces sensations étaient plus prononcées dans les extrémités supérieures que dans les jambes et les pieds. Il y avait en outre dans les membres des contractions douloureuses qui s'étaient produites dès le début de la maladie et qui revenaient d'une façon irrégulière. Cette femme arriva ainsi au terme de sa grossesse; elle avait alors trente-huit ans. L'accouchement, comme les deux précédents, se termina naturellement, mais dura cette fois soixante-douze heures. L'enfant, quoique fort et bien constitué, mourut au bout de deux jours.

A partir de cette couche, la maladie s'aggrava beaucoup : les douleurs étaient continuelles, le mouvement, la plus petite pression les rendait intolérables ; à peine même la malade pouvait-elle endurer le poids de ses vêtements et de ses couvertures. Ces douleurs n'étaient jamais plus vives que la nuit, et elles arrachaient des cris à la malheureuse patiente.

Depuis longtemps cette femme était toute courbée, mais à partir de cette couche aussi les déformations devinrent considérables.

La face se raccourcit, les pommettes avaient pris une plus grande saillie; la mâchoire supérieure surtout était proéminente, à ce point que n'étant plus en rapport avec la mâchoire inférieure et la chute de plusieurs dents laissant un vide, la mastication était rendue difficile, surtout pour les aliments qui offraient un peu de résistance.

Cependant la tête dans son ensemble ne se déforma pas, bien que le crâne fût extrêmement sensible.

La région cervicale perdit de sa hauteur, par le fait de l'exagération de sa courbure en avant, par le fait aussi du tassement des vertèbres. Le thorax s'aplatit d'avant en arrière, et se raccourcit de haut en bas en s'abaissant vers le pubis. Les côtes étaient imbriquées les unes sur les antres, de façon que les espaces intercostaux étaient presque complètement effacés. Le bassin s'aplatit également dans le même sens que la poitrine, c'est-à-dire suivant son diamètre antéro-postérieur. Les os des iles se renversèrent en dehors très notablement. Les cuisses se raccourcirent et se courbèrent, la concavité de la courbure se dirigeant en arrière et en dedans. Au niveau de cette courbure, les téguments étaient durs et formaient des plis très accentués. Les jambes et les membres supérieurs n'offrirent aucun changement, toutefois pendant longtemps la malade ne put mettre sa main que dans une demi-supination.

Le mal empirait, cependant les fonctions de la vie organique ne se dérangeaient pas; l'appétit se conservait, les digestions étaient faciles, les garde-robes régulières chaque jour; la nourriture était d'ailleurs saine, composée de viandes, de légumes, et de vin pour boisson habituelle.

Cette situation durait depuis plusieurs années, lorsqu'une eschare du sacrum vint la compliquer. Cette femme entra alors dans mon service à l'hôpital Necker. C'était, comme je vous l'ai dit, en 1848. Il y avait seize ans que la maladie avait débuté, il y en avait huit qu'elle avait fait de très grands progrès.

Nous fûmes tout de suite frappé de ces déformations dont je viens de vous exposer le tableau abrégé. Nous fûmes frappé de l'exiguïté de la taille, qui autrefois, nous disait la malade, de 1^{m},78, était réduite à 1 mètre. La déformation du bassin était telle, que, lorsque je voulus pratiquer le toucher pour constater ses dimensions intérieures, il me fut impossible d'introduire mon doigt dans le vagin, et que je pus seulement y faire pénétrer une sonde d'assez fort calibre.

Eh bien! messieurs, cette femme guérit : elle guérit sous l'influence de l'huile de foie de morue que je lui prescrivis dès son arrivée à l'hôpital, dont elle continua longtemps encore l'usage quand elle nous eut quittés pour rentrer chez elle.

Vous comprenez que cette guérison s'opéra comme elle s'opère dans le rachitis. Nous fûmes assez heureux pour arrêter les progrès du mal, pour assurer la consolidation des os; mais nous ne devions pas espérer remédier aux déformations nécessairement persistantes. Cependant M. Beylard, qui revit la malade en 1851, constata qu'elle avait un peu repris de sa taille : en la mesurant, il trouva qu'elle avait gagné 43 centimètres ; à cette époque aussi, sa santé générale était excellente, elle avait pris un véritable embonpoint ; toutes ses fonctions, en un mot, à l'exception des règles qui n'avaient pas reparu depuis deux ans, s'accomplissaient avec une entière régularité. Toutefois elle accusait encore quelques douleurs vagues, quelques élancements survenant sous l'influence des variations brusques de l'atmosphère.

Chez une autre malade de ma clientèle privée, j'ai également vu le rachitis survenir à la suite d'une première couche, mais plusieurs années après. Cette dame s'était mariée à vingt ans et accouchait en 1831, du seul enfant qu'elle ait eu, et qui, l'année suivante, était pris, au milieu de la plus belle santé, d'une attaque de choléra à laquelle il succombait en quelques heures. Elle en ressentit une profonde douleur que le temps fut impuissant à adoucir.

Un an après, elle tombait malade. Elle eut des métrorrhagies se répétant à de courts intervalles et se plaignit de douleurs incessantes dans les reins et le bassin. Ces douleurs se propagèrent bientôt dans le dos, et en 1835 on constatait une déformation sensible du rachis notablement incurvé en avant. Quelques mois plus tard, l'incurvation s'était prononcée davantage et s'était également produite dans le sens latéral, en même temps une épaule était plus saillante que l'autre. Ces déformations s'exagérant de plus en plus, en 1840, cinq ans après qu'elles avaient commencé à se faire, sept après le début de la maladie, neuf par conséquent après la couche, elles étaient extrêmement prononcées. La saillie de l'épaule était considérable, la taille avait diminué de beaucoup ; la cage thoracique s'était affaissée de haut en bas, de façon que les côtes étaient comme imbriquées les unes sur les autres. Les douleurs étaient telles à cette époque, que la malade ne pouvait plus marcher.

Ce fut seulement alors que la nature du mal fut reconnue. On donna tout de suite l'huile de foie de morue. La médication eut le succès qu'on en attendait. Au bout de deux mois, les douleurs étaient assez calmées pour que la marche fût redevenue possible ; et après deux ans de ce traitement suivi avec persévérance, mais interrompu de temps à autre, de façon à ne pas fatiguer le tube digestif, la guérison était complète, complète comme elle pouvait l'être, c'est-à-dire sauf les déformations auxquelles il était impossible de remédier.

Au mois de juin 1863 vous avez pu voir, au n° 3 de la salle Saint-Bernard, un cas fort rare de rachitis ou d'ostéomalacie aiguë chez un vieillard. Il s'agit d'une pauvre femme de soixante-six ans, qui entra avec une fièvre vive, de la toux et de la dyspnée. Cette malade se plaignait de souffrir horriblement en certains points du sternum et dans presque toute l'étendue des côtes. Nous crûmes d'abord qu'elle exagérait ses souffrances. Elle se dérobait sous la main dès qu'on essayait soit de la palper, soit de la percuter. Il y avait là quelque chose de bien insolite : la douleur était aussi intense que dans la névralgie la plus violente, mais elle n'était point circonscrite comme dans ce dernier cas. Elle était diffuse, au contraire, et bilatérale, ce qui n'est pas habituel à la névralgie intercostale, laquelle siège plus ordinairement à gauche. D'ailleurs il y avait de la fièvre. En percutant pour découvrir la matité d'un épanchement pleurétique possible, nous crûmes percevoir un léger craquement en même temps qu'il nous semblait que les côtes fléchissaient sous le plessimètre. Afin de bien nous assurer de la réalité du fait, nous appuyâmes un peu fortement sur la convexité des côtes, et il ne fut plus douteux dès lors que ces os pliaient et craquaient sous la pression. En même temps, la douleur provoquée était des plus vives. La lumière commençait à se faire, il nous paraissait probable, malgré la rareté du cas, que nous avions affaire à un ramollissement rachitique des côtes. S'il en était ainsi, la douleur devait être plus vive au niveau du point de jonction des côtes avec leurs cartilages, et c'est ce qui effectivement avait lieu. En ces points existait de la tuméfaction ; la pression produisait une souffrance aiguë, en même temps qu'elle permettait de constater une mobilité anomale; on pouvait, jusqu'à un certain point, faire chevaucher le cartilage sur la côte. Poursuivant notre investigation, nous constations également que la douleur sternale n'était pas uniformément répartie, mais qu'elle existait au niveau de la jonction de la première et de la seconde pièce de cet os, ainsi qu'à l'union de cette seconde pièce avec l'appendice xiphoïde.

Nous étions donc en présence d'un fait de ramollissement douloureux des os de la poitrine, côtes et sternum, et la douleur siégeait aux points d'élection du rachitisme, c'est-à-dire au niveau des épiphyses et des articulations. S'il avait pu nous rester quelque doute, il aurait disparu à la suite de l'examen plus complet de cette femme; elle présentait, en effet, une très forte gibbosité. Sa colonne vertébrale était incurvée en arc de cercle à grand rayon, et non point coudée à angle aigu. comme dans le mal de Pott. Les apophyses articulaires des membres étaient volumineuses, les os longs étaient légèrement difformes. Enfin, la malade nous racontait qu'elle avait été *nouée* dans son enfance.

Elle avait de la dyspnée, due tout à la fois à la douleur qui résultait pour elle des mouvements respiratoires, lesquels faisaient chevaucher sa cage thoracique ramollie, et à une bronchite légère dont elle était atteinte depuis quelques jours. Enfin, elle éprouvait habituellement des palpitations dues peut-être au déplacement de son cœur, qui, d'ailleurs, n'avait pas augmenté de volume.

Les douleurs du thorax dataient de six semaines et avaient débuté avec un mouvement fébrile. La fièvre était continue, assez modérée pendant le jour, mais avec exacerbation le soir et la nuit. Il y avait des sueurs profuses vers le matin.

Nous mîmes la malade au régime de l'huile de foie de morue, et nous essayâmes de combattre sa fièvre avec la teinture de digitale et l'alcoolature d'aconit.

Quatorze jours après son entrée, le 7 juillet, elle éprouva un frisson violent, et le lendemain on constatait de la matité, de la crépitation et du souffle obscur dans la région axillaire droite. Le surlendemain, cette pauvre femme succombait aux progrès de sa pneumonie.

A l'autopsie, nous trouvâmes une altération profonde des côtes et du sternum. Il n'existait plus qu'une très mince lamelle de tissu compacte, et le tissu spongieux surabondant était gorgé d'un sang noirâtre. Tel était le ramollissement des côtes, qu'on pouvait les plier en tous sens avec la plus grande facilité, et les couper au couteau sans effort. Il en était ainsi du sternum.

Chose remarquable, les os longs des membres ne présentaient aucune altération analogue ; de sorte que, malgré l'âge avancé de cette femme, le rachitis avait commencé chez elle par la poitrine, comme il le fait chez l'enfant.

Toute la moitié supérieure du poumon droit était hépatisée, et la totalité des bronches était enflammée.

Ce fait nous semble démontrer péremptoirement l'identité du rachitis et de l'ostéomalacie, car si les lésions étaient bien celles du rachitis, la malade était arrivée à l'âge où l'on observe habituellement l'ostéomalacie. De plus, elle succomba à une inflammation des poumons, ainsi qu'il arrive habituellement dans la forme grave du rachitis, comme si la gêne de la respiration, par la congestion passive qu'elle entraîne, finissait par produire la phlegmasie du parenchyme pulmonaire.

Messieurs, ce qui contribue encore à me faire penser que l'ostéomalacie et le rachitis ne sont qu'une même maladie, c'est que l'un et l'autre sont merveilleusement combattus par la même médication.

Cette médication qui, dans le *traitement du rachitis*, peut être considérée comme véritablement héroïque, c'est l'huile de foie de morue, et d'une façon plus générale, l'huile de poisson.

Employé de temps immémorial parmi le peuple, en Angleterre, en Hollande, en Westphalie et sur tout le littoral du nord de l'Allemagne, ce médicament n'avait jamais été donné par les gens de l'art. Cependant, au commencement de ce siècle, des médecins d'outre-Rhin, Schenck et Fehr, avaient publié à ce sujet des observations pleines d'intérêt ; mais ces faits étaient restés inconnus en France, lorsqu'en 1827, Bretonneau, qui les ignorait comme tout le monde, fut conduit de la manière suivante à essayer de l'huile de foie de morue dans le rachitis.

Il y avait alors à Tours une famille hollandaise à laquelle l'éminent praticien donnait ses soins. Un des enfants, âgé de quinze mois, devint rachitique au plus haut degré. Depuis quatre ou cinq mois, Bretonneau luttait inutilement contre le mal, épuisant toute la série des médications conseillées à cette époque, lorsque le père de l'enfant lui dit que son fils aîné, atteint de la même maladie, avait été guéri en Hollande par un remède populaire, l'huile de poisson. Bretonneau l'engagea à employer le même moyen sur le jeune malade, et le succès fut si incroyablement rapide, que mon illustre maître en fut frappé.

Encouragé par ce premier exemple, il répéta l'expérience sur d'autres rachitiques, et ce fut alors que, faisant des recherches sur l'huile de foie de morue dont il constatait les bons effets, il vit avec plaisir que ces bons effets étaient confirmés par ceux qu'avaient obtenus les médecins allemands dont tout à l'heure je vous citais les noms.

Bretonneau nous fit part, à Guersant, au professeur J. Cloquet et à moi, de ses curieuses observations, et à notre tour nous administrâmes le remède aux enfants rachitiques que nous eûmes à traiter. Les résultats furent aussi complètement satisfaisants qu'on nous l'avait annoncé. Bientôt l'emploi de l'huile de foie de morue se généralisa, et aujourd'hui il n'est pas un médecin qui n'y ait recours dans des circonstances analogues.

Comment agit ce médicament? est-ce par des vertus spécifiques antirachitiques, comme le mercure et l'iodure de potassium dans la syphilis? Je ne le crois pas. Sa vertu consiste essentiellement en ce que l'huile de poisson est un tonique analeptique d'un ordre supérieur, c'est-à-dire qu'elle agit en sa qualité de corps gras, et peut-être en qualité de corps gras combiné avec diverses substances toniques excitantes, l'iode, le phosphore, etc., et combiné dans des proportions et suivant certains modes que l'analyse chimique pourra peut-être découvrir, mais qu'en tout cas la synthèse ne saurait fidèlement reproduire. Il en est d'elle comme de tous ces médicaments composés que l'on trouve tout préparés dans la nature; et ainsi que j'ai eu l'occasion de vous le dire dans ma conférence sur la dyspepsie, à propos des eaux minérales naturelles, la prétention de ceux qui veulent remplacer ces médicaments par des préparations pharmaceutiques est, à mon avis, aussi dénuée de sens que le serait la prétention de vouloir faire de toutes pièces un composé qui approchât d'un vin naturel, fût-ce un vin du plus mauvais cru. L'huile de foie de morue constitue à la fois un aliment et un agent de stimulation parfaitement approprié à l'état de l'organisme plus ou moins détérioré.

Elle ne jouït pas seule d'ailleurs de ces propriétés reconstituantes. L'huile de raie, l'huile de hareng, l'huile de poisson du commerce, laquelle se tire surtout des cétacés, peuvent parfaitement la remplacer. Pour ma part, quand j'ai à traiter des enfants dans des familles dont la condition de fortune demande à être prise en considération, je prescris l'huile dont se servent les cordonniers, de beaucoup moins chère que les huiles de raie ou de morue. Quelque répugnante que cette huile paraisse, les petits malades s'en accommodent généralement aussi bien que des autres. J'ajouterai même, relativement à l'huile de morue, que celle qui n'est pas épurée, la brune, est de beaucoup préférable à toutes ces huiles blanches dont les prospectus et les annonces de journaux proclament la supériorité.

Si les résultats de l'expérience clinique se prononcent en faveur de l'opinion que je soutiens ici, ces résultats sont corroborés par ceux des expériences physiologiques sur l'assimilation des huiles dans l'économie.

Vous savez, en effet, que tandis que les huiles végétales ne sont pas assimilées ou qu'elles ne le sont qu'en très faible proportion, de telle sorte qu'après leur ingestion dans l'estomac, elles sont émulsionnées et rendues en majeure partie par les garde-robes, l'assimilation se fait pour les huiles animales. Toutefois, pour celles-ci, il y a des différences à établir. Ainsi, plus ces huiles animales sont impures, rances, plus complétement a lieu cette assimilation, plus le tube digestif s'accoutume à les digérer, tandis que, après un certain temps, les mêmes huiles épurées, comme l'huile blanche de morue, cessent d'être aussi bien assimilées.

Dans les pays du Nord, sur le littoral de la mer Baltique, par exemple, où c'est un usage populaire de donner aux enfants débiles et aux adultes valétudinaires l'huile de baleine ou l'huile de poisson indifféremment, soyez convaincus qu'on ne prend guère soin de les épurer.

Quelque merveilleux, quelque incontestables que soient ces bons effets des huiles de poisson, il est des circonstances où, soit en raison de ce que les individus ne peuvent réellement les supporter, soit en raison de la répugnance invincible qu'ils témoignent à les prendre, nous sommes forcés d'avoir recours à d'autres substances.

Il en est une qui se trouve à la portée de tout le monde, et qui m'a donné quelques bons résultats : c'est le beurre ; mais il est nécessaire que les quantités ingérées dans les vingt-quatre heures soient assez considérables, 2 onces au moins (60 grammes).

Souvent, pour ne pas ébranler la confiance des parents qui ne comprennent pas comment peut agir un remède aussi simple que le beurre, nous ajoutons à celui-ci quelques-uns des éléments que renferme l'huile de poisson. La formule suivante est celle que nous prescrivons le plus habituellement :

℞ Beurre très frais	300	grammes.
Iodure de potassium	15	centigrammes.
Bromure de potassium	50	—
Chlorure de sodium	5	grammes.
Phosphore	1	centigramme.

M. s. a.

Cette quantité de beurre doit être prise en trois jours, étalée sur des tartines de pain.

A défaut de cette préparation, quand les enfants s'en dégoûtent, on peut donner de la graisse de volaille, qu'on fait prendre en même quantité et de la même façon. Ou bien on donne, suivant la vieille méthode adoptée encore en Écosse et en Angleterre, du lard frit, du gras de jambon que l'on fait fondre et que l'on étale sur du pain.

Le jambon bien fumé et mangé cru, fait d'ailleurs partie des moyens diététiques auxiliaires, conseillés dans le traitement du rachitis et de l'ostéomalacie; son emploi, combiné avec celui de la bonne bière non fermentée, a été beaucoup vanté, surtout en Allemagne.

Les graisses, les huiles animales, tels sont donc les moyens qui constituent la base du traitement du rachitis. Est-il besoin d'ajouter que les malades doivent être placés dans les conditions hygiéniques les plus favorables?

Autant que faire se peut, ils devront vivre à la campagne, en plein air, dans des lieux secs et bien exposés au soleil. Si, dans la période d'augment de la maladie, il faut éviter les mouvements qui peuvent devenir causes de fractures, plus tard, quand la consolidation des os s'est faite, un exercice régulier est indiqué; les bains d'eau salée, les bains de mer surtout, seront d'une grande utilité.

Avant toutes choses, l'alimentation doit être essentiellement tonique et réparatrice : elle variera selon l'âge des sujets. Pour les enfants du premier âge, pour ceux qui n'ont pas achevé leur première dentition, le lait, et par-dessus tout le lait d'une bonne nourrice, constitue la seule nourriture. L'importance de l'allaitement me paraît si grande, que je ne crains pas de le prolonger au delà du terme habituel. Grâce à lui, j'ai vu guérir des rachitiques sans le secours d'autres moyens. Quand, le sevrage ayant été prématuré, l'enfant ne veut plus reprendre le sein, quand le lait de vache ou de tout autre animal provoque chez lui ces indigestions qui amènent les diarrhées incoercibles dont je vous ai parlé, j'ai recours à la médication par la viande crue.

Passé l'âge de la première enfance chez les adultes, le régime doit être varié, mixte, à la fois animal et végétal, en ayant soin de faire prédominer l'usage des viandes et de s'abstenir de légumes farineux, qui se digèrent beaucoup plus difficilement que les végétaux et les herbacés.

LXXXVIII. — DE LA CHLOROSE VRAIE ET DES FAUSSES CHLOROSES.

De la fausse chlorose ou anémie tuberculeuse. — Ne point prescrire les préparations ferrugineuses dans cette fausse chlorose. — Le fer réveille la diathèse tuberculeuse et en favorise les manifestations. — La chlorose tuberculeuse doit être traitée par les amers, l'arsenic. — Ne pas guérir la fistule anale et la leucorrhée dans les cas de diathèse tuberculeuse. — De la fausse chlorose ou anémie syphilitique. — Dans l'anémie, bruit de souffle simple, artériel. — Dans la chlorose vraie, bruit de souffle double, artériel et veineux. — Action du vaso-moteur sur la production des souffles vasculaires. — La chlorose vraie est une névrose, l'altératien du sang est secondaire. — Traitement : conditions hygiéniques. — Fer. — Quinquina.

Messieurs,

Vous avez dû être surpris de me voir prescrire des médications si différentes à plusieurs femmes qui sont dans le service de la Clinique, et qui toutes vous paraissent atteintes de chlorose. Toutes, en effet, sont pâles, cachectiques, névralgiques; chez presque toutes, vous trouvez des bruits de souffle dans les vaisseaux du cou, et pourtant j'institue un traitement fort différent pour des cas en apparence identiques.

C'est que, messieurs, je suis loin de regarder l'anémie et la chlorose comme deux mêmes maladies; et si, comme je le reconnais aisément, il y a dans la chlorose une anémie profonde, il ne s'ensuit pas le moins du monde que les anémies soient des chloroses. La décoloration du sang, la modification dans les rapports de ses éléments se montrent, dans une multitude d'états pathologiques, fort différents les uns des autres, je suis convaincu que la confusion introduite par quelques-uns de vos maîtres dans le diagnostic des maladies qui ont pour élément commun l'anémie, fait chaque jour de nombreuses victimes.

Vous voyez au n° 25 de la salle Saint-Bernard une jeune femme de vingt-deux ans, pâle, essoufflée au moindre mouvement, gastralgique, dyspeptique, mal réglée, et chez laquelle vous trouvez du bruit de souffle dans les vaisseaux du cou. Lorsqu'elle est entrée à l'hôpital, il était difficile de ne pas la considérer comme chlorotique; mais elle nous apprenait que, quelque temps auparavant elle avait eu de légères hémoptysies, et que, souvent, elle était tourmentée par une petite toux revenant principalement après les repas. La percussion de la poitrine, pratiquée avec le soin le plus scrupuleux, ne révélait rien. Mais une auscultation attentive permettait de constater que l'expansion pulmonaire était, dans la fosse sus-épineuse droite, moins ample qu'à gauche. Il n'y avait ni râles, ni retentissement de la voix, et je suis convaincu que, deux mois plus tôt, ces signes équivoques, si peu accusés, eussent fait complètement défaut. Nous nous tînmes sur nos gardes, et aujourd'hui que vous pouvez constater l'existence de râles caverneux, de gargouillements, en même temps que l'amaigrissement se prononce et que les fonctions digestives et utérines se troublent, vous ne pouvez méconnaître la triste réalité.

Au n° 3 de la même salle, entre pour la troisième fois une jeune fille avec les signes apparents de la chlorose, et depuis dix-huit mois qu'elle revient dans notre service, je m'obstine à lui refuser les préparations martiales que quelques-uns d'entre vous m'engagent à lui donner. C'est qu'elle a aussi une fausse chlorose, c'est qu'elle a dans l'un des sommets des poumons une inspiration faible qui me préoccupe et m'alarme; c'est que, d'ailleurs, traitée déjà par des ferrugineux, elle n'en a éprouvé que de mauvais effets et a toujours vu s'aggraver la gastralgie et les malaises.

L'influence que les préparations martiales exercent sur la santé des femmes réputées chlorotiques doit être prise en très sérieuse considération. On peut dire, en thèse générale, que le fer, sagement et graduellement administré, est bien supporté par les véritables chlorotiques. Mais si, dans une maladie qui a les apparences de la chlorose, le médecin échoue après avoir varié et le choix et les doses des préparations martiales, il doit se défier; et presque toujours, s'il applique son attention, il découvrira quelque affection grave qui déjà se révèle par des signes évidents.

Ce n'est pas que, quelquefois, le fer ne puisse rendre une apparence de santé florissante à des femmes menacées pourtant d'affection tuberculeuse; mais, dans ce cas, quelques signes permettront au praticien de reconnaître qu'il fait fausse route. Lorsque, chez une fille en apparence chlorotique, languissante, sans énergie, le fer réveille rapidement les forces musculaires, l'appétit, mais que, en même temps, il accélère notablement le pouls, et donne une sorte de fièvre et d'excitation analogue dans une certaine mesure à celle de l'ébriété, il faut craindre, en insistant, que la fièvre n'éclate, et ne soit accompagnée de désordres locaux dont la marche va prendre une effrayante rapidité.

J'étais encore un bien jeune médecin lorsque, appelé auprès de la femme d'un architecte atteinte de névralgies, avec pâleur du teint et toutes les apparences de la chlorose, je prescrivis les préparations ferrugineuses à hautes doses, suivant la méthode de Hutchinson, pour le traitement des névralgies. Il y eut en moins de quinze jours une transformation : la jeune femme eut un appétit fougueux, une vivacité insolite; mais sa reconnaissance et ma joie ne furent pas de longue durée. Cette excitation devint bientôt de la fièvre; le teint, qui s'était ranimé, devint chaque soir, après le dîner, plus ardent qu'aux temps de la bonne santé. Il survint une petite toux, et il ne s'était pas passé un mois depuis le début du traitement, qu'éclataient les signes d'une phthisie que rien ne put entraver.

Le premier cas de phthisie galopante que j'aie eu à déplorer dans ma pratique, était survenu dans des circonstances à peu près analogues : c'était chez une jeune fille de quinze ans, qui, à la suite d'une dothiénentérie bénigne, était tombée dans un état d'anémie et d'affaissement que je considérais comme de la chlorose. Je donnai des préparations ferrugineuses qui ramenèrent rapidement une santé florissante ; et quoique rien dans la famille ne me fît craindre le malheur qui allait arriver, elle fut prise en même temps d'hémoptysies et de métrorrhagies, et deux mois après elle succombait aux symptômes d'une phthisie qui avait marché à pas de géant.

Je n'accuse pas le fer d'avoir produit ces malheurs, mais je m'accuse d'avoir guéri l'anémie qui, peut-être, était une condition favorable au maintien de l'affection tuberculeuse à l'état latent.

Toutefois, messieurs, puisque sous l'influence des amers, de l'arsenic, de l'hydrothérapie, des bains de mer, j'obtiens les mêmes résultats favorables chez des femmes qui, d'ailleurs, paraissent être dans les mêmes conditions que celles que je viens d'indiquer, et puisque je ne vois pas se produire cette excitation générale, prélude, cause ou effet de la fonte tuberculeuse, je suis forcé d'imputer au fer quelques-unes des fâcheuses conséquences que j'avais à déplorer.

Déjà depuis longues années, chez les personnes qui, par leurs antécédents héréditaires, me semblent disposées aux tubercules, je regarde comme un devoir de ne pas pousser trop loin les médications sous l'influence desquelles toutes les fonctions semblent reprendre une énergie puissante ; et si chez ces mêmes personnes des médecins moins timides que moi osent faire et obtenir ce que je craignais, je vois souvent se manifester des maladies qui auraient pu longtemps encore rester en germe.

Il a été fait un livre, messieurs, sur les avantages de la mauvaise santé, et sans prétendre me rendre garant de tout ce qu'on peut y avoir écrit, je m'approprierai pourtant quelque chose, je vous dirai que vous éviterez, dans votre pratique, de cruels chagrins en sachant laisser aux personnes disposées aux affections tuberculeuses des maladies dont il semblerait facile et opportun de les délivrer. Vos maîtres en chirurgie vous ont dit et répété que l'on ne guérissait pas sans péril les fistules anales des tuberculeux, et déjà depuis longtemps je me suis fait une loi de respecter, chez les jeunes femmes disposées aux tubercules, les leucorrhées si communes, si incommodes quelquefois, et souvent si faciles à guérir. Et lorsque j'avais refusé mon concours pour le traitement de cette indisposition, et que l'on avait demandé celui de quelque autre personne plus hardie que moi, on ne tardait pas à voir survenir des accidents qui jusque-là avaient été retardés.

Je veux bien que, pour la fistule et la leucorrhée, on invoque l'idée de la révulsion, il n'en est pas moins vrai que l'état de débilité relative dans laquelle étaient tenus les malades semblait être une sauvegarde contre l'explosion des accidents tuberculeux; et pour moi, plus je vieillis dans l'exercice de mon art, plus je demeure convaincu que, dans la même famille où existe le principe tuberculeux, les femmes anémiques ou atteintes de quelques indispositions qui les tiennent dans un état de santé précaire, payent leur dette héréditaire plus tard que celles dont la santé semble être la plus florissante.

Je sais, messieurs, combien peu de médecins partagent mon opinion à cet égard, je sais surtout combien j'ai encouru de critiques de la part de ceux qui font du fer un usage thérapeutique si fréquent, et, à mon sens, si inopportun; mais ma conviction, loin de diminuer, se confirme chaque jour.

Rappelez-vous maintenant, messieurs, une femme de trente-deux ans, qui était couchée au n° 22 de notre salle Saint-Bernard. Elle entrait dans un état d'anémie profonde, avec des bruits de souffle dans les vaisseaux, une diarrhée chronique, une leucorrhée excessivement abondante. Je luttai longtemps, mais en vain, contre les troubles intestinaux. Je les modérais un jour pour les voir reparaître le lendemain. Pendant quatre mois, j'employai avec une extrême persévérance tous les moyens thérapeutiques qui, habituellement, me réussissent si bien dans le traitement de la diarrhée. Cependant il était survenu une névralgie temporo-faciale qui ne devait pas m'étonner chez une personne si profondément anémique; mais cette névralgie avait cela de particulier, qu'elle revenait chaque soir, s'accroissait dans la première partie de la nuit, pour finir au point du jour. Ce retour nocturne me mit en défiance, je craignis une syphilis constitutionnelle, et, malgré les plus formelles dénégations, je ne fus pas convaincu.

A quelque temps de là, une exostose très douloureuse se manifesta sur la crête du tibia. Cette fois, je ne tins plus compte des dénégations de la malade. Je donnai la liqueur de van Swieten, et vous avez pu voir avec quelle rapidité s'est rétablie la santé si gravement compromise de cette femme. Vous avez vu son teint refleurir, en quelque sorte, sous l'influence du mercure, médicament qui altère si profondément la crase du sang lorsqu'il est donné à des personnes bien portantes.

Presque en même temps, vous voyiez au n° 16 de notre salle de nourrices, une jeune femme pâle et avec tous les attributs de la chlorose. Elle ne portait aucun signe d'une affection vénérienne; mais son enfant qu'elle allaitait avait des accidents syphilitiques, avec hypertrophie du foie; il était plus pâle encore que sa mère. Celle-ci avait été inutilement traitée par les ferrugineux. Les mercuriaux et plus tard l'iodure de potassium, ramenèrent les apparences de la plus florissante santé. Rappelez-vous à ce sujet les intéressantes recherches de M. Grassi sur le sang des syphilitiques[1]. Ce chimiste distingué a démontré, par des analyses nombreuses, qu'il y avait abaissement du chiffre des globules du sang dans la période secondaire de la syphilis.

Je tenais à remettre ces faits sous vos yeux pour bien vous faire comprendre qu'une multitude de causes peuvent altérer la constitution du sang, de manière à simuler la chlorose, et je le faisais surtout pour vous mettre en garde contre la médication banale des ferrugineux, insuffisante dans le plus grand nombre des cas, inutile quelquefois et bien souvent dangereuse.

Lorsque mon honorable collègue M. Bouillaud appela le premier l'attention des praticiens sur ce qu'il appelle le *bruit de diable, bruit de souffle musical* et à *double courant*, que l'on entend si bien dans les vaisseaux du cou des chlorotiques[2], il ne se doutait pas que ce signe deviendrait, entre les mains de la plupart des praticiens, un élément de diagnostic fréquemment périlleux.

Voyez, messieurs, la malade que nous avons maintenant au n° 29 de la salle Saint-Bernard, et qui est atteinte d'une véritable chlorose; étudiez les bruits vasculaires, étudiez surtout les autres phénomènes qui constituent cette curieuse maladie, et d'abord parlons de ce qui se passe du côté des vaisseaux.

Lorsque l'on applique le stéthoscope au-dessus de la partie moyenne de la clavicule, on entend un bruit de souffle assez sec au premier temps. Mais, pendant la diastole ventriculaire, le bruit prend un timbre plus musical, plus éclatant et ressemblant assez bien au *ronron* du chat que l'on caresse ou au bruit du rouet. Entre le premier et le second temps, le bruit ne cesse pas complètement. C'est donc avec raison que M. Bouillaud l'a désigné sous le nom de *bruit de souffle avec renforcement;* mais il importe de dire que le renforcement a lieu pendant la diastole cardiaque. Pour moi, comme pour beaucoup d'autres médecins, le premier bruit est évidemment artériel, le second se passe dans les veines; et vous avez pu constater que ce dernier disparaissait si, avec un fil, nous comprimions la partie latérale du cou, au-dessus du point où était appliqué le stéthoscope, de manière à interrompre le cours du sang veineux.

1. Grassi, *Recherches sur la composition du sang dans la syphilis*, consignées dans la thèse de D. J. Mac Carthy, *Du diagnostic et de l'enchaînement des symptômes syphilitiques*, 12 février 1844.

2. Bouillaud, *Traité clinique des maladies du cœur*, Paris, 1841, t. Ier.

Quoi qu'il en soit de cette explication, les bruits de souffle du cou me paraissent devoir être distingués en deux classes : les bruits simples exclusivement artériels, et les bruits à double courant, si bien étudiés par M. Bouillaud. Les premiers appartiennent à l'anémie quelle qu'en puisse être la cause; les autres sont propres à la chlorose. Ils sont tellement des bruits chlorotiques, qu'ils précèdent ou qu'ils suivent les manifestations les plus ordinaires de la chlorose. Vous avez précisément en ce moment au n° 3 *bis* de la salle Saint-Bernard une jeune fille très nettement chlorotique. A son entrée, vous vous le rappelez, elle offrait tous les symptômes les plus tranchés de cette maladie. Le traitement martial à rétabli rapidement sa santé; le teint, les membranes muqueuses se sont colorés; les veines se sont dessinées en traces bleuâtres et toutes les fonctions se sont rétablies dans leur intégrité. Cependant, et je vous ai plusieurs fois appelés à constater le fait, le bruit de souffle à double courant persiste encore dans les vaisseaux du cou avec une intensité qui, pour être plus faible qu'il y a deux mois, n'en est pas moins très franchement accusée, tandis que, chez toutes les femmes anémiques du service, vous n'entendez que le bruit simple du premier temps.

Il faut donc admettre que, chez les chlorotiques, le système nerveux vaso-moteur est modifié d'une manière toute spéciale, et que cette modification est indépendante dans une certaine mesure de la constitution du sang. Elle n'est point en rapport avec le plus ou moins de globules rouges, puisque, d'une part, les anémiques ont rarement le bruit de souffle à double courant, et que, d'autre part, les chlorotiques, après la reconstitution de leur sang, présentent encore ce signe pendant longtemps.

Lorsque j'ai été conduit par l'observation clinique à penser qu'il existait des différences entre le souffle anémique et le souffle chlorotique, et de plus, que les bruits de souffle pouvaient persister quelquefois et pendant un temps variable après la guérison apparente de la maladie, alors, dis-je, j'ignorais les conclusions d'un mémoire inédit de M. Peter.

Dans son travail, qui date de 1859, M. Peter établit, d'après 63 observations, que les souffles vasculaires ne sauraient conserver l'importance qu'on leur a accordée dans le diagnostic de l'anémie et de la chlorose. Il résulte, en effet, des analyses chimiques de MM. Andral et Becquerel, que les souffles vasculaires peuvent être perçus sans que le chiffre des globules soit inférieur au chiffre moyen physiologique. Si, d'autre part, ajoute M. Peter, il est constaté que les symptômes de l'anémie et de la chlorose peuvent exister sans qu'il y ait de souffle vasculaire, n'est-il pas naturel de conclure que la présence ou l'absence du souffle n'aurait qu'une importance secondaire dans les états pathologiques dont nous nous occupons ?

M. Peter établit aussi que les souffles vasculaires peuvent disparaître et reparaître en quelques heures, chez le même malade, sans que, évidemment, la crase du sang ait pu être modifiée d'une façon sensible. Puis donc que, avec une composition normale du sang, le souffle vasculaire peut être entendu; que, inversement, il ne peut pas être perçu alors qu'existent les troubles fonctionnels de l'anémie et de la chlorose; qu'enfin le souffle paraît et disparaît dans le cours d'une même exploration, sans qu'il y ait nécessairement de modification actuelle et possible du sang, il faut bien, pour un certain nombre de cas, chercher ailleurs que dans la composition du sang la cause productrice du souffle vasculaire. Peut-être cette cause est-elle dans l'état des vaisseaux, dans la contraction de leurs parois, ce qui revient à l'opinion de Laennec, qui attribuait le souffle vasculaire des hypochondriaques au *spasme* de leurs vaisseaux, spasme qui, pour lui comme pour nous, paraît dépendre de l'action du système des nerfs vaso-moteurs?

Ainsi avec Laennec, M. Peter croit au spasme vasculaire; avec M. Chauveau, il croit que le phénomène de la veine fluide est la condition productrice du souffle vasculaire : c'est-à-dire que le spasme du vaisseau produit un rétrécissement et que ce rétrécissement produit à son tour la veine fluide. (Vous savez, d'après les expériences de Savart, qu'une veine fluide est toujours réalisée quand un liquide circulant dans des tubes passe d'une partie rétrécie dans une autre plus large.) Du raisonnement et des observations de M. Peter, il ressort que les souffles vasculaires n'auraient pas la valeur sémiotique qu'on leur a jusqu'ici attribuée; ils ne seraient nullement pathognomoniques de l'anémie et ne posséderaient qu'une valeur relative. Car, ajoute M. Peter, comme la paroi vasculaire est animée par le système vaso-moteur, que les gens nerveux sont sujets aux spasmes, que les gens anémiques sont surtout nerveux, il s'ensuit que c'est chez eux le plus souvent qu'on rencontre les bruits du souffle vasculaire, — et ici le souffle vasculaire prouve très indirectement l'anémie. Mais comme on peut être anémique sans avoir des spasmes vasculaires, et avoir ces spasmes sans être anémique, il s'ensuit également que le souffle vasculaire ne saurait prouver directement l'anémie[1].

Dans une intéressante discussion soulevée en 1866 à la Société médicale des hôpitaux, par M. Parrot, cet habile clinicien a également battu en brèche la valeur des souffles vasculaires en tant que signe d'une altération du sang. Lui aussi admet que c'est la paroi du vaisseau qui produit le bruit du souffle et non l'état du liquide en circulation. Lui aussi fait observer qu'ils sont souvent fugitifs, paraissent et disparaissent dans le cours d'une même exploration, suivant la position du malade; il ajoute

1. M. Peter, *Gazette des hôpitaux*, 1866. — Cette théorie de M. Peter était déjà formellement exprimée en 1863, dans la deuxième édition de cette *Clinique*.

qu'ils sont habituels dans l'enfance, comme chez les vieillards, presque constants chez les nourrices du grand bureau, femmes robustes pour la plupart, récemment arrivées de la campagne et ne présentant aucun signe de débilitation ni de nervosisme.

Pour expliquer la production des souffles vasculaires, M. Parrot fait bon marché de l'état du sang : il croit que ces bruits se passent dans les veines et non dans les artères, et qu'ils sont dus à une insuffisance des valvules veineuses; insuffisance qui est incontestable pour les valvules de la veine jugulaire interne. Quant à la raison de la plus grande fréquence des souffles vasculaires à droite, M. Parrot la trouve dans le trajet presque rectiligne des vaisseaux et leur trajet jusqu'au cœur[1].

M. Parrot ne va pas aussi loin que de ne tenir aucun compte des souffles vasculaires pour le diagnostic des anémies ou de la chlorose; mais pour leur accorder une certaine valeur, il est besoin qu'ils soient très-intenses et accompagnés de frémissement cataire.

Dans son livre sur les *anémies*, le professeur G. Sée, qui place le souffle vasculaire dans les artères, invoque aussi pour sa production l'influence nerveuse qui est en jeu dès que le sang est modifié. Il y a diminution de tension du sang par suite du relâchement des vaisseaux. Le sang s'écoulant plus facilement alors par les extrémités capillaires, le pouls s'accélère et il se produit un bruit anomal maximum. C'est par le fait d'une veine fluide que M. Sée explique également le souffle vasculaire. Ainsi, pour ce professeur, les conditions matérielles de la production des bruits vasculaires sont la faiblesse permanente de l'action cardiaque, la faible tension des artères, l'écoulement accéléré et bruyant du sang qui passe facilement de l'artère dans les artérioles. Dans la fièvre et les pyrexies, il y a une fatigue constante des muscles vasculaires et la tension est toujours affaiblie, aussi entend-on alors des bruits vasculaires; mais ces bruits ne sont jamais accentués comme dans la chlorose, parce que le sang n'est pas privé de ses globules. Enfin dans l'hystérie et l'hypochondrie, il se produit également des souffles : ici, ils dérivaient d'une excitation directe du cœur, mais qui n'est pas soutenue par l'altération du sang. Le souffle artériel n'a donc pas une valeur diagnostique absolue, dit M. Sée, et il ne suffit pas, seul, pour faire admettre la chlorose, surtout lorsque celle-ci ne se traduit pas par d'autres signes[2].

M. Potain[3] admet aussi que les souffles vasculaires ne sont pas un signe certain, pathognomonique de l'anémie, mais il croit que la composition du sang peut influer sur la production et que par suite ils ne

1. J. Parrot, *Archives de médecine*, t. IX, juillet 1867.

2. G. Sée, *Du sang et des anémies*, p. 202 et *passim*, 1866.

3. Potain, séance de la Société médicale des hôpitaux du 24 mai 1867, *Gazette des hôpitaux*, 1867, p. 251.

sont pas dépourvus de toute valeur sémiotique. Dans des expériences aussi ingénieuses que délicates, M. Potain a démontré qu'on peut percevoir à la région du cou trois phénomènes vasculaires, un mouvement, un frémissement, un bruit. Le mouvement se décompose en deux soulèvements assez faibles, suivis de deux affaissements plus considérables et enfin d'une ascension lente de la région. Ces mouvements sont dus aux veines, et l'application du sphymographe démontre que le premier soulèvement précède immédiatement la contraction ventriculaire et correspond à la systole de l'oreillette, le second soulèvement est dû à la systole du ventricule. Ainsi les deux soulèvements successifs des vaisseaux sont dus aux contractions successives de l'oreillette et du ventricule droits. Quant aux affaissements des veines, ils correspondent aux diastoles : ainsi le premier affaissement est dû à la diastole de l'oreillette et le second à la diastole du ventricule. Pour les frémissements, s'ils sont intermittents, ils se produisent pendant l'affaissement vasculaire, c'est-à-dire pendant la diastole cardiaque, ce qui concorde mal avec la théorie de M. Parrot qui attribue le frémissement comme le souffle à l'insuffisance des valvules veineuses, car alors le frémissement devrait avoir lieu au moment du soulèvement du vaisseau et de la systole cardiaque. Relativement aux bruits vasculaires, M. Potain, sans rejeter le spasme invoqué par M. Peter, rapporte les expériences qu'il a faites et desquelles il résulte que plus le liquide en circulation est fluide et plus intense est le souffle qu'il produit en circulant dans des tubes : ainsi des bruits très forts entendus lorsque c'est de l'eau ou du sérum qui circule, disparaissant quand le sang remplace ces liquides. Mais plus grande est la fluidité du liquide, plus rapide est sa circulation, de sorte que tout se résume dans une question de vitesse du fluide en circulation. Or, comme lorsque les hématies diminuent le sang est moins dense et plus fluide, il s'ensuit que la vitesse du liquide doit être accélérée et que les conditions productrices du souffle vasculaire sont réalisées. C'est ce qui a lieu dans la chlorose; on ne saurait donc refuser à la qualité du sang une influence sur la production des bruits de souffle.

De toute cette exposition, il résulte qu'on ne saurait attribuer exclusivement, comme on l'avait fait jusqu'ici, le souffle vasculaire à l'état du *sang*. Le phénomène est bien autrement complexe. Un sang plus fluide coule plus vite, et c'est une condition favorable à la réalisation des souffles vasculaires; mais un sang plus fluide est moins riche en globules; moins riche en globules, il est moins nutritif et excite moins le système nerveux. Et c'est ici qu'intervient l'action de la *paroi* qu'on avait trop négligée : qu'elle se relâche paralytiquement ou qu'elle se contracte spasmodiquement, le fait importe peu; ce qui est intéressant, c'est qu'une perturbation nerveuse ait lieu, temporaire et fugitive comme tout ce qui est vivant; perturbation qui modifie momentanément la circulation de façon à produire une veine fluide et par suite un souffle vasculaire, et l'on comprend ainsi que ce souffle peut paraître et disparaître dans le cours d'une même exploration, ainsi que l'ont constaté MM. Peter et Parrot. D'ailleurs le souffle est d'autant plus fort qu'à l'état nerveux des vaisseaux s'ajoutent la fluidité plus grande du sang[1]!

Dans ses conclusions, peut-être trop absolues, M. Peter a surtout voulu mettre en relief l'action du solide vivant, la paroi vasculaire, paroi contractile, animée par le grand sympathique, et opposer son action modifiable à l'infini dans un espace de temps relativement fort court, à l'action du sang qui ne peut pas changer tellement vite qu'on puisse expliquer exclusivement par lui les souffles vasculaires si rapidement changeants. D'accord avec M. Peter, j'admets donc volontiers que, chez certaines personnes nerveuses, les bruits du souffle vasculaire existent indépendamment d'une altération du sang; mais ce qui ne s'observe chez celles-ci qu'accidentellement est au contraire la règle chez les hydrémiques et les chlorotiques.

Rappelez-vous que, dans le goître exophthalmique, on entend des bruits de souffle continus avec renforcement, et cela surtout au moment des paroxysmes de cette maladie. Ces paroxysmes apparaissent subitement, le plus souvent à la suite d'une émotion morale vive et bien que le sang n'ait pu, en quelques minutes, subir de modifications considérables dans ses éléments constitutifs; c'est que, dans ces paroxysmes de la maladie de Graves, de même que dans la chlorose aiguë ou chronique, les bruits vasculaires sont la conséquence d'une modification dans la contractilité du système vasculaire.

Je crois cependant que le souffle chlorotique doit toujours être recherché avec soin, et si j'ai insisté auprès de vous sur les minuties de l'auscultation des vaisseaux du cou, c'est que ces minuties ont en réalité une importance pratique fort grande; car, tandis que dans la plupart des anémies les ferrugineux sont un moyen ordinairement infidèle et quelquefois dangereux, ces mêmes agents ont sur la chlorose une influence presque constamment utile et rapide.

Ce que je viens de vous dire, messieurs, vous fait assez pressentir que, pour moi, la chlorose se rangera plutôt dans la classe des maladies nerveuses.

Laissons, en effet, un peu de côté l'état convulsif du sang, et voyons par quels phénomènes autres que la pâleur des tissus la maladie va se révéler. Ces phénomènes portent presque exclusivement sur le système nerveux. L'intelligence, la sensibilité, la motilité des muscles de la vie

1. Voyez, pour cette intéressante discussion, le *Bulletin de la Société médicale des hôpitaux*, 1867; voyez aussi l'excellent article CHLOROSE, par M. Lorain, *Nouveau Dictionnaire de médecine et de chirurgie pratiques*, t. VII, 1867.

animale et de la vie organique sont profondément modifiées. Il est rare qu'une jeune fille chlorotique n'éprouve pas de ces perversions de l'entendement, dont nous connaissons tous de si nombreux exemples. Elle devient irascible, bizarre, et les troubles intellectuels vont quelquefois jusqu'à la folie. Si l'on explore avec grand soin la sensibilité de la peau, on s'aperçoit qu'elle fait défaut dans un très grand nombre de points et que, dans d'autres, quoique plus rarement, elle est exaltée. Jamais, lorsqu'en votre présence j'examine les femmes chlorotiques, je ne manque de les interroger sur les douleurs névralgiques qu'elles peuvent éprouver, et vous avez pu constater combien il est rare d'en trouver une qui ne souffre de névralgies plus ou moins violentes. Chez elles, la névralgie faciale est la plus commune de toutes, et bien souvent elle alterne avec la névralgie intercostale, avec celles de l'estomac, du foie, de l'intestin, de l'utérus.

Les affections spasmodiques du système locomoteur de la vie animale sont très fréquentes, et vous savez combien souvent les convulsions hystériques s'observent chez les femmes atteintes de chlorose. Mais les palpitations du cœur, les spasmes de l'estomac, de l'intestin, de l'utérus, se montrent chez presque toutes les chlorotiques.

Cependant le trouble des fonctions nerveuses cause de profondes modifications dans les diverses sécrétions de l'économie. Les sucs de l'estomac sont modifiés dans leur composition chimique ; de là le pyrosis, le pica, etc., etc. ; les sécrétions du foie, des reins, tantôt supprimées, tantôt exagérées, témoignent assez de la perturbation nerveuse dont je parlais tout à l'heure, et la grande sécrétion ovulaire de la femme, qui constitue l'une de ses plus importantes fonctions, se supprime très souvent avec la menstruation qui en est la conséquence.

Ce n'est pas, messieurs, que l'aménorrhée soit toujours l'apanage de la chlorose. Il y a déjà bien des années que j'ai publié un travail sur la *chlorose ménorrhagique*, travail dans lequel j'ai fait voir que, en vertu de dispositions exceptionnelles, qu'il m'est fort difficile d'apprécier, le flux menstruel prenait une abondance excessive et d'autant plus grande que la maladie faisait plus de progrès. Et, dans ce cas, la médication martiale était tout aussi puissante que dans les cas de chlorose normale où l'aménorrhée est le cas ordinaire.

Nous sommes habitués, messieurs, à considérer la chlorose comme une maladie sans gravité, et nous faisons, ce me semble, trop bon marché d'un état général dans lequel on voit survenir des perturbations si profondes dans l'économie. Il y a bien longtemps que, pour mon compte, je considère la chlorose comme une affection sérieuse. Elle a surtout cela de particulier qu'elle laisse une impresssion presque indélébile, de telle sorte que, quand une jeune fille a été fortement chlorotique, elle s'en souvient presque toute sa vie; et si vous interrogez avec soin des femmes déjà arrivées à l'âge de retour et qui ont éprouvé à plusieurs reprises les atteintes de la chlorose, vous constaterez chez elles l'existence de phénomènes névropathiques qui ne les abandonnent presque jamais, si variables qu'ils puissent être dans leur forme. Et cependant, depuis longtemps, le sang a été préparé; la pléthore peut même quelquefois s'observer. Preuve nouvelle que la chlorose doit être considérée comme une maladie nerveuse, cause de l'altération du sang, plutôt que comme une cachexie produisant les désordres nerveux.

Je n'ai pas besoin de vous rappeler ici les expériences récentes, instituées par les plus habiles physiologistes et démontrant l'influence que les troubles divers des fonctions nerveuses impriment à la fois aux sécrétions et à la composition du sang. On comprend que lorsque les fonctions intimes d'un organe d'hématose, comme le poumon, le foie, la rate, etc., etc., sont altérées, la composition du sang doive subir des modifications considérables.

Cette influence du système nerveux se fait sentir quelquefois avec une rapidité étrange. Rappelez-vous une jeune femme couchée au n° 32 de notre salle Saint-Bernard et qui deux fois déjà était entrée dans notre service pour y être traitée de la danse de Saint-Guy. Elle était fort bien portante, lorsqu'elle eut une vive frayeur pendant la nuit. Dès le lendemain sa santé était troublée et quatre jours plus tard elle venait dans nos salles avec tous les signes d'une chlorose confirmée. Et au n° 3 *bis* de la même salle nous avions une jeune fille de dix-huit ans qui, également à la suite d'une forte émotion, était devenue chlorotique dans l'espace de quelques jours. Cela vous montre combien peu d'importance il faut attacher à l'état primitif du sang, et combien il importe au contraire dans la chlorose de ne placer l'anémie qu'au second plan.

L'*aménorrhée,* si commune dans la chlorose, signale quelquefois le début de la maladie. Dans d'autres cas une jeune fille parfaitement bien portante devient subitement chlorotique quand les règles commencées sont tout à coup supprimées sous l'influence d'un refroidissement ou d'une grande émotion. Certes, dans ce cas, la dyscrasie du sang ne peut être considérée comme le résultat d'une hémorrhagie, ainsi que cela a lieu dans certaines anémies, elle ne peut être imputée qu'à la perturbation nerveuse; et, d'un autre côté, nous voyons les jeunes filles rester longtemps chlorotiques malgré les médications les plus rationnelles, et cesser de l'être du moment que l'hémorrhagie menstruelle apparaît, c'est-à-dire au moment où une perte de sang devrait augmenter encore l'anémie. C'est que, dans ce cas, la perturbation nerveuse générale venant à cesser, les sécrétions normales se rétablissent, et elles se rétablissent parce que la cause de la chlorose cesse elle-même.

Ce que je vous ai dit de cette maladie vous fait assez présumer qu'elle ne sera pas toujours aussi facile à guérir qu'on le suppose.

Vous avez vu dans le service de la Clinique quelques jeunes femmes guérir très rapidement; tandis que, chez quelques autres, les effets de la médication se faisaient fort longtemps attendre. Il faut, en effet, pour mener à bien cette maladie, une réunion de conditions favorables qu'il n'est pas toujours facile de préparer ou de rencontrer dans les hôpitaux, et même dans le monde.

Nous avons dit, messieurs, quelle part le système nerveux avait dans la production de la chlorose; vous comprendrez, alors, que nous devrons soustraire nos malades autant qu'il est possible aux influences fâcheuses des causes morales. Si j'ai cherché à prouver que l'anémie était un effet de la chlorose et n'en était pas l'élément capital, je n'en pense pas moins que la dyscrasie du sang, dans quelque circonstance qu'elle se soit produite, invite à la chlorose, et qu'il sera impossible, de quelque indication que l'on fasse usage, de mener à bien une malade dont les conditions de régime, d'habitation, ne seront pas favorables.

C'est en vain que nous lutterons avec les amers et les ferrugineux si un sujet exposé aux miasmes palustres perd chaque jour, sous l'influence de cette cause morbifique, ce que la médication peut lui faire gagner. Il en sera de même si, comme cela arrive souvent, les malades se refusent à tout exercice extérieur et restent obstinément dans un appartement obscur où elles s'étiolent. Il en sera de même encore si l'abondance de la menstruation ou des épistaxis fréquentes détruisent à mesure ce que font les remèdes. Enfin, si l'alimentation reste insuffisante, l'altération du sang augmentera; et ainsi, comme vous le voyez, nous tournerons sans cesse dans un cercle vicieux.

Mais il est facile d'entrevoir les difficultés que présentent ces circonstances en apparence *accessoires*.

Si l'on peut, à la rigueur, éloigner les malades des pays où règne la fièvre intermittente, il n'est plus aussi facile de lutter contre l'infection palustre une fois celle-ci constituée. Il faut alors traiter la fièvre intermittente avec la même énergie et la même persévérance que nous devons le faire dans les maladies palustres qui dominent depuis longtemps l'économie. Et alors seulement que nous serons maîtres de la maladie intercurrente, nous pourrons avec grand avantage instituer le traitement de la chlorose.

Quant à l'étiolement qui tient à la privation de la lumière, et auquel, en vertu d'une volonté pervertie, se condamnent souvent les jeunes malades, il y faut mettre un terme le plus promptement possible, et user, à cet égard, de sévérité, si la faiblesse des parents n'y met obstacle.

Les hémorrhagies utérines, les épistaxis sont, ainsi que je vous l'ai dit, quelquefois effets plutôt que causes de la chlorose. Et quoique, en général, la médication ferrugineuse puisse, à elle toute seule, suffire au traitement, cependant il arrive encore trop souvent que nous sommes gagnés de vitesse, et que les pertes de sang, sans cesse renouvelées, ne sont pas compensées par la réparation que le fer nous permet d'obtenir. C'est ici que le quinquina en poudre, vanté par Bretonneau, rend des services que nous ne pouvons attendre d'aucun autre remède; et quoique je ne sache pas bien à quels principes le quinquina doit ses propriétés puissantes, je n'en constate pas moins que, dans les métrorrhagies, dans les épistaxis rebelles, l'usage de la poudre de quinquina jaune, prise à l'intérieur à la dose de 2 ou 4 grammes, tous les jours ou deux ou trois fois par semaine, tempère rapidement ces hémorrhagies et les fait disparaître. Cet agent thérapeutique puissant l'emporte de beaucoup sur le ratanhia, le tannin, les acides minéraux; et plusieurs fois il nous a été donné de voir dans notre service combien le quinquina était préférable aux remèdes que je viens d'indiquer.

Mais si, comme cela arrive quelquefois, la thérapeutique médicale devient impuissante, il faut, sans balancer, recourir à des moyens chirurgicaux, si pénible qu'il puisse être de les employer. Le tamponnement des fosses nasales, à l'aide de procédés divers que vous connaissez tous, permettra d'arrêter les épistaxis, si les injections astringentes n'ont pu obtenir ce résultat; mais on comprend que les injections soient inefficaces dans les métrorrhagies, puisque le médicament n'est point en contact avec la membrane muqueuse utérine, qu'il ne peut atteindre. C'est alors qui le tamponnement devient indispensable; et si fâcheux qu'il soit de recourir à un pareil moyen chez une jeune fille, quelque pénible que cela puisse être, encore ne nous est-il pas permis d'hésiter devant une médication qui, seule, offre quelques chances de salut.

J'ai eu à traiter une jeune demoiselle de dix-neuf ans, chlorotique au plus haut degré et atteinte de métrorrhagies qui, d'abord assez modérées, finirent par devenir incoercibles. Plusieurs fois, la perte fut telle que littéralement, le sang traversait les matelas et tombait à terre; je fus obligé d'employer le tamponnement qui réussit merveilleusement, et je pus, avec les ferrugineux, rétablir complètement la santé. La jeune malade quitta Paris, et plus tard elle fut reprise des mêmes accidents. Cette fois, la famille recula devant l'application d'un moyen qui répugnait horriblement à la jeune malade, et que la jeunesse du médecin rendait peut-être un peu plus difficile à appliquer, et la mort survint en conséquence de l'hémorrhagie, qu'aucun moyen interne ne put arrêter.

Mon ami, M. le docteur Campbell, m'a raconté bien des fois les merveilleux succès qu'il avait obtenus dans des cas d'hémorrhagies formidables survenant après l'accouchement, en donnant à ses malades des quantités *énormes* de liqueurs spiritueuses, suivant l'usage adopté par un grand nombre de praticiens anglais. Il leur faisait prendre, dans le courant des vingt-quatre heures, jusqu'à un litre d'eau-de-vie ou de rhum, administré par cuillerées à bouche. Il leur faisait, en outre, absorber en même temps des vins de Xérès, de Madère, de Malaga. Chose remarquable ! ces femmes supportaient ces doses considérables d'alcool, sans en éprouver le plus petit inconvénient durant le temps qu'elles étaient sous le coup de leurs hémorrhagies ; tandis qu'une fois guéries, elles n'en pouvaient prendre la plus petite quantité sans ressentir les phénomènes de l'ivresse. Paul Dubois et moi-même avons été témoins de faits de ce genre.

Cette médication, quelque extraordinaire qu'elle puisse paraître, ne trouverait-elle pas également son indication dans les métrorrhagies dont il vient d'être question, au même titre que dans les grandes pertes de sang consécutives à l'accouchement?

Je vous disais, il y a un instant, combien il était important que le régime fût convenable ; mais il surgit une difficulté souvent invincible. Par le fait de la maladie, il y a non seulement de la dyspepsie, mais encore des appétits fantasques, du dégoût pour les aliments les plus substantiels, et un désir insensé de substances que nous regardons en général comme très mauvaises. Certaines filles chlorotiques aiment souvent mieux se laisser mourir de faim que de se nourrir comme tout le monde.

Dans ce cas, messieurs, il ne faut pas hésiter à faire ces capitulations thérapeutiques auxquelles si souvent nous devons nous soumettre dans l'exercice de notre art. En général, je fais assez bon marché de la nature de l'aliment, pourvu qu'il soit ingéré. J'accorde, sans scrupule, les substances réputées les plus indigestes, radis, salade, fruits à peine mûrs, fromages de haut goût, viandes fortement vinaigrées, légumes, charcuterie richement épicées, boissons acidules, liqueurs spiritueuses, etc. Mais, si je suis de bonne composition, je veux en retour une concession, c'est qu'il y ait dans cette nourriture bizarre de la variété ; et permettez-moi, à cet égard, messieurs, une petite digression.

L'homme et les animaux sont ainsi faits, que, pour leur nourriture comme pour d'autres choses, ils se lassent de suivre toujours la même voie ; et, en bien des choses, le changement même pour le pire est accepté par l'économie, non seulement sans dommage, mais quelquefois avec avantage. Nous sommes étonnés des effets considérables que produit un simple changement de lieu : celui qui, chaque jour, se livrait à un exercice convenable, qui avait un régime quelquefois moins bon, un air moins pur, et se livrait au même exercice, celui-là, dis-je, éprouve une sorte de transformation et de mieux-être qui ne sont, en définitive, que le résultat de l'excitation nouvelle produite sur l'économie par des impressions inaccoutumées.

Pour le régime, il en est de même. Nous constatons, en effet, que l'estomac se fatigue aisément des mêmes aliments et que ses fonctions sont au contraire favorablement excitées par le changement de régime. D'un autre côté, si l'expérience faite sur les animaux domestiques dont on veut obtenir l'engraissement prouve que la même somme d'équivalents nutritifs produit des résultats d'autant meilleurs qu'on y fait entrer des éléments divers, l'expérience instituée sur nous-mêmes démontre que si, dans nos repas ordinaires, nous sommes rassasiés par une somme déterminée d'aliments qui ne pourrait pas être dépassée sans produire quelques désordres digestifs, au contraire, si nous prenons part à un banquet dont les mets sont et nombreux et variés, nous pouvons ingérer sans dommage une quantité presque double d'aliments.

Vous comprendrez, messieurs, que si, chez les femmes chlorotiques, nous pouvons condescendre à accorder des mets réputés indigestes, presque tous les inconvénients disparaissent, si l'on peut obtenir d'elles qu'elles multiplient et qu'elles varient ces mets dans le cours du même repas. Ainsi nous pourrons réveiller les aptitudes digestives, donner au sang, même avec une alimentation insuffisante, quelques-uns des éléments constitutifs qui lui manquaient, et préparer la voie aux agents thérapeutiques dont j'aurai tout à l'heure à vous entretenir.

Il ne faudrait pas croire que ces concessions dont je viens de parler ne soient que des actes de complaisance. Quand on voit des filles chlorotiques digérer avec facilité des aliments qu'elles eussent rejetés quelques années auparavant, on se demande si réellement, sous l'influence des grandes perturbations nerveuses qui accompagnent la chlorose, des aptitudes nouvelles ne remplacent pas les aptitudes perdues, de telle sorte que les organes digestifs se trouvent accidentellement en rapport fonctionnel avec des aliments qui vont mieux à d'autres espèces animales.

Parmi les moyens en quelque sorte hygiéniques que l'on conseille aux filles atteintes de chlorose, il en est un, le mariage, sur lequel nous sommes très fréquemment appelés à porter notre jugement. Il est une idée étrange qui, après avoir germé dans la tête de quelques médecins, s'est popularisée parmi les gens du monde, à savoir : que les filles chlorotiques ont des instincts érotiques plus développés que les autres femmes. Je veux bien accepter que la puberté indique chez la femme l'aptitude à la conception; mais je nie que cette aptitude éveille chez elle des instincts analogues à ceux qu'elle développe chez l'homme. En général, dans notre ordre social, les jeunes filles sont remarquables autant par la chasteté de leurs pensées que par celle de leurs actes, et lorsque la chlorose se déclare chez une femme mariée de qui l'on peut obtenir des aveux ou des confidences, on apprend d'elle que les appétits sexuels ont été souvent en diminuant à mesure que la maladie a fait des progrès. Cela, sans doute, ne démontre pas péremptoirement que le mariage ne serait pas utile; mais cela, tout au moins, semble indiquer que les actes qui sont la conséquence ordinaire de cet état social sont peu nécessaires aux femmes, auxquelles ils inspirent une répugnance instinctive.

J'admets que l'on ne peut, sans quelques inconvénients, différer trop longtemps pour une jeune fille les devoirs de la maternité pour lesquels elle a été créée ; mais il y a loin de là à cette recommandation banale qui indique le mariage comme condition de guérison d'une multitude de maladies. Une fille porte-t-elle depuis son enfance d'horribles ulcères scrofuleux ou des dartres ; est-elle atteinte d'épilepsie, d'hystérie, de manie intermittente, c'est là la triste dot que l'on donnera à un jeune mari, et que l'on aura grand soin de ne pas stipuler dans le contrat.

J'arrive maintenant au *traitement* pharmaceutique.

Le fer occupe ici un rang presque aussi important que le quinquina dans le traitement de la fièvre intermittente ; mais il s'en faut de beaucoup que les jeunes médecins se forment une juste idée des doses et du mode d'administration des préparations martiales. Il est bien entendu entre nous que la chlorose est une maladie qui, dans un grand nombre de cas, se renouvelle avec une singulière facilité ; et je vous ai dit qu'une femme qui avait été profondément et longtemps chlorotique, gardait quelquefois jusqu'à la fin de sa vie les traces de cette grave névrose. C'est donc une maladie essentiellement chronique, et *à maladie chronique il faut une thérapeutique chronique ;* c'est là un des préceptes les plus élémentaires de la médecine ; le fer doit donc être administré longtemps, et il y faut souvent revenir, en laissant entre chaque reprise des intervalles d'autant plus grands que la santé sera plus parfaite. Mais il importe de ne pas s'endormir dans la victoire. Lorsque, après six semaines ou deux mois de traitement, le teint et les fonctions menstruelles se sont rétablis, on insistera encore par delà la guérison apparente, et on commencera, quoique moins longtemps, après des intervalles de deux, trois mois, et cela deux ou trois années consécutives, si la chlorose avait auparavant duré longtemps et imprimé à l'économie de profondes modifications.

Il est assez difficile d'indiquer avec précision les doses de fer nécessaires pour la curation de la maladie, et il existe à cet égard des différences plus considérables peut-être que celles que l'on observe pour d'autres maladies. Nous savons tous, en effet, que dans le traitement des accidents tertiaires de la syphilis, tel individu verra disparaître en quelques jours des douleurs ostéocopes violentes avec des doses très minimes d'iodure de potassium, et tel autre, qui semblait être dans des circonstances analogues, n'obtiendra de soulagement qu'avec des doses dix fois plus fortes, et données bien plus longtemps. Ce que je vous dis ici, je vous le dirais d'une multitude d'autres médicaments. Le fer, pourtant, est un de ceux dont les doses varient le plus pour produire un effet semblable. Des eaux minérales ferrugineuses qui, comme les eaux de Pougues, de Spa, de Schwalbach, contiennent à peine quelques centigrammes de sels ferrugineux par litre, guérissent quelquefois plus vite une chlorotique que la limaille de fer, que l'étiops martial, que les safrans de Mars, donnés à la dose de quelques grammes par jour. Disons pourtant que, en général, les préparations ferrugineuses doivent être administrées à chaque repas à la dose de 50 centigrammes à 1 gramme, et qu'il n'y a guère d'autre limite que la tolérance de l'estomac.

En fait de préparations martiales, la pharmacie a un luxe auquel les spéculations commerciales n'ont malheureusement pas été tout à fait étrangères. Chaque inventeur d'un nouveau sel trouve de bonnes raisons pour célébrer sa prééminence. Mais après avoir longtemps expérimenté, soit ici, à l'hôpital, devant vous, soit dans ma pratique particulière, les vieilles et les nouvelles préparations, je reste convaincu que, pour la forme pilulaire, il n'en est pas de plus préférable à la limaille et à l'étiops martial que l'on incorpore aux extraits de quinquina, de chicorée, d'absinthe, et quelquefois de rhubarbe, si l'on a à satisfaire à quelques indications spéciales. L'extrait d'absinthe est un excipient utile chez les femmes qui ont de l'aménorrhée et en même temps de la dyspepsie, et c'est le plus grand nombre. Quand il existe une constipation opiniâtre, de petites proportions d'extrait de rhubarbe, dont la dose ne peut être nettement spécifiée, peuvent rendre de véritables services. L'extrait mou de quinquina va, en général, aux femmes qui n'ont d'autres accidents inhérents à la chlorose que l'inappétence.

Lorsque les préparations ferrugineuses ne sont données ni en poudre, ni en pilules, la forme liquide que je préfère est le sirop de citrate de fer ammoniacal dans la proportion de 15 grammes de sel pour 500 grammes de sirop. On en donne à chaque repas de une à quatre cuillerées à café.

Vous m'avez vu plusieurs fois, messieurs, prescrire des préparations ferrugineuses à des chlorotiques, et ne pouvoir les leur faire supporter. En général, le fer est bien toléré d'emblée dans la chlorose, et, comme je vous l'ai dit en commençant cette conférence, il l'est mal dans un grand nombre d'anémies; aussi faut-il être en défiance quand l'économie semble ne pas accepter les martiaux. Mais quand le diagnostic a été soigneusement établi, quand l'indication est nette et précise, le fer peut quelquefois être fort mal supporté, et il faut alors user de quelques artifices pour faire accepter un remède utile. Je vous ai déjà dit que pour le fer, comme d'ailleurs pour la plupart des médicaments, le meilleur moyen c'est de le donner pendant le repas. Toutefois, même avec cette précaution, l'estomac semble le refuser, la gastralgie augmente, la dyspepsie devient encore plus profonde, quelquefois la diarrhée se manifeste, le plus souvent il y a une invincible constipation. C'est alors que l'on associe au fer avec un grand avantage des doses extrêmement minimes d'opium quand la gastralgie et la diarrhée dominent; tandis que la belladonc à doses également très faibles remédie soit à la gastralgie elle-même, mais plus sûrement encore à la constipation.

De temps en temps, le fer est interrompu, et l'on administre alors le vin de quinquina; les bains de mer, l'hydrothérapie, les bains sulfureux sont encore de très utiles adjuvants.

Bien souvent, il arrive, messieurs, que la chlorose guérit sans l'intervention d'aucun médicament; dans d'autres cas, à l'aide de remèdes auxquels le fer est complètement étranger; et vous m'avez vu quelquefois demander au peroxyde de manganèse une guérison que je n'obtenais pas des préparations martiales. Sous l'influence de ces médications diverses, nous voyons le sang se reconstituer et disparaître tous les accidents propres aux pâles couleurs.

Ce que je viens de vous dire doit faire naître dans votre esprit quelques doutes relativement au rôle que le fer joue dans le traitement de la chlorose. Vous vous demandez alors si c'est bien réellement à la préparation martiale que le sang emprunte la très petite quantité de fer qui lui manque. Dans l'état de santé, l'animal reconstitue tous les éléments de son sang à l'aide des substances qu'il trouve dans les aliments, et si l'on considère combien est petite la quantité de fer contenue dans la masse du sang, on comprendra aisément qu'il y ait toujours assez de cet élément métallique dans les substances que nous ingérons.

Lorsque l'œuf de la poule, préalablement fécondé, reçoit l'influence de la chaleur pendant l'incubation, chacun des éléments les plus intimes qui entrent dans la composition du jaune et du blanc va se distribuer dans les diverses parties de l'animal, en vertu d'affinités vitales inhérentes aux molécules organiques. Les sels calcaires forment les os et les plumes, l'albumine se modifie dans sa composition pour constituer les muscles et le sang, et le peu de fer qui se trouve dans l'œuf récemment pondu va se concréter en globules hématiques par le seul fait de l'activité nutritive; il a suffi, pour cela, que l'œuf fût doué de vie, sain, et placé dans de certaines conditions.

Au même titre, l'organisme vivant, chez la femme bien portante, puise dans les aliments divers, qui pour la plupart contiennent du fer, les éléments propres à la constitution du sang et des muscles, et, comme je vous le disais tout à l'heure, la quantité de fer contenue dans l'économie est si faible, que l'alimentation suffit amplement à la réparation nécessaire. Il n'est pas indispensable que l'*agent thérapeutique fer* fournisse au sang le fer qui manque. Il suffira que la préparation martiale mette les organes dans des conditions de santé telles que ceux-ci trouvent en eux la puissance nécessaire pour assimiler le fer des aliments, comme tout à l'heure les éléments organiques du poulet assimilaient le fer contenu dans l'œuf.

Voyez, messieurs, où conduit la théorie de ceux qui veulent trouver dans le médicament les principes constitutifs des organes. Dans l'anémie syphilitique, dans l'anémie palustre, il faudra qu'ils accordent au mercure et au quinquina le même rôle que celui qu'ils font jouer au fer dans l'anémie chlorotique. Vous savez de reste combien puissants sont le mercure et le quinquina pour reconstituer le sang et pour lui rendre par conséquent le fer qui lui manque. Nous pouvons donc, nous devons même considérer le fer comme le spécifique de la chlorose, ainsi que le mercure et le quinquina sont les spécifiques de la vérole et de la fièvre palustre, et ces trois médicaments donnés dans trois espèces d'anémies différentes auront pour résultat de rendre au sang et aux muscles le fer qui leur manque, non pas parce qu'ils fourniront du fer à l'économie, mais bien parce que, ramenant les organes aux conditions de la santé, ils leur pemettront d'accomplir les fonctions normales en vertu desquelles ils assimileront le fer des aliments comme cela a lieu dans la plénitude de la santé.

N'êtes-vous pas frappés de cet autre fait bien curieux : A la suite d'une émotion morale vive ou par toute autre cause, les règles à peine commencées se suppriment tout à coup, et la chlorose apparaît souvent dans l'espace de quelques jours. La maladie dure longtemps, puis, sans qu'on puisse en bien connaître les causes, un flux menstruel abondant se produit, et après quelques jours la santé semble se rétablir. Dans le dernier cas, la perte de sang et du fer qu'il contient a été la condition du retour à la santé; dans le premier, il a été perdu trop peu de sang et le fer disparaît des globules. Vous conviendrez, messieurs, que l'interprétation n'est pas facile pour ceux qui veulent trouver dans le fer préparé par le pharmacien l'élément de la réparation du sang.

Peut-être pourrait-on se rendre compte de ces faits en supposant que, dans le cas de suppression des règles, il y a suppression d'une fonction éliminatrice, émonctoire, de principes morbides; tandis qu'avec le retour de la fonction menstruelle, il y aurait élimination de ces mêmes principes morbides. Mais cette double hypothèse ne nous dirait point encore quel est le mode d'action du fer sur le sang. Et si l'on accepte que la chlorose n'est qu'un état névrosique, à retentissement prochain sur la composition du sang, peut-être ne faudrait-il voir dans les préparations ferrugineuses que des modificateurs du système nerveux qui agiraient sur l'anémie chlorotique au même titre que le mercure ou l'iodure de potassium et le quinquina agissent sur les anémies syphilitique et palustre.

LXXXIX. — DE LA CIRRHOSE.

La cirrhose n'est pas un produit spécial; encore moins « une atrophie de la substance rouge et une hypertrophie de la substance jaune du foie. » — C'est une phlegmasie chronique ordinairement consécutive. — De la cirrhose dans les affections du cœur, l'alcoolisme, la syphilis, les fièvres palustres, etc. — Atrophie lente et progressive de tous les éléments du foie par étranglement. — Troubles profonds de l'hématose hépatique et retentissement sur l'organisme. — De la *cholestéremie*. — La cirrhose, lésion et non maladie, ajoute ses conséquences fâcheuses à celles de l'affection primitive dont elle est une dépendance.

Messieurs,

Voici les pièces anatomiques provenant d'une femme morte dans notre service des suites d'une maladie du cœur. Elle était âgée de vingt-neuf ans et avait eu, trois années auparavant, une très légère atteinte de rhumatisme articulaire aigu, consistant en quelques douleurs dans l'épaule droite, qui avaient duré fort peu et n'avaient pas été accompagnées de fièvre. Elle avait commencé à éprouver des palpitations six mois plus tard. Puis au bout d'un an, ses jambes s'étaient enflées d'abord; son ventre s'était tuméfié plus tard.

A son entrée à l'hôpital, cette malheureuse femme avait une orthopnée des plus pénibles : on entendait des râles sous-crépitants fins dans la presque totalité des poumons. On ne sentait pas de frémissement cataire à la pointe du cœur : il existait cependant un bruit de souffle, mais sans rudesse, à la pointe de cet organe; ce souffle était même intense quoique doux, et il avait son maximum d'intensité à la partie moyenne plutôt qu'à la pointe. Il n'y avait pas de pouls veineux, par conséquent pas d'insuffisance tricuspide. Je diagnostiquai un rétrécissement de l'orifice auriculo-ventriculaire gauche avec insuffisance de la valvule mitrale. Il y avait une ascite assez notable, et le volume du foie était resté à peu près normal. S'il existait une cirrhose, ainsi que nous le soupçonnions, au moins était-elle peu avancée. Quant à l'anasarque, elle était considérable : l'œdème des extrémités inférieures et des parois abdominales était énorme. Il n'y avait pas encore de dilatation bien marquée des veines sous-cutanées de l'abdomen.

Cette femme succomba, deux jours après son entrée, aux progrès rapides d'une asphyxie contre laquelle tous nos efforts furent impuissants.

A l'autopsie, nous trouvons un cœur peu volumineux, sans hypertrophie du ventricule gauche, avec rétrécissement et insuffisance de l'orifice auriculo-ventriculaire. Du côté du ventricule, l'orifice est disposé en cul-de-poule; du côté de l'oreillette, il affecte la forme d'une fente linéaire. Les valvules ont quintuplé d'épaisseur; elles ont la couleur blanche du fibro-cartilage dont elles ont aussi la consistance. L'orifice aortique est sain. Il n'y a pas de coagulum dans l'artère pulmonaire.

Les poumons sont, comme vous le voyez, remarquablement déformés à leur sommet. Ils sont ratatinés par place, et présentent, l'un, deux, l'autre trois saillies singulières, une, entre autres, en doigt de gant. On dirait une hernie du poumon; en réalité, il y a dépression circulaire du poumon par rétraction de la plèvre, doublée en certains points d'une couche de fausses membranes devenues fibreuses, et l'organe fait saillie au niveau des points où la rétraction n'existe pas. Dans la plus grande partie du parenchyme, il y a une congestion pulmonaire chronique. Le parenchyme est en partie carnifié, et cet état anatomique est semblable à celui du foie cirrhosé.

Le foie a un volume normal, il serait plutôt gros que petit; son lobe droit est très congestionné, très rouge, et sur ce fond rouge vous pouvez apercevoir de nombreux points jaunâtres du volume d'une tête de camion, qui donne au foie un aspect granité, sans qu'il y ait pour cela une granulation saillante à la surface. Au contraire, le bord libre de l'organe dans toute son étendue, et le petit lobe presque tout entier, présentent une coloration fauve et un aspect granité, avec saillie des granulations, saillie d'autant plus prononcée qu'on les observe plus près du bord tranchant. A la surface inférieure de l'organe, vous pouvez voir des tractus blanchâtres, avec dépression résultant de la rétraction du tissu fibreux hypertrophié; l'hypertrophie du tissu fibreux se révélant par l'existence même de ces tractus.

Vous voyez ici, messieurs, une cirrhose peu avancée. Ainsi, le foie est encore volumineux dans les points où la masse de l'organe est considérable, c'est-à-dire dans le lobe droit. Là, il y a congestion considérable, rougeur vive, et l'altération commençante ne se révèle que par la coloration jaunâtre des acini. Au contraire, là où l'organe présente le moins d'épaisseur, et où il y a par conséquent prédominance du tissu fibreux sur le tissu parenchymateux, là s'est développé l'état granuleux. Vous saisissez le mécanisme d'une pareille altération de texture : l'atrophie de l'organe s'effectuant par la rétraction du tissu fibreux interstitiel, c'est évidemment aux points où ce tissu existe en plus grande abondance que l'atrophie doit commencer, et c'est là que, dans le foie cirrhosé en totalité, elle doit être à son maximum. Aussi dans toutes les descriptions, ainsi que dans toutes les représentations de cirrhose, vous voyez le bord tranchant de l'organe et le petit lobe décrits et figurés comme étant fortement ratatinés. Frerichs (de Berlin), auquel on doit un remarquable *Traité des maladies du foie*, a mentionné le fait sans y insister autrement, et vous pouvez voir, dans l'ouvrage dont je vous parle, un cas « où le foie pesait deux mille deux cents grammes avec un lobe droit notablement tuméfié, couvert de rétractions cicatricielles, circonscrivant des tubérosités du volume d'une noisette et même d'un œuf; tandis que le lobe gauche était transformé en une sorte d'appendice court, coriace et grenu[1].» Ainsi, rétraction du tissu fibreux interstitiel, étranglement du parenchyme, et cela aux points où celui-ci est normalement moins abondant que celui-là : voilà ce que nous apprend cette autopsie.

Mais est-ce bien là un cas de cirrhose? La cirrhose s'observe-t-elle à la suite et par le fait des maladies du cœur? Telle n'est pas l'opinion d'un homme justement célèbre en Allemagne, le docteur Frerichs, et c'est là un point de doctrine qu'il me faut discuter. Mais auparavant, permettez-moi de vous présenter un court historique de la cirrhose.

C'est Laennec, vous le savez, qui créa le nom de cirrhose (de κιρρός, *roux*), par allusion à la couleur fauve de l'organe malade. Dominé par ses idées sur la nature du cancer et du tubercule, qu'il rapprochait volontiers des organismes parasitaires et dans lesquels il voyait des produits de nouvelle formation, créés de toutes pièces, vivant d'une existence propre aux dépens comme au grand dommage de l'organisation qui leur servait de support, et dont ils finissaient par entraîner la destruction; dominé, dis-je, par ces idées, Laennec admettait que la cirrhose est un produit spécial, qui se développe dans le foie et y présente une évolution particulière, dont le dernier terme est le ramollissement.

Mais longtemps avant Laennec on avait observé et décrit la cirrhose, seulement on la confondait souvent avec les tubercules, en raison de l'aspect mamelonné du foie. Morgagni, qui emploie ce mot de tubercules, fait plutôt allusion à la configuration qu'à la nature intime du produit morbide. Il signale la coïncidence de cette altération du foie et de l'ascite.

C'est aussi par la dénomination de *common tubercle of the liver* que, dans un premier article, Bailie décrit sommairement la cirrhose; mais il y a progrès relativement à Morgagni, en ce sens que l'auteur anglais mentionne la fréquence plus grande de la maladie chez les hommes, probablement, dit-il, « parce qu'ils boivent plus que les femmes »; il fait remarquer la corrélation de cette affection du foie avec l'ivrognerie et la coexistence de l'ascite; il signale aussi la diminution de volume des vaisseaux sanguins, et après avoir donné une assez bonne description des granulations, il insiste sur la consistance plus grande de l'organe et la diminution de son volume.

Dans un second article intitulé : *Liver very hard in its substance* (*foie très dur dans sa substance*), il considère cet état particulier comme for-

1. Frerichs, *Traité des maladies du foie*, traduit de l'allemand par les docteurs Louis Duménil et J. Pellagot, 3e édition, Paris, 1877.

mant probablement le premer degré du *common tubercle of the liver*. Il hasarde une théorie pathogénique, à savoir qu'une matière nouvelle (*additional matter*) est déposée dans le parenchyme, et que c'est elle qui produit les nodosités. Il nie d'ailleurs que cette altération soit scrofuleuse (tuberculeuse) ou cancéreuse. On voit qu'il y a progrès.

Je vous ai dit ce que pensait Laennec par respect pour ce grand homme, et parce que c'est à dater de ses travaux qu'on s'est définitivement occupé de la cirrhose. Je passerai sous silence l'opinion de ceux qui ont cru qu'il y avait « atrophie de la substance rouge du foie et hypertrophie de la substance jaune », ou bien encore « atrophie d'une partie seulement de la glande et hypertrophie du reste de l'organe ».

En 1840, Becquerel, tout en admettant à tort qu'une matière albumino-fibrineuse infiltrait la substance jaune du foie, qu'il en résultait l'hypertrophie de cette substance, et que de cette hypertrophie dérivait d'abord la compression et plus tard l'atrophie de la substance rouge, avançait un certain nombre d'idées justes, à savoir, que « la cause de beaucoup la plus fréquente de la cirrhose du foie est une congestion vive et répétée de cet organe. Sous l'influence de cette congestion, le foie reçoit une quantité de sang anomale et plus que suffisante pour la sécrétion biliaire. L'albumine et la fibrine du sang se déposent et s'organisent peu à peu dans la trame de la substance jaune du foie[1]. »

Sauf la croyance à l'existence de deux substances dans le foie, et à l'infiltration de la substance jaune, la théorie de Becquerel est bien voisine de celle qui a cours aujourd'hui dans la science.

On admet en effet depuis Rokitansky, Gubler[2] et surtout Frerichs, que la cirrhose est due à l'exsudation d'un blastème organisable dans les mailles du tissu conjonctif interlobulaire. Ce blastème, ou substance plastique, s'organise en tissu conjonctif; ce tissu conjonctif de nouvelle formation devient fibreux, se rétracte, et dans sa rétraction étrangle le parenchyme sécréteur et les vaisseaux capillaires issus de la veine porte. De cette rétraction résultent comme triple conséquence l'atrophie de la glande, la diminution de la sécrétion biliaire et l'ascite. Il est encore bien d'autres conséquences, mais que nous ferons ressortir tout à l'heure. Nous voulons seulement discuter à présent, si tant est que cela soit nécessaire, la cause productrice de cette exsudation. L'inflammation en est-elle coupable? Est-ce un autre travail morbide qu'il faut en accuser?

Je n'hésite pas à dire avec Frerichs que la cirrhose doit son origine à une phlegmasie chronique. Mais, contrairement à Frerichs et d'accord avec les faits, j'admets que cette phlegmasie chronique est très souvent consécutive à une affection cardiaque.

1. Becquerel, *Archives générales de médecine*, t. VII, 3e série, p. 397.
2. Gubler, *Théorie de la cirrhose*, thèse d'agrégation, Paris, 1853.

Ici l'analogie est toute-puissante. Que sont, en effet, ces affections des bronches et du poumon consécutives aux maladies du cœur, sinon des phlegmasies? Et quelle en est la genèse? Il existe un barrage en un point quelconque de ce merveilleux appareil d'hydraulique qu'on appelle le cœur; et alors de proche en proche, en amont de ce barrage, le sang s'accumule dans les canaux afférents : soit, par exemple, un rétrécissement avec insuffisance de l'orifice auriculo-ventriculaire gauche; l'oreillette se vide difficilement et incomplètement dans le ventricule sous-jacent, une portion de ce liquide reflue dans les veines pulmonaires; celles-ci se déchargent donc imparfaitement; il en résulte la stase du sang dans les vaisseaux capillaires d'origine de ces veines, et par suite une hyperémie toute mécanique des bronches et du parenchyme même du poumon. Mais cette hyperémie *non intentionnelle*, permettez-moi ce mot, c'est-à-dire qui n'était pas primitivement destinée à former le premier terme d'une série morbide dont la phlegmasie devait constituer le terme extrême, devient cependant la cause originelle de cette phlegmasie. D'abord les vaisseaux capillaires encombrés se déchargent de leur trop-plein du côté de la surface muqueuse des bronches; il en résulte un flux ou bronchorrhée, puis peu à peu cette phlegmorrhagie, comme dit Laennec, devient une de ces bronchites chroniques si tenaces chez les malheureux atteints de maladies du cœur. D'une autre part, les vaisseaux capillaires laissent exsuder la sérosité encombrante aux parties postérieures et déclives du parenchyme pulmonaire, et voilà de l'œdème pulmonaire. Mais le sang s'épaissit peu à peu par le fait même de cette exsudation, et, soit parce que le liquide dès lors exsudé est de plus en plus riche en fibrine, soit parce que dans le liquide primitivement épanché la fibrine prédomine par le fait de l'évaporation qui s'effectue à la surface libre des bronches, soit enfin parce que le tissu pulmonaire distendu devient plus irritable, toujours est-il que l'inflammation survient et qu'il y a broncho-pneumonie. Ainsi ce barrage tout mécanique a donné successivement naissance à une congestion, à un flux, à une hydropisie, et finalement à une phlegmasie.

La même chose se produit du côté des reins : à la congestion mécanique succède l'albuminurie; à celle-ci l'infiltration des canalicules sécréteurs, la desquamation des *tubuli*, et enfin cette altération spéciale, espèce de phlegmasie bâtarde, à laquelle Bright a donné son nom.

Et d'ailleurs pourquoi aller chercher des exemples démonstratifs dans les profondeurs de l'organisme? Ne voyons-nous pas des phénomènes de même ordre se passer sous nos yeux chez les hydropiques dont la peau des jambes est distendue par l'œdème? C'est d'abord un léger érythème, puis l'épiderme se desquame, puis la couche superficielle du derme se fendille; des vésicules, des pustules apparaissent et parfois même la peau se mortifie dans une étendue plus ou moins considérable. Ce sont là des actes phlegmasiques, dont le point de départ originel est la congestion toute mécanique qui existe dans les vaisseaux capillaires de la peau des membres inférieurs.

Qui pourrait ne pas croire que ce qui se passe dans les bronches et le poumon, dans les reins et la peau, puisse et doive s'effectuer dans le foie?

La principale objection de Frerichs, c'est que la gêne de la circulation cardiaque produit de proche en proche, de la veine cave inférieure aux veines hépatiques, une dilatation des racines de ces veines jusque dans leurs origines et que de là résulte l'atrophie des cellules. Le même auteur admet encore que l'atrophie a lieu par compression, les parties desservies par les veines hépatiques s'affaissent, tandis que celles desservies par la veine porte ressortent sous forme de granulations. En d'autres termes, l'atrophie serait limitée aux parties de la glande voisine des vaisseaux capillaires dilatés. En même temps les parois des vaisseaux en butte à une *pression anomale* s'épaississent; dans le voisinage, çà et là, sur l'enveloppe de la glande, il se produit du tissu conjonctif nouveau, qui contribue à donner au foie une consistance plus grande[1].

Ainsi toujours l'idée mécanicienne de compression, jamais l'idée plus dynamique et plus vraie de congestion, d'exsudation et de phlogose consécutives. Je m'élève contre une pareille manière de voir, et je ne vous ai cité textuellement Frerichs, que pour vous montrer jusqu'où peut aller l'interprétation physique des phénomènes morbides. Cependant cet auteur a décrit la cirrhose dans un chapitre qui a pour tirre : *Inflammation chronique du foie*.

La cirrhose est donc plutôt une phlegmasie chronique du foie que toute autre chose, et c'est une affection secondaire qu'on observe souvent dans le cas de maladie du cœur, où elle se produit par un mécanisme que nous avons essayé de faire ressortir.

Une cause non moins puissante de cirrhose est l'alcoolisme. Immédiatement absorbé en substance par les veines de l'estomac, ainsi que l'a démontré Mitscherlich, l'alcool arrive directement dans le système porte hépatique. Il traverse ainsi tout l'appareil cholépoïétique avant d'arriver aux poumons, et baigne largement le tissu même des lobules. On comprend, sans qu'il soit besoin d'y insister longuement, quelle désastreuse influence doit exercer sur le parenchyme sécréteur ce corps irritant par excellence; et l'irritation sera d'autant plus considérable que l'alcool sera moins dilué. Aussi l'accord des auteurs sur ce point est-il unanime : les Anglais appellent le foie cirrhosé *gin-drinker's liver;* sur les côtes septentrionales de l'Allemagne et de l'Angleterre, dit Frerichs, où les basses classes boivent avec excès les spiritueux les plus forts, la cirrhose

1. Frerichs, *Traité pratique des maladies du foie*, 3e édition, Paris, 1877.

est plus fréquente que dans l'intérieur des terres, où prédomine l'usage de la bière et du vin. Et, comme exemple à l'appui, le même auteur dit avoir observé bien plus souvent la cirrhose à Kiel, sur les bords de la Baltique, qu'à Gœttingue ou à Breslau, villes du continent.

On peut rapprocher de l'action de l'alcool sur le foie celle de certaines substances irritantes charriées par le sang de la veine porte et puisées dans l'intestin; Budd est assez disposé à attribuer la fréquence de la cirrhose dans l'Inde à l'usage immodéré du curril et d'autres condiments énergiques[1]. Comme Frerichs, je ne doute guère que l'abus des épices, du café très fort, et de quelques substances analogues, ne produise dans le foie des hyperémies, passagères d'abord, mais qui, sans cesse reproduites, pourraient bien finir par déterminer la cirrhose.

Sur un plan beaucoup plus reculé se place l'action de la syphilis. Il en est, messieurs, de l'inflammation syphilitique du foie comme de celle du testicule. La phlegmasie est superficielle ou elle est profonde. Et permettez-moi de vous rappeler à ce sujet ce qui se passe dans l'orchite syphilitique.

Tantôt il y a périorchite et tantôt orchite parenchymateuse; mais, dans tous les cas, il est de l'essence de la phlegmasie spécifique de s'attaquer à l'élément conjonctif et fibreux de l'organe. Ainsi, dans la périorchite, il y a inflammation de la tunique albuginée, celle-ci s'épaissit et contracte des adhérences avec la tunique vaginale. Dans l'orchite parenchymateuse, l'inflammation se propage de la périphérie vers le centre; la partie libre du testicule est attaquée la première, la tunique albuginée s'épaissit, puis l'inflammation s'étend le long des canalicules séminifères et des cônes vasculeux jusqu'au *rete testis*, qu'elle respecte ordinairement, ainsi que l'épididyme. Le travail morbide consiste dans une production exagérée ou prolifération du tissu conjonctif dans le tissu interstitiel interposé aux canalicules. Au début, on voit ce tissu se transformer en une masse molle, rougeâtre, très riche en noyaux, qui s'épaissit ensuite, prend l'aspect tendineux, éloigne les canalicules les uns des autres et finit par les atrophier, après avoir déterminé la transformation graisseuse de leur épithélium. Peu à peu le cône vasculeux ainsi affecté s'indure, devient comme tendineux lui-même, se rétracte, et il en résulte à ce niveau une dépression de l'organe, ressemblant à une cicatrice. Quand la dépression est très étendue et presque générale, le testicule tout entier diminue de volume et sa surface est segmentée par des dépressions comme cicatricielles. Eh bien, cette altération du testicule est une véritable cirrhose, et ce que vous pouvez observer fréquemment et facilement dans le testicule s'accomplit en vertu d'un travail de même nature dans le foie de certains syphilitiques.

1. Budd, *On Diseases of the Liver*, London, 1845.

Ainsi, de même qu'il y a une périorchite, il y a une périhépatite, affection de la capsule de Glisson, déterminant à la surface de l'organe une éruption comme miliaire, simulant de petites verrues très fines, au niveau desquelles on observe un épaississement dur, presque calleux, de la capsule fibreuse, et la formation d'adhérences d'une épaisseur et d'une solidité tout à fait caractéristiques avec les organes voisins. De même aussi qu'on voit, dans la périorchite, le travail morbide se propager à l'intérieur de l'organe le long des trabécules de la substance albuginée, ainsi on peut voir l'affection envahir de proche en proche, suivant la direction des prolongements de la capsule de Glisson. Il en résulte à la surface du foie des dépressions sous forme de plis radiés et de couleur blanchâtre, et l'atrophie glandulaire à ce niveau par véritable étranglement. Quand ces dépressions comme cicatricielles pénètrent profondément dans la glande, et s'unissent les unes avec les autres, elles finissent par étrangler l'organe dans leur paroi rétractile. C'est là une forme spéciale de cirrhose. Et vous voyez comment la syphilis engendre cette affection du foie.

On a encore signalé les fièvres intermittentes parmi les causes productrices de la cirrhose, et Frerichs en a observé trois cas à la suite d'une fièvre intermittente persistante. L'hyperémie chonique de l'organe me semble expliquer jusqu'à un certain point le développement de l'induration granulée.

Enfin, il faut bien le reconnaître, il est un certain nombre de cas où les causes de la cirrhose nous restent complètement inconnues.

J'ai essayé, messieurs, dans ce groupement pathogénique de la cirrhose, d'échapper aux banalités étiologiques en vous faisant, pour ainsi dire, assister à la genèse du mal. J'ai cru qu'il ne suffisait pas de vous dire que la cirrhose s'observait dans les affections cardiaques, dans l'alcoolisme et la syphilis, mais qu'il me fallait chercher avec vous comment elle se produisait dans ces cas.

En résumé, les causes prochaines de la cirrhose se groupent surtout sous deux chefs : hyperémie chronique passive par affection du cœur ou par cachexie palustre, — hyperémie chronique active par intoxication alcoolique ou par infection syphilitique. Dans les trois premiers cas, l'affection cirrhotique se développe du système porte vers le parenchyme, du centre vers la périphérie, et l'affection intéresse la substance du foie dans ses plus intimes profondeurs; dans le dernier cas, la maladie marche de la partie fibreuse vers la substance glandulaire, de la périphérie vers le centre; aussi la cirrhose est-elle moins complète, moins généralisée à tout l'organe, et Virchow a-t-il eu raison de faire observer que « les indurations cicatricielles du foie ne suivent pas nécessairement les divisions de la veine porte. »

A chacune de ces causes de cirrhose correspond une *forme spéciale d'altération* du foie.

Dans la cirrhose par affection du cœur, l'organe ne présente que de petites granulations disséminées en quantité innombrable à sa surface, et il est le plus souvent faiblement rétracté : il y a comme une espèce de compensation entre la tendance rétractile de la cirrhose et la force d'expansion due à la congestion par stase vasculaire. Par conséquent, tantôt le foie est plus volumineux qu'à l'état normal si la congestion prédomine sur la rétraction, tantôt son volume est resté le même s'il y a eu équilibre entre les deux forces, tantôt enfin il est plus petit; mais dans tous les cas, il est finement granulé.

Dans l'alcoolisme, les granulations sont également petites et également nombreuses; mais la diminution de volume du foie est considérable, la rétractilité du tissu fibreux de nouvelle formation n'étant pas contre-balancée, comme dans le cas précédent, par une forme antagoniste. Le foie est donc très petit et finement granulé à sa surface.

Dans la syphilis viscérale, les granulations et les lobules sont plus volumineux et moins nombreux; ils sont disséminés, disposés parfois sous formes de plaques, d'autres fois il y a coïncidence de gommes enkystées, et ainsi s'explique la cirrhose *en plaques* et *en kystes* de Laennec. En tout cas, la rétraction de l'organe est moindre que dans le cas d'alcoolisme. Ainsi, dans la cirrhose syphilitique, le foie a médiocrement diminué de volume, et il est plutôt lobulé que granulé.

J'espère vous avoir démontré que la cirrhose n'est pas une maladie univoque, toujours identique avec elle-même, — qu'elle est, au contraire, presque constamment secondaire et sous la dépendance d'une affection protopathique; que la lésion diffère suivant qu'elle dérive d'une maladie du cœur, de l'alcoolisme ou de la syphilis; qu'ainsi s'explique la dissidence des auteurs qui ont signalé les uns l'atrophie, les autres l'hypertrophie de l'organe. Ce que je vous ai dit du mécanisme des diverses formes de cirrhose, vous fera comprendre comment il y a le plus souvent hypertrophie, ou tout au moins conservation du volume de l'organe dans la cirrhose, par affection du cœur, et comment au contraire il y a atrophie dans la cirrhose par alcoolisme. Vous avez dû comprendre également comme la forme des granulations varie suivant qu'il y a cirrhose par affection cardiaque ou alcoolique, d'une part, et cirrhose par syphilis, d'autre part.

Vous connaissez les altérations hépatiques appréciables à l'œil nu : il me suffira de vous rappeler que l'enveloppe séreuse est presque toujours épaissie et d'une coloration gris blanchâtre, qu'elle a contracté des adhérences plus ou moins intimes avec les organes voisins; que le foie a augmenté de consistance et qu'il résiste parfois sous le scaspel comme le ferait le cuir; que la surface de section est entrecoupée de tractus blancs s'entre-croisant autour des granulations qu'ils étranglent, et que la lumière des *branches* de la veine porte et des canaux biliaires a notablement augmenté.

J'aime mieux insister sur certaines particularités moins connues, relatives à l'état des cellules hépatiques, ainsi qu'à celui de quelques autres éléments du foie; particularités qui nous permettront de comprendre un grand nombre des phénomènes propres à la cirrhose.

Et d'abord voyons ce que devient la substance sécrétante de la glande, la *cellule hépatique*. Ici Frerichs surtout sera notre guide. La compression qui s'exerce sur les canalicules biliaires et les vaisseaux capillaires sanguins entraîne un trouble profond dans la nutrition comme dans la fonction de l'organe : les cellules hépatiques se désagrégent et se transforment pour la plupart en un pigment brunâtre dont les granulations se groupent en petit amas. D'ailleurs la bile sécrétée par ce qui reste encore de cellules valides ne peut circuler qu'imparfaitement dans les canicules comprimés et s'accumule dans la cavité de ces mêmes cellules, sous forme de granules fins de couleur orangée. Enfin, il n'est pas jusqu'aux globules du sang qui ne s'altèrent dans les ramuscules oblitérés des veines hépatiques : par le fait de leur stagnation ils se décomposent et se changent en une matière colorante d'un rouge sale qui achève d'infiltrer les acini du foie. C'est de ce mélange du détritus pigmentaire des cellules altérées et de l'infiltration du reste du parenchyme par le pigment biliaire ainsi que par la matière colorante des globes sanguins, que résulte la coloration spéciale du foie cirrhosé, coloration d'où l'affection hépatique a tiré son nom. Vous voyez ainsi combien sont inexactes les doctrines qui attribuent la cirrhose à une atrophie de la substance rouge et à une hypertrophie de la substance jaune, substances qui sont tout simplement une création due à l'imagination des anatomistes et n'existent pas à l'état normal.

J'ai à vous parler maintenant d'un fait capital dans l'histoire de la cirrhose, je veux dire LA CONSTRICTION DES VAISSEAUX CAPILLAIRES DE TERMINAISON DE LA VEINE PORTE.

Un pareil fait a pour conséquenee première et toute physique de mettre obstacle à la circulation de la veine porte dans l'intérieur du foie, et par suite de déterminer de proche en proche la dilatation des branches, puis du tronc même de cette veine. Ainsi se produit, vous le comprenez, messieurs, la dilatation de veines peu considérables, et en particulier de veinules contenues dans le ligament falciforme ; veinules qui, d'une part, émergent de la face convexe du foie, rampent à la face intérieure du diaphragme, s'anastomosent dans l'épaisseur des parois abdominales avec les veines épigastrique et mammaire interne, puis avec les veines sous-cutanées; et qui, d'autre part, se jettent au niveau du sillon transverse dans le sinus de la veine porte. C'est de la sorte que se dessinent progressivement sous la peau de l'abdomen des veines de plus en plus dilatées, et que s'établit ce que vous me permettrez d'appeler la *circulation de compensation pariétale*, pour la distinguer d'une autre espèce de circulation compensatrice dont j'aurai tout à l'heure à vous parler.

Ce n'est donc pas, comme l'ont dit Rokitansky et Bamberger, par le retour de la perméabilité dans la veine ombilicale, laquelle n'est et ne peut être qu'un cordon fibreux définitivement imperméable, que s'établit cette circulation de compensation des parois de l'abdomen, mais *par la dilatation des veinules existant normalement dans l'épaisseur du repli falciforme;* veinules insignifiantes à l'état normal, mais qui se trouvent appelées à jouer un rôle, dès que la circulation intra-hépatique de la veine porte est entravée. Cependant c'est peut-être leur donner un nom un peu ambitieux et hors de proportion avec leur importance que de les appeler, comme le fait M. Ch. Robin, des *veines portes accessoires sous-péritonéales*[1]. « Parmi les veinules de ce groupe, il en est constamment une, dit le même anatomiste, qui vient s'ouvrir directement dans le bras gauche du sinus de la veine porte, au niveau même de l'attache du cordon de la veine ombilicale à ce sinus. C'est surtout par cette veine qui *est dépourvue de valvules*, que le sang reflue du foie vers l'abdomen, lorsque cet organe, affecté de cirrhose, ne lui offre plus qu'un passage insuffisant. Mais comme celle-ci communique avec les autres, il en résulte que le liquide qui reflue dans sa cavité passe en partie dans ces dernières, en sorte que le groupe tout entier participe plus ou moins à sa dilatation[2]. »

Sur cinq sujets atteints de cirrhose, que M. Sappey a injectés, il a toujours trouvé cet élargissement des veines portes accessoires. Aussi n'est-il guère douteux, ainsi que le fait justement remarquer M. Robin, que cette circulation collatérale par dilatation des veines normales ne soit plus fréquente qu'on ne l'a admis jusqu'à présent Seulement, comme le courant sanguin de reflux suit le plus habituellement les veines épigastriques, qui sont profondément placées et qui offrent les anastomoses les plus nombreuses avec les veines portes accessoires, il en résulte que les veines sous-cutanées se dilatent plus tard que les précédentes, c'est-à-dire lorsque celles-ci ne suffisent plus à l'afflux en retour du sang apporté par les veines portes accessoires, et parfois la mort survient avant qu'elles ne soient élargies[3].

La dilatation des veines superficielles des parois abdominales peut donc

1. Ch. Robin, Rapport sur un mémoire de M. Sappey : *Sur un point d'anatomie pathologique relatif à l'histoire de la cirrhose* (*Bulletin de l'Académie de médecine*, 1859, t. XXII, p. 944),

2. Ch. Robin, Rapport, *Bulletin de l'Académie de médecine, ibid.*, p. 94

3. *Bulletin de l'Académie de médecine*, 1859, t. XXII, p. 960

être considérée, dans la très grande majorité des cas, comme un symptôme de cirrhose avancée; mais il ne faudrait pas voir, comme le pense M. Sappey, « qu'il doive être accueilli comme un signe jusqu'à un certain point favorable, puisqu'il écarte ou diminue les causes de l'ascite »; car cette circulation compensatrice est bien faible, et d'ailleurs, en diminuant les causes de l'ascite, elle gêne la circulation normale des parois de l'abdomen et en détermine assez rapidement l'œdème. Aussi Monneret a-t-il noté que la paroi abdominale est œdématiée et le derme lui-même infiltré avant que la quantité du liquide épanché dans le péritoine soit assez grande pour qu'on puisse expliquer cet œdème par la distension des parois abdominales.

Ces nouvelles conditions de circulation dans les veines sous-cutanées de l'abdomen déterminent parfois l'apparition d'un double phénomène que je vous ai fait constater chez une malade couchée naguère au n° 2 de la salle Saint-Bernard. Vous vous rappelez sans doute cette femme âgée d'une cinquantaine d'années et sur la paroi abdominale de laquelle rampaient des veines d'un volume tout à fait anormal. Le doigt appliqué sur l'une quelconque de ces veines y percevait un frémissement vibratoire absolument analogue à celui qu'on observe dans les veines jugulaires des sujets anémiques, et qui est toujours l'indice d'un souffle vasculaire, dont ce frémissement est le phénomène corrélatif. Je ne doutais donc pas que l'auscultation ne nous révélât un bruit de souffle dans ces veines superficielles dilatées et vibrantes. Et, en effet, vous avez pu constater avec moi chez cette femme l'existence d'un léger murmure vasculaire, perceptible au stéthoscope. Il paraîtrait que ce fait avait été signalé par M. Pégot et constaté après lui par M. Bamberger[1]; mais j'ignorais complétement ces recherches alors que je le notai de mon côté. Quoi qu'il en soit de cette question de priorité qui m'est absolument indifférente, je n'eus pas de peine à rattacher ce développement insolite des veines abdominales à une cirrhose, et je priai M. Sappey de vouloir bien venir voir cette malade, dont je me proposais d'examiner avec lui les pièces anatomiques après la mort. C'est, en effet, sur ce sujet, injecté par M. Sappey avec l'habileté qu'on lui connaît, que ce savant anatomiste a découvert l'existence des veines collatérales du ligament suspenseur, et c'est de la sorte qu'il a pu démontrer que la circulation de compensation s'effectuait non point par la veine ombilicale, mais par des veinules normales dilatées.

Pardonnez-moi ces détails anatomiques; il s'agissait de vous parler d'un fait nouveau ou du moins peu connu, le frémissement vibratoire et le susurrus dans les veines sous-cutanées lorsqu'elles sont très dilatées; et

1. Bamberger, *Die Krankheiten der Leber* (Virchow's *Handbuch der Pathologie und Therapie*, Erlangen, 1855, Band VI).

de redresser une erreur, celle qui attribuait cette circulation compensatrice au rétablissement de la perméabilité de la veine ombilicale; c'est pourquoi j'ai cru ces détails indispensables. Je reviens aux conséquences de la constriction des capillaires-porte de terminaison.

Je vous ai dit que la première conséquence était l'établissement d'une circulation de compensation pariétale; la seconde est le développement d'une *circulation de compensation dans l'artère hépatique*. En effet, vous savez que, normalement, les rameaux capillaires de terminaison de la veine porte s'anastomosent fréquemment avec ceux de l'artère hépatique, ou, en d'autres termes, que la circulation de sécrétion s'anastomose avec la circulation de nutrition de l'organe. Le fait est démontré à l'état normal par les injections. Eh bien, les injections démontrent également que ces anastomoses sont de beaucoup plus considérables dans le foie cirrhosé; ainsi là où les cellules hépatiques ont disparu et où n'existe plus l'acinus, ni par conséquent le réseau aréolaire qui lui est particulier, là où par suite du travail morbide cellules et acinus ont disparu et sont remplacés par un tissu conjonctif de récente formation, on trouve une distribution toute nouvelle des capillaires, dont la direction est modifiée et qui sont injectables non seulement par les veines, mais encore par l'artère hépatique. « C'est ainsi, dit Frerichs, que se produisent des *voies nouvelles*, qui vont de la veine porte aux veines hépatiques, mais dont néanmoins le nombre est restreint et insuffisant, eu égard à la quantité de sang que charrie la veine porte[1]. »

Il m'est impossible, messieurs, de ne pas rapprocher ce fait de celui que Natalis Guillot a signalé dans la tuberculisation pulmonaire. A mesure que, dans le poumon tuberculeux, le champ de la circulation de l'artère pulmonaire diminue, celui de la circulation des artères bronchiques augmente. Il y a donc pour le foie cirrhosé, comme pour le poumon tuberculeux, une circulation nouvelle : la capacité pour le sang de la veine porte diminue dans le premier de ces organes comme celle pour le sang de l'artère pulmonaire dans le second; inversement, la capacité pour le sang de l'artère hépatique augmente dans l'une et celle pour le sang des artères bronchiques augmente dans l'autre. En des termes différents, il arrive dans ces deux organes malades *moins de sang pour la fonction*, et *plus de sang dans la nutrition*. Malheureusement c'est d'une nutrition morbide qu'il s'agit.

Ainsi, de même que dans les poumons tuberculeux, la circulation nouvelle est de nul effet pour l'hématose pulmonaire, de même la circulation de compensation du foie cirrhosé ne sert de rien à l'hématose hépatique. Où les vésicules pulmonaires n'existent plus, l'échange des gaz a définitivement cessé; où les cellules hépatiques ont disparu, la sécrétion bi-

1. Frerichs, *Traité pratique des maladies du foie*, 3e édition, Paris, 1877.

liaire et la formation de la glycose ne peuvent plus s'accomplir. Dans l'un comme dans l'autre cas, l'hématopoïèse est entravée.

Une troisième conséquence de la constriction des capillaires-porte de terminaison, c'est le reflux du sang dans la rate, et par suite la congestion de ce ganglion vasculaire. Et comme il n'est pas douteux que cet organe joue un rôle actif dans la formation du sang, soit qu'il forme les globules rouges, soit qu'il forme les globules blancs, soit qu'il détruise au contraire les globules rouges, on comprend que cette fonction soit troublée par la stase et la gêne de la circulation splénique. Ainsi, de ce côté encore, l'hématopoïèse est entravée.

Une quatrième conséquence de la constriction des capillaires-porte de distribution, c'est le reflux et la stase dans toute l'étendue du système capillaire d'*origine* de la veine porte, c'est-à-dire dans toute l'étendue de la membrane muqueuse du tube digestif. Ainsi l'absorption intestinale est diminuée, puis suspendue; ainsi les matériaux alibiles, les substances azotées ne sont plus puisées par ces capillaires dans les villosités intestinales, versés par eux dans la veine porte, charriés par celle-ci dans le foie, élaborés, modifiés par cet organe, et enfin livrés par la veine cave au cœur pour être lancés dans les parties les plus profondes et les plus reculées de l'organisme. Vous comprenez, messieurs, que la cessation de cette succession de phénomènes porte l'atteinte la plus directe et la plus grave à l'hématopoïèse.

Une cinquième conséquence de la gêne dans la circulation de la veine porte hépatique, conséquence bien plus rapide, bien plus visible et par suite bien mieux connue, est celle qui se produit du côté du péritoine. Ici la stase vasculaire a pour résultat l'hydropisie. L'ascite est directement proportionnelle à la durée et à la gravité de la lésion cirrhotique du foie. Elle est pour les radicules de la veine porte encombrée un moyen de déchargement.

Une dernière conséquence qui semblerait bien naturelle et rationnellement déduite de la gêne dans la circulation de la veine porte hépatique, c'est l'hyperémie de la membrane muqueuse gastrique et intestinale, et, par suite de cette hyperémie, soit des hémorrhagies, soit des flux. Or l'observation n'est pas ici d'accord avec l'induction. Les gastro-entérorrhagies sont rares, et Frerichs lui-même est obligé d'en convenir; cependant il arrive, dans un certain nombre de cas, que l'augmentation de pression dans les vaisseaux capillaires en amène la déchirure et qu'une hémorrhagie en nappe se produise à la surface de la membrane muqueuse. Quant aux flux qui se manifesteraient soit sous forme de gastrorrhée, soit sous celle d'entérorrhée, ils sont également assez rares; par conséquent ici, je le répète, l'induction est en désaccord avec l'observation, et je suis obligé de combattre, à l'aide des faits, des assertions un peu hypothétiques.

Après vous avoir dit quelles sont les conséquences des obstacles à la circulation de la veine porte dans l'intérieur du foie, il me reste à vous parler des désordres matériels et des troubles fonctionnels consécutifs à l'altération des voies biliaires et des cellules hépatiques.

La même cause qui étrangle les vaisseaux capillaires-porte, étrangle également et atrophie en partie les radicules originelles des conduits biliaires. Quant aux branches principales de ces mêmes conduits, elles participent parfois à l'irritation phlegmasique générale de la glande et présentent alors une augmentation de volume de leurs parois, avec épaississement de leur membrane muqueuse. Quelquefois aussi les parois de la vésicule biliaire sont hypertrophiées et ont contracté, comme la glande elle-même, des adhérences avec les organes d'alentour. Enfin le liquide contenu dans la vésicule est ténu, filant, d'un jaune pâle ou orangé, et consiste évidemment en un mélange de bile et de mucus.

Nous avons vu que les cellules hépatiques sont détruites en très grand nombre; il s'ensuit que la sécrétion de la bile est considérablement diminuée, qu'elle en est parfois presque supprimée; ainsi la bile cesse de jouer son rôle, quel qu'il soit, dans la digestion intestinale, et celle-ci en doit être et en est nécessairement troublée à un haut degré. Il est probable que la production exagérée de gaz intestinaux est le résultat de cette perturbation. En tout cas, vous pouvez apercevoir dans ce trouble des fonctions digestives, dans cette élaboration imparfaite des matières alimentaires, confiées à l'intestin, une cause nouvelle et puissante de dépérissement et d'anémie. Ainsi dans la cirrhose tout semble concourir à l'altération du sang et à la ruine de l'organisme.

Ce que je vous ai dit de l'étiologie de la cirrhose doit vous faire penser que la *symptomatologie* en est des plus complexes et des plus obscures. Le seul, en effet, de tous les symptômes qui s'y rattachent directement, l'ascite, en est le plus saillant et le plus caractéristique.

La marche de l'affection locale est ordinairement si lente et si insidieuse, que rien de bien tranché ne vient en manifester l'existence à son début; c'est tout au plus si, dans quelques cas des plus rares, la phlegmasie se trahit par quelques douleurs sourdes dans l'hypochondre droit, par une légère augmentation de volume du foie, qui déborde alors les fausses côtes; en même temps la langue est chargée, il y a de l'anorexie, parfois même des nausées, des vomissements et un peu d'ictère; parfois aussi il y a une fièvre légère, surtout marquée le soir. Mais ces accidents exceptionnels sont éminemment fugitifs et cessent bientôt.

Le plus habituellement il y a diminution progressive de l'appétit, lenteur et difficulté croissante de la digestion, flatulence et constipation. La nutrition générale s'altère, le malade maigrit, ses forces diminuent. La peau se décolore, l'anémie se prononce de plus en plus, et tout dans l'aspect extérieur indique les troubles profonds de l'hématose dont je vous ai exposé les causes multiples et convergentes.

Mais déjà l'ascite est apparue, et elle augmente lentement, en suivant d'ailleurs dans ses progrès la marche de la dégénérescence du foie. L'aspect du ventre devient le plus souvent caractéristique par le fait du développement des veines sous-cutanées. C'est alors, en effet, qu'on voit ces veines se dessiner sous la peau qu'elles soulèvent, et former un entrelacement vasculaire qui de l'ombilic rayonne en haut vers l'épigastre, et en bas vers la région inguinale. Tel était le cas de notre malade du n° 2 de la salle Saint-Bernard, chez laquelle les veines, extrêmement dilatées, étaient le siége d'un frémissement vibratoire avec souffle vasculaire perceptible au stéthoscope.

Parfois alors les parois abdominales s'infiltrent, et il en est ainsi des membres inférieurs. On a invoqué, pour expliquer cet œdème, la compression des veines iliaques primitives et de la veine cave inférieure par le liquide épanché dans la cavité du péritoine. Mais cet œdème ne trouve-t-il pas en partie son explication par le trouble qui résulte dans la circulation de ces régions du reflux du sang qui vient de la veine porte? En effet, au courant sanguin qui s'effectue de bas en haut dans les veines épigastriques vient s'opposer le courant nouveau qui procède de la veine porte et se dirige de haut en bas. Or, toute gène dans la circulation des veines épigastriques doit se faire sentir dans les iliaques externes et de là dans les crurales. La même cause produit le même effet sur la circulation veineuse des parois de l'abdomen.

Quoi qu'il en soit, la maigreur de la face, des membres supérieurs et du tronc contraste avec cette tuméfaction œdémateuse des extrémités inférieures.

Je n'insisterai pas sur les troubles locaux liés à l'existence même de l'ascite : ainsi la respiration est gênée d'autant plus que l'épanchement est plus considérable et que le météorisme consécutif aux perturbations digestives est lui-même plus marqué.

Cependant peu à peu la faiblesse générale et le dépérissement augmentent, et la mort arrive lentement par épuisement progressif, ou bien, plus rapidement, par le fait d'un accident intercurrent, qu'on désigne par le nom de complication et qui n'est ordinairement, suivant moi, que la conséquence de la maladie qui a elle-même causé la cirrhose. Ainsi il n'est pas rare d'observer comme phénomène terminal, une apoplexie pulmonaire, une pneumonie bâtarde secondaire, une pleurésie dans le cas de cirrhose avec affection du cœur. Ou bien, chez un individu adonné aux boissons alcooliques, il y a coïncidence de maladie de Bright, ou de *delirium tremens*. Ne vous étonnez pas de la coïncidence si fréquente de la cirrhose et de la maladie de Bright : cette dernière est produite, comme la cirrhose, chez les ivrognes, par l'action de l'alcool; et comme la cirrhose, elle résulte d'une congestion passive prolongée, dans le cas de maladie du cœur. On avait bien mentionné le fait, mais sans mettre en évidence la communauté d'étiologie. Parfois cependant il y a de véritables complications, telles que la tuberculisation pulmonaire ou un carcinome.

Mais, messieurs, une objection se présente peut-être à votre esprit, comme elle s'est fréquemment présentée au mien. La cirrhose est, en définitive, l'atrophie chronique du foie. Or, vous savez que la cessation des fonctions du foie entraîne la cessation des métamorphoses de la matière, et par suite l'accumulation dans le sang des substances qui, à la suite de ces métamorphoses, constituent les éléments de la bile. C'est alors qu'apparaît dans l'urine une foule de substances étrangères à l'organisme, telle que la leucine, la tyrosine et une matière extractive particulière; l'acide urique ne s'y montre plus qu'en médiocre quantité; quant à l'urée, résultat final de la décomposition des substances albuminoïdes, elle en disparaît peu à peu entièrement. Comment donc se fait-il que, dans ces cas d'*acholie* chronique, on n'observe pas les troubles nerveux qui ont été signalés dans l'atrophie aiguë du foie, c'est-à-dire du délire, des convulsions, du coma? ou que du moins de pareils faits soient des plus exceptionnels, puisque je n'en ai pas observé, et que Frerichs n'en a pu citer que deux cas[1]?

Il est impossible de ne pas penser ici à l'albuminurie, dans laquelle on observe tantôt des accidents terribles et suraigus que l'on attribue à l'*urémie*, et tantôt l'absence de ces mêmes accidents. L'urémie est, pour les médecins chimistes de notre époque, l'accumulation dans le sang de l'urée que les reins altérés n'éliminent plus. Mais si les accidents de l'urémie tiennent à cette cause toute physique, l'accumulation de l'urée dans le sang, et à cette conséquence toute chimique, la décomposition de cette urée en carbonate d'ammoniaque et l'adultération consécutive du sang, il est physiquement et chimiquement nécessaire que l'adultération du sang soit d'autant plus considérable que l'altération des reins est elle-même plus profonde et dure depuis plus longtemps. Or, ces conditions sont précisément réalisées dans l'albuminurie chronique. Comment se fait-il donc aussi que ce soit justement dans cette forme de l'albuminurie que l'urémie soit le plus rare, et qu'on l'observe, au contraire, dans l'albuminurie aiguë, c'est-à-dire dans les cas où, mathématiquement, l'intoxication du sang par l'urée n'a pu se faire aussi complète?

Y a-t-il ici un phénomène d'accoutumance, et faut-il rapprocher ces faits de faits vulgairement observés dans les cas de phthisie aiguë et de phthisie chronique? Ainsi, dans la phthisie chronique, on voit de vastes pertes de substance réduire au minimum le champ de l'hématose, et ce-

1. Frerichs, *Traité pratique des maladies du foie*, Paris, 1877.

pendant le malade continue de vivre, tandis qu'avec des lésions beaucoup moindres et un champ d'hématose plus considérable, le malade est asphyxié dans la phthisie aiguë. Peut-être y a t-il dans l'atrophie chronique du foie qu'on appelle la cirrhose, comme dans la destruction chronique des poumons qu'on appelle la phthisie pulmonaire, parallélisme entre la dégradation de l'organisme et celle de l'organe, de telle façon que les besoins de l'hématose hépatique ou pulmonaire diminuent à mesure que la production s'amoindrit dans l'organe, de sorte que le malade peut vivre longtemps encore, bien que très imparfaitement, parce que l'*offre* est toujours inférieure à la *demande*, jusqu'au jour où définitivement la vie cesse d'être compatible avec une production par trop insuffisante. Au contraire, dans l'atrophie aiguë du foie comme dans la phthisie aiguë, l'organisme se trouve brusquement, et non plus graduellement, privé de la ration d'hématose qui lui est absolument indispensable, et la perturbation qui en résulte est telle que la mort en est la conséquence rapide.

Pourquoi aussi la cirrhose, malgré l'incontestable atrophie du foie qu'elle détermine, produit-elle si rarement l'ictère, alors que nous voyons celui-ci former un des caractères fondamentaux de l'atrophie aiguë, caractère qui lui a même valu le nom d'*ictère grave?* Cela tient-il à ce que, dans la cirrhose, l'atrophie est lente et successive, et à ce que, malgré la destruction du plus grand nombre des cellules hépatiques, il en reste toujours quelques-unes pour sécréter la bile; tandis que, dans l'atrophie aiguë, l'altération porte à la fois et avec rapidité sur toutes les cellules sécrétantes? Ainsi Frerichs n'a observé que sept fois l'ictère sur trente-six cas de cirrhose, et encore ce symptôme n'était-il très marqué que dans deux cas. Cet ictère peu intense tiendrait, suivant lui, à la compression exercée sur les racines des voies biliaires par le tissu conjonctif récemment formé autour des lobules hépatiques. « Il aurait la même cause que l'ictère dont le foie lui-même est atteint, et auquel l'affection doit son nom de cirrhose. »

Vous savez aussi que parmi les symptômes les plus remarquables de l'ictère grave se placent les hémorrhagies par toutes les voies. C'est même là un fait tellement habituel de l'atrophie aiguë, que Monneret a décrit cette affection sous le nom d'*ictère hémorrhagique* [1], et qu'on rattache le phénomène à une altération profonde du sang. Or, les hémorrhagies sont loin d'être fréquentes dans la cirrhose. Celles qui pourraient résulter de la stase du sang dans la membrane muqueuse du tube digestif sont très rares en réalité. Quant à celles qui se produiraient à la peau sous forme de pétéchies, ou par les membranes pituitaire et buccale, ou à la surface des membranes séreuses, ou enfin sous forme d'apoplexie dans le cerveau ou les poumons, je n'en connais pas d'exemple

1. Monneret, *Archives générales de médecine.*

(abstraction faite de celles qui tiennent à une maladie du cœur, dont la cirrhose elle-même est un effet). Cependant Frerichs dit qu'elles ne sont pas absolument rares. En tout cas, elles sont infiniment moins fréquentes que dans l'acholie aiguë, bien que, dans la cirrhose, il y ait une atrophie considérable du foie, et par suite un trouble profond de l'hématose.

Il me reste à vous entretenir des opinions d'un professeur de physiologie de New-York, opinions qui se rattachent directement à la cirrhose. Le docteur Flint[1] a fait des expériences très ingénieuses qui l'ont amené à conclure que le foie est pour la cholestérine ce que le rein est pour l'urée : un simple organe d'élimination et non pas de production. Il admet que la cholestérine est un produit *excrémentitiel*, formé en grande partie par la *désassimilation* du cerveau et des nerfs; que cette cholestérine est une substance *usée*, séparée du sang par le foie et déversée à la partie supérieure de l'intestin grêle. En traversant le tube digestif, la cholestérine se transforme en *stercorine*, composé ternaire qui n'est autre que la séroline de Boudet, et la stercorine est expulsée enfin avec les matières fécales. Ce n'est pas de la cholestérine, mais de la stercorine qu'on trouve dans ces matières.

Voici les preuves à l'appui de ces doctrines : le sang de la veine jugulaire interne contient beaucoup plus de cholestérine que celui de l'artère carotide, qui en contient à peine; ainsi le sang qui revient du cerveau est plus riche en cholestérine que celui qui s'y rend; par conséquent, c'est dans le cerveau qu'a dû se produire cette cholestérine. De même, le sang de la veine fémorale renferme plus de cholestérine que celui de l'artère correspondante; c'est-à-dire que les nerfs des extrémités inférieures ont fourni cette quantité de cholestérine prédominante dans le sang veineux. (Mais la déduction de M. Flint ne nous semble pas rigoureuse, car on peut dire que la cholestérine en excès provient des muscles ou de tous les autres tissus des membres inférieurs aussi bien que des nerfs. Et l'expérience dans laquelle il a constaté que le sang veineux des membres paraplégiques contient moins de cholestérine que celui des membres sains, ne prouve pas davantage que ce sont les nerfs qui produisent la cholestérine, attendu que dans les muscles paralysés la nutrition souffre incontestablement et que la désassimilation doit nécessairement y languir.)

D'un autre côté, le sang des veines hépatiques est, d'après les expériences de Carter, beaucoup moins riche en cholestérine que celui de l'artère hépatique; c'est-à-dire que le sang qui sort du foie contient beaucoup moins de cholestérine que celui qui y arrive. Donc à mesure que la cholestérine est formée par le système nerveux, elle est reprise par le sang, qui s'en débarrasse en traversant le foie.

Il est évident que, s'il en est ainsi, la suspension des fonctions du foie

1. Flint, *Recherches sur une nouvelle fonction du foie*, Paris, 1868.

doit entraîner la cessation de l'élimination de cette cholestérine ; que par suite celle-ci doit s'accumuler dans le sang et qu'il doit y avoir *cholestérémie.*

Or, « l'analyse chimique du sang d'un malade atteint de cirrhose, et qui a succombé dans un état de stupeur prolongée, a démontré à M. Flint une augmentation considérable de cholestérine dans le sang[1]. » Becquerel et Rodier auraient également trouvé, dans un cas analogue, une grande quantité de cholestérine dans le sang.

Les accidents nerveux signalés par Frerichs, et dont je vous ai parlé, accidents qui surviennent parfois à la fin de la cirrhose, et que le savant médecin allemand attribue à l'*acholie,* c'est-à-dire à la suppression des fonctions du foie et à la cessation de la production de la bile, M. Flint les rattache à la *cholestérine*, en les comparant à ceux de l'urémie, laquelle, ainsi que vous le savez, résulterait de l'accumulation de l'urée dans le sang, par suspension des fonctions du rein.

« Que si, dit M. Flint, il n'y a pas cholestérine dans tous les cas de cirrhose, c'est que tout le foie n'est pas désorganisé, et qu'une partie de l'organe suffit encore à l'élimination de la cholestérine ; de même que dans la dégénérescence ou l'ablation d'un rein, l'organe restant continue à éliminer l'urée.

Les expériences si intéressantes de M. Oré (de Bordeaux) semblent militer en faveur des opinions du professeur de New-York. En effet, il paraît résulter de ces expériences de M. Oré, que la sécrétion biliaire s'effectue aux dépens du sang de l'artère hépatique, et non point aux dépens de celui de la veine porte. Et nous savons, d'une part, que le sang de cette veine contient les matières azotées puisées dans le tube digestif et très peu de cholestérine ; nous savons, d'autre part, en raison des analyses de Carter, que le sang de l'artère hépatique contient au contraire une quantité considérable de cholestérine.

J'ai cru de mon devoir, messieurs, de vous exposer cette ingénieuse théorie. Il importe, en effet, de rapprocher sans cesse l'observation clinique de la physiologie expérimentale ; aussi à propos de la cirrhose, devais-je chercher avec vous par quel mécanisme possible cette redoutable lésion d'un organe aussi important que le foie porte à l'économie vivante un irréparable dommage.

Si maintenant nous voulons envisager dans un coup d'œil d'ensemble le mécanisme pathologique de la cirrhose, nous voyons qu'il consiste dans un enchaînement de phénomènes qui se succèdent suivant un ordre nécessaire, parce qu'ils s'engendrent les uns les autres. Ces phénomènes sont, par ordre chronologique : l'exsudation d'un blastème organisable dans le tissu conjonctif interlobulaire ; l'organisation de ce blastème qui passe à

1. Flint, *Journ l de l'anatomie et de la physiologie,* de Ch. Robin, septembre, 1864.

l'état fibreux; la rétraction graduelle de ce tissu fibreux qui, d'une part, étrangle le parenchyme sécréteur, et, d'autre part, comprime les divisions de la veine porte. D'où, comme double conséquence, l'atrophie consécutive de la glande, et la gêne graduellement croissante de la circulation de la veine porte.

Mais, de ce que la circulation de la veine porte est entravée, il s'ensuit, au point de vue de la sécrétion, que la production de la bile et de la glycose est de moins en moins considérab'e; et, au point de vue de la nutrition, que les matériaux alibiles puisés par les radicules des veines mésaraïques dans la membrane muqueuse de l'intestin, parviennent de moins en moins facilement dans la veine cave, et de là dans le système de la grande circulation.

Ainsi, l'organisme n'est pas seulement menacé parce que l'hématose est incomplète en conséquence d'une production de moins en moins considérable de bile et de glycose, mais encore parce que la nutrition souffre directement par suite du défaut d'introduction dans le courant vasculaire des matériaux assimilables qui, charriés par la veine porte, puis par la veine cave, puis lancés par le cœur, vont dans les derniers recoins de l'organisme, porter les éléments réparateurs.

On voit déjà quelles sont, pour l'économie tout entière, les conséquences directes de l'altération du foie. Ce n'est pas tout : nous avons vu que la cirrhose ne survient le plus souvent que comme phénomène secondaire, dans le cours et par le fait d'une maladie antérieure qui contribue puissamment, pour sa part, à la détérioration de l'organisme.

Ainsi, chez l'alcoolisé, il peut y avoir simultanément gastrite chronique, quelquefois ulcéreuse, et gastrorrhée, l'alcool exerçant tout d'abord son action nuisible sur la membrane muqueuse de l'estomac avant d'irriter la glande hépatique. La dyspepsie qui dérive de la maladie de l'estomac, trouble la nutrition dans sa source même et s'ajoute ainsi à la dyspepsie qui tient à la cirrhose. Souvent aussi s'ajoute la série des lésions et des troubles fonctionnels de l'alcoolisme chronique : dégénérescence graisseuse du cœur et athéromateuse des artères, atrophie du cerveau par véritable cirrhose, bronchite chronique et même tuberculisation pulmonaire, altération granulée des reins; toutes lésions dont il est inutile de faire ressortir l'influence déplorable sur l'ensemble de l'organisme.

Pour l'individu atteint d'affection cardiaque, la position est tout aussi redoutable. La stase vasculaire, qui compromet chez lui l'hématose hépatique, a depuis longtemps déjà compromis l'hémathose pulmonaire; depuis longtemps, en effet, il est atteint de congestion pulmonaire, de bronchite chronique ou de bronchorrhée; et à la débilitation qui résulte pour lui de cette diminution progressive de l'hématose pulmonaire s'ajoute celle qui est la conséquence naturelle de la spoliation par les sécrétions bronchiques anomales. D'un autre côté, la dépuration du sang par les reins est le plus souvent imparfaite, en raison de l'état de congestion habituelle de ces organes, et souvent de l'albuminurie qui en dérive, auquel cas sa situation s'est aggravée d'autant.

Chez le syphilitique, l'intoxication est générale; en effet, quand le virus s'est si profondément enraciné et que l'affection s'est tellement invétérée qu'elle est devenue viscérale, il n'y a pas seulement cirrhose hépatique, mais aussi altération des reins, de la rate et souvent des poumons. Les reins subissent alors fréquemment la dégénérescence amyloïde, et l'albuminurie en est la conséquence. Tout concourt donc ici à produire l'altération du sang : aussi bien le foie qui est un organe d'hématose et de dépuration, que les reins qui servent à la dépuration seulement.

Les hasards de la clinique ne m'ont pas permis de vous montrer les lésions propres à la cirrhose d'origine syphilitique; aussi pour vous donner une idée suffisamment exacte de la nature et de l'étendue de ces lésions, ne saurais-je mieux faire que de vous citer en l'abrégeant un cas très net emprunté à Frerichs[1].

Une femme de trente-six ans avait été atteinte à diverses reprises d'accidents primitifs et secondaires de la syphilis. Depuis deux ans elle était traitée pour une *albuminurie* avec anasarque, qui s'améliorait assez facilement. Elle entra à l'hôpital avec les symptômes d'une pleurésie abondante du côté droit. Quinze jours plus tard, elle mourait après avoir eu des nausées et des vomissements fréquents, des selles séreuses et blanches, et un délire de courte durée. A l'autopsie, outre l'épanchement dans la cavité de la plèvre droite, on trouve une pléiade de lésions. Et d'abord il y a une injection de la membrane muqueuse de l'intestin grêle, « dont les glandes solitaires font une saillie prononcée »; le gros intestin est également injecté. Le pancréas est dur et les glandes mésentériques sont en partie devenues calcaires. La rate, grosse, dure, lardacée, est rendue brillante par des granules amyloïdes. « Les reins sont volumineux et leur parenchyme est en partie dur et lardacé, en partie friable et infiltré en jaune. » Enfin, le foie est, partout, intimement uni au diaphragme; « son *lobe gauche, complétement atrophié*, est presque confondu avec le diaphragme; le lobe droit présente, sur sa face convexe et son bord supérieur, des *rétractions cicatricielles profondes*, qui circonscrivent des sortes de *lobes gros comme des noix*. Le parenchime est partout raboteux, extrêmement dur, brillant, et d'un rouge brun. Bile épaisse et muqueuse, presque gélatineuse, de couleur sombre, laissant déposer beaucoup de matière colorante, sans albumine. »

Ainsi dans ce cas la malade présentait simultanément une dégénérescence amyloïde du foie, de la rate et des reins. C'est-à-dire qu'il y avait simultanément trouble dans la fonction qui préside à la formation même

1. Frerichs, *op. cit.*, obs. XXXV, p. 329

du sang par le foie et la rate, et trouble dans la fonction d'où résulte la dépuration de ce liquide par les reins. On voit qu'il est aussi peu exact que rationnel de considérer cette femme comme ayant succombé exclusivement à son affection hépatique; on voit aussi combien il serait difficile de décrire isolément la cirrhose et de dire, abstraction faite de l'ascite, ce qui dans la symptomatologie si complexe de ce cas se rattache absolument à la lésion du foie. En réalité, cette femme est morte par le fait de la syphilis viscérale, avec les lésions et les troubles multiples de cette maladie de toute la substance, et non pas seulement parce que le foie était devenu cirrhotique.

Aussi, quand vous voyez décrite parmi les complications de la cirrhose la dégénérescence granuleuse des reins, dites-vous qu'il s'agit d'une maladie générale méconnue, et qu'on a, dans ce cas, pris l'effet pour la cause, ou plutôt qu'on n'a pas su reconnaître l'affection qui tenait sous sa dépendance une série de lésions. C'est là que devait infailliblement conduire l'excès de l'anatomie pathologique.

La cirrhose, dans l'immense majorité des cas, *n'est pas une maladie isolée ;* elle n'est pas même une maladie, mais une lésion secondaire, liée par une relation de causalité à d'autres lésions de même origine (affections cardiaque, palustre, syphilitique, alcoolique); et c'est par un artifice de description que la saine interprétation des faits ne saurait autoriser, qu'on en est arrivé à la décrire isolément et comme une maladie à caractères nettement définis.

Que si, au lieu d'envisager, comme on l'a fait jusqu'à présent, la cirrhose au point de vue anatomique, on l'envisage, comme nous le faisons, au point de vue étiologique ; si au lieu de considérer la lésion faite, on la considère se faisant; si enfin on suit par la pensée l'action de la cause morbifique générale, on assiste pour ainsi dire à la genèse des accidents et l'on comprend alors comment le poison alcoolique, par exemple, exerçant successivement son action irritante sur l'estomac, le foie et les reins, il y a si souvent, tout à la fois, épaississement et ulcération de la membrane muqueuse gastrique, en même temps que cirrhose et maladie de Bright; comment le poison syphilitique, portant son action sur les organes de l'hématopoïèse, produit simultanément la dégénérescence amyloïde de la rate et des reins, avec cirrhose du foie ; comment enfin la généralité de la cause engendre la multiplicité des lésions.

Ce que nous venons de dire fait assez voir combien est difficile le *diagnostic* de la cirrhose. En effet, au milieu de l'ensemble de symptômes dus à l'affection générale, la cirrhose n'a guère d'autres signes physiques qui lui soient propres que l'ascite et le développement des veines sous-cutanées de l'abdomen. Car il faudrait bien se garder de croire que le susurrus veineux dont nous avons parlé fût constant.

C'est surtout avec la péritonite chronique, et en particulier avec la péritonite tuberculeuse, qu'on peut confondre l'ascite due à la cirrhose. Mais le plus habituellement la péritonite tuberculeuse de l'adulte coexiste avec la tuberculisation pulmonaire; et alors, les signes propres à cette dernière affection permettent de reconnaître l'origine tuberculeuse de l'épanchement péritonéal. Il existe d'ailleurs, dans la péritonite tuberculeuse, des douleurs abdominales qui ne se montrent pas dans l'ascite due à la cirrhose. On rencontre cependant des cas véritablement indéchiffrables, tel était le suivant :

Un homme âgé de quarante-sept ans, entre le 3 mars 1864 dans le service de la Clinique. Il a depuis cinq mois de l'oppression, et ses forces ont diminué au point qu'il ne peut plus se livrer à ses travaux habituels. En réalité, il existe un épanchement pleurétique considérable à droite. La pleurésie a été traitée dès le début par un vésicatoire, qu'on a répété trois fois sans en obtenir d'amélioration manifeste. Il y a une matité absolue à partir de l'épine de l'omoplate en arrière et de la deuxième côte en avant. Le murmure respiratoire fait absolument défaut dans tous ces points. Le foie est refoulé en bas jusqu'à l'ombilic. Nous nous décidons, en raison de l'abondance de cet épanchement, à faire pratiquer la paracentèse de la poitrine par M. Peter. On a retiré par la ponction 2 300 grammes de sérosité; la dyspnée cesse rapidement et ne reparaît pas; cependant le malade reste pâle, il recouvre lentement ses forces. De sorte que, bien qu'il ne tousse plus, bien que nous ne puissions entendre aucun bruit anomal qu'il soit possible de rattacher à la tuberculisation pulmonaire; cependant, comme sa pleurésie était à droite, comme elle avait revêtu la forme latente et suivi une marche chronique, comme enfin les doigts étaient hippocratiques, nous crûmes que cet homme était tuberculeux. Nos soupçons furent en partie confirmés, quand le malade, qui était sorti sur sa demande, nous pria, le 25 avril, de le recevoir de nouveau; alors il était plus maigre et plus faible encore qu'autrefois, et il avait dans l'abdomen un épanchement considérable. Cet épanchement avait été précédé de vagues douleurs abdominales. Aussi n'hésitâmes-nous pas à croire que cet épanchement était dû à une péritonite tuberculeuse. En apparence rien n'était plus rationnel : la forme et la marche de la pleurésie antérieure, les douleurs qui avaient précédé l'épanchement péritonéal, tout semblait militer en faveur de l'existence d'une tuberculisation simultanée de la plèvre et du péritoine. Néanmoins, une particularité motivait notre hésitation, et tenait notre esprit en suspens; c'était l'absence, dans la poitrine, des bruits propres à la tuberculisation pulmonaire. Ce malade resta six semaines dans notre service, s'affaiblissant chaque jour davantage, ayant de la fièvre hectique, vomissant presque tout ce qu'il prenait dans les trois dernières semaines de sa vie, et ayant un peu de diarrhée. Il mourut enfin dans le marasme. A l'autopsie, nous trouvâmes les traces d'une pleurésie chronique du côté droit, avec adhérences intimes du poumon à la plèvre. Il y avait environ un demi-litre de sérosité citrine dans ce côté de la poitrine; il y en avait près d'un litre épanché à gauche. Ainsi, il existait des signes de pleurésie chronique bilatérale, et cependant nous ne pûmes absolument pas trouver de tubercules dans les poumons. Il n'y en avait pas davantage dans le péritoine, qui était très injecté dans toute son étendue. Des fausses membranes peu épaisses, mollasses, tapissaient çà et là les anses intestinales. L'épanchement très abondant était de couleur louche. Il existait donc une péritonite chronique; mais ce que nous ne nous attendions pas à rencontrer, c'est une *cirrhose* du foie. Cet organe était petit et induré; il présentait extérieurement un aspect finement granuleux; les granulations avaient le volume d'un grain de millet ou de chènevis au plus, il était sillonné de lignes blanches au niveau de la plupart desquelles existaient de légères dépressions, quelques-unes linéaires, d'autres plus larges, toutes correspondant à des trabécules de la capsule de Glisson épaissies et résistantes. A la coupe, le foie était finement grenu.

Cette forme de cirrhose nous semblait être celle qui se rattache à l'alcoolisme chronique (ratatinement de l'organe qui ne présente pas de saillie du volume d'une noix ou davantage, comme dans la cirrhose syphilitique; petit volume des granulations dont aucune n'est plus grosse qu'un grain de chènevis; épaississement presque général et non partiel de la capsule de Glisson); aussi nous empressâmes-nous d'examiner l'estomac et les intestins. Nous trouvâmes la membrane muqueuse de l'estomac énormément injectée, ardoisée par places, d'un rouge vif en d'autres points, le tout au voisinage du pylore. La membrane muqueuse de l'intestin grêle était très injectée, surtout dans la partie inférieure, et il y avait un certain nombre d'ulcérations ovalaires sur les valvules conniventes, ou circulaires au niveau des follicules isolés. Nulle part encore il n'y avait trace de matière tuberculeuse.

Des renseignements pris avec soin nous apprirent alors que cet homme avait des habitudes alcooliques. Ainsi, malgré l'apparence, il n'était point tuberculeux, et c'est à l'alcoolisme qu'il faut rattacher sa gastro-entérite. Il est probable que celle-ci fut elle-même cause d'une péritonite par propagation, car c'était au niveau des points où existaient des ulcérations intestinales et la vascularisation de la membrane muqueuse stomacale que le péritoine était le plus injecté. L'épanchement péritonéal était donc dû tout à la fois à la péritonite et à la cirrhose. Quant à celle-ci, elle devait être nécessairement méconnue, trompé comme on l'était par la pleurésie antérieure et par les signes de la péritonite; pleurésie et péritonite qu'il était beaucoup plus vraisemblable d'attribuer à la diathèse tuberculeuse.

En réalité, on devra soupçonner la cirrhose quand on verra l'ascite apparaître chez un ivrogne cachectique ou chez un syphilitique arrivé à la période tertiaire; on devra la soupçonner encore quand, chez un individu atteint d'affection du cœur, l'ascite sera beaucoup plus considérable que l'œdème des membres inférieurs, surtout s'il y a de la dyspepsie et un amaigrissement notable de la face et des membres supérieurs. Enfin on devra croire à la cirrhose toutes les fois que l'ascite ne reconnaîtra pas d'obstacle matériel appréciable au cours de la veine porte.

Après vous avoir dit comment la cirrhose, lésion secondaire d'une affection plus générale, venait ajouter son coefficient de gravité à un état déjà très grave; après vous avoir fait comprendre comment, en entravant l'hématose hépatique et en tarissant les sources mêmes de l'assimilation, elle portait à la vie une atteinte doublement funeste, il serait oiseux d'insister sur la gravité du *pronostic*.

Mais il est à cette gravité des degrés différents, suivant la période de la lésion et la nature de l'affection dont la cirrhose est une dépendance. Ainsi la cirrhose commençante est évidemment moins grave que la cirrhose à sa dernière période; et la cirrhose due à l'intoxication palustre peut être moins grave que celle qui dérive d'une affection du cœur, laquelle à son tour est moins rapidement redoutable que celle qui reconnaît pour cause la syphilis viscérale ou l'empoisonnement alcoolique.

La thérapeutique n'a de pouvoir que sur la lésion commençante, tandis qu'elle est impuissante contre la lésion confirmée.

C'est donc à prévenir la cirrhose ou à entraver son évolution que le médecin doit s'attacher. Lorsque chez un individu atteint d'affection du cœur, vous constaterez, en même temps qu'une augmentation de volume du foie, de la douleur locale et une légère coloration ictérique, vous devrez vous efforcer de combattre cette congestion évidente de la glande hépatique. Mais comme cette congestion est liée à la gêne de la circulation, c'est en régularisant celle-ci par l'emploi de la digitale, c'est en stimulant légèrement l'organisme par l'usage d'une petite quantité de café, stimulant et diurétique à la fois; c'est en provoquant à l'aide de l'eau de-vie allemande, par exemple, une sécrétion plus abondante de la part des nombreux follicules intestinaux, que vous diminuerez la tension vasculaire générale et les congestions viscérales consécutives.

De même aussi, quand, chez un sujet adonné à l'ivrognerie, les troubles de la digestion vous feront pressentir l'imminence de la cirrhose, conseillez le renoncement rapide à de funestes habitudes ainsi que l'usage d'aliments peu excitants et facilement assimilables.

Pour la cirrhose syphilitique, pour la cirrhose palustre, employez simultanément, contre la spécificité de la cause, la médication spécifique; contre la débilitation de l'organisme, la médication tonique générale; et contre la lésion du foie avec ses conséquences immédiates (anoxerie, dyspepsie, ascite, etc.), une médication appropriée, qui variera suivant les indications, mais ne sera trop souvent que palliative.

En résumé, l'histoire de la cirrhose n'est, pour ainsi dire, qu'un épisode dans l'histoire bien autrement complexe de la cachexie cardiaque, syphilitique, alcoolique ou palustre ; mais elle en est un épisode important. C'est, si vous voulez, l'un des termes d'une série morbide embrassant tous les organes, et qui commence par la congestion, se continue par la phlogose pour aboutir à la cachexie. Aussi, une fois bien connu le mécanisme intime de la cirrhose, ne peut-on plus espérer beaucoup de la thérapeutique : l'art est nécessairement impuissant quand la lésion est implacable ; je vous l'ai fait assez pressentir.

XC. — MALADIE D'ADDISON.

Maladie spéciale. — Anémie d'une espèce particulière, généralement liée à une affection des capsules surrénales. — Quelques mots sur les capsules surrénales. — Symptômes de la maladie d'Addison. — Accidents dépendants de l'anémie. — Coloration particulière de la peau qui prend par places une teinte noire. — Difficultés du diagnostic. — Traitement.

MESSIEURS,

Pour témoigner la reconnaissance dont l'art et la science sont redevables à des hommes éminents, peut-être aussi afin de s'épargner la peine de créer des mots nouveaux, les médecins, qui, d'ordinaire, rendent difficilement justice à leurs confrères, ont imposé à certaines maladies le nom de ceux qui les ont découvertes, ou qui, les premiers, en ont donné la description la plus complète. C'est ainsi que, sous le nom de *mal de Pott*, nous connaissons une maladie de la colonne vertébrale, caractérisée par la carie des vertèbres avec ou sans production de tubercules, donnant lieu aux abcès par congestion, entraînant habituellement la déformation du rachis, et quelquefois la paraplégie. C'est ainsi que par *maladie de Bright*, nous entendons l'albuminurie chronique que le célèbre médecin de Londres a étudiée et fait connaître beaucoup mieux qu'elle n'avait été étudiée et qu'elle n'était connue avant lui. De même, on aurait dû continuer d'appeler *maladie de Corrigan* l'insuffisance des valvules sigmoïdes de l'aorte; comme ce serait justice de donner le nom de *maladie de Bouillaud* à l'endocardite, affection à peu près inconnue jusqu'au jour où l'illustre professeur de l'hôpital de la Charité appela sur elle l'attention du monde médical, en en écrivant l'histoire de telle façon qu'après lui il ne restait plus rien à y ajouter.

C'est encore pour obéir à ce sentiment d'équité que je vous propose aujourd'hui d'imposer à la maladie dont un individu couché au n° 5 de notre salle Sainte-Agnès nous a offert un remarquable exemple, le nom du médecin anglais qui l'a découverte. Ce médecin est le docteur Addison, le collaborateur de Bright, le doyen des professeurs du *Guy's hospital* à Londres, et depuis longtemps connu parmi nous par les travaux dont il a enrichi la science. Je propose donc d'appeler *maladie d'Addison* cette singulière cachexie spécialement caractérisée par une décoloration, ou plutôt par une coloration particulière, par la *teinte bronzée* que prennent les téguments, et qui a valu à la maladie la dénomination de *bronzed disease*, sous laquelle Addison l'a désignée.

Dans le cours de sa pratique, Addison avait été depuis longtemps frappé de rencontrer certaines formes d'anémie générale qu'on ne pouvait rattacher ni à de grandes hémorrhagies antécédantes, ni à des flux intestinaux considérables ou longtemps prolongés, qui ne se liaient à aucun état diathésique appréciable par d'autres symptômes, ni à une affection miasmatique palustre; qui, enfin, semblaient survenir sous l'influence de causes impossibles à saisir. En étudiant ces différentes formes d'anémie, il en distinguait une qui, indépendamment de la débilité, de l'alanguissement du malade, était nettement caractérisée par cette coloration bronzée des téguments dont je viens de parler, coloration qui n'était nulle part ailleurs plus prononcée que sur la peau des mains, sur celle du scrotum et du pénis, aux plis de l'aine et de l'aisselle.

Comme, dans tous les cas qu'il observait, la maladie suivait la même marche, se terminait invariablement par la mort, le docteur Addison rechercha, dans l'examen le plus scrupuleux du cadavre, tout ce qui pouvait éclairer son jugement sur la nature du mal. Le soin avec lequel il était habitué à diriger ses recherches du côté des affections des reins lui fit découvrir que, dans cette singulière forme d'anémie, les capsules surrénales étaient souvent malades. Cette coïncidence de l'altération d'un organe, dont le rôle, dans l'économie, avait été jusque-là parfaitement insignifiant, cette coïncidence d'une lésion anatomique de si peu d'importance en apparence, avec un état général aussi grave, le mit bientôt sur la voie. Dès le premier fait il lui sembla qu'il avait trouvé la solution qu'il cherchait.

C'est en 1855 qu'Addison publia dans une monographie le résultat de ses observations [1], donnant l'histoire de onze faits qui, bien que n'étant pas tous aussi décisifs, lui permettaient cependant d'arriver à cette conclusion, que la *maladie bronzée* se liait à l'existence d'une lésion des capsules surrénales; sans prétendre toutefois que cette lésion, quelle qu'elle fût, était la cause de la maladie, pas plus que l'altération des glandes de Peyer n'est la cause de la fièvre typhoïde, que les pustules de la variole ne sont la cause de la variole, que l'engorgement de la rate n'est la cause de la fièvre intermittente palustre. Dans tous ces cas, la lésion organique n'est qu'un nouvel élément caractéristique de la maladie dans laquelle elle se rencontre et qui la distingue des autres espèces morbides du même genre.

L'éveil donné sur ce point, la presse médicale anglaise enregistra des faits analogues; et en France, mon ami M. Lasègue se chargea de nous faire connaître les travaux du docteur Addison en les analysant [2].

1. Addison, *On the constitutional and local effects of disease of the supra-renal capsules*, in-4, VIII-44 p. et 11 planches coloriées, London, 1855.
2. Lasègue, *Archives générales de médecine*, mars 1856.

Avec le fait qui vient de se passer dans notre salle, avec l'exemple pour ainsi dire sous les yeux, je veux aujourd'hui vous donner une idée de la maladie d'Addison, en suivant la description du médecin anglais reproduite par mon savant collègue de la Faculté.

L'histoire de notre malade peut se résumer ainsi. C'était un homme âgé de trente ans, cocher du ministre de l'intérieur. Sa profession, quoique assurément assez rude, l'était relativement peu, en ce sens que, bien payé, bien nourri, bien vêtu, il n'avait, en définitive, à souffrir que du manque de sommeil, et il ne se plaignait, en effet, que de n'avoir jamais pu prendre le repos de nuit dont il aurait eu besoin. Toujours est-il qu'il prétendait, lorsque nous le vîmes à son entrée à l'hôpital, avoir considérablement maigri depuis quatre à cinq mois, de manière à en être alarmé et à alarmer sa famille. Depuis trois mois, il s'était aperçu que ses mains restaient noires, quelque soin qu'il prît de les laver; que son visage lui-même prenait la teinte bistre, enfumée, de la peau du mulâtre; que l'intérieur de ses lèvres avait une coloration rappelant celle que présente la cavité buccale de certains chiens; qu'enfin cette teinte noirâtre se montrait sur différentes parties de son corps, et que les bains prolongés ne pouvaient venir à bout de la faire disparaître.

Nous constatâmes nous-même ces changements de couleur; les ongles du malade, d'une blancheur extraordinaire, comme le sont les ongles des individus anémiques, témoignaient que la teinte noire des mains sur laquelle elle tranchait, ne tenait pas au défaut de propreté. Cette teinte se retrouvait sur la peau du pénis et du scrotum, aux plis de l'aine et du bras. Cependant l'aréole du mamelon, qui, dans des cas semblables, prend souvent une teinte foncée, comme chez les femmes pendant la grossesse, l'aréole du mamelon avait sa coloration naturelle.

Cet homme nous disait avoir beaucoup perdu de ses forces, à ce point qu'il lui était impossible de faire des courses, même très peu longues, et qu'il lui arrivait que ses jambes fléchissaient sous lui. Le bruit de souffle que nous entendions en auscultant le cœur et les vaisseaux du cou était un bruit de souffle évidemment anémique. L'examen des différents appareils, des organes respiratoires, des organes digestifs, du foie et de la rate, ne nous révélait l'existence d'aucune lésion organique, et les fonctions de ces appareils semblaient s'accomplir avec une parfaite régularité. Les urines, analysées à différentes reprises, ne contenaient ni albumine ni glycose. Les seuls phénomènes morbides que le malade accusât, en dehors de cette grande faiblesse et de la coloration singulière de la peau, étaient des douleurs comme rhumatismales qu'il disait éprouver de temps en temps dans la profondeur des flancs. Ces douleurs cessaient rapidement pour revenir sans cause, et ne présentèrent jamais aucun caractère de fixité. J'insistai d'autant plus sur ce point, que cet individu nous offrait les symptômes caractéristiques de la maladie bronzée; je cherchai s'il n'y aurait pas quelques phénomènes particuliers indiquant l'affection des capsules surrénales.

Bien que le malade, qui se levait chaque jour, allant et venant dans les salles, mangeant et buvant à peu près comme un homme bien portant (si ce n'est qu'il avait du dégoût pour la viande, ainsi qu'on l'observe chez les femmes chlorotiques et chez quelques cancéreux), et jouissant de toute la plénitude de ses facultés intellectuelles, ne nous offrît en définitive que les symptômes d'une anémie considérable, le seul fait de la coloration bronzée de la peau me fit tout de suite porter le pronostic le plus grave.

Assurément ce n'était pas mon expérience personnelle qui me faisait penser ainsi, car ce cas était le second qui s'offrait à mon observation. Une première fois, j'avais vu dans mon cabinet un jeune homme de vingt-sept ans atteint de la maladie. A la suite d'un coup de froid, contracté pour avoir quitté une ceinture de flanelle qu'il portait habituellement, il avait été pris de fièvre et de douleurs dans la région des reins. Bientôt il était tombé dans un état d'affaiblissement considérable, et le plus petit exercice musculaire devenait la cause d'étouffements et de palpitations. Sa peau avait la teinte de la peau du mulâtre, et par places cette teinte était tout à fait noire ; il en était ainsi sur d'anciennes cicatrices, sur les mains, dont les ongles eux-mêmes étaient, permettez-moi cette expression, panachés, c'est-à-dire striés par des bandes brunes disposées suivant leur longueur. La membrane muqueuse des lèvres et des gencives, celle de la langue, présentaient également ces bandes qui tranchaient singulièrement sur la coloration normale du reste de la bouche.

J'avais perdu ce jeune homme de vue ; ce fait n'avait donc pas pu être pour moi d'un grand enseignement. Aussi, lorsque je portais sur notre malade de la salle Sainte-Agnès le pronostic le plus grave, me fondais-je, à défaut de mon expérience personnelle, sur ce qu'avaient dit le docteur Addison et les médecins anglais qui avaient parlé de la maladie bronzée. Je savais que sur quinze malades dont l'histoire avait été rapportée, quinze étaient morts. Devant un aussi formidable résultat, j'avais, il faut en convenir, de fortes présomptions de penser que nous ne serions pas plus heureux dans le cas qui s'offrait à notre observation.

L'événement ne devait que trop nous donner raison, et la terminaison fatale arriva même plus tôt que je ne l'avais supposé.

Tout à coup le malade fut pris d'une diarrhée abondante, au point d'avoir huit à dix garde-robes dans les vingt-quatre heures, de refroidissement de tout le corps, sans que rien cependant ait pu donner l'idée d'un choléra, ni selles spéciales, ni suppression d'urines, ni extinction de la voix. Le délire survint ; l'affaiblissement fit de rapides progrès, et la mort arriva dans la matinée du quatrième jour, à partir du début de ces accidents.

A l'ouverture du corps, nous ne trouvâmes dans le cerveau, les poumons, le cœur, les intestins, aucune lésion capable d'expliquer la mort. Les reins, qui furent examinés par nous et par M. Brown-Séquard, ne présentèrent qu'une légère hypertrophie, quelques granulations tuberculeuses et quelques filaments fibreux. Mais, dans les *capsules surrénales* il y avait de nombreuses masses tuberculeuses; la capsule du côté gauche, considérablement augmentée de volume, était presque complètement transformée en cette production hétéromorphe.

L'un des poumons renfermait au sommet un petit tubercule gros comme une lentille. Il n'y avait de tubercules ni dans les ganglions bronchiques, ni dans les ganglions mésentériques.

Le sang, qui avait été examiné par M. le professeur Charles Robin, ne présentait pas d'autres altérations que celles de l'anémie ordinaire.

Voilà donc un homme encore jeune tout à coup atteint d'une maladie cachectique, inexplicable par les données que nous fournissent nos connaissances en pathologie; la coloration bronzée de la peau, les plaques noires disséminées caractérisent la maladie décrite par le docteur Addison, et après la mort nous trouvons les altérations des capsules surrénales signalées par le médecin anglais, et nulle autre lésion vraiment digne d'être notée.

Si vous vous rappelez maintenant les symptômes accusés par notre malade et ceux que nous avons observés nous-mêmes, ces symptômes présentaient un tableau identique avec celui que le docteur Addison a tracé et que je ne saurais mieux faire que de reproduire.

Mais auparavant, messieurs, quelques mots sur les capsules surrénales.

Ce que la physiologie et l'anatomie nous avaient appris de ces organes se réduisait à si peu de chose, qu'on s'en préoccupait à peine. On avait bien vu que, comme tous les autres organes, elles étaient susceptibles de subir des altérations matérielles graves, des hémorrhagies apoplectiformes, des transformations tuberculeuses ou cancéreuses, que des kystes pouvaient se développer dans l'épaisseur de leur tissu. En 1837, Rayer[1] avait rassemblé un assez grand nombre de faits de ce genre; mais il terminait son travail par cet aveu décourageant, que l'étude des altérations des capsules surrénales avait offert jusqu'ici peu d'intérêt, qu'elle avait pu, sans inconvénient, être négligée par les pathologistes, et qu'elle n'avait jeté aucune lumière sur les fonctions de ces organes.

Cependant la richesse de leurs appareils vasculaires et nerveux, leur existence constante, donnaient à penser que leurs fonctions devaient avoir une certaine importance, qu'il devait en être d'elles

1. Rayer, *Recherches anatomico-pathologiques sur les capsules surrénales* (journal *l'Expérience*, 1837).

comme de la rate, dont le rôle dans l'économie nous est aussi inconnu.

Cependant les hypothèses n'avaient presque pas manqué. Pour quelques physiologistes, les capsules surrénales faisaient partie du système uropoïétique; pour d'autres, il y avait connexion entre elles et les organes de la génération.

L'abondance des vaisseaux avait fait supposer qu'elles avaient à remplir dans l'hématose un rôle qu'on ne connaissait pas, mais qu'on pouvait supposer assez analogue à celui qui était dévolu à la rate ou au thymus. Une remarque faite dès le siècle dernier, que les capsules surrénales étaient plus développées chez le nègre que chez le blanc, avait permis de croire qu'elles n'étaient pas sans avoir quelque relation avec la sécrétion pigmentaire. Dans sa dissertation inaugurale, Bergmann, se fondant sur la structure anatomique de ces organes et aussi sur les observations de son père, l'aliéniste célèbre d'Hildesheim, qui, ainsi que Jacobson, déclarait que dans les maladies de la moelle et du cerveau les capsules étaient souvent altérées, Bergmann admettait que celles-ci n'étaient que des ganglions nerveux.

Les travaux de M. Brown-Séquard, la découverte du docteur Addison pourraient bien avoir avancé la solution de la question.

Voici les principaux faits énoncés par Brown-Séquard.

Les capsules surrénales sont très sensibles.

Contrairement à l'opinion admise jusqu'ici, que, très développées chez le fœtus, elles s'atrophient après la naissance, elles gagnent en poids et en volume depuis la naissance jusqu'à l'âge adulte, de sorte qu'il ne faut plus les regarder comme les vestiges d'un organe de la vie embryonnaire.

L'extirpation des deux capsules tue les animaux tout aussi sûrement et même plus rapidement que l'extirpation des deux reins. M. Brown-Séquard a expérimenté sur soixante animaux, et il a vu la mort survenir, en moyenne, onze heures et demie après l'extirpation.

La durée de la survie ne dépasse pas dix-sept heures, quand on a extirpé seulement une des capsules : dans aucun de ces cas la mort n'a pu être attribuée à une hémorrhagie, à une péritonite, à la lésion des reins, du foie ou de tout autre organe important placé au voisinage des capsules.

Lorsqu'on a extirpé les deux capsules, on voit se produire une série de phénomènes à peu près constants : une excessive faiblesse; une respiration d'abord plus active, mais bientôt ralentie, saccadée, irrégulière; de l'accélération dans les battements du cœur, un abaissement de la température, et, aux approches de la mort, des phénomènes nerveux, tels que vertiges, convulsions, coma. C'est ici le lieu de se demander, messieurs, si le flux diarrhéique abondant éprouvé par notre malade n'a pas été un phénomène de même ordre.

Une seule capsule étant extirpée, les mêmes symptômes se produisent, mais plus tardivement et après une première période pendant laquelle l'animal semble se rétablir; quand les convulsions se produisent, elles ont lieu du côté où l'extirpation a été pratiquée, et l'on voit alors l'animal tourner sur lui-même en *vrille*, comme cela s'observe après la section de l'un des pédoncules cérébelleux moyens; ce mouvement rotatoire s'exécute du côté lésé vers le côté sain.

Il règne parmi les lapins de Paris une épizootie caractérisée par une inflammation des capsules surrénales, *inflammation qui produit les mêmes effets que l'extirpation de ces organes*. Le sang de lapins malades injecté à d'autres lapins détermine des désordres semblables à ceux qui résultent de l'extirpation et de l'inflammation des capsules surrénales.

Les plaies de la moelle épinière, et ce point a été établi par M. Brown-Séquard dès 1851, occasionnent une hyperémie des capsules, d'où résulte, soit une hypertrophie, soit une inflammation véhémente à laquelle les lapins ne tardent pas à succomber.

De cet ensemble de faits on doit conclure, avec le physiologiste auquel j'emprunte tous ces détails, que les capsules surrénales sont des organes essentiels à la vie; que leur extirpation, leurs altérations, leur destruction, influencent l'économie, soit en enrayant les fonctions de ces organes comme glandes sanguines, soit en irritant le système nerveux.

Enfin, après avoir montré dans un paragraphe spécial les analogies et les différences qui existent entre les résultats de l'ablation des capsules surrénales, la maladie pigmentaire qu'il a observée fréquemment chez les lapins, et la maladie d'Addison, M. Brown-Séquard termine son mémoire par l'étude des fonctions des capsules surrénales, et arrive à cette conclusion, qu'il est probable qu'une de leurs fonctions consiste à modifier une certaine substance, destinée à se transformer en pigment, et à la modifier de telle sorte que cette transformation ne puisse avoir lieu[1]. Il rappelle à ce sujet les expériences du professeur Vulpian[2].

Cela dit, — et vous voyez les conséquences qu'on est en droit d'en tirer, — quels sont les *symptômes* de la maladie d'Addison?

Le début est lent et le mal passe d'abord inaperçu. Le malade a peine à préciser la date de l'apparition des premiers phénomènes qu'il a éprouvés. C'est un malaise général, un affaiblissement des forces physiques et morales, un véritable état de langueur. Les pulsations artérielles sont petites et faibles, ou si le pouls est large, il est mou et dépressible. L'appétit est capricieux, le malade, comme notre homme de la salle Sainte-Agnès, montrant de la répugnance pour les viandes; ou bien son appétit diminue. Ses digestions, d'abord régulières, sont plus tard troublées par des vomissements que rien ne peut calmer. En même temps survient une

1. Brown-Séquard, *Journal de physiologie*, 1858.
2. Vulpian, *Comptes rendus de l'Académie des sciences*, 1856.

douleur ou tout au moins une sensation pénible à la région épigastrique. Il dépérit, sans que l'examen le plus rigoureux fasse découvrir aucun signe d'altération organique susceptible de rendre compte de cette grave perturbation dans la santé, de cette anémie profonde où l'individu est jeté. Enfin il y a une faiblesse extrême, sur laquelle un médecin distingué des hôpitaux, M. Siredey, a insisté avec raison et qui est rendue très évidente par l'examen dynamométrique.

Cependant la coloration caractéristique de la peau, sur laquelle le malade lui-même appelle l'attention du médecin, ou qui tout au moins a frappé ceux qui l'entourent, fournit au diagnostic un élément pathognomonique. Cette coloration brune toute spéciale occupe toute la superficie du corps, et n'est nulle part plus prononcée qu'à la face, au cou, aux extrémités supérieures, particulièrement sur les mains, où elle contraste singulièrement avec la décoloration habituelle des ongles, au pénis, au scrotum, au pli de l'aisselle et autour de l'ombilic. Dans ces points, elle se montre par plaques de nuances foncées, variant du brun clair au bistre, au bronzé; les membranes muqueuses en présentent également. Ainsi notre homme de la salle Sainte-Agnès, le jeune homme que je voyais dans mon cabinet, avaient, l'un, les lèvres, l'autre, les lèvres, les gencives et la langue marbrées de taches noires qui, pour employer la comparaison dont je me suis déjà servi, rappelaient l'aspect que présente l'intérieur de la bouche de certains chiens. M. Hérard a fait constater cette même coloration noirâtre sur la membrane muqueuse des lèvres, des gencives, etc., d'une femme qu'il a présentée à la Société médicale des hôpitaux[1]. Ce ne sont pas seulement les membranes muqueuses qui montrent cette coloration singulière, le docteur Addison dit avoir également constaté, chez un sujet, des plaques brunâtres de même apparence sur le péritoine.

Ces plaques sont constituées par des dépôts irréguliers de pigment accumulé en plus grandes masses dans ces différents points. Des lanières de la peau des mains, enlevées sur le cadavre d'un individu qui avait succombé à la maladie d'Addison, et dont l'observation a été publiée par M. Second-Ferréol, ont présenté, sous le microscope, les caractères de la peau du nègre et des granules de pigment en grande abondance.

A côté de ces places colorées en brun plus ou moins foncé, on en trouve quelquefois d'autres, c'est le docteur Addison qui en a fait la remarque, d'une couleur non seulement plus claire, mais d'un blanc mat, véritables taches de vitiligo se mélangeant avec des taches bronzées, comme s'il y avait eu déplacement de la matière pigmentaire se déposant dans un point du tégument et en abandonnant d'autres.

A mesure que la maladie fait des progrès, la coloration bronzée se

1. Hérard, *Bulletins et Mémoires de la Société médicale des hôpitaux de Paris*, 1867.

prononce davantage, en même temps que les phénomènes généraux prennent aussi une plus grande intensité. L'affaiblissement augmente de jour en jour, et l'individu, arrivé au dernier degré de dépérissement, finit par s'éteindre, à moins qu'il ne soit brusquement emporté, comme l'a été notre malade, par des accidents aigus intercurrents.

Tous ces symptômes généraux se réduisent, en dernière analyse, à ceux de l'anémie la plus profonde. Quand on examine le sang, et j'ai prié M. le professeur Charles Robin d'examiner celui de notre homme à qui j'en avais fait tirer une petite quantité à l'aide d'une ventouse, ce sang ne présente rien d'anomal; du moins en a-t-il été ainsi dans ce cas, où l'on n'a trouvé qu'une diminution de globules rouges, ainsi que cela s'observe chez tous les individus anémiques.

Cependant chez deux malades observés par M. Siredey, les globules rouges étaient aussi nombreux qu'à l'état normal, et ils ne présentaient aucune modification dans leur forme ni leur volume. Le nombre des globules blancs était diminué. Enfin il n'y avait pas de matière pigmentaire. Sur ce dernier point, M. Siredey pense avec raison qu'il y aurait sujet à de curieuses recherches[1].

M. Siredey fait aussi observer que ces deux malades tout à fait cachectiques ne présentaient pas les souffles vasculaires de l'anémie, d'où il est conduit à conclure que la maladie bronzée, placée par quelques médecins dans la classe des anémies, en serait une singulière espèce.

Le même observateur a encore signalé un fait qui démontre l'abaissement de la vitalité, ce fait est la diminution de la chaleur. Chez trois malades qu'il a observés, la température, à jeun, était toujours au-dessous de la normale qui est 37 degrés : chez l'un elle était de 35°,4, et chez un troisième de 36 degrés. Ce sont là des phénomènes intéressants qu'on n'avait pas souvent signalés, et qu'il sera bon de rechercher dorénavant.

Les urines de notre malade, examinées par M. Charles Robin, contenaient quelques globules de pus, mais en si faible proportion, que cela ne constituait rien de pathologique. Chez ses malades, M. Siredey a trouvé des traces de glycose et de cyanurine, sans apparence d'albumine.

M. Jaccoud, dans un travail remarquable comme tout ce qui émane de ce médecin si distingué, s'appuyant sur l'analyse de 127 observations de maladie bronzée, donne de cette affection la caractéristique suivante : « Une asthénie croissant jusqu'à la mort, une mélanodermie à caractères spéciaux, des troubles gastriques, des douleurs lombo-abdominales, tels sont les quatre ordres de phénomènes qui constituent essentiellement la symptomatologie de la maladie d'Addison. Les deux premiers sont constants, ils peuvent exister seuls pendant toute la durée de la maladie; les

1. Siredey, *Bulletins et Mémoires de la Société médicale des hôpitaux*. 1867. p. 355.

autres sont assez fréquents pour être caractéristiques et venir utilement en aide au diagnostic[1]. » Les troubles gastriques consistent en vomissements opiniâtres, parfois incoercibles, qui ont existé dans 74 des 127 observations analysées. Vous voyez que ce symptôme a manqué chez nos deux malades, comme il a fait défaut chez les trois malades de M. Siredey. A côté de ces symptômes, M. Jaccoud en groupe d'autres qui se rattachent comme les précédents à une perturbation profonde du système nerveux, à savoir, la céphalalgie, les convulsions, les vertiges, le délire et le coma. Ces symptômes sont d'ailleurs loin d'être fréquents.

Du côté de la vie végétative, M. Jaccoud note encore des palpitations, de la dyspnée, expressément signalées dans trois cas, et qui ont peut-être été omises dans beaucoup d'autres.

M. Jaccoud fait observer avec raison qu'il est bien étrange que cette asthénie si grave qu'elle suffit à entraîner la mort, ne soit point accompagnée, comme on pourrait s'y attendre, d'amaigrissement, d'albuminurie, de leucocytose, d'hémorrhagies, de souffles vasculaires et de diarrhée, ainsi qu'il arrive aux asthénies cachectiques. Ainsi l'amaigrissement, quand on l'observe, est dû à la phthisie pulmonaire; l'albuminurie est très rare, et vous savez qu'elle a manqué chez nos malades; il en était ainsi des malades de M. Siredey. La leucocytose, extrêmement peu fréquente, dépend d'une complication et non de la maladie d'Addison. Les hémorrhagies n'ont été signalées que dans un cas, et le malade avait une affection du foie. Quant aux souffles vasculaires, que M. Siredey n'a pas non plus observés, on ne les a constatés que chez des malades anémiés par des affections antérieures ou concomittantes. Pour la diarrhée, qui, vous l'avez vu, fut terminale chez un de nos malades, M. Jaccoud l'attribue encore, chez les quelques malades qui en furent atteints, à des complications indépendantes de la maladie bronzée.

Quant au *pronostic*, les observations d'Addison celles qui ont été re-.atées par d'autres médecins, le fait de notre malade et de deux autres que j'ai eus à soigner récemment, montrent qu'il est de la plus haute gravité. Que la maladie ait pris une marche chronique, qu'elle soit aiguë, la mort en est la conséquence inévitable.

Il en est ici comme dans la leucémie, comme dans ces autres espèces d'anémies profondes qui ont duré depuis un très long temps, et qui ne reconnaissent pour cause, ni des pertes de sang considérables, ni une alimentation vicieuse ou insuffisante, ni une intoxication par le miasme palustre. Jamais on n'a vu guérir les individus atteints de la maladie bronzée.

Chez tous, on a presque invariablement trouvé, *à l'autopsie*, des lésions

1. Jaccoud, *Dictionn. de médecine et de chirurgie pratiques*, t. V, art. BRONZÉE (*maladie*).

des capsules surrénales ; le plus souvent des tubercules, du cancer, des productions fibreuses. Chose remarquable ! Addison et ceux qui ont après lui rapporté des cas de la maladie qu'il avait le premier décrite, n'ont jamais rencontré ces hémorrhagies des capsules et la dilatation consécutive de ces organes qui avaient été signalées par le docteur Rayer dans le mémoire auquel j'ai fait allusion[1]. Tantôt des dépôts cancéreux ou tuberculeux existaient tout à la fois dans d'autres viscères, tantôt les capsules seules étaient affectées. Le plus souvent les reins étaient sains et à peine modifiés.

De ce que dans tous les cas de maladie bronzée les capsules surrénales sont malades, il n'en faudrait pas conclure que la réciproque soit vraie, c'est-à-dire qu'il n'y a pas de lésions des capsules surrénales sans maladie bronzée. Addison lui-même le dit implicitement, en citant, avec la bonne foi qui préside à tout son travail, un cas où, en faisant une autopsie, il a trouvé chez un sujet atteint de cancers multiples des productions cancéreuses, peu volumineuses d'ailleurs, dans les deux capsules, sans que cet individu ait jamais présenté aucune teinte spéciale de la peau. Rayer cite également des faits analogues, en ce sens que les capsules surrénales se sont trouvées plus ou moins complètement détruites chez des individus qui n'avaient jamais offert les symptômes caractéristiques de la maladie d'Addison.

Ainsi, messieurs, voilà dans le cadre déjà si étendu des maladies chroniques, dans la classe des anémies, une espèce nouvelle bien distincte des autres.

Je n'ai pas besoin de vous faire remarquer quel service Addison a rendu à la science et à l'art en établissant cette importante distinction.

Lorsque, il y a quarante ans, je commençais mes études médicales, la question des hydropisies était un inextricable chaos. Les beaux travaux de mon éminent collègue le professeur Bouillaud, ceux de Bright, sont, heureusement pour la pratique, venus la débrouiller. De même les travaux de Virchow, de Bennett sur la leucémie, ceux d'Addison sur la maladie bronzée, ont jeté un jour nouveau sur la question non moins complexe des anémies.

Jusque-là, en présence de ces graves affections, nous étions réduits à un déplorable empirisme, ne sachant pas distinguer les unes des autres celles dans lesquelles nous étions à même d'intervenir utilement, celles contre lesquelles tous nos efforts devaient rester impuissants. Si, dans le premier cas, un heureux hasard nous venait en aide, dans le second nous courions le risque, en appliquant des médications intempestives, d'introduire dans un état grave des complications sérieuses.

1. Rayer, *Recherches anatomico-pathologiques sur les capsules surrénales* (*l'Expérience*, 1837).

Toutefois, messieurs, relativement à la maladie qui nous occupe, le diagnostic est loin d'être dégagé de toutes les obscurités qui l'enveloppent; car la coloration spéciale de la peau, qui en constitue le caractère pathognomonique, n'apparaît d'ordinaire qu'à une époque déjà assez avancée du mal. Au début, il ne s'annonce que par une série de phénomènes qui lui sont communs avec beaucoup d'autres espèces d'anémie.

Il faut se garder de confondre avec la maladie d'Addison d'autres cachexies, dans le cours desquelles la peau prend une teinte sale et assez analogue à celle que l'on observe dans la *maladie bronzée*. Ainsi, chez les femmes enceintes, chez les individus qui ont d'abondantes et interminables suppurations, la peau devient terreuse, brune, mais cette coloration n'est pas distribuée dans les mêmes parties que celles que je vous ai indiquées pour la maladie d'Addison, et jamais on n'a vu de coloration bleuâtre des membranes muqueuses.

Ce que je vous ai dit du pronostic me dispense d'insister sur le *traitement*. Tous les moyens employés pour lutter contre la maladie n'ont pu empêcher la terminaison fatale. En l'absence de remède spécifique, nous en sommes réduits à combattre les symptômes de l'anémie : la médication ferrugineuse, les préparations de quinquina, un régime tonique, que vous m'avez vu employer chez notre malade, sont, à ce titre, indiqués.

Ce sont aussi là les indications thérapeutiques auxquelles s'arrête mon ami M. le docteur Duclos[1]. Mon savant confrère de Tours arrive à cette conclusion que le *bronzed disease* est sous la dépendance d'une lésion des capsules surrénales; que les symptômes, la faiblesse progressivement croissante, si caractéristique, la mort enfin qui est le terme fatal de la maladie d'Addison, sont la conséquence d'une intoxication générale de l'économie par la matière pigmentaire qui, par le fait des troubles survenus dans les fonctions des capsules surrénales, n'est plus détruite comme elle doit l'être normalement. M. Duclos fonde son opinion, qu'il discute avec son talent habituel, sur l'étude attentive du fait qu'il a observé et de ceux qui ont été rapportés par les auteurs; il se fonde sur les résultats des expériences physiologiques faites par MM. Brown-Séquard et Vulpian, expériences physiologiques qui lui paraissent concorder complètement avec ce que l'observation clinique lui a appris.

Je sais bien et je dois vous le dire, que cette manière de voir a soulevé bien des objections. Naguère encore, M. le docteur Martineau[2], tout en considérant cette maladie comme une entité morbide très définie, conteste aux capsules surrénales le rôle qu'on leur fait jouer. M. Martineau s'ap-

1. Duclos, *Bulletin général de thérapeutique*, 1863.

2. L. Martineau, *De la maladie d'Addison*, thèse de Paris, 23 décembre 1863, avec trois planches coloriées.

puie, pour soutenir son opinion, sur des observations puisées à différentes sources et dans lesquelles la maladie avait existé sans qu'à l'autopsie on ait trouvé aucune trace de lésion des capsules.

M. Jaccoud a émis sur l'enchaînement pathogénique des symptômes de la maladie d'Addison la théorie suivante [1]. La richesse nerveuse des capsules surrénales et la présence des corpuscules ganglionnaires dans leur substance médullaire, permettent de considérer celle-ci comme un appareil nerveux dépendant du système sympathique abdominal. De sorte que la maladie des capsules serait en définitive une maladie du sympathique. Mais les ganglions semi-lunaires sont le centre d'innervation et par suite de réflexion des plexus surrénaux; donc, toute excitation anomale de ceux-ci se réfléchira sur ceux-là et pourra, par action réflexe, provoquer les troubles viscéraux de la maladie d'Addison. D'un autre côté, le grand sympathique tient sous sa dépendance le système vaso-moteur; ce système préside à la calorification comme aux sécrétions pigmentaires; or, ne peut-on pas comprendre par un trouble réflexe des vaso-moteurs, d'une part, l'abaissement de la température signalé par quelques observateurs et tout récemment par M. Siredey, et d'autre part, la sécrétion exagérée du pigment d'où résulte la coloration bronzée? Pour expliquer les exemples incontestables de lésion des capsules sans maladie bronzée et de coloration bronzée sans lésion des capsules, M. Jaccoud fait observer pour le premier ordre de faits que les troubles viscéraux se produisent plus facilement et plus vite que le dépôt de matière pigmentaire, de sorte que ces troubles peuvent avoir été assez intenses pour entraîner la mort, avant la possibilité de la coloration bronzée; il ajoute, pour le second ordre de faits, que d'autres altérations des plexus nerveux peuvent bien provoquer la sécrétion anomale de matière pigmentaire, d'où la coloration bronzée sans lésions des capsules surrénales. D'ailleurs, fait observer M. Jaccoud, la coloration bronzée sans asthénie progressive et sans troubles viscéraux n'est pas la maladie d'Addison.

Je vous livre sans critique cette ingénieuse pathogénie.

M. le professeur Sée [2] admet que la maladie d'Addison est une cachexie dont la localisation probable est dans les glandes hématopoïétiques, et dont la nature est le plus souvent tuberculeuse ou cancéreuse. Les phénomènes nerveux et la prostration énorme qui accompagnent cette cachexie semblent s'expliquer par la texture nerveuse des capsules. Quand il y a lésion de celles-ci, on conçoit l'altération nerveuse; quand la lésion matérielle manque, on en est réduit à invoquer une névrose des nerfs capsulaires. Ce qui semble le plus rationnel à M. G. Sée, c'est d'admettre

1. Jaccoud, *op. cit.*
2. G. Sée, *Du sang et des anémies*, Paris, 1866.

un trouble dans la fonction des glandes vasculaires, et en particulier des capsules surrénales.

Mon expérience personnelle en un pareil sujet est encore trop peu étendue pour que mon opinion soit absolument faite sur cette intéressante question, et je doute que d'autres soient réellement en mesure de se prononcer d'une façon catégorique et définitive. Cependant ce que j'ai vu, ce que j'ai lu, me fait, quant à présent, pencher plutôt, ainsi que je vous l'ai dit dans le cours de cette conférence, du côté de la théorie que défend M. Duclos, et admettre la relation entre les lésions des capsules surrénales et la maladie dont je viens de vous entretenir.

XCI. — LEUCOCYTHÉMIE.

Maladie caractérisée par une augmentation considérable et progressive des globules blancs ou des globulins du sang. — Dans la leucémie, augmentation de volume de la rate, des ganglions lymphatiques et du foie. — Étiologie complètement ignorée. — Le seul symptôme essentiel de la maladie est la présence dans le sang d'un très grand nombre de leucocytes ou de globulins. — La leucémie a pour conséquence l'anémie et la cachexie. — Les préparations de quinquina, qui ont une action si manifeste sur les engorgements spléniques de cause palustre, sont sans effets sur les engorgements de la rate dans la leucémie.

Messieurs,

Dans leurs applications à la pathologie, et plus encore dans leurs applications à la thérapeutique, à la médecine, à l'art de guérir, la chimie et la micrographie sont le plus souvent d'une utilité fort contestable. Malgré les progrès des deux sciences, nous constatons trop fréquemment au lit du malade leur impuissance. Toutefois, hâtons-nous de le reconnaître, en quelques circonstances, leur intervention nous a rendu, nous rend et nous rendra encore de signalés services; dans quelques cas, cette intervention devient d'une absolue nécessité pour éclairer le diagnostic. N'est-ce pas la chimie qui a fait connaître à notre génération la glycosurie mieux qu'on ne la connaissait autrefois? De même pour l'albuminurie. J'en dirai autant du microscope. C'est au microscope et à l'heureuse application qu'en ont faite MM. Bennett et Virchow pour le diagnostic de la leucocythémie, que nous devons de pouvoir aujourd'hui distinguer les hypertrophies de la rate caractéristiques de cette maladie, des hypertrophies symptomatiques d'une infection, d'une diathèse palustre. C'est au microscope qu'il nous a fallu avoir recours pour établir ce diagnostic précis chez un homme couché au n° 9 de la salle Sainte-Agnès. Nous avons hésité quelque temps avant d'asseoir définitivement notre jugement à son sujet. Tandis que quelques-uns d'entre vous pensaient, avec un de mes collègues les plus instruits, que nous pouvions avoir affaire à une affection des reins; tandis que d'autres, en considérant que le malade arrivait d'un pays où les fièvres intermittentes sont endémiques, et bien que cet homme affirmât n'en avoir jamais été atteint, croyaient qu'il s'agissait d'une hypertrophie de la rate consécutive à un empoisonnement palustre, le microscope est venu nous tirer d'embarras en nous montrant l'altération du sang caractéristique de la leucocythémie.

Lorsqu'on examine au microscope du sang à l'état normal, on voit, indépendamment des globules rouges, qui se présentent couchés les uns sur les autres comme une pile d'écus étalée, on voit d'autres globules blancs, d'un diamètre plus considérable, en beaucoup moindre proportion que les premiers. De plus, on trouve encore des noyaux isolés, en quantité pour ainsi dire insignifiante.

Dans certaines conditions physiologiques, pendant la digestion, pendant la période cataméniale, dans la grossesse, dans certains états pathologiques, comme dans les maladies inflammatoires ou typhoïdes, dans la fièvre puerpérale, dans le cancer et la phthisie, quand ces affections sont fort avancées, le nombre des globules blancs du sang augmente; mais cette augmentation, essentiellement passagère dans l'état physiologique, essentiellement accidentelle dans la grossesse, dans tous ces cas subordonnée à des conditions non persistantes, ne constitue pas plus la leucocythémie que la présence accidentelle du sucre dans les vaisseaux artériels et veineux, jusque dans les artères rénales, et quelquefois même dans les urines pendant la digestion, ne constitue le diabète.

Cette augmentation des globules blancs dans les maladies que nous avons citées ne constitue pas plus encore la leucocythémie que la présence de l'albumine dans les urines au début du choléra, dans l'éclampsie, dans l'angine couenneuse, ne constitue la maladie de Bright.

Pour qu'il y ait leucocythémie, c'est-à-dire cette maladie spéciale, cette dyscrasie, qui, du jour où elle s'est produite, va faire des progrès incessants et conduire fatalement à la mort, il faut que la proportion entre les globules blancs et les globules rouges soit plus considérable qu'elle ne l'est dans aucune des circonstances dont il vient d'être question, proportion que les observateurs qui ont traité ce sujet fixent au maximum de 1 à 20.

Ainsi, tandis qu'à l'état normal le rapport existant entre les globules blancs et les globules rouges du sang est, suivant Moleschott, de 1 à 346, dans la leucocythémie ce rapport est au moins de 1 à 20; entre ce minimum et le rapport de 1 à 1 noté par M. E. Vidal, mon collègue dans les hôpitaux[1], on a trouvé ceux de 1 à 19, à 12, à 7, et de 2 à 3. Mais, suivant Virchow, pour qu'il y ait leucocythémie, il ne suffit pas qu'il y ait augmentation des globules blancs, il faut qu'il y ait simultanément diminution des globules rouges, qu'il y ait substitution des premiers aux seconds, substitution assez considérable pour que souvent le sang prenne une coloration particulière, une teinte plus ou moins blanche, qu'il soit affecté, comme le dit l'auteur allemand, d'un véritable albinisme[2].

Lorsque, pour examiner le sang d'un individu soupçonné d'être atteint

1. E. Vidal, *De la leucocythémie splénique* (*Gaz. hebdom de médecine*, 1856).

2. R. Virchow, *Gesammelte Abhandlangen zur wissenschaftl. Medizin*, Frankfurt, 1855.

de leucocythémie, — et, je le répète, l'examen microscopique peut seul établir le diagnostic de la maladie d'une manière précise, — lorsque, pour arriver à cette étude, on pique, à l'aide d'une aiguille, le bout du doigt du malade, le sang, à sa sortie des vaisseaux, est généralement trouble, d'un rouge jaunâtre ; en se coagulant, il prend une teinte brune plus foncée. Dans une observation publiée par Vogel, le sang tiré de la veine fut séparé en deux portions. La première fut défibrinée. Après quatre heures, on vit surnager une crème blanchâtre, et, après vingt-quatre heures, cette portion de sang défibrinée se divisa en deux couches : la supérieure, d'un blanc laiteux, ressemblant à du pus ; l'inférieure, d'un jaune brun. La seconde se coagula comme du sang normal ; le caillot se recouvrit d'une couche blanchâtre, granuleuse, formée par l'agglomération des globules blancs. Le sérum était abondant, clair et limpide.

Cette expérience de Vogel rappelle le procédé de séparation indiqué en 1844 par Donné[1]. Ce procédé consiste à défibriner le sang et à le laisser déposer jusqu'à séparation des globules blancs ; ceux-ci, moins denses que les globules rouges, surnagent pendant que ces derniers se précipitent. On obtient ainsi des résultats sinon absolus, au moins facilement comparables. Le docteur E. Vidal a mis à profit cette méthode, applicable à une très petite quantité de sang, pour évaluer la proportion relative des globules blancs dans un cas de leucocythémie[2].

Le sang, préalablement défibriné, fut versé dans un tube gradué. La séparation ne fut complète qu'au bout de quarante-huit heures. La masse était alors divisée en trois couches bien tranchées, d'inégale hauteur.

D'abord une couche supérieure formée par le sérum, limpide et citrin, d'apparence normale ; — puis une couche moyenne d'un jaune grisâtre tirant un peu sur le vert, d'une coloration analogue à celle du pus, formée par l'agglomération des globules blancs ; — enfin, la couche inférieure, composée de globules rouges, d'une coloration lie de vin, marbrée, vers sa partie supérieure, de quelques particules blanchâtres adhérentes aux parois du verre.

Dans un premier examen, la deuxième couche (globules blancs) était à la troisième (globules rouges) dans le rapport de 1 à 2,14. — Six mois plus tard eut lieu un nouvel examen. La couche des globules blancs était plus considérable que celle des globules rouges, et leur hauteur comparée donnait la proportion de 1,25 à 1.

En comptant sous le champ du microscope, on trouvait un nombre à peu près égal de globules blancs et de globules rouges ; ces derniers pouvaient être un peu plus nombreux. Pour se rendre compte de cette différence apparente entre les résultats du procédé de séparation et de l'éva-

1. Donné, *Cours de microscopie*, Paris, 1844.
2. E. Vidal, *Bulletins de la Société anatomique*, 1857.

luation numérique, il ne faut pas perdre de vue que les leucocytes sont plus volumineux que les globules rouges; que surnageant au-dessus de ces derniers, ils sont moins tassés, et qu'une certaine quantité de sérum leur est interposée.

De son côté, M. Isambert a noté dans les deux seuls cas qu'il ait été à même d'étudier une altération spéciale de la fibrine qui, au lieu de se prendre en masse filamenteuse, se précipite sous forme granuleuse. M. Isambert fait ressortir les modifications profondes qu'une telle altération de la fibrine doit apporter à la coagulabilité du sang. Il fait remarquer aussi que les variations quantitatives de cet élément signalées par les auteurs tiennent aux particularités cliniques des cas : ainsi lorsqu'il y a eu fièvre *in extremis*, comme dans certaines observations de Bennett, le chiffre de la fibrine était plus élevé qu'à l'état normal, tandis qu'il était beaucoup inférieur dans les cas hémorrhagiques [1].

Considérant que la prédominance des leucocytes coïncide avec des altérations des solides que nous allons étudier; admettant que la maladie débutait par une lésion spéciale de la rate et des autres glandes vasculaires, dont l'hypertrophie se manifeste avant que le sang ait subi l'altération caractéristique, Bennett et Virchow [2] ont émis, sur la nature de la leucocythémie, une théorie essentiellement différente.

Suivant Virchow, la rate et les ganglions lymphatiques sont chargés de détruire d'une certaine manière les globules rouges. Or, plus ces organes sont hypertrophiés, plus leur activité est grande; plus, par conséquent, sera considérable le nombre des globules blancs, et moins considérable sera celui des globules colorés.

Bennett, au contraire, admet que la rate et les ganglions lymphatiques sont chargés de former les globules blancs du sang, mais il n'admet pas la destruction des globules rouges. Ceux-ci ne sont autres que les premiers se modifiant et se colorant dans d'autres parties du système circulatoire. On voit donc tout de suite en quoi diffèrent les deux théories. Pour Bennett, elle consiste en ceci : exagération de l'activité fonctionnelle de la rate, conséquence de son hypertrophie, entraînant la formation d'un nombre de globules blancs qui finissent par circuler en si grande quantité, que leur transformation en globules rouges n'est plus possible pour tous; d'après cette théorie, il y aurait non pas substitution des globules incolores aux globules colorés, mais seulement proportion plus considérable des premiers.

M. E. Vidal et le professeur Magnus Huss discutent ces deux opinions,

1. Isambert, art. LEUCOCYTHÉMIE, dans le *Dictionnaire encyclopédique des sciences médicales*, 1869, t. II, 2e série, p. 295. — Voyez aussi Jaccoud, *Nouv. Dictionn. de méd. et de chir. prat.*, 1875, t. XX, art. LEUCOCYTHÉMIE.

2. Virchow, *la Pathologie cellulaire basée sur l'étude physiologique et pathologique des tissus*, 4e édition, par Is. Strauss, Paris, 1874.

dont ni l'une ni l'autre ne leur paraissent satisfaisantes; car, d'un côté, elles s'appuient l'une et l'autre sur des théories physiologiques qu' sont loin d'être démontrées; et, d'un autre côté, si la leucocythémie dépendait exclusivement de l'hypertrophie de la rate, comment ne l'observe-t-on pas avec ces hypertrophies consécutives aux fièvres intermittentes, cas dans lesquels la rate prend parfois un volume au moins aussi considérable que dans aucun fait de leucocythémie? Vous pouvez vous rappeler l'observation de cette jeune femme, qui, à la Guadeloupe, avait contracté une fièvre quarte, et se présentait dans nos salles avec une hypertrophie considérable de la rate. Le sang de cette femme ne renfermait point de leucocytes en excès. Il faudrait donc qu'indépendamment de cette hypertrophie, la rate présentât une altération toute spéciale dans sa structure et dans sa fonction, altération qui n'est pas encore trouvée.

La même objection peut être faite à la leucocythémie *lymphatique* de Virchow. Si cette espèce de leucocythémie est caractérisée, suivant le professeur de Berlin, par l'hypertrophie des ganglions lymphatiques, la rate gardant ses dimensions et sa structure normale, elle diffère en outre de le leucocythémie splénique en ce que ce ne sont plus seulement les globules blancs qui prédominent dans le sang, mais encore les globulins identiques avec ceux de la lymphe. Eh bien, si, dans cette espèce l'hypertrophie des ganglions lymphatiques était l'unique cause de la maladie, comment expliquer que celle-ci ne se produise pas dans tous les cas nombreux où l'on trouve des engorgements, des hypertrophies ganglionnaires sans leucocythémie? Nous en avions dernièrement encore un exemple chez un malade tuberculeux qui a succombé dans nos salles avec une hypertrophie considérable des ganglions cervicaux. Son sang, examiné au microscope, n'a présenté aucune des altérations de la maladie dont nous parlons. De plus, dans une de nos prochaines conférences, je vous rapporterai plusieurs observations d'hypertrophie ganglionnaire généralisées, dans lesquelles le microscope n'a jamais constaté la présence en excès des globules blancs non plus que des globulins.

En dernière analyse, on peut dire, avec MM. Vidal et Magnus Huss, que, tout en admettant que la leucocythémie soit une maladie spécifique, *sui generis*, nous ne possédons aucune donnée satisfaisante sur son essence, et que la relation prochaine qui peut exister entre l'altération de la rate ou des ganglions et l'altération du sang nous restera aussi longtemps inconnue que le secret de la formation de ce liquide, que le secret des fonctions de la rate et des glandes sans conduits excréteurs, comme la glande thyroïde, le thymus, etc.

En indiquant les altérations du sang qui caractérisent la leucocythémie, nous avons signalé la partie la plus importante de l'histoire anatomique de cette cachexie. Sur ce point encore il nous reste à parler de l'état dans lequel on trouve ce liquide à l'ouverture des cadavres. Sa couleur varie du rouge-brique au brun foncé, chocolat. Tantôt il se présente sous forme de caillots non adhérents aux parois des vaisseaux qu'ils remplissent au point de les dilater, mais les parois vasculaires ne sont jamais altérées. Ces caillots sont mélangés de coagulums jaunâtres ou grisâtres qui peuvent en imposer, au premier abord, pour du pus concret. Tantôt on trouve le sang fluide, pâle, d'un jaune rougeâtre, rappelant par son aspect la boue splénique, et contenant des globules incolores en quantité considérable.

Les lésions organiques les plus remarquables sont celles de la rate, du foie et des ganglions lymphatiques.

L'*augmentation du volume de la rate*, qui, dans le plus grand nombre des cas de leucocythémie, appelait du vivant du malade l'attention du médecin, a été constatée dans presque toutes, pour ne pas dire dans toutes les autopsies.

Le poids de ce viscère s'est élevé jusqu'à plus de 6 livres, et ses dimensions variant le plus souvent entre 30 et 32 centimètres de longueur sur 16 à 18 de largeur, ont présenté jusqu'à 41 centimètres sur 20 de largeur et sur 7 d'épaisseur. Sa forme est l'exagération de sa forme normale; l'aspect et la qualité de son parenchyme sont loin d'être identiques dans tous les faits. Dur, cassant dans la plupart des cas, son tissu, d'une couleur uniformément brun foncé ou brun rougeâtre, présente à la coupe une tranche luisante; dans d'autres cas, sa couleur tirait sur le jaune ou offrait différentes couches de rouge et de jaune qui lui donnaient un aspect marbré. Dans cinq autopsies, parmi les faits de leucocythémie qui ont servi de base à l'excellente monographie de M. Vidal, la rate contenait un ou plusieurs dépôts de matière blanchâtre ou d'un blanc jaunâtre, ressemblant à ces dépôts fibrineux que l'on rencontre quelquefois dans son intérieur, coïncidant avec les affections du cœur[1]. Deux fois elle était criblée de petits points ramollis, blanchâtres. Sa capsule, épaissie, opaque généralement, adhérait au diaphragme et au péritoine par des exsudations plastiques.

Examiné au microscope, son tissu présente des altérations importantes : augmentation en nombre et en volume des éléments normaux; substance intermédiaire aux cellules de la pulpe, plus abondante et plus condensée qu'à l'état sain. Cette modification de texture a été décrite par Virchow sous le nom d'*hyperplasie* avec induration. En outre, MM. Vidal et Luys ont constaté une hypertrophie considérable des glomérules de Malpighi. Ces glomérules remplis de cellules à plusieurs noyaux et de noyaux libres, sont triplés ou quadruplés de volume, et prennent une coloration blanchâtre, marbrant en quelque sorte la coloration rouge-brun du parenchyme de l'organe.

1. E. Vidal, *De la leucocythémie splénique* (*Gaz. hebdom. de médecine*, 1856).

Le foie augmente de volume sans altération de structure; dans quelques cas, il atteint le triple de son volume normal, et son poids a pu dépasser 4 à 6 kilogrammes.

Les ganglions lymphatiques, souvent hypertrophiés, n'offrent, même dans la leucocythémie lymphatique, qu'une simple augmentation de leurs éléments normaux.

Voici, messieurs, un fait anatomique rapporté par M. Lancereaux, et qui, d'accord avec les remarques de Magnus Huss, et de M. E. Vidal, de Virchow, nous démontre combien les globules blancs peuvent être nombreux dans les vaisseaux capillaires du cerveau en particulier. La malade dont l'observation avait été recueillie dans le service de M. Marotte, à l'hôpital de la Pitié, était âgée de trente-deux ans et avait présenté les symptômes de la leucocythémie; le foie et la rate offraient un volume considérable, et l'examen du sang avait démontré une très grande quantité de globules blancs, qui étaient plus nombreux que les globules rouges. A l'autopsie, on trouva que la rate s'étendait de l'hypochondre jusqu'à la symphyse pubienne. Sa coloration était brunâtre, assez uniforme et jaune ou rouge vif au contact de l'air; à la coupe, il s'écoulait une lie très épaisse de couleur chocolat, et composée en grande partie de globules blancs. La déchirure de l'organe était granuleuse, et permettait de voir, même à l'œil nu, les corpuscules de Malpighi hypertrophiés. Les sinus cérébraux étaient remplis de caillots brunâtres, ainsi que les veines affluentes. De plus on apercevait, et c'est sur ce fait que je veux appeler surtout votre attention, on apercevait, dis-je, à la surface du cerveau une admirable injection de tous les vaisseaux veineux de la pie-mère. On aurait dit une injection mercurielle ou mieux une injection purulente. Ces amas de matière blanche qui formaient l'injection capillaire étaient composés presque entièrement de globules blancs. Je ne sache pas, messieurs, qu'on ait noté antérieurement une injection analogue des vaisseaux capillaires du cerveau. Il est probable que semblable injection pourrait être rencontrée dans d'autres organes riches en vaisseaux capillaires, les poumons, les glandes, par exemple.

M. le professeur Sée fait observer avec raison que l'augmentation de volume de la rate et des ganglions lymphatiques n'est pas suffisante pour produire la leucocythémie; pour qu'il en soit ainsi, il faut qu'il ait *hyperplasie* du tissu propre de l'organe, c'est-à-dire augmentation de sa partie active. « Si, en effet, dit-il[1], la rate ou les ganglions lymphatiques sont altérés sans qu'il y ait hyperplasie, les globules blancs n'augmentent en aucune façon; aussi voit-on des fiévreux qui présentent des engorgements spléniques énormes sans aucune trace de leucocythémie; ces engorgements sont des infarctus sanguins ou des lésions plus graves du tissu splénique. »

1. G. Sée, *Du sang et des anémies*, p. 280. Paris, 1866.

Le même savant fait encore observer que « la leucocythémie suppose toujours la formation de nouveaux tissus glandulaires ou de nouveaux éléments dans les glandes normales; chez l'adulte, la leucocythémie est *presque* toujours d'origine splénique; chez l'enfant, au contraire, elle est d'origine ganglionnaire [1]. »

M. Sée ajoute que lorsque manque l'hyperplasie primitive des glandes lymphatiques, on voit apparaître de nouvelles glandes lymphatiques, qui se forment de toutes pièces dans les plèvres, le foie, les reins, les intestins; il y a pour ainsi dire prolifération du tissu adénoïde, représentant les éléments lymphatiques augmentés de nombre et de volume; cela résulte de l'observation de Friedrich, Leudet, Botcher et Billroth.

Tels sont les principaux caractères anatomiques de la maladie dont les premières observations nous sont venues presque simultanément d'Allemagne et d'Angleterre, où elles ont été publiées en 1845, à quelques jours de distance, par M. Virchow (de Berlin) [2] et par M. Bennett (d'Édimbourg) [3]. Cependant, en France, dès l'année 1836, la maladie avait été pour la première fois entrevue par notre savant collègue M. Barth, ainsi que le rappelle M. Vidal dans le chapitre de son travail consacré à l'historique de la question. En 1852, M. Leudet publiait une observation de leucocythémie dont le diagnostic n'avait été institué qu'après autopsie [4] un an plus tard, M. Charcot en publia un nouveau fait [5]. La monographie de M. E. Vidal, que j'ai souvent citée, s'appuie sur trente-deux observations. A celles-ci on peut en ajouter d'autres, et notamment l'observation relatée dans le travail du professeur Magnus Huss (de Stockholm), celle du malade actuellement couché dans nos salles de la Clinique, et enfin celle d'un petit enfant de quinze mois eutré en 1862 dans notre service des nourrices, dont je vais vous parler tout à l'heure.

M. E. Vidal fait remarquer que la leucocythémie doit être fort rare dans la première enfance, puisqu'il n'en a pas trouvé un seul cas après avoir pris connaissance de la plupart des travaux sur ce sujet, jusqu'en l'année 1856. Des trente-deux malades dont il a analysé les observations, le plus jeune avait treize ans et demi. Le fait auquel je faisais allusion il y a un instant, et qui a pour sujet un enfant de quinze mois, trouve donc ici sa place. Dans ce cas, le microscope nous a montré une grande quantité de gros globules blancs dans le sang en même temps qu'une hypertrophie considérable de la rate. Afin de donner à ce fait toute la valeur qu'il mérite, j'ajouterai que M. Vidal lui-même a bien voulu examiner le sang

1. G. Sée, *op, cit.*
2. Virchow, *Froriep's Notizen*, n° 780.
3. Bennett, *Edinburgh medical and surgical Journal*, octobre 1845.
4 Leudet, *Bulletins de la Société anatomique*, 1852.
5. Charcot, *Comptes rendus des séances de la Société de biologie*, p. 44 1re série, t. V, année 1853.

de notre petit malade, et qu'il a constaté à deux reprises que ce sang offrait bien tous les caractères qui appartiennent à la leucocythémie splénique. Voici cette observation :

Un jeune enfant de quinze mois, allaité par sa mère, entre au n° 18 de la salle Saint-Bernard, le 16 février 1862. Il paraît souffrir depuis longtemps; sa figure est un peu bouffie, et sa mère nous apprend que depuis trois semaines il a de la diarrhée et des vomissements; que de plus il est pris de fièvre avec léger frisson toutes les après-midi depuis huit ou dix jours. Il n'offre aucun des signes de la phthisie pulmonaire, non plus que ceux du rachitis. Ses extrémités sont grêles, amaigries, et cet amaigrissement général est plus saillant encore par le fait de l'énorme volume du ventre. La palpitation fait reconnaître une augmentation de volume du foie très notable, et dans l'hypochondre gauche nous constatons une tuméfaction énorme de la rate, qui descend obliquement jusqu'à l'épine iliaque, tandis que son bord interne arrive presque jusqu'à l'ombilic. Il existe aussi un peu d'ascite. Le petit malade, avons-nous dit, a de la diarrhée depuis plusieurs jours; sa mère a remarqué que, de temps en temps; il y avait du sang dans les matières des garde-robes, et plusieurs fois nous avons constaté qu'il en était ainsi. Notons que cet enfant est né à l'hospice des Cliniques, qu'il n'a jamais quitté Paris, et que probablement il n'a point été soumis aux causes qui engendrent la fièvre palustre. L'examen du sang, fait au microscope, dévoile la présence d'un grand nombre de globules blancs. Il ne peut donc y avoir aucun doute sur la nature de la maladie, et il nous est permis d'affirmer que nous avons bien affaire à une leucocythémie. Pendant un mois que le petit malade resta dans nos salles, la diarrhée et les vomissements furent favorablement modifiés par les préparations de craie et de bismuth. Le citrate de fer ammoniacal avait paru rendre un peu de couleur et de fermeté à ses chairs. Cependant de temps à autre la diarrhée sanguinolente reparaissait, et la quinine brute, donnée à la dose de 15 centigrammes, ne réussissait pas constamment à couper les accès de fièvre qui revenaient avec ou sans frisson presque tous les jours. Ajoutons que le volume de la rate ne diminua pas, et lorsque la mère voulut quitter l'hôpital en dépit de nos conseils, elle descendait encore jusqu'à l'épine iliaque antérieure et offrait à la palpation la même dureté[1].

MM. Blache, Isambert et Ch. Robin ont observé un cas bien remarquable de leucocythémie chez un enfant, dans le sang duquel le nombre des leucocytes était à celui des hématies comme deux est à un. Ces éléments offraient cela de particulier que les *globulins* ou petits leucocytes étaient beaucoup plus nombreux que les leucocytes complètement déve-

1. E. Vidal, *De la leucocythémie splénique* (*Gazette hebdomadaire de médecine*, 1856).

loppés. Ces derniers n'étaient réellement pas en plus grand nombre qu'à l'état normal[1].

Je viens de vous signaler incidemment, messieurs, le peu d'action de la quinine sur les engorgements de la rate dans la leucocythémie; permettez-moi, à cette occasion, de vous rappeler l'extrême rapidité avec laquelle ces engorgements disparaissent, lorsqu'ils sont la conséquence de l'empoisonnement palustre, et que nous traitons celui-là par le quinquina à haute dose, suivant la méthode de Sydenham.

A la même époque que l'enfant dont nous parlons, vous avez pu voir au n° 13 de la salle Saint-Bernard, une jeune femme de dix-huit ans qui nous arrivait avec une fièvre intermittente quarte et un engorgement splénique considérable. Chaque fois que je prescrivais le quinquina, le même jour vous constatiez une fièvre intense qui durait quelques heures, en même temps que la palpation vous faisait reconnaître l'augmentation du volume de la rate. Mais dès le lendemain la fièvre avait complètement cessé, et déjà la palpation et la percussion démontraient d'une manière évidente la diminution progressive et continue de ce volume. Cette diminution persistait six, sept, huit ou dix jours, c'est-à-dire pendant tout le temps que durait l'apyrexie; mais aussitôt que reparaissait la fièvre, on voyait la rate se gonfler de nouveau. Cette observation presque expérimentale fut répétée par nous plusieurs fois pendant le séjour de la malade à l'hôpital, et vint confirmer une fois de plus ce double fait déjà connu, que le quinquina a une action spéciale sur les engorgements spléniques de cause palustre, et que ce résultat n'est obtenu qu'après une augmentation passagère de la fièvre elle-même, et probablement de l'hyperémie de la rate.

Nous ne savons rien encore des causes occasionnelles de la leucocythémie. Dans les observations citées par M. E. Vidal, elle s'est manifestée deux fois plus souvent chez les hommes que chez les femmes. L'âge des malades a varié entre quinze mois et soixante-neuf ans; mais c'est chez les individus adultes qu'elle s'est présentée le plus fréquemment. Les sujets mal nourris, mal logés, appartenant aux classes peu fortunées de la société, ayant fait antérieurement des excès alcooliques, et se trouvant dans des conditions hygiéniques fâcheuses, ont surtout payé tribut à cette triste affection.

Quatre femmes faisaient remonter le début de leur maladie à l'époque de leur dernière grossesse. D'autres accusaient des douleurs rhumatismales; enfin, si quelques malades avaient eu autrefois des accès de fièvre intermittente, il n'est guère possible d'établir une relation nécessaire entre l'infection palustre et la leucémie. Car en supposant même, avec

1. Ch. Robin, art. LEUCOCYTE, dans le *Dictionnaire encyclopédique des sciences médicales*, 1869, t. II, 2e série, p. 229.

Magnus Huss, que l'engorgement splénique de l'infection palustre eût été, dans ces cas exceptionnels, une cause organique déterminante de la leucémie, nous ne pouvons nous dissimuler le peu d'importance d'une semblable étiologie, lorsque nous constatons chaque jour des engorgements spléniques, d'origine variée, sans augmentation du nombre des globules blancs du sang.

Toutefois, à titre de symptômes, l'engorgement de la rate a une grande importance; en effet, le fait principal sur lequel notre malade appelait l'attention, était le gonflement considérable de cet organe. C'est là, en réalité, le phénomène décisif pour le médecin dans le diagnostic de la leucocythémie splénique, tandis qu'il manque dans la leucocythémie lymphatique. Cette augmentation de volume de la rate est souvent aussi le fait dominant pour les malades; elle peut atteindre, comme nous l'avons dit, des proportions considérables. Le ventre est soulevé dans l'hypochondre et dans le flanc gauches, la tumeur envahissant une grande partie de la cavité abdominale. La peau de cette région est sillonnée pas des veines distendues, se dessinant sous les téguments. Par la palpation, on limite facilement l'organe; dans notre observation, cette limitation était possible par la simple inspection. Cette tumeur, fixe dans sa partie supérieure et peu mobile dans les mouvements que fait le malade, s'abaisse cependant un peu quand il est debout. La palpation et la percussion sont plus ou moins douloureuses, et souvent les douleurs surviennent spontanément, quelquefois elles sont assez vives pour nécessiter l'intervention de l'art. Au début, les sujets n'éprouvent qu'un sentiment de gêne, de pesanteur, qui augmente par la marche, par le travail; ce sentiment de gêne, exagéré par la pression des vêtements, les oblige à desserrer leur ceinture.

Souvent l'augmentation de volume du foie coïncide avec l'hypertrophie de la rate, mais c'est principalement dans la seconde période de la maladie que cette augmentation de volume du foie se manifeste. Elle est accompagnée de douleurs. Cette hypertrophie de la rate et du foie peut donner lieu à un épanchement abdominal, à de l'anasarque, mais celle-ci peut se rattacher encore aux épanchements séreux qui ont lieu dans une période avancée de la maladie sous l'influence de l'état cachectique

A côté de ces faits de leucocythémie splénique et lymphatique, M. Béhier en a signalé un de leucocythémie *intestinale*. Dans un cas dont il a communiqué les détails au congrès médical de Norwich en 1868, ce savant médecin a observé que toute la surface de la muqueuse intestinale était de couleur grise d'une apparence granuleuse, résultant d'un dépôt de pigment au sommet des villosités. Les plaques de Payer étaient plus proéminentes qu'à l'état normal, plus épaisses, plus larges et plus opaques. Leur partie épaissie était formée par un dépôt de *lymphoma*. Les mailles du reticulum, lui-même épaissi, étaient pleines de ce dépôt qui s'était effectué sous forme de petites cellules rondes, contenant un noyeau qui occupait presque toute leur cavité. Au milieu de ce dépôt lymphatique étaient situées les glandes vésiculaires dont la réunion forme la plaque de Peyer. La glande n'avait subi aucune espèce de dégénérescence graisseuse ni d'autre altération morbide, ses éléments étaient seulement augmentés de nombre et leur multiplication avait seule causé l'accroissement du follicule. Le dépôt lymphatique semblait avoir envahi toute l'épaisseur de la muqueuse, qui ne présentait plus de vestige de glandes tubulaires.

Ce cas est d'autant plus remarquable qu'il n'y avait aucune hypertrophie simultanée des glandes lymphatiques, de la rate ou du foie.

En même temps que cette prolifération extraordinaire du tissu lymphoïde de l'intestin, il y avait une dyscrasie du sang consistant dans une diminution considérable des globules rouges avec développement excessif, en nombre au moins égal à celui des globules rouges, de cellules blanches de petite dimension (*globulins*), appartenant à la variété lymphatique de la maladie. Les symptômes avaient été perte des forces, pâleur, cachexie progressive, perte d'appétit, perte des fonctions génésiques; mais ni hémorrhagies, ni diarrhée, ni vomissements, ni complications thoraciques, ni albuminurie, ni fièvre. Le malade succomba au bout de trois ou quatre mois aux progrès d'un affaiblissement dont rien ne donnait l'explication en dehors de l'analyse du sang.

Après avoir rapproché de ce fait intéressant deux autres empruntés à M. Laveron et à M. Potain, qui présentent avec le premier quelques analogies au point de vue de la lésion intestinale, M. Isambert fait observer que ce fait de M. Béhier pourrait bien être considéré comme un cas de la leucémie lymphatique de Virchow; d'abord à cause de la nature de la dyscrasie du sang, qui consistait dans une prédominance des globulins, ensuite par cette considération à laquelle incline visiblement Virchow, que ce n'est pas l'hypertrophie de telle ou telle glande qu'il faut envisager, mais la prolifération du tissu lymphoïde dans une région quelconque. Il est vrai, ajoute judicieusement M. Isambert, qu'avec cette doctrine la leucémie splénique elle-même cesserait d'être une variété réelle puisque c'est surtout aux corpuscules de Malpgihi que Virchow attribue la leucémie[1].

L'hypertrophie de la rate ou des ganglions lymphatiques, et l'altération du sang, signe pathognomonique de l'affection, sont, ce dernier surtout, les *symptômes* vraiment propres à la leucocythémie; les autres s'observent dans toutes les maladies cachectiques, et n'offrent rien de spécial à celles-ci.

1. E. Isambert, art. LEUCOCYTHÉMIE, dans le *Dictionnaire encyclopédique des sciences médicales*, 1869, t. II, 2e série, p. 330.

Au début, c'est un affaiblissement parfois assez rapide : en même temps que l'amaigrissement survient, les téguments se décolorent, et l'on constate tous les signes de l'anémie, palpitations, bourdonnements d'oreilles, obscurcissement de la vue, céphalalgie, quelquefois tendance à la lipothymie; quelques malades se plaignent de douleurs névralgiques. Le caractère se modifie, devient irritable, triste, morose; dans les derniers jours, il survient un délire tranquille qui persiste jusqu'à la mort.

Les fonctions digestives s'accomplissent généralement assez bien jusque dans la dernière période de la maladie, et si dans les derniers temps la diarrhée est le phénomène ultime le plus constant, généralement les garde-robes restent régulières, sauf chez quelques individus qui présentent des alternatives de resserrement et de relâchement du ventre. Cependant chez un négociant espagnol, qui vint me consulter en 1861, la maladie avait commencé par des troubles digestifs : deux ou trois heures après avoir mangé, le malade éprouvait de vives douleurs d'estomac. En vain allait-il aux eaux les plus diverses pour se guérir de cette gastralgie; en vain changea-t-il les heures de ses repas et la nature de son alimentation; les troubles digestifs persistèrent. Ce n'est que trois ans plus tard qu'apparut l'engorgement ganglionnaire, contre lequel les préparations iodurées furent infructueusement dirigées. Enfin le ventre se ballonna, et la cachexie commença à se montrer. C'est alors que le malade me fut adressé. Je lui trouvai un engorgement considérable de la rate et du foie, ainsi que des ganglions lymphatiques du cou, de l'aisselle et de l'aine. Il y avait un peu d'épanchement ascitique révélé par la percussion; de la pâleur; une soif vive; des urines peu abondantes. Le pouls était fréquent, surtout la nuit. Je fis examiner le sang par M. Ch. Robin, qui y trouva, au lieu de 1 globule blanc sur 300 rouges environ, que l'on trouve habituellement dans le sang normal, 20 à 25 sur 300. Ce qui confirmait surabondamment le diagnostic de leucocythémie que j'avais déjà porté.

La gêne de la respiration notée chez la plupart des malades dès le début de l'affection, et qui augmente par la marche et les mouvements, chez quelques-uns après le repas de soir, se lie à l'état anémique, et dépend aussi probablement de l'obstacle mécanique apporté au libre jeu de l'appareil respiratoire par la présence de la tumeur splénique, qui refoule le diaphragme dans la cavité de la poitrine.

Cette dyspnée, qui devient plus considérable à mesure que la maladie fait des progrès, peut arriver, dans la dernière période, jusqu'à l'orthopnée, sans qu'à l'autopsie rien révèle l'existence de lésions pulmonaires. Elle est quelquefois accompagnée d'une toux peu fréquente, courte, généralement sèche, mais suivie dans quelques cas d'une expectoration muqueuse peu abondante.

Le pouls est faible, dépressible, et ne devient fréquent qu'alors que s'allume la fièvre hectique. Dans les cas où elle s'est montrée aux premières périodes de la maladie, elle était très différente des accès de fièvre intermittente. Le mouvement fébrile commençait toutefois assez souvent par des frissons, et était suivi de sueurs assez abondantes, surtout la nuit, pour obliger parfois le malade à changer de linge ; mais ces accès revenaient avec la plus grande irrégularité, et étaient très passagers, se déclarant principalement vers le soir, comme les accès de fièvre hectique, et non comme les accès de fièvres palustres, qui surviennent le matin et dans le milieu du jour le plus ordinairement.

Nous avons parlé de l'anasarque, et nous l'avons attribuée en grande partie à l'état cachectique ; les épanchements séreux abdominaux et pleuraux, l'œdème du tissu cellulaire et du poumon s'observent le plus souvent dans la dernière période de la leucocythémie, bien que, dans quelques cas, on ait vu l'œdème apparaître et disparaître à plusieurs reprises.

La tendance aux hémorrhagies est un fait habituel, il avait été noté chez notre malade. Les hémorrhagies nasales sont les plus fréquentes, puis viennent les hémorrhagies intestinales, gingivales, sous-cutanées ; dans deux cas sur vingt, il y a eu métrorrhagie.

Virchow rattache cette tendance aux hémorrhagies à l'affection splénique. Ce que nous avons dit des relations supposées entre l'altération de la rate et les altérations du sang, trouve encore ici sa place, car il est d'observation ancienne que la tuméfaction considérable de la rate, consécutive aux fièvres palustres, donne habituellement lieu à ces hémorrhagies. On pourrait invoquer aussi une altération du foie, car l'influence des affections de cet organe sur la production des hémorrhagies est un fait surabondamment démontré, depuis surtout que M. Monneret l'a mis si vivement en lumière. Mais ne serait-il pas possible, comme se le demande Magnus Huss, que les hémorrhagies dans la leucocythémie fussent plutôt sous la dépendance de l'excès des globules blancs ? Ces globules, en effet, d'un diamètre plus considérable que les globules rouges, ayant une tendance à s'agglutiner, formeraient des caillots qui obstruent la voie des vaisseaux capillaires ; ceux-ci se rompant, l'hémorrhagie arrive plus ou moins considérable suivant la quantité des vaisseaux rompus. — J'avoue que cette explication mécanique est médiocrement de mon goût.

Les urines, normales dans la première période de la maladie, se modifient à la fin, et contiennent des proportions plus considérables d'ammoniaque et d'urates.

A titre de complication, on a noté dans quelques cas des affections concomitantes de la poitrine, tubercules pulmonaires, épanchements pleurétiques, congestions sanguines, œdème des poumons. Trois malades, dans les observations compulsées par M. E. Vidal, ont été atteints d'ictère dans le cours de leur affection ; chez un autre, le foie fut trouvé cirrhosé ; chez trois autres encore, il y eut complication de maladie de Bright.

Enfin, dans la période ultime de la leucocythémie, on a vu survenir des éruptions furonculeuses, avec eschares au sacrum, du pemphigus, comme dans une observation de Virchow et dans celle de Magnus Huss.

Il est assez difficile de préciser la durée de la leucocythémie, car on ne connaît jamais suffisamment bien son début réel; mais approximativement, on peut dire que dans les cas rapportés par les auteurs, cette durée a varié depuis trois mois jusqu'à cinq ans, et qu'elle a été en moyenne de treize à quatorze mois. Sa marche est donc essentiellement chronique; sa terminaison est la mort. Tous les observateurs sont d'accord sur ce point : tous les sujets avaient succombé ou n'étaient pas guéris, et présentaient peu d'espoir de guérison dans les faits qui ont été rapportés.

Contre cette maladie, fatalement mortelle, divers traitements ont été employés, ils sont restés non seulement impuissants à la guérir, mais même à en arrêter momentanément la marche.

Celui qui s'adresse à l'état anémique semblerait cependant devoir être de quelque secours, sinon pour arriver à la guérison, du moins pour modérer les progrès du mal, s'il était permis d'en juger d'après ce que nous voyons chez notre malade. Les préparations ferrugineuses ont semblé lui être utiles, et les préparations de quinquina ont été incontestablement avantageuses en arrêtant les hémorrhagies. Depuis son arrivée, il avait chaque jour des épistaxis assez alarmantes, nous l'avons mis à l'usage de la poudre de quinquina, et les hémorrhagies n'ont pas reparu pendant quelque temps : il prenait quotidiennement 2 grammes de quinquina jaune dans du café; pendant trois semaines il n'y avait pas eu d'épistaxis. Mais celles-ci se sont reproduites, pour céder de nouveau sous l'influence d'une dose plus considérable du même médicament. Toutefois cet avantage, quelque réel qu'il ait été, était trop peu considérable pour que nous nous fissions illusion sur l'issue de la maladie.

Pour vous donner une idée de la médication que je conseille, je vous citerai la substance de la consultation que je donnai au négociant espagnol dont j'ai parlé tout à l'heure : je lui prescrivis les eaux de Pougues à prendre immédiatement si cela lui était possible; l'usage des préparations martiales et iodurées à prendre alternativement puis combinées; l'emploi successif des bains salés, sulfureux, ferrugineux ; le quinquina en poudre, le vin de quinquina, le café; les amers, tels que le quassia et la noix vomique; enfin une alimentation variée. Il était bien entendu que ses médecins espagnols devaient se guider d'après ce programme et le modifier suivant l'occurrence.

XCII. — ADÉNIE.

Affection caractérisée par l'hydropisie progressive des ganglions lymphatiques superficiels et profonds. — Hypergénèse des cellules ganglionnaires. — Jamais d'inflammation des ganglions. — Quelquefois hypertrophie concomitante de la rate, du foie et des glandes intestinales. — Trois périodes dans la maladie : période latente; période progressive de généralisation et d'état; période cachectique. — Dans la première période, point de troubles généraux; dans les deuxième et troisième périodes, anémie sans leucémie. — Œdème des membres, ascite, quelquefois anasarque. — Toux. — Dyspnée. — Accès de suffocation par compression des bronches. — Durée de la maladie dix-huit mois à deux ans. — Terminaison presque toujours mortelle par accès de suffocation ou par état cachectique.

MESSIEURS,

Dans tous les temps, les médecins se sont préoccupés des engorgements, ou, comme on disait autrefois, de l'obstruction des viscères. Ainsi les anciens auteurs, dans l'étude des cachexies, accordaient une grande importance aux obstructions de la rate et du foie.

Depuis les travaux de Sydenham, de Morton et de Torti sur l'infection palustre, on a toujours recherché avec soin quelle pouvait être la part de cette infection dans l'hypertrophie de ces organes.

L'anémie, l'état cachectique, qui accompagnent ces engorgements viscéraux, avaient conduit à penser que la constitution du sang était profondément modifiée. L'altération des éléments du liquide sanguin avait été soupçonnée, mais non démontrée; aussi, vous vous rappelez avec quel intérêt furent accueillis les travaux de Bennett et Virchow sur une maladie nouvelle, la *leucémie*, qui, suivant eux, était la conséquence de l'hypertrophie de la rate, du foie ou des ganglions lymphatiques.

On admit qu'il existait une leucocythémie splénique et une leucocythémie sympathique. Cependant de nombreux faits ont établi que l'engorgement hépatique, splénique et ganglionnaire pouvait exister sans modification du nombre des globules blancs et des globulins; et, de plus, les savantes recherches de M. Ch. Robin ont démontré que les globules blancs et les globulins pouvaient être en excès dans le sang, bien qu'il n'y eût aucune hypertrophie viscérale ou ganglionnaire. Enfin cette hypergénèse des leucocytes peut être rencontrée dans des états morbides indépendants de tout engorgement viscéral et même dans des états physiologiques[1].

1. *Journal de physiologie* de Brown-Séquard, p. 51, Paris, 1859.

Nous savions depuis longtemps, messieurs, que l'hypertrophie de la rate et du foie n'avait point pour conséquence obligée l'hypergénèse des leucocytes. L'observation clinique ne devait point tarder à mettre hors de doute que l'hypertrophie ganglionnaire pouvait aussi exister sans augmenter le nombre des globulins.

C'est de l'HYPERTROPHIE GÉNÉRALISÉE DES GANGLIONS LYMPHATIQUES que je désire aujourd'hui vous entretenir. Dès que mon attention se fut fixée sur cette étrange affection, je fus frappé de ne jamais voir la suppuration s'emparer de ces énormes tumeurs lymphatiques, qui pendant quelque temps ne présentaient d'autres inconvénients que ceux qui pouvaient tenir à la gêne des organes comprimés par ces tumeurs.

Je constatais en même temps l'incurabilité de ces tumeurs, qui, si elles ne s'enflammaient jamais, avaient néanmoins une insurmontable ténacité, tendaient sans cesse à s'accroître, et après un temps qui n'avait rien de précis, finissaient par exercer sur la constitution une influence profondément funeste, et souvent tuaient par la compression de certains organes essentiels à la vie.

Il me fut donc démontré qu'il fallait voir dans le développement de ces tumeurs ganglionnaires un génie spécifique; je voulus imposer un nom spécial à une maladie spéciale, je l'appelai ADÉNIE. Ce n'est point que cette dénomination ne puisse convenir à une multitude d'affections ganglionnaires, à la tuberculisation cervicale, mésentérique, etc. ; cependant je persiste à lui donner ce nom, afin que désormais il soit bien établi qu'il y a une *espèce morbide* nouvelle dans la grande famille des maladies ganglionnaires.

Tout d'abord, messieurs, qu'il soit bien entendu que je n'ai rien découvert; que la description de la maladie a été assez bien faite avant moi : en Angleterre, par M. Hodgkin[1]; en France, par un de mes élèves, M. Bonfils[2]; et en Suisse, par M. Cossy[3]. Je ne prétends à aucun autre mérite que celui d'avoir réuni des faits assez nombreux, empruntés à ma propre pratique et à celle de mes confrères; d'avoir relié ces faits par une description commune, de les avoir embrassés dans une appellation spéciale, et d'avoir essayé d'en vulgariser la connaissance.

Le professeur Nélaton a souvent entretenu ses élèves de la maladie qui nous occupe; et, comme moi, il a voulu y voir une maladie ganglionnaire toute spéciale. Le professeur Laugier, dans le service duquel avait été

1. Hodgkin, *On some morbid appearances of the absorbent glands and spleen* (*Medico-chirurg. Transactions*, 1832, t. XVII, p. 168).

2. Bonfils, *Réflexions sur un cas d'hypertrophie ganglionnaire générale* (*Société médicale d'observation de Paris*, 1856).

3. Cossy, *Mémoire pour servir à l'histoire de l'hypertrophie simple plus ou moins généralisée des ganglions lymphatiques, sans leucémie* (*Écho. médical*, t. V, Neuchâtel, 1861).

observé le malade dont M. Bonfils a rapporté l'histoire, avait été frappé également de ce que la maladie présentait de particulier ; M. Leudet, de Rouen, avait, avec la sagacité qui le caractérise, bien observé que l'*adénie* était une maladie toute spéciale, et bien souvent nous avions échangé nos idées à ce sujet.

De son côté, M. Cossy, en 1861, avait publié un mémoire où se trouvent consignés trois faits d'hypertrophie ganglionnaire simple généralisée sans leucémie. Enfin, je dois à l'obligeance extrême de MM. Potain et Laboulbène, d'avoir bien voulu me communiquer deux observations, dont l'une a été recueillie à l'hospice des Ménages, et l'autre à l'hôpital Sainte-Marguerite.

Tous ces faits ont du reste une grande ressemblance, et il ressort de leur étude attentive que l'*adénie* consiste en une *hypertrophie simple des ganglions lymphatiques* superficiels et profonds, et en des *productions lymphatiques* dans différents organes, analogues à celles que l'on rencontre dans la leucocythémie, mais (et le fait est essentiel et caractéristique) *sans qu'il y ait augmentation des globules blancs du sang.*

Cette hypertrophie ganglionnaire est quelquefois accompagnée d'une hypertrophie simple du foie et de la rate. De plus, comme je viens de vous le dire, et comme on le voit bien dans une observation de M. Potain[1], il y a aussi, en certains cas, hyperplasie des follicules isolés et agminés de l'intestin grêle.

Dans toutes ces observations, si ce n'est dans l'une de celles qui nous ont été communiquées par le docteur Leudet, il n'y avait point augmentation des leucocytes ni des globulins. Ce qui distingue donc l'adénie des autres affections ganglionnaires, et en particulier de la leucocythémie, c'est d'une part l'absence d'altération appréciable du sang, autre que l'anémie, et encore l'anémie ne devient-elle manifeste que dans la deuxième période de la maladie.

Les malades viennent ordinairement consulter dans les premiers mois de leur affection. Ils se plaignent du développement d'un grand nombre de tumeurs à la surface du corps et quelquefois d'un peu de dyspnée. Du reste, ils se disent bien portants, leur santé ne paraît point altérée, l'appétit est conservé, il n'y a point de troubles sérieux des principales fonctions, la nutrition, dans les cinq ou six premiers mois de la maladie, n'est point sensiblement modifiée.

L'hypertrophie ganglionnaire commence le plus souvent par la région sous-maxillaire, puis bientôt les malades sont effrayés de voir des tumeurs se dévolopper sur les parties latérales du cou, dans le creux axillaire et dans les aines. Il y a plus rarement hypertrophie des ganglions épitrochléens et poplités. Cependant les ganglions sous-maxillaires et cer-

1. Potain, *Bulletins de la Société anatomique*, 1861, p. 217.

vicaux ne tardent point à donner un singulier aspect à la figure : la tête paraît relativement petite et repose sur une masse ganglionnaire que les malades cherchent d'abord à dissimuler par quelque artifice de toilette. Les tumeurs du cou se montrent sans changement de coloration de la peau. Elles n'ont contracté aucune adhérence avec les parties voisines, et chaque ganglion hypertrophié reste souvent indépendant des ganglions voisins. Ces tumeurs sont roulantes, on peut les toucher, les presser, les malaxer même sans déterminer de douleur. Celles de la région sous-maxillaire se continuent quelquefois sous forme de chapelet avec celles du côté opposé et avec les tumeurs des régions latérales du cou. Ces dernières peuvent ne pas être seulement superficielles; dans un cas je les ai vues se continuer sur les parties latérales du larynx, de la trachée artère, et elles peuvent s'étendre jusqu'aux bronches. Quelquefois elles se continuent au-dessous de la clavicule avec les tumeurs axillaires. Ces dernières sont ordinairement très-développées, elles ont souvent la grosseur d'un œuf de poule ou de dinde ; chez un malade des environs de Fontainebleau auquel MM. les docteurs Escalonne et Leblanc donnaient leurs soins, ces tumeurs axillaires avaient le volume et la forme de véritables mamelles, auxquelles elles ressemblaient beaucoup et par la couleur de la peau et par le larcis de veines bleues qui les recouvraient. Des tumeurs si volumineuses entravent non seulement les mouvements des bras qu'elles tiennent éloignés du tronc, mais encore deviennent un obstacle à la circulation veineuse; aussi n'est-il pas rare d'observer dans ce cas de l'œdème des mains et des avant-bras. L'hypertrophie peut envahir les ganglions sous-pectoraux.

Dans l'aine, les ganglions acquièrent aussi un volume très considérable ; ils ont les mêmes conséquences, c'est-à-dire qu'ils déterminent de la fatigue dans les mouvements et de la gêne dans la circulation de retour. Presque toujours les pieds et les jambes sont œdématiés. Les tumeurs inguinales occupent quelquefois toute l'étendue du triangle de Scarpa, et la main appliquée au-dessus du ligament de Fallope peut souvent sentir des tumeurs analogues dans les fosses iliaques. Le toucher par le vagin et le rectum démontre aussi l'existence de semblables tumeurs dans le petit bassin. Enfin la palpation abdominale peut permettre chez les personnes maigres de constater l'hypertrophie ganglionnaire au niveau de l'angle sacro-vertébral, le long de la colonne vertébrale; et si la main n'atteint pas toujours ces régions profondes, c'est que le ventre est empâté par le développement des ganglions mésentériques. Dans plusieurs observations l'ascite a pu être facilement reconnue. Aussi au début même de la maladie, et lorsqu'il n'y a pas encore d'état cachectique, a-t-on considéré comme affectés d'anasarque de cause viscérale des malades qui n'avaient en réalité qu'un œdème multiple des extrémités et une ascite par le seul fait de la gêne de la circulation générale et de celle de la veine porte.

Trois fois seulement sur onze observations nous avons noté l'hypertrophie du foie et de la rate. L'augmentation de volume de ce dernier organe peut être considérable; nous l'avons vue, chez une jeune femme de vingt-trois ans, occuper toute la partie gauche de l'abdomen, s'étendre jusqu'à l'ombilic et remplir complètement la fosse iliaque. Chez cette malade, je me hâte de signaler ce fait important, il n'y avait point de leucémie.

Nous reviendrons bientôt sur l'enchaînement des symptômes de l'adénie; mais je veux d'abord vous exposer l'observation de la malade qui a le plus frappé mon attention.

Le 20 février 1863, j'étais consulté par une jeune femme de vingt-trois ans, affectée d'une hypertrophie ganglionnaire généralisée. Cette dame, encore bien portante à cette époque, n'était pas d'un tempérament lymphatique, son teint était assez animé, elle avait les yeux brillants, et, si l'attention n'eût été éveillée par la présence de ganglions sous-maxillaires volumineux, on eût été bien eloigné de croire que cette dame portât une altération organique grave. Dans l'enfance, il n'y avait pas eu de maladie scrofuleuse, de glandes suppurées, ni de coryza chronique; plus tard, jamais d'angine herpétique, pas de maux d'yeux persistants. Toujours bien réglée, cette jeune femme, mariée à dix-neuf ans, a deux enfants bien portants eux-mêmes. Il n'y a pas de renseignements sur les antécédents de famille, cependant le père et la mère de cette jeune femme vivent encore et se portent bien.

Il y a neuf mois environ, c'est-à-dire vers le troisième ou quatrième mois de sa dernière grossesse, madame X... s'aperçut qu'elle avait de petites tumeurs sous les aines et sous les aisselles; en l'espace de quinze jours, ces tumeurs ganglionnaires acquéraient un volume assez notable, et d'autres ganglions s'hypertrophiaient ainsi sous l'angle de la mâchoire, dans les régions occipito-cervicale, etc. L'attention de MM. Henrot et Landouzy (de Reims) fut éveillée par une hypertrophie ganglionnaire si généralisée et si rapide dans sa marche; aussi pensèrent-ils que la toux dont se plaignait madame X... pouvait être la conséquence d'une hypertrophie analogue des ganglions bronchiques. Madame X... accoucha heureusement, et après son accouchement, on reconnut qu'il existait dans les fosses iliaques et dans la région sacro-lombaire des masses ganglionnaires volumineuses. Quand la malade se présente à moi, on peut constater une hypertrophie ganglionnaire généralisée; les ganglions occipitaux, sous-maxillaires, cervicaux, les ganglions inguinaux, épitrochléens, poplités et axillaires ont acquis un tel volume que plusieurs d'entre eux ont la grosseur d'un œuf de pigeon ou de poule. En plongeant les doigts en arrière de l'arcade de Fallope, de chaque côté, on sent une chaîne ganglionnaire qui s'enfonce profondément; le palper fait reconnaître aussi une augmentation considérable de la rate. Jamais chez cette jeune femme il n'y eut de fièvre intermittente et de fièvre hectique; la santé, nous insistons sur ce point, est toujours restée et est encore parfaite.

De l'examen fait par M. Dumontpallier il résulta que le sang ne renfermait que de très rares globules blancs, trois ou quatre, perdus au milieu d'un grand nombre de globules rouges d'aspect normal; on ne rencontra pas de globuline.

Il existait, avons-nous dit, une petite toux sèche. Jamais cependant il n'y avait eu d'hémoptysie. La respiration était normale à gauche, mais à droite il y avait un peu de souffle à l'expiration et quelques râles humides; point de matité notable dans le sommet des poumons. Le cœur était sain; il n'y avait point de souffle dans les vaisseaux du cou, point d'œdème des extrémités. L'appétit était conservé, les digestions faciles, la nutrition paraissait normale, il n'y avait pas eu d'amaigrissement sensible. Le sommeil était bon, la gaieté conservée, et madame X... n'eût point pensé à se plaindre, si elle n'eût été tourmentée du développement des tumeurs ganglionnaires.

Ainsi, une jeune femme, toujours bien portante jusqu'au troisième mois d'une seconde grossesse, voit se développer au-dessous de la mâchoire inférieure, sur le cou et dans les régions axillaires et inguinales, un grand nombre de petites tumeurs qui ne tardent pas à se multiplier et à prendre un volume considérable. L'accouchement se fait heureusement. Cette jeune femme peut nourrir pendant quelques mois, puis la sécrétion lactée se tarit, et, à partir de ce moment, le développement des tumeurs fait de nouveaux progrès. Cependant l'état de santé paraît satisfaisant jusqu'au jour où madame X... vient nous consulter; son teint est bon, elle n'éprouve de douleurs en aucune partie du corps, les digestions sont faciles, la nutrition ne paraît point altérée. La petite toux sèche dont madame X... a été prise pendant sa grossesse continue, mais elle ne doit être rattachée à aucune lésion grave des poumons, et nous partageons l'opinion de MM. Henrot et Landouzy : nous croyons, comme eux, qu'elle est la conséquence de quelque compression bronchique occasionnée par l'hypertrophie des ganglions qui entourent probablement la bronche droite. Cette interprétation était fondée sur l'absence de lésions organiques du poumon et sur le développement général des glandes lymphatiques superficielles et profondes. Aussi n'avons-nous pas dissimulé à la famille nos graves inquiétudes sur l'issue de la maladie; il était probable, en effet, que la malade succomberait à des accès répétés de suffocation, à une asphyxie par obstruction bronchique, ou bien que l'état cachectique, devenant rapide dans sa marche, jetterait la malade dans le marasme, avec fièvre hectique, sueurs profuses ou diarrhée colliquative. Nos tristes prévisions ne devaient pas tarder à s'accomplir, les modificateurs généraux que nous avions conseillés restèrent sans résultat favorable, et nous apprenions quelques mois plus tard que le malade avait succombé à des accidents cérébraux, après avoir eu des hémorrhagies sous-cutanées.

On ne fit pas, que nous sachions, l'examen du sang dans les derniers mois; aussi ne sommes-nous pas autorisés à nier d'une manière absolue l'existence de la leucémie dans la dernière période de la maladie; mais si l'on songe que les glandes lymphatiques et la rate avaient acquis, lors de notre examen, un développement bien supérieur à celui qu'on observe ordinairement dans les cas de leucémie, et qu'il n'y avait pas alors de leucocytes en excès, si de plus on rapproche ce cas particulier de tous ceux que nous avons étudiés et dans lesquels l'examen microscopique ne permit jamais de constater l'excès des leucocytes, on est en droit de penser que la marche de l'affection a été celle que l'on observe ordinairement, et que la malade probablement ne fut jamais leucocythémique.

L'observation de cette jeune femme, malgré cette lacune, n'en porte pas moins avec elle ce grand enseignement, à savoir, qu'une personne, en apparence bien portante et dont le sang paraît normal, alors qu'il existe déjà une hypertrophie généralisée de toutes les glandes lymphatiques et un développement exceptionnel de la rate, peut, assez rapidement, succomber à une cachexie ganglionnaire. Si la malade ne fut point leucémique, est-ce à dire que le sang ait conservé chez elle sa composition normale? Non évidemment, car dans toutes les cachexies il existe une profonde modification de ce liquide; mais ce que nous tenons à établir, c'est que notre malade n'avait présenté, au moins pendant les dix premiers mois de son affection, ni les symptômes ni la lésion hématique de la leucémie splénique ou lymphatique.

Je vous disais, en commentant cette observation, que si la malade ne succombait pas à un état cachectique, elle pourrait mourir dans un accès de suffocation par obstacle à l'arrivée de l'air dans les poumons. Comme exemple de ce mode de terminaison de l'*adénie généralisée*, je me rappelle un jeune malade que je voyais avec Amussat.

Il a y plus de vingt-cinq ans, ce chirurgien distingué m'appelait aux Néothermes pour voir un de ses malades. Je trouvais un homme jeune qui habitait ordinairement le Poitou. Depuis près d'un an, il lui était survenu un engorgement ganglionnaire général. Toutefois la lésion occupait plus particulièrement le cou et pénétrait derrière la clavicule et le sternum; il en était résulté une oppression telle, que la mort était imminente. Amussat désirait que je pratiquasse la trachéotomie.

Dès que j'eus incisé l'aponévrose cervicale superficielle, les tumeurs emprisonnées jusqu'ici jaillirent en quelque sorte par l'incision que je venais de faire, et la respiration devint un peu moins difficile. Il me fallut alors avec des érignes mousses culbuter sept ou huit tumeurs placées au-devant ou sur les côtés de la trachée, que je mis à nu avec une extrême difficulté, en évitant avec le plus grand soin les veines nombreuses que je rencontrais. La trachée ouverte, j'y introduisis une forte canule; mais à mon grand regret, je n'obtins presque aucun allègement dans la dyspnée; il était évident qu'au delà de l'extrémité interne de ma canule la trachée était aplatie par quelques autres tumeurs. J'avais pourtant prévu cet accident, et je m'étais muni d'une canule plus étroite que celle dont je me sers habituellement chez les adultes, et dont la longueur excédait 10 centimètres. Je la substituai à la première, et quand elle fut introduite à 6 centimètres à peu près, je heurtai contre un obstacle dont je triomphai avec peine en faisant exécuter à l'instrument des mouvements de va-et-vient. L'obstacle franchi, la respiration devint facile, ce qui n'empêcha pas que le malade mourût le lendemain.

J'ai voulu citer ce fait pour montrer, d'une part, comment meurent les malades lorsque l'adénie s'étend jusqu'aux ganglions bronchiques et jusqu'à ceux qui accompagnent la trachée-artère, et d'autre part, combien peu de chance de réussite en ces cas présente la trachéotomie. Chez un malade de Stockholm qui est venu nous consulter à une autre époque les accidents asphyxiques nous disaient assez que la trachée-artère et que la racine des bronches étaient enserrées dans ces tumeurs ganglionnaires.

C'est de cette façon que se précipite la fin des malades atteints d'adénie, et tel meurt huit ou dix mois après le début de la maladie, qui eût pu vivre encore quelques années, comme le malade de Bonfils et comme quelques autres dont nous rapporterons l'histoire, parce que chez ces derniers le mal avait frappé plus spécialement des parties où les désordres ne pouvaient être immédiatement dangereux.

Vous avez vu que l'incision de la trachée-artère n'avait prolongé la vie que de quelques heures, cependant notre devoir étant de conjurer la mort, je n'hésiterais pas encore aujourd'hui à conseiller cette opération, lors même que je la considérerais comme une ressource à peu près désespérée.

Étudions maintenant la marche de la dyspnée lorsque les ganglions de la trachée et des bronches sont envahis par une hyperplasie progressive. Dans la première période de la maladie, c'est-à-dire lorsqu'il n'y a point encore d'état cachectique, et que l'hypertrophie glandulaire n'est point arrivée à sa dernière limite, les malades se plaignent souvent d'oppression, ils ne peuvent marcher vite, monter un escalier sans être aussitôt essoufflés. Cette dyspnée, bien qu'organique, se montre quelquefois avec le caractère de la dyspnée nerveuse; les malades sont pris surtout d'oppression nocturne, ils ne peuvent dormir dans leur lit, ils doivent passer leurs nuits dans un fauteuil. Notre malade de Stockholm nous écrivait qu'il éprouvait un *resserrement dans les tuyaux respiratoires*. L'un des malades de M. Leudet avait depuis quelque temps l'haleine courte et des accès de dyspnée. Or, dans ces deux cas, un examen attentif avait permis d'affirmer qu'il n'existait point de lésion du poumon ni du cœur. Le poumon peut cependant s'habituer à cette gêne, et les accès de dyspnée devenir plus rares; mais, soit que ces tumeurs qui enserrent les bronches augmentent de volume rapidement, soit que le malade affaibli ait besoin d'inspirer par moments une plus grande quantité d'air, on voit dans les derniers jours survenir des accès fréquents de suffocation intense, avec coloration violacée des lèvres, yeux hagards, grande anxiété, refroidissement des extrémités. Le pouls devient filiforme et l'inspiration sifflante.

D'ailleurs la gêne de la respiration peut avoir pour conséquence une hyperémie passive du poumon, laquelle se traduit par des râles muqueux; et quelquefois, ainsi que l'a reconnu M. Leudet, en dehors de tout travail inflammatoire appréciable, il se fait un épanchement pleurétique simple ou double. Je ne chercherai point à expliquer cette hydropisie de la plèvre; qu'il me suffise de poser la question suivante : L'épanchement qui n'est point d'origine inflammatoire est-il analogue à l'œdème des extrémités par gêne circulatoire, lorsque les ganglions des gouttières vertébrales sont eux-mêmes hypertrophiés, ainsi que cela existait dans l'une des autopsies dont M. Leudet nous a envoyé la relation? Je rapporterai cette observation du professeur de l'École de médecine de Rouen quand je vous parlerai de l'anatomie pathologique; je veux d'abord, puisqu'il s'agit surtout en ce moment de bien établir la symptomatologie de cette étrange maladie, vous citer deux observations que j'ai recueillies moi-même, et qui montrent combien est fréquente la dyspnée chez les malades affectés d'adénie. Quant à la cause mécanique de cette dyspnée, elle ne saurait être douteuse, ainsi qu'on l'a pu voir par le fait du malade d'Amussat et qu'on le verra mieux encore à propos de l'anatomie pathologique.

Je revoyais le 5 avril 1863, à Bonnevau, un malade qui était venu une première fois chez moi dans le courant de février de la même année. Il habitait les environs de Fontainebleau. Ce malade a soixante-huit ans, il est charron. Sa santé n'a jamais laissé rien à désirer. En octobre 1862, il s'aperçut qu'il portait au cou une petite tumeur tout à fait indolente; il n'en tint pas compte. Un mois plus tard, il y eut comme une explosion de tumeurs au cou, aux aisselles, à l'aine; et quand je vis le malade en février 1863, trois mois et demi après le début des accidents, le cou était déformé par une multitude de tumeurs souples, arrondies, confondues les unes avec les autres ou soudées ensemble. Celles des aisselles étaient surtout remarquables par leur grosseur. Aux aines elles étaient moins volumineuses. Je n'en sentais pas dans le ventre. La rate n'était pas hypertrophiée. Le teint était fort bon, la santé générale excellente.

J'avais prescrit les bains de sublimé, l'usage interne de la teinture d'iode.

En revoyant le malade, je fus frappé de l'augmentation de volume des tumeurs. Le cou était énorme, aussi large que la tête dans toute son étendue, bossué de la manière la plus effrayante; au-devant des deux oreilles existaient deux énormes tumeurs allongées dans le sens vertical, et venant en bas s'unir à un chapelet d'autres tumeurs qui occupaient les régions sous-maxillaires et latérales.

La face, qui était fraîche et plus fleurie qu'elle ne l'est ordinairement chez un vieillard de soixante-huit ans, était comme encadrée dans une masse de tumeurs occupant les parties latérales et antérieure du cou ainsi que le devant des oreilles. A la base du cou et en arrière des clavicules de nombreuses tumeurs s'enfonçaient entre les masses musculaires jusque dans la poitrine. Il y avait aussi des ganglions engorgés en arrière et jusqu'à la base du cou.

Mais la tuméfaction était réellement monstrueuse sous les aisselles; dans chaque creux axillaire existait une tumeur aussi volumineuse que la tête d'un fœtus à terme, ressemblant à une grosse mamelle, multilobée à sa base, reposant sur une masse de ganglions engorgés.

Aux aines, les tumeurs étaient plus petites, mais encore fort considérables. En palpant le ventre, on sentait de nombreuses tumeurs dans le flanc gauche surtout. Le foie était légèrement hypertrophié. La rate était saine.

Le teint était excellent, la santé bonne, mais la respiration était difficile, sifflante, et dans la poitrine il existait des râles muqueux. La voix était conservée avec son timbre normal, il est donc certain que le larynx ne présentait point d'altération. Le sifflement de la respiration était dû probablement à la compression de la trachée ou des bronches.

Le mois suivant, je vis pour la troisième fois le malade : les tumeurs ganglionnaires avaient acquis un volume plus monstrueux encore, et, bien que dans la partie antérieure de l'aisselle elles eussent acquis un volume, une forme et un aspect qui permettaient de les comparer à des mamelles recouvertes de plexus veineux, je ne constatai point d'œdème des mains. La santé paraissait conservée, l'appétit était meilleur, cependant les gencives étaient facilement saignantes. La rate et le foie n'étaient point hypertrophiés; les ganglions abdominaux étaient nombreux et plus volumineux que le mois passé.

J'engageai le malade à continuer l'usage de la teinture d'iode à l'intérieur et à prendre trois fois par semaine des bains de sublimé. La douleur et la légère rougeur que j'avais remarquées dans une des tumeurs de l'aisselle du côté droit m'avaient fait espérer que ces tumeurs pourraient être résorbées en perdant de leur dureté. Je savais du reste que l'adénie ne se terminait jamais par inflammation aiguë et suppuration des ganglions. Le malade s'était d'abord bien trouvé du traitement que je lui avais fait suivre, mais j'ai appris plus tard de M. Escalonne que les tumeurs du cou et de l'aisselle avaient acquis un volume extraordinaire, et que la trachée comprimée n'avait bientôt plus permis le passage de l'air. Le malade est mort asphyxié, sans que d'ailleurs la constitution ait paru s'altérer. Les tumeurs n'ont pas suppuré.

Cette observation est surtout remarquable par l'explosion de tumeurs multiples un mois après l'apparition d'une petite tumeur indolente du cou. En trois mois, les tumeurs sous-maxilliaires et cervicales avaient acquis un volume tel, que la base de la face, qui se continuait avec le cou jusqu'aux calvicules, était plus grosse que le reste de la tête du malade. De plus, il était manifeste par la description que nous avons donnée que ces énormes tumeurs se continuaient derrière les clavicules et le sternum; elles rendaient compte de la dyspnée et de la respiration sifflante du malade. Dans ce cas particulier, les ganglions abdominaux étaient nombreux et très volumineux, la rate et le foie avaient leurs rapports normaux. Enfin, malgré cette hypertrophie généralisée et si rapide dans son développement, la santé générale ne paraissait point d'abord affectée; ce fut seulement à la fin du quatrième mois que les gencives devinrent saignantes. Il est regrettable qu'à cette époque l'examen microscopique du sang n'ait pu être fait.

Quelques mois plus tard, je voyais dans mon cabinet un malade de Stockholm, âgé de près de trente ans, qui venait me consulter pour des tumeurs qu'il portait en diverses parties du corps. Longtemps il avait été sujet à un écoulement de l'oreille gauche; puis, après avoir éprouvé pendant toute l'année 1861 un malaise dont il ne pouvait se rendre compte, il remarqua, au mois de juin 1862, qu'une petite tumeur s'était développée au-dessous de la même oreille gauche. Trois semaines plus tard, plusieurs tumeurs semblables se développèrent sur le cou du même côté et ne tardèrent point à acquérir un volume considérable. Le côté droit du cou devint bientôt le siège de tumeurs ainsi que les régions inguinales et axillaires. Le professeur Malmsten (de Stockholm) conseilla les bains de Kreuznach, qui furent pris en décembre 1863. Après la saison des bains, la faiblesse devint plus marquée, les sueurs étaient profuses et l'appétit presque perdu. Les tumeurs ne paraissaient pas toutefois augmenter de volume, et vers la fin de décembre 1862 jusqu'au 20 janvier 1863, elles diminuèrent d'une façon notable; l'appétit, puis les forces revinrent sensiblement. Mais à partir de la fin de janvier, l'appétit diminua, le malade devint très impressionnable et les ganglions reprirent très rapidement le volume qu'ils avaient perdu. Chaque soir il y avait un léger accès de fièvre. Tel était l'état du malade lorsqu'il vint me consulter. Les ganglions cervicaux et axillaires avaient un volume considérable. Je ne constatai point d'hypertrophie de la rate ni du foie. Je conseillai les bains de sublimé et un régime tonique. Ce traitement ne parut pas d'abord agir favorablement, car le malade m'écrivait, six semaines plus tard, qu'il était toujours très faible et ne pouvait rester couché dans son lit, il était obligé de passer ses nuits dans un fauteuil; aussitôt qu'il essayait d'allonger les jambes il était pris d'oppression, et ressentait un *serrement dans les tuyaux respiratoires*. Dans le mois de juin de la même année, j'apprenais que notre malade était allé demander conseil à Virchow. Il déclara l'affection curable et pensa que l'anémie avait pour origine l'ancien écoulement de l'oreille gauche. Il fut alors constaté qu'il n'y avait aucune lésion organique du poumon, du cœur, de la rate ni du foie. De plus, Virchow affirmait qu'il n'existait point de leucémie, il conseilla des douches froides sur les tumeurs, afin de les ramollir et d'en faciliter la résorption.

Dans ce cas particulier, messieurs, l'adénie était limitée à la partie supérieure du corps, les régions inguinales et abdominales n'avaient point été envahies par l'hypertrophie ganglionnaire; la rate et le foie avaient conservé leur volume normal; de plus Virchow lui-même avait affirmé qu'il n'y avait point de leucémie. L'affection était donc *spéciale*, et si le savant professeur de Berlin ne redoutait point une issue fatale, il était du moins de la même opinion que moi sur la nature spéciale de l'affection ganglionnaire.

Vous avez vu aussi, par la relation de cette observation, que M. Virchow pensait que le point de départ de l'adénie avait été dans l'écoulement chronique de l'oreille gauche. Nous utiliserons plus tard cette assertion étiologique, en la rapprochant de faits analogues, où l'irritation locale, aiguë ou chronique, de la muqueuse nasale et oculaire, paraît avoir joué un rôle important. Peut-être alors serons-nous autorisé à soupçonner dans ces faits l'existence oubliée de quelque irritation muqueuse ou cutanée rendant compte de l'adénopathie primitive qui précède l'explosion de l'adénie généralisée.

Les malades, vous ai-je dit, peuvent succomber à la fréquence et à la gravité de ces accès de suffocation; j'ai essayé de vous montrer la part que l'hypertrophie des ganglions de la trachée et des bronches semblait avoir dans la production de ces phénomènes, tout en accordant aussi une part à l'état nerveux des malades. Des troubles importants mais secondaires au point de vue de la marche de l'adénie, deviennent tôt ou tard manifestes du côté de la digestion, de l'innervation et de la nutrition. Ainsi, dans la seconde période de l'affection, l'appétit se perd, les digestions deviennent lentes, pénibles; la diarrhée cependant est rare. L'amaigrissement ne tarde point à survenir, la faiblesse devient extrême, et l'œdème des extrémités considérable. Quelquefois les mains sont le siège d'éruptions érythémateuses, des ecchymoses nombreuses couvrent les jambes; d'autres fois, c'est un pemphigus cachectique, comme chez un malade de M. Leudet; quelques-uns sont épuisés par des sueurs profuses et une fièvre hectique, ainsi qu'il est arrivé à un malade de M. Perrin[1] et à notre malade de Stockholm.

L'adénie finit donc par jeter une grande perturbation dans les principales fonctions; elle ne tarde pas à troubler l'hématose; elle abaisse a

1. Perrin, *Bulletins de la Société anatomique*, 1861, p. 247.

température du corps, ou, pour mieux dire, rend les malades plus sensibles à l'impression du froid ; elle trouble les digestions, détermine des sueurs profuses et la fièvre hectique. C'est donc une affection d'une gravité très grande et sur la marche de laquelle le médecin jusqu'à ce jour est resté à peu près impuissant. La durée de la maladie est ordinairement de dix-huit mois à deux ans.

Voici, messieurs, une observation recueillie par Leudet, à Rouen, observation très complète et qui vous permettra d'étudier la marche de la maladie, ainsi que sa terminaison par cachexie.

« R... (Victor), âgé de cinquante-sept ans, entre le 6 décembre 1863 à l'Hôtel-Dieu. D'une taille élevée, R... était autrefois d'une force et d'un embonpoint exceptionnels. Vers l'âge de dix-huit ans, il a commencé à boire abondamment des boissons alcooliques, il se grisait une fois au moins la semaine, et le lendemain de l'excès ne pouvait guère se nourrir que de substances très sapides ou vinaigrées. Dans sa jeunesse, R... n'a jamais eu d'engorgement glandulaire localisé ou général, d'otorrhées ou d'ophthalmies. Son temps de service militaire a été passé entièrement dans un régiment de cuirassiers ; pendant son temps de service, il contracta des chancres suivis d'un bubon inguinal suppuré : absence de symptômes ultérieurs de syphilis constitutionnelle du côté de la peau, des muqueuses ou des os. Après avoir été libéré du service militaire, R... abusa encore plus que précédemment des boissons alcooliques; les effets morbides de ces excès furent uniquement des douleurs d'estomac, sans vomissements, diarrhée, ictère ou dérangement des fonctions de l'appareil nerveux. Aucune maladie grave antérieure.

» Il y a quatre ans, apparition rapide de tumeurs dures non suppurées avec douleur locale aussi vive la nuit que le jour, situées sur la partie antérieure et externe des deux jambes et sur le milieu de la hauteur de la face postérieure de l'avant-bras droit. Ces tumeurs, qu'il décrit très incomplètement, auraient disparu après deux ou trois semaines de traitement pendant lequel on aurait eu recours à l'iodure de potassium. A la suite de cette maladie, R... resta pendant près de six semaines très faible, n'éprouvant néanmoins aucune douleur notable au niveau des articulations ou dans la continuité des membres. Cette faiblesse disparut complétement, et R... n'a éprouvé rien d'analogue depuis.

» Il y a quinze mois, apparition d'un coryza chronique, sans aucun malaise général, avec perte de l'odorat; quelques mois après le début de ce coryza purulent et un peu sanguinolent, apparut une affection de l'angle interne de l'œil gauche au niveau du sac lacrymal. Cette affection se serait terminée par suppuration et la cicatrisation n'aurait eu lieu qu'après trois mois de maladie.

» Ce fut pendant cette dernière période de l'inflammation du *sac lacrymal gauche* que R... remarqua pour la première fois un gonflement des ganglions lymphatiques du cou; les forces étaient en même temps très affaiblies, sans qu'il y eût aucune paralysie.

» Première admission, il y a dix mois, dans une division chirurgicale de l'Hôtel-Dieu, pour un gonflement des ganglions lymphatiques déjà très prononcé dans les régions axillaires, cervicales, inguinales. Pendant cinq mois et demi, R... demeure dans les salles de chirurgie : les glandes auraient un peu diminué de volume, restant indolores et offrant les mêmes caractères que lorsqu'il est soumis à notre examen. Jamais R... n'a éprouvé pendant cet espace de temps de troubles des fonctions digestives, de diarrhée ou d'épistaxis, d'hémorrhagies d'aucune nature.

» Sorti le 25 octobre 1862 du service chirurgical de l'Hôtel-Dieu, il fut occupé alors aux ateliers de charité, vivant d'un salaire de 75 centimes par jour ; les forces diminuèrent considérablement pendant ce temps. Vers le milieu de novembre 1862, R... fut atteint d'une toux qui s'accompagna d'une douleur dans le côté droit du thorax.

» Au moment de son admission dans ma division, je trouvai R... dans l'état suivant : Face pâle, embonpoint encore assez prononcé, quoique bien diminué, au dire du malade. Dépression des forces assez marquée, surtout depuis la toux; récente anorexie, pas de diarrhée; gonflement de la face, principalement au niveau de la région sous-maxillaire et sous-hyoïdienne dans laquelle la palpation fait reconnaître la présence d'une vingtaine de tumeurs rondes, mobiles, indolores spontanément ou à la pression. Les plus volumineuses de ces tumeurs égalent le volume d'un œuf de pigeon, les plus petites celui d'une noisette; la présence de ces ganglions hypertrophiés donne l'aspect d'un double menton et élargit la face transversalement. Des tumeurs offrant les mêmes caractères existent dans les régions sus-claviculaires, aucune en arrière du cou. Les plus volumineuses existent dans les aisselles, surtout dans la droite où leur ensemble dépasse le volume du poing d'un adulte; cette masse est formée par d'autres tumeurs plus petites, non fusionnées. Même développement de ganglions plus petits dans les deux régions inguinales et dans le triangle fémoro-inguinal. Plusieurs petits ganglions existent au-dessus de l'épitrochlée de chaque côté, toutes ces tumeurs ont le même aspect; nulle part elles ne sont adhérentes à la peau, qui ne présente aucun changement de couleur, aucune dilatation vasculaire.

» Le coryza persiste et est toujours purulent et sanguinolent. Aucune déformation des os du nez; adhérence de la peau au niveau du sac lacrymal gauche, demi-abaissement de la paupière supérieure gauche par suite de cette adhérence vicieuse de la peau à l'angle interne. Aucune rougeur de l'œil, aucun trouble dans ses fonctions.

» Toux intense depuis trois semaines, expectoration de crachats un peu purulents et muqueux, sans coloration brunâtre, mais à odeur fétide analogue à celle du sphacèle. L'auscultation fait constater dans les deux côtés du thorax l'existence de beaucoup de râles sous-crépitants et même sibilants, plus nombreux à droite qu'à gauche. Un peu de tension du ventre, sans ascite; la paroi abdominale, peu dépressible, ne permet pas de constater le développement de ganglions dans le ventre. Aucun développement morbide de la rate ou du foie. — L'urine ne présentait pas de sédiment; examinée par la chaleur et l'acide nitrique, elle ne donnait aucun indice d'albumine; l'examen au moyen de la potasse et de la liqueur ds Barreswil ne permettait de reconnaître aucune trace de glycose. Le sang, examiné plusieurs jours après l'admission de R..., ne m'a présenté rien d'anomal, aucune augmentation du *nombre des globules blancs* ou *des globulins*, les globules rouges étaient normaux. Cet examen, répété plusieurs fois depuis, a jusqu'ici (7 avril 1863) toujours donné les mêmes résultats. (Eau de Baréges; julep avec essence de térébenthine, 12 gouttes; tisane vineuse; une portion d'aliments.)

» Pendant le mois de décembre 1862, l'état de R..., s'améliore; les accès de toux deviennent beaucoup moins intenses, sans jamais avoir occasionné d'orthopnée réelle, l'odeur fétide des crachats diminue et disparaît vers la fin de cette période. Les forces demeurent toujours au-dessous de l'état normal, aucune diminution du volume des ganglions. Vers la fin de décembre, un peu d'œdème survient aux membres inférieurs. (L'urine est toujours non albumineuse.) (Tisane vineuse; décoction de quinquina; iodure de fer en pilules; 2 portions d'aliments; 2 de vin.)

» Pendant le mois de janvier 1863, les glandes augmentent un peu de volume, surtout au cou et au-dessus de l'épitrochlée de chaque côté, le ventre est toujours un peu volumineux, et le bord inférieur du foie commence à être appréciable au-dessous des fausses côtes; la matité splénique est également plus étendue, mais on ne parvient pas à sentir le bord inférieur de la rate au-dessous des fausses côtes gauches; un peu d'augmentation de l'œdème des membres inférieurs. La bronchite a presque complètement cessé; quelques râles sibilants ou sous-crépitants à la base des deux poumons. L'écoulement purulent nasal persiste; l'expectoration fétide a complètement disparu. Les forces de R... se rétablissent néanmoins un peu, il demeure levé la plus grande partie de la journée et ne se plaint que de *l'œdème des jambes et du gonflement incommode du ventre. Aucune dyspnée.*

» A partir du milieu du mois de février 1863 jusqu'au commencement d'avril, les ganglions lymphatiques dans les régions sous-maxillaires, sus-claviculaires, axillaires, sus-épitrochléennes, inguinales, *augmentent successivement de volume*, mais conservent toujours les mêmes caractères que lors de l'entrée; le volume de la rate devient chaque jour plus marqué, et actuellement elle descend presque jusqu'au niveau de l'épine iliaque antéro-supérieure, son bord tranchant paraît dirigé en avant. Un peu d'ascite. Le cœur n'a jamais présenté aucun symptôme morbide. Le foie déborde au moins de deux travers de doigt le rebord des fausses côtes droites. Les forces sont assez bonnes, et R... se promène une partie de la journée dans la cour. — R... est encore actuellement dans mes salles et je continue de l'observer avec soin.

» A partir du mois de juin, l'état de R.. devint plus grave, la diarrhée reparut; au commencement de juin, les membres inférieurs devinrent le siège d'un peu d'œdème et quelques bulles de pemphigus cachectique apparurent sur le dos du métacarpe d'une main. L'ozène persistait.

» Vers le milieu de juin 1863, un peu de dyspnée continue, augmentant dans les mouvements, mais sans aucun cornage. Au commencement de juillet, la faiblesse devint plus marquée. (Absence d'albumine dans l'urine ou d'altération *leucémique du sang.*) Je constatai, le 15 juillet, un épanchement occupant la moitié inférieure de la plèvre droite. Mort le 19 juillet 1863, sans accès de dyspnée, sans altération de la voix.

» A l'autopsie, trente-sept heures après la mort, intégrité absolue du crâne et du cerveau. Les fosses nasales, examinées en arrière seulement (le sujet étant réclamé) présentent un épaississement marqué avec teinte grisâtre et ramollissement de la muqueuse, sans ulcération. Les os, examinés par le crâne, semblent sains.

» Aucune altération du larynx, de la trachée, des deux bronches; aucun aplatissement de leur paroi ou d'altération de leur calibre.

» Épanchement dans la moitié inférieure de la plèvre droite d'un demi-litre environ de sérosité gélatineuse teinte de sang. Couche de sérosité citrine molle recouvrant le reste du poumon. Cet organe est un peu plus résistant que dans l'état normal, un peu dur comme dans une pneumonie planiforme, sans granulations. Aucun dépôt de tissu morbide. Pas de dilatations bronchiques. Le poumon gauche était à peine un peu engoué.

» Cœur et péricarde sains. Aucune altération embolique de l'artère pulmonaire.

» Un peu d'épanchement dans la cavité du péritoine; un demi-litre environ de sérosité citrine sans fausses membranes.

» Foie d'un volume normal, un peu jaunâtre, sans apparence extérieure; dégénérescence graisseuse ou amylacée.

» La rate est considérablement augmentée de volume; elle mesure en hauteur $0^{m},26$, en largeur $0^{m},17$; aucun épaississement de la membrane fibreuse d'enveloppe; parenchyme d'une couleur lie de vin, sans diffluence, sans épaississement du stroma.

» Reins d'un volume ordinaire, un peu pâles et sains.

» Les ganglions lymphatiques offraient un augmentation de volume considérable, surtout au cou, dans la région sous-maxillaire, aux deux régions sus-claviculaires; dans les deux aisselles, dans la cavité abdominale, en avant du rachis, dans les deux régions inguinales. Le plus grand nombre de ces ganglions réunis ensemble pesait un peu moins de 4 kilogrammes.

» Leur volume était variable, les plus volumineux étaient ceux de la cavité abdominale, aussi bien pris isolément qu'ensemble. Dans cette région, ils formaient une masse qui avait presque le volume d'une tête d'adulte. Dans les aisselles, chacune des masses avait le volume du poing d'un jeune sujet. Les plus gros de ces ganglions, ceux du ventre, avaient la grosseur d'un œuf de dinde.

» Les gan glions du cou, des aisselles, des aines, étaient plus roses que ceux du ventre; ces derniers étaient blanchâtres. La capsule d'enveloppe n'était pas épaissie, et le contenu était partout un peu mou, diffluent, sans épaississement du stroma.

» Quelques ganglions, hypertrophiés également, existaient au pli des bras. Une substance un peu aplatie, formée par des ganglions assez volumineux et rosés, existait dans les deux gouttières vertébrales au-dessous de la plèvre pariétale.

» Les ganglions bronchiques étaient relativement beaucoup moins développés que ceux du cou et surtout que ceux des aisselles; deux d'entre eux avaient néanmoins la grosseur d'une noix, mais ils ne comprimaient ni les vaisseaux ni les canaux aérifères.

» Le canal thoracique était sain.

» L'examen microscopique de quelques-unes des tumeurs ganglionnaires nous a démontré qu'il n'existait dans leur parenchyme ni cancer, ni fibroplastie, ni dégénérescence amylacée, mais seulement des noyaux d'un très petit volume, moindre que celui des éléments de la lymphe et ayant de l'analogie avec les noyaux épithéliaux. »

En résumé, un homme de cinquante-sept ans, naguère d'une très bonne santé malgré de nombreux excès alcooliques, et qui dans son enfance n'avait jamais eu aucune manifestation scrofuleuse, présente sur les jambes et l'avant-bras droit, il y a quatre ans, des tumeurs qui se sont terminées par suppuration et qui pouvaient être considérées comme des gommes syphilitiques. Lorsque ce malade entre dans le service de M. Leudet, il a un coryza chronique et porte la cicatrice d'une tumeur lacrymale. C'est pendant la période de suppuration de la tumeur lacrymale qu'apparaissent les premières tumeurs du cou, et ce n'est que plus tard que de semblables tumeurs se développent dans les régions sus-claviculaires, sous-axillaires et inguinales. Ces tumeurs sont volumineuses, indolentes. Plus tard, et l'adénie faisant des progrès, il n'y a pas de doute sur la généralisation de l'adénie et l'on reconnaît l'augmentation de volume du foie et de la rate. A plusieurs reprises l'examen du sang ne permet point de constater la présence d'un excès de leucocytes ou de globulins, et les principaux symptômes de la leucémie splénique ou lymphatique font complètement défaut. Quatre mois avant la mort, l'hypertrophie ganglionnaire et splénique fait de rapides progrès ; le malade s'affaiblit de plus en plus, l'œdème des extrémités inférieures est plus marqué, l'ascite plus considérable. Plus tard apparaissent des bulles de pemphigus cachectique sur l'un des pieds; le malade est pris de toux, il existe à droite un épanchement pleural qui occupe le tiers inférieur de la poitrine.

L'autopsie démontre que les lésions graves étaient limitées aux ganglions lymphatiques et à la rate. Encore ces lésions n'étaient-elles constituées que par une hypertrophie *simple* de ces organes, et le microscope en aucune de ces parties n'a permis de découvrir autre chose qu'une augmentation des éléments normaux.

Cependant, bien que le sang n'ait offert aux moyens d'investigation ordinaires aucune altération notable, on ne peut s'empêcher de croire qu'il existait, dans ce fait et dans ceux qui lui sont analogues, une dyscrasie spéciale de ce liquide, car les malades succombent dans un état cachectique, lorsqu'ils n'ont pas été enlevés par un accès de suffocation. Cette dyscrasie, dont l'essence nous est inconnue, ne saurait être douteuse, et si l'adénie généralisée ne produit point un excès de leucocytes et de globulins, si elle n'en diminue point non plus le nombre normal, il est vraisemblable qu'elle modifie les éléments de la lymphe de telle sorte qu'au bout d'un temps variable il en résulte l'anémie, puis la cachexie. Déjà les Anglais, et plus particulièrement MM. Pavy et Wiks, ont décrit une variété d'anémie à laquelle ils ont donné le nom d'*anémie lymphatique*, entendant par là que les altérations ganglionnaires pouvaient déterminer une anémie spéciale. J'avoue, messieurs, que je suis disposé à accepter ce mode d'interprétation.

En effet, à certains organes est dévolue la fonction de concourir à la formation et à l'entretien du sang dont la fonction hématopoiétique est démontrée par la pathologie, mieux encore que par la physiologie. Par exemple, les affections chroniques du foie et de la rate ont de graves conséquences sur la composition du liquide sanguin, car, quelle que soit leur nature, elles sont suivies d'anémie avec modifications dans le nombre, la consistance, la forme, la coloration, la composition chimique des globules sanguins. La tuberculisation mésentérique entraîne le même résultat ; il en est de même de la scrofule, dont les diverses manifestations ont pour siège principal le système lymphatique.

Est-il besoin de vous rappeler l'action des lésions organiques des poumons sur la composition du sang? Toutes, elles ont nécessairement pour effet d'entraver l'échange de gaz qui constitue l'essence même de l'hématose pulmonaire, et par suite d'entraîner l'anémie. Il existe donc une anémie d'origine pulmonaire, de même que chez le fœtus il existe très probablement une anémie de cause placentaire, lorsque le placenta a subi en partie la dégénérescence graisseuse et fibrineuse. Si donc nous acceptons une anémie pulmonaire, une anémie splénique, hépatique, pourquoi n'accepterions-nous pas une *anémie lymphatique?* Il suffit, pour s'en convaincre, de se rappeler la fonction du système lympathique. Les réseaux de ce système puisent dans la profondeur de nos organes et dans la membrane muqueuse intestinale les éléments nécessaires à l'entretien du liquide sanguin. La lymphe et le chyle subissent une modification dans le parenchyme ganglionnaire, puis tout le liquide lymphatique, quelle que soit son origine, se déverse dans le système veineux, et, comme le sang sus-hépatique, splénique et intestinal, il va subir dans le poumon une modification telle qu'il devient du sang propre à nourrir tous nos organes. Je ne saurais vous dire, messieurs, quelle est l'action spéciale de l'hypertrophie ganglionnaire généralisée sur la composition du sang; j'ignore si elle diminue notablement les leucocytes, mais je puis affirmer qu'elle ne les augmente pas. Le microscope et l'analyse chimique ne nous ont point appris comment le sang est modifié dans l'adénie, mais cette modification nous est démontrée par les symptômes; et il ne saurait en être autrement, lorsque presque tous les ganglions du corps ont acquis un développement si considérable. D'ailleurs, cette modification du sang nous est démontrée par l'anémie et la cachexie à laquelle succomben des malades, lorsqu'ils ne meurent pas asphyxiés par la compression des bronches ou de la trachée. J'accepte donc avec MM. Pavy et Wilks qu'il existe une anémie lymphatique au même titre qu'une anémie hépatique, spénique; et peut-être que la leucémie dont je vous ai antérieurement entretenus n'est qu'une variété d'anémie dans laquelle il existe une proportion excessive de leucocytes ou de globulins. Nous savons, en effet, que la présence des leucocytes est compatible dans une certaine mesure avec la santé et se rencontre dans un grand nombre d'états morbides sans paraître en augmenter la gravité; nous savons, d'autre part, que les lésions organiques, considérées par Virchow et Bennett comme les éléments producteurs de la leucémie, peuvent manquer; nous savons enfin que les états organiques par excellence de la lésion, à savoir l'hypertrophie lymphatique et splénique, peuvent exister, et existent le plus souvent, sans leucémie. De sorte que les seuls symptômes qui accusent la gravité de la maladie dite leucémie, sont l'anémie et la cachexie, conséquence ultime de toute anémie profonde et durable.

La clinique nous a appris que la maladie était caractérisée par l'augmentation du volume des ganglions; l'examen nécroscopique vient démontrer en effet que les tumeurs ont bien pour siège les ganglions lymphatiques et que les tissus ambiants ne présentent aucun vestige de travail inflammatoire. Une dissection attentive permet d'isoler chacun des ganglions dont la réunion constitue les masses ganglionnaires. Ces tumeurs, à forme mamelonnée, de consistance élastique, ont acquis quelquefois un poids énorme; dans l'observation du docteur Bonfils, l'une des tumeurs de l'aine pesait 2250 grammes, les tumeurs des régions axillaires pesaient seulement 1000 et 500 grammes. Les ganglions cervicaux superficiels et profonds, les ganglions occipitaux et toute la chaîne ganglionnaire circum-maxillaire hypertrophiée donnent à la figure l'aspect le plus singulier; leur volume peut varier depuis celui d'un pois jusqu'à celui d'un œuf de pigeon, d'un œuf de poule. Les ganglions profonds, c'est-à-dire ceux de la poitrine et de la cavité abdominale, peuvent acquérir une hypertrophie considérable. Dans la poitrine, les tumeurs sont rarement plus grosses qu'un œuf de pigeon, mais leur disposition autour de la trachée et des bronches peut déterminer la compression de ces organes. Dans aucune autopsie on n'a constaté que les masses ganglionnaires eussent comprimé et déformé les gros vaisseaux qui sont voisins du cœur. Les masses ganglionnaires intra-abdominales étaient constituées par les ganglions pelviens, lombaires, aortiques, et les ganglions mésentériques, mésocolique, gastro-hépatique, gastro-splénique, gastrique, pancréatique. Les premiers, qui appartiennent au système lymphatique général, réunis ensemble, pesaient 3620 grammes dans l'observation du docteur Bonfils, et quelques ganglions abdominaux dans l'observation de M. Leudet avaient la grosseur d'un œuf de dinde. Quant aux ganglions du système chylifère, ils constituent ordinairement des tumeurs volumineuses; cependant M. Bonfils a noté que quelques-unes avaient la grosseur d'un œuf de pigeon. Ajoutons que les masses ganglionnaires des régions axillaires et sous-maxillaires se continuent quelquefois avec les masses intrathoraciques, par l'intermédiaire de chapelets de ganglions hypertrophiés. Même remarque doit être faite pour les ganglions inguinaux et pelviens. Le système chylifère est ordinairement moins affecté, avons-nous dit, que le système lymphatique général; toutefois l'hypertrophie glandulaire peut aussi avoir pour siège les glandes de Peyer, comme cela a été constaté dans l'observation de M. Potain[1]. « A partir de la moitié à peu près de l'intestin grêle et jusqu'à la valvule iléo-cæcale, on voyait un grand nombre de follicules isolés, légèrement saillants et blancs; les plaques de Peyer, au nombre d'une vingtaine, étaient très apparentes, légèrement saillantes, un peu granuleuses à la surface, souples, sans induration notable et d'un blanc mat. » Dans ce cas quelques-uns des ganglions mésentériques avaient le volume d'un gros œuf de poule.

Si j'ai insisté sur ces détails, c'est pour vous montrer qu'aucun ganglion n'échappait à cette hypertrophie et qu'elle pouvait être considérable.

L'enveloppe et le stroma du ganglion n'ont subi aucune modification. A la coupe, le parenchyme présente une coloration grisâtre dans les plus petits ganglions, une coloration gris jaunâtre dans les ganglions moyens,

1. Potain, *Bulletins de la Société anatomique*, 1861, p. 220.

et une coloration jaunâtre dans les plus volumineux; ces derniers seulement présentaient dans leur intérieur des taches ecchymotiques, et le raclage de leur coupe fournissait un suc trouble, blanchâtre et miscible à l'eau. On pourrait donc croire que ces derniers renferment un suc analogue au suc cancéreux, avec ses vastes cellules ou ses éléments nucléolaires; mais il n'en est rien, et MM. Ch. Robin, Leudet et Potain ont tous constaté que ces ganglions ne renfermaient point les éléments dits cancéreux, mais seulement des noyaux et cellules lymphatiques tassés les uns contre les autres; c'est-à-dire que dans l'adénie les ganglions ont augmenté de volume, mais que la partie conjonctive du ganglion a conservé sa disposition normale; seulement il existe une multiplication, une hypergénèse des cellules et des noyaux lymphatiques, lesquels sont néammoins restés entièrement normaux. Telle était déjà la conviction de MM. Laboulbène et Titon, lorsqu'ils étudièrent la structure des ganglions d'un malade qui, en l'année 1852, était entré dans le service de M. Marotte à l'hôpital Sainte-Marguerite, pour y être soigné d'une adénie, affection que M. Laboulbène, à cette époque, avait désignée dans ses notes sous le nom d'*adénite* généralisée[1].

Personne n'a fait encore l'injection des vaisseaux lymphatiques afférents et efférents des ganglions malades, peut-être l'injection eût-elle permis de constater quelque particularité intéressante sur la richesse du réseau parenchymateux, et sur la perméabilité de ce réseau.

L'hypergénèse des éléments cellulaires du ganglion est donc le fait principal de l'adénie; elle est le point de départ, l'origine pour ainsi dire de toutes les lésions secondaires. Celles-ci cependant doivent être étudiées plus particulièrement dans la rate et le foie. L'hypertrophie de ces organes ne s'observe guère que dans la seconde période de la maladie. La rate surtout peut acquérir un volume excessif; vous avez vu qu'elle peut occuper toute la partie gauche de la cavité abdominale et descendre jusqu'au pubis. Sur douze cas d'adénie que nous avons analysés, la rate était augmentée de volume seulement quatre fois. Dans l'observation de M. Bonfils, elle pesait 1 kilogramme et avait 24 centimètres de hauteur sur 15 centimètres de largeur. — Dans l'observation de M. Leudet, la rate mesurait en hauteur 26 centimètres et 17 centimètres en largeur. Dans l'examen pratiqué par MM. Bonfils et Leudet, la structure n'était point notablement modifiée, mais, dans le fait rapporté par M. Potain, si la rate n'était guère plus volumineuse qu'à l'état normal, elle présentait à la coupe une coloration d'un rouge vif uniforme, sur laquelle tranchaient un très grand nombre de points *blancs* du volume d'un grain de chènevis

1. Laboulbène, *Observation d'hypertrophie générale des ganglions lympatiques* (*Société de biologie*, 4e série, t. I, p. 184, 1864). — *Nouv. élémens d'anatomie pathologique*, p. 666.

et des trabécules blanchâtres très apparents. Les points blancs tenaient à la présence de grains arrondis un peu irrégulièrement, d'un blanc mat, d'une consistance faible, et qui étaient constitués par des noyaux en tout semblables aux noyaux trouvés dans les ganglions lympathiques.

Le foie n'a jamais présenté d'altération remarquable. On n'a constaté le plus souvent qu'un peu d'hyperémie de l'organe, sans altération de la capsule, du stroma ni des cellules hépathiques.

L'analyse microscopique et chimique de la lymphe contenue dans le réservoir de Pecquet, le canal thoracique et la veine lympathique, n'a point été faite. Il serait important de savoir s'il y avait, en ces différentes parties, diminution ou augmentation des globules de la lymphe, modification de forme, de coloration, etc. Quoi qu'il en soit, les observateurs n'ont point noté (*post mortem*) de modification dans le sang du cœur ni des gros vaisseaux. L'examen microscopique, fait au début et à la période ultime de la maladie, avait permis de reconnaître qu'il n'existait point de leucémie. Il est donc infiniment probable que les globules de lymphe ne sont point versés en excès dans la veine cave supérieure, et, partant, que les canaux lymphatiques afférents à cette veine n'en contenaient point une quantité exagérée; peut-être même ces globules lymphatiques sont-ils en moins grand nombre qu'à l'état normal.

Que résulte-t-il de tous ces faits, si ce n'est que l'affection a son siège presque exclusif dans les glandes lymphatiques, et que dans quelques cas seulement la rate et les glandes intestinales peuvent partager l'hypergénèse cellulaire qui est constante dans les ganglions lymphatiques. Cependant nous devons noter que dans une observation d'adénie recueillie par le docteur Hallé, dans le service de Nélaton, le foie était criblé, farci, d'une masse innombrable de petits corps blancs du volume d'une lentille et une noisette, ressemblant à du cancer. La rate était énorme et offrait une grande quantité de noyaux cancéreux, du volume d'une noix, mous au toucher, et dont la couleur blanche tranchait sur la couleur rouge du tissu splénique. On ne dit pas que l'examen microscopique des masses blanchâtres du foie et de la rate ait démontré qu'elles fussent cancéreuses; de sorte qu'il est permis de douter qu'elles le fussent, surtout si l'on songe que de petites masses analogues, existant dans la rate de la malade de M. Potain, ont été examinées au microscope et ont présenté une structure *identique* avec celle des ganglions lymphatiques de la même malade. Aussi serions-nous disposé à croire que les masses dites cancéreuses de la rate dans l'observation du docteur Hallé avaient la même composition.

Nous voici arrivés, messieurs, à la partie la plus inréressante de l'adénie, son étiologie. Frappé par la généralisation de la maladie à tous les ganglions lymphatiques, la première hypothèse qni se présente naturellement à l'esprit est celle d'une diathèse. Pouvons-nous rapporter l'affection lymphatique à une diathèse connue? Les maladies constitutionnelles scrofuleuse, tuberculeuse, cancéreuse et syphilitique, peuvent-elles être invoquées pour expliquer l'hypertrophie généralisée des ganglions? Non, évidemment, car les malades dans leur enfance n'avaient présenté aucune manifestation de la diathèse scrofuleuse, et l'affection ganglionnaire s'était développée à un âge où la scrofule a perdu toute sa puissance. De plus la lésion ganglionnaire étudiée localement suffirait pour prouver que la diathèse scrofuleuse n'a rien à faire, non plus que les diathèses tuberculeuse et cancéreuse, dans la maladie que nous avons nommée *adénie*.

La syphilis elle-même n'explique pas d'une manière plus satisfaisante l'hypergénèse cellulaire des ganglions lymphatiques; car, s'il est vrai que, dans la période secondaire de la vérole, les ganglions peuvent être le siège d'une inflammation chronique, cette inflammation ne s'étend jamais qu'à un très petit nombre de ganglions, et de plus un seul malade, celui de M. Leudet, avait offert des antécédents syphilitiques, tandis que tous les autres malades, et en particulier la jeune femme dont nous avons rapporté l'observation, n'avaient jamais présenté aucune manifestation syphilitique. Le traitement par les préparations mercurielles ou l'iodure de potassium, s'il avait guéri la gomme syphilitique du malade de M. Leudet, était resté sans action sur la lésion ganglionnaire de cet homme, ainsi que chez tous ceux où, à défaut d'indication précise, on avait eu recours au même traitement en désespoir de cause.

Force nous est donc d'admettre une diathèse *spéciale* nouvelle, inconnue dans son essence et que nous appellerons *diathèse lymphatique*. Cette diathèse serait caractérisée par la tendance de certains sujets à présenter, sous l'action d'une cause déterminante, des engorgements ganglionnaires d'abord localisés et qui se généraliseraient dans l'espace de dix-huit mois à deux ans. Cet engorgement ganglionnaire, ainsi que nous l'avons vu, serait constitué par une hypergénèse des éléments cellulaires normaux de ganglions lymphatiques, hypergénèse qui, dans quelques cas, pourrait envahir les corpuscules glandulaires de la rate et de l'intestin. La maladie a pour conséquence l'anémie, la cachexie, et n'est point accompagnée de leucocytose.

L'adénie, avons-nous dit, est une diathèse qui a une cause déterminante. Quelle est cette cause, quel en est le siège le plus commun? Lorsqu'on lit les observations d'adénie, on est frappé de ce fait, que le plus souvent l'augmentation de volume n'a porté d'abord que sur un ou deux ganglions; puis, quelques semaines ou deux ou trois mois après l'apparition de ces petites tumeurs initiales, il y a une véritable *explosion* de tumeurs ganglionnaires de différentes parties du corps, en même temps que les tumeurs primitives augmentaient rapidement de volume. Dans la majorité des cas, ce furent les ganglions sous-maxillaires qui reçurent la première atteinte morbide; dans quelques cas cependant les ganglions de l'aisselle ou de l'aine furent le siège primitif de l'affection.

Toutes les fois qu'il existe un engorgement ganglionnaire aigu ou chronique, on cherche dans les régions desservies par les ganglions malades quelque lésion organique qui soit la cause de l'irritation ganglionnaire. C'est là une règle absolue et féconde; il était donc tout naturel de rechercher, dans le cas d'adénie généralisée, quelle lésion locale pouvait être la source de l'engorgement primitif. Beaucoup d'observations cependant sont muettes à ce sujet; on s'est contenté de noter que l'engorgement avait commencé par les ganglions axillaires, inguinaux ou maxillaires. A côté de ces observations incomplètes, il en est d'autres, celles de MM. Leudet, Potain, Perrin, et enfin celle de notre malade de Stockholm, qui, sur ce point, ont un grand intérêt. En effet, trois fois nous constatons qu'une irritation aiguë ou chronique existait soit au grand angle de l'œil, soit dans le conduit auditif externe, et remarquez, messieurs, que les ganglions primitivement envahis par l'engorgement étaient situés du côté correspondant à la lésion oculaire, nasale, ou à celle du conduit auditif, et que ce ne fut que secondairement que les ganglions sous, maxillaires et cervicaux du côté opposé furent pris ainsi que tous les autres ganglions du corps. Dans les cinq observations auxquelles nous faisons allusion, il y avait eu quatre fois *tumeur lacrymale inflammatoire, coryza chronique* et *otorrhée.* Il est impossible de ne pas être frappé de cette altération des muqueuses et de la peau, et de l'altération ganglionnaire primitive; toutefois, je dois vous rappeler que dans l'une des observations de M. Leudet et dans celle que nous devons au docteur Perrin, l'engorgement ganglionnaire avait débuté, au dire des malades- par la région axillaire. Mais, lors de leur examen, MM. Leudet et Perrin ont constaté l'existence des engorgements sous-maxillaires, et il est permis de supposer que cet engorgement maxillaire, peu considérable peut-être au début de l'adénie, avait pu ne pas être remarqué par les malades.

Quoi qu'il en soit, il n'en reste pas moins établi que sur douze observations d'adénie on a quatre fois noté l'existence de tumeurs lacrymales, d'un coryza chronique et d'une otorrhée.

Qu'il existe une relation entre l'adénopathie et les lésions superficielles de la peau ou des muqueuses, le fait ne nous paraît pas douteux, il est presque nécessaire.

Quant à l'adénie généralisée consécutive, nous ne pouvons la comprendre qu'en admettant chez certains sujets une disposition *spéciale* telle, qu'un ou deux ganglions lymphatiques étant engorgés depuis un temps variable, presque toujours depuis peu, ils deviennent le point de départ d'une généralisation de la maladie aux autres ganglions.

Déjà je vous ai dit quelle était la conséquence de l'adénie sur la composition du sang; le microscope a démontré qu'avant et après la mort ce liquide ne renfermait point de globules blancs ni de globulins en excès.

Et s'il n'est pas prouvé que la *qualité* des globules ait subi quelques modifications, du moins les caractères de l'adénie dans la seconde période de la maladie ne laissent point de doute sur la moindre *quantité* des globules rouges. Il est donc probable que dans l'adénie il y a diminution des éléments qui concourent à la formation des globules rouges, et cette diminution est due très probablement à l'engorgement ganglionnaire généralisé.

Wunderlich a observé également que dans un certain nombre de cas l'adénopathie ne se généralise qu'après avoir été pendant un certain temps localisée à quelques ganglions seulement. D'autres fois l'affection est générale d'emblée. Pour Virchow, la généralisation secondaire n'offre aucun embarras : il invoque son embolie, et la métastase est expliquée. Quant à la généralisation primitive, l'explication se fait un peu plus attendre. D'ailleurs, l'embolie métastatique de Virchow n'explique rien dans l'espèce, attendu que tous les individus (il s'en faut heureusement de beaucoup) qui ont des tumeurs ganglionnaires n'ont pas pour cela d'adénopathie généralisée à la suite. Si la généralisation est l'exception, c'est qu'elle est due à des causes exceptionnelles ; ces causes exceptionnelles, je les appelle spécifiques, à défaut d'autre mot.

Wunderlich admet que l'adénopathie généralisée d'emblée ou consécutivement est une seule et même chose, et qu'elle est une affection constitutionnelle, comme le cancer généralisé d'emblée ou consécutivement à un cancer local d'abord est une affection constitutionnelle dans un cas comme dans l'autre. Cela ne veut pas dire que Wunderlich et moi connaissions la nature intime de l'adénie : de quoi donc connaissons-nous la nature? Nous ne percevons que des effets.

Mais Wunderlich va plus loin : considérant qu'entre la leucocythémie et l'adénie, qu'il appelle *pseudo-leucémie*, il n'y a de différence que l'état du sang, il se demande si l'adénie ne serait pas un premier degré de la leucocythémie; et si ces deux maladies ne diffèrent pas par une cause accessoire, qui fait que dans un cas les globules blancs sont produits en abondance et dans l'autre ne sont pas produits. Suivant Wunderlich, cette cause accessoire serait la suivante : dans la leucocythémie, il y a des hyperplasies du tissu conjonctif interstitiel dans le stroma de différents organes, tels que le foie, le rein, l'intestin; or l'origine des vaisseaux lymphatiques étant le réseau plasmatique du tissu conjonctif, les cellules, à mesure qu'elles se multiplient, peuvent entrer dans les vaisseaux lymphatiques et arriver ainsi dans le sang. Ce qui expliquerait l'abondance des globules blancs dans la leucocythémie, où se trouvent réalisées ces conditions[1].

1. Wunderlich, *Pseudoleukæmie, Hodgking's Krankheit oder multiple lymphadenome ohne Leukæmie* (*Archiv der Heilkunde*, 1866, p. 531). — Voyez aussi Paul Spillmann, *Archives de médecine*, août 1867.

J'avoue que, jusqu'à plus ample informé, je persiste à voir dans la leucocythémie et dans l'adénie deux affections distinctes, bien que très voisines au point de vue des lésions. Et ce qui me décide, c'est que la marche de la maladie est bien différente dans les deux cas.

Tous les traitements mis en usage contre l'adénie ne paraissent pas avoir eu de résultat satisfaisant; toutefois il importe de constater que dans trois observations, où les eaux de Kreuznach, de Lavey et les bains de sublimé ont été conseillés, la marche de la maladie a paru, passagèrement au moins, enrayée. Dans le premier cas, les eaux d'Allemagne auraient déterminé une diminution dans le volume des engorgements ganglionnaires. Et chez un malade auquel j'avais conseillé les bains de sublimé, la santé générale, pendant quelques mois, a semblé ne point se ressentir de l'altération ganglionnaire. Enfin Cossy[1] rapporte l'observation d'un malade de cinquante-trois ans, affecté d'hypertrophie ganglionnaire généralisée, sans leucémie, dont l'état avait été amélioré d'une façon notable après deux mois de cure à Lavey. Le traitement, du reste, fut complexe dans ce cas particulier, car les eaux étaient données à l'intérieur jusqu'à léger effet purgatif, puis des douches chaudes et froides étaient dirigées sur les tumeurs ganglionnaires en même temps que sur tout le corps, et les tumeurs étaient soumises à un massage régulier. De plus, chaque jour, le malade prenait trois pilules d'iodure de fer de Blancard.

Quoi qu'il en soit, ce traitement, dont à plusieurs reprises on dut modérer l'activité, amena une amélioration qui commença à se manifester à partir du trentième jour. Le traitement fut continué deux mois, et lorsque le malade quitta Lavey, les engorgements ganglionnaires avaient diminué de près de moitié. L'effet résolutif est peut-être dû dans ce cas particulier plutôt aux procédés physiques d'application des eaux minérales qu'aux iodures et chlorures qu'elles ne renferment qu'en très petite quantité, et qu'elles empruntent surtout à l'eau mère des salines de Bex à laquelle elles sont ordinairement mélangées.

Si réellement, dans ce fait que je viens de vous rappeler, l'amélioration doit être en partie rapportée à l'action des iodures et des chlorures, peut-être conviendrait-il de préférer aux eaux de Lavey et de Kreuznach les eaux de Saxon, qui, sans addition d'eau mère, renferment, d'après le docteur Aviolat, la dose énorme de 33 grammes d'iodures et 10 grammes de bromures pour un bain de 300 litres!

Quant aux indications générales du traitement, elles sont fournies par l'état des ganglions et par l'anémie. — Toutes les fois donc que, chez un malade qui présente l'engorgement primitif, on reconnaîtra la source de cet engorgement, nous devrons mettre à contribution tous les moyens qui

[1] Cossy, *loc. cit.*, p. 34.

nous permettront de faire disparaître l'irritation première; mais, lorsque l'engorgement ganglionnaire multiple sera déjà manifeste, il ne faudra point hésiter à modifier par un traitement général la disposition générale du malade, et cela, soit par les purgatifs salins répétés, soit par l'usage des eaux minérales purgatives, telles que les eaux de Kreuznach, de Lavey, de Saxon, ou autres eaux analogues. De plus, il faudra en même temps agir localement, et, par des douches et le massage, chercher la résorption des tumeurs superficielles. Enfin les préparations d'iode, de fer et de quinquina auront le double avantage de modifier l'état général et de lutter contre l'anémie qui ne tarderait point à faire de rapides progrès. — Je n'ai, je l'avoue, messieurs, qu'une médiocre confiance dans ce traitement complexe, à propos d'une maladie qui me paraît *spécifique;* mais notre devoir, à défaut de médicament spécifique lui-même, est de combattre de tous nos efforts les effets de la maladie par des médicaments qui, à la vérité, ne s'adressent qu'aux symptômes.

J'ai bien souvent observé une affection ganglionnaire chez de jeunes créoles et plus particulièrement chez des créoles de l'île de la Réunion et de Maurice. Je ne saurais dire, messieurs, si j'ai dû au hasard seulement de ne voir cette forme particulière de l'adénie que sur des jeunes gens nés dans les deux colonies dont je viens de parler, tandis que pas une fois je n'en ai vu chez des personnes nées dans les Antilles françaises ou anglaises.

Dans l'adolescence, et plutôt chez les garçons que chez les filles, nous voyons les ganglions profonds et superficiels des aines se gonfler, tantôt d'un seul côté, tantôt des deux côtés à la fois. Cette maladie vient par paroxysmes durant un, deux, trois mois, et séparés par des intervalles qui peuvent être de plusieurs mois. Puis vient un paroxysme plus violent que les autres, et quelques-uns des ganglions suppurent. Dans certains cas, la suppuration s'étend à plusieurs ganglions et successivement à toute la masse ganglionnaire. Les malades sont condamnés alors à un long séjour au lit et dans la chambre, et la suppuration n'est quelquefois tarie qu'après une année.

Enfin, dans des circonstances heureusement fort rares, comme dans un fait dont j'aurai l'occasion de vous parler en traitant des abcès périnéphriques, un chapelet de ganglions suppura depuis l'aine jusqu'au rein, et de vastes abcès se formèrent autour de ce viscère. Vous comprenez, messieurs, le danger qui peut résulter d'un pareil accident.

Dans le plus grand nombre des cas qu'il m'a été donné d'observer, la maladie s'est arrêtée vers l'âge de la virilité, sans que l'action de la médecine m'ait semblé fort utile.

XCIII. — DE L'AMÉNORRHÉE ET DE LA FIÈVRE MÉNORRHAGIQUE.

Fièvre ménorrhagique. — Aménorrhée par changement de lieu, ne réclame aucun traitement à moins d'indications spéciales. — Dans la menstruation il y a deux éléments : l'ovulation périodique et la fluxion hémorrhagique des muqueuses des trompes et de l'utérus. — Aménorrhée par chlorose, par anémie. — Aménorrhée, conséquence des maladies aiguës ou chroniques. — Aménorrhée dans la convalescence des maladies aiguës. — Indications thérapeutiques tirées de l'état général de la santé. — Opportunité thérapeutique. — Réflexions sur l'emploi de la saignée générale ou locale : des bains chauds, de l'iode et des médicaments emménagogues.

Messieurs,

L'autre jour, vous m'avez vu commettre une erreur de diagnostic qui me fournira l'occasion d'entrer dans quelques détails sur ce que j'ai appelé la fièvre ménorrhagique.

Une jeune fille de dix-sept ans entrait dans notre salle Saint-Bernard, malade depuis six jours. Elle était née en province, n'habitait la capitale que depuis quatre mois. Comme la plupart des nouvelles venues, elle n'avait pas ses règles. Depuis le début de son indisposition, elle se plaignait de mal de tête, d'étourdissements, d'insomnie ; elle avait saigné du nez ; elle avait perdu l'appétit ; la langue était sale ; il y avait de la diarrhée ; le pouls était fébrile et la fièvre n'avait pas cessé un instant. Je crus à une dothiénentérie ; le lendemain les règles se montrèrent, la fièvre diminua, la menstruation fut régulière, et la santé était complètement rétablie deux jours après l'apparition du sang. Ce n'est pas la première fois, messieurs, que ces faits se présentent dans notre service, et il n'y a pas d'année que je ne vous signale des cas de ce genre donnant quelquefois lieu, de ma part, à des erreurs de diagnostic.

Lorsque la fonction menstruelle s'accomplit régulièrement et chaque mois, généralement elle n'est accompagnée que de malaises peu importants ; il y a pourtant du mal de tête et des modifications dans les diverses fonctions qui rappellent les troubles fébriles auxquels donnent lieu de légères indispositions ; c'est que l'ovulation mensuelle est, dans une certaine mesure, un acte pathologique, dans lequel la turgescence de l'ovaire et de l'utérus, la rupture de la vésicule de Graaf, constituent une espèce de travail morbide auquel certaines constitutions sont plus sensibles que d'autres.

Chez beaucoup de femmes, vous le savez, il survient non seulement le malaise dont je parlais tout à l'heure, mais encore de véritables accidents fébriles, et cela n'a rien d'extraordinaire quand on songe aux susceptibilités individuelles que l'on observe si souvent dans la pratique.

Il est des gens qui, pour la plus légère angine, pour un furoncle, pour une adénite superficielle, sont pris d'une violente fièvre, quelquefois même de délire. Il n'y a donc rien d'étonnant à ce que le travail de l'ovulation puisse exceptionnellement être accompagné d'accidents fébriles assez graves.

Mais nous savons encore que l'économie s'accoutume assez bien, si excitable qu'elle soit d'ailleurs, aux impressions morbides qui se répètent souvent et de la même manière. Cependant si la même impression morbide revient après un intervalle très long, elle est d'autant plus vivement ressentie ; d'un autre côté, pour ce qui regarde la menstruation, les phénomènes de congestion, l'hémorrhagie, sont, en général, d'autant plus prononcés, que la fonction est restée plus longtemps suspendue. Il y a donc un double motif pour que la fièvre ménorrhagique soit plus énergique.

Je vous ai déjà dit, en commençant cette leçon, combien souvent les jeunes filles qui arrivaient à Paris voyaient leurs règles se supprimer ; le changement de lieu seul suffit pour cela, indépendamment de toute modification dans le régime. Des jeunes filles qui, depuis plusieurs années, vivaient en province dans un pensionnat, et qui entrent dans une institution de Paris où le régime est évidemment le même, perdent souvent leurs règles pendant plusieurs mois, de même que celles qui quittent Paris pour aller en province. Continuellement, dans notre service, nous voyons entrer de jeunes servantes qui ont quitté la campagne, et chez lesquelles la menstruation fait défaut pendant les premiers mois de leur séjour à Paris. C'est là une cause d'aménorrhée à laquelle nous n'avons rien à faire, et à moins qu'il ne survienne des accidents, nous devons attendre.

Certaines jeunes filles se règlent d'emblée ; d'autres, et c'est peut-être le plus grand nombre, ont une menstruation fort irrégulière pendant une, deux et même trois années, sans que, d'ailleurs, la santé paraisse le moins du monde en souffrir. Cela est bien souvent un sujet d'inquiétude pour les mères ; mais la conduite la plus prudente en pareille occasion est de s'abstenir, à moins que quelques troubles dans la santé ne fassent un devoir d'intervenir plus efficacement.

Je n'ai pas besoin de vous dire que si, dans les maladies aiguës, la menstruation est peu modifiée, ainsi que l'a démontré notre collègue M. Hérard[1] ; dans les maladies chroniques, au contraire, elle devient

1. Hérard, *Mémoire sur l'influence des maladies aiguës fébriles sur les règles*, lu à la Société médicale des hôpitaux de Paris, et inséré dans ses *Actes*, 2e fascicule, 1852.

d'abord irrégulière et cesse dans le plus grand nombre des cas. On comprend qu'un antagonisme morbide très énergique modifie profondément une fonction accidentelle comme celle de l'ovulation, alors qu'il trouble les fonctions le plus immédiatement nécessaires à l'entretien de la vie.

Les pauvres femmes imputent trop souvent à cette suppression l'aggravation des maux qu'elles endurent : et si, quelquefois, il y a en effet des exacerbations survenant sous l'influence d'une congestion menstruelle avortée, le plus souvent il ne s'ensuit qu'un trouble momentané et sans grande importance.

Il est pourtant des cas où la congestion menstruelle peut être accusée de produire des accidents graves chez les jeunes filles disposées aux hémoptysies. Au moment où l'économie se prépare au grand travail de l'ovulation, travail si important dans la vie de la femme, comme le sont les actes générateurs dans toutes les espèces organiques, animales ou végétales, il se produit dans tout le système un mouvement d'excitation qui se traduit par des phénomènes fluxionnaires, et plus particulièrement chez la femme par des hémorrhagies. Aussi est-il commun d'observer alors, outre le mal de tête, le gonflement des seins, les fluxions hémorrhoïdales; est-il, disons-nous, commun d'observer des épistaxis, et malheusement aussi des hémoptysies chez les femmes disposées aux tubercules. Ces hémorrhagies accidentelles seront d'autant plus à craindre que l'hémorrhagie normale aura cessé de se faire.

Quoique les physiologistes aient prétendu que la menstruation était toujours liée à un acte générateur arvoté ou non, en ce sens qu'il était toujours précédé du développement d'un ovule et de sa rupture, l'observation clinique doit protester contre une proposition aussi exclusive. On voit très souvent, sous l'influence d'une émotion normale, d'une cause morbifique, les règles apparaître quelques jours après qu'elles avaient cessé, et, dans ce cas, il est difficile de croire à l'existence d'un travail préparatoire du côté des ovaires. Le sang paraît parfois quelques minutes après la cause morale qui vient d'agir sur la femme, exactement comme nous voyons survenir une épistaxis. Aussi, bien que je ne conteste que la relation qui existe entre l'ovulation et l'hémorrhagie de l'utérus, je suis disposé à considérer celle-ci comme un fait de simple coïncidence, déterminé surtout par une modification dans le système nerveux utérin analogue à celles que beaucoup d'autres causes peuvent produire.

L'étude des phénomènes qui précèdent chaque époque menstruelle est très importante dans le traitement de l'aménorrhée, pour une raison que je développerai plus tard et que je me contenterai d'indiquer ici. Cette raison, c'est que, les règles une fois supprimées, on ne doit plus calculer leur retour d'après les périodes habituelles et normales. Je reviens aux phénomènes dont j'avais à vous entretenir.

Assez ordinairement la menstruation est précédée d'un certain changement dans le caractère, changement qui n'est pas toujours fort appréciable pour le médecin, mais qui l'est pour les personnes qui vivent dans l'intimité d'une femme. Il y a souvent aussi un peu de malaise, de l'inappétence. Dans un assez grand nombre de cas, on voit survenir aux lèvres, au menton, une ou plusieurs petites pustules d'acné. Voilà pour les prodromes qui existent en dehors de l'appareil générateur. Il en est d'autres maintenant, et ce sont les moins importants, qui ressortissent plus spécialement à cet appareil : je veux parler du gonflement des mamelles, qui deviennent douloureuses et dont les lobules sont sentis plus distinctement; en même temps, il y a de la chaleur dans la région sacrée, des pesanteurs de reins, un peu de leucorrhée, des besoins plus fréquents d'uriner et, chez beaucoup de femmes habituellement constipées, de la tendance à la diarrhée. Je n'ai pas besoin d'ajouter, messieurs, que, dans la plupart des maladies chroniques, il survient une aggravation légère des symptômes, aggravation qui, pour beaucoup de femmes, a une signification bien positive.

Il est important d'interroger avec une minutie extrême les femmes atteintes d'aménorrhée, pour connaître d'elles ces signes précurseurs que je viens de vous indiquer sommairement. Si l'hémorrhagie utérine peut se produire en dehors de l'époque menstruelle, cela tout au moins n'arrive que très exceptionnellement. C'est en vain que, chez une femme qui depuis huit jours a cessé d'avoir ses règles, vous accumulerez les médications les plus diverses pour rappeler l'hémorrhagie, vos efforts demeureront superflus; mais par contre, vous aurez bien de la peine à faire une médication assez mauvaise pour l'empêcher de reparaître à l'époque fixée par la nature. S'il nous est difficile de faire venir le sang quand le travail préparatoire n'existe pas, de quel droit espérez-vous arriver à un résultat utile en donnant à une femme atteinte d'aménorrhée un prétendu remède emménagogue?

L'opportunité, en pathogénie comme en thérapeutique, est une importante chose à considérer. Un homme vient d'avoir une attaque de goutte, et il n'en était pas à sa première, il avait donc une constitution goutteuse. Si l'attaque est bien passée, il pourra impunément faire des excès de table, de femmes, de veilles, sans parvenir à se donner immédiatement un nouvel accès de goutte. Mais quand, depuis longtemps, le principe goutteux sera resté sans faire explosion, quand il se sera préparé, accumulé dans l'organisme, la plus légère cause occasionnelle suffira pour produire une attaque de goutte violente. J'en dirais autant pour les dartres, pour la migraine, pour l'asthme et pour d'autres maladies diathésiques.

Nous recevons, le corps baigné de sueur, une pluie glacée; dix fois, à la chasse, nous resterons dans un marais, exposés au froid et à l'humidité, et nous rentrerons au logis sans une douleur, sans même un rhume de cerveau. Huit jours plus tard, le vent d'une croisée entre-bâillee nous donnera une fluxion de poitrine ou un rhumatisme aigu. C'est que, dans le premier cas, la disposition n'existait pas, et elle était dans toute sa puissance dans le second. De la même manière, vous comprendrez que le travail général qui se termine par la menstruation, se prépare, s'accroît, et en quelque sorte s'accumule à partir du moment où cesse une époque, jusqu'au moment où une autre apparaît; et l'influence de nos médications sera toute différente, suivant que le remède sera appliqué aujourd'hui ou dans trois semaines.

La médication emménagogue, messieurs, est quelque chose de fort complexe, et s'il y a une médication qui mérite ce nom, il y a bien peu de médicaments qui aient le droit de le conserver.

Si, comme cela est si commun, une femme fortement pléthorique est mal réglée, croyez-vous que votre conduite médicale devra être la même que chez celle qui est dans une anémie profonde? Croyez-vous que, si l'antagonisme morbide d'une inflammation du poumon ou de tout autre organe a supprimé la fluxion menstruelle, vous deviez agir de la même manière que si une jeune fille a interrompu brusquement le flux utérin en mettant ses pieds dans l'eau froide? Il vous suffit, messieurs, de l'énoncé de ces vulgarités pour vous faire comprendre la difficulté de la médication.

Il y a chez la femme, comme chez l'homme, des fonctions nécessaires, constantes; les sécrétions cutanée, rénale, hépatique, se font incessamment, et l'on comprend que, pour exciter ces diverses sécrétions, le médecin ait quelquefois peu de chose à faire, puisque l'économie y est toujours préparée. Il y a là une aptitude fonctionnelle continue qui, pour être augmentée, n'a besoin que de l'occasion la plus légère.

Mais la menstruation est une fonction intermittente, passagère, accidentelle en quelque sorte. Tant de conditions la troublent, que l'on conçoit les difficultés que rencontre le thérapeutiste quand il veut l'augmenter ou la régulariser. Cette fonction n'est pas tellement essentielle à la femme adulte qu'elle doive s'exercer quand même; aussi se dérange-t-elle facilement quand l'harmonie générale vient elle-même à être gravement troublée. Tant qu'existent ces troubles généraux, c'est vainement qu'avec des emménagogues on voudra rappeler les règles. La première condition de toutes, c'est de rétablir l'équilibre, et alors l'excitant spécial de l'utérus devient dans la balance un poids important. Les fonctions menstruelles tarderont à se rétablir non seulement tant que durera une fluxion antagoniste, comme cela a lieu dans certaines phlegmasies aiguës ou chroniques, mais aussi dans des maladies diathésiques qui altèrent profondément la constitution du sang et l'harmonie du système nerveux, comme la chlorose, l'albuminurie, le diabète, etc., etc.

Si dans la chlorose, par exemple, les fonctions constantes et nécessaires, telles que la calorification, l'innervation, la diurèse, la diaphorèse, sont si bizarrement et si opiniâtrément perverties, que sera-ce pour une fonction accidentelle comme la menstruation.

Il est donc trop évident, messieurs, que, si la fièvre ou une phlegmasie antagoniste s'oppose à la fluxion menstruelle, le médecin n'aura à s'occuper que de combattre cette fièvre ou cette phlegmasie. Si la pléthore est la cause du mal, c'est en diminuant la masse du sang ou en atténuant sa plasticité que le flux utérin deviendra plus facile, tandis qu'il faudra s'adresser aux martiaux, aux toniques, si le dérangement de la fonction peut être attribué à la chlorose. Tous ces moyens divers si opposés entre eux, bien que capables de ramener la fonction menstruelle, ne sont pas des emménagogues, et pourtant ils sont les agents les plus puissants de la médication emménagogue; et, comme ce que je vous dis là pourrait paraître à quelques-uns d'entre vous un peu obscur et peut-être étrange, laissez-moi vous expliquer ma pensée, et bientôt vous m'aurez facilement compris.

Les fonctions diverses départies à l'économie s'accomplissent avec d'autant plus de régularité que la santé est meilleure, et si la maladie est venue apporter accidentellement une grave perturbation dans les fonctions, celles-ci se rétabliront par le seul fait du rétablissement de la santé. Il suffit, en effet, que les causes de troubles disparaissent pour que, immédiatement le jeu de l'organisme reprenne son cours normal. La médication qui a guéri n'est point excitatrice de la fonction troublée, elle a tout simplement remis les choses en ordre, et les lois qui régissent l'économie reprennent leur empire dès qu'elles ne rencontrent plus d'obstacles. Ainsi l'émétique, la digitale, la quinine, le fer, la saignée et tant d'autres moyens si opposés entre eux en apparence, seront des emménagogues au même titre qu'ils seront des excitateurs de la sécrétion du poumon, des reins, du foie, etc., etc., par ce fait qu'ils auront rendu la santé. Ils n'ont donc rien de spécial; mais, messieurs, la santé rétablie, par le seul fait que les fonctions ont été quelque temps suspendues, il arrive qu'il reste encore quelque incertitude, que le jeu normal hésite à reprendre son cours, et c'est alors qu'interviennent utilement quelques excitants spéciaux dont j'ai maintenant à vous entretenir.

De tous les excitants emménagogues, je n'en connais pas de plus actif que le bain tiède général; il suffit de se rappeler que presque toutes les femmes, après un bain chaud un peu prolongé, éprouvent des phénomènes de congestion utérine caractérisée par des douleurs de reins, de la pesanteur dans le bas-ventre, de la leucorrhée, de l'exagération du flux menstruel qui souvent apparaît avant l'époque normale. Mais pour obtenir le résultat désiré, le bain doit être donné au moins trois fois par semaine, et tous les jours même au moment où la menstruation est imminente; et je vous rappellerai tout à l'heure les signes que je vous ai indiqués et sur lesquels je ne saurais trop revenir.

La saignée du bras, faite alors qu'existent les signes précurseurs de la menstruation, est un moyen puissant, et il n'est pas rare de voir apparaître le flux utérin une heure après l'émission sanguine. Cette héroïque médication ne serait guère opportune chez les femmes chlorotiques ou celles qui l'ont été longtemps.

L'application de sangsues vient après la saignée; et comme elle effraye moins les malades et les familles, elle est en général bien plus facilement acceptée. Le nombre, le lieu d'application des sangsues, sont des choses fort essentielles à connaître. Je parlerai d'abord du lieu d'application.

Quelques médecins, se fondant sur je ne sais quelle idée théorique, et peut-être aussi sur ce fait pratique que l'application d'un petit nombre de sangsues en un point détermine en ce point une violente congestion, ont voulu que les sangsues fussent mises à la surface des grandes lèvres. Cette pratique n'est pas sans grands inconvénients, elle amène très fréquemment des engorgements des parties, des furoncles, de petits phlegmons. Elle a encore un inconvénient très sérieux, c'est d'exciter, au moment où les piqûres se guérissent, de très vives démangeaisons, qui, chez les jeunes filles, éveillent quelquefois de fâcheuses sensations et leur font contracter de mauvaises habitudes. J'applique toujours maintenant les sangsues à la face interne des genoux, et je n'ai pas vu que cette pratique fût moins active et moins efficace que l'autre. Elle a, en outre, cet avantage, c'est que le médecin peut arrêter le sang avec la plus grande facilité, parce qu'il trouve sur les condyles du fémur ou sur la tête du tibia un point d'appui résistant; et cela est d'autant plus essentiel que l'application de sangsues agit beaucoup moins par la soustraction du sang que par un acte congestif qu'elle détermine, si bien que, invariablement, je conseille d'arrêter le sang avec un peu d'agaric, immédiatement après la chute de la sangsue, et j'obtiens les mêmes résultats emménagogues, n'ayant fait perdre à la malade que quelques grammes de sang, condition capitale. Cette pratique est renouvelée deux ou trois jours de suite. Si la première application a fait apparaître le flux menstruel, je n'en fais pas une seconde; si celui-ci s'arrête, je conseille de nouveau l'application des sangsues.

La soustraction d'une petite quantité de sang affaiblit, il est vrai, quelque peu les chlorotiques, tandis que, chose remarquable, le flux venant naturellement et en abondance plus grande, est souvent le signal du retour à la santé.

Quoi qu'il en soit de cet affaiblissement, je n'en conseille pas moins la médication qui me rend réellement de très grands services.

Lorsque l'estomac le peut supporter, la teinture d'iode doit être administrée trois fois chaque jour à la dose de 5, 10, et jusqu'à 15 gouttes chaque fois dans une légère infusion de safran; ce médicament est un emménagogue puissant. L'usage doit en être continué pendant quelques semaines.

Vous avez si souvent entendu parler du fer comme emménagogue que je vous dois à cet égard quelques explications. Chez les chlorotiques, le fer paraît être un emménagogue quand elles ont de l'aménorrhée. Si, au contraire, elles ont de la ménorrhagie, comme cela arrive quelquefois, le fer est un hémostatique, ce qui veut dire que cet agent thérapeutique n'est, par le fait, ni un hémostatique, ni un emménagogue absolu, mais qu'il paraît supprimer ou provoquer les règles en rétablissant les conditions normales de la santé, conditions dans lesquelles la menstruation doit exister, et cela dans une certaine mesure.

Par cette énumération très sommaire des principaux moyens destinés à ramener la menstruation, vous avez pu voir que le fer, le dernier que j'ai cité, n'est pas un emménagogue absolu; il l'est si peu que, chez une femme bien portante, il diminue plutôt la menstruation. A ce titre, il doit donc être considéré comme un emménagogue relatif, tandis que les autres sont des emménagogues absolus, en ce sens que, en général, ils augmenteront et ils provoqueront le flux menstruel dans quelques conditions de santé que se trouve la femme, avec cette restriction, toutefois, que la saignée dont j'ai parlé ne sera pas trop souvent répétée.

L'iode, la saignée, les bains, ne peuvent ordinairement rien pour provoquer les règles quand elles viennent à cesser; mais si le travail préparateur a commencé à se faire, ses agents auront une puissance considérable. Dans l'aménorrhée, par cela même que depuis longtemps le flux n'a point paru, il semble que l'on n'ait plus de moyens de reconnaître ce travail préparateur, et par conséquent d'employer les emménagogues avec opportunité.

Cependant, messieurs, avec une attention soutenue, le médecin reconnaîtra le moment où il doit appliquer les agents emménagogues

Avant de parler des signes à l'aide desquels nous reconnaîtrons que le moment est venu d'agir, laissez-moi détruire un préjugé que je regrette de voir si souvent établi dans l'esprit des médecins. Sans doute, il n'est pas de praticien qui ajoute foi aux prétendues influences lunaires, et qui ne sache à merveille que, sur cent femmes, il n'en est peut-être pas une chez laquelle le flux menstruel réponde plusieurs mois de suite à la même phase de la lune. Mais un grand nombre de femmes disent et répètent qu'elles sont réglées à certains jours du mois et qu'elles le sont ainsi plusieurs mois de suite. Lorsque l'on se donne la peine de compter exactement avec elles, et quand on les oblige à tenir une note exacte d'une série d'époques, il n'est pas bien difficile de se convaincre et de les convaincre elles-mêmes du peu de fondement de leur première assertion. Or, ceci, messieurs, a quelque importance : au lieu de compter les époques par une révolution mensuelle, il faut supputer d'après le temps qui, pour chaque femme, sépare chaque période. Cette observation a de la valeur quand il s'agit d'administrer les remèdes emménagogues aux époques présumées du retour des règles. Mais il importe de bien savoir que toute supputation devient absolument impossible lorsque l'aménorrhée existe déjà depuis quelques mois. La suppression que l'on observe pendant la grossesse est un acte tout physiologique, et il y a cela de curieux que, pendant les trois ou quatre premiers mois de la gestation, la fluxion mensuelle se caractérise par des signes très évidents chez la plupart des femmes, et les accoucheurs expérimentés savent à merveille que les avortements ont lieu principalement à ces époques; aussi, chez les femmes qui sont exposées à faire des fausses couches, tiennent-ils grand compte de ces manifestations fluxionnaires pour imposer le repos à tel moment ou à tel autre. Mais, quand l'aménorrhée vient en dehors de la grossesse, la fluxion des organes générateurs perd immédiatement sa régularité accoutumée, de sorte qu'il ne faut plus compter sur le retour probable des règles, d'après ce qui s'observait dans l'état normal, l'expérience démontrant, en effet, que le sang peut reparaître à des intervalles très irréguliers et tout à fait indéterminés.

J'avais besoin, messieurs, d'entrer dans ces détails pour vous faire comprendre l'utilité, je dirai même la nécessité d'agir à certains moments et non à d'autres. Je vous ai dit déjà que la menstruation était annoncée chez la femme par un certain malaise, par des modifications dans le caractère, par le gonflement des mamelles, par de la leucorrhée, par des besoins plus fréquents d'uriner. Il faut que le médecin et que les malades aient constamment l'attention dirigée vers ces phénomènes, car c'est au moment où ils apparaissent, et uniquement à ce moment, que les excitateurs les plus directs de la menstruation trouvent leur opportunité. C'est alors, en effet, qu'une application de sangsues, qu'une saignée, faites dans la mesure que j'ai indiqué, font apparaître les règles et provoquent le flux, alors qu'il n'y avait encore que de la fluxion.

C'est à ce moment que la teinture d'iode, le safran, l'ammoniaque, produisent des effets évidemment emménagogues, c'est encore à ce moment que les bains prolongés agiront avec le plus d'efficacité.

Les signes de la fluxion passés, il ne faut plus insister, mais il faut attendre une nouvelle indication, et avoir soin surtout d'appliquer les moyens indiqués précédemment pendant la période d'augment de l'état fluxionnaire et non pendant le décours. Lorsque rien n'indique, chez une femme, la congestion des ovaires et de l'utérus, l'intervention du médecin ne se fait plus aussi opportunément; c'est alors surtout qu'il faut, sans avoir égard à des périodes que l'on ne peut pas connaître, insister sur les médications continues, telles que les bains, l'iode, le fer, en ayant égard, bien entendu, aux conditions qui pourraient contre-indiquer l'emploi de l'un de ces moyens.

Quelques médecins ont conseillé de solliciter plus directement la venue des règles en établissant chaque mois une menstruation artificielle, ce procédé a son avantage; il faut alors se souvenir des intervalles qui séparaient normalement chaque époque chez la femme que l'on traite. Pendant quatre ou cinq jours, on donne, le matin, un bain chaud très prolongé; le soir, on introduit dans le rectum un suppositoire auquel on incorpore 5 centigrammes de tartre stibié, ou 25 centigrammes de poudre de rue ou de sabine. Quand, par ce moyen, on a excité un mouvement fluxionnaire, on met à chaque genou une sangsue trois jours de suite, en ayant soin d'arrêter immédiatement l'écoulement du sang. Le mois suivant, on recommence; mais il faut être bien averti que la nature n'obéit pas facilement à nos injonctions, et que souvent le retour de la fluxion indicatrice des règles se fera dans l'intervalle des époques que nous avions déterminées, et alors vous aurez à agir suivant le mode que j'indiquais tout à l'heure.

XCIV. — DE L'HÉMATOCÈLE PELVIENNE.

Anatomie et physiologie pathologiques de l'hématocèle. — Hématocèle cataméniale : par hémorrhagie de la trompe, excès de fluxion ou déviation de l'écoulement sanguin, fréquente, peu grave, à répétition. — Hématocèle accidentelle : par hémorrhagie de l'ovaire, altération du parenchyme, varice de l'organe, rare, presque toujours mortelle. — Hématocèle par ascension du sang de l'utérus dans l'oviducte et épanchement dans le péritoine. — Hématocèle cachectique : par altération du sang, tubaire. — Diagnostic : tumeur rétro ou péri-utérine. — Hématocèle intra-péritonéale cataméniale : pâleur extrême, peu de douleur péritonéale. — Hématocèle intra-péritonéale accidentelle ou ovarienne : hémorrhagie peu abondante dans le cas de rupture du kyste hématique, douleur péritonéale très vive. — Hématocèle extra-péritonéale : peu de douleur, hémorrhagie peu considérable. — Diagnostic différentiel. — Phlegmons et abcès des ligaments larges, grossesse extra-utérine, kystes hydatiques du petit bassin. — Traitement : point d'intervention chirurgicale.

Messieurs,

Salle Saint-Bernard, est entrée une jeune fille âgée de seize ans Elle n'a été réglée qu'une seule fois il y a deux mois et demi, alors qu'elle vivait en province.

Venue à Paris il y a deux mois pour y être domestique, elle s'était fatiguée et avait éprouvé de grands chagrins. Le 7 novembre, jour de son admission, elle présentait les symptômes d'une fièvre continue. Deux jours plus tard, il n'y avait plus de doute possible sur la nature de la maladie fébrile : langue sèche, fuliginosité des dents, diarrhée, taches rosées lenticulaires, douleur de ventre, surtout dans la fosse iliaque droite. Pouls fréquent, somnolence, subdélirium, râles muqueux dans la poitrine.

Vers la fin du second septénaire, mieux apparent, mais de courte durée ; bientôt adynamie profonde, et le jeudi 21 novembre, c'est-à-dire vers le dix-huitième ou dix-neuvième jour à partir du début probable de la maladie, cette jeune fille succomba.

A l'autopsie, on constate un épanchement de sérosité rougeâtre dans la cavité du petit bassin, sans caillots sanguins. On trouve une tumeur de la grosseur d'un œuf de poule au milieu du liquide épanché. Cette tumeur, qui appartient à l'ovaire droit, n'a contracté aucune adhérence avec les parties ambiantes, il n'y a point de traces de péritonite. L'épanchement est à peu près de 150 à 200 grammes de sérosité.

L'ovaire et la trompe du côté gauche présentent l'aspect normal ;

sur la partie postérieure de cet ovaire, on distingue une petite cicatrice étoilée noirâtre.

Du côté droit, la trompe est libre d'adhérence; son pavillon est vivement injecté, et dans la cavité de la trompe, vers son tiers externe, on constate la présence d'une petite quantité de mucus purulent, sanieux, de couleur grisâtre. Sur l'ovaire existe une tumeur de la grosseur d'un œuf; sa couleur est brune, sa surface lisse et non recouverte de pseudo-membranes. Vers sa partie déclive, cette tumeur présente en saillie un caillot de la grosseur d'un pois. Ce caillot, dur, en grande partie fibrineux, était étranglé par une ulcération à travers laquelle il se continuait avec un caillot situé dans la cavité de la tumeur. Une ouverture pratiquée à la partie postérieure de celle-ci permet d'affirmer qu'on a affaire à un kyste hématique, lequel contenait un très gros caillot qui s'était échappé en partie par l'ulcération indiquée. Avant l'ouverture du kyste, on avait remarqué que de la sérosité rouge s'écoulait goutte à goutte par cette même ulcération incomplètement bouchée par le caillot. L'épanchement intra-péritonéal avait donc eu pour source le kyste hématique, et cet épanchement n'avait eu lieu très probablement que dans les dernières heures de la vie, puisqu'il n'y avait point trace de péritonite.

Les parois du kyste étaient formées par la membrane séreuse ovarienne, doublée à son intérieur de plusieurs couches très minces de fibrine, de coloration jaune, qu'il était très facile de détacher. De plus, le kyste reposait sur l'ovaire et était en communication directe avec la cavité d'une vésicule de de Graaf, à parois tomenteuses, siège de l'apoplexie primitive. Dans le même ovaire, d'autres vésicules présentent de petites apoplexies.

Nous venions donc de surprendre la formation d'une hématocèle rétro utérine par rupture d'un kyste hématique de l'ovaire.

Ajoutons qu'il n'y avait point de trace de grossesse ovarienne; nous n'avons découvert aucun vestige d'œuf fécondé dans le kyste, qui ne renfermait que de la sérosité, des caillots de sang et des dépôts fibrineux. L'utérus était parfaitement sain; le col ne présentait aucune déchirure; la membrane hymen était intacte.

Quant à l'ulcération de la paroi du kyste hématique, nous croyons qu'elle doit être rattachée à l'état général de la malade.

Enfin, pour compléter cette autopsie, disons que les plaques de Peyer présentaient de larges et profondes ulcérations, dont quelques-unes étaient déjà en voie de réparation.

Dans cet exposé votre attention a dû être surtout attirée par une lésion anatomique spéciale : je veux parler du kyste hématique de l'ovaire, dont la paroi s'était ulcérée; je vous ai fait remarquer que nous avions trouvé un épanchement sanguin intra-péritonéal, et vous avez pu ainsi comprendre la formation de ces épanchements particuliers dont on s'est beaucoup occupé depuis une dizaine d'années, et auxquels on a donné le nom d'*hématocèles rétro-utérines.*

Conservez le souvenir de ce fait; mais gardez-vous de croire qu'il soit la règle, et que toutes les hématocèles ont leur source dans un kyste hématique de l'ovaire.

J'admets d'abord deux espèces principales d'hématocèle : une qui a son origine dans l'ovaire, et que j'appellerai hématocèle ovarienne (c'est, à mes yeux, la plus rare, bien qu'il nous soit plus souvent possible d'en étudier l'anatomie pathologique), et une autre espèce qu'on peut appeler tubaire, ou mieux encore *cataméniale* (cette dénomination rappelant que l'hématocèle a son origine dans une hémorrhagie de la membrane muqueuse de la trompe ou du pavillon, et qu'elle a lieu au moment de l'écoulement menstruel). Cette espèce est la plus fréquente, on peut l'observer plusieurs fois chez la même malade; la gravité en est moins grande, et comme elle entraîne rarement la mort, on en connaît peu l'anatomie pathologique; la même raison explique pourquoi cette variété de l'hématocèle est moins généralement acceptée.

J'ai cru longtemps avoir eu le premier l'idée de l'hématocèle cataméniale, longtemps même j'ai cru qu'elle n'avait pas eu d'autre interprète; telle était ma croyance, lorsque mes conférences furent publiées en 1858 dans la *Gazette des hôpitaux*, mais, en 1860, on a réclamé la priorité de cette théorie. Je suis loin de me plaindre d'avoir été précédé par un observateur distingué; la théorie que j'ai adoptée n'en aura que plus de force, puisque je ne serai plus seul pour la défendre. Je suis loin d'être exclusif dans ma manière d'interpréter l'hémorrhagie qui donne lieu à l'hématocèle; la grande division des hématocèles en ovariennes et cataméniales le prouve suffisamment.

Une grande fonction domine l'étiologie de l'hématocèle : c'est la menstruation; dans l'hématocèle cataméniale, l'exagération ou la déviation de cette fonction est, pour ainsi dire, toute la maladie, l'hématocèle n'est qu'un symptôme, l'hémorrhagie est un phénomène nécessaire, immédiat, de la fonction modifiée. La fluxion exagérée de la trompe et du pavillon produit l'exsudation sanguine ou la rupture vasculaire, et le sang cataménial se déverse dans la cavité du péritoine. L'épanchement est souvent considérable et peut donner lieu aux symptômes des hémorrhagies internes. Dans l'hématocèle ovarienne, l'ovaire est antérieurement malade et la rupture de l'organe ramolli ou d'un kyste hématique peut n'être qu'un accident qui aura souvent pour cause déterminante la menstruation, d'autres fois une violence extérieure, un effort, une chute, le cahotement d'une voiture, etc. Ces diverses causes peuvent encore entraîner la rupture des veines utéro-ovariennes devenues variqueuses.

Une autre espèce d'hématocèle peut résulter du reflux du sang cataménial de l'utérus vers la trompe, puis de son déversement dans la cavité péritonéale; cela s'observera dans les cas de ménorrhagies excessives, de métrorrhagies, ou lorsqu'un obstacle congénital ou accidentel viendra s'opposer à l'écoulement naturel du sang hors de l'utérus et du vagin. M. Bernutz a soutenu avec habileté cette théorie de l'hématocèle, bien qu'il en accepte d'autres espèces[1].

Il est encore une espèce qui mérite une mention spéciale, bien que souvent l'hémorrhagie, dans les observations qui lui servent de base, ait été incomplète, ne se soit point déversée dans le péritoine et soit restée limitée aux cavités tubaires. Cette espèce mérite le nom de *cachectique*, parce qu'elle se rencontre dans les cas de purpura, d'ictère malin, de scarlatine, de rougeole, de variole, c'est-à-dire dans les circonstances où le sang modifié dans sa composition a une grande tendance à s'épancher par les membranes muqueuses. Ces tumeurs sanguines intra-tubaires sans fécondation préalable, observées pendant la menstruation ou à une époque plus ou moins éloignée de celle-ci, témoignent de la facilité avec laquelle la membrane muqueuse des trompes peut être le siège d'hémorrhagies. Les observations de Barlow et Simpson[2], de M. Hélie (de Nantes), et du docteur Laboulbène, sont autant d'exemples d'hémorrhagies tubaires cachectiques, qui toutes auraient pu se déverser dans la cavité péritonéale, comme cela a été observé dans les cas rapportés par Scanzoni[3] et Barlow.

Le fait étiologique sur lequel je veux insister est la fluxion qui s'opère du côté des organes génitaux, lors de la menstruation. Cette fluxion, qui préside à la fonction de reproduction, ne s'observe pas seulement dans les espèces supérieures, elle est manifeste chez les plantes et chez les animaux inférieurs. L'acte de la génération est toujours accompagné d'une fluxion très remarquable. Dans les plantes, les bourgeons sont le siège d'une congestion spéciale, lors du printemps. Cet afflux de sève, à un moment déterminé, n'a d'autre but que le développement du bourgeon qui portera la fleur. On voit de même les sucs affluer vers tous les organes si délicats de la reproduction, lorsque le moment est venu où le pistil va recevoir le pollen sécrété par les étamines. A ce moment la fleur est épanouie, toutes les parties qui la composent sont rigides, mais aussitôt que le grand acte de la reproduction sera accompli, aussitôt que la vie de l'espèce sera assurée, la congestion, l'afflux de la sève vont disparaître, et tous ces organes seront bientôt flétris.

1. Bernutz, *Clinique des maladies des femmes*, Paris, 1860, t. I.

2. Simpson, *Clinique obstétricale et gynécologique*, trad. par G. Chantreuil, Paris, 1874, p. 767.

3. Scanzoni, *Traité pratique des maladies des organes sexuels de la femme*, Paris, 1858, p. 304.

Chez les animaux inférieurs, nous voyons encore la congestion présider à la fissiparité comme à la gemmiparité.

Chez l'homme, les principales fonctions ne sauraient s'accomplir sans un afflux de sang considérable vers les organes. Ainsi, lors d'un travail intellectuel prolongé, le sang afflue vers la tête; lors de la mastication et de la digestion stomacale, l'abondante sécrétion de la salive et du suc gastrique ne peut se comprendre sans une fluxion congestive des glandes salivaires et des glandes de l'estomac.

Mais cet afflux est encore plus remarquable lors de l'ovulation. Dans cet acte, la congestion va jusqu'à l'hémorrhagie; à chaque ponte spontanée il y a rupture d'une vésicule de de Graaf, et chaque rupture s'accompagne d'une petite hémorrhagie qui peut devenir la source des kystes hématiques de l'ovaire, si bien étudiés par M. Charles Robin[1]. Mais, ordinairement, cette hémorrhagie est peu considérable, le travail d'énucléation de l'ovule se fait en plusieurs jours, et il n'y a de déchirure de la vésicule ovulifère qu'en un point qui limite la source de l'hémorrhagie. Nous verrons plus tard que si l'habitude fluxionnaire ou le ramollissement de l'ovaire détermine une hémorrhagie abondante, la conséquence sera la formation d'une hématocèle. L'afflux sanguin n'a pas lieu seulement vers l'ovaire; lors de l'ovulation, il se montre dans les parties externes de la génération : ainsi, le vagin, les grandes lèvres acquièrent à ce moment une vascularité et une chaleur passagères. Chez la vache, à l'époque du rut, un liquide glaireux et sanglant s'écoule de la vulve. Les mamelles se gonflent, deviennent dures et se remplissent de colostrum. Tous ces phénomènes sont la conséquence de l'éréthisme fluxionnaire des organes de la génération.

De même chez la femme, chaque menstruation est accompagnée d'une turgescence remarquable de la membrane muqueuse vaginale et de la vulve. De plus, il y a des douleurs dans la région des reins, dans celle des ovaires, dans les seins, et ces douleurs ne sont que l'expression des congestions locales.

Les observations expérimentales et cliniques ont établi ces faits, l'anatomie pathologique est venue les confirmer, lorsque les femmes succombaient au milieu d'une époque menstruelle. L'anatomie normale, convenablement étudiée, aurait pu conduire à prévoir la nécessité d'une congestion considérable lors de la fonction ovarienne utérine.

Les belles expériences de M. le professeur Rouget[2] nous ont fait voir comment s'accomplit l'éréthisme congestif des organes génitaux de la

1. Ch. Robin, *Note sur les hémorrhagies des vésicules ovariennes* (*Mémoires de la Société de biologie*, 2e série, t. III, année 1856. Paris, 1857, p. 139).

2. Rouget, *Recherches sur les organes érectiles de la femme, sur l'ovulation et la menstruation* (*Journal de la physiologie de l'homme et des animaux*, 1858).

femme. Après avoir plongé le cadavre dans un bain tiède, l'ingénieux anatomiste a fait des injections vasculaires qui démontrent la propriété érectile des plexus qui enveloppent l'ovaire et lui forment un *lit vasculaire*. En effet, lors de l'éréthisme artificiel, déterminé par l'injection vasculaire, on voit toutes les parties de la génération devenir turgides. L'ovaire, dont les mouvements latéraux sont limités par son ligament et son mésentère, s'élève et se porte vers le pavillon de la trompe, qui lui-même, fortement injecté et déplissé, embrasse l'ovaire et le coiffe. On a ainsi sous les yeux l'image des faits physiologiques qui se passent à un moment déterminé; et en voyant une vascularisation si riche et susceptible d'une telle congestion active, on comprend facilement que la membrane muqueuse tubaire qui renferme, suivant M. Béraud, des houppes vasculaires, peut, lors de la menstruation, devenir le siège d'une hémorrhagie. On comprend que, dans les mêmes conditions, l'ovaire ramolli, apoplectique, variqueux, peut être lui-même l'origine d'une hématocèle cataméniale. Mais, dans cette dernière supposition, il faut qu'il existe une altération primitive de l'ovaire; car un ovaire sain recouvert du feuillet péritonéal ne saurait, sous le seul effort de la menstruation, donner lieu à une hémorrhagie notable; autrement les hématocèles seraient infiniment plus communes.

Les hémorrhagies des membranes muqueuses, au contraire, ne nécessitent point une altération préalable de ces membranes; il suffit d'une congestion intense ou d'une altération du sang pour qu'on les observe. Ainsi, l'hémorrhagie ovarienne normale, physiologique, ne pouvant être assez considérable pour donner lieu à une hématocèle, et l'hémorrhagie ovarienne anomale, nécessitant une altération antérieure du parenchyme ovarien, nous sommes en droit de prétendre que l'hématocèle ovarienne doit être rare. Au contraire, la membrane muqueuse tubaire, par sa structure spéciale, par sa disposition hémorrhagique, commune à toutes les muqueuses, et par l'orgasme fluxionnaire qui accompagne la menstruation, présente les conditions les plus favorables à l'hémorrhagie, et partant, à la formation de l'hématocèle cataméniale.

Je suis peu disposé, je l'avoue, à admettre que le péritoine puisse être la source d'une hémorrhagie; les membranes séreuses, en général, ne fournissent guère d'épanchements sanguins, à moins qu'elles n'aient été préalablement le siège d'un travail inflammatoire souvent spécial, comme dans les cas de péritonite cancéreuse et tuberculeuse. Et les faits rapportés par M. Tardieu[1] me paraissent plaider en faveur de l'hématocèle cataméniale, c'est-à-dire de l'hémorrhagie tubaire, surtout si l'on songe

1. Tardieu, *Observations pratiques de médecine légale sur les cas de mort naturelle et de maladies spontanées qui peuvent être attribuées à un empoisonnement* (*Annales d'hygiène publique et de médecine légale*, 2e série, Paris, 1854, t. II, p. 157).

que les ovaires, dans ces observations, avaient été examinés avec soin et ne présentaient aucune altération.

Nous venons de voir que l'hématocèle reconnaissait deux causes principales : la lésion organique de l'ovaire, ou la lésion fonctionnelle de la trompe, aussi la science est-elle à ce sujet divisée. Certains auteurs sont exclusifs, c'est-à-dire qu'ils n'acceptent que l'une ou l'autre théorie étiologique; les autres sont éclectiques, et pensent que les deux théories peuvent être défendues et que l'hémorrhagie peut avoir pour point de départ l'ovaire ou la trompe, dans des circonstances déterminées.

Parmi les exclusifs doivent être rangés MM. Nélaton, Denonvilliers, Huguier, Lenoir, Laugier, qui croient que toujours l'hémorrhagie a pour siège l'ovaire sain lors de l'ovulation, ou l'ovaire malade en dehors de l'ovulation. Moi-même j'avais soutenu antérieurement que l'hémorrhagie avait toujours pour siège la trompe. Mon opinion a été modifiée par des faits nouveaux, et aujourd'hui je suis éclectique, c'est-à-dire que, avec MM. Puech, A. Voisin[1], Bernutz et Gallard, j'admets que l'hématocèle peut avoir une origine multiple. J'en accepte deux espèces principales : l'une accidentelle, ovarienne, avec altération organique de l'ovaire; l'autre cataméniale, tubaire, sans altération organique de la trompe.

La dissidence s'explique ici par la rareté de l'hématocèle et par la rareté plus grande encore des autopsies. Et les autopsies elles-mêmes pouvant être faites à une époque éloignée du début de l'hémorrhagie, sont loin d'être toujours propres à élucider le problème pathologique. Alors l'ovaire, les trompes et le kyste péritonéal peuvent présenter des altérations telles, qu'il est quelquefois impossible de déterminer si l'hématocèle est intra ou extra-péritonéale; à plus forte raison, est-il souvent impossible de reconnaître si les lésions organiques de l'ovaire ont été primitives ou secondaires. Maintenant, si nous faisons remarquer que l'hématocèle cataméniale ne tue que par l'excès de l'hémorrhagie, qui est rare, tandis que l'hématocèle ovarienne tue par péritonite, ce qui est plus commun, nous comprendrons que les autopsies ayant été surtout pratiquées dans ces dernières conditions, beaucoup d'observateurs aient été conduits à admettre exclusivement l'hématocèle ovarienne, produite soit par un kyste ovarique, une apoplexie de l'ovaire, ou la suppression partielle de cet organe, etc.

Dans l'hématocèle cataméniale, au contraire, la mort est une exception et partant les autopsies qui pourront vous démontrer l'origine de l'hémorrhagie dans la trompe ou le pavillon seront elles-mêmes exceptionnelles. Cependant il existe dans la science un certain nombre de faits nécroscopiques qui ont un double intérêt, parce qu'ils établissent : 1° qu'il y avait eu hémorrhagie tubaire et qu'elle s'était déversée dans la

1. Aug. Voisin, *De l'hématocèle rétro-utérine*, Paris, 1860.

cavité péritonéale; 2° que les malades ne succombent point par le fait d'une hémorrhagie modérée dans la cavité péritonéale, mais bien par le fait d'une maladie générale comme dans les cas de Barlow et Simpson, de Laboulbène, de Proust, d'Hélie. En effet, dans ces cas, le péritoine n'était point enflammé, et les malades avaient succombé au purpura, à la variole, à la rougeole, à la scarlatine.

Et l'on ne peut pas prétendre, avec M. Bernutz, que l'hémorrhagie avait eu lieu alors par reflux de l'utérus dans le péritoine par la trompe, attendu que les orifices supérieur et inférieur du col étaient libres, puisque dans le fait de Scanzoni les règles étaient abondantes, et dans celui de Laboulbène, il y avait même une perte utérine considérable au moment des accidents. Il vaut donc mieux admettre que la membrane muqueuse de la trompe peut être le siège d'une hémorrhagie comme la membrane muqueuse utérine, et que cette hémorrhagie de la trompe peut se déverser dans la cavité du péritoine.

Il est surtout plus rationnel de croire à l'hémorrhagie tubaire, lorsque les recherches anatomiques de M. Rouget, Béraud, et l'étude physiologique de la menstruation, si bien faite par Lee, Raciborski [1] et Pouchet [2] ont démontré une transsudation tubaire cataméniale.

Ce ne sont point là de simples théories : ainsi MM. Follin et Oulmont, dans deux faits qu'ils ont rapportés, ont admis (*post mortem*) que l'hémorrhagie intra-péritonéale avait eu pour origine la membrane muqueuse de l'oviducte. Enfin les trois faits de M. Tardieu, rapportés par M. Auguste Voisin [3], viennent, selon moi, plaider encore en faveur de l'hématocèle tubaire. Ces faits ont une si grande importance, que je veux vous citer le texte où ils sont consignés :

« Nous avons rencontré deux exemples de ces épanchements singuliers » dans le petit bassin, développés en arrière de l'utérus, chez deux jeunes » femmes qui, atteintes de cette affection en dehors de toute conception, » de toute tentative d'avortement, succombèrent avec une telle rapidité » que, chez toutes deux, des soupçons d'empoisonnement suscitèrent des » poursuites judiciaires, sans qu'aucune cause de mort autre que celle » que nous avons signalée pût être constatée.

» La première femme était mariée depuis trois semaines, et de l'aveu » du mari, la maladie put être attribuée à des excès de coït.

1. Raciborski, *De la puberté et de l'âge critique chez la femme, au point de vue physiologique, hygiénique et médical, et de la ponte périodique chez la femme et chez les mammifères*, Paris, 1843. — *Du rôle de la menstruation dans la pathologie et la thérapeutique*, Paris, 1856. — *Traité de la menstruation*, Paris, 1868.

2. Pouchet, *Théorie positive de l'ovulation spontanée et de la fécondation dans l'espèce humaine et les mammifères*, Paris, 1847.

3. Aug. Voisin, *De l'hématocèle rétro-utérine et des épanchements sanguins non enkystés de la partie péritonéale du petit bassin*, Paris, 1860.

» La seconde était une jeune juive, qui tomba frappée à la suite d'ex-» cès de coït commis avec des étudiants. »

A ces renseignements, qui ont été communiqués à M. A. Voisin par M. Tardieu, il faut ajouter qu'une troisième femme, dont l'autopsie fut faite, a succombé après avoir reçu sur la hanche gauche un coup de pied de son mari.

M. Tardieu avait constaté une hémorrhagie intra-péritonéale dans ces trois observations, et il pensa qu'elle était due à une exhalation sanguine du péritoine. Il est bien établi par M. Tardieu qu'il n'y avait aucune lésion des ovaires, des trompes ni des vaisseaux du bassin. Point d'apoplexie de l'ovaire, point de kyste hématique rompu, ulcéré. Et comme on ne peut admettre qu'une hémorrhagie considérable puisse être fournie par le péritoine, sans que la membrane séreuse soit le siège d'une inflammation préalable, nous serons forcément conduits à penser que l'hémorrhagie a été fournie par les trompes. Or, M. Tardieu ne dit pas qu'il y ait eu péritonite. D'un autre côté, il est établi que les deux premières malades se trouvaient, par le fait des excès de coït, dans les conditions de congestion exagérée des vaisseaux utéro-ovariens. Quant au troisième fait, la violence extérieure avait été portée pendant les règles, et l'épanchement de sang intra-péritonéal était très considérable.

Ainsi, pendant ou après des excès de coït, à la suite de violences reçues pendant les règles, on pourra observer des hémorrhagies intra-péritonéales considérables, sans qu'il soit possible de leur reconnaître une autre origine que la membrane muqueuse des trompes, parce que la structure de celles-ci peut seule expliquer de semblables hémorrhagies, lorsque les ovaires et les vaisseaux utéro-ovariens n'ont point été lésés.

Ce n'est pas à dire que je nie l'hématocèle par reflux du sang de l'utérus dans le péritoine, alors qu'il existe un obstacle à l'écoulement menstruel par les voies naturelles, comme cela a été observé par Ruysch, de Haen, Delpech et Bernutz.

On a lieu de croire cependant que, dans les cas d'absence ou d'atrésie du vagin, les organes profonds sont peu développés ; car si, chez les femmes où existent ces arrêts de développement, la menstruation se faisait avec la même abondance que dans les cas de développement complet, les accidents de rétention du flux menstruel devraient être très communs, ce qui n'est pas. En effet, on a eu d'assez fréquentes occasions d'observer l'atrésie du vagin chez des femmes de vingt à vingt-cinq ans. Ainsi, depuis plusieurs années je donne des soins, avec le professeur Velpeau, à une demoiselle de vingt-cinq ans qui, depuis sept ans, est sujette chaque mois à des accidents de dysménorrhée. L'examen nous a permis de reconnaître une absence complète du vagin ; mais, par le toucher rectal, on constate qu'il existe une tumeur qui a la situation et la forme de l'utérus. Chaque mois, de la douleur se fait sentir à l'hypogastre et dans les lombes; les seins deviennent durs; et au moment de la ponte spontanée, il y a de grandes douleurs abdominales que je rattache à la chute de l'ovule et d'une certaine quantité de sang dans la cavité péritonéale. Cette demoiselle *a ses règles en dedans*. La fièvre dure quelques jours, puis la douleur devient moindre et disparaît au bout de huit à dix jours. Les mêmes accidents se reproduisent chaque mois : il y a chaque fois à cette époque un commencement d'hématocèle cataméniale.

J'admets encore avec MM. Richet et Devalz[1], que des varices du ligament large puissent, dans des circonstances déterminées, se rompre et devenir la source d'une hématocèle qui, le plus souvent, sera extra-péritonéale ; ce qui ressort de la situation même des veines variqueuses entre les deux feuillets du ligament large. Je crois aussi, avec M. Devalz, que l'état variqueux des grosses veines s'étendant aux veines du parenchyme ovarien puisse devenir la cause d'un œdème, d'un ramollissement partiel de l'organe, et l'occasion d'une apoplexie ovarique. Il se passerait là quelque chose d'analogue à ce que nous voyons dans les cas d'ulcère variqueux des membres inférieurs, et l'hémorrhagie intra ou extra-péritonéale pourrait être la conséquence d'un ramollissement, d'une ulcération de l'ovaire. On comprend combien doit être rare l'hématocèle de semblable origine.

Cet état variqueux spécial des veines pourrait aussi disposer à l'apoplexie des vésicules de de Graaf et devenir le point de départ des kystes hématiques qui eux-mêmes sont une des causes immédiates, accidentelles, de l'hématocèle ovarienne.

Nous venons de rappeler la part que peut avoir la rupture des veines variqueuses dans la formation de l'hématocèle; M. Devalz a rapporté les observations de MM. Richet, Depaul et Gueneau de Mussy, qui établissent que l'hématocèle par rupture des veines utéro-ovariennes peut avoir pour siège la cavité péritonéale ou le tissu cellulaire sous-péritonéal.

Rappelons à ce sujet que toutes les fois qu'on voudra, sur le cadavre, démontrer l'hémorrhagie veineuse, il sera indispensable, comme le recommande le docteur Devalz, d'avoir recours à l'injection préalable des veines utéro-ovariennes. Aussi, regrettons-nous que, dans une observation très remarquable d'hématocèle, recueillie par M. Benjamin Ball dans le service de M. Alf. Becquerel, semblable injection n'ait point été faite, car elle eût permis probablement de découvrir la source de l'hémorrhagie. Cette recherche était doublement intéressante ; en effet, l'épanchement était sous-péritonéal, et cependant l'ovaire du côté droit était tellement altéré, qu'il est presque impossible de ne point croire qu'il ait été l'origine de l'hémorrhagie. On ne peut se rendre compte de ces deux faits qu'en admettant que la rupture de l'ovaire s'est produite

1. Devalz, thèse, Paris, 1858.

dans le mésentère ovarien. Toutefois il n'est pas dit dans l'observation que cette rupture de l'ovaire ait été constatée ; alors on pourrait supposer que l'une des trompes, gorgée de sang, avait laissé échapper par une ouverture anomale le sang cataménial dans l'épaisseur du ligament large.

Voici cette observation de M. Ball : « Une femme âgée de quarante-quatre ans, non mariée, entre le 18 janvier 1858 dans le service de M. le docteur Becquerel. Cette femme est apportée à l'hôpital sur un brancard, dans un état comateux des plus prononcés. J'apprends toutefois, que, deux jours auparavant, cette femme, ayant éprouvé un refroidissement à l'époque de ses règles, avait été obligée de se mettre au lit. Les accidents s'étant promptement aggravés, on a jugé nécessaire de la transporter à l'hôpital le troisième jour de la maladie.

» Elle offrait tous les symptômes d'un état des plus graves. La face était pâle, les traits contractés ; une transpiration abondante lui coulait sur le front; les lèvres étaient blanches, les extrémités froides, les pupilles dilatées; la respiration était stertoreuse, et l'on voyait paraître un peu d'écume sanguinolente à la bouche; enfin, il existait une insensibilité cutanée presque absolue. Le pouls était filiforme, irrégulier, très rapide, environ 140 pulsations par minute; le bruit de la respiration ne permettait pas d'ausculter le cœur. L'application du marteau de Mayor étant restée sans effet, la malade a succombé une heure plus tard.

» *Autopsie.* — A l'ouverture de l'abdomen, il ne s'écoule aucun liquide, on ne constate aucun épanchement sanguin à l'intérieur de la cavité péritonéale : il n'existe point de pseudo-membranes, et les anses intestinales ne sont point adhérentes entre elles.

» Après avoir soulevé et détaché la masse des intestins grêles, on découvre une vaste accumulation sanguine qui proémine sur les côtés de l'utérus; cet organe, refoulé vers le pubis, a laissé son empreinte sur la masse coagulée; en le soulevant, on constate que l'épanchement s'est produit dans le tissu cellulaire péri-utérin, au-dessous du péritoine, entre l'utérus et le rectum : la masse coagulée descend jusqu'au voisinage de l'anus, en repoussant en avant et en haut la paroi postérieure du vagin; la tumeur remplit presque toute l'excavation du petit bassin dont le tissu cellulaire est détruit ; les ligaments larges renferment également du sang coagulé. Le péritoine qui revêt la face postérieure de la matrice est décollé en partie par l'infiltration, qui remonte jusqu'à la partie moyenne du corps de l'utérus ; on le voit passer au-dessus de la masse coagulée et se continuer avec le feuillet qui recouvre la face antérieure du rectum.

» Les trompes utérines sont ensevelies dans la tumeur; elles *renferment des caillots rouges et mous*. Après en avoir débarrassé leur cavité par le lavage, nous trouvons la *muqueuse rouge, tuméfiée, vascularisée.*

» L'ovaire gauche, complètement infiltré de sang, se trouve converti en une bouillie noirâtre, au sein de laquelle il est impossible de distinguer aucun vestige d'organisation. L'ovaire droit ne présente aucune altération appréciable.

» La consistance de la masse épanchée est celle de la gelée de groseille; sa couleur est d'un rouge noirâtre. Aucune membrane d'enveloppe ne vient enkyster la tumeur; aucun liquide ne séjourne dans son intérieur.

» L'utérus, bien que ses dimensions n'aient pas été exactement mesurées, présente un volume ordinaire. Point de caillots sanguins dans la cavité de l'organe; mais la muqueuse qui en revêt la *surface est parsemée d'arborisations vasculaires*. Le museau de tanche est épais; les lèvres sont fendillées en divers sens; *l'orifice utérin est entr'ouvert*.

» Les autres viscères abdominaux sont sains. »

A une époque où la théorie de M. Nélaton était généralement acceptée, en 1855, Stan. Laugier, qui avait compris que cette théorie de l'hématocèle ne pouvait rendre compte de la plupart des faits, s'attacha à démontrer que l'ovaire ne pouvait donner naissance à l'hématocèle intra-péritonéale qu'à la condition d'être préalablement altéré[1], et il posa les conclusions suivantes :

« 1° La ponte spontanée est bien, comme on l'a avancé, la cause occasionnelle de l'hématocèle rétro-utérine. — 2° La congestion physiologique de l'ovaire pendant la ponte spontanée, avec persistance de l'ouverture de la vésicule de de Graaf, ne donne pas lieu à l'hématocèle. — 3° Il faut, pour que celle-ci soit produite, une congestion exagérée, amenée quelquefois par des conditions accidentelles, dont l'action s'exerce, soit pendant, soit peu de jours après les règles. Les avortements ne sont pas des causes immédiates de l'hématocèle, ainsi qu'on l'a pensé à tort. — 4° Ce sont surtout des retours de la ponte spontanée qui augmentent graduellement le volume de l'hématocèle. — 5° Les vésicules ovariques successives s'ouvrent dans le kyste hématique et y restent, de sorte que l'ovaire est détruit par un petit nombre de pontes spontanées opérées dans les conditions que présente cet organe après le début de l'hématocèle. — 6° La rupture d'une vésicule de de Graaf étant la voie ouverte au sang qui s'échappe de l'ovaire, le kyste de l'hématocèle est le plus souvent intra-péritonéal. — 7° La ponte spontanée et l'hématocèle ont pour caractère commun une douleur abdominale unilatérale, dont le siège est l'ovaire où se passe l'évolution vésiculaire. — 8° Le rut peu causer chez les animaux une congestion ovarienne suivie de la rupture de cet organe, c'est-à-dire des accidents semblables à l'hématocèle rétro-utérine. »

D'ailleurs, Stan. Laugier ne s'est occupé que de l'hématocèle ovarienne et n'a nullement eu l'intention de rejeter toute autre étiologie qui lui serait suffisamment démontrée.

1. Stanislas Laugier, *Mémoire sur l'origine et l'accroissement de l'hématocèle rétro-utérine*, présenté à l'Institut le 26 février 1855.

Il ne me reste plus qu'à vous parler d'une variété d'hématocèle que je crois infiniment rare; et si j'ai trouvé dans les faits de M. Tardieu autant de preuves en faveur de l'hématocèle tubaire, je ne saurais nier d'une façon absolue que, dans certaines circonstances spéciales mal déterminées et que je ne saurais définir d'une façon générale, une exhalation de sang ne pût se faire dans la cavité péritonéale en dehors des cachexies cancéreuse et tuberculeuse.

Si je n'en ai point vu, si je n'en connais point d'exemple, l'analogie me force à reconnaître, avec M. Bernutz, que ces épanchements peuvent avoir lieu dans la cavité péritonéale comme dans la cavité des plèvres, du péricarde, de l'arachnoïde; toutefois, je le répète, je crois de telles hémorrhagies très rares lorsque les membranes séreuses ou les organes qu'elles renferment ne sont point le siège de dépôts cancéreux ou tuberculeux.

Nous avons appelé l'attention sur l'étiologie variée de l'hématocèle rétro-utérine, deux mots encore pour signaler ce qui se trouve implicitement indiqué dans les considérations précédentes, au sujet des causes occasionnelles de l'épanchement sanguin.

Dans les cas d'hématocèle cataméniale, l'occasion est l'époque menstruelle elle-même; il est possible que les rapports sexuels pendant la menstruation soient une cause déterminante; cependant, chez les animaux, le coït a lieu exclusivement pendant l'époque du rut, le rut n'est qu'une menstruation, et rien n'est moins fréquent que l'hématocèle chez les femelles qui ont été saillies, tandis que, dans le mémoire de Laugier, vous trouverez une observation très curieuse d'épanchement sanguin dans la cavité péritonéale d'une vache, au moment du rut, sans qu'il soit dit qu'elle eût été fécondée. L'hémorrhagie avait été fournie par un kyste hématique de l'ovaire, dont il s'était écoulé plusieurs litres de sang. Après la menstruation et l'ovulation, les violences extérieures, les coups, les cahots d'une voiture, une chute, un effort, peuvent devenir l'occasion de la rupture d'un kyste ovarien, d'un kyste tubaire ou d'une veine variqueuse; et si l'on songe combien sont considérables le développement et la turgescence des plexus ovariens pendant la grossesse, on pourrait s'étonner du peu de fréquence de l'hématocèle par rupture des veines ovariennes, si l'on ne se rappelait, avec M. Devalz, que les parois veineuses acquièrent alors un épaississement très notable.

L'hématocèle se reconnaît par le toucher et la palpation. Par le toucher on constate que le col utérin est situé immédiatement en arrière du pubis, que le vagin a perdu sa longueur, et qu'il existe en arrière du col une tumeur dure qui souvent a été prise pour le corps de l'utérus en rétroflexion, mais qu'on reconnaît pour être indépendante de l'utérus, parce qu'elle n'a ni la consistance ni la forme du corps de cet organe. Cette tumeur est l'hématocèle.

Par le palper abdominal, la vessie étant vide, on constate, en arrière du pubis, une tumeur dure, arrondie, qui n'est autre que l'utérus, ce dont on peut acquérir la preuve en pratiquant simultanément le palper abdominal et le toucher utérin. On reconnaît alors que l'utérus est enclavé, adossé à une tumeur plus ou moins résistante, quelquefois dépressible, et qui occupe toute la partie inférieure et postérieure du petit bassin. L'index porté dans le rectum peut circonscrire l'épanchement sanguin et permettre d'en déterminer l'épaisseur et les contours, tandis que le palper abdominal met à même d'apprécier les limites supérieures de la tumeur, qui peut être très considérable, et remonter jusqu'à l'ombilic.

Cependant ce volume excessif de la tumeur est exceptionnel; fréquemment elle s'étend plus d'un côté que de l'autre, sans que cette inégalité de développement soit toujours en rapport avec le point de départ et l'origine de l'hémorrhagie. Parfois des adhérences dues à l'inflammation antérieure des annexes de l'utérus peuvent expliquer le cloisonnement de l'épanchement sanguin et par suite son plus grand volume d'un côté.

Les symptômes de l'hématocèle sont les suivants : pendant l'époque menstruelle ou en dehors de celle-ci, une femme ressent tout à coup une vive douleur dans le ventre, bientôt elle pâlit, la décoloration des téguments est générale, le moindre mouvement est insupportable; déjà vous avez lieu de supposer que vous avez affaire à une hémorrhagie intra-péritonéale; la douleur et la pâleur vous conduisent à cette supposition, qui bientôt sera confirmée par l'examen physique. Et suivant l'intensité de ces deux symptômes, douleur et pâleur, ou la prédominance de l'un d'eux, vous pourrez parfois être mis sur la voie de l'origine de l'hématocèle.

Si la douleur est très vive et la pâleur peu marquée, en même temps que le pouls est filiforme, dépressible et fuyant, et que se manifestent des vomissements, quelquefois de la diarrhée, vous aurez lieu de supposer que l'hémorrhagie est peu abondante, que son siège est dans la cavité péritonéale et que son origine est très probablement l'ovaire. En effet, l'hémorrhagie est alors peu abondante parce qu'elle est fournie par la rupture d'un kyste ovarique ou d'un ovaire désorganisé, et, dans ce dernier cas, le sang épanché peut être altéré, irritant, et donner lieu aux symptômes de la péritonite.

Au contraire, l'hémorrhagie est cataméniale, abondante, si l'on observe une pâleur extrême et une douleur abdominale peu considérable; l'hémorrhagie provient alors de la trompe et de son pavillon. En effet, la pâleur est extrême parce que la membrane muqueuse de la trompe peut en quelques instants donner lieu à une hémorrhagie considérable ; tandis que la douleur est peu marquée, parce que le sang, dans ce cas, n'est point modifié et que son épanchement dans la cavité péritonéale est peu irritant. Les expériences que j'ai faites antérieurement avec U. Leblanc ont prouvé que le sang normal n'irrite point les membranes séreuses, tandis que le sang qui a pu être modifié par son séjour hors des vaisseaux les irrite violemment.

Ces deux symptômes, pâleur et douleur, réunis, s'observeront surtout dans les cas où l'hématocèle aura pour siège la cavité péritonéale, tandis qu'ils seront plutôt en rapport avec une hématocèle extra-péritonéale quand ils seront peu marqués. Pour compléter le diagnostic, on devra d'ailleurs s'aider du toucher rectal utérin, de la palpation abdominale.

Les deux affections dans lesquelles l'hématocèle rétro-ou péri-utérine a été confondue sont la pelvi-péritonite et le phlegmon péri-utérin. On sait qu'après l'accouchement, l'avortement ou la cautérisation du col utérin, on rencontre souvent le phlegmon pelvien et la pelvi-péritonite. Outre que ces deux états morbides s'observent presque exclusivement dans ces conditions, nous devons ajouter : 1° que, dans la pelvi-péritonite, l'épanchement séro-purulent qui en est la conséquence ne donne jamais lieu à la formation d'une tumeur *solide rétro-utérine* aussi résistante que dans le cas d'hématocèle; 2° que le phlegmon péri-utérin, au contraire, se manifeste par une tuméfaction d'abord résistante du tissu cellulaire du petit bassin ou des ligaments larges. La tuméfaction prédomine toujours d'un côté : l'utérus est porté à droite ou à gauche, très rarement en avant; enfin la fluctuation devient évidente au bout d'un temps variable, et le travail phlegmasique a une grande tendance à envahir les fosses iliaques. Les abcès péri-utérins s'ouvrent souvent dans le rectum, la vessie ou le vagin; d'autres fusent vers la région inguinale, quelquefois vers le canal crural; enfin l'inflammation peut gagner la paroi abdominale antérieure; alors le pus décolle le feuillet péritonéal, et vient s'ouvrir au-dessus de l'aine.

Lorsque l'hématocèle est intra-péritonéale, l'enkystement est bien vite opéré, la sérosité se résorbe avec rapidité, surtout dans les cas d'hématocèle cataméniale, et ce n'est qu'exceptionnellement que la tumeur s'ouvre dans un des réservoirs naturels. Il n'en est plus de même lorsque l'hématocèle est d'origine ovarienne, l'irritation péritonéale vive peut se propager au tissu cellulaire, et l'on voit alors, comme dans les cas d'hématocèle extra-péritonéale, la tumeur se faire jour vers le vagin, le rectum ou la vessie. Si l'hématocèle est extra-péritonéale, c'est-à-dire dans le tissu cellulaire du petit bassin, le diagnostic pourra encore être établi au début de l'hémorrhagie, mais plus tard, s'il y a inflammation du tissu cellulaire pelvien, l'instantanéité seule des accidents primitifs pourra mettre sur la voie du diagnostic.

Je n'insisterai point sur le diagnostic de l'hématocèle avec la grossesse extra-utérine; qu'il me suffise de rappeler que M. Gallard était disposé à considérer toutes les hématocèles rétro- et péri-utérines

1. Gallard, *Leçons cliniques sur les maladies des femmes*, Paris, 1873, p. 678 [illegible].

comme des grossesses extra-utérines ; mais outre que l'hématocèle peut être observée chez des jeunes filles vierges de toute fécondation, on doit encore faire remarquer que le début de l'hématocèle est subit, tandis que le début des grossesses extra-utérines est latent, leur marche lente, et que les hémorrhagies auxquelles elles peuvent donner lieu ne s'observent qu'à une époque déjà éloignée de la fécondation.

Je n'insisterai pas davantage sur les signes différentiels avec l'ovarite et les kystes de l'ovaire. Mais il est des kystes du petit bassin situés dans le tissu cellulaire sous-péritonéal, qui, chez les femmes, pourraient être confondus avec l'hématocèle : je veux parler des kystes hydatiques lorsqu'ils viennent de s'enflammer. L'observation suivante vous démontrera que l'erreur est possible : Une jeune femme de dix-neuf ans, mal réglée, avait déjà éprouvé des douleurs du ventre assez violentes lors d'un écoulement menstruel incomplet. Quelques mois plus tard, elle fut prise subitement de douleur dans le petit bassin, douleur qui s'étendait surtout dans le côté droit de l'abdomen. Le toucher vaginal me permit de reconnaître que l'utérus tout entier était porté vers la symphyse pubienne ; une tumeur de la grosseur du poing avait son siège en arrière de la matrice, et occupait surtout la partie latérale droite du petit bassin ; le rectum semblait faire corps avec la tumeur, et le toucher rectal était très douloureux. La défécation était empêchée par la douleur, les besoins d'uriner étaient devenus très fréquents. Repos absolu, diète, médication expectante. Dix jours après le début des accidents, ténesme anal, écoulement de matières sanieuses par le rectum, soulagement relatif, affaissement de la tumeur abdominale. Garde-robes d'aspect dysentérique, examinées chaque jour avec soin, point de caillots sanguins, mais expulsion d'une fausse membrane kystique molle, et de plusieurs fragments semblables pendant trois jours. Rétablissement complet au bout de quelques jours. Nous regrettons que les membranes rejetées n'aient point été examinées au microscope ; mais notre impression fut qu'elles étaient une dépendance de kystes hydatiques suppurés du petit bassin.

Nous avions pensé d'abord que cette jeune femme était affectée d'une hématocèle, ce qui était en rapport avec le début subit de la douleur abdominale. Peut-être aurait-on dû penser à une grossesse extra-utérine dont le kyste s'était enflammé. Cette jeune femme était mal réglée depuis quelques mois. Mais la sortie d'une fausse membrane blanche, lisse et molle, analogue aux enveloppes des hydatiques, en même temps que la disparition subite de la tumeur, nous fit abandonner l'idée d'une tumeur sanguine ou d'un kyste fœtal, et nous fûmes conduit à nous arrêter à l'idée d'un kyste hydatique enflammé et éliminé par ulcération du rectum.

Les kystes de cette nature sont relativement rares dans le petit bassin, surtout pendant la première moitié de la vie, comme cela résulte des travaux de M. Charcot et de M. Leudet ; cependant on en a constaté. et lorsqu'ils viennent à s'enflammer, ils donnent lieu à un ensemble de symptômes qui ne permettent pas de les passer sous silence à propos du diagnostic différentiel de l'hématocèle rétro-utérine.

Les détails dans lesquels nous sommes entré sur la formation de l'hématocèle, sur le siège et l'abondance de l'hémorrhagie, ont fait pressentir que le pronostic ne pouvait être le même dans les diverses espèces d'hématocèles. L'hématocèle cataméniale est ordinairement sans gravité; si l'hémorrhagie n'a pas été considérable, on voit bientôt la tumeur diminuer de volume, la douleur disparaître, et l'utérus reprendre sa position normale. Si, au contraire, l'hémorrhagie est abondante, la tumeur, non-seulement a beaucoup plus d'étendue et a compromis une plus grande partie du péritoine, mais elle a eu pour conséquence une anémie extrême qui dispose à de nouvelles hémorrhagies de la trompe, lesquelles, pendant plusieurs mois, pourront accroître la tumeur et l'empêcher d'être résorbée.

Au n° 8 de la salle Saint-Bernard, vous avez pu voir, l'année dernière, une jeune femme qui s'était présentée à nous avec des symptômes d'un phlegmon péri-utérin; puis la tumeur fit des progrès, devint fluctuante, et néanmoins ne tendait point à s'ouvrir du côté des cavités naturelles; je résolus alors d'en faire la ponction sur le point le plus saillant, c'est-à-dire vers la partie inférieure de l'abdomen, à 4 ou 5 centimètres de la ligne blanche. La marche du phlegmon abcédé me donnait lieu de croire que des adhérences existaient entre le kyste et la paroi abdominale, mais je fus fort étonné en voyant sortir de la canule 250 à 300 grammes de sérosité sanguinolente; le reste de la tumeur était constitué par des caillots fibrineux. Grand soulagement aussitôt après la ponction, cessation des accidents fébriles, retour du sommeil; peu à peu la tumeur se résorba, et la malade sortit guérie, après avoir présenté sous nos yeux, pendant plus d'un mois, les signes qui nous avaient fait commettre une erreur de diagnostic. La cause principale de notre erreur avait été la persistance des accidents inflammatoires et l'accroissement progressif d'une tumeur fluctuante; mais il faut noter que, pendant les seize premiers jours, cette femme avait conservé un écoulement sanglant par le vagin, et il est probable que, dans ce cas particulier, la trompe versait dans le péritoine, pendant le même temps, une quantité toujours croissante de sang; cette malade avait une menstruation déviée, intra-péritonéale. Il ne faut point oublier que ces hématocèles, pour ainsi dire continues ou intermittentes, sont souvent liées à un état spécial du sang qui dispose aux hémorrhagies.

Ce que je vous ai dit de la marche des hématocèles extra-péritonéales me dispense d'insister longuement sur la gravité de leur pronostic; des observations assez nombreuses établissent la fréquence assez grande de l'inflammation du tissu cellulaire sous-péritonéal; ces hématocèles tendent à s'ouvrir dans le rectum ou le vagin, et comme, même après ces ouvertures spontanées, on a observé l'infection générale, on devra se garder d'inciser ces tumeurs, à moins d'indications spéciales et pressantes.

Cependant, au début de toute hématocèle, deux indications commandent l'intervention du médecin : l'hémorrhagie et la péritonite. Si l'hémorrhagie menace de continuer, il faut avoir recours aux hémostatiques locaux et généraux; l'application de la glace sur l'abdomen, l'administration du ratanhia, de l'acide sulfurique, de l'ergot de seigle, pourront être conseillées avec avantage. Si, au contraire, la douleur de la péritonite prédomine, c'est elle qu'il faut d'abord calmer au moyen des narcotiques, des stupéfiants; l'opium, la belladone devront être donnés à l'intérieur et appliqués en frictions sur l'abdomen.

Si l'hématocèle est cataméniale, c'est-à-dire très probablement tubaire, vous devrez surtout vous préoccuper de l'hémorrhagie, faire tout pour la combattre et la prévenir dans son retour possible.

Il faut souvent rechercher la cause de l'hémorrhagie dans l'état général : s'il y a chlorose, anémie, vous devrez employer la médication reconstituante, en choisissant pour chaque malade le médicament qui convient le mieux à son état individuel. Telle malade verra disparaître tous les accidents de la chlorose ou de l'anémie, lorsqu'elle sera placée dans des conditions hygiéniques favorables : grand air, exercice, bonne alimentation, satisfaction morale. D'autres fois, il vous faudra avoir recours aux préparations ferrugineuses, aux extraits amers. Bretonneau a conseillé les préparations de quinquina dans les hémorrhagies, il les donnait avec succès dans les épistaxis, si fréquentes chez les jeunes gens ; je crois que pour conjurer de nouvelles hémorrhagies qui paraîtront liées à l'anémie ou à la chlorose, on pourra, avec avantage, dans les cas d'hématocèles, avoir recours aux préparations de fer et de quinquina.

Est-ce nécessaire de discuter longuement la valeur de la ponction dans le traitement de l'hématocèle? Les chirurgiens qui avaient conseillé de ponctionner la tumeur par le rectum ou le vagin ont été les premiers à reconnaître qu'il fallait s'abstenir de toute intervention chirurgicale, à moins cependant qu'il n'y eût menace de rupture du kyste dans la cavité péritonéale. Leur réserve doit être imitée, et je ne saurais trop vous recommander de suivre leur exemple. Des faits nombreux ont déjà appris les dangers qu'il y avait à faire communiquer les kystes sanguins avec l'air extérieur, surtout lorsque l'ouverture a été pratiquée à travers un conduit naturel, le rectum, le vagin, où les liquides s'altèrent avec une grande rapidité; aussi croyons-nous que, s'il y a indication formelle d'intervenir chirurgicalement, la ponction devra être pratiquée sur la paroi abdominale antérieure lorsque des adhérences l'auront unie à la tumeur hématique. En agissant ainsi, on évitera une cause d'infection générale, parce qu'il n'y aura pas, dans ce cas, pénétration dans le kyste des matières contenues dans le rectum et le vagin.

XCV. — DE L'INFECTION PURULENTE PUERPÉRALE.

§ 1. — La fièvre puerpérale n'est point un état morbide simple. — De l'état physiologique dit *puerpéral*. — Il dispose les nouvelles accouchées et les nouveau-nés à plusieurs affections : péritonite, phlébite, lymphangite. — Les affections puerpérales ont une grande tendance à suppurer. — Il existe chez la femme un état puerpéral, une diathèse purulente primitive. — Il peut exister une diathèse purulente secondaire; celle-ci est la conséquence de la phlébite, de l'angioleucite ou de l'absorption directe du pus de la plaie placentaire. — L'infection purulente secondaire de la nouvelle accouchée et du nouveau-né est identique avec l'infection purulente des amputés.

Messieurs,

On a réuni sous la dénomination générique de *fièvre puerpérale* un grand nombre d'états morbides qui tous ont un caractère commun, la purulence.

Existe-t-il, à proprement parler, une fièvre puerpérale? Les efforts considérables que l'on a tentés à plusieurs reprises pour décrire cette *entité morbide* n'ont abouti qu'à montrer combien est étendue, variée, la pathologie de la femme récemment accouchée.

Dans une discussion académique encore récente[1], on a vu les observateurs les plus compétents différer complètement d'opinion sur ce qu'on appelle la fièvre puerpérale ; ce qui prouve que la fièvre puerpérale n'est point *une*, à la façon de fièvres telles que la rougeole, la scarlatine ou la variole.

Les uns ne voulurent voir dans la fièvre puerpérale qu'une maladie locale, une péritonite ou une phlébite. Les autres y virent une affection générale comparable au typhus, et dans laquelle les lésions n'étaient que des manifestations secondaires, variables à l'infini. D'autres encore, admettant l'affection générale, considéraient celle-ci comme la conséquence d'une infection purulente ou putride, dont l'origine se trouvait dans une altération locale, telle qu'une phlébite, une gangrène de l'utérus, etc. Enfin, les plus sages, peut-être, pensèrent que la cause des différences d'opinion était dans le milieu même où chacun avait observé.

1. *De la fièvre puerpérale, de sa nature et de son traitement.* Communications à l'Académie impériale de médecine, par MM. Guérard, Depaul, Beau, Hervez de Chégoin, P. Dubois, Trousseau, Bouillaud, Cruveilhier, Piorry, Cazeaux, Danyau, Velpeau, J. Guérin, etc., précédées de l'indication bibliographique des principaux écrits publiés sur la fièvre puerpérale, Paris, 1858, in-8° de 464 pages.

Je crois qu'il faut être éclectique en semblable matière; je crois que la fièvre puerpérale, en tant que fièvre ou typhus, est heureusement rare; je crois que les accidents puerpéraux divers décrits sous les noms de *péritonite*, de *phlébite*, etc., sont au contraire très communs. Mais avant de décrire les principales formes d'accidents puerpéraux, rappelons les conditions physiologiques de la femme enceinte et de la femme récemment accouchée. Ces conditions constituent pour la femmo une disposition morbide spéciale, *une véritable diathèse.*

A peine la conception a-t-elle eu lieu que de grands changements s'opèrent dans tout l'organisme de la femme. La face prend un aspect particulier, les traits sont le plus souvent tirés, les yeux se cernent, le nez se pince, le visage se recouvre quelquefois d'éphélides. Le mamelon, la ligne blanche, la peau et la membrane muqueuse des parties génitales externes prennent une coloration brune; les follicules du vagin, des grandes lèvres et de l'aréole mammaire s'hypertrophient. La menstruation est supprimée, bientôt les seins se gonflent et se préparent à la sécrétion lactée. Parfois il y a une salivation exagérée, des appétits bizarres, des vomissements, de la diarrhée ou de la constipation. De plus, le foie augmente de volume, ses acini se chargent de graisse, la glande thyroïde peut acquérir un développement considérable, et le cœur lui-même subit une hypertrophie très notable. Le sang est modifié dans la proportion de ses éléments, la fibrine augmente, les globules rouges diminuent; on constate un bruit de souffle doux dans les vaisseaux du cou et à la base du cœur. Il existe alors une variété de chlorose qui pour la première fois a été très bien décrite par Cazeaux[1]. Enfin, dans certaines circonstances, il y a albuminurie.

Telles sont les modifications principales qui, chez les femmes grosses, s'observent dans les fonctions et dans les organes. Cet ensemble de modifications est déjà l'*état puerpéral*, état physiologique, mais qui peut conduire à la maladie; et il se traduit souvent par un état pathologique spécial, la *purulence.*

C'est avec raison que MM. Lorain[2] et Tarnier[3] ont insisté, dans ces derniers temps, sur la solidarité morbide qui existe entre la mère et l'enfant nouveau-né, et surtout entre la mère et le fœtus, L'enfant, qu'il soit appendu au placenta ou à la mamelle, vit du sang de sa mère. On comprend alors qu'il partage les conditions morbides prédisposantes qui agissent sur la mère, et qu'il reçoive à un moment donné, en temps d'épi-

1. Cazeaux, *De la chlorose des femmes enceintes* (*Bulletin de l'Académie de médecine.* Paris, 19 février 1850, t. XV, p. 448).

2. Lorain, *De la fièvre puerpérale chez la femme, le fœtus et le nouveau-né*, thèse, Paris, 1855, in-4.

3. Tarnier, *De la fièvre puerpérale observée à l'hospice de la Maternité*, Paris, 1858.

démie par exemple, et de la même façon, la même influence morbide. Cette solidarité morbide, l'enfant la perd à mesure qu'il s'éloigne de l'époque de la naissance. Dans la matrice, le fœtus ne vit que par la mère; dans l'air ambiant, au contraire, l'enfant peut réagir *proprio motu* contre les conditions mauvaises qu'il a reçues de sa mère. De sorte qu'il ressentira de moins en moins les conditions puerpérales à mesure qu'il s'éloignera de l'époque de sa naissance,

Ainsi le fœtus partage, et l'enfant conserve pendant un temps variable l'état puerpéral maternel. Il y a pour l'un et pour l'autre un état puerpéral d'emprunt avec toutes ses conséquences, dont la principale est la tendance à la purulence.

On a voulu encore étendre les limites de l'état puerpéral pour la femme : on a prétendu que cet état existait à chaque menstruation; en effet, chaque flux menstruel est accompagné d'une exfoliation de la surface interne de l'utérus. Dans certains cas, la chute de la membrane muqueuse utérine se fait par lambeaux ou tout d'une pièce, et lorsque cette espèce de délivrance est pénible, difficile, on remarque des phénomènes morbides analogues aux phénomènes ordinaires de l'accouchement : douleurs de reins, coliques utérines, hémorrhagie pendant et après le décollement de la membrane muqueuse, puis écoulement de sanie purulente, et réparation consécutive; cet accouchement incomplet, qui accompagne la ponte menstruelle, dure quelques jours, et tout rentre dans l'ordre jusqu'à la menstruation nouvelle. Mais pendant l'accomplissement de ces faits, on observe des modifications dans le caractère, dans les principales fonctions ; il y a un afflux de sang vers les ovaires, les trompes, et presque toujours une fluxion sympathique vers les mamelles. Tous ces phénomènes, qui ont pour localisation principale l'utérus et ses annexes, sont analogues à ceux qui se manifestent à la fin de la grossesse et après la délivrance. Cependant il faut remarquer que l'état général de la femme en menstruation diffère de l'état général de la femme récemment accouchée; le sang, les humeurs, les organes, s'ils ont subi certaines modifications, ne les ont point subies aussi profondes ; l'état général est différent, et cela suffit pour rendre compte de la disposition morbide moins grande aux accidents puerpéraux; il y a néanmoins, dans ce rapprochement, des considérations cliniques d'une haute importance, et les faits de péritonite et d'infection puerpérales, observés chez des élèves sages-femmes pendant l'époque menstruelle dans un milieu épidémique, viennent apporter une sanction considérable aux interprétations de MM. Lorain et Tarnier.

L'enfant nouveau-né, avons-nous dit, a reçu dans la vie intra-utérine un influx spécial, maternel, qui le dispose aux mêmes affections que la mère ; or, la plaie ombilicale, analogue à la plaie placentaire, peut être l'occasion d'une phlébite suppurative capable de donner lieu aux accidents que l'on observe dans la phlébite utérine suppurative; de sorte qu'il peut y avoir une infection purulente chez l'enfant, identique avec cette infection chez la mère. Les conditions générales du nouveau-né sont donc à peu près les mêmes que celles de sa mère. Solidarité physiologique qui se traduit, chez celle-ci comme chez celui-là, par un excès de la *puissance organisatrice;* solidarité pathologique qui se traduit, dans l'un et l'autre cas, par une tendance à la purulence et une similitude remarquable dans les *localisations morbides.*

Enfin, si l'état puerpéral chez la femme commence avec la menstruation, et surtout avec la menstruation fécondée, pour se terminer, suivant quelques pathologistes, avec la lactation, il est incontestable que les accidents puerpéraux sont surtout fréquents et graves au moment où l'état puerpéral est le plus accusé, c'est-à-dire dans les trois ou quatre premières semaines qui suivent l'accouchement, au moment où existe la plaie utérine. Chez l'enfant, cet état puerpéral a moins de durée et ne s'étend guère au-delà de la cicatrisation de la plaie ombilicale.

Pour la nouvelle accouchée, de même que pour le nouveau-né, il y a donc un état général qui crée la *prédisposition morbide*, et un état local qui peut être l'occasion de manifestations morbides diverses, lesquelles ont toutes un caractère commun, la tendance à la purulence : ainsi les péritonites, les phlegmons, la métrite. Puis, lorsque la purulence envahira le système veineux placentaire ou ombilical, la maladie locale pourra, à son tour, devenir le point de départ d'une infection générale analogue à l'infection purulente des amputés.

La phlébite et l'infection purulente ne sauraient néanmoins être pour nous toute la fièvre puerpérale, pas plus que cette affection n'est pour nous la péritonite de Gasc, de Pinel, de Beau, ou l'angioleucite de MM. Cruveilhier, Nonat, Botrel. Il existe une fièvre, un typhus puerpéral épidémique, mais, pour cause déterminante, il lui faut dans tous les cas une plaie.

On doit donc faire des distinctions cliniques; vouloir soutenir que tous les accidents puerpéraux sont la résultante d'une fièvre ou ne sont qu'une inflammation à localisations variées, ce serait aller contre l'observation.

Nous admettons donc des accidents puerpéraux et une fièvre puerpérale proprement dite. Je ne vous parlerai point aujourd'hui de celle-ci, parce que nous n'en avons point d'exemple dans notre salle Saint-Bernard; mais je veux appeler votre attention sur l'infection purulente des nouvelles accouchées, infection fréquente, et dont nous voyons chaque année plusieurs cas.

C'est à cette affection qu'a succombé la jeune femme dont je vais vous rappeler l'observation : Elle était accouchée le 29 novembre à la Maternité. L'accouchement n'avait présenté rien d'anomal. Le troisième jour après l'accouchement, il y eut un peu de fièvre de lait, mais l'appétit était conservé.

La malade sort le dixième jour et retourne chez elle à pied. Cinq jours après son retour au logis, cette jeune femme est prise de frissons qui reviennent les jours suivants, et elle entre le 15 décembre à l'Hôtel-Dieu. Aussitôt après son arrivée, elle est reprise de frissons. Elle dit cependant n'être pas malade et ne souffrir en aucun endroit du corps. Le pouls est fréquent, petit, facile à déprimer; la malade demande à manger; elle n'a point de diarrhée ni de vomissements. Cependant les frissons, qui se sont répétés plusieurs fois, nous font redouter une infection purulente.

La palpation de la région hypogastrique et le toucher vaginal ne déterminent aucune douleur. Cette absence de douleur n'est point chose normale chez une femme accouchée depuis seulement quinze jours. Le col utérin est mollasse, béant, et laisse écouler encore un peu de sanie fétide. L'utérus est mobile. Placé à droite de la malade, le toucher me permet de reconnaître qu'il n'y a aucune tuméfaction du ligament large du côté correspondant, — et comme il n'y avait point de douleur lors de l'introduction du doigt, je néglige d'explorer avec soin le ligament large du côté gauche. — Pronostic grave établi sur la fièvre, les frissons multiples et l'optimisme de la malade.

Dans la nuit du 16 au 17 décembre, nouveaux frissons; le 17, à la visite du matin, altération des traits, douleurs dans l'épaule droite, et, comme le bras pouvait être remué, j'en conclus que l'articulation de l'épaule est libre et que la douleur est due très probablement à un dépôt purulent autour de l'articulation.

Le lendemain, 18, nouveaux frissons, douleurs dans l'épaule gauche, point de douleurs en aucune autre partie. Pouls fréquent, sueur abondante, rougeur des pommettes, intelligence conservée, point de strabisme, point de surdité. Respiration anxieuse, râles dans les deux poumons, surtout du côté droit, à la partie inférieure, mais point de souffle ni d'égophonie. Point de vomissements, pas de diarrhée, aucune tache sur le ventre.

Vers le soir, la respiration s'embarrasse, les râles se généralisent et deviennent plus gros, la malade ne peut plus expectorer, et elle meurt dans la nuit.

A l'autopsie, on constate que l'utérus est plus gros et plus flasque que cela ne s'observe quinze à vingt jours après l'accouchement; ses parois sont cependant saines. La surface interne de l'utérus est lisse et ne présente de rugosités qu'au niveau de l'insertion placentaire; en ce point cependant il n'y a pas de plaie suppurante; les sinus de la portion correspondante de l'utérus sont revenus sur eux-mêmes, oblitérés par de petits caillots fibrineux, et au delà de ces caillots, il n'y a point trace d'inflammation, non plus que de pus dans leur cavité. Le col utérin est bleuâtre, mollasse, déchiqueté sur les lèvres; toutefois sa section ne dévoile point l'inflammation de la veine circulaire du col. Une double incision pratiquée le long des bords de l'utérus, là où les sinus s'abouchent avec les veines utéro-ovariennes, ne met à nu aucune collection purulente.

Mais on aperçoit sur la paroi gauche du vagin, dans la portion la plus voisine du col utérin, huit à dix pustules, de la grosseur de belles pustules de variole; incisées, elles laissent écouler un pus crémeux. Dans le tissu cellulaire qui double le vagin, et dans la portion correspondant aux pustules, on constate une multitude de petits abcès qui, par leur présence, avaient transformé ce tissu en une espèce d'éponge purulente. La veine hypogastrique du côté gauche est alors disséquée aves soin, et dans sa cavité, nous rencontrons du pus crémeux, libre, non mélangé à du sang; au delà, point de caillot oblitérateur ni de phlébite, bien qu'à partir du point où le pus intraveineux a été rencontré, la dissection ait été poursuivie jusqu'à la veine iliaque primitive. Ce pus ne pouvait venir que des parties voisines du vagin ou du vagin lui-même; et il avait été porté dans la veine hypogastrique pour être entraîné ensuite dans la circulation par les autres affluents de la même veine. Ce fait nous paraît un des plus favorables à la démonstration du passage direct du pus dans la circulation générale. C'était en ce point qu'il fallait voir la source de l'infection purulente, dont les poumons, le foie, la rate et les articulations devaient encore fournir des preuves irrécusables.

En effet, le poumon présentait grand nombre de taches ecchymotiques qui empruntaient une grande valeur à l'existence de petits abcès entourés eux-mêmes d'ecchymoses et de petits foyers apoplectiques. De plus, il y avait à la base du poumon et sur les bords de cet organe des abcès de la grosseur d'un haricot, les uns fluctuants, d'autres à l'état concret. Dans le foie et dans la rate, il existait seulement des ecchymoses superficielles et des taches jaunâtres.

Dans les deux épaules, grande quantité de pus situé dans la cavité même des articulations.

Point de péritonite ni de pleurésie purulentes.

Assurément, messieurs, vous avez été frappés de la ressemblance, de l'identité pour ainsi dire qui existent entre cette observation et celles que vous avez pu recueillir dans les services de chirurgie. N'avez-vous pas reconnu là l'infection purulente des amputés? Chez la nouvelle accouchée, comme chez l'amputé, frissons multiples répétés plusieurs fois par jour; douleurs en diverses parties du corps; troubles cérébraux; état général qui témoigne d'une maladie générale; abcès superficiels appréciables répandus dans les articulations ou dans le tissu cellulaire sous-cutané; prostration extrême; mort rapide. Puis on trouve des abcès métastatiques disséminés dans les principaux viscères; des épanchements purulents dans plusieurs cavités synoviales. Enfin, pour compléter la ressemblance entre l'infection des nouvelles accouchées et celle des amputés, on trouve en un point du système veineux une porte d'entrée à l'infection.

Dans une plaie chirurgicale, une plaie placentaire, une déchirure du col, une violente contusion du vagin, un phlegmon, une phlébite, là se trouve la source de l'infection générale; là est l'origine du pus, qui, porté dans le torrent circulatoire, va, soit à titre de corps étranger, soit à titre de ferment, déterminer dans l'organisme un état morbide, tel que la mort en est presque toujours la conséquence fatale.

L'infection purulente de l'accouchée est la même affection que celle de l'amputé; mais pourquoi la plaie placentaire ou la plaie chirurgicale ne donne-t-elle pas toujours lieu à l'infection purulente?

Je veux traiter avec vous cette question de pathologie générale; et un examen attentif des conditions prédisposantes et déterminantes de l'infection purulente nous conduira, je l'espère, à comprendre la marche de cette affection, son étiologie, et à saisir l'indication d'un traitement préventif.

Dans toute affection qui commence, il y a deux éléments : la cause proprement dite, et l'économie qui reçoit l'impression morbide. Ces deux éléments sont toujours en présence : le premier, pour poursuivre ses effets; le second, pour réagir, lutter contre la cause. La cause agira surtout, soit par sa quantité, soit par sa qualité. L'économie réagira différemment, suivant chaque individu, avec des aptitudes de résistance qui peuvent varier à l'infini.

Les causes spécifiques elles-mêmes rencontrent des économies réfractaires à leur puissance morbide. Cette aptitude réfractaire peut être naturelle ou acquise. Naturelle, lorsque, dans une épidémie, nous voyons grand nombre d'individus rester indemnes; acquise, lorsque, en vertu d'une attaque antérieure de la même maladie, ou en vertu d'un antidote préventif, la cause morbide devra rester sans action. Ainsi, celui qui a eu la variole une fois ne l'a point ordinairement une seconde fois, et l'homme vacciné est à l'abri de la variole pendant un temps plus ou moins long.

Il est des organismes auxquels l'habitude du contact morbide confère une immunité relative ou absolue. Rarement les médecins, les sœurs hospitalières, les infirmiers contractent les fièvres éruptives, et cependant ils se trouvent toujours en présence de la contagion.

L'homme qui, chaque jour, s'habitue au poison, peut, à une certaine époque, prendre des quantités considérables de ce même poison sans en éprouver le moindre malaise. Vous savez qu'en Hongrie, on fait un grand usage de l'arsenic à titre de médicament reconstituant, et ne vous ai-je pas plusieurs fois rapporté l'observation de ces pauvres malades qui, affectés de névralgie épileptiforme de la face, étaient arrivés à ce degré de tolérance des préparations opiacées, que l'un d'eux put prendre un jour un litre de laudanum, et qu'un autre prenait en vingt-quatre heures, 30 et 40 centigrammes d'extrait d'opium?

L'opium et l'arsenic ont cependant comme agents toxiques une action déterminée, presque spécifique, et néanmoins vous les voyez quelquefois n'atteindre leur but qu'à la condition que vous augmenterez les doses. Il en est de même des causes morbides spécifiques. Si, le plus souvent, un élément spécifique agit à coup sûr et amène toujours des manifestations prévues à l'avance, quelquefois cependant la spécificité réclame la quotité pour agir. Ainsi, tel résiste à la contagion en temps d'endémie, qui ne saurait y résister à une époque de grande épidémie, parce que, dans cette dernière condition, la cause spécifique est plus considérable ou agit plus longtemps; ainsi pour les épidémies de choléra, de variole.

A telle cause morbide ordinaire ou spécifique, l'économie résistera avec une puissance variable, suivant les individus et l'action de la cause, de même que l'action de la résistance pourra varier à l'infini, non seulement sur des individus différents, mais aussi sur le même individu, parce qu'il se trouvera dans des conditions de réceptivité ou de résistance très variables.

Ces principes de pathologie générale vous permettront de comprendre combien varient les effets morbides suivant les épidémies, les constitutions médicales et les idiosyncrasies.

Comment, sans ces principes, comprendre l'extrême fréquence de l'infection purulente à une époque déterminée; sa gravité relative suivant le milieu où elle sévit; sa bénignité au contraire dans certaines circonstances où l'affection purulente n'est pas douteuse, des abcès articulaires et sous cutanés multiples étant là pour témoigner de la réalité de l'infection? Ne saisissez-vous pas immédiatement l'importance de cette bénignité et de cette gravité relatives? Il y a des infections purulentes susceptibles de se terminer par le retour à la santé; et cependant que de fois on a écrit que l'infection purulente était toujours fatalement mortelle! Nous verrons plus tard si l'étiologie, si la marche de l'infection, si les épiphénomènes morbides peuvent nous fournir des indications pour le pronostic et le traitement.

On ne saurait nier, messieurs, l'existence d'une diathèse purulente, c'est-à-dire d'une disposition en vertu de laquelle certains individus font du pus avec une grande facilité. Il est des sujets qui ne peuvent avoir une plaie sans que celle-ci suppure pendant un temps considérable; d'autres, au contraire, voient chez eux toute solution de continuité marcher avec rapidité vers la cicatrisation. Chez les premiers, il y a une disposition persistante à faire du pus; chez les autres, une tendance naturelle à sécréter la matière plastique qui agglutine les lèvres des plaies, ou recouvre leur surface d'un enduit cicatriciel. Il y a donc bien manifestement dans ces deux cas une disposition différente, laquelle le plus souvent est en rapport avec un état général particulier impossible à définir, car les sujets peuvent se trouver alors dans des conditions de santé apparente.

D'autres fois, cet état général, qui fait la disposition purulente, sera consécutif à une simple violence extérieure; d'autres fois à une fièvre continue éruptive dont la convalescence ne s'établira pas avec franchise. La crase du sang sera modifiée si bien, que, à la suite de la variole, de la dothiénentérie ou d'une pneumonie grave, vous verrez le corps se couvrir successivement d'un grand nombre d'abcès sous-cutanés et sous-muqueux. La diathèse purulente, dans ces cas, semble limiter ses manifestations au tissu cellulaire sous-dermique; cependant, à la suite de la fièvre typhoïde, il peut exister des abcès multiples parenchymateux : tel était le cas de ce jeune homme du service de M. Horteloup, qui succomba aux progrès d'une infection purulente, ayant eu pour origine probable les ulcérations des plaques de Peyer, avec des abcès multiples pulmonaires et intra-musculaires. La piqûre anatomique peut aussi, mais rarement, donner lieu à l'infection purulente; plus souvent elle est l'occasion de phlegmons ou d'une infection générale spéciale, putride, qui se juge presque toujours par des selles dont l'odeur rappelle la source première de l'infection.

Cette disposition à faire du pus, qui succède à une fièvre continue, n'est pas ordinairement grave dans son pronostic, si ce n'est, bien entendu, les cas exceptionnels où, à la suite de ces fièvres, les abcès multiples ont pour siège les parenchymes viscéraux et les muscles. Peut-être trouverait-on la cause de la gravité exceptionnelle de l'infection purulente consécutive aux fièvres, dans quelque modification spéciale des plaies qui servent accidentellement d'origine à l'infection, soit dans une phlébite suppurative mésentérique, soit dans une phlébite ulcérative, permettant le passage direct du pus dans le torrent circulatoire; tandis que la bénignité de la diathèse purulente serait due, dans d'autres circonstances, à la *digestion du pus*. Comment comprendre, en effet, que dans la variole, où le derme se trouve en contact avec une si grande quantité de matière purulente, il n'y ait point d'infection purulente, si l'on n'admet pas que cette même matière est modifiée d'une façon qui lui enlève ses propriétés nuisibles? Il faut bien supposer que dans chaque pustule, avant la dessiccation, il se fait un travail modificateur susceptible de soustraire au liquide purulent sa qualité infectieuse.

Il est une classe de faits où, malgré l'abondance du pus qui baigne la surface du derme ou la profondeur des tissus organiques, l'infection purulente est une très rare exception, tandis qu'il est une autre catégorie de faits où l'infection prend sa source dans une plaie de peu d'étendue, dans un érysipèle. On a noté une influence épidémique fâcheuse, se manifestant quelquefois par une suppuration de mauvaise nature, des érysipèles, des phlébites, et une mortalité considérable sévissant sur les femmes en couche et les enfants nouveau-nés.

Il existe des dispositions individuelles telles, que beaucoup d'amputés ou de nouvelles accouchées ne succombent pas, à la même époque, aux conséquences de l'influence générale; c'est qu'alors ceux qui résistent se trouvent dans des conditions favorables de résistance organique; il faut donc toujours tenir compte de l'influence générale étiologique, et de la résistance individuelle. Et s'il ne nous est pas permis d'agir sur la cause épidémique elle-même, nous verrons, à l'occasion du traitement, s'il n'est pas possible au médecin de placer l'individu dans des conditions personnelles qui lui permettent de résister avec succès à l'influence épidémique.

§ 2. — Principales théories de l'infection purulente : — 1° Résorption du pus en nature par les vaisseaux absorbants. — Inadmissible pour le globule purulent, admissible seulement pour le sérum du pus. — Oscules vasculaires de van Swieten et sections transversales des veines devenant des bouches absorbantes. — 2° Fièvre purulente de de Haen et de Teissier. — Fièvre pyogénique des femmes en couche de M. Voillemier. — 3° Phlébite suppurée faisant l'infection purulente de Dance, Velpeau, Blandin, Maréchal. — Phlébite capillaire de Ribes. — Pus dans le canal thoracique. — 4° Absorption du sérum du pus. — Expériences de Darcet, de MM. de Castelnau et Ducrest, de M. Sédillot.

Avant de vous exposer mon interprétation de l'infection purulente, il ne sera pas sans intérêt de vous en rappeler les principales théories.

Dans la théorie de la résorption on suppose que le pus d'un abcès ou d'une plaie superficielle peut être résorbé en nature par les vaisseaux absorbants qui le portent dans le torrent circulatoire; le pus ainsi transporté par le sang est déposé en différents endroits du corps et y fait les abcès métastatiques. Boerhaave et van Swieten professent que cette absorption a lieu par des oscules vasculaires ou des sections transversales des veines. Le pus se mêle au sang, le vicie, *inquinat sanguinem*, et devient ainsi la source de mauvais dépôts dans les viscères dont les fonctions sont alors troublées à ce point qu'on voit survenir les maladies les plus graves. Pour Boerhaave et son commentateur, le pus était absorbé en nature. Les recherches anatomiques ne permettent guère d'admettre le passage direct du pus à travers des oscules ou bouches absorbantes qui n'existent pas; mais le passage du pus à travers les lésions vasculaires n'en reste pas moins possible, comme le fait observer Boerhaave, *à la suite des amputations, de l'opération des anévrysmes*, et lorsqu'on fait des plaies étendues et profondes, « *ingens vulnus factum*. » Hunter[1] vint

1. Hunter, *Œuvres complètes*, traduction G. Richelot, Paris, 1843, chapitre DE LA PHLÉBITE ULCÉRATIVE.

défendre l'opinion de Boerhaave, et chaque jour, nous voyons la pénétration facile du pus dans les sinus utérins, lorsqu'il n'y a pas eu phlébite oblitérante.

Van Swieten[1] avait déjà donné à penser que le pus absorbé n'était point à titre de *corps étranger* la source *unique* des abcès multiples, et que la présence du pus dans le sang pouvait devenir l'occasion d'une *fermentation spéciale* qui engendrait le pus en d'autres parties du corps.

Morgagni, à l'occasion des plaies de tête, et Quesnay[2] se montrent partisans de l'absorption du pus en nature par les veines, mais ils ajoutent que le pus, en se portant et s'arrêtant dans le foie, le poumon et les autres organes, devient la cause d'une suppuration secondaire; opinion qui fut partagée par M. J. Cruveilhier, à la suite d'expériences tendant à prouver que le globule purulent, comme le globule de mercure, agissait à la façon d'une épine inflammatoire dans le poumon et le foie où il était transporté[3].

D'un autre côté, de Haen, élève de van Swieten, mais non son disciple en cette occasion, admit l'existence d'une fièvre purulente *analogue à la fièvre varioleuse*. Dans ces conditions, le sang, en vertu d'une disposition spéciale, renferme les principes de la purulence, qui se manifeste dans tous les points de l'organisme à la façon du virus varioleux; et de Haen ajoute que ce qui produit la couenne pourrait bien produire le pus.

Ce sont là les deux théories les plus opposées, autour desquelles se groupent toutes les autres : d'une part, on admet que l'organisme est infecté par du pus absorbé en un certain point; d'autre part, on enseigne que c'est l'organisme lui-même qui s'infecte et produit spontanément du pus partout.

Tessier[4] se contenta d'abord de faire remarquer que, chez les amputés et les nouvelles accouchées, il existe une grande tendance à la suppuration, tendance qui se manifeste sous trois formes tranchées, à savoir: les phlegmasies purulentes, l'état purulent et la fièvre purulente. Pour cet auteur, la fièvre purulente est un état fébrile sous l'influence duquel apparaissent d'emblée des suppurations brusques dans plusieurs parties du corps.

Le but du travail de Tessier était de prouver qu'il n'y avait point de résorption purulente, et que la phlébite, la lymphangite et toute phleg-

1. Van Swieten, *Commentaires aux Aphorismes de Boerhaave.*
2. Quesnay, *Traité de la suppuration*, Paris, 1749.
3. J. Cruveilhier, *Anatomie pathologique du corps humain*, Paris, 1833, in-folio, livraisons IV, VII, XI, XIII. — *Dictionnaire de médecine et de chirurgie pratiques*, Paris, 1834, t. XII, article PHLÉBITE.
4. Tessier, *De la diathèse purulente* (journal *l'Expérience*, 1838).

masie locale ne saurait rendre compte de l'état purulent général. Celui-ci, au contraire, serait préexistant à toute fluxion, à toute phlegmasie locale, et la disposition, la diathèse purulente aurait son origine dans le traumatisme, la puerpéralité ou d'autres états graves de l'économie; mais ces conditions ne seraient que des causes prédisposantes, la douleur physique et l'encombrement joueraient au contraire le rôle des causes déterminantes, et peut-être ne seraient-elles pas les moins importantes.

Je ne saurais, messieurs, partager l'opinion trop exclusive de Tessier sur la fièvre purulente, parce que je vous citerai des faits où l'on doit admettre que la phlébite suppurative, que la lymphangite, que la suppuration des vaisseaux capillaires ont été l'origine de l'infection purulente, c'est-à-dire de l'infection du sang. Je me plais cependant à reconnaître que la question de la diathèse purulente a été traitée avec un rare bonheur par Tessier.

A côté de la fièvre purulente, il faut placer la fièvre pyogénique des femmes en couche décrite par Voillemier[1].

Une doctrine scientifiquement plus précise que celle de la résorption du pus, mais qui s'en rapproche en ce qu'elle admet l'infection de l'organisme consécutivement à l'introduction du pus dans le sang, c'est la doctrine de la phlébite. Il était réservé à Dance (1828) de soutenir avec une grande autorité cette théorie.

Le point de départ était donc une inflammation suppurative de la veine ; l'infection du sang était secondaire et les abcès métastatiques étaient, pour ainsi dire, des accidents tertiaires. Cette phlébite, déjà décrite par Hunter, fut de nouveau étudiée, et l'anatomie pathologique montra bientôt que les malades qui avaient succombé avec les symptômes de la fièvre purulente présentaient des phlébites du moignon, des phlébites capillaires, des phlébites utérines. La cause de la phlébite était gagnée : on la démontrait dans les parenchymes, dans le tissu osseux, le diploé des os du crâne, etc.

Mais cette phlébite, source de l'infection, n'est elle-même qu'une manifestation première d'une disposition spéciale sans laquelle la veine ne s'enflammera pas. Si cette disposition n'existait pas, la phlébite suppurative serait la conséquence obligée de toute lésion veineuse; or, il n'en est point ainsi, la phlébite suppurative est relativement une complication rare.

Toutes les fois qu'une veine est intéressée dans une opération, une de ces deux choses peut avoir lieu : ou bien la plaie se cicatrise par première intention, au moyen d'une sécrétion de lymphe plastique ; ou bien

1. Voillemier, *Histoire de la fièvre puerpérale ou fièvre pyogénique observée en 1838 à l'hôpital des Cliniques.* (Réimprimée in *Clinique chirurgicale*, Paris, 1862.)

la cicatrisation a lieu seulement par seconde intention, et un travail inflammatoire préalable est nécessaire. Dans le premier cas, les lèvres de la plaie veineuse sont accolées l'une à l'autre, et la lymphe plastique, fibrineuse, sécrétée par la surface interne de la veine, maintient la réunion des lèvres de la plaie : c'est là l'inflammation adhésive proprement dite. — Dans le second cas, le vaisseau reste béant, un caillot cruorique adhérent à la surface interne fait saillie à l'ouverture et se confond avec les sécrétions qui s'effectuent à la surface de la solution de continuité. Ce caillot a une extrémité libre antérieure et une extrémité intra-vasculaire adhérente à la membrane séreuse vasculaire. La longueur du caillot varie avec la distance à laquelle la circulation veineuse collatérale s'établit dans le même vaisseau.

Ce qui se passe pour le second ordre de plaies s'effectue à la surface placentaire de l'utérus, laquelle est de tous points comparable à une plaie saignante. Là aussi l'oblitération des veines s'opère par coagulation du sang. Dans les sinus utérins, les caillots oblitérateurs n'ont guère plus de 1 à 2 centimètres, ce qui s'explique par la riche circulation veineuse de l'utérus dans les premiers jours qui suivent l'accouchement. Mais s'il y a inflammation veineuse, et que cette inflammation se propage de proche en proche, il est commun de rencontrer des caillots qui se prolongent dans les veines utéro-ovariennes et hypogastriques, comme cela s'observe quelquefois dans les veines humérale et fémorale, à la suite des amputations du bras et de la cuisse.

Les caillots secondaires sont susceptibles de transformations très remarquables, mais nous ne croyons pas que ces caillots soient l'occasion de l'infection purulente. Celle-ci, au contraire, nous semble prendre le plus souvent sa source dans l'inflammation veineuse la plus rapprochée de la lésion de continuité, c'est-à-dire dans le lieu même où il y a plaie. C'est en ce point, en effet, que l'examen démontre la présence du pus, et lorsqu'il n'y a point de caillot fibrineux, il y a passage direct du pus dans le sang; ce fait est facile à démontrer dans les sinus utérins, les veines hypogastriques et les veines ovariennes, chez les femmes qui ont succombé avec des symptômes de l'infection purulente, dans les trois premières semaines qui suivent l'accouchement. De plus, il n'est pas rare de rencontrer dans ces circonstances, au niveau de la plaie placentaire, plusieurs sinus largement ouverts, à parois épaissies, et servant de canal de transport entre le pus de la surface placentaire et le pus libre ou mélangé avec du sang, que l'on rencontre jusque dans la veine hypogastrique ou la veine ovarienne. Dans ces cas, on retrouve, dans les veines les plus voisines de la source purulente, un liquide sanguin identique, par sa coloration et sa consistance, avec celui de la leucocythémie. Ces faits ont, du reste, été déjà observés, et se trouvent consignés dans les ouvrages de Hunter, de Clarke et de Hodgson; ils pourront être facilement confirmés par ceux qui examineront avec soin les veines des parties latérales de l'utérus et les veines voisines de la surface d'une plaie d'amputation.

M. Hervieux[1] a émis sur la question qui nous occupe un certain nombre de propositions qu'il est bon de rapporter ici : « On confond tous les jours, dit-il, en pathologie puerpérale, l'infection purulente avec la *diathèse purulente*. Ce sont là deux choses évidemment distinctes: l'infection purulente est un corollaire de la phlébite puerpérale, la diathèse purulente se produit d'emblée et sous la seule influence des causes générales qui produisent la majeure partie des maladies des femmes en couche. L'infection purulente est relativement assez rare ; la diathèse purulente est, au contraire, une des manifestations les plus fréquentes de l'empoisonnement principal. L'infection purulente est un accident possible de la phlébite, et qui survient dans la période ultime de cette maladie. Le diathèse purulente est un état pathologique qui préside à ces formations purulentes circonscrites ou diffuses qu'on observe si souvent dans l'état puerpéral indépendamment de toute phlébite. L'infection purulente entraîne presque fatalement la mort; la diathèse purulente, surtout celle qui se localise en dehors des trois cavités splanchniques, peut être considérée avec raison comme une des espèces les moins redoutables de la série morbide puerpérale. » C'est là une particularité que j'avais déjà fait observer, ainsi que le reconnaît M. Hervieux.

Un fait important que signale encore cet auteur, c'est la rareté relative de l'infection purulente consécutive à la phlébite des femmes en couche. Ainsi par rapport au nombre considérable de phlébites suppurées qu'on rencontre à l'autopsie, il y a peu de sujets, dit-il, chez lesquels on constate des abcès métastatiques, des arthrites purulentes, tout cet ensemble de lésions, en un mot, qui résulte du mélange direct du pus avec le sang.

Quant aux caillots intra-veineux prolongé, peuvent-ils être la source de l'infection purulente? Ce qui milite en faveur de son opinion, c'est qu'en se ramollissant ils offrent souvent un aspect purulent ; mais ce qui me fait douter que ce soit là la source de l'infection, c'est parce que le microscope, au milieu même de ces foyers, ne m'a jamais dévoilé la présence des globules purulents, mais bien et seulemeut de la fibrine granuleuse.

La phlébite suppurative proprement dite, et qui s'observe surtout dans les grosses veines voisines des plaies, peut exister aussi dans les veines capillaires, ainsi qu'il a été démontré dans les ostéites et les caries ; de son côté, Ribes avait constaté la phlébite capillaire dans les cas d'érysipèle et de gangrène.

1. E. Hervieux, *Traité clinique et pratique des maladies puerpérales*, 1870, p. 645.

Nous venons de voir le pus déposé à la surface d'une plaie, ou contenu dans l'intérieur de la veine, passer directement dans le torrent circulatoire et donner lieu à l'infection purulente. Est-il d'autres sources de cette infection?

Dans ces dernières années, on croyait qu'il n'y avait point d'infection purulente sans phlébite suppurative, l'inflammation purulente de la veine étant la cause obligée de l'infection; sans elle, point de passage du pus dans le sang. Nous avons déjà rappelé que, à la suite de l'accouchement, on pouvait rencontrer du pus dans les veines utérines, sans que ces veines fussent enflammées au point même où le pus existait; il faut admettre que, dans ce cas, le pus y a été transporté. Dernièrement encore, je vous ai montré un bel exemple de ce transport du pus dans la veine hypogastrique, dans un cas d'infection purulente consécutive à l'accouchement. Ainsi il peut arriver qu'une des veines afférentes à l'hypogastrique soit le siège d'une inflammation suppurative. Je crois qu'il en est ainsi dans la majorité des cas; c'est pourquoi je vous rappellerai deux observations d'un certain intérêt, parce qu'elles prouvent que le pus peut être rencontré dans les veines là où des observateurs consciencieux et attentifs ne l'avaient pas trouvé d'abord.

Lenoir, chirurgien de l'hôpital Necker, avait pratiqué l'ablation d'un sarcocèle. La cicatrisation paraissait complète, lorsque le malade fut pris de frissons multiples, et succomba avec des abcès métastatiques constatés à l'autopsie. Lenoir procéda lui-même à la dissection des veines qu'il supposait enflammées, et, après deux heures de recherches inutiles, il se retirait sans avoir rencontré de phlébite. M. Gubler, alors élève du service, continua la dissection et constata l'inflammation du plexus veineux prostatique. Le pus contenu dans le plexus se déversait librement dans la veine hypogastrique.

A l'hôpital Beaujon, une saignée est pratiquée dans le service de Marjolin; bientôt douleur du bras, phlébite probable. Le malade présente les symptômes de l'infection purulente et meurt. MM. de Castelnau et Ducrest dissèquent avec soin les veines dans les points où ils supposaient l'existence d'une phlébite; recherches infructueuses pendant quatre heures. Mais M. de Castelnau examine à nouveau les veines du bras et trouve du pus dans une veine enflammée, laquelle s'abouchait directement dans la veine basilique; cette dernière ne présentait de caillot oblitérateur en aucun point et le pus se déversait librement dans la veine sous-clavière.

Dans les deux faits que nous venons de rapporter, on aurait nié l'existence de la phlébite si les recherches n'avaient été recommencées, et il a fallu une conviction bien arrêtée dans l'esprit des observateurs pour chercher encore et trouver enfin le pus là où il existait en réalité, de manière à montrer la source de l'infection purulente.

Combien de malades, après avoir subi le cathétérisme, succombent avec les symptômes de l'infection! N'oubliez jamais, en pareille circonstance, d'examiner avec soin les plexus de la prostate et tout le système veineux du petit bassin, il est probable que là vous trouverez la source de l'infection. Il faut donc savoir chercher. Rappelez-vous qu'il y a pour la présence du pus des lieux d'élection : pour les phlébites utérines, comme pour les phlébites consécutives aux opérations qui se pratiquent sur le testicule, l'urèthre, la vessie, la prostate.

Ce n'est pas à dire pour cela que la phlébite soit l'unique source de l'infection purulente; dans des faits observés par MM. Velpeau, Nélaton et Denonvilliers, il y eut infection purulente, l'autopsie démontra l'existence d'abcès métastatiques nombreux, et cependant il fut impossible de trouver du pus dans les veines voisines de la plaie d'opération.

Par exemple, un homme est reçu dans le service de M. Denonvilliers pour une fracture comminutive de l'humérus, on pratique l'amputation. Quinze jours plus tard, l'opéré succombe avec tous les symptômes de l'infection purulente.

A l'autopsie, on trouve des abcès métastatiques, d'un volume énorme, dans le foie. Toutes les veines superficielles et profondes du membre supérieur, depuis la surface du moignon jusqu'à l'oreillette droite du cœur, sont disséquées avec le plus grand soin et ne contiennent pas une gouttelette de pus. La portion restante de l'humérus est soumise à des coupes en divers sens avec la scie. On ne trouve pas une goutte de pus dans les cellules du tissu spongieux de l'os.

Je ne puis m'empêcher de conserver quelque doute sur l'importance négative de pareils faits. Peut-être, en effet, aurait-on trouvé la source première de l'infection là où l'on n'avait point lieu de la supposer. Ainsi les sinus de la dure-mère, à la suite d'une otorrhée en apparence sans importance, peuvent être le siège de dépôts purulents; ainsi encore sur le trajet d'une veine il peut y avoir suppuration d'un ganglion, du tissu cellulaire, d'une portion de parenchyme; et si, par un travail ulcératif, le pus entre dans la veine, l'infection générale en sera la conséquence, bien que la lésion veineuse puisse rester ignorée.

D'autres fois la source de l'infection sera dans le canal thoracique ou dans le réservoir de Pecquet. Comment le pus y était-il arrivé? La chose importe peu, il y était, et pouvait facilement se déverser dans la veine sous-clavière pour être porté de là dans la circulation veineuse. Dans ces cas, il y avait infection purulente.

Ainsi, messieurs, la phlébite suppurative joue un rôle considérable dans l'infection purulente; cependant le pus peut exister dans les veines sans que l'on trouve les traces d'une inflammation des parois veineuses; d'autres fois on ne rencontre ni pus dans les veines, ni phlébite; mais en pareille circonstance, on n'a pas toujours examiné le canal thoracique ou les vaisseaux lymphatiques, et nous venons de voir que ces affluents du système veineux peuvent renfermer du pus dans le cas d'infection purulente. Il s'ensuit que dans l'immense majorité des cas, il y a simultanément infection purulente et pus dans le système veineux ou ses affluents. L'adultération du sang veineux par le pus semble donc être la cause prochaine de l'infection purulente, et cette théorie a pour elle l'imposante majorité des faits.

Cependant les partisans de la fièvre purulente n'ont voulu voir qu'une coïncidence, ou plutôt une conséquence du même état purulent général, dans les abcès multiples et la phlébite. Pour eux, il n'y aurait point entre la plaie chirurgicale ou placentaire et les abcès métastatiques une relation de causalité, mais seulement deux faits de siège différent et du même ordre. Nous pourrions objecter, à cette manière d'interpréter les faits, qu'il n'y a jamais d'infection purulente sans plaie, quelque petite qu'elle soit, bien qu'à cette objection on puisse en opposer une autre, à savoir, qu'il y a beaucoup de plaies sans infection purulente.

Certaines conditions sont nécessaires pour qu'il y ait *phlébite suppurative;* ces conditions nous sont pour la plupart inconnues. Mais ce que nous savons, c'est que toute plaie veineuse peut devenir la source des plus grands dangers: les chirurgiens ont reconnu que le bistouri multipliait les chances de phlébite suppurative, que l'action des caustiques actuels ou potentiels était moins à craindre, et que l'écrasement ou l'arrachement ne se compliquaient presque jamais d'accidents du côté des veines. Les fractures comminutives et les plaies articulaires; toute intervention active sur la matrice, pendant le travail ou au moment de la délivrance; la rétention partielle du placenta et les grandes déchirures du col de la matrice, sont l'occasion de suppurations intra-veineuses qui prédisposent à l'infection. A quoi on peut ajouter que les conditions individuelles et hygiéniques, que l'encombrement, la douleur opératoire, en agissant sur l'hématose et le système nerveux, créent la disposition à la purulence. — J'accepte tout cela dans une certaine limite; mais vous savez qu'il existe des observations où l'infection purulente s'est manifestée presque d'emblée chez des individus dont l'état général était satisfaisant : les uns avaient seulement une otorrhée[1] ou des varices; d'autres un cor au pied ou une engelure. Spontanément ou à la suite de l'intervention avec le bistouri ou la ligature, une veine a été touchée, elle suppure, et le malade succombe avec les symptômes de l'infection purulente. Et cependant à part leur maladie presque insignifiante, ces individus se portaient bien : on les opère en les plaçant dans les conditions les plus favorables, une veine s'enflamme, les malades succombent; il y a des abcès métastatiques, on trouve du pus dans les veines du rocher, du pus dans la veine où a été

1. Voyez l'intéressante observation rapportée dans le tome Ier de cet ouvrage, p. 241.

faite une ligature, au-dessus seulement de cette ligature, et vous voudriez que nous ne vissions pas entre l'infection, l'état général et la plaie une relation de causalité! Ce serait à désespérer de la logique.

Le doute cependant était permis; il fallut en venir aux expériences. A une époque où les esprits étaient vivement préoccupés de l'altération des liquides de l'économie par pénétration de substances putrides dans la circulation, Gaspard, en 1823, et nous-même, en 1826, dans un travail qui nous est commun avec Dupuy (d'Alfort), nous étions arrivés à conclure que l'injection de matières putrides dans les veines déterminait, chez les animaux (chiens, chevaux et moutons), des accidents analogues à l'infection putride, et entraînait la mort au bout de quelques jours, lorsque les injections avaient été suffisantes; à l'autopsie, on trouvait une altération profonde du sang, des ecchymoses multiples dans les parenchymes viscéraux et dans le tissu cellulaire sous-séreux. Après avoir injecté de 30 à 45 grammes de pus putréfié, nous constations, chez les animaux, des tumeurs d'aspect charbonneux et des abcès que nous avions appelés *abcès tuberculeux*. Je ne fais ici, messieurs, que rappeler le résultat d'expériences qui m'étaient communes avec Dupuy, et je dois vous faire remarquer que, à cette époque, mon collaborateur et moi n'avions nullement eu l'intention d'obtenir, par nos expériences, une infection analogue à l'infection purulente.

MM. Renault et Bouley avaient aussi, en 1840, injecté 2 centilitres de pus dans la veine jugulaire d'une jument en apparence bien portante, et ils ne furent pas peu surpris de voir survenir au bout de quelques jours les principaux symptômes de la *morve aiguë*, et, chose digne de remarque, c'est que la simple inoculation de la matière des ulcérations nasales que présentait l'animal en expérience paraît, en effet, avoir suffi pour déterminer la morve aiguë chez un autre animal. Nous ne voulons point discuter le résultat de cette expérience, mais constater seulement le fait.

En 1842, M. Darcet, puis MM. de Castelnau et Ducrest, en 1843, reprirent à nouveau ces expériences sur des lapins et des chiens. Enfin, en 1844 et 1845, M. Sédillot fit des expériences analogues avec du pus de diverse provenance.

De toutes ces expériences il résulte que la plupart des animaux soumis à l'injection du pus de qualité et de quantité variables présentèrent, dès les premiers moments qui suivirent les expériences, de l'abattement, de la tristesse, quelquefois une agitation extrême; presque tous refusaient de manger, ils avaient une soif très vive, quelques-uns étaient paralysés du train de derrière. Avant la réaction qui marquait le retour vers l'état de santé, les animaux avaient des déjections alvines très abondantes Lorsqu'on répétait les injections et qu'on soumettait ainsi les animaux en expérience à une intoxication successive et progressive, ces animaux succombaient au bout de cinq, six, huit, dix jours après le début des expériences, et l'autopsie permettait de constater des ecchymoses, surtout à la surface des poumons, et des abcès multiples de date différente dans ces derniers organes.

Ainsi, messieurs, que nous injections du pus dans les veines d'un animal, ou que chez un amputé, ou chez une femme accouchée récemment, l'inflammation verse du pus dans une veine, il y a de part et d'autre identité de symptômes et de lésions. Dans le premier cas, nous avons artificiellement produit l'infection purulente; dans le second, c'est une phlébite qui l'a déterminée; en faut-il davantage pour prouver que la présence du pus, dans une veine, fait l'infection dans l'un et l'autre cas? Ce double contrôle, expérimental et clinique, a presque la valeur des expériences d'inoculation de la vaccine, de la variole, de la syphilis ou de la morve[1].

§ 3. — Exposé doctrinal. — Parallèle de l'infection purulente expérimentale et de l'infection purulente clinique. — Similitude des symptômes et des lésions anatomiques. — Mêmes efforts critiques vers la peau et vers l'intestin. — Possibilité de la guérison de l'infection purulente. — Étiologie complexe de l'infection purulente : par inflammation des grosses veines, des veines capillaires, par absorption du pus en nature; par absorption du sérum purulent, assimilé au sérum virulent. — Épidémie de fièvre purulente. — Théorie des ferments appliquée à l'infection purulente : expériences de MM. Pasteur, Chalvet, Reveil. — Traitement de l'infection purulente : éviter les causes de phlébite. — Contre l'infection purulente il n'est point de spécifique. — S'efforcer de provoquer des crises et soutenir les forces.

Toutes les fois que, chez une nouvelle accouchée ou chez un malade qui portera une plaie en quelque endroit du corps, vous verrez survenir successivement des frissons multiples, avec ou sans malaise général, tenez-vous sur vos gardes : il est à craindre qu'une certaine quantité de pus n'ait pénétré dans le sang; il y a menace de pyohémie. Bientôt la fièvre s'allume après le frisson, quelquefois une sueur profuse couvre tout le corps, ou bien il survient une diarrhée assez abondante, puis tout semble rentrer dans l'état normal; vous croyez d'abord vous être alarmés trop facilement. Attendez vingt-quatre, quarante-huit heures, et de nouveaux frissons, quelquefois avec claquement de dents et horripilation, se manifestent plusieurs fois en quelques heures. Le malaise est plus grand,

1. Voyez pour l'historique de la question et pour toutes les recherches expérimentales ou cliniques auxquelles il est fait allusion : Darcet, *Recherches sur les abcès multiples*, thèse inaugurale, mai 1842; — Castelnau et Ducrest, *Recherches sur les abcès multiples comparés sous leurs différents rapports*, Paris, 1846; — Sédillot, *De l'infection purulente ou pyohémie*, Paris, 1849, livre riche d'expériences et d'observation cliniques, le plus complet qui ait été composé sur le sujet; — Dumontpallier, thèse inaugurale, Paris, 1857. — Voyez aussi les œuvres de Boerhaave, van Swieten, de Haen, Stoll et, plus récemment, les travaux de Blandin, Velpeau, Cruveilhier, Tessier, Alphonse Guérin, Maurice Reynaud.

le malade pressent que sa vie est menacée, la réaction ne se fait que tardivement, le pouls est fréquent et faible. D'autres fois, n'étaient ces frissons étranges, les malades ne penseraient pas à se plaindre, et cependant tout à coup ils éprouvent de la douleur en un point du corps, dans le mollet, le genou, ou quelque autre articulation. La tuméfaction, la rougeur qui ont accompagné la douleur disparaissent en quelques heures, puis d'autres parties du corps sont envahies. Alors vous pouvez affirmer qu'il y a infection purulente, c'est-à-dire que du pus a pénétré dans le sang, et que non seulement il y a des abcès là où vous les voyez sur les membres, sur le tronc, mais encore qu'il en existe dans les parenchymes viscéraux; presque toujours, en effet, le poumon et le foie renferment en cette circonstance plusieurs abcès métastatiques.

L'expérience anatomique permet d'affirmer l'existence de ces abcès lorsque l'étude clinique peut à peine vous les faire soupçonner; il n'est pas rare, en effet, qu'il existe de semblables abcès dans les viscères, sans que les fonctions viscérales paraissent troublées. Point de douleur hépatique ou thoracique, point de toux ni d'expectoration, et cependant le foie, les poumons renferment déjà des abcès à différentes périodes d'évolution.

Quelquefois vous pourrez diagnostiquer des abcès de la base du cerveau, parce que vous constaterez du strabisme, de l'inégalité dans la dilatation des pupilles, et que les malades se plaindront à vous de diplopie ou d'obscurcissement de la vue. Le délire et le coma ne se montrent que dans la période ultime; ils ne sont donc d'aucun secours pour le diagnostic au début de la pyohémie, mais souvent vous observerez un trouble cérébral important : c'est le désaccord entre l'état de quiétude du malade et la gravité de son état général; il ne comprend point qu'on l'interroge avec un soin si attentif; il n'est pas malade, dit-il. Cette quiétude est d'un pronostic très grave. Rappelez-vous cette jeune femme du n° 20 de la salle Saint-Bernard, qui, elle aussi, nous disait n'être pas malade, et chez laquelle cependant nous n'avons pas hésité, après avoir constaté la multiplicité des frissons et l'époque de leur première manifestation, à affirmer qu'il y avait infection du sang par le pus, et que la source en était dans les organes génitaux, bien que l'examen clinique ne nous eût pas permis de reconnaître de douleur bien accusée dans ces organes.

Ordinairement, c'est du quatrième au quinzième jour après l'accouchement que vous observerez le début de l'infection purulente, parce qu'il faut trois à quatre jours pour que le pus puisse être sécrété en certaine abondance, soit à la surface d'une plaie, soit dans la cavité d'une veine enflammée. Si, au contraire, le début de l'infection n'a lieu que le quinzième jour, on peut expliquer ce début tardif en supposant que des caillots oblitérateurs avaient d'abord opposé une barrière au passage du pus dans le sang.

On comprend d'ailleurs facilement que, à partir du quatrième jour après l'accouchement, le début pourra varier à l'infini, car, une fois le pus sécrété en un endroit du système veineux, il pourra pénétrer dans le torrent circulatoire, lorsque, par un mouvement brusque ou une palpation violente, le caillot oblitérateur sera brisé ou écrasé. Un travail inflammatoire persistant peut amener aussi un ramollissement des caillots, sans que les parois veineuses reviennent sur elles-mêmes d'une façon suffisante; alors le pus sécrété en deçà du caillot rompu ou ramolli pourra être déversé d'une façon incessante ou intermittente.

Les principaux symptômes de l'infection purulente présentent une remarquable analogie avec les phénomènes notés dans les expériences de Darcet, Castelnau, Ducrest et Sédillot.

Chaque frisson est un avertissement de la pénétration du pus dans le sang; pendant un temps variable, le malade, comme l'animal soumis aux expériences, fait effort pour lutter, pour éliminer la cause morbide qui circule en lui; alors surviennent les sueurs profuses et la diarrhée, alors les vomissements; mais la source du pus versant toujours une nouvelle quantité de liquide infectant, le malade s'épuise en efforts inutiles, les grandes fonctions sont compromises presque simultanément : l'estomac rejette aliments et médicaments; la diarrhée est persistante; la circulation et la respiration s'accélèrent; l'intelligence semble s'éteindre doucement; la figure ne porte point l'empreinte d'une agonie douloureuse, mais la respiration est rapide, saccadée; les battements de cœur sont précipités; le corps se couvre d'une sueur froide, et les malades succombent sans agonie. Ce calme dans la lutte dernière nous est peut-être expliqué par l'état du sang, dont la viciation est telle, qu'il porte la mort simultanément en tous nos organes et rend la lutte impossible pour aucun d'eux. Toutes les parties du corps, même celles qui paraissent complètement saines, sont pénétrées d'un principe morbide qui, suivant la remarque de Bérard, devient manifeste par l'odeur repoussante que chacune de ces parties exhale quelques instants après la mort.

Le pronostic de l'infection purulente est presque toujours mortel. On conçoit, en effet, qu'une grande quantité de pus introduite dans l'économie, et portée dans toutes les parties de l'organisme, doit les altérer à ce point que la vie est bientôt impossible. Cependant, vous comprendrez sans peine qu'une petite quantité de pus ne soit point suffisante pour infecter tout le liquide sanguin; alors la *partie infectée* pourra être éliminée par les selles, les sueurs et les urines, et les symptômes infectieux cesseront s'il n'y a point pénétration nouvelle de la cause infectante.

Cet arrêt dans l'infection peut avoir lieu lors même qu'il y a déjà formation d'abcès métastatiques; et ces abcès eux-mêmes, après un temps plus ou moins long, seront résorbés sans manifestation métastatique nouvelle.

Rappelez-vous cette jeune femme de vingt-huit ans, qui, accouchée à l'hospice des Cliniques, est venue dans mon service, salle Saint-Bernard, le douzième jour de son accouchement, avec tous les symptômes de l'infection purulente : frissons multiples, diarrhée, vomissements, teinte subictérique de la peau, et abcès métastatiques sous la peau comme dans les articulations sterno-claviculaires et métacarpo-phalangiennes. Tout à coup, il y eut un arrêt dans les symptômes; l'état général devint meilleur; la fièvre cessa; il n'y eut plus de nouveaux frissons; les vomissements et la diarrhée discontinuèrent, l'appétit revint, la teinte subictérique disparut, et peu à peu on vit se faire successivement la *digestion* des abcès métastatiques superficiels, intra-articulaires et sous-cutanés. Cette digestion se fit avec une extrême lenteur, et rien n'entrava le retour vers la santé.

Chez cette malade, où il y avait eu phlébite utérine et passage du pus dans le sang, il est probable qu'il y a eu arrêt dans le passage du pus, soit par un changement de rapport dans les parties affectées, soit par la formation d'une phlébite oblitérante au delà du point suppurant; et comme l'infection fut arrêtée à un moment où la lutte était encore possible, la cause d'infection cessant, la malade a triomphé des premiers effets morbides. J'avais donc raison, messieurs, de vous rappeler au commencement de ces conférences que, dans la médecine pratique, il faut tenir compte et de la quantité et de la qualité des causes morbides, en même temps que des aptitudes de résistance individuelle. Le fait que je viens de vous rapporter vient à l'appui de cette remarque de pathologie générale.

Que ce fait vous reste en mémoire, vous rende moins absolus dans votre pronostic, et vous empêche de perdre tout espoir.

On peut donc guérir de l'infection purulente; les expériences faites sur les animaux nous conduisaient à le penser : ainsi MM. de Castelnau et Ducrest ont démontré que les animaux dans les veines desquels on n'injectait que des quantités de pus insuffisantes recouvraient la santé après deux ou trois jours de fièvre ou de diarrhée, tandis que les chiens auxquels on faisait des injections successives finissaient par succomber avec les lésions anatomiques de l'infection purulente.

En présence de faits de cette importance, il était tout naturel de croire que tous les malades qui présentent les symptômes de l'infection purulente ne devaient pas quand même succomber. Or, pour être autorisé à modifier le pronostic mortel de l'infection purulente, que faut-il? Un arrêt dans l'action de la cause morbide et une capacité de résistance suffisante de la part des malades.

De cette remarque ressortent deux indications principales pour le traitement : diminuer, supprimer la source de l'infection, et fournir aux malades les éléments nécessaires à la lutte.

Je n'ai plus qu'un résumé dogmatique à vous présenter sur l'étiologie de cette infection.

Vous savez la disposition à faire du pus qui s'observe chez certains malades, et particulièrement chez les femmes récemment accouchées. Souvent, rien ne semble indiquer cette disposition spéciale; mais chez la femme, pendant toute la durée de l'état puerpéral et surtout après l'accouchement, cette disposition purulente est plus marquée que jamais. Toute inflammation chez elle passe facilement à la suppuration; les péritonites, les pleurésies, les phlegmons, les arthrites en sont autant de preuves. Aussi, dans ces cas, si le système veineux prend part à l'inflammation, n'est-il pas rare de pouvoir constater la présence du pus dans les veines.

Une plaie est nécessaire pour qu'il y ait infection, et encore faut-il le plus souvent que des veines d'un certain volume aient été comprises dans la plaie; mais alors le phénomène primordial obligé est une phlébite avec possibilité du passage du pus dans le sang. Ce n'est que rarement que le pus est absorbé à la surface des plaies par des veines volumineuses; j'admets cependant que cette absorption grossière peut avoir lieu quelquefois dans les cas de suppuration de la plaie placentaire. Mais remarquez que, dans ce cas particulier, il y a une structure organique spéciale qui tient béant les sinus utérins. Et cependant ce mode d'absorption purulente est encore nécessairement exceptionnel; car si les sinus étaient toujours béants, on devrait observer des hémorrhagies utérines. Je crois plutôt que, dans l'espèce, il y a inflammation des sinus, et que cette inflammation peut donner lieu à la phlébite infectante. Le plus ordinairement, en effet, la plaie placentaire, dans les premiers jours qui suivent l'accouchement, est hérissée de petites saillies qui ne sont autres que les extrémités libres des caillots intra-veineux; ces caillots, dont la longueur ne dépasse guère un centimètre, présentent cette remarquable disposition d'avoir une extrémité placentaire qui est purulente, tandis que l'extrémité opposée, intra-veineuse, est cruorique; ces caillots sont adhérents à la surface interne des sinus, et retenus à l'extérieur par leurs rapports avec la surface placentaire.

A l'état normal, la portion placentaire de ces caillots s'élimine, et la portion veineuse en est absorbée, en même temps les vaisseaux diminuent de calibre sous l'influence de la contraction progressive et continue de la matrice. Mais si l'inflammation suppurative s'empare des parois de quelques sinus, on doit craindre la phlébite utérine infectante.

Je vous ai déjà dit que ce qui se passe dans les sinus utérins, au niveau de la plaie placentaire, se montre aussi, mais d'une façon moins évidente (parce que les veines y sont moins nombreuses), à la surface d'une plaie qui sera réunie par première ou seconde intention. Dans le premier cas, il y aura phlébite adhésive, ou seulement épanchement de lymphe plastique suffisant pour établir l'adhésion des parois veineuses. Si la plaie doit suppurer, au contraire, la phlébite est alors un phénomène nécessaire, et si la phlébite est elle-même suppurative au delà de la plaie, vous aurez toujours à craindre l'infection.

Pour Ribes, Neucourt et Velpeau, l'érysipèle serait une inflammation des radicules veineuses de la peau ; or vous savez combien l'érysipèle des enfants nouveau-nés est fréquent aux époques où l'on observe les épidémies de fièvre puerpérale. De même l'érysipèle traumatique ou spontané est surtout fréquent lorsque les plaies chirurgicales se compliquent d'infection purulente. Si, donc, on remarque non seulement la simultanéité de l'érysipèle et de l'infection purulente, mais encore leur solidarité à une époque déterminée, n'est-on pas autorisé jusqu'à un certain point à rechercher s'il n'y a pas solidarité étiologique, et s'il n'existe pas dans l'atmosphère un principe, un germe morbide, qui, déposé sur la plaie ombilicale, de même que sur la plaie placentaire ou sur toute plaie chirurgicale, y manifestera sa présence en produisant ici la phlébite, là l'érysipèle avec ou sans infection purulente?

Or, suivant M. Ch. Robin[1], le globule de pus ne serait qu'un leucocyte, ne jouissant d'aucune propriété particulière, et ce serait la sérosité purulente qui donnerait au pus ses qualités infectieuses. Maintenant, si l'on admet que la sérosité du pus normal, modifiée par un germe, une spore morbifique répandue dans l'atmosphère, suffit à elle seule pour donner lieu à l'infection purulente, cette matière séreuse pourra agir à la façon des sérosités chargées d'un virus tel que celui de la variole, du vaccin ou de la morve, et la plus petite plaie pourra suffire alors à l'absorption de ce poison nouveau.

L'absorption de cette sérosité ainsi modifiée pourrait expliquer les cas où l'infection purulente s'est produite avec ses caractères habituels sans qu'on ait pu trouver trace de phlébite suppurée, comme l'hypothèse d'un ferment morbifique répandu dans l'atmosphère expliquerait l'épidémie qui frappe en un même moment les amputés et les femmes en couche. Or, les travaux de MM. Pasteur[2], Reveil[3], Chalvet[4] et d'Eiselt rendent très probable cette hypothèse.

M. Pasteur a démontré, d'une part, que les vrais ferments sont des êtres organisés, dont les matières albuminoïdes sont les aliments. Il a démontré, d'une autre part, que les poussières aériennes contenaient de l'amidon, des spores de végétaux et des animaux reviviscibles. Le même savant a fait voir qu'il fallait des spores spéciales pour produire les fer-

1. Charles Robin, *Journal de la physiologie*, 1859, p. 62.

2. Pasteur, *Annales de chimie et de physique*.

3. Reveil, *Des désinfectants et de leurs applications à la thérapeutique*, Paris, 1863.

4. Chalvet, *Des désinfectants et de leurs applications à la thérapeutique et à l'hygiène* (*Mémoires de l'Académie de médecine*, 1863, t. XXVI).

mentations spéciales, acétique et butyrique, et que ces ferments étaient reconnaissables à leur forme. La spore est une cellule organisée, vivante, qui se nourrit, végète aux dépens des éléments qui l'environnent; mais pour que cette végétation ait lieu, il faut certaines conditions déterminées du milieu dans lequel les germes sont plongés. Ces conditions une fois déterminées, vous pourrez, avec les spores du ferment alcoolique, acétique, lactique, obtenir une fermentation alcoolique, acétique, lactique.

Voilà donc la grande question des ferments rapportée à une fonction organique : tout ferment est un germe dont la vie se manifeste par une sécrétion spéciale.

Peut-être en est-il de même des virus morbides; peut-être sont-ils des ferments qui, déposés dans l'organisme à un moment donné et dans certaines circonstances déterminées, se manifesteront par des produits multiples. Ainsi le ferment varioleux fera la fermentation variolique d'où naîtront des milliers de pustules; ainsi le virus morveux, ainsi le virus de la clavelée. D'autres virus semblent agir localement; mais, par la suite, ils n'en modifient pas moins tout l'organisme : ainsi la pourriture d'hôpital, la pustule maligne, les érysipèles contagieux. Ne peut-on admettre, en ces circonstances, que le ferment ou matière organisée de ces virus sera transporté ici par la lancette, là par l'atmosphère ou des pièces de pansement?

Et, ce ne sont pas là de pures hypothèses, l'analyse chimique, le microscope, démontrent dans l'air des salles d'hôpitaux l'existence de poussières morbides. Ainsi, Chalvet, dans ses recherches intéressantes sur les causes d'insalubrité nosocomiale, a trouvé qu'à l'ôpital Saint-Louis l'air contenait une grande quantité de corpuscules d'amidon; d'ailleurs, sur les murs, les châssis des fenêtres, les rideaux des lits, on retrouvait, avec l'aide du microscope, une grande quantité de matières organiques putrescibles. Le même observateur dit encore, et nous avons pu dernièrement vérifier cette remarque, que les pièces du pansement, revenues des blanchisseries, étaient encore souillées de détritus organiques, de graine de lin, et de taches qui rappelaient l'usage auquel elles avaient servi. Ces linges maculés de sang et de pus altéré ne peuvent-ils pas être des véhicules de la contagion? Ne savons-nous pas que l'on conservait autrefois le vaccin sur des fils de lin ou de coton? Supposez que des linges souillés aient servi au pansement des varioleux, et voyez quelle peut être la conséquence de leur emploi.

Chalvet a rappelé aussi « que la vapeur d'eau condensée auprès d'un foyer de suppuration, avant la dissémination des miasmes, est fortement chargée de corpuscules irréguliers, en tous points semblables à du pus desséché. Il n'est pas rare non plus d'y rencontrer aussi quelques fragments de matière colorante du sang[1]. »

1. Chalvet, *Mémoires de l'Académie de medecine*, Paris, 1863, t. XXVI.

De son côté, Eiselt (de Prague) aurait vu des petites cellules de pus dans une salle où sévissait une épidémie d'ophthalmie purulente.

A ce sujet, Chalvet, rapportant le résultat de ses expériences, nous dit :

« L'atmosphère nosocomiale a cessé d'être un mot vide de sens; elle diffère si essentiellement de l'air pur, qu'il n'est plus permis de ne pas en tenir compte. Dès 1860, j'eus l'occasion de voir les expériences de Reveil, cité par M. Devergie, et je constatai de la manière la plus positive la présence des corpuscules organiques sur les toiles de platine de l'appareil construit par ce savant chimiste. On y voyait principalement des cellules et des débris de cellules épithéliales, des corpuscules de formes diverses, jaunissant sous l'influence de l'acide nitrique, des brins de charpie chargés eux-mêmes de ces corpuscules organiques.

» Dans une circonstance particulière, nous avons vu avec M. Kalmann, dans le laboratoire de Reveil, des débris organiques incrustés d'une substance granuleuse qui a donné les réactions du cuivre. Les poussières de cette observation avaient été recueillies dans une salle d'ophthalmie où l'on faisait largement usage des cautérisations au sulfate de cuivre.

» Des poussières recueillies par l'*époussetage* sur les murs de la salle Saint-Augustin, service de M. Richet, à Saint-Louis, m'avaient donné 36 pour 100 de matières organiques dans une première analyse. Ces mêmes poussières, prises à une autre époque, ont été analysées dans le laboratoire de Réveil et ont donné 46 pour 100 de matières organiques, consistant surtout en cellules épithéliales exhalant l'odeur de la corne par la calcination.

» Lorqu'on humecte ces poussières, elles ne tardent pas à exhaler une forte odeur de putréfaction. Nul doute que cette vaste couche de poussières mixtes qui revêt les murs si rarement blanchis des salles des anciens hôpitaux ne puisse donner naissance à des gaz susceptibles de favoriser le transport dans l'air de corpuscules qui jouent peut-être un rôle important dans la constitution de l'atmosphère nosocomiale. »

Ces faits me semblent très significatifs. Car, si de tout temps on a été disposé à accorder une grande part au transport des molécules morbifiques dans les endémies et les épidémies, on n'y avait été conduit que par le raisonnement, et non, comme aujourd'hui, par l'examen direct de l'atmosphère. Aussi M. Pasteur a-t-il quelque raison de dire : « Il y aurait grand intérêt à comparer dans un même lieu avec les saisons, dans les lieux différents à une même époque, les corpuscules organisés disséminés dans l'atmosphère. Il semble que les phénomènes de contagion morbide, surtout aux époques où sévissent des maladies épidémiques, gagneraient à des travaux poursuivis dans cette direction. »

Mais ces germes qui peuvent exister dans l'atmosphère, à un moment donné et dans des circonstances que l'avenir déterminera, ne se développeront point avec la même facilité sur tous les malades, parce que les conditions de réceptivité peuvent varier à l'infini ; car il en est des organismes comme de certains terrains qui n'acceptent point certains germes. Les vents ont répandu dans toute une contrée les mêmes graines, et, cependant, la graine ne lève pas partout : ici le terrain était trop humides là trop desséché ; en cet endroit, d'autres germes s'étaient déjà développés et étouffaient le germe nouveau ; ou bien la graine lèvera en tout lieu où elle tombera ; mais il y aura trop de lumière, trop de chaleur ; là trop d'abaissement ou d'élévation de température ; la même plante ici s'étiolera ; là, au contraire, elle se développera puissamment.

Avant de rechercher si l'infection purulente peut être prévenue ou enrayée, laissez-moi vous dire quel peut-être l'état du sang dans cette affection.

Le sang présente souvent une coloration brun-chocolat ; en différentes parties du système veineux, et surtout dans le cœur droit, il existe des caillots cruoriques, de consistance poisseuse, et au milieu desquels on rencontre des petits amas de matière blanchâtre que l'on peut confondre avec de la fibrine coagulée. Grand nombre d'observateurs ne doutaient guère que ces modifications dans la consistance et la coloration du caillot, *post mortem*, ne fussent dues à la présence du pus dans le sang. Plus tard, M. Donné, puis M. Bouchut[1], publièrent des observations où ils établissaient que dans l'infection purulente on pouvait reconnaître la présence du pus dans le liquide sanguin ; ils avaient décrit, en effet, des corpuscules identiques par leur dimension et leur aspect microscopique avec le globule purulent proprement dit. On admettait alors que la présence du pus pouvait être quelquefois constatée dans le sang, mais que ces recherches étaient souvent infructueuses.

Cependant quelques micrographes soutinrent que les prétendus globules n'étaient autre chose que des globules blancs du sang qui, dans certaines circonstances, se réunissaient et se disposaient, *post mortem*, en petites masses dans les caillots sanguins.

Pour nous, dans les cas d'infection purulente consécutive à l'accouchement, nous avons constaté, comme cela avait déjà été fait dans les cas de phlébite suppurative, que le sang des veines enflammées avait une couleur chocolat analogue à la coloration du sang des malades affectés de leucémie ; et cette coloration devenait de moins en moins marquée à mesure que l'on s'éloignait du foyer purulent pour se rapprocher du cœur.

Plusieurs fois nous pûmes voir le pus mélangé au sang dans les veines hypogastriques, iliaques primitives, et jusque dans la veine cave inférieure, et cela, notez-le bien, sans qu'il y ait eu caillot oblitérateur.

1. Bouchut, *Nouveaux Éléments de pathologie générale*, 3e édit., Paris 1875, p. 605.

D'autres fois, ce mélange de pus, vérifié par l'examen microscopique, existait dans les veines ovarique et nous l'avons montré dans la veine ovarique guauche jusqu'à son abouchement dans la veine émulgente correspondante. En sorte que, depuis les veines utérines remplies de pus jusqu'à la veine cave inférieure ou jusqu'à la veine émulgente, on suivait pour ainsi dire pas à pas la décroissance successive de la coloration spéciale. Alors, si nous examinions, au même moment, le sang que nous supposions contenir du pus et le liqnide purulent des phlébites snppura tives observées sur le même sujet, le microscope nous démontrait des globules purulents en tout identiques dans les deux cas; seulement ces globules devenaient de moins en moins nombreux à mesure que le sang examiné appartenait à des parties de plus en plus éloignées de la source purulente. Hunter avait déjà fait cette remarque[1].

L'examen du sang, *post mortem*, ne laissait donc aucun doute dans notre esprit, et nous étions convaincu que, dans le sang des malades qui avaient succombé à l'infection purulente, on pouvat retrouver, après la mort, le sang contaminé par le pus en proportions variables.

Mais voici que M. Ch. Robin[2] est arrivé à conclure que les globules blancs peuvent se former dans toutes les parties de l'organisme, et que le leucocyte ne diffère point du globe purulent. Ainsi, pour M. Robin, les leucocytes donnent au pus sa couleur, *mais non sa nature, laquelle serait due au fluide qui en compose la partie principale*. Ce ne sont point les leucocytes qui caractérisent essentiellement le pus, mais le sérum.

Dans cette assertion, deux faits ressortent surtout, à savoir : l'identité du globule purulent et du leucocyte, puis l'importance accordée par M. Charles Robin au sérum, qui donnerait au liquide purulent sa nature.

Relativement à l'identité du globule purulent et du leucocyte, je dois dire que j'ai plusieurs fois examiné le sang des malades qui étaient affectés des maladies dans lesquelles M. Ch. Robin a signalé la fréquence et l'identité comparative des leucocytes, et que j'ai rencontré quelquefois des différences très tranchées que je ne puis passer sous silence : ainsi, dans l'état puerpéral, dans le cas de variole confluente et discrète, dans les cas de cachexie palustre et d'infection purulente.

Chez tous les malades qui ont servi à cette étude comparative, le sang a été recueilli sur des plaques de verre, après avoir piqué l'extrémité de l'un des doigts de la main, et chaque fois l'examen microscopique a été fait immédiatement près du lit du malade. Voici le résultat de notre observation :

Chez un petit enfant qui présentait cliniquement tous les symptômes de la leucocythémie à forme hémorrhagique, nous avons constaté un très grand nombre de gros globules blancs, 27 à 30 globules blancs pour

1. Hunter, *Œuvres complètes*, traduites de l'anglais par G. Richelot, Paris, 1843.
2. Robin, *Leçons sur les humeurs*, 2e édit., 1874.

chaque préparation; chacun de ces leucocytes était fixé sur le champ du microscope et mesurait 10, 12 et 13 millièmes de millimètre au micromètre de Nachet, avec un grossissement de 580 diamètres. Ces leucocytes étaient formés d'une cellule renfermant un grand nombre de noyaux. Les globules rouges avaient leur forme et leur dimension normales, 6 à 7 millièmes de millimètre.

Chez plusieurs malades affectés de variole, le sang a été examiné au moment de l'éruption et pendant la période de suppuration. Dans ces cas, nous trouvions des globules purulents identiques par leurs dimensions et leur aspect avec les globules purulents recueillis dans les pustules. Ces globules ne mesuraient que 6, 7, 8 millièmes de millimètre; ils étaient au nombre de 6, de 8, de 12 dans le champ du microscope, et c'était à grand'peine que nous constations sur quelques-unes des préparations 1 ou 2 globules blancs de 10 à 12 millièmes de millimètre.

Chez une femme qui succomba après avoir présenté les symptômes de l'infection purulente, l'examen du sang fait *avant* et *après* la mort nous montra grand nombre de globules purulents dans le sang, tandis qu'il n'existait que peu de globules blancs. Ces recherches nous ont paru établir l'existence, dans certains cas, de globules purulents proprement dits, tandis que les gros globules blancs étaient en plus petit nombre.

Dans d'autres recherches, nous avons observé un plus grand nombre de globules blancs, soit chez les varioleux, soit chez les femmes affectées d'infection purulente.

Quant à l'importance accordée par M. Charles Robin au sérum du pus, elle nous paraît devoir être prise en considération. La chose est déjà manifeste pour le pus virulent de la variole, de la morve, etc., dont les différences spécifiques ont été démontrées par l'inoculation. Ces différences existent aussi assurément pour le pus de bonne et de mauvaise nature, c'est-à-dire pour celui dont l'absorption de la sérosité est suivie ou non d'infection générale. Les considérations dans lesquelles nous sommes entré, à l'occasion des plaies modifiées par les germes ou spores spécifiques, semblent prouver que ces différences existent.

Maintenant la sérosité du pus dans l'infection purulente a-t-elle la propriété de transformer le sang en pus? Il n'est pas besoin de rappeler ici les assertions d'Hippocrate, de Galien, de van Swieten, de de Haen, etc.; pour tous ces observateurs, le plus répandu dans l'organisme engendre le pus aux dépens de nos humeurs; mais si l'on remarque l'extrême rapidité avec laquelle le pus se répand dans tout l'organisme dans des cas où il n'y a point de phlébite suppurative, on sera bien obligé, ce me semble, d'accorder une part très grande à l'absorption de la sérosité dans la formation des abcès multiples.

En résumé, pour moi, l'infection purulente est le résultat de l'intoxication du sang par le pus.

Le plus souvent, le pus est fourni par une phlébite suppurative; quelquefois il peut passer directement dans les sinus et plexus veineux, sans que ces derniers aient été le siège d'une inflammation suppurative; quelquefois l'ulcération des parois artérielles, et en particulier de l'aorte ou des valvules sigmoïdes, peut être la source de l'infection purulente, comme cela a été démontré par M. Leudet (de Rouen)[1]. Enfin, bien que l'infection purulente soit le plus fréquemment la conséquence de la phlébite suppurative, dans certaines épidémies, il faut peut-être en rechercher la cause non dans l'encombrement, mais dans un état spécial de l'atmosphère renfermant, à un moment donné, des globules purulents altérés qui, en se déposant sur la plaie, agiraient de telle sorte que la sérosité du pus de cette plaie serait modifiée d'une façon spécifique, génératrice de l'infection générale[2].

La sérosité de la plaie, ainsi modifiée, pourrait être comparée, dans son action prochaine ou éloignée, à une matière virulente.

Ainsi, pour moi, le pus fait le pus, la putridité fait la putridité, comme la variole, la syphilis, la morve font la variole, la syphilis et la morve.

Seulement, pour que le pus fasse le pus, il faut un pus d'une certaine nature, et c'est peut-être dans la sérosité de ce pus qu'il faudra désormais chercher les différences matérielles spécifiques. En effet, dans la manière de voir de M. Charles Robin, tout pus a un élément commun, le globule blanc; tout pus a un élément spécial, et ce dernier est dans la sérosité. Ce principe spécial de la sérosité, nous ne le connaissons pas : ce que nous devons craindre, c'est qu'il ne soit absorbé. Pouvons-nous lui opposer une barrière et tarir ainsi la source de l'infection?

Je suis ainsi naturellement conduit à vous parler du traitement de l'infection purulente. Seulement, — vous devez le remarquer, — si j'ai insisté sur la partie doctrinale de cette infection, en général, c'a été pour en éclairer l'infection purulente puerpérale en particulier. Je laisse donc aux auteurs des traités de pathologie externe le soin de vous dire les moyens à l'aide desquels vous pourrez éviter la phlébite, source trop féconde de l'infection purulente.

Quant aux moyens destinés soit à neutraliser les germes d'infection, soit à modifier le support où ils pourraient se développer, je crois que l'hygiène nosocomiale a beaucoup à faire à ce sujet.

Il n'y a point de spécifique à opposer à l'infection purulente. Cependant on ne doit pas négliger l'emploi des moyens qui, en s'adressant à l'organisme entier, peuvent provoquer des crises salutaires et soutenir les forces du malade; ainsi le sulfate de quinine peut s'adresser avec

1. Leudet, *De l'aortite suppurée et de son influence sur la production de l'infection purulente* (*Archives générales de médecine*, novembre 1861).

2. Alphonse Guérin, *Nouveau Dictionnaire de médecine et de chirurgie pratiques*, art. PURULENTE

succès à l'intermittence des accès fébriles; mais, pas plus que l'alcoolature d'aconit, il ne peut enrayer la marche de l'infection tant que le pus continue à être mêlé au sang. Les efforts du médecin doivent avoir un autre but : étudier les procédés employés par la nature médicatrice dans les cas de guérison spontanée et tâcher de l'imiter ou, mieux encore, de la seconder dans les efforts qu'elle tente pour éliminer le principe morbifique. Je vous ai rappelé que beaucoup de malades avaient des sueurs visqueuses, profuses, et des diarrhées abondantes; je vous ai rappelé que la sueur de la diarrhée présentait en ces circonstances des caractères plus faciles à constater qu'à décrire, mais dont le caractère dominant est une odeur spéciale. On peut considérer ces évacuations cutanées ou intestinales comme des crises; et l'on doit les favoriser par les sudorifiques et les purgatifs; peut-être alors sera-t-on assez heureux pour obtenir des résultats favorables analogues à ceux de Sanson et de Vidal (de Cassis). En même temps, il est bon d'avoir recours à des boissons stomachiques, légèrement excitantes, et de placer les malades dans les meilleures conditions hygiéniques.

Je termine maintenant par les conclusions suivantes :

Il n'y a point d'infection purulente sans plaie. La plaie en est la condition nécessaire, obligée. Toute plaie peut avoir pour conséquence une phlébite suppurative. La phlébite suppurative déverse le pus en nature dans le torrent circulatoire. Elle le fait peut-être d'une façon continue, bien que l'intermittence des frissons semble indiquer que l'intoxication n'a lieu que d'une façon intermittente.

L'infection purulente peut encore avoir son origine dans les abcès des tuniques aortiques et du cœur. Cette cause d'infection est rare.

La phlébite capillaire peut produire l'infection en faisant du pus; mais, dans les épidémies d'infection purulente, la sérosité des plaies, modifiée d'une façon spéciale par les conditions atmosphériques, peut être absorbée par les vaisseaux capillaires sans qu'il soit besoin d'oscules ou d'érosions vasculaires, et l'infection est la conséquence de cette absorption. *Le sérum du pus agit alors à la façon des sérosités virulentes inoculables.*

Deux indications principales doivent être remplies pour prévenir ou enrayer l'infection. La première consistera à agir sur les plaies pour empêcher la phlébite suppurative ou mettre obstacle à l'absorption de la sérosité infectante. La seconde indication aura pour base la marche de l'infection, l'étude des crises, et l'application des moyens propres à favoriser et à entretenir ces crises médicatrices.

Enfin, le médecin devra placer les malades dans les conditions hygiéniques les plus favorables et leur permettre ainsi de lutter assez longtemps pour triompher de l'infection.

XCVI. — PHLEGMATIA ALBA DOLENS.

§ 1. — Phlegmatia des femmes récemment accouchées. — Phlegmatia des cachexies tuberculeuse, cancéreuse. — Valeur sémiotique de la phlegmatia dans les cachexies. — Phlegmatia dans la chlorose. — Chez les femmes récemment accouchées: 1° Phlegmatia par coagulation spontanée; 2° phlegmatia consécutive à la phlébite utérine. — Symptômes de la phlegmatia : douleur, œdème. — Cordons veineux. — Circulation collatérale. — Température des membres affectés. — Point de lymphangite, point d'adénite.

Messieurs,

Ceux d'entre vous qui suivent mon service de clinique ont assurément remarqué la fréquence d'une affection toute spéciale, bien digne d'appeler l'attention par la multiplicité des circonstances où elle s'observe : je veux parler de la *phlegmatia alba dolens*. Vous vous rappelez que nous avons étudié l'œdème blanc douloureux, non seulement chez les femmes récemment accouchées, mais plus souvent encore chez les malades des deux sexes affectés de phthisie pulmonaire ou de tumeurs cancéreuses profondes. Je veux, aujourd'hui, vous entretenir de cette affection, qui reconnaît toujours pour cause première une altération spéciale du sang, altération qui existe et dans l'état puerpéral et dans beaucoup de cachexies. Je n'essayerai point d'établir ici sur des relevés statistiques la fréquence relative de l'œdème douloureux dans les cachexies et dans l'état puerpéral; mon intention est seulement de vous faire remarquer que cette affection s'observe souvent, et que, en dehors de la puerpéralité, elle peut devenir dans les cachexies un précieux élément de diagnostic.

Il est des maladies qui réclament une étude minutieuse, parce que le doute persiste sur la nature de l'affection, malgré les fréquentes occasions que l'on a de les observer. L'œdème douloureux est du nombre de ces maladies où la nature et l'étiologie sont diversement interprétées. Je devrai donc exposer avec détail les observations qui serviront de base à la description générale que j'essayerai d'esquisser devant vous. Je devrai aussi vous rappeler avec soin les détails anatomiques, parce que ces détails prendront une grande valeur quand il faudra fixer le siége précis de l'affection; d'ailleurs le siége une fois bien déterminé, vous comprendrez mieux, l'anatomie aidant, la symptomatologie de la maladie et les complications si graves qui en sont quelquefois la conséquence.

Salle Saint-Bernard, n° 5, est entrée une femme de trente-trois ans, présentant tous les signes et tous les symptômes de la phthisie pulmonaire à la troisième période : souffle amphorique, gargouillements, pectoriloquie, expectoration purulente, maigreur extrême, sueurs abondantes, doigts hyppocratiques, fièvre hectique, troubles fonctionnels de l'estomac et de l'intestin, laryngite ulcéreuse et dysphagie. Depuis six semaines, la malade était dans mon service, lorsque nous constatons un œdème blanc des deux membres supérieurs occupant tout le bras gauche et limité à la région du coude par le bras droit. En vain, dès le premier jour, nous recherchons une oblitération des veines superficielles, nous pensons alors que les veines profondes sont le siège d'une coagulation spontanée; la malade n avait point éprouvé de douleur dans les régions affectées d'œdème, et il fallait comprimer le membre dans toute sa circonférence ou sur le trajet des rameaux profonds pour déterminer de la souffrance. Le lendemain, les veines superficielles se dessinent par une coloration bleuâtre et une turgescence manifeste; elles sont donc très probablement le siège d'une circulation collatérale qui rend plus probable encore l'oblitération des veines profondes; ajoutez que bientôt, sur la face interne du bras, nous sentons de chaque côté le long de l'artère humérale un cordon dur, dont l'existence avait échappé à nos recherches les jours précédents.

Bientôt, sur chacun des avant-bras, on sent l'oblitération des veines radiales superficielles, il y a en même temps rougeur de la peau sur le trajet des veines et légère douleur à la pression. Peu à peu l'œdème des avant-bras et de la main diminue, puis disparaît, en même temps que les veines superficielles diminuent de volume, recouvrent leur souplesse et redeviennent perméables à la circulation; perméabilité sur laquelle la compression, pratiquée au-dessus et au-dessous des points affectés, ne laisse aucun doute; car la veine se dilate lorsqu'on la comprime près du coude, et se vide au contraire presque complètement lorsque la compression est exercée près du tiers inférieur de l'avant-bras. Du 31 janvier au 14 février 1862, il nous fut donc permis d'assister cliniquement à la formation, puis à la disparition de caillots oblitérateurs dans les veines superficielles de l'avant-bras. Il est vraisemblable qu'un travail analogue s'était opéré dans les veines profondes des mêmes régions à mesure que l'œdème et la douleur diminuaient.

Mais déjà, le 12 février, les deux jambes étaient devenues le siège d'un œdème qui, des pieds, n'avait point tardé à envahir les cuisses. Cet œdème était surtout marqué le premier jour du côté gauche; la pression du doigt était douloureuse et laissait son empreinte; à la partie postérieure de la jambe, on sentait une veine dure, superficielle, qui venait se perdre dans le creux poplité ; la veine saphène interne était distendue par du sang liquide, et l'exploration de la veine fémorale, dans son tiers supérieur, faisait reconnaître que cette veine était noueuse, dure et douloureuse.

Du côté droit, mais à un degré moins marqué, œdème de la jambe et de la cuisse; circulation superficielle accusée par la coloration bleuâtre des veines qui paraissent en même temps plus nombreuses : sensation d'un cordon dur dans le triangle de Scarpa, cordon douloureux qui était vraisemblablement la veine crurale oblitérée.

Les jours suivants, l'œdème des deux jambes augmenta, en restant cependant toujours plus marqué à gauche qu'à droite; et du côté où l'œdème était le plus apparent, on constatait bientôt l'oblitération complète de la veine saphène interne jusqu'à son embouchure dans la crurale, tandis que, du côté droit, la saphène ne paraissait noueuse et dure que dans le tiers inférieur de son parcours; vers le tiers supérieur de la cuisse, on pouvait, par la compression, acquérir la certitude que la circulation y était encore possible. En même temps, sur les deux jambes, les cuisses et autour des genoux, on voyait apparaître en quelques jours un grand nombre de vaisseaux capillaires veineux qui formaient des groupes isolés et semblaient développés à la surface du derme. Quelques-uns de ces groupes étaient rouges, d'autres bleuâtres, d'autres étaient le siège d'oblitérations capillaires qui se sentaient très bien au toucher; si l'on exerçait une pression un peu forte au niveau des ces groupes vasculaires, on determinait de la douleur.

Ne voyez-vous pas en ce dernier point une tendance bien accusée au rétablissement de la circulation? D'abord les veines profondes sont prises, les saphènes suppléent, puis ces dernières sont envahies à leur tour par le travail oblitérateur; alors les vaisseaux capillaires deviennent apparents, se congestionnent et sont encore envahis par des caillots oblitérateurs, et l'œdème va sans cesse en augmentant. La douleur, d'abord limitée au trajet des vaisseaux principaux, se généralise bientôt dans la profondeur et à la surface du membre, et la peau elle-même, au niveau des groupes capillaires, devient très douloureuse. En certains points où l'on ne découvre point trace de vaisseaux, le frottement léger et rapide avec la pulpe du doigt suffit pour déterminer de la douleur.

Le onzième jour à partir du début des accidents, l'œdème des membres inférieurs a encore augmenté, surtout à gauche, où la saphène et la veine superficielle de la région postérieure de la jambe offrent toujours une induration manifeste; dans la région du mollet, il existe un peu de rougeur, et l'acuité de la douleur fait penser que peut-être la veine est enflammée en ce point. A droite, toutes les veines superficielles de la jambe sont considérablement distendues; mais, par la palpation, on ne rencontre point de caillots; cet état du membre droit reste stationnaire pendant plusieurs jours, tandis que l'œdème augmente et que les veines superficielles deviennent de plus en plus douloureuses, à la jambe gauche, dans le creux poplité et tout le long du trajet de la saphène interne; dans les mêmes points, rougeur érysipélateuse.

Le dix-huitième jour, la jambe gauche et principalement le pied ont une lividité notable; le moindre frottement est très douloureux en ces points. Les veines superficielles de l'abdomen sont très injectées. Point de douleur au pli de l'aine ni dans la fosse iliaque gauche. De place en place, sur la cuisse et la jambe gauches, apparaissent de petites marbrures et de véritables ecchymoses au niveau desquelles la pression détermine de la douleur. Bientôt les mêmes phénomènes sont observés sur le membre inférieur droit, et de nombreuses veines capillaires se dessinent à la surface du derme.

L'œdème persiste au même degré, une douleur vive se manifeste dans la région du foie. Le vingt-deuxième jour, la malade est prise de diarrhée, et elle succombe sans avoir présenté de trouble notable du côté de l'encéphale, du poumon ou du cœur.

L'autopsie offrait un grand intérêt, parce que, si elle permettait, d'une part, d'étudier les caillots oblitérateurs là où ils existaient encore, puisque l'œdème avait persisté jusqu'à la mort, d'autre part, elle mettait à même de suivre les modifications successives subies par quelques-uns des caillots et l'état des parois vasculaires là où la circulation s'était rétablie.

Au membre inférieur gauche, les veines du mollet, la fémorale, la saphène interne et l'iliaque externe étaient oblitérées par des caillots fibrineux dont la tête s'arrêtait au niveau de l'embouchure de l'hypogastrique dans l'iliaque primitive. A ce point se trouvait un caillot arrondi dans sa partie libre et à cheval, pour ainsi dire, sur l'éperon formé par les veines hypogastrique et iliaque externe; ses extrémités inférieures se continuaient avec des caillots contenus dans ces veines. Le caillot terminal était libre d'adhérence aux parois, sa forme était cylindrique, son extrémité supérieure arrondie sans déchirure. Il était composé de couches concentriques, ramolli dans sa partie centrale, il aurait pu être entraîné par le torrent circulatoire venant de l'hypogastrique et donner lieu aux phénomènes de l'embolie pulmonaire.

Au membre inférieur droit, le caillot dont les ramifications occupaient les veines fémorale profonde, poplitée et tibiales, s'arrêtait au niveau de l'embouchure de la saphène interne dans la fémorale; en ce point, le caillot était fibrineux, analogue, par son aspect, sa forme et sa structure, à celui qui du côté opposé se rencontrait dans la veine iliaque primitive. Le caillot contenu dans la saphène interne était cruorique et de formation récente, sans adhérence aux parois veineuses inférieures.

Cette autopsie démontre évidemment que la persistance et l'étendue de l'œdème des membres inférieurs trouvaient leur raison dans la persistance, l'étendue et la structure des caillots.

Ce n'est pas tout : l'examen des veines des membres supérieurs devaient, une fois de plus, démontrer le parallélisme des symptômes avec les faits anatomiques. En effet, il y avait eu pendant la vie une *phlegmatia* partielle des membres supérieurs, dont le début, la marche et la terminaison avaient coïncidé avec l'apparition, la durée et la disparition de coagulations veineuses superficielles. En même temps qu'avait apparu l'œdème, on avait, dans les deux membres supérieurs, constaté l'induration des veines céphaliques, et, sur chaque avant-bras, de deux veines radiales superficielles; en ces points, il y avait eu de la rougeur linéaire, de la douleur, de la tuméfaction, et sous le doigt roulait un cordon dont on déterminait facilement les limites; en même temps, il y avait œdème partiel, puis peu à peu l'œdème avait disparu, et parallèlement avaient disparu la douleur, la tuméfaction et l'induration veineuse; l'examen anatomique démontra qu'il n'existait plus trace d'inflammation ni dans la veine, ni autour de la veine; il n'y avait point de caillots oblitérateurs et les veines étaient libres; leurs parois avaient recouvré leur souplesse normale; dans la veine céphalique du côté gauche seulement existait encore un caillot cruorique fusiforme, effilé à ses deux extrémités, adhérent seulement en quelques points de sa surface, et assez peu volumineux pour permettre à la circulation de se faire autour de lui. Il est donc probable que les caillots qui avaient antérieurement oblitéré les veines avaient été peu à peu résorbés sur place.

C'est là un exemple rare de coagulation intra-veineuse généralisée aux quatre membres. Quelles sont maintenant les conditions où le sang présente cette tendance à la coagulation spontanée? Vous savez, messieurs, que dans les cachexies en général, et dans les cachexies tuberculeuse et cancéreuse en particulier, le sang offre des modifications importantes. Les beaux travaux d'hématologie de MM. Andral et Gavarret[1], de MM. Becquerel et Rodier ne laissent aucun doute à ce sujet : ces modifications consistent surtout dans le changement de proportion des éléments du sang ; ainsi, dans toute cachexie, il y a diminution des globules rouges, augmentation de la fibrine et de la partie séreuse du sang. Or, dans les cachexies, le sang offrant une grande tendance à la coagulation spontanée, on est autorisé à se demander si cette coagulation n'est point due à la fibrine en excès ou à l'élément fibrinogène?

Un mot, messieurs, sur cet élément. Vous savez que, dans les épanchements séreux des plèvres, il existe deux substances isomères : la fibrine et l'albumine; la coagulation de l'albumine, lorsque la sérosité d'un épanchement pleural est exposée à l'air, n'a lieu que sous l'action d'une température portée à 70 ou 75 degrés centigrades, tandis que la coagulation de la fibrine s'effectue spontanément à quelques degrés au-dessus de zézo ; de plus, lorsque l'on a extrait, soit par le battage, soit par le tami sage à travers un linge, la fibrine spontanément coagulable, si on laisse

1. Andral et Gavarret, *Recherches sur les modifications de proportion de quelques principes du sang dans les maladies*, Paris, 1832.

exposée à l'air la sérosité restante, on est étonné, quelques heures après le premier tamisage, de voir se former daus le liquide une nouvelle coagulation fibrineuse. Il faut donc admettre que l'on n'a pas dans la première expérience extrait toute la fibrine, ou bien que le liquide renferme une substance spéciale qui pourra, à un moment donné, présenter tous les caractères de la fibrine : c'est à cette dernière substance que Virchow a donné le nom de *substance fibrinogène*, qui serait plus régulièrement appelée *inogène*, c'est-à dire substance susceptible de donner naissance à une nouvelle quantité de fibrine. Peut-être cette substance existe-t-elle dans le sérum du sang des cachectiques, et ses propriétés coagulentes viendraient alors expliquer la tendance que présente le sang des individus cachectiques à se coaguler spontanément.

Toujours est-il que le sang des cachectiques offre une grande tendance à la coagulation, et ce fait, depuis tongtemps acquis à la science, rend compte de la fréquence des coagulations vasculaires chez les malades affectés de tuberculisation et arrivés à l'état cachectique. Je veux, de plus, rappeler à votre mémoire quelques-uns des faits qui établissent que, chez les *cancéreux*, la même coagulation spontanée est commune et donne lieu à la *phlegmatia alba dolens*. Salle Saint-Bernard, vous avez pu constater plusieurs fois cette phlegmatia chez les femmes qui étaien- affectées de carcinome utérin. Ainsi lorsque les malades en étaient arrivées à la période ultime et présentaient les signes de la cachexie, tout à coup l'un des membres iuférieurs devenait œdémateux, puis bientôt nous pouvions, par la palpation de la veine saphène et de la veine crurale, reconnaître que ces vaisseaux étaient durs, et l'autopsie démontrait que cette dureté était la conséquence de caillots cruoriques ou fibrineux intrat vasculaires.

Depuis longtemps j'avais été frappé de la fréquence de l'œdème douloureux chez les individus cancéreux, œdème qui pouvait s'observer sur les membres inférieurs ou supérieurs, *quel que fût le siège du cancer*. Cette coïncidence si fréquente d'une phlegmatia et d'une tumeur cancéreuse appréciable me conduisit à rechercher s'il n'y avait pas là un rapport de causalité, et si la phlegmatia n'était pas la conséquence de la cachexie cancéreuse. Et, en effet, ayant eu depuis l'occasion d'observer de nouveaux cas d'œdème douloureux sans tumeur cancéreuse appréciable et avec une cachexie qu'on pouvait rapporter à la diathèse tuberculeuse, à l'état puerpéral ou à la chlorose, je trouvai à l'autopsie un cancer viscéral ; de sorte que je fus ainsi conduit à admettre que, un état cachectique étant donné qui ne pouvait être rapporté à la diathèse tuberculeuse ou à l'état puerpéral, il était très probable qu'il existait en quelque organe une tumeur cancéreuse.

Plusieurs d'entre vous se rappellent l'observation d'un malade placé dans le service de Legroux. Ce malade était âgé de cinquante-neuf ans.

Sans cause connue, il avait été pris d'une *phlegmatia alba dolens* ayant pour siège la jambe gauche. Il y avait là tous les caractères de la phlébite : douleurs vives dans la partie profonde du mollet, commençant vers le tiers inférieur de la jambe et remontant jusqu'au jarret. De plus, cet homme avait une teinte cachectique générale, avec pâleur extrême. Legroux inclinait à penser que le malade était affecté de leucémie. Je fus consulté et je dis : Cet homme peut être affecté de leucémie, mais il a une *phlegmatia alba dolens*, et par conséquent un cancer profond et latent.

Nous cherchâmes ce cancer avec le plus grand soin, et pendant les six semaines que le malade resta dans le service de Legroux, celui-ci rechercha avec l'attention scrupuleuse qui lui était habituelle, et néanmoins ne put découvrir les signes d'une affection carcinomateuse. Or, l'autopsie démontra l'existence d'un cancer du pylore de forme annulaire, lequel, permettant le passage des matières alimentaires dans le duodénum, n'avait point donné lieu aux vomissements de nature spéciale.

Dans d'autres observations où l'absence de tumeur permettait d'hésiter sur la nature d'une maladie de l'estomac, je ne doutais pas que cette maladie ne fût de nature carcinomateuse lorsque survenait l'œdème blanc douloureux d'un membre.

Il y a quelques années, un des professeurs de notre Faculté présentait les symptômes d'un ulcère simple de l'estomac. Plusieurs médecins avaient été consultés, et comme ils ne trouvaient point de tumeur dans la région de l'estomac, ils étaient disposés à ne voir dans les vomissements que le symptôme d'un ulcère simple; bientôt j'appris que le malade venait d'être affecté de phlegmatia; alors je n'hésitai pas à affirmer qu'il succomberait aux progrès d'une affection de nature cancéreuse : la marche rapide et la terminaison de la maladie confirmèrent mon diagnostic.

En 1860, j'étais consulté dans mon cabinet par un homme d'une quarantaine d'années, qui se plaignait de ressentir de la douleur et de la pesanteur dans la jambe gauche. En interrogeant le malade, j'apprends qu'à une époque antérieure il avait éprouvé les mêmes douleurs dans la jambe droite, et que, plus tard, il avait été opéré par M. Maisonneuve d'une tumeur du testicule. Pour moi, ces renseignements étaient de la plus haute importance, et j'en concluais que le malade avait eu antérieurement une phlegmatia symptomatique d'une tumeur cancéreuse du testicule, et qu'au moment où j'étais consulté, l'œdème de la jambe gauche avait pour cause une affection cancéreuse profonde; et en effet, la palpation me permit de constater dans l'abdomen des tumeurs sur la nature desquelles je ne pouvais conserver le moindre doute.

Il faudrait bien se garder de croire que l'œdème douloureux des membres inférieurs dans les cas de cancer du testicule, de la matrice ou du rectum, résulte de la propagation aux veines profondes d'une inflammation qui aurait débuté dans les veines de l'organe malade ; ou encore que l'œdème est la conséquence mécanique d'une compression exercée sur les veines abdominales par des tumeurs ou des ganglions dégénérés. De pareilles opinions sont insoutenables, d'abord pour qui analyse soigneusement les observations, ensuite pour qui voit les tumeurs cancéreuses de l'estomac ou du sein donner naissance à cette même phlegmatia. Je pourrais en citer bien des exemples, je me contente de celui que j'emprunte à Virchow, et où l'on voit un homme de quarante-six ans, affecté de carcinome de l'estomac, présenter une double phlegmatia des membres inférieurs et un œdème douloureux du bras gauche.

Telle est pour moi la valeur sémiotique de la phlegmatia dans la cachexie cancéreuse en particulier, que je fais de cette phlegmatia un signe aussi certain de la diathèse cancéreuse que le sont de cette même diathèse les épanchements sanguinolents dans les cavités séreuses[1].

Dans les cachexies, vous ai-je dit, une crase spéciale du sang favorise la coagulation intra-veineuse en dehors de toute cause inflammatoire. Cet état du sang se rencontre encore dans la chlorose proprement dite et dans l'état puerpéral, en dehors de toute inflammation.

L'œdème douloureux comme épiphénomène de la chlorose est cependant rare ; aussi dois-je vous en citer un cas recueilli dans mon service par M. Werner, et consigné dans la thèse où ce médecin a particulièrement signalé la phelgmatia comme épiphénomène de la cachexie cancéreuse[2].

Une jeune femme de vingt-cinq ans entrait dans mon service, présentant tous les signes de la chlorose : pâleur extrême, souffle dans les vaisseaux du cou, palpitations de cœur, névralgie intercostale, dyspepsie et aménorrhée. Soumise d'abord à un traitement peu actif, cette malade ressentit tout à coup de la douleur dans la région inguinale gauche, et, le même jour, on constata l'existence d'une phlegmatia dans le membre inférieur du même côté, caractérisée par l'œdème du membre et la coagulation intra-veineuse. L'œdème disparut après trois semaines de durée.

Autrefois l'œdème douloureux était considéré comme une affection propre aux femmes en couche ; de là les dénominations nombreuses qui toutes se rapportaient à l'état de la femme nouvellement accouchée. Mauriceau, Puzos, Callisen, White, ont tous consacré des chapitres spéciaux à la description de l'enflure des jambes des femmes en couche, au dépôt, à l'engorgement laiteux des membres inférieurs, à la *phlegmatia alba dolens puerperarum* ; mais à Robert Lee et à White appartient la priorité de la description des lésions veineuses qui accompagnent l'œdème dou-

1. Voyez la leçon sur la *paracentèse de la poitrine*, t. I, p. 800.
2. J. Werner, *De la phlegmatia alba dolens*, Paris, 1860, thèse n° 89.

loureux. Plus tard, MM. Bouillaud[1] et Velpeau, dans des travaux publiés en 1823 et 1824, eurent le mérite de montrer la part de l'oblitération des veines dans la formation des *hydropisies partielles*. Des recherches ultérieures, en confirmant les assertions de ces savants, ont démontré que ces oblitérations veineuses pouvaient être spontanées, c'est-à-dire ne pas être la conséquence d'une inflammation vasculaire, mais tenir à la crase du sang.

Ce que je vous ai déjà dit de la fréquence de la phlegmatia chez les phthisiques et les cancéreux me dispense d'insister pour vous prouver que cet œdème n'est point exclusivement propre aux femmes en couche; mais il existe dans les cachexies, comme dans l'état puerpéral, un état particulier du sang, qui le prédispose à la coagulation spontanée, je veux dire un excès de fibrine et une diminution des globules sanguins, avec augmentation de l'eau et des globules blancs.

Je vous ai dit que la chlorose des femmes grosses est très rarement compliquée de phlegmatia ; et, en effet, l'œdème des femmes grosses n'est point dû à la coagulation du sang, il est le résultat d'une double condition : l'état aqueux du sang et la gêne mécanique que le développement de l'utérus amène dans la circulation des membres inférieurs. Quand il y a anasarque chez la femme grosse, une autre complication est à craindre : l'albuminurie.

Mais si l'œdème douloureux ne s'observe point chez la femme grosse, il s'observe, au contraire, assez souvent chez la nouvelle acconchée, et cela, il faut bien l'avouer, sans que nous puissions toujours en découvrir la cause déterminante. Ainsi, cet œdème existe sans que le travail de l'acouchement ait eu une durée anomale, sans que la position du fœtus ait été vicieuse, sans qu'il y ait eu des manœuvres obstétricales importantes. Dans les cas, au contraire, où l'œdème partiel est la conséquence d'une phlébite, nous pouvons souvent remonter à la cause locale qui a déterminé l'œdème. En effet, la phlébite utérine peut se propager des veines utérines à l'une des veines hypogastriques, et de cette dernière aux veines iliaques primitive et externe. Plusieurs fois nous avons pu reconnaître semblable cause, et l'autopsie, en même temps qu'elle démontrait la phlébite oblitérante des hypogastriques, permettait de suivre le caillot oblitérateur jusque dans les veines iliaques, et quelquefois jusque dans la veine cave inférieure. Déjà Velpeau, dès 1826, avait publié des observations démontrant la propagation du travail inflammatoire des veines utérines aux veines iliaques.

Parfois, en effet, c'est un véritable travail inflammatoire qui, dans ces cas, devient la cause de l'œdème ; alors, dans les sinus et les veines de

1. Bouillaud, *De l'oblitération des veines et de son influence sur la formation des hydropisies partielles* (*Archives générales de médecine*, 1re série, 1823).

l'utérus, on constate la présence du pus et l'épaississement des parois vasculaires; mais au delà du pus se trouvent des caillots qui font obstacle à l'intoxication purulente. Ces caillots fibrineux se recouvrent de nouvelles couches de fibrine qui, semblables à des stratifications sans cesse fournies par la fibrine en circulation, s'ajoutent, se superposent et prolongent ainsi les caillots jusqu'à l'embouchure de l'hypogastrique dans l'iliaque. Au point d'embouchure, le caillot fait saillie, il se recouvre d'une couche nouvelle de fibrine; peu à peu il augmente, et bientôt la veine iliaque elle-même se trouve incomplètement ou complètement oblitérée. Des adhérences s'établissent entre le caillot de nouvelle formation et la paroi vasculaire: c'est à ce moment que l'œdème occupe tout le membre inférieur droit ou gauche. Presque jamais les deux membres inférieurs ne sont affectés simultanément, c'est-à-dire le même jour; ils ne s'œdématient jamais que l'un après l'autre. On peut donner, de cette succession dans les phénomènes, des explications qui toutes ressortent de l'étude clinique et de l'examen nécroscopique : ou bien l'inflammation des sinus utérins s'est propagée aux deux veines iliaques, et cela à quelques jours d'intervalle; ou bien le caillot formé dans la veine iliaque primitive d'un côté s'est prolongé jusque dans la veine cave inférieure et de là dans la veine iliaque primitive du côté opposé. Quant à la plus grande fréqueuce de la phlegmatia simple du côté gauche ou de la phlegmatia double ayant débuté par le côté gauche, les anatomistes en ont demandé la raison aux rapports des vaisseaux veineux et artériels au niveau de l'angle sacro-vertébral. Vous savez, en effet, que, dans cette région, le système artériel est situé sur un plan antérieur au système veineux, de sorte que les deux artères iliaques primitives passent au-devant des veines du même nom et les coupent à angle aigu; de plus, avant de gagner la veine cave inférieure, la veine iliaque primitive gauche est coupée presque transversalement par l'artère iliaque du côté droit; de ces rapports, il résulte que, sur le cadavre, les artères laissent une impression marquée sur les veines sous-jacentes, et qu'il n'est pas rare, lorsque ces veines sont remplies de caillots, de trouver ces caillots fortement déprimés à l'endroit même où les veines sont croisées par les artères. Cette compression est surtout marquée par la *veine iliaque gauche*, aussi les anatomistes ont-ils vu dans la plus grande compression de cette veine la cause déterminante de la plus grande fréquence de la phlegmatia du côté gauche. D'une autre part, les accoucheurs ont pensé que la présentation occipito-iliaque gauche antérieure étant la plus fréquente, il fallait peut-être attribuer à la pression de la tête, pendant le travail, sur les vaisseaux iliaques gauches, la plus grande fréquence de la phlegmatia de ce côté. Je ne rejette point ces arguments; mais je ne puis admettre ces conditions anatomiques qu'à titre de cause déterminante. En effet, les mêmes conditions existent chez presque toutes les femmes nouvellement accouchées, ou chez tous les cachectiques, et cependant la phlegmatia n'est point une complication nécessaire. Il existe donc une cause spéciale qui nous est inconnue.

Le plus souvent, c'est d'une manière soudaine que se montre l'œdème douloureux; les malades, sans cause appréciable, accusent de la douleur dans un membre, en même temps que l'on constate l'œdème. La douleur peut varier de forme : tantôt c'est une pesanteur, un engourdissement pénible de tout le membre affecté; d'autres fois, c'est une douleur continue, avec redoublement dans un point, le plus souvent pour le membre inférieur, au mollet, à l'aine, dans la région inférieure de la cuisse ou dans le creux poplité; pour le bras, le siège le plus fréquent de la douleur est dans l'aisselle. Si l'observateur appuie le doigt sur le point douloureux ou prend à pleine main les masses musculaires où existe la douleur spontanée, il détermine des douleurs plus vives et qui souvent font pousser des cris. Quelquefois la sensibilité cutanée est obtuse sur toute la longueur du membre; d'autres fois, au contraire, le toucher, le frottement le plus léger détermine de grandes souffrances; nous avons plusieurs fois noté cette hyperesthésie cutanée, et, chose remarquable, c'est qu'une pression plus forte était moins pénible. La douleur et l'engourdissement sont quelquefois accompagnés de l'impossibilité d'exécuter le moindre mouvement volontaire : ainsi les malades ne peuvent étendre ni fléchir les orteils, remuer la jambe ou la cuisse; et si quelquefois il existe des douleurs articulaires qui rendent compte de cette immobilité des membres, dans d'autres cas où la pression ne détermine aucune douleur articulaire, tout mouvement est impossible comme s'il avait paralysie des muscles.

On a voulu donner de l'œdème une définition spéciale; on a prétendu qu'il se montrait d'abord à la racine du membre affecté pour n'envahir que secondairement l'extrémité de ce membre; j'avoue, messieurs, que jamais je n'ai observé semblable début ni marche semblable; au contraire, j'ai toujours vu l'œdème partiel commencer par les extrémités et les parties déclives, pour gagner ensuite la racine du membre affecté. Ceux qui voudront se convaincre de la justesse de cette remarque n'auront qu'à observer avec soin comment procède l'œdème dans les cas de double phlegmatia. En effet, l'attention étant alors éveillée sur la possibilité d'un œdème double, en observant chaque jour le membre inférieur resté sain, on verra bientôt l'œdème commencer par les malléoles et le cou-de-pied; déjà la peau aura une couleur mate, le tissu cellulaire sous-utané gardera l'empreinte du doigt, puis peu à peu l'œdème suivra une marche ascendante, et bientôt l'épanchement intra-cellulaire donnera à tout le membre une forme arrondie. Le plus souvent le membre a la forme d'un cône allongé dont la base répondrait à la racine du membre. Ce que je viens de dire de l'œdème est la conséquence de l'oblitération de la veine principale du membre affecté; j'ai observé, d'autre part, des œdèmes partiels, résultant de l'oblitération des veines secondaires, et alors le membre pouvait être œdémateux seulement dans la région desservie par la veine oblitérée.

Aussitôt que l'œdème est appréciable du côté des malléoles et avant qu'il ait gagné la racine du membre, le doigt porté sur le trajet des vaisseaux cruraux parvient quelquefois à reconnaître la présence d'un cordon dur, résistant, qui peut être suivi jusqu'au niveau de l'anneau des muscles adducteurs de la cuisse; en même temps la pression détermine sur le trajet des vaisseaux une douleur profonde, cette même douleur existe encore dans le creux poplité, et souvent dans la masse du mollet; quelquefois la veine saphène interne, dans sa portion crurale, donne au doigt qui l'explore la sensation d'une corde noueuse.

Alors la circulation de retour est presque entièrement empêchée, et sur la couleur mate de tout le membre, on voit apparaître des arborisations bleuâtres, indice d'une circulation collatérale qui tend à s'établir; quelquefois ces arborisations deviennent de petits cordons durs, et l'on peut s'assurer que la circulation y est bientôt entravée par des caillots de formation récente. Plus tard, en plusieurs points, on voit se former de petits îlots de vaisseaux capillaires, rouges ou bleuâtres, et ces vaisseaux capillaires eux-mêmes n'échappent point au travail de coagulation qui s'opère dans le membre tout entier.

Un fait digne de remarque, c'est que la température du membre affecté ne paraît pas abaissée, la main appliquée sur la surface du membre n'y perçoit point de modification de température. La peau reste d'un blanc mat dans presque toute son étendue; ce n'est que dans les derniers moments, lorsque l'aff ction doit avoir une issue funeste, que l'on voit les orteils, puis le cou-de-pied prendre une coloration bleuâtre diffuse, et il y a alors dans ces parties un abaissement notable de température.

L'absence de modification de température, en même temps qu'elle exclut toute idée de gangrène, exclut aussi celle d'une phlegmasie du tissu cellulaire. Il est également très rare d'observer des traînées rougeâtres analogues à celles que l'on remarque dans les cas de lymphangite; les ganglions eux-mêmes ne sont qu'exceptionnellement le siège d'une tuméfaction anomale, et l'autopsie seule, dans quelques cas, permet de reconnaître que les ganglions profonds, ceux qui accompagnent les vaisseaux, présentent un peu d'augmentation de volume et une coloration légèrement rosée à la coupe. Mais jamais, bien que mon attention fût éveillée sur ce sujet, je n'ai remarqué d'inflammation des ganglions, non plus que du tissu cellulaire périganglionnaire.

Ces faits me permettent donc de rejeter également l'existence d'une lymphangite et d'une adénite dans la phlegmatia, tandis que la règle générale est une modification profonde du système veineux, modification révélée cliniquement par les cordons veineux, et sur la nature desquels l'anatomie pathologique ne laisse aucun doute.

Presque jamais, avons-nous dit, la phlegmatia n'est double d'emblée; lorsque les deux membres doivent être pris simultanément, l'obstacle à la circulation veineuse s'est d'abord montré d'un seul côté, le plus souvent du côté gauche. Quelquefois, cependant, la coagulation veineuse peut être observée simultanément sur les quatre membres, mais le début pour chacun d'eux a été successif; la première observation que je vous ai rapportée est un de ces rares exemples où la phlegmatia a pu être étudiée à la fois sur les deux jambes et sur les deux bras.

Il arrive aussi que la phlegmatia n'apparaît d'un côté qu'au moment où tous les symptômes de la phlegmatia ont disparu du côté primitivement envahi.

La durée moyenne de la phlegmatia est à peu près de trois semaines, c'est-à-dire que, survenant chez une femme récemment accouchée ou dans les cas de cachexie, l'œdème a presque entièrement disparu au bout de trois semaines; il n'y a plus de douleurs, et les malades recouvrent, à partir de ce moment, l'usage de leur membre. Il faut cependant, à propos de la durée et de la terminaison de l'œdème douloureux, établir des différences suivant les conditions individuelles où il se développe. A la suite de l'accouchement, le début de l'œdème n'a guère lieu avant le dixième jour. On a vu la phlegmatia ne survenir qu'après la troisième et la quatrième semaine; mais, dans ces derniers cas, la cause déterminante est souvent un abus dans l'exercice des membres, ou toute cause susceptible d'entretenir la fluxion utérine ou le travail pathologique qui souvent existe dans les veines de l'utérus. En effet, dans les circonstances normales, vers la troisième semaine, lorsqu'il n'y a point eu d'accidents péri-utérins, on n'a guère à craindre la phlegmatia, parce que l'état général est déjà favorablement modifié, et que, surtout chez les femmes qui n'allaitent pas, l'*inopexie* a de grandes tendances à disparaître.

Lorsqu'il n'y a pas de phlébite proprement dite, l'issue de l'affection est favorable. Alors l'œdème diminue peu à peu; les tissus recouvrent leur souplesse; la circulation collatérale devient moins appréciable, les vaisseaux capillaires sont moins apparents; la douleur cesse dans le mollet et sur le trajet des vaisseaux; de plus, on constate que les vaisseaux superficiels et profonds sont moins tendus; ils ne roulent plus sous le doigt, et au bout d'un temps variable ils reprennent leur souplesse normale en même temps qu'ils sont de nouveau traversés par le sang. Quelquefois cependant la saphène interne, dans une étendue plus ou moins grande, est encore oblitérée: sur le trajet de la veine fémorale, on sent quelques nodosités, et ce n'est que longtemps après le début de la maladie que disparaît toute trace de lésion vasculaire. D'autres fois, les membres affectés restent œdémateux, bien que la maladie ne soit plus à la période d'état; cet œdème persistant est dû alors à une oblitération des veines primitivement envahies par le travail de coagulation. Cette persistance de l'œdème peut durer plusieurs années; il n'est point d'accoucheur qui n'ait constaté de semblables faits dans sa pratique. La circulation, dans ces cas, s'est incomplètement rétablie par des voies collatérales, et le tissu cellulaire est plutôt épaissi qu'œdémateux, car il a recouvré une grande partie de sa souplesse, de son élasticité, et il ne conserve plus l'empreinte du doigt. Cependant, la moindre fatigue devient pénible et témoigne de la gêne de la circulation dans le membre affecté.

§ 2. — Embolie pulmonaire. — Van Swieten et Virchow. — Symptômes de l'embolie pulmonaire : dyspnée extrême, apnée, soif d'air, anxiété, mort subite. — La mort a lieu par asphyxie ou par syncope. — Œdème du poumon, pneumonie, gangrène du poumon, hydropneumothorax. — Embolie pulmonaire ou cardiaque ayant son origine dans une phlébite utérine ou périphérique.

La phlegmatia peut être l'origine d'un accident des plus redoutables : je veux parler de la fragmentation des caillots oblitérants. En effet, il est des cas où le caillot peut être emporté vers le cœur et de là dans l'artère pulmonaire.

Cette grave complication a été surtout observée dans la phlegmatia suite de couches; les travaux de Virchow, le mémoire de MM. Ball et Charcot[1], les recherches de M. le docteur Lancereaux, ont appelé l'attention sur ce redoutable accident. Cependant l'embolie veineuse a été étudiée dans d'autres états morbides; si elle est rare dans les cas de cachexie, on peut l'observer à la suite d'une phlébite, ainsi que l'ont établi les communications de MM. Velpeau, Briquet et Azam (de Bordeaux).

Déjà à l'occasion du ramollissement cérébral, je vous ai parlé de l'embolie artérielle dépendante d'altérations du cœur ou de lésions graves des veines pulmonaires; aujourd'hui, je veux vous entretenir de l'embolie veineuse. Sa plus grande fréquence dans la *phlegmatia puerperarum* autorise les développements dans lesquels je vais entrer.

Il n'est point de médecin qui n'ait connaissance de ces morts subites qui surviennent chez les femmes récemment accouchées, vers le deuxième ou troisième septénaire après l'accouchement; et, quoique les sypmtômes dyspnéiques qui précèdent immédiatement la mort réelle soient bien différents de ceux qu'on observe dans la syncope, on était disposé à croire que la mort était due à un arrêt subit et persistant du cœur.

1. Ball et Charcot, *Sur la mort subite et la mort rapide à la suite de l'obturation de l'artère pulmonaire par des caillots sanguins, dans les cas de phlegmatia alba dolens et de phlébite oblitérante en général* (*Gazette hebdomadaire de médecine et de chirurgie*, 1858).

Ceux qui ont lu l'admirable chapitre de Cullen sur la syncope, et qui se rappellent que l'auteur anglais admettait une syncope pulmonaire et une syncope cardiaque, auraient pu être conduits à penser que la mort subite précédée de dyspnée extrême devait avoir son siège dans le poumon, et découvrir ainsi dans l'artère pulmonaire des caillots qui leur eussent expliqué la cause de la mort.

Van Swieten avait déjà rapporté le résultat des expériences qu'il avait faites sur des chiens; il avait démontré que le *sang coagulé* par des acides dans les veines périphériques pouvait, sous forme de bouchons, être emporté par le torrent circulatoire, s'arrêter dans l'artère pulmonaire et y déterminer des phénomènes subitement mortels : « Tentavi » similia experimenta in canibus sæpius, vidique semper sanguinem inde » grumescere, et per venas, semper latiores in suo decursu, ad cor dex- » trum deferri; dein in pulmones, ibi autem hærebat : et post *summas » anxietates*, animalia hæc moriebantur, citius vel serius, prout major » minorve talium coagulantium quantitas venis injecta et diversa foret ho- » rum efficacia. Poterit ergo talibus causis subito peripneumonia induci[1] ».

M. B. Ball fait remarquer, avec raison, qu'il était impossible de mieux décrire ce que nous appelons aujourd'hui l'embolie veineuse. Remarquez, messieurs, que van Swieten dit que la mort était précédée de l'anxiété la plus grande, *post summas anxietates*, et si vous lisez attentivement les travaux qui ont été publiés depuis quelques années sur ce sujet, vous verrez que, dans presque toutes les observations, il est noté que les malades ont été pris tout à coup de dyspnée, d'orthopnée, et qu'ils étaient en proie à la plus terrible anxiété, tandis que la mort par syncope, vous le savez, n'est point précédée, ordinairement du moins, de gêne de la respiration; les malades se sentent faiblir, à peine ont-ils le temps d'appeler à leur secours : ils meurent sans lutte apparente. Dans les cas d'embolie, au contraire, l'agonie témoigne d'une gêne extrême de la respiration, les malades ont *soif d'air*, et l'anxiété qu'ils éprouvent est analogue à celle qui existe dans les cas d'asphyxie rapide, quelle qu'en soit la cause, l'ouverture d'un anévrysme dans les bronches, par exemple, ou une apoplexie pulmonaire foudroyante.

Les faits rapportés par van Swieten avaient été publiés, et c'est à Virchow que revient l'honneur d'avoir établi, par de nombreux travaux, dont le premier remonte à l'année 1847, que des caillots formés dans le système veineux périphérique peuvent être emportés dans la circulation et déterminer la mort rapide par leur arrêt dans l'artère pulmonaire.

Lors donc que vous verrez tout à coup survenir, chez une femme nouvellement accouchée, des phénomènes qui dévoileront un grand trouble

1. Van Swieten, t. II, p. 654 aphor., 824, édition de Paris, 1771.
2. Virchow, *Gesammelte Abhandlungen zur wissenschaftlichen Medicin*, Hamm, 1862

dans la fonction de l'hématose, phénomènes dont les principaux seront de la douleur dans la poitrine, une grande anxiété respiratoire, vous devrez penser à la possibilité d'une embolie pulmonaire et rechercher, si à la périphérie du système veineux, il n'existe point quelque signe de coagulation. Dans le cas de phlegmatia, la recherche ne sera pas difficile, mais il peut se faire qu'une thrombose des veines utérines suffise pour produire une embolie; ainsi je me rappelle l'observation d'une jeune femme affectée de phlegmon péri-utérin, chez laquelle le toucher vaginal, pratiqué peut-être un peu trop brusquement, détermina tous les symptômes de l'embolie pulmonaire.

La mort subite n'est pas toujours la conséquence de l'embolie pulmonaire; il faut, pour que la mort rapide ait lieu, que l'une des branches principales de l'artère pulmonaire soit le siège de l'embolie; dans les cas où le caillot migrateur a pu parvenir jusqu'aux divisions de deuxième et troisième ordre, à la dyspnée subite peuvent succéder d'autres phénomènes qui seront ceux d'une péripneumonie, d'un œdème pulmonaire, et les malades pourront guérir. Cependant la gangrène peut être la conséquence de l'embolie pulmonaire, et si elle intéresse un des lobules périphériques, vous devrez redouter, à titre de complication mortelle, la perforation, l'hydropneumothorax consécutif. Le premier cas d'embolie pulmonaire que j'ai observé était un fait de ce genre.

Je sais, messieurs, que des expérimentateurs ont écrit que l'on pouvait sur des chiens, sur des chevaux, faire pénétrer dans l'artère pulmonaire des corps étrangers volumineux sans qu'il se produisît la moindre dyspnée; si je ne puis nier ces faits, je pense qu'ils doivent être contrôlés par de nouvelles expériences.

Je sais aussi qu'il est difficile de comprendre comment l'artère pulmonaire, à laquelle on n'accorde point le rôle d'artère nourricière, peut, lorsqu'elle est oblitérée dans une de ses branches principales, déterminer la gangrène pulmonaire; mais si l'on se rappelle que, dans les expériences de Virchow, une conséquence fréquente de l'embolie pulmonaire est la pneumonie, on peut admettre que le caillot, susceptible de produire l'inflammation, produise aussi la gangrène.

La gangrène, dans ce cas, pourrait bien dériver pour la plus grande part de l'état général. C'est à l'empoisonnement puerpéral que M. Hervieux attribue la fréquence de la gangrène consécutive à la phlébite. « La phlébite utérine, la phlébite des veines du bassin et des membres inférieurs expliqueraient le sphacèle de l'utérus, du vagin et de toutes les régions situées dans la moitié inférieure du corps. La gangrène pulmonaire serait due aux embolies capillaires ou aux infarctus déterminés dans le poumon par l'oblitération des dernières ramifications de l'artère pulmonaire[1]. »

1. Hervieux, *Traité clinique et pratique des maladies puerpérales*, 1870, p. 650.

L'embolie, suivant son volume, suivant le point de l'artère pulmonaire où elle s'arrête, suivant aussi les conditions individuelles des malades, déterminera donc des accidents dont le plus bénin serait une dyspnée passagère, et le plus grave la mort subite. Laissez-moi vous dire comment je comprends la dyspnée et la mort subite par la migration d'un caillot dans l'artère pulmonaire. Les malades, dans ces cas, succombent à une variété d'asphyxie sur laquelle on n'a pas assez insisté.

Si vous voulez oublier l'étymologie du mot asphyxie pour ne vous souvenir que du fait même, vous ne verrez, avec des physiologistes, dans l'asphyxie complète ou incomplète, qu'une diminution ou une suppression de l'hématose pulmonaire. Deux éléments sont indispensables à la fonction de l'hématose : l'air respirable et le sang, c'est-à-dire le fluide oxygénant et le liquide à oxygéner. Si l'air fait défaut, il y a asphyxie avec tous ses degrés, suivant la quantité d'air manquante; de même si, tout à coup, une quantité plus ou moins grande de sang n'arrive plus dans les vésicules pulmonaires pour y recevoir l'action vivifiante de l'air, il y aura asphyxie par obstacle à l'arrivée du sang. Quel que soit le siège du caillot oblitérateur, la suppression subite de la fonction dans une partie du poumon a pour conséquence l'anxiété, la dyspnée. Si l'obstacle est assez considérable pour arrêter tout à coup ou en quelques instants l'arrivée du sang dans le poumon, il y a asphyxie rapide et mort. Rarement l'obstacle est assez grand pour supprimer subitement toute arrivée du sang; mais dans le cas où l'obstacle est à cheval sur une des principales divisions de l'artère pulmonaire, en deçà du caillot se trouvent réalisées les conditions qui favorisent la coagulation *à tergo*, et bientôt la circulation pulmonaire est compromise, puis devient impossible. Dans ces cas, l'asphyxie peut être comparée, pour les effets produits, à celle qu'on déterminerait en oblitérant la trachée-artère ou les principales divisions bronchiques. Si l'on joint à cela les troubles nerveux et la secousse subite éprouvée par tout l'organisme, on comprend alors comment un caillot migrateur peut amener des désordres si grands et si rapides.

D'après l'interprétation que nous venons d'exposer, les malades succombent par le poumon et à une variété d'asphyxie; suivant d'autres observateurs, la mort aurait lieu par syncope. Dans cette manière de voir, la circulation étant entravée dans l'artère pulmonaire, le cœur droit est bientôt rempli de sang et ne peut plus se contracter, tandis que le cœur gauche, ne recevant plus de sang hématosé, cesse d'agir parce qu'il ne reçoit plus une incitation suffisante. Il suffit de faire remarquer que, dans la syncope proprement dite, la mort commence par le cœur, tandis que, dans l'embolie, la mort commence par le poumon. D'ailleurs l'anxiété dyspéique, le besoin d'air accusé par les malades, et la congestion bleuâtre de la face démontrent qu'il y a asphyxie.

Lorsqu'il y a formation primitive de caillots cardiaques, il n'est pas rare de voir ces caillots se prolonger dans l'artère pulmonaire et ses principales divisions; dans ces cas, il y a une certaine lenteur dans la marche des accidents, et l'on n'observe point ce début subit qui appartient à l'embolie; de plus, l'auscultation du cœur permet de constater un affaiblissement ainsi que de l'irrégularité des bruits cardiaques, et souvent des bruits morbides de piaulement ou de sifflement aigu.

Enfin, dans certaines circonstances très rares où des caillots périphériques viendraient à s'arrêter dans le cœur et seraient assez volumineux pour compromettre le passage du sang dans le poumon, il pourrait se manifester des symptômes dyspnéiques analogues à ceux de l'embolie pulmonaire. En effet, le cœur droit peut être considéré comme le commencement de l'artère pulmonaire; mais, outre la dyspnée et l'anxiété, il y aurait, dès le début, des accidents, et de plus des signes physiques constatés par l'auscultation.

On ne serait point autorisé à nier l'existence de l'embolie pulmonaire par le seul fait de la disparition des symptômes propres à cette affection; en effet, il est dans la science plusieurs observations où les accidents ont disparu peu à peu. Jacquemier a publié une observation où la guérison a eu lieu. Dans ces cas, malheureusement trop rares, il faut supposer que le caillot est de volume peu considérable et susceptible d'être résorbé. Lorsque les malades succombent plusieurs jours après le début des accidents, l'anatomie pathologique démontre que les caillots pulmonaires transportés, de même que les caillots autochthones, peuvent subir des modifications tendant au ramollissement ou à l'organisation celluleuse. Dans le cas de ramollissement du caillot, il y a désagrégation de la fibrine et la circulation peut être rétablie sans que l'on observe nécessairement les lésions qui sont la conséquence ordinaire de l'embolie capillaire. Dans le cas d'organisation des caillots, les adhérences ont lieu entre la paroi vasculaire et les éléments congestifs du caillot; et ces adhérences celluleuses pourront elles-mêmes disparaître après un temps variable.

Mais telle n'est point la marche ordinaire de l'embolie pulmonaire : le plus souvent les malades succombent quelques heures, ou quelques jours après le début des accidents.

En commençant cette conférence, je vous ai dit que la phlegmatia pourrait être la conséquence d'une phlébite, et jusqu'ici je ne vous ai entretenus que de la phlegmatia spontanée; je vous dois maintenant quelques détails au sujet de la phlegmatia consécutive à l'inflammation d'une veine.

Je n'ai pas à vous décrire la phlébite, mais je veux seulement vous montrer comment l'inflammation d'une veine utérine ou d'une veine quelconque du petit bassin peut devenir la cause déterminante, mécanique, de la phlegmatia proprement dite.

Si la phlébite utérine est suppurative, on observe l'infection purulente; lorsqu'elle est adhésive ou oblitérante, il y a obstacle, barrière à l'intoxication purulente, et les caillots oblitérateurs peuvent se prolonger jusque dans le tronc de la veine hypogastrique.

Si vous supposez, et le fait est démontré par l'anatomie pathologique, que les caillots oblitérateurs remontent jusqu'à l'embouchure de l'hypogastrique dans la veine iliaque primitive, il pourra arriver que, par suite de l'inopexie des cachectiques ou des femmes récemment accouchées, laquelle favorise le dépôt de nouvelles stratifications fibrineuses, la tête du caillot hypogastrique sera assez volumineuse pour faire saillie dans l'iliaque primitive; vous aurez alors la condition mécanique d'une phlegmatia dans le membre correspondant, car ce caillot, augmentant toujours de volume, finira par oblitérer la circulation de la veine iliaque, et cette coagulation pourra s'étendre de l'iliaque externe à la fémorale. Chose remarquable, c'est que souvent, aussitôt qu'il y a gêne de la circulation veineuse, la fibrine se précipite pour ainsi dire dans les nids valvulaires et donne lieu sur le trajet des veines à ces nouûres dont nous avons déjà parlé.

Vous comprenez de la sorte comment une phlébite coagulante du petit bassin peut donner lieu à une phlegmatia, et Velpeau a publié des faits[1] qui viennent prêter un puissant appui à cette interprétation de la phlegmatia, conséquence d'une phlébite voisine.

Toutes les fois donc que vous aurez lieu de supposer l'existence d'une phlébite non suppurative du petit bassin, vous pourrez prévoir la complication possible d'une phlegmatia consécutive. D'un autre côté, l'embolie pulmonaire peut être observée à la suite de la phlébite du petit bassin sans qu'il y ait eu de phlegmatia comme fait pathologique intermédiaire; car il suffit pour cela qu'un caillot fibrineux primitivement déposé dans les veines utérines ou hypogastriques vienne à se détacher. De sorte que, lorsqu'à la suite de l'accouchement on a observé les symptômes de l'embolie pulmonaire, on devra, s'il n'existe pas de phlegmatia d'un membre inférieur, rechercher dans l'hypogastrique et les veines utérines le point de départ du caillot migrateur.

Je ne crois pas, messieurs, qu'on puisse confondre l'œdème blanc douloureux, ou phlegmatia, avec aucun autre œdème. Je viens de relire le mémoire de M. Bouillaud[2], il est aussi complet que s'il eût été écrit hier. En effet, il renferme huit observations où la phlegmatia a été observée dans les cachexies cancéreuse, tuberculeuse, et à la suite des

1. Velpeau, *Recherches et observations sur la phlegmatia alba dolens* (*Archives générales de médecine*, 1824, t. VI, p. 220).

2. Bouillaud, *Oblitération des veines, et de l'influence de cette oblitération sur la formation des hydropisies partielles* (*Archives de médecine*, 1823, t. II, p. 188).

couches; dans tous ces cas, l'oblitération veineuse a été observée et décrite; M. Bouillaud y mentionne la présence de caillots dans les veines, caillots oblitérateurs faisant obstacle à la circulation veineuse et donnant ainsi la raison des hydropisies partielles. Ce travail est, dans l'histoire de la phlegmatia, celui qui a servi de base à toutes les recherches anatomiques faites en France, depuis 1823, sur l'obstruction veineuse.

Les conditions dans lesquelles se montre la phlegmatia, son début, sa marche, les lésions vasculaires dont elle est accompagnée, sont autant de faits qui éloignent toute cause d'erreur. En effet, lorsque se montre l'œdème, plus souvent limité à l'un des membres inférieurs, il existait déjà, dans l'état général du malade, un ensemble de symptômes qui avait fait prévoir la possibilité d'une coagulation veineuse. Cet état général est la cachexie, quelle qu'en soit la cause ou la nature. Et prévenu de la possibilité d'une coagulation veineuse, averti du début de cette coagulation par la douleur éprouvée en quelque endroit d'un membre, frappé du développement rapide et limité de cet œdème, le médecin devra rechercher, sur le trajet des veines superficielles ou profondes, s'il n'y a point ce cordon dur et ces nouûres qui sont la conséquence de la coagulation intraveineuse et des dépôts de fibrine dans les nids valvulaires. La pression, en ces différents points, est douloureuse, et là surtout où existent les obstacles naturels à la circulation de retour, soit dans les masses musculaires, soit dans les régions poplitée, inguinale et axillaire, régions qui sont aussi le siège de la confluence de plusieurs troncs veineux en un tronc principal.

Ces remarques suffiront toujours pour permettre d'éviter toute erreur, et, dans les cas où l'œdème, en dehors de toute cachexie, serait la conséquence de varices enflammées, outre que l'œdème, en cette circonstance, n'est point aussi considérable que dans les cas de phlegmatia spontanée, il existe un état variqueux du membre tel qu'il est toujours facile de remonter à la cause.

Je ne croirais pas nécessaire d'insister sur ce point, si la phlébite variqueuse ne pouvait donner lieu à l'embolie pulmonaire. Ainsi chez deux malades observés par Velpeau et par Briquet[1] et atteints de varices enflammées, une portion du caillot veineux, entraînée par le torrent circulatoire, donna lieu aux phénomènes de l'embolie pulmonaire.

Quant à savoir toujours exactement s'il y a eu coagulation spontanée ou coagulation par cause inflammatoire, la chose est parfois difficile à déterminer et en tout cas de médiocre intérêt pour la clinique.

Il me reste maintenant à vous entretenir de ces coagulations partielles très limitées qui, sur la continuité d'une veine, pourront se développer

1. Briquet, *Cas de mort brusque par embolie* (*Gazette hebdomadaire*, 1862, p. 72).

spontanément et devront, par le fait seul de leur peu d'étendue, de leur faible adhérence avec une veine non enflammée, vous faire craindre la grave complication de l'embolie pulmonaire. Peut-être, dans ces cas, le médecin devrait-il, comme cela avait été conseillé par White à l'égard de l'infection purulente, essayer de mettre une barrière entre le caillot et les portions plus larges du système veineux [1].

Je crois que des coagulations spontanées peuvent se développer dans la saphène, la crurale ou toute autre veine, et rester limitées à une très petite étendue du vaisseau ; dans ce cas, l'œdème et la douleur n'existent que dans les parties dont la circulation veineuse est desservie par la veine oblitérée. A propos de l'anatomie pathologique, nous verrons que parfois des caillots fibrineux sont disposés là seulement où il y a des valvules, tandis que les caillots cruoriques se sont ultérieurement déposés dans la portion intermédiaire à deux nids valvulaires. Si l'opinion que je cherche à vous démontrer a quelque valeur, vous comprendrez de quelle importance il sera pour le médecin de soupçonner ces coagulations partielles, car, s'il ne peut empêcher leur migration, il devra redouter la mort subite par embolie pulmonaire.

Il convient, messieurs, que je fasse ici une réserve relativement à la façon dont on peut mourir par embolie. Si, le plus souvent, le caillot migrateur arrive jusqu'au poumon pour y déterminer la dyspnée, puis la mort rapide par asphyxie, on peut comprendre que, dans certains cas exceptionnels, le caillot s'arrête dans l'oreillette ou le ventricule droit. Alors, suivant la disposition du malade, suivant le volume du caillot, on observera les phénomènes propres à la syncope ; le cœur, surpris pour ainsi dire par l'arrivée du caillot migrateur, cessera tout à coup de battre avec régularité, avec puissance, et bientôt toute contraction s'arrêtera. Dans ces cas, la mort aura lieu par syncope, par arrêt du cœur; si elle se prolonge, elle peut entraîner la mort ; ainsi tel malade qui aura déjà eu plusieurs lipothymies, pourra succomber à la suite d'une syncope dont l'embolie aura été la cause déterminante. Il y aurait donc une embolie cardiaque produisant la syncope, de même qu'il existe une embolie pulmonaire entraînant la dyspnée et l'asphyxie.

Ces dernières réflexions étaient pour moi toutes spéculatives, et je n'ai observé aucun fait qui puisse porter la conviction dans vos esprits ; mais une observation que m'a communiquée le docteur Thirial milite en faveur de mon opinion sur la syncope par embolie. Voici cette observation :

« M. X..., âgé de cinquante-six ans, d'une santé excellente, éprouve, le 20 décembre 1861, un endolorissement dans le mollet gauche, et il

1. White, *An inquiry in to the nature and cause of that swelling in one or both of the lower extremities, which sometimes happens to lyng-in women*, Warrington, 1784.

en résulte une certaine gêne pour marcher et pour se tenir debout; il n'y a dans la partie affectée ni rougeur, ni tuméfaction, ni dureté, je prescrivis le repos, diverses applications calmantes et narcotiques, et puis ultérieurement, comme ces moyens restaient sans effet bien marqué, j'eus recours successivement à deux petits vésicatoires saupoudrés de morphine.

» Cette cure nous conduisit jusque vers le 10 janvier. Pendant tout cet intervalle, le malade n'avait guère quitté le lit, ou bien, durant le peu de temps qu'il se tenait levé, il avait le soin de conserver le membre gauche étendu sur un fauteuil; la douleur du mollet paraissant alors à peu près dissipée, j'engageai M. X... à se tenir levé une partie de la journée et a se promener dans sa chambre, de manière à pouvoir reprendre au bout de quelques jours ses habitudes et ses occupations.

» Mais quelle ne fut pas ma surprise lorsque, mandé auprès du malade dans le courant de ce même jour, je vins à constater l'existence d'un œdème assez notable, s'étendant du niveau des malléoles à l'extrémité des orteils.

» L'apparition de cet œdème ne pouvait plus me laisser d'incertitude sur le véritable diagnostic. En effet, après un nouvel examen, j'arrivai bientôt à découvrir, vers le milieu du mollet, un petit cordon dur et noueux, d'une étendue de 4 à 5 centimètres, d'ailleurs très peu sensible. J'avais donc sous les yeux une phlébite très circonscrite, siégeant sur un rameau de la veine saphène, et c'est évidemment à cette petite inflammation veineuse que devait être rapportée la douleur du mollet que j'avais d'abord considérée comme rhumatismale. Il n'est pas douteux que la marche avait favorisé le développement de l'œdème, qui, jusque-là, se trouvait sans doute enrayé par le repos du lit et le maintien de la jambe dans la position horizontale.

» Le lendemain 11 janvier, notre savant confrère M. Richet m'est adjoint comme consultant. Il constate l'existence de la petite phlébite, ainsi que le gonflement œdémateux qui persiste, quoique un peu diminué depuis la veille par le fait de la position élevée du membre malade.

» Nous recherchons alors avec soin à quelle cause générale ou locale il est possible de rattacher cet accident. Notre examen se porte ensuite sur le cœur et l'origine des gros vaisseaux, et il nous reste finalement démontré que le cœur est dans un état tout à fait normal; il en est de même pour les organes de la respiration.

» Le traitement prescrit consiste dans une série de topiques résolutifs et fondants, notamment les onctions mercurielles; nous recommandons particulièrement le repos au lit ou sur une chaise longue, avec la précaution de maintenir le plus possible le membre malade dans une position élevée.

» Sous l'influence de ce traitement, qui est scrupuleusement suivi pendant trois semaines, le petit cordon veineux tend à s'effacer graduellement. Il en restait à peine quelques vestiges lorsque, vers le 1er février, un autre petit rameau de la veine saphène se prend et nous offre une légère induration un peu au-dessous du point précédent, vers la partie externe du mollet. M. Richet est appelé de nouveau. A part la différence de siège, la petite phlébite, ou, si l'on veut, l'oblitération veineuse, nous présente exactement les mêmes caractères que la précédente; elle consiste dans une nodosité très peu étendue et fort peu douloureuse, l'œdème qui avait disparu au bout de quelques jours ne s'était pas reproduit. On revient au même traitement en y ajoutant quelques toniques, notamment le vin de Malaga au quinquina, et ultérieurement on a recours aux bains alcalins et sulfureux. Cette seconde atteinte fut d'assez courte durée; toutefois, par prudence, le malade garde le lit ou la chambre encore plus de quinze jours.

» Ce temps écoulé, quand M. X... se fut bien assuré qu'en se levant et se promenant dans ses appartements, la maladie ne revenait pas, et surtout qu'il n'y avait pas la moindre apparence d'œdème, il commença à faire des sorties en voiture, et bientôt quelques promenades à pied. Grâce à cette vie nouvelle, l'appétit, qui languissait depuis longtemps, n'avait pas tardé à renaître; bientôt les forces étaient revenues, ainsi que l'embonpoint; enfin les tristes préoccupations avaient fait place à un retour de gaieté et de confiance.

» Toutefois, malgré les progrès du rétablissement, il restait encore dans le membre gauche un certain degré de faiblesse, mais sans la moindre trace de douleur dans les points où avait existé l'oblitération veineuse.

» M. X... avait repris depuis près d'un mois ses habitudes de vie ordinaire, lorsque le 15 mars, je constate une nouvelle récidive.

» Cette fois, la maladie, au lieu de gagner comme en rampant dans le voisinage du point d'origine, avait franchi d'un bond un assez long espace. Elle s'était portée un peu au-dessus du milieu de la cuisse gauche, vers la partie interne. C'était encore un petit cordon noueux et dur, qui n'avait pas plus de 4 à 5 centimètres d'étendue, presque indolent, et ayant son siège sur une veine assez superficielle.

» En présence de ces récidives successives, en présence surtout de cette marche rapidement ascendante qui, cette fois, tendait à rapprocher la phlébite des gros troncs veineux, nous ne pûmes, M. Richet et moi, nous défendre de quelque inquiétude.

» Outre la médication topique, nous prescrivîmes, pour combattre cette tendance aux coagulations spontanées, l'iodure de potassium à l'intérieur et l'eau de Vichy aux repas. D'ailleurs, comme la constipation habituelle du malade pouvait, à la rigueur, faire obstacle à la circulation veineuse et favoriser ces coagulations, on y remédiait par l'huile de ricin administrée tous les deux ou trois jours; enfin le malade est de nouveau soumis au repos.

» Ce traitement est suivi très ponctuellement. Au bout d'une huitaine de jours, la résorption du caillot intra-veineux paraissait déjà assez avancée; à ce point que la petite nodosité exigeait une certaine attention pour être retrouvée.

» Le 23 mars, M. X... devait se lever pour la première fois depuis sa dernière rechute. Mais, dans la matinée, l'ayant trouvé en assez mauvaise disposition, je l'engageai à attendre. Vers le soir, le malade, se sentant mieux, se leva, se mit à table et mangea de bon appétit. La soirée se passa gaiement en famille.

» A dix heures du soir, M. X... se couche. Dans le mouvement qu'il fait pour s'étendre dans son lit, tout à coup il est saisi, *vers la région précordiale, d'une sensation vive, douloureuse, mais de peu de durée.* Il l'attribue à un spasme nerveux, et n'en dit rien à personne. Deux heures plus tard, il se réveille; comme il a l'habitude de placer un coussin sous sa jambe malade, *il se penche assez vivement* pour prendre ce coussin, qui est dans la ruelle de son lit, et, par suite de cet effort, il éprouva encore *un moment d'angoisse.* Vers le milieu de la nuit, il est réveillé avec un sentiment de malaise général, accompagné d'un peu de frissonnement, qui, peu à peu, se résout dans un léger sommeil.

» Dans la matinée du 24 mars, je vois mon malade, qui d'un air soucieux me raconte ce qui s'est passé depuis la veille. Tout cela me paraît assez insolite et me fait craindre quelque nouvel accident.

» J'ausculte le cœur, mais rapidement et en quelque sorte à la dérobée, de peur d'alarmer le malade qui suit tous mes mouvements d'un air très inquiet; il m'a semblé entendre, vers la base de cet organe, un léger bruit morbide, mais dont je ne puis préciser la nature. Je trouve le pouls assez fréquent (près de 100 pulsations), inégal et comme un peu confus. J'incline d'ailleurs à rejeter ces troubles du système circulatoire sur l'extrême émotion de mon malade, que je vois très préoccupé par les divers incidents de la nuit et aussi par mon examen.

» Je lui prescris une potion antispasmodique, et je l'engage à se tenir tranquillement dans son lit, je lui recommande surtout de ne se lever que vers le soir, et encore à la condition qu'il se sentira tout à fait bien.

» Par prudence, le malade ne prend qu'un bouillon à son déjeuner. La journée se passe bien; dans l'après-midi, il reçoit quelques visites. Vers quatre heures et demie, se sentant en bonne disposition, il se décide à se lever pour prendre part au dîner de famille.

» Il descend de son lit et s'assied sur un fauteuil pour s'habiller. Mais à peine a-t-il passé son caleçon qu'il *est saisi vers le cœur d'une angoisse indéfinissable, se sent défaillir,* n'a que le temps d'appeler sa femme à son secours, et perd connaissance.

» On vient me chercher en toute hâte. Je trouve le malade assis dans son fauteuil, ayant repris connaissance, mais froid, glacé, la face livide, les yeux excavés, le pouls presque insensible, et faisant des efforts pour vomir. Je l'étends bien vite sur son lit, la tête un peu basse, et lui fais avaler aussitôt quelques gouttes d'un cordial, puis nous avons successivement recours aux stimulants de toutes sortes, *intus et extra*. Pendant plus d'une heure, en proie à la plus vive anxiété, je lutte *contre cette syncope*, contre cet état de collapsus profond dont la durée insolite me fait redouter à tout instant une issue funeste; par-dessus tout, je m'efforce de relever le courage du malheureux malade, qui se croyait perdu sans retour.

» Enfin, nos efforts triomphent. La circulation se rétablit, la chaleur se ranime; peu à peu, même, il s'opère une réaction assez forte, et le pouls monte jusqu'à 108 pulsations, mais il reste longtemps petit et concentré.

» Dans la soirée, M. Richet est appelé. Nous procédons, de concert, à une sérieuse enquête pour arriver à reconnaître, s'il est possible, la raison et la portée de ce grave incident. Je dois faire remarquer ici que, pendant toute la durée de la crise, je n'avais pas observé, chez mon malade, de trouble notable dans les *fonctions respiratoires, ni de véritable dyspnée.*

» L'auscultation et la percussion nous font constater, du côté des fonctions respiratoires, un état tout à fait normal. Il n'en est pas ainsi du côté du système circulatoire. Le pouls, comme je l'ai déjà dit, était assez élevé (à 108 pulsations), sans présenter toutefois d'irrégularité notable. Mais, vers la base du cœur, nous entendons, M. Richet et moi, un léger bruit morbide qui me rappelle celui que j'avais perçu le matin; ce bruit, assez difficile à caractériser, est moins un souffle qu'une sorte de claquement sec. M. Richet est porté à en placer le siège dans l'une des oreillettes. J'ajouterai que nous constatons aussi une distension gazeuse assez considérable de l'estomac, qui refoule un peu le cœur; mais déjà, à plusieurs reprises, nous avions tout récemment noté cette circonstance chez notre malade; je répète d'ailleurs qu'à ce météorisme il ne se joint aucune apparence de dyspnée. Bien que le péril immédiat paraisse conjuré, nous ne pouvons nous dissimuler que la maladie vient d'entrer dans une phase nouvelle, qui n'est ni sans gravité, ni surtout sans obscurité.

» Avons-nous eu affaire ici à une syncope pure et simple? Quelle est la cause de cette syncope? Pour nous en rendre compte, nous passons en revue toutes les circonstances probables, telles que l'état d'affaiblissement résultant de la maladie et du traitement, la transition de la position couchée (que le malade garde depuis quelque temps) à l'attitude droite et assise, l'effort qu'il a dû faire en s'habillant, etc. Mais il semble qu'une syncope due à des circonstances aussi minimes n'aurait dû avoir ni cette intensité, ni cette durée.

» Enfin, dans ce collapsus si soudain, si prolongé, serait-il permis de voir un accident d'embolie?

» Au résumé, que cette syncope reconnût pour cause un état de faiblesse, ou qu'elle marquât un accès pernicieux, le quinquina, à titre de névrosthénique et d'antipériodique, nous paraissait assurément indiqué; nous prescrivons donc une potion avec sulfate de quinine, 60 centigrammes, extrait de quinquina, 4 grammes; en outre, nous recommandons au malade de s'abstenir de tout mouvement brusque et de tout effort violent.

» 25 mars. — La nuit s'est passée sans incident notable. Il y a eu quelques heures de sommeil assez calme. Le matin, je trouve le pouls à 96, et je note que le malade a rendu, sans l'aide d'un lavement, une selle naturelle. (Bouillons, potion au quinquina.)

» 26 mars. — Après une journée paisible, nuit meilleure ncore que la précédente; plusieurs heures d'un sommeil parfait. Le matin, pouls à 54, sans la moindre irrégularité; il ne reste plus d'ailleurs le moindre bruit morbide au cœur. (Bouillons et potages.)

» La famille désira nous adjoindre M. Bouillaud. Ce médecin constate l'existence du cordon veineux du milieu de la cuisse, qui est maintenant en voie de résolution, et qui se trouve réduit à un filet noueux assez mince. L'appareil respiratoire est trouvé dans l'état le plus normal. Mais M. Bouillaud signale d'abord une certaine irrégularité, et même un peu d'intermittence dans les battements du cœur et dans le pouls; bientôt il a la certitude que le trouble est momentané, et qu'on doit l'attribuer uniquement à l'état d'émotion actuel du malade. M. Bouillaud s'assure d'ailleurs qu'il n'existe, ni au cœur, ni dans les gros vaisseaux, aucune espèce de bruit anomal, et, finalement, il déclare que, à part un certain degré d'état nerveux, il ne trouve pas de lésion appréciable du côté de l'organe central de la circulation.

» Il m'importait maintenant de savoir le jugement de M. Bouillaud sur la crise de l'avant-veille. Je lui dis nos doutes, nos diverses conjectures sur cette syncope; surtout, je ne puis lui cacher mes appréhensions à l'égard de l'embolie.

» M. Bouillaud répond qu'il comprend nos doutes, et jusqu'à un certain point, mes appréhensions; mais, confiant dans le résultat si satisfaisant de son enquête, dans la bonne contenance du malade, et surtout dans l'absence de tout incident fâcheux depuis la dernière crise, il est porté à considérer cette syncope comme accidentelle et purement nerveuse; sa conclusion est que toutes les probabilités lui semblent devoir être en faveur d'une solution heureuse.

» Dans cette conviction, M. Bouillaud n'hésite pas à rassurer la famille.

Son avis est, d'ailleurs, qu'il faut remonter immédiatement les forces du malade par les toniques et par une alimentation réparatrice; et, le plus tôt possible, l'envoyer à la campagne.

» Ici, je dois l'avouer, malgré toute ma confiance dans la haute expérience de M. Bouillaud, malgré même les excellentes raisons qui militaient en faveur de son pronostic, il me fut impossible de partager sa sécurité. Cette syncope ne me paraissait pas une syncope ordinaire; certains phénomènes avant-coureurs de nature insidieuse, l'ensemble de ses caractères propres, tout tendait à me la rendre suspecte; il me semblait que la maladie n'avait pas dit son dernier mot.

» Telles étaient, à cet égard, mes appréhensions, que je crus devoir m'en ouvrir à un proche parent du malade, afin que, tout en gardant le secret sur les motifs, il pût recommander d'avance à la famille toutes les précautions nécessaires en cas de nouvelle alerte.

» Toutefois, la consultation avait produit sur le malade un heureux résultat.

» Il passa donc, le 27 mars, une nuit très paisible. Le matin, le pouls est à 80, parfaitement naturel. L'appétit tend à renaître en même temps que la confiance; dans la journée, le malade mange plusieurs potages et du poulet; on continue le vin de quinquina au repas.

» Le 28 mars, une nuit bonne comme la précédente. M. X..., à son déjeuner, mange avec appétit une côtelette de mouton. Comme tout allait pour le mieux, il est convenu que, dans la journée, M. X..., pour la première fois depuis l'accident, sera changé de lit, et que, assis sur son séant, il sera autorisé à faire sa toilette. Chacun redoutait beaucoup cette épreuve, le malade plus que personne. Je tiens donc à être présent, pour donner confiance à tous et être prêt d'ailleurs en cas d'accident. Heureusement tout se passe à souhait, et sans que, dans ces diverses petites opérations, le malade éprouve la moindre sensation pénible, ni le moindre trouble du côté des fonctions respiratoire et circulatoire. Dans le cours de la journée, M. X... reçoit quelques visites avec un air de satisfaction qu'on ne lui voyait plus depuis longtemps. Au dîner, il mange un potage et du poulet. Le reste de la soirée se passe en famille; il prend part volontiers à la conversation, et même il fait la lecture du journal à haute voix.

» On se retire à dix heures. A onze heures, M. X... était endormi. Après un sommeil paisible qui le conduit jusque vers deux heures du matin, le malade se réveille. Sa femme, qui couche dans un lit à ses côtés, se lève pour lui administrer, selon l'habitude, une pilule au quinquina. Il se met *sur son séant* pour prendre cette pilule, l'avale, et boit par-dessus une gorgée d'eau. Cela fait, sans avoir dit un mot qui témoignât d'un malaise ou d'une souffrance, il se recouche.

» Mais à peine madame X... s'était-elle remise au lit, qu'elle entend son mari pousser un gémissement étouffé. Elle l'appelle et lui demande s'il souffre. Pas de réponse. Elle se jette à bas du lit, et elle le voit pâle, défait, sans connaissance et sans mouvement.

» On vient me chercher à la hâte ; je suis auprès de mon malade en moins de dix minutes. Quel spectacle! Quelques heures auparavant je l'avais laissé plein de vie et d'espérance ; je le retrouve froid, glacé, la mort sur la figure ; plus de pouls, plus de battements appréciables au cœur, seulement quelques mouvements respiratoires à longs intervalles. C'est en vain qu'à l'aide de divers stimulants, je tente de ranimer cette vie qui s'éteint. Au bout de cinq à six minutes, il expirait.

» L'autopsie n'ayant pas été faite, il restera toujours ici quelque incertitude sur la véritable cause de la mort. Toutefois, pour ma part, je n'hésite pas à la rapporter à un accident d'embolie ; les phases de la maladie, l'ordre de succession des symptômes, les phénomènes les plus caractéristiques considérés en eux-mêmes, tout me semble concourir en faveur de cette interprétation.

» Dans une première phase, nous suivons le développement de la phlébite, expression d'une cause probablement générale, mais restée pour nous très obscure, et nous voyons cette phlébite, à des intervalles plus ou moins éloignés, donner lieu à des coagulations, très circonscrites, dans un des membres inférieurs.

» Tant que la maladie, d'ailleurs légère, ne quitte pas la jambe, il n'y a rien là qui doive nous préoccuper beaucoup. Mais quand la phlébite arrive, sans transition, à gagner le milieu de la cuisse et à se rapprocher de la région des gros vaisseaux, l'inquiétude commence ; car de ce moment on ne peut plus assigner de terme à ce travail morbide, ni dire quelles en seront les conséquences.

» Apparaît bientôt la seconde phase, et avec elle les plus redoutables conséquences qu'il fût permis de prévoir ; cette phase s'accomplit d'ailleurs en deux temps, séparés seulement par un intervalle de quatre jours.

» Son début est signalé par la grande crise du 23 mars ; à la suite de quelques prodromes, elle éclate sous la forme d'une *syncope* effrayante, au moment où le malade, se levant pour la première fois, commençait à s'habiller. Comme la crise, malgré sa violence et sa durée, n'avait pas eu de suites funestes, on avait pu un instant avoir des doutes sur sa véritable nature ; mais il serait difficile, après le fatal dénouement, de méconnaître dans la première atteinte un accident d'embolie.

» Je suppose que de ce coagulum, en pleine voie de résorption, qui siégeait à la cuisse, ou peut-être d'un autre coagulum plus profond et resté inaperçu, il se sera détaché, au moment de l'effort, un petit fragment fibrineux ou cruorique ; puis ce fragment, rapidement entraîné dans le torrent circulatoire, aura pénétré jusque dans le cœur droit ; de là cette *syncope* soudaine, ce collapsus si profond et si menaçant.

» Toutefois, le cœur, sous l'influence des stimulants, parvient à se ranimer et à se remettre en mouvement. Le caillot, — supposé petit et mou, — repris et comme battu par l'ondée sanguine, aura pu être sinon dissous, au moins divisé en grumeaux assez menus pour aller se perdre dans les ramifications de l'artère pulmonaire. On a vu d'ailleurs que le cœur, à la suite de cet accident, avait conservé pendant quelque temps de l'agitation et du trouble; on peut se rappeler, en effet, que, plusieurs heures après, nous constations dans cet organe l'existence d'un bruit anomal; sans doute il est possible que ce bruit fût simplement dynamique, mais peut-être aussi tenait-il à quelque concrétion fibrineuse, restée adhérente à l'un des orifices ou aux colonnes charnues de l'une des cavités cardiaques.

» Quoi qu'il en soit, cette grande crise n'avait pas eu d'issue malheureuse. Dans les deux jours qui suivent, le calme tend à se rétablir; le malade peu à peu reprend confiance; l'appétit renaît; le sommeil est bon; toutes les grandes fonctions s'exécutent parfaitement; l'état du cœur, en particulier, est tout à fait normal. Rien ne fait présager un danger imminent ni même éloigné. Tout semble, au contraire, autoriser un pronostic favorable, et deux jours s'écoulent sans qu'aucun signe vienne démentir ce pronostic.

» Puis, au moment où l'on devait le moins s'y attendre, au réveil d'un sommeil paisible, tout à coup le malade, après un léger effort, est frappé comme d'un coup de foudre; on l'entend pousser un gémissement, et moins d'un quart d'heure après il était mort.

» La première atteinte n'avait été qu'une menace; la seconde entraînait le fatal dénouement; mais l'une et l'autre procédaient, à notre avis, de la même cause. Il est très probable qu'un caillot, déjà libre ou peu adhérent, aura été ébranlé et mis en mouvement par suite de cet effort que le malade avait fait pour se dresser sur son séant, et qu'en un temps très court il sera parvenu dans le cœur droit.

» Ce caillot, soit en raison de son volume ou de toute autre cause difficile à préciser, sera resté engagé dans l'une des cavités cardiaques, et il aura déterminé immédiatement la syncope, avec collapsus profond et sans retour. »

Messieurs, si l'examen *post mortem* avait pu être fait, il est probable qu'on eût trouvé dans le cœur droit la cause de la syncope. Cette cause n'était point une maladie organique du cœur, puisque jamais on n'avait constaté de symptômes généraux ni de signes locaux d'une telle maladie Si l'on remarque, au contraire, qu'à deux reprises éloignées, dans l'*effort nécessaire* pour s'habiller ou s'asseoir, le malade fut pris, chaque fois subitement, d'une angoisse indéfinissable vers le cœur, qu'il se sentit défaillir et perdit connaissance, n'est-on pas conduit à penser qu'un caillot migrateur, détaché d'une veine par le fait de l'effort, était venu subitement surprendre le cœur, et enrayer sa fonction, en déterminant aussitôt de la douleur, l'angoisse cardiaque et la syncope mortelle?

§ 3. — Anatomie pathologique de la phlegmatia. — Œdème du tissu cellulaire sous-cutané et profond des membres affectés. — Coagulation du sang dans les veines profondes et superficielles. — Caillots fibrineux et cruoriques. — Caillots fibrineux des nids valvulaires. — Résorption des caillots intra-veineux. — Tendance organisatrice de ces mêmes caillots. — Organisation celluleuse de ces caillots avec perméabilité du tissu nouveau. — Obstruction fibreuse, persistante, des veines; circulation collatérale. — Ramollissement pseudo-purulent des caillots. — Causes organiques qui semblent favoriser la coagulation intra-veineuse en certains points d'élection. — Point de lymphangite ni d'adénite.

Occupons-nous maintenant de l'anatomie pathologique de la *phlegmatia alba dolens*.

Deux opinions seulement méritent aujourd'hui d'être discutées : Faut-il admettre, dans l'œdème douloureux, une lésion du système lymphatique? ne faut-il croire, au contraire, qu'à une modification des troncs et des rameaux veineux?

Nous avons déjà fait remarquer que l'œdème de la phlegmatia se montrait d'abord vers les extrémités et dans les régions les plus déclives du corps. Ainsi, l'œdème commence d'abord par les pieds, les malléoles, puis il devient ascendant, mais en même temps, il est plus marqué pour les membres inférieurs, dans les parties les plus déclives, c'est-à-dire vers la partie postérieure des mollets, des cuisses et du tronc, lorsque le malade est dans le décubitus dorsal. La peau est tendue, les mailles du derme sont élargies, et, sur le cadavre, on constate, de même que sur le vivant, des marbrures bleuâtres qui sont dues à des éraillures du derme et à la plus grande transparence de la peau en ces endroits éraillés. Le membre est déformé, arrondi, et n'offre plus que des étranglements au niveau des articulations. Les incisions faites sur les membres ainsi œdématiés laissent écouler une grande quantité de sérosité incolore ou légèrement jaunâtre ; au milieu de cette sérosité nagent d'abondants globules graisseux. Quelquefois la sérosité retenue dans les mailles du tissu cellulaire semble figée et s'enfonce, au-dessous des aponévroses, dans les espaces intermusculaires. Les muscles isolés au milieu de la sérosité ne paraissent pas pénétrés par la sérosité, ils n'ont plus cependant leur couleur vive et ils offrent une grande flaccidité. Vaisseaux et nerfs sont disséqués, ou du moins leur dissection est devenue très facile. Là où les gaînes vasculaires sont pourvues de tissu cellulaire, la sérosité est encore très abondante.

Des incisions plus profondes font voir que beaucoup de veines, de volume très variable, sont distendues par du sang coagulé noirâtre ou par de petites concrétions jaunâtres fibrineuses. Si, alors, remontant de l'extrémité du pied vers la racine du membre affecté, on dissèque les veines superficielles et profondes, on remarque que les troncs principaux sont durs, qu'ils roulent sous le doigt, quelquefois aussi le tissu cellulaire qui entoure les veines crie sous la pointe du scalpel; mais toujours, dans une étendue variable, on sent le vaisseau résistant; ses parois semblent distendues, et, de place en place, on remarque des nouûres qui correspondent aux valvules veineuses. Quelquefois les parois veineuses ont conservé une grande transparence, et l'on reconnaît que le vaisseau est rempli de sang noir coagulé; d'autres fois les veines ont un aspect blanc mat, et si on les incise sur tout leur trajet, on constate que la même veine peut présenter des caillots de coloration et de consistance bien différentes; en général, les caillots les plus noirs répondent aux extrémités et à la périphérie des membres, et les caillots deviennent, au contraire, d'autant plus fibrineux et jaunâtres que l'on se rapproche davantage de la racine du membre. Cependant il n'est pas rare, dans les veines profondes du mollet et de la cuisse, de rencontrer des caillots très résistants où la fibrine l'emporte sur la partie noire du cruor.

On est déjà autorisé à penser que les caillots où prédomine la fibrine sont les caillots les plus anciens, c'est-à-dire ceux qui primitivement ont fait obstacle à la circulation ; et en effet les premières douleurs ressenties correspondent aux points où la fibrine est prédominante : ainsi au niveau de l'embouchure de la saphène dans la crurale ; ainsi dans les veines profondes du mollet.

On est de plus autorisé à croire que les caillots cruoriques, de beaucoup les plus considérables en étendue, se sont formés consécutivement. Enfin, et c'est là une chose sur laquelle il importe d'insister, c'est aux points où la fibrine prédomine qu'on peut étudier ces modifications qui font que certaines parties des caillots, une fois ramollies, pourront être emportées par le torrent circulatoire et devenir des caillots migrateurs, des embolies dont nous aurons à déterminer les phénomènes anatomiques consécutifs.

Cette fibrine peut avoir dans certains cas de la tendance à l'organisation : alors le caillot présente des cloisonnements celluleux interstitiels, et disposés obliquement, transversalement ou parallèlement à l'axe du vaisseau ; quelques-unes de ces cloisons ou trabécules vont s'insérer à la tunique interne de la veine et se confondent avec elle. Dans les espaces interceptés entre ces trabécules on trouve de la fibrine jaunâtre ou presque blanche. L'organisation de ces trabécules n'est d'ailleurs pas douteuse : ainsi le microscope démontre dans les lamelles les plus résistantes et évidemment les plus anciennes, une structure fibro-celluleuse, des dépôts considérables de matière amorphe et de nombreux globules graisseux ; dans les lamelles en voie de formation, on trouve la même structure, à cela près que les fibres-cellules sont plus rares et moins nettes. Quant à la fibrine contenue dans les cloisonnements, elle est granuleuse et contient quelques globules de sang plus ou moins altérés.

Tous ces détails anatomiques ont pu être constatés chez un malade de mon service, dont l'observation a été recueillie par M. Dumontpallier, qui en a étudié les particularités microscopiques avec l'aide de M. Charcot.

Nous venons de voir le caillot oblitérateur formé de deux portions très distinctes : une portion cruorique, de beaucoup la plus considérable, et une portion fibrineuse. Celle-ci est la plus intéressante à étudier au point de vue de ses modifications ultérieures. En effet, une de ces choses peut s'y produire : ou le caillot se fragmente et est alors lentement résorbé, ou il se creuse parallèlement à l'axe du vaisseau, ou il se creuse des cavités irrégulières et présente un aspect analogue à celui du tissu caverneux, ou enfin il se transforme en un cordon fibreux. Dans les trois premiers cas la circulation se rétablit, dans le dernier elle cesse définitivement. Quand ce caillot a subi la transformation fibrineuse, il adhère fortement aux parois du vaisseau qui est revenu sur lui-même en ces points. La structure fibrineuse de ces caillots n'est d'ailleurs pas douteuse, et parfois ils sont même infiltrés de substance calcaire, qui leur donne une résistance considérable. Enfin au niveau des points où ce caillot s'est ainsi transformé, il n'est pas rare de voir les *vasa vasorum* de la veine augmentés de nombre et parfois de diamètre.

Ainsi tout caillot veineux oblitérateur peut subir la transformation conjonctive; et cette transformation peut entraîner une oblitération persistante des vaisseaux sous forme d'un cordon fibreux, ou produire la disposition caverneuse, trabéculaire de la veine, avec perméabilité et rétablissement de la circulation à travers ce tissu caverneux.

Ces divers modes de transformation sont la suite d'un travail organisateur qui a pour siège le caillot lui-même, et probablement pour origine la fibrine du caillot. La fibrine a donc, dans ces cas, une puissance organisatrice, dont le dernier terme est la production du tissu conjonctif. D'autres fois, la fibrine se ramollit dans une grande étendue, et l'on ne retrouve plus alors dans le vaisseau que des masses plus ou moins diffluentes, de couleur brunâtre, jaunâtre, mélangées à du sang parfaitement reconnaissable ; d'autres fois encore, ces masses ramollies sont pour ainsi dire enkystées par des portions de caillots dures, adhérentes aux parois, et, dans ces cavités, on rencontre quelquefois un fluide d'aspect purulent qui, examiné au microscope, n'est que de la fibrine à l'état granuleux, amorphe, unie à une quantité variable, quelquefois très grande, de globules blancs, qui, considérés comme des globules purulents, avaient fait admettre que le caillot pouvait être transformé en pus. Cette opinion paraissait soutenable, surtout lorsque les parois vasculaires étaient épaissies et présentaient les vestiges de la phlébite. Mais la vérité est que, dans les cas de phlegmatia, la suppuration proprement dite est excessivement rare, et que l'aspect purulent des caillots n'est, le plus souvent, qu'une modification de la fibrine.

Mais si le caillot, en se ramollissant, ne donne point lieu à l'infection purulente, il est souvent l'origine de phénomènes d'un grand intérêt et sur lesquels Virchow a établi la théorie de l'embolie veineuse.

Mais, avant de vous parler plus longuement de l'embolie, je veux vous dire quelques mots sur les caillots qu'on observe au niveau des valvules veineuses, et sur le rôle qu'ont joué les valvules de la coagulation du sang. Ces caillots se font consécutivement à l'oblitération d'une portion supérieure du système veineux, et par le fait du remous et de la stase qui s'opèrent alors dans la portion inférieure de ce système. Soit en effet une oblitération dans la veine iliaque ou fémorale, le sang veineux ne pouvant suivre sa voie normale, se fraye un chemin dans les veines collatérales, il s'ensuit une gêne momentanée dans toute la colonne liquide située au-dessous de l'obstacle, un remous et finalement une stase, surtout au niveau des valvules qui s'abaissent alors sous le poids de la colonne récurrente. Cette dernière condition est éminemment favorable à la coagulation du sang, laquelle s'opère alors sous la double influence de l'inopexie qui a produit la coagulation primitive dans la veine iliaque ou fémorale, et des conditions anatomiques que présentent les valvules à ce sang trop fibrineux. Quant à la coagulation primitive, quand elle ne tient pas à une affection de l'utérus, dont les veines oblitérées ont de proche en proche déterminé l'oblitération du système veineux hypogastrique, lorsqu'on l'observe chez un cachectique tuberculeux ou cancéreux, par exemple, la condition anatomique qui s'ajoute à l'inopexie est un rétrécissement du calibre des veines au moment où celles-ci traversent des plans aponévrotiques; c'est ce qui a lieu au creux axillaire, au pli de l'aine et au creux poplité. Ce qui démontre bien d'ailleurs que les caillots valvulaires sont consécutifs à l'oblitération d'une portion supérieure du système veineux, c'est que, s'ils sont fibrineux, leur structure lamelleuse est infiniment moins parfaite que celle des caillots situés plus haut et qui adhèrent bien plus intimement aux parois de la veine. C'est ce qu'on voyait parfaitement dans une pièce anatomique présentée par M. Duguet à la Société de biologie.

§ 4. — Anatomie pathologique de l'embolie pulmonaire. — Disposition en tête de serpent de l'extrémité cardiaque des coagulations intra-veineuses. — Ramollissement de la tête du caillot. — Sa rupture. — Embolie pulmonaire, de dimensions et de formes variables. — Occupant l'infundibulum de l'artère pulmonaire. — Plus souvent arrêtée sur un éperon de l'artère. — Oblitérant complètement ou incomplètement une des divisions principales de cette artère. — Embolie e continuant quelquefois avec des caillots de nouvelle formation. — Embolie reconnaissable à sa structure, à des débris valvulaires, à des prolongements spéciaux. — Embolie des principales divisions de l'artère pulmonaire déterminant la pneumonie, la gangrène et consécutivement l'hydropneumothorax. — Embolie déterminant quelquefois des abcès multiples du poumon.

Voici maintenant une observation recueillie par M. Dumontpallier dans mon service, et qui doit nous servir à établir la doctrine de l'embolie pulmonaire.

Une jeune femme, accouchée dans le courant d'octobre 1858, à la Maternité, était sortie de cet hôpital neuf jours après son accouchement, dans un état de santé en apparence peu satisfaisant.

Au commencement de novembre, elle demanda son entrée à l'Hôtel-Dieu, pour y faire soigner son enfant. Vers le milieu de novembre, cette femme est prise de douleur et d'œdème dans le membre inférieur gauche : *phlegmatia alba dolens* caractérisée par la douleur, l'œdème et le cordon veineux qui s'étendait jusque dans le creux du jarret. La veine fémorale était le siège d'une coagulation veineuse, étendue et très manifeste.

Peu à peu la circulation veineuse sembla se rétablir dans le membre inférieur gauche, l'œdème avait presque entièrement disparu, bien que le cordon veineux persistât; mais tout à coup la malade ressent de la douleur dans la fosse iliaque droite et dans le mollet du côté correspondant; cette douleur disparaît bientôt et n'est point suivie de l'œdème du membre droit.

Dans les premiers jours de décembre elle conservait du malaise plutôt que les signes d'un état morbide bien déterminé, lorsque le 8 du même mois elle est prise tout à coup de douleur dans la poitrine du côté droit, de difficulté de respirer, les inspirations sont courtes et fréquentes; l'auscultation permet de reconnaître des râles humides, puis du souffle et du retentissement de la voix dans la portion supérieure et postérieure de la poitrine, tandis que dans la portion inférieure de la région thoracique on devait entendre plus tard du souffle et de l'égophonie. L'expectoration sanglante n'était point celle que l'on observe dans la pneumonie franche; dès le deuxième jour des accidents thoraciques, les crachats ressemblaient à ceux de l'apoplexie pulmonaire; à partir du quatrième jour, les crachats eurent une odeur gangréneuse de plus en plus accusée, et, le septième jour des accidents, la malade mourut après avoir présenté une respiration de plus en plus fréquente. Le pouls battait 130 ou 140 fois à la minute. La langue était sèche, les gencives recouvertes de fuliginosités, point de diarrhée, sueurs profuses et froides dans les dernières vingt-quatre heures.

J'avais émis l'idée que la gangrène pulmonaire pouvait être due à la présence d'un caillot qui, parti du caillot de la phlegmatia, aurait été porté dans l'une des divisions de l'artère pulmonaire. A l'appui de cette opinion, je rappelais le début brusque de l'affection pulmonaire, la fréquence de la respiration, l'expectoration qui n'était point celle de la pneumonie, et la rapidité avec laquelle s'était manifestée la gangrène pulmonaire chez une femme accouchée depuis deux mois seulement, et chez laquelle avait existé une *phlegmatia alba dolens*. Mon attention était du reste appelée sur ce sujet par les travaux de Virchow[1] et un mémoire récemment publié par M. Charcot.

Voici ce que nous avons constaté à l'autopsie : les veines du mollet, les veines poplitée, crurale et saphène, étaient remplies de caillots de coloration, de consistance et de structure variables, libres dans leur plus grande étendue, adhérents par places aux parois vasculaires.

La veine fémorale dans sa partie supérieure et au niveau de l'arcade de Fallope contenait un caillot fibrineux, de couleur rose, parfaitement organisé, dur à la pression, à stries longitudinales, adhérent aux parois vasculaires dans toute son étendne, et qui avait 4 à 5 centimètres de longueur. La surface interne du vaisseau n'était point tomenteuse, mais des lamelles et filaments de tissu conjonctif unissaient intimement le caillot au vaisseau, de telle sorte que le caillot ne pouvait être soulevé sans qu'il y eût déchirure des éléments de réunion entre ce dernier et la séreuse vasculaire. Le tissu cellulaire autour de la veine était induré, œdémateux, et craquait sous la pointe du bistouri.

Le caillot fémoral se continuait dans sa portion inférieure avec un caillot fibrineux mélangé d'une grande quantité des éléments rouges du sang; aussi avait-il une coloration brune dont la teinte devenait de plus en plus foncée en descendant vers la veine poplitée. Le même caillot fémoral se continuait par sa partie supérieure avec un caillot demi-fibrineux, demi-sanguin, très bien organisé, mais non adhérent, dans les veines iliaques externe, primitive et cave inférieure.

Dans la cavité de cette dernière veine se trouvait un caillot fibrineux qui oblitérait incomplètement la circulation du vaisseau. Ce caillot était rosé, fibrineux, résistant à la pression, strié longitudinalement, non adhérent. Il avait 5 centimètres de longueur sur 1 centimètre de diamètre; il était sensiblement aplati d'avant en arrière, et se terminait, un peu au-

1. Wirchow, *Gesammelte Abhandlungen zur wissenschaftlichen Medicin*, Hamm, 1862.

dessous de l'embouchure des veines émulgentes, sous forme d'un moignon déchiqueté, ramolli, auquel étaient appendus par des pédicules filiformes de petits caillots fibrineux, au nombre de cinq ou six, ressemblant à des portions de lombric; quelques caillots de même nature et de même forme nous parurent libres. Il est bon de faire remarquer que l'autopsie a été faite avec les plus grands ménagements, et que chaque organe a été disséqué sur place et dans ses rapports normaux. Le caillot de la veine cave inférieure se terminait, dis-je, sous forme de moignon et se continuait par sa partie postérieure avec un caillot membraneux fibrineux, de très minces dimensions, lequel allait lui-même rejoindre au-dessus des veines émulgentes un gros caillot fibrineux. Ce dernier, non adhérent, occupait presque toute la cavité de la veine cave dans sa portion hépatique, où il recevait d'autres caillots fibrineux très nombreux et de grosseur variable qui appartenaient aux veines sus-hépatiques. Il arrivait dans l'oreillette droite, puis dans le ventricule, après avoir envoyé un prolongement fibrineux dans la veine cave supérieure et le tronc brachio céphalique. Dans le cœur, le caillot fibrineux, jaunâtre, ne devait son adhérence apparente qu'aux prolongements multiples qui pénétraient dans les interstices des colonnes charnues.

Le caillot entièrement fibrineux du cœur se continuait avec un caillot fibrineux et cruorique que l'on observait dans l'artère pulmonaire, ses deux divisions principales, puis dans les divisions de deuxième et troisième ordre. Ces caillots demi-fibrineux, demi cruoriques, étaient évidemment des caillots qui s'étaient formés dans les derniers moments de l'agonie et après la mort; leur structure et leur peu de consistance viennent à l'appui de cette opinion. Nous aurons plus tard à décrire d'autres caillots qui se trouvaient dans quelques-unes des principales divisions de l'artère pulmonaire. Passons maintenant à l'examen anatomo-pathologique du parenchyme du poumon, et plus particulièrement du poumon droit. Cet examen tout entier a été fait, les organes étant en place.

Il y avait un épanchement séro-purulent, des pseudo-membranes purulentes dans la plèvre droite, des adhérences celluleuses et pseudo-membraneuses des lobes pulmonaires entre eux.

Au niveau de la portion inférieure et postérieure du lobe supérieur du poumon droit, la surface de l'organe avait une teinte d'un brun noirâtre dans une étendue de 4 à 5 centimètres carrés. En cet endroit on sentait une très grande mollesse du tissu pulmonaire, et l'insufflation permit de constater qu'il y avait une perforation pulmonaire correspondant à la partie gangrenée. Cette perforation n'avait été produite que dans les derniers moments de la vie; peut-être même était-elle cadavérique, car on n'avait observé aucun des signes du pneumothorax chez la malade.

La perforation pulmonaire conduisait dans une grande anfractuosité gangréneuse qui aurait pu loger un œuf de poule. L'aspect du tissu pulmonaire et l'odeur des parties affectées ne laissaient aucun doute sur la nature gangréneuse de la lésion locale.

Cela constaté, nous reprîmes la dissection de l'artère pulmonaire, et nous pûmes voir que la grosse branche de cette artère qui dessert la circulation du lobe supérieur offrait dans sa cavité un caillot fibrineux, adhérent aux parois du vaisseau, de couleur rosée, à fibres longitudinales très bien marquées, en tout semblable, par sa structure et son aspect, au caillot de la veine cave inférieure. Il avait 3 centimètres de long, se continuait en arrière avec un caillot fibrineux moins bien organisé; et se continuait en avant, c'est-à-dire vers les divisions de troisième et quatrième ordre, avec des caillots cruoriques ramollis.

Le caillot principal de l'artère pulmonaire n'offrait point de ramollissement dans son intérieur. Sa consistance était uniforme dans toutes ses parties.

Remarquons que la portion du poumon qui avait présenté des signes d'hépatisation et de gangrène correspondait à la division de l'artère pulmonaire oblitérée par le caillot fibrineux.

Nous ne chercherons pas à expliquer comment l'oblitération d'une division de l'artère pulmonaire peut être cause de gangrène du poumon; rappelons seulement que Virchow, par l'expérimentation sur les chiens, avait été conduit à en admettre la possibilité.

Ajoutons encore que nous n'avons pas trouvé dans les artères et les veines bronchiques d'oblitération qui puisse rendre compte de la gangrène pulmonaire. Enfin, dans ce cas, on a rencontré simultanément une oblitération de l'artère pulmonaire et la gangrène du tissu. Or, probablement l'embolie, qui a été le point de départ de l'oblitération de l'artère, a été aussi la cause de la gangrène.

Le poumon gauche ne présentait aucune lésion.

L'examen de l'utérus et de ses annexes ne nous a rien offert qui mérite d'être signalé ; les veines utéro-ovariennes et hypogastriques ne présentaient point de traces d'inflammation.

De tout cela on peut conclure que la *phlegmatia alba dolens* avait été due à l'oblitération de la veine crurale ; que le caillot crural s'était prolongé par juxtaposition de fibrine jusque dans la veine cave inférieure ; que les caillots fibrineux libres ou adhérents à la surface du caillot de la veine cave pouvaient être des éléments d'embolies veineuses ; qu'à l'époque où se sont manifestés les accidents thoraciques, une de ces embolies a été portée dans l'artère pulmonaire et s'est arrêtée dans la division supérieure de ce vaisseau au poumon droit ; que la conséquence de cet obstacle à la circulation pulmonaire a été la gangrène.

Quant à la coagulation fibrineuse rencontrée dans les autres divisions de l'artère pulmonaire, dans la veine cave supérieure, le cœur, la portion hépatique de la veine cave inférieure, elle nous paraît avoir été le résultat progressif de l'obstacle à la circulation pulmonaire, et ne s'être effectuée que dans les dernières heures de la vie.

En résumé donc, une jeune femme récemment accouchée est affectée de phlegmatia alba dolens, et trois semaines après le début de cette maladie, à une époque où elle se croyait guérie, elle ressent tout à coup une douleur vive dans le côté droit de la poitrine. Bientôt on constate l'expectoration de l'apoplexie pulmonaire, puis l'expectoration prend l'odeur de la gangrène, et la malade succombe. On trouve un foyer gangréneux dans le poumon, en cette partie de l'organe où se distribuait la branche de l'artère pulmonaire, oblitéré par un caillot fibrineux de date ancienne, en tout analogue à un autre caillot périphérique, celui de la veine cave inférieure, lequel, vers sa partie libre, est déchiqueté et présente les traces d'une déchirure. N'est-il pas permis de penser que pendant la vie, sous l'influence d'un effort probable et d'une ondée plus forte venue des veines émulgentes, une portion du caillot de la veine cave, ramolli vers son extrémité supérieure, s'est brisée, détachée et a été entraînée jusque dans le poumon, où elle a déterminé les accidents relatés? Ce caillot migrateur, en se fixant dans une portion de l'artère pulmonaire, a été l'occasion d'une hémorrhagie, puis d'une gangrène limitée à la portion même du poumon à laquelle se distribuait la portion oblitérée du vaisseau.

Maintenant je dois insister sur l'état anatomique du caillot qui favorise la formation des embolies veineuses.

Il résulte des recherches de tous les observateurs que, dans les coagulations veineuses, l'extrémité supérieure du caillot présente une forme spéciale. Et d'abord, il est à noter que le caillot veineux a de la tendance à se prolonger vers le cœur, et que la coagulation ne s'arrête ordinairement qu'au niveau de l'embouchure d'une veine collatérale de calibre déjà considérable. Pour bien comprendre cette disposition, supposons un caillot spontanément formé dans la veine crurale, ce caillot se prolongera le plus souvent (c'est là un fait d'observation) dans la veine iliaque externe jusqu'à l'embouchure de la veine hypogastrique ; là de nouvelles couches de fibrine fournies par la circulation hypogastrique donneront une forme particulière au caillot. En ce point, son extrémité supérieure prend souvent la forme d'une tête de serpent, légèrement aplatie, libre d'adhérences vasculaires, et qui se continue avec le caillot primitif.

La tête du caillot est formée de deux parties, une corticale résistante et fibrineuse, une centrale ramollie; c'est même à ce ramollissement de sa partie centrale que la tête du caillot doit sa forme aplatie. Mais ce ramollissement a d'autres conséquences bien autrement importantes : d'abord il s'étend vers les parties périphériques et désagrége le caillot, à ce point que la déchirure en devient facile, puis la partie du caillot ainsi devenue libre peut être emportée par le courant circulatoire et donner lieu aux phénomènes de l'embolie cardiaque ou pulmonaire.

En effet, cette tête du caillot reçoit sans cesse le choc du sang qui est apporté par la veine afférente la plus voisine, et, si le caillot est ramolli en un point, on comprend qu'il pourra être arraché et emporté vers la veine cave, le cœur et le poumon; il se produit là un phénomène identique avec celui que Virchow répétait à volonté dans ses expériences, lorsqu'il introduisait des corps étrangers dans la veine jugulaire. Le caillot ainsi devenu libre n'est plus qu'un corps étranger qui, de la périphérie marchera vers le cœur avec une extrême rapidité, et viendra s'arrêter soit sur l'éperon d'une division pulmonaire, soit dans une des divisions de ce vaisseau, trop étroite pour lui permettre d'aller plus loin.

La portion restante du caillot périphérique présente alors une extrémité déchiquetée, fibrineuse et cruorique, flottante, à la façon du chevelu d'une racine d'arbre; ou bien elle est enlacée pour ainsi dire par des caillots fibrineux de nouvelle formation, caillots nouveaux qui se forment pendant l'agonie et qui, de même que cela a été noté dans l'observation précédente, peuvent être étendus à ce point qu'ils établissent une continuité apparente entre le caillot primitif et l'embolie pulmonaire.

Cette continuité apparente des caillots a fourni aux adversaires de la théorie de l'embolie l'objection suivante : Dans le fait qui vient d'être rapporté et dans les faits analogues on ne voit, disent-ils, que la continuation et l'extension du caillot fémoral dans la veine cave inférieure, le cœur droit, et jusque dans l'artère pulmonaire. A cette objection, il suffirait de répondre que la structure des caillots était bien différente. En effet, si elle était la même et de date ancienne dans la veine cave inférieure comme dans l'artère pulmonaire, elle était toute autre dans l'espace interposé entre ces deux caillots extrêmes; c'était là un fait qui ne pouvait être contesté, puisque le caillot interposé était fibrineux, gorgé de sérosité, véritable éponge fibrineuse analogue aux caillots observés dans le cœur droit à la suite de l'agonie, tandis que les caillots extrêmes, bien que formés par de la fibrine, étaient résistants, et la fibrine y avait subi des modifications régressives. D'ailleurs on savait par l'observation clinique qu'il y avait eu œdème du membre inférieur gauche à une époque déterminée, puis tout à coup une dyspnée extrême et des phénomènes morbides du côté du poumon. Chez notre malade, les contractions du cœur, après la dyspnée, avaient repris leur fréquence, leur amplitude normales; enfin, ce n'était qu'après un temps plus ou moins long que tout s'était terminé par l'irrégularité et la petitesse du pouls, en même temps que par des troubles profonds du côté de la respiration.

Accordant alors qu'il y avait eu un intervalle de durée variable entre les phénomènes rapportés à l'embolie pulmonaire et la mort; accordant, de plus, que le caillot intermédiaire était de date postérieure, les adversaires de la théorie de l'embolie objectèrent que le caillot pulmonaire ancien pouvait être autochthone, c'est-à-dire qu'il y avait eu, dans l'artère pulmonaire, coagulation spontanée au même titre que dans une veine périphérique, la veine crurale ou toute autre. — A cette objection, l'observation clinique répond d'abord que les phénomènes thoraciques n'ont eu lieu qu'un temps plus ou moins long après l'existence de la phlegmatia; que le début de ces phénomènes fut subit et accompagné d'emblée du maximum de dyspnée, et qu'on ne saurait admettre que subitement il peut se former dans une des branches de l'artère pulmonaire un caillot oblitérateur susceptible de donner lieu à des phénomènes dyspnéiques considérables, et quelquefois à la mort subite. Enfin, l'anatomie pathologique démontre que les caillots qui font embolie ont une forme, une structure spéciales, et portent quelquefois des empreintes telles qu'il n'est point permis de douter de leur origine périphérique.

Le plus souvent arrêtés sur un éperon de l'artère pulmonaire, ces caillots n'adhèrent au vaisseau que par une portion de leur surface; fendus, ils présentent une partie centrale ramollie et une partie périphérique enveloppante fibrineuse; il est parfois possible de retrouver dans ces caillots la tête en forme de serpent du caillot périphérique et l'extrémité déchiquetée qui l'unissait à ce dernier. Le caillot, devenu embolie, se continue, en deçà et au delà du point où il s'est arrêté, avec des caillots cruoriques et fibrineux de nouvelle formation; et, si l'on veut se rappeler que dans les cas de coagulation spontanée intra-vasculaire, le sang présente une composition spéciale, on comprendra facilement comment il se fait que l'*embolie* devienne un point d'appel pour la coagulation fibrineuse nouvelle; aussi l'embolus est-il souvent perdu au milieu de ces caillots de nouvelle formation, et faut-il quelque soin pour l'y retrouver.

Voilà pour l'embolus, ainsi que pour ses rapports et sa continuité avec les caillots pulmonaires secondaires; d'autre part, sa structure est identique avec celle du caillot périphérique, et l'action dissolvante de l'éther, mais surtout celle du sulfure de carbone démontrent que l'embolus et les caillots fibrineux périphériques ont la même composition, de sorte qu'il devient infiniment probable que l'embolus s'est détaché d'un de ces caillots.

Enfin, pour ceux qui seraient peu disposés à accorder aux arguments que nous venons de présenter une valeur incontestable, ajoutons qu'il est des embolies qui portent pour ainsi dire le cachet de leur origine; elles offrent en effet de véritables empreintes qui ne permettent pas de douter de leur point de départ. Ainsi M. Lancereaux, dans une présentation à la Société de biologie, a fait remarquer qu'il avait observé un caillot portant l'empreinte d'une valvule; de plus, on a dit que des caillots avaient emporté des débris de valvules qui pouvaient être retrouvés dans l'épaisseur du caillot embolique. Nous devons à M. Ball un fait fort remarquable d'embolie pulmonaire, dans laquelle le caillot présentait trois prolongements latéraux. Des recherches minutieuses et prolongées permirent de retouver dans la veine azygos le point de départ du caillot migrateur. En effet, vers la partie supérieure de la veine azygos, il y avait eu rupture d'un caillot, et immédiatement au-dessus de cette rupture le vaisseau présentait trois orifices latéraux qui, par leur disposition et leur calibre, répondaient parfaitement à la disposition des trois prolongements latéraux du caillot migrateur.

De semblables faits ont une telle valeur qu'il n'est point nécessaire d'insister pour montrer combien ils plaident en faveur de la théorie de l'embolie; ils en sont la démonstration la plus éloquente.

Mais l'embolie peut être capillaire et multiple, c'est-à-dire que de petits fragments très menus de fibrine désagrégée peuvent être emportés par le torrent circulatoire et venir se déposer dans les ramifications capillaires de l'artère pulmonaire; dans ces cas, on observe à la surface du poumon un grand nombre de petites ecchymoses identiques avec celles que M. Sédillot a décrites dans certaines formes d'abcès métastatiques purulents [1]; au centre de ces ecchymoses on peut quelquefois retrouver le noyau fibrineux; d'autres fois, après un séjour prolongé dans les capillaires de l'artère pulmonaire, ces petits dépôts de fibrine se ramollissent et prennent l'aspect purulent. Certaines ramifications ultimes peuvent être injectées de fibrine, et la présence de cette fibrine, déposée en réseau, peut être l'occasion de pneumonies lobulaires. Nous devons cependant faire remarquer avec Virchow que ces formes d'embolie s'observent surtout dans les vaisseaux capillaires du foie, de la rate et des reins, et, partant, ont pour origine des altérations du cœur artériel et des grosses artères. Virchow, MM. Charcot et Lancereaux ont établi ce fait dans leurs publications sur l'endocardite ulcéreuse [2].

Cela dit, étudions ce que deviennent les caillots migrateurs, les modifications qu'ils subissent lorsqu'ils sont arrêtés dans l'artère pulmonaire.

S'ils sont de grande dimension, comme cela a été observé dans les faits relatés par M. Briquet et M. Velpeau, les caillots ayant pour résultat immédiat la mort rapide, ne subissent aucune modification dans leur texture. Ils rappellent seulement, par leur aspect et leur forme, la veine dont ils sont partis.

Si les caillots migrateurs sont moins considérables, ils peuvent arriver dans les branches de second, troisième et quatrième ordre de l'artère pulmonaire, y séjourner un certain temps et emprunter à leurs rapports nouveaux une façon d'être et des modifications nouvelles.

Si Virchow et Cohn [3] ont été les premiers à étudier ces modifications, nous sommes heureux de rappeler ici les travaux et les communications

1. Sédillot, *De l'infection purulente, ou pyohémie*, Paris, 1849, p. 476.

2. Charcot et Lancereaux, *Comptes rendus des sciences et Mémoires de la Société de biologie*, 1862.

3. Cohn, *Klinik des embolischen Gefässkrankheiten*, Berlin, 1860.

de MM. Charcot, Lancereaux et B. Bali. Tous se sont posé les mêmes questions : Que deviennent les caillots ? quels changements subissent-ils dans l'artère pulmonaire? quelle est l'action de ces caillots sur l'artère pulmonaire et sur le parenchyme du poumon?

Quant aux changements subis par des caillots dans l'artère pulmonaire, ils peuvent varier à l'infini, et presque avec chaque cas particulier ; cependant on peut indiquer d'une manière générale et leurs rapports avec l'artère et leurs modifications ultérieures.

Les caillots emboliques ont des dimensions qui varient avec leur point d'origine, et ils s'arrêtent dans l'artère pulmonaire, soit sur un des éperons de ce vaisseau, soit dans les divisions de deuxième, troisième et quatrième ordre.

S'ils se sont arrêtés depuis un temps variable dans l'artère pulmonaire, ils y auront subi des modifications proportionnées à la durée de leur séjour dans cette artère. Ordinairement, adhérents dans une plus ou moins grande étendue à la surface interne du vaisseau, ils se continuent par leurs extrémités avec des caillots fibrineux ou cruoriques; souvent ils sont en grande partie recouverts par des caillots de nouvelle formation; mais ils peuvent être facilement reconnus aux modifications qu'ils ont subies antérieurement; ainsi leur partie centrale est ramollie, composée d'une substance d'un rouge jaunâtre, pseudo-purulente, renfermant de la fibrine amorphe et des rudiments de tissu conjonctif, tandis que leurs extrémités sont arrondies ou déchiquetées.

Cette forme, cette structure identique avec celle qu'on observe dans les caillots du système veineux périphérique, permettent de reconnaître leur origine. Mais ces caillots, lorsqu'ils sont définitivement arrêtés dans l'artère pulmonaire, y éprouvent des modifications nouvelles. Plus petit sera leur volume, plus seront nombreuses les chances de ramollissement. Si, par suite de leurs dimensions, ils se fixent dans les divisions de second, troisième et quatrième ordre, ils peuvent être retrouvés après un séjour plus ou moins prolongé à la suite duquel on constate, ou bien qu'ils n'ont subi aucune modification importante dans leur structure, ou bien qu'ils ont contracté des adhérences avec le vaisseau pulmonaire. D'autres fois, à la façon d'un véritable corps étranger, ils déterminent un travail morbide, dont le résultat, suivant Cohn et M. Lancereaux, serait la production d'une membrane qui formerait une cupule, puis une enveloppe au caillot migrateur, « de telle sorte, ajoute M. Lancereaux, qu'après un » temps qui n'est pas fort long, le coagulum de l'artère se trouve entouré » de toute part par une membrane parfaitement organisée. » Nous devons avouer que, moins heureux que M. Lancereaux, nous n'avons jamais trouvé de capillaires dans le caillot ni dans la membrane engaînante, nous n'avons jamais non plus rencontré cette néomembrane à laquelle M. Lancereaux accorde des propriétés spéciales sur la disparition par absorption du caillot embolique. Nous devons cependant rappeler ici que Virchow, dans son mémoire sur l'embolie, après avoir constaté l'organisation conjonctive du caillot pulmonaire, avait aussi démontré l'existence d'une membrane engaînante autour des morceaux triangulaires de caoutchouc introduits dans les branches de l'artère pulmonaire; il avait reeconnu la présence de vaisseaux capillaires dans cette membrane, et avait remarqué que le maximum de la vascularisation correspondait à chacun des angles par lequels le caoutchouc était en contact avec la séreuse vasculaire; il avait de plus constaté le développement inusité des *vasa vasorum* en ces mêmes points. Enfin, Virchow dit avoir observé la formation de vaisseaux sur les extrémités des caillots, sans qu'il y eût de continuité apparente entre ces vaisseaux et les *vasa vasorum;* ce qui conduit à admettre dans la substance du caillot une puissance vascularisatrice. De sorte que l'organisation du thrombus et de l'embolie peut être indépendante de la paroi vasculaire.

L'embolus peut donc s'organiser; que devient-il alors? Il est probable qu'il subitla transformation conjonctive, celluleuse, des pseudo-membranes, et qu'après avoir été raréfié, il peut disparaître à la façon dont disparaissent les néomembranes de la pleurésie. Il est probable que la disparition complète du caillot n'a lieu ordinairement que par absorption, et cette absorption ne peut être effectuée que par des vaisseaux de nouvelle formation en continuité avec les *vasa vasorum;* cependant, nous devons rappeler ici qu'on observe souvent pendant la vie la disparition progressive des caillots, et qu'à l'autopsie, pratiquée à une époque très rapprochée du moment où l'oblitération avait été constatée, on ne peut trouver aucune trace du caillot oblitérant, non plus qu'aucun développement anomal des *vasa vasorum,* ni aucune modification de la séreuse vasculaire. Ce qui conduit à supposer que la fibrine désagrégée est rentrée directement dans la circulation.

Il nous reste à étudier l'action possible de l'embolus sur l'artère pulmonaire et sur le parenchyme du poumon ; j'ai insisté précédemment sur la dyspnée et l'extrême anxiété des malades; et, de plus, je vous ai fait remarquer que la mort rapide, en quelques circonstances, était le résultat de la syncope. Le premier fait de l'embolus, qui s'arrête dans l'infundibulum, dans le tronc de l'artère pulmonaire ou dans l'une de ses principales divisions, serait donc une gêne à la circulation cardiaque et un arrêt momentané ou durable des contractions du cœur. Le péril, en ces circonstances, est donc dans la syncope cardiaque ; mais si la mort subite, ou plutôt la mort rapide, a été plusieurs fois observée, le plus souvent quelques secondes ou quelqnes minutes après l'arrivée du caillot dans l'artère pulmonaire, la dyspnée diminue; le cœur, qui, dans ce cas, n'a point cessé de battre, recouvre peu à peu sa régularité, sa puissance, et c'est le poumon qui va offrir des modifications secondaires, dans ses fonctions comme dans sa structure.

Les matières organiques et la fibrine des caillots emboliques peuvent avoir une triple action : une action mécanique obstruante, une action irritante à titre de corps étrangers, et de plus une action spéciale, putride peut-être, qui altèrent les tissus avec lesquels elles se trouvent en contact.

Il résulte des recherches de MM. Virchow, Cohn, Charcot, B. Ball et Lancereaux que les lésions les plus communes sont l'œdème du poumon, conséquence directe de l'action mécanique obstruante; quelquefois la pneumonie hypostatique, qui dépend de l'action irritante, rarement des noyaux apoplectiques, plus rarement encore la gangrène pulmonaire.

C'est à propos de ce dernier ordre de faits qu'il importe de rappeler que la nature spéciale du corps oblitérant peut exercer sur le poumon une action également spéciale; cela résulte des expériences de Virchow[1] comme de certaines autopsies telles que celles dont je vous ai parlé plus haut. Cependant de semblables faits sont rares; ainsi M. B. Ball n'en rapporte que deux qui puissent être rangés à côté de notre observation. Aussi suis-je disposé à penser que ces gangrènes par abstraction pulmonaire se rencontreront surtout dans le cas où il y a altération des humeurs, affection gangréneuse périphérique ou affection putride, quelle qu'en ait été la cause première; le caillot oblitérateur jouissant dans ces cas de propriétés spéciales.

Ces détails sur l'embolie pulmonaire m'ont conduit bien loin de mon point de départ : la phlegmatia alba dolens; mais je ne pouvais passer sous silence une complication si fréquente de la phlegmatia; complication dont les résultats, bien que récemment mis en lumière, ont fourni de si grands enseignements. Laissez-moi terminer par des conclusions qui seront le résumé de ces conférences sur la phlegmatia alba dolens.

La phlegmatia a pour cause l'obstruction veineuse. Cette obstruction est due à la coagulation spontanée de la fibrine du sang, beaucoup plus rarement à la phlébite coagulante. La coagulation spontanée se rencontre surtout dans les cachexies et à la suite de l'accouchement. Les caillots oblitérants renferment une grande quantité de fibrine, à l'état fibrillaire ou moléculaire, des globules rouges et blancs, de la matière grasse, de l'hématine. Ces caillots, en se désagrégeant, peuvent disparaître sans laisser de traces de leur présence dans le vaisseau oblitéré et sans déterminer de phénomènes généraux appréciables. Ils peuvent, sur place, subir un travail d'organisation celluleuse; alors la lumière du vaisseau pourra prendre l'aspect d'un tissu caverneux, trabéculaire, et la circulation pourra s'effectuer à travers ces vaisseaux modifiés, ou bien l'organisation conjonctive pourra devenir fibreuse, être accompagnée du retrait

1. Virchow, *Mémoire sur l'embolie*, traduction par le docteur Pétard, p. 47.

des parois vasculaires, et transformer le vaisseau en un cordon fibreux et fibro-calcaire.

Les caillots veineux ont deux extrémités : l'une périphérique, qui est multiplie et se ramifie dans les origines des veines ; l'autre extrémité qui est cardiaque. Cette dernière affecte souvent une forme spéciale en tête de serpent ; elle peut être kystique ; alors l'enveloppe du kyste est composée de fibrine stratifiée, dans l'intérieur de la poche on trouve de la fibrine désagrégée, ramollie, ayant l'aspect du pus. La tête des caillots est le plus souvent libre d'adhérences et se trouve au point d'embouchure d'une veine afférente.

Supportée par un pédicule ou collet plus ou moins résistant, cette extrémité peut être emportée par le torrent circulatoire, s'arrêter dans l'une des branches de l'artère pulmonaire, et donner lieu aux phénomènes de l'embolie pulmonaire ; ces phénomènes secondaires varient suivant l'état général du malade, l'étendue, le volume et la composition des caillots emboliques.

La mort rapide peut être la conséquence d'une embolie cardiaque et pulmonaire ; elle est le résultat immédiat de l'arrivée de l'embolie dans le cœur, dans le tronc ou les branches principales de l'artère pulmonaire. L'embolie peut se fixer dans les divisions de l'artère pulmonaire et y subir des modifications variées : le caillot peut être résorbé sur place ou être dissocié, ou bien encore oblitérer la lumière du vaisseau. L'oblitération persistante produira le plus souvent l'anémie locale, l'œdème, la pneumonie, plus rarement la gangrène du poumon et le pneumothorax.

XCVII. — DES ABCÈS PÉRINÉPHRIQUES.

Début insidieux et marche lente de l'inflammation périnéphrique. — Étiologie de la périnéphrite : Fatigue, efforts musculaires, contusions, secousses répétées du rein. — Calculs du rein. — Fièvres typhoïde, purulente, puerpérale. — Périnéphrite sympathique de la douleur de la vessie, du cordon spermatique — Abcès périnéphriques consécutifs aux abcès iliaques, à la typhlite, aux coliques hépatiques. — Symptômes généraux. — Symptômes locaux. — Tumeur intra-abdominale située dans le flanc. — Abcès iliaques. — Ouverture spontanée de l'abcès dans la région lombaire, dans l'intestin, la vessie, le vagin, très rarement dans le péritoine. — Fistules lombaires. — Gravité relative des abcès périnéphriques. — Traitement : Ouverture avec le bistouri dans les régions lombaire, illiaque.

MESSIEURS,

Vous pourrez suivre avec assiduité pendant plusieurs mois un service actif de clinique médicale, sans qu'il vous soit donné de recueillir une seule observation d'abcès périnéphrique; et cela pour deux raisons : la première, parce que cette affection est relativement rare; la seconde, parce que l'existence de ces abcès peut passer inaperçue, l'attention n'étant éveillée que sur des phénomènes concomitants ou consécutifs à l'abcès périnéphrique. Ajoutons que le début de la maladie est souvent insidieux, que sa marche est quelquefois très lente, qu'il peut y avoir absence complète de symptômes locaux pendant un temps variable, et que parfois les symptômes généraux prédominent tellement que l'on accorde peu d'importance à la douleur de côté accusée par les malades. En effet, lorsque cette douleur ne peut être rapportée à une lésion de l'estomac, du foie, du poumon, de la plèvre, ou à une lésion de l'utérus et de ses annexes, on n'a garde de soupçonner que le tissu qui enveloppe le rein est malade, surtout lorsque la sécrétion urinaire n'a subi aucune modification. D'ailleurs, au début, les malades peuvent présenter du côté des fosses iliaques et du ligament large des lésions telles, que l'on semble autorisé à attribuer à ces lésions tous les phénomènes morbides.

La difficulté de reconnaître les abcès périnéphriques est donc quelquefois très grande et ne cesse d'exister qu'au moment où les symptômes locaux sont si marqués, qu'il n'est plus permis de n'en pas soupçonner la cause, L'analyse des différentes observations que je vous rappellerai dans cette conférence vous démontrera cette difficulté et pourra vous prémunir contre les chances d'erreur.

Au n° 2 de la salle Saint-Bernard était couchée une femme de trente-deux ans, qui, depuis dix jours, se plaignait de douleurs dans les reins et de courbature. Chaque jour, depuis le début de ses douleurs, la malade était prise de fièvre avec frisson dans l'après-midi : la fièvre durait plusieurs heures chaque fois et ne permettait à la patiente de s'endormir que vers une heure ou deux après minuit. Tant que durait la fièvre, il y avait des douleurs lancinantes dans le côté droit.

Au milieu du mois de juin, c'est-à-dire trois jours après l'admission de la malade à l'Hôtel-Dieu, la fièvre devint continue avec paroxysmes régulièrement intermittents qui revenaient chaque fois de midi à quatre ou cinq heures du soir. Souvent le paroxysme débutait par un gros frisson, et quelquefois il y avait petit frisson dans l'après-midi.

L'inappétence était presque absolue, la soif assez vive ; il y avait des nausées, des vomissements ; l'amaigrissement faisait de rapides progrés, mais on n'observait que de l'abattement sans stupeur ; il n'y avait pas de taches rosées lenticulaires, pas de diarrhée. On prescrivit plusieurs fois des purgatifs, et, trois semaines après l'entrée à l'hôpital, on constatait une amélioration notable ; l'appétit était revenu.

Cependant ving-huit jours plus tard, le 10 juillet, la malade s'étant exposée au froid, la fièvre reparut plus forte que jamais avec frissons ; puis de nouveau des douleurs très vives sont accusées dans le côté droit de l'abdomen, en même temps qu'il y a flexion de la cuisse sur le bassin. Bientôt une tuméfaction très notable se manifeste à la région lombaire ; l'échancrure costo-iliaque est effacée. Lorsqu'on applique les deux mains de façon à embrasser la région lombaire, si l'on exerce une légère pression, on sent très manifestement que cette région est le siège d'un empâtement profond. La douleur locale devient de jour en jour plus aiguë à la pression ; il y a des élancements plusieurs fois par jour ; dans l' aprés-midi, la malade éprouve des frissons suivis d'un mouvement fébrile.

La continuité de la fièvre avec paroxysmes et frissons répétés, la douleur de plus en plus vive éprouvée dans la région lombaire droite, ne permettaient guère de douter de la formation de pus en ces points. Quelques jours plus tard, la fluctuation devenait évidente, et M. Jobert (de Lamballe) donnait issue au pus en pratiquant dans la région lombaire une incision de plusieurs centimètres. Le bistouri, avant de pénétrer dans le foyer, incisa une couche épaisse de tissus œdématiés et indurés. Deux petites artères lombaires furent liées, le pus qui sortit en grande quantité était d'un blanc verdâtre et charriait des traînées de sang noirâtre. Pour arrêter l'écoulement de sang qui provenait de la plaie, on glissa entre les lèvres de l'incision de petites lanières d'agaric. Avant de faire le pansement nous avions pu reconnaître, en introduisant l'index dans le foyer, que le rein était porté en avant et que la cavité du foyer renfermait des débris de tissu cellulaire adhérents à la surface du rein.

Aussitôt après l'opération, la malade se sentit soulagée, il y eut dans la journée trois heures de so mmeil. Le soir, on enleva les lanières d'agaric pour donner issue au pus. Celui-ci contenait toujours de petits caillots filiformes, mais les lèvres de la plaie ne donnaient plus de sang. Une mèche fut introduite dans le foyer.

Le lendemain il n'y eut que très peu de fièvre, le pouls, encore fréquent, était parfaitement régulier. La malade prit du potage avec plaisir. Puis la fièvre diminue de jour en jour, les parois du foyer reviennent sur elles-mêmes, l'écoulement du pus est de moins en moins abondant. La malade mange une portion, et le mieux fait de sensibles progrès. Enfin, la fièvre cesse, l'appétit augmente, les lèvres de la plaie ne laissent plus écouler qu'une très petite quantité de pus séreux sans fétidité; l'empâtement des parois du foyer a disparu, et trois semaines après l'opération, l'ouverture de la plaie était cicatrisée. La malade est revenue nous voir plusieurs mois après sa sortie de l'hôpital; elle était alors très bien portante, et avait recouvré un certain embonpoint; depuis sa sortie de l'hôpital, elle n'a plus éprouvé de douleur dans la région lombaire, elle marche avec facilité et sans fatigue.

Certes, messieurs, cette observation paraît aussi simple que possible, et aujourd'hui, en vous l'exposant rapidement, vous êtes peut-être étonnés que dès les premières plaintes de la malade on ait hésité sur le diagnostic de la maladie. Mais ceux d'entre vous qui ont déjà quelque expérience clinique, et qui ont écouté attentivement mon récit, auront saisi tout l'intérêt de ce fait. Depuis dix jours cette malade souffrait de douleurs de reins et de courbature générale; elle avait de la fièvre avec frisson chaque après-midi, et des douleurs lancinantes dans le côté droit pendant le paroxysme fébrile. La fièvre était accompagnée d'inappétence, d'envies de vomir; bientôt la malade se sentait si faible, qu'elle demandait son admission à l'hôpital. Lorsque nous l'interrogions pour la première fois, elle ajouta aux détails que je viens de vous rappeler, que les cahots de la voiture dans laquelle elle s'était fait transporter à l'hôpital avaient déterminé des douleurs dans le ventre, surtout dans la région de l'hypogastre, puis nous constations que chaque jour il y avait, dans l'après-midi, un paroxysme fébrile avec frisson.

Pour quiconque n'aurait pas tenu compte de la douleur lancinante dans le flanc droit, en présence des symptômes généraux et de la douleur hypogastrique, il était permis de supposer que c'était là le début d'une fièvre continue bénigne, et que les douleurs hypogastriques déterminées par les cahots de la voiture étaient la conséquence d'une congestion de la matrice ou de ses annexes, comme cela s'observe souvent au début des fièvres. Cette supposition était d'autant plus admissible que, après quelques jours d'un traitement expectant, la fièvre avait sensiblement diminué, qu'il n'y avait plus de frissons ni de paroxysme fébrile, et que l'appétit était revenu.

Mais ce n'était qu'un temps d'arrêt dans la maladie. En effet, après s'être exposée au refroidissement, la malade a de nouveau la fièvre avec douleurs dans le flanc droit, bientôt la région lombaire droite se tuméfie, l'empâtement de cette région devient manifeste, les frissons se répètent chaque jour, il y a difficulté, puis impossibilité d'étendre la cuisse qui, à partir de ce moment, reste à demi fléchie sur le bassin. Le doute alors n'était guère permis; un abcès s'était développé dans la région rénale, et le muscle psoas lui-même était compromis par le travail inflammatoire. Je n'insiste pas sur la fin de cette observation; nous aurons occasion de revenir sur la quantité et la nature du pus des abcès périnéphriques et tout ce qui suit l'ouverture de ces abcès. Je tenais seulement, messieurs, à vous démontrer que dans les cas d'abcès périnéphrique primitif, le début est souvent insidieux, l'attention n'étant pas toujours suffisamment arrêtée sur la douleur lombaire qui peut être négligée parce qu'une douleur plus forte existe en une autre partie du corps, parce qu'enfin les symptômes généraux sont assez marqués pour détourner l'attention de la douleur locale. Remarquez encore que dans cette observation la formation du pus n'a lieu que lentement, et, pour ainsi dire, en deux temps.

Dans cette première observation, nous n'avons pu trouver de cause de phlegmasie, et je vous ai dit que l'abcès avait été primitif, pour le distinguer de ces abcès périnéphriques qui sont la conséquence d'une lésion des organes génito-urinaires ou d'un état général grave.

Avant de nous entretenir des causes variées des abcès périnéphriques, je dois vous rappeler rapidement l'anatomie de la région où ils se développent et les rapports que les reins affectent avec les organes voisins. — Les reins sont situés de chaque côté de la colonne vertébrale et entourés d'une grande quantité de tissu cellulo-adipeux. La capsule graisseuse du rein est en rapport en arrière avec les piliers du diaphragme et le feuillet profond de l'aponévrose du transverse. En avant, cette même capsule graisseuse est en rapport avec le côlon ascendant ou descendant. Il n'est pas besoin d'insister sur les connexions des reins avec le foie ou la rate. La capsule adipeuse se continue par des lamelles celluleuses avec le tissu cellulaire de tous les organes de la région périnéphrique. Mais la continuité la plus importante à noter est celle qui existe entre le tissu cellulaire périnéphrique et le tissu cellulaire des fosses iliaques. L'aponévrose iliaque à laquelle M. Cloquet a donné le nom de *fascia iliaca* n'est le plus souvent constituée, dans les deux tiers supérieurs de la fosse iliaque, que par du tissu cellulaire lâche qui se continue avec du tissu fibreux assez rare. Il résulte de cette disposition que le pus qui se trouve autour du rein fusera avec une égale facilité soit dans le tissu cellulaire qui recouvre directement le psoas iliaque, soit dans le tissu cellulaire sous-péritonéal ou sus-aponévrotique. Cette continuité du tissu cellulaire de la région périnéphrique avec celui de la fosse iliaque donne la raison anaomique de la facilité avec laquelle les abcès périnéphriques fuseront usqu'au triangle de Scarpa en suivant les vaisseaux iliaques et cruraux, ou jusqu'au petit rochanter en suivant le muscle psoas-iliaque à son insertion inférieure.

Enfin, le tissu adipeux périnéphrique se continue avec le tissu cellulaire de la région lombaire en dehors du carré des lombes, entre les limites du grand dorsal et du grand oblique, c'est-à-dire dans le point où J. L. Petit et M. Cloquet ont observé des hernies lombaires, et où l'on a conseillé de pratiquer une incision pour faire la néphrotomie. Cette communication du tissu cellulaire nous montre la voie suivie par le pus dans les cas où l'abcès périnéphrique vient se déverser dans le tissu cellulaire sous-cutané de la région lombaire pour s'y fixer ou se répandre en nappe dans la région dorsale et fessière. Sur la face profonde du carré des lombes et dans l'épaisseur même du muscle cheminent les artères et les veines lombaires, qui sont assez volumineuses pour donner lieu à des hémorrhagies mortelles, lorsque plusieurs de ces vaisseaux ont été incisés par le bistouri du chirurgien.

Ces rapports du tissu cellulaire périnéphrique avec les fosses iliaques, le petit bassin, l'intestin côlon, le diaphragme et le psoas iliaque, vous permettent de comprendre la pérégrination de ces abcès.

Je reviens maintenant à l'étude de ceux-ci.

Jusqu'à Reyer[1], on s'est peu occupé des abcès périnéphriques. Après lui, MM. Parmentier[2], Féron[3], Lemoine[4] et Ch. Hallé[5] ont réuni un grand nombre d'observations empruntées aux leçons et à la pratique de leurs maîtres, parmi lesquels nous devons surtout citer MM. Demarquay, Vigla, Gueneau de Mussy et Chassaignac.

Les abcès périnéphriques reconnaissent des causes multiples et parfois complexes; les plaies de la région rénale peuvent être l'occasion des abcès qui se développent autour des reins : Baudens en cite un exemple; mais les contusions de la région lombaire ont été plus souvent encore suivies d'abcès périnéphriques. M. Bergounhioux (de Clermont) et M. Bienfait (de Reims) en rapportent deux observations qui font voir le rôle d'une contusion directe dans la formation d'un abcès.

Le premier de ces médecins rapporte qu'un paysan, en tombant d'un arbre, se fit une violente contusion dans la région lombaire droite. Vastes ecchymoses de la région et pissement de sang pendant quelques jours. Bientôt le malade éprouve des douleurs profondes, la fièvre s'allume; le pissement de sang cesse, mais la région contusionnée se tuméfie, les fris-

1. Rayer, *Traité des maladies des reins*, Paris, 1839.
2. Parmentier, *Union médicale*, vol. XV, 1862.
3. Féron, *Thèse sur la périnéphrite primitive*, Paris, 1860.
4. Lemoine, *Union médicale* du 20 juin 1863, t. XVIII, p. 551.
5. Ch. Hallé, *Des phlegmons périnéphrétiques*, thèse soutenue le 13 août 1863.

sons se multiplient et la fluctuation ne tarde pas à devenir manifeste. Une incision en dehors de la masse sacro-lombaire donna issue à une quantité assez considérable de pus phlegmoneux. Au bout de quelques semaines, le malade sortit entièrement guéri de l'hôpital de Clermont-Ferrand.

Dans le second cas, dont nous devons la connaissance à M. Bienfait, une nourrice tombe du haut de huit marches d'escalier sur le bord d'un seau. Il y a contusion violente, mais deux jours seulement après la chute, la malade prend le lit avec de la fièvre accompagnée de vomissements. Lorsque M. Bienfait voit la malade, il la trouve dans le décubitus dorsal; la face pâle, anxieuse, grippée, le pouls fréquent et petit. L'hypochondre et le flanc droit sont tuméfiés, tendus, douloureux; les urines rendues depuis la veille laissent déposer une petite quantité de sang. Pendant trois semaines, fièvre continue avec agitation et délire la nuit; il y a de la diarrhée. Alors la moitié droite de l'abdomen offre un développement considérable; vaste tuméfaction de la région lombaire et effacement complet de l'échancrure costo-iliaque; œdème de ces parties. La tumeur intra-abdominale est si grosse, que M. Bienfait la compare à l'utérus au sixième mois de la gestation; elle est logée dans le flanc et envahit l'hypochondre. Accolée, suivant toute apparence, à la face inférieure du foie, qu'elle repousse en haut et en avant, cette tumeur s'étend à gauche jusqu'au delà de l'ombilic, en bas jusqu'à la partie supérieure de la fosse iliaque, et transmet à la main placée à plat sur les lombes l'impulsion communiquée à sa partie antérieure; enfin on y aperçoit une fluctuation très obscure. Application de potasse caustique au niveau de la lacune aponévrotique, par où se fait la hernie lombaire. Trois semaines encore se passent sans qu'il y ait sortie de pus, et les accidents généraux persistent. M. Bienfait pratique une ponction sur l'eschare; écoulement seulement d'une petite quantité de pus; mais quarante-huit heures après, l'écoulement devient très abondant, la tumeur s'affaisse. La terminaison fut heureuse. Notons que dans cette observation il y eut, pendant quatre à cinq jours, paralysie de la jambe droite, lorsque la tumeur semblait avoir acquis son maximum de développement.

D'autres fois, il n'y aura pas eu contusion directe, coup porté sur la région lombaire, mais des exercices violents, tels qu'une longue course à cheval ou les cahots d'une voiture mal suspendue, ont suffi pour déterminer la formation d'abcès autour des reins. On ne peut guère expliquer cette étiologie qu'en admettant que les secousses imprimées au rein par le trot du cheval ou les cahots de la voiture ont irrité le tissu cellulaire périnéphrique : mais c'est avec raison que M. le docteur Hallé, tout en accordant à ces causes une part déterminante dans la formation des abcès, fait remarquer qu'en même temps les malades avaient été exposés au froid, leur corps étant en sueur. La plupart des auteurs, en effet, sont d'accord pour reconnaître que le refroidissement peut devenir la cause déterminante, à un moment donné, d'abcès périnéphriques.

D'autres fois des efforts violents ont paru être l'occasion de la formation des abcès dont nous nous occupons. Nous devons à M. Tardieu et à son interne le docteur Aug. Ollivier une observation qui prouve la part de l'effort dans la production des abcès périnéphriques. Un ouvrier employé dans les carrières à plâtre ressentit au moment où il soulevait un lourd fardeau une très vive douleur dans la région lombaire du côté gauche. La douleur étant devenue moindre, cet ouvrier put continuer son travail, mais, au bout de douze jours, il fut obligé de s'aliter et d'entrer à l'hôpital Lariboisière. On constatait alors une tuméfaction uniforme de la région lombaire, surtout à gauche, sans rougeur de la peau; la région semblait œdématiée. Il existait des douleurs spontanées, violentes, lancinantes, irradiant vers la poitrine et dans l'abdomen. Ces douleurs rendaient pénibles les mouvements respiratoires et déterminaient des coliques très vives. Une pression légère, faite en arrière, augmentait à peine la souffrance, tandis qu'en exerçant une compression profonde on exaspérait la douleur. La fluctuation recherchée avec soin ne pouvaient être perçue : il n'y avait point d'albumine dans les urines. La peau était brûlante, le pouls à 110, la soif vive; il y avait perte d'appétit et constipation, absence de vomissements. Six jours après l'entrée du malade à l'hôpital, on constate de la fluctuation dans la région lombaire gauche, une incision profonde permet d'arriver sur le foyer d'où s'écoule un verre de pus verdâtre, crémeux, parsemé de stries sanguinolentes, mais ne renfermant pas de débris musculaires. La douleur cesse presque instantanément. Un stylet introduit dans la plaie permet de reconnaître le siège précis de l'abcès, qui parut être situé exactement en arrière du rein gauche et ne se prolonger ni en haut ni en bas. Il fallut, quelques jours plus tard, agrandir l'incision parce que le pus ne s'écoulait pas facilement et qu'on avait lieu de craindre une résorption putride; mais bientôt la source tarit progressivement, et six semaines après son entrée à l'hôpital le malade était entièrement guéri. Il importe de remarquer, messieurs, que dans cette observation de périnéphrite primitive, indépendante de toute lésion rénale, l'effort seul peut être accusé d'avoir produit l'inflammation locale, car cet homme était d'une bonne constitution, n'avait jamais eu de maladies graves et ne présentait aucun trouble dans la sécrétion urinaire.

Nous avons encore un autre fait, analogue au précédent, qui nous semble ne devoir laisser non plus aucun doute sur l'influence de l'effort dans la production des abcès périnéphriques. Le fils d'un de nos peintres les plus célèbres, jeune homme de vingt ans, ressentit une vive douleur dans la région des lombes au moment où il faisait de violents efforts pour tirer sur la berge une petite embarcation de rivière. La douleur diminua d'abord, mais après quelques jours elle devint si aiguë, que le jeune homme dut prendre le lit; les médecins et les chirurgiens consultants appelés près du malade furent unanimes pour reconnaître qu'il existait une périnéphrite qui, très probablement, se terminerait par suppuration.

Je dois au médecin ordinaire de ce jeune malade, M. le docteur Bonin (de Poissy), des renseignements importants sur la terminaison de cette affection, et, comme ces renseignements viennent à l'appui d'un fait de pathologie générale, sur lequel j'appelle souvent l'attention de mes auditeurs, je ne dois point négliger de vous les communiquer. — J'ai appris en effet que la périnéphrite, dans le cas particulier auquel je fais allusion en ce moment, ne s'était point terminée par suppuration; et pour faire disparaître tous les symptômes il avait suffi de diminuer l'élément douleur qui, chez ce malade, était le phénomène morbide prédominant. Le malade jetait des cris aigus, tant la douleur était vive; quelques gouttes de la solution de sulfate neutre d'atropine, injectées dans le tissu cellulaire de la région lombaire, eurent facilement raison de l'élément douleur et le malade fut guéri comme par enchantement. Est-ce à dire, messieurs, qu'il y ait eu erreur de diagnostic et qu'il n'y ait jamais eu de périnéphrite? Telle n'est point mon opinion, les chirurgiens qui avaient été appelés, habitués qu'ils sont à reconnaître semblable affection, n'avaient pu commettre d'erreur; le début, la marche et la cause de l'affection avaient eu des caractères trop tranchés pour que le doute soit permis à ce sujet. Mais l'élément douleur ayant été supprimé, tous les autres symptômes ont cédé et la marche inflammatoire de l'affection fut enrayée. — Vous savez, messieurs, la part de la douleur dans la fluxion inflammatoire; que de fois je vous l'ai démontrée au lit des malades et en particulier dans les névralgies sus-orbitaires! n'avez-vous pas constaté alors que, la douleur cessant, tous les autres phénomènes morbides disparaissaient en quelques heures? Il est donc très probable que, dans le fait du jeune malade dont je viens de vous rappeler l'observation, c'est à la disparition de la douleur que doit être rattachée la cessation de tous les symptômes de la périnéphrite. Et vous serez, ce me semble, d'autant plus disposés à accepter cette interprétation sur la marche de la maladie, que déjà je vous ai fait remarquer qu'il arrivait quelquefois de constater l'arrêt spontané, passager ou durable, des symptômes de la périnéphrite.

On doit donc admettre que l'effort peut déterminer l'inflammation périnéphrique; les deux faits que je viens de vous rappeler vous permettront en pareil circonstance de prévenir dès leur début des accidents que nous devrons redouter. Votre attention étant alors éveillée sur l'existence d'un abcès profondément situé, vous chercherez chaque jour avec soin la fluctuation et tous les signes locaux et généraux de la formation du pus; c'est ainsi que vous pourrez saisir le moment opportun pour ouvrir l'abcès et ne point permettre au pus de fuser vers les fosses iliaques et d'entretenir des symptômes d'une grande gravité.

Je viens, messieurs, de vous rapporter plusieurs observations où la formation de l'abcès a suivi de très près la cause, mais il n'en est pas toujours ainsi, et quelquefois les abcès périnéphriques ne sont reconnus qu'à une époque très éloignée de leur début. MM. Cuscoet Chassaignac ont vu les abcès survenir plusieurs mois et même plusieurs années après l'action de la cause probable. Dans ces cas les malades avaient reçu de violentes contusions dans la région lombaire, la douleur avait disparu, et ce n'était que beaucoup plus tard, sous l'influence d'un refroidissement ou sans cause déterminante appréciable, que la collection de pus devenait manifeste. Nous sommes disposés à penser, en l'absence de toute contusion nouvelle, que la fatigue, un effort ou l'action du froid sont venus réveiller une irritation restée latente. Dans ces cas, la formation de l'abcès se ferait en deux temps. D'abord se produirait une modification lente et latente du tissu cellulo-graisseux périnéphrique produite par la contusion; puis dans le second temps aurait agi la cause déterminante, le froid, la fatigue, l'effort; c'est alors que se formerait le pus avec son cortège de symptômes locaux et généraux.

La néphrite et la pyélonéphrite calculeuses sont souvent le point de départ d'abcès périnéphriques; dans ces cas, le travail inflammatoire a pu s'étendre par contiguïté du rein au tissu cellulo-graisseux ambiant; d'autres fois, des calculs engagés dans les calices, le bassinet ou les uretères enflamment et ulcèrent ces différentes parties de l'appareil urinaire, et lorsque la fistule est produite, ils donnent lieu à des abcès urineux que l'on doit se hâter d'ouvrir. Dans ces cas, l'abcès est ordinairement précédé de coliques néphrétiques et de troubles dans l'excrétion des urines; il n'est pas rare de constater, à l'aide d'un stylet, la présence de calculs dans le foyer même de l'abcès; d'autres fois, les calculs restent enchatonnés dans le rein, et ce n'est qu'après un temps plus ou moins long que les calculs viennent se présenter à l'ouverture de l'abcès restée fistuleuse. On a conseillé d'aller chercher les calculs; Miquel a même fait l'application de la lithotritie sur des calculs enchatonnés et trop volumineux pour sortir librement par la fistule urinaire. Aujourd'hui la chirurgie prend une part moins active dans l'extraction de ces calculs du rein : elle attend qu'ils viennent se présenter à l'ouverture de l'abcès.

La périnéphrite est alors symptomatique et due à la présence de corps étrangers qui tendent à être éliminés; en quelques cas rares, ce seront des hydatides siégeant dans le tissu cellulo-graisseux périnéphrique, qui auront déterminé la fonte purulente de ce tissu. Rayer et Denonvilliers ont observé des faits de cette nature; mais dans les cas où l'examen clinique n'aura pas permis de soupçonner la présence d'hydatides dans le foie, les poumons, les plèvres ou quelques autres parties du corps, il sera impossible de les diagnostiquer dans la région périnéphrique.

La diathèse purulente pouvant affecter tous les points de l'organisme, il était bien naturel de supposer qu'elle pouvait avoir pour conséquence la formation d'abcès dans la capsule cellulo-adipeuse du rein. Et, en effet, il a été publié[1] une observation d'abcès périnéphrique chez un matelot affecté de la maladie communément appelée *maladie des docks*, à Plymouth. Cette maladie est, d'après Butter, une fièvre qui aurait pour conséquence la formation du pus en diverses parties du tissu cellulaire. Nous devons encore à M. Duplay une observation d'abcès périnéphrique consécutif à une fièvre typhoïde et recueillie à l'hôpital de la Charité, dans le service de M. Pelletan. Enfin, Desruelles a constaté avec M. Destouches l'existence d'un abcès périnéphrique chez une femme de soixante ans, et convalescente d'une pneumonie gangréneuse.

On peut admettre, dans ces cas, une altération spéciale des humeurs ayant pour conséquence la formation d'abcès multiples, ainsi que cela s'observe si souvent après la variole.

De même *l'état puerpéral* dispose à la formation du pus, même en dehors d'une épidémie puerpérale. Vous savez combien sont fréquents, dans les premiers mois qui suivent l'accouchement, les abcès mammaires et les abcès iliaques. Vous vous rappelez aussi combien souvent je vous ai fait remarquer la douleur que les femmes récemment accouchées éprouvent dans les régions lombaires; cette douleur, pour être perçue par les malades, doit être sollicitée par la pression, de même que les douleurs des annexes de l'utérus, et dernièrement encore vous avez pu constater cette souffrance chez deux de nos malades de la salle Saint-Bernard; or, quelques jours plus tard, nous constations chez ces malades l'existence d'abcès périnéphriques. Je dois immédiatement vous faire remarquer que ces abcès autour du rein ne sont pas toujours la conséquence de la propagation d'un abcès du ligament large ou des fosses iliaques. En effet, la première de ces malades, qui occupait le n° 25 *bis* de la salle Saint-Bernard, s'était refroidie le quatrième jour de son accouchement, et avait éprouvé des frissons, de la fièvre, et des douleurs dans le ventre. Le repos calma tous ces symptômes; puis quinze jours après, cette femme ayant commis de nouvelles imprudences, fut prise de fièvre avec frissons, et le ventre redevint douloureux dans la région sous-ombilicale. La douleur s'étendit à la fosse iliaque du côté gauche, et, quelques jours plus tard, le toucher permettait de constater du même côté l'existence d'un phlegmon du ligament large, qui bientôt devait s'ouvrir dans le vagin et disparaître ainsi complètement d'un jour à l'autre. Mais à l'époque où notre attention était occupée à suivre la marche du phlegmon du ligament large, la malade est prise de douleurs dans le flanc droit; la pression de la région lombaire

1. *Journal médico-chirurgical d'Édinbourg.*

exaspère la souffrance; il existe dans la région du rein un empâtement qui devient plus manifeste lorsqu'on saisit cette région entre les deux mains. Le foie n'est pas douloureux à la percussion et ne dépasse pas le rebord des fausses côtes. La région iliaque droite ne présente aucune tuméfaction et n'est point douloureuse à la palpation. La lésion paraissait donc bien limitée à la région du rein droit, mais peu à peu la douleur et l'empâtement diminuent, la fièvre est moindre, les frissons ne se répètent plus, et bientôt la palpation et la percussion permirent de constater que le travail inflammatoire était en voie de résolution. Deux mois après son entrée à l'hôpital, cette malade sortait entièrement rétablie.

Cette terminaison par résolution des phlegmons périnéphriques est rare, et l'observation de la malade du n° 4 de la même salle Saint-Bernard vient nous prouver une fois de plus que la suppuration est la règle. Chez cette femme, bien que l'accouchement ait suivi une marche régulière, l'utérus était resté douloureux et très volumineux; les annexes de l'utérus s'étaient vivement enflammées, et le pus, qui s'était formé dans le ligament large, du côté droit, s'ouvrit une double issue dans la vessie et dans le vagin. Les choses allaient à souhait, lorsque quinze jours après l'ouverture de l'abcès du petit bassin, la malade fut prise de frissons, de fièvre, et de la douleur survint dans le flanc droit. Le foie était volumineux et descendait jusqu'à trois travers de doigt au-dessus de la crête iliaque. En faisant respirer la malade, on constatait la mobilité du foie; mais sur les parties latérales et dans la région lombaire on sentait un engorgement qui ne pouvait être rapporté qu'à la région rénale. La tuméfaction occupait toute l'échancrure costo-iliaque; les deux mains placées en avant et en arrière de la tumeur sentaient les mouvements du foie pendant l'inspiration et l'expiration, elles sentaient aussi une tumeur qui restait immobile. On ne pouvait s'arrêter à l'idée d'une tumeur stercorale; il n'y avait aucun signe d'occlusion intestinale, la fosse iliaque était libre, non douloureuse, et le début subit du frisson, la fièvre, la douleur dans la région lombaire, faisaient supposer l'existence probable d'un phlegmon périnéphrique. Le mieux était d'attendre, la fièvre continuant; il y eut enfin de la fluctuation, j'ouvris moi-même l'abcès en dehors de la masse sacro-lombaire; dès que j'arrivai sur le plan musculaire profond, j'abandonnai le bistouri pour prendre une sonde cannelée; j'écartai les tissus en les déchirant, et un flot de pus non fétide sortit par la boutonnière que j'avais pratiquée. A l'aide du doigt introduit dans le foyer, on pouvait sentir le rein. Des cataplasmes furent appliqués sur la région lombaire, et l'écoulement du pus se fit avec facilité et avec abondance. Afin de déterger le foyer et de modifier les surfaces suppurantes, nous fîmes plusieurs fois des injections iodées. Peu à peu l'écoulement du pus diminuait, la cicatrisation de l'incision commençait à s'effectuer, lorsque la malade fut de nouveau prise de fièvre avec frisson, en même temps que de douleurs dans la fosse iliaque, la cuisse et le genou droits. Bientôt on constata un phlegmon de la fosse iliaque, et lorsque j'eus reconnu que l'abcès avait de la tendance à passer au-dessous de l'arcade crurale, je priai le professeur Jobert (de Lamballe) d'en faire l'ouverture. L'incision fut pratiquée un travers de doigt au-dessus de l'arcade de Fallope, et parallèlement à la direction de cette arcade. Il s'écoula une grande quantité de pus verdâtre, le foyer fut lavé avec de l'eau et de la teinture d'iode; les douleurs du psoïtis durèrent encore longtemps, cependant peu à peu le membre inférieur tendait à reprendre sa position normale. Il y avait lieu d'espérer une amélioration persistante, lorsque la malade fut prise de diarrhée, puis de fièvre hectique, et succomba plusieurs semaines après l'ouverture de l'abcès iliaque. Il nous fut impossible de faire l'examen nécroscopique. Le fait est regrettable, car nous aurions pu nous assurer de la sorte, si, ce qui est infiniment probable, l'abcès périnéphrique avait fusé par la fosse iliaque. On comprend en effet que le pus réuni autour du rein puisse, en suivant le muscle psoas, parvenir dans le tissu cellulaire de la fosse iliaque, au-dessous de l'aponévrose.

D'autres fois il peut arriver que le pus filtre à travers les mailles de l'aponévrose pour envahir le tissu cellulaire qui double le péritoine des régions rénale et iliaque ; et dans ce cas l'abcès n'est point en contact immédiat avec le muscle iliaque. L'anatomie rend parfaitement compte de la position sus ou sous-aponévrotique des abcès de cette région ; toutefois il faut remarquer que de nombreux pertuis aponévrotiques permettent au pus situé au-dessous de l'aponévrose iliaque d'envahir le tissu cellulaire sous-péritonéal.

Avant d'abandonner cette partie de mon sujet, je dois vous faire remarquer que dans le cas où les abcès périnéphriques ont été compliqués de pleurésie, de pleuro-pneumonie, ce fut toujours du côté correspondant à l'abcès périnéphrique : ainsi dans les observations de MM. Desruelles, Cazalis, Demarquay et Bernutz. Il y a eu là évidemment pleurésie ou pleuro-pneumonie de voisinage.

D'autres causes peuvent encore être invoquées dans la formation des abcès autour du rein. Vous savez, messieurs, que la douleur, conséquence le plus souvent de l'inflammation, peut devenir à son tour l'occasion d'une fluxion inflammatoire. La névralgie sus-orbitaire de cause palustre, je vous le rappelais il y a un instant, est souvent accompagnée d'une hypérémie de la conjonctive en même temps que de la sécrétion abondante des larmes. La congestion oculaire, si elle dure un certain temps, amène une sécrétion abondante de mucus des glandes palpébrales, et, si cette congestion dure plus longtemps encore au grand angle de l'œil affecté, vous constaterez la présence d'une certaine quantité de muco-pus. La douleur peut donc, sans aucune lésion locale primitive, devenir l'occasion et la cause d'une inflammation qui disparaîtra aussitôt que par un traitement général spécifique on aura modifié l'intoxication palustre. Il est donc bien évident que, dans ce cas particulier, l'élément douleur peut déterminer une inflammation oculaire. De même les névralgies dentaires déterminent souvent des fluxions dans les tissus voisins. De même encore certaines névralgies du col utérin, qui ne peuvent être rattachées à aucune lésion organique de l'utérus, déterminent, lors de chaque crise, une sécrétion des follicules du col et des inflammations chroniques de la muqueuse utérine. Nous avons vu comment une intoxication palustre, c'est-à-dire une cause générale pouvait faire l'inflammation, nous avons vu aussi que la névralgie de cause locale pouvait amener le même résultat. Vous trouverez dans la science d'autres observations où la douleur a déterminé à distance un travail inflammatoire. Dupuytren racontait dans ses leçons cliniques qu'ayant compris une des branches du plexus brachial dans la ligature de l'artère axillaire, il avait constaté à l'autopsie du malade un abcès du cerveau, et il était disposé à admettre que, dans ce cas particulier, la douleur aiguë et persistante éprouvée par le malade, lors de la ligature artérielle, avait été la cause déterminante de l'abcès cérébral. Cependant l'explication me semble ici tant soit peu hypothétique.

De même la douleur pourra nous rendre compte de la formation de certains abcès périnéphriques. Il n'est pas rare, en effet, après de violentes coliques néphrétiques, de constater des abcès autour des reins, dont l'ouverture vient démontrer que la formation du pus ne pouvait être la conséquence d'une fistule urinaire, de même que l'examen des urines avait déjà établi qu'il n'existait point de néphrite purulente. On ne peut donc pas admettre, dans ces cas, qu'il y ait eu propagation de l'inflammation du rein au tissu cellulaire ambiant, il faut bien accorder une grande part à l'élément douleur dans la formation de ces abcès. De même encore une douleur vive de la vessie peut amener des abcès autour du rein. A la fin de l'année 1862, j'étais appelé en consultation par M. le docteur Mac Carthy, près d'une dame qui depuis deux ans se plaignait d'une irritabilité vésicale fort incommode. Les besoins d'uriner étaient impérieux et déterminés par la présence de quelques gouttes d'urine dans la vessie. Le 4 octobre 1862, cette dame avait porté une robe très serrée qu'elle avait conservée quelques heures seulement. Le 5 octobre, elle prend le lit et se plaint d'une douleur vive dans le flanc droit; la douleur s'étend jusqu'à la région lombaire. Il n'y a pas de fièvre; depuis trois jours il n'y a pas de garde-robes. Le 8 octobre, apparition des règles; elles ne durent que vingt-quatre heures. La douleur du flanc droit persiste. Pendant huit jours, les douleurs locales vont en augmentant : la fièvre devient plus vive et chaque jour il y a plusieurs frissons. Des cataplasmes et l'application de sangsues faite à deux reprises n'amènent point de changement; chaque jour on avait eu soin de tenir le ventre libre au moyen de lavements et de pilules apéritives, mais la douleur et la fièvre ne cédaient nullement. Le 15 octobre pour la première fois, mon honorable confrère, en comprimant la région douloureuse, constata la présence d'une tumeur arrondie et dure. Le pouls est fréquent, la peau chaude, les frissons persistent. Ce fut à cette époque que M. Mac Carthy me pria de lui donner mon avis. Comme lui, je constatai la tumeur lombaire et je reconnus à la palpation que les mouvements du foie pendant la respiration étaient indépendants de la tumeur qui restait immobile. Cette tumeur était volumineuse et très douloureuse. M. Mac Carthy et moi nous ne pouvions différer d'avis; c'était bien à un abcès périnéphrique que nous avions affaire. Il n'était point permis, bien que la malade eût été jadis affectée d'hépatite à Bombay, de penser à une tumeur du foie; on ne pouvait non plus s'arrêter à l'hypothèse d'une pérityphlite, parce que le siège de cette dernière inflammation est le plus souvent dans la fosse iliaque; de plus, il n'existait point de douleur du gros intestin et les garde-robes ne présentaient aucune modification importante. Notre pronostic devait être réservé en raison de l'état fébrile et de l'étendue de l'abcès, mais pour nous c'était bien là une périnéphrite, indépendante de toute lésion rénale et probablement symphatique de l'irritabilité habituelle de la vessie. Quant à la cause occasionnelle, elle pouvait être un refroidissement ou une compression violente sur la région lombaire exercée par un corset et une robe trop serrés.

Cependant la tumeur augmente rapidement de volume, les frissons se répètent, il y a inappétence complète, redoublement de la fièvre, et M. Mac Carthy, jugeant le moment opportun pour ouvrir cet abcès, m'appelle de nouveau en consultation avec mon honorable collègue dans les hôpitaux, M. Alph. Guérin. Lors de notre réunion, la tumeur occupe la totalité du flanc droit jusqu'à l'ombilic. La fluctuation est très obscure, mais à la pression la plus légère, la douleur est extrême. Il y a un œdème très marqué de la région lombaire droite. L'hésitation n'était plus possible, il fallait se hâter de donner issue au pus pour ne pas laisser à l'abcès le temps de s'oüvrir dans l'intestin, ou de fuser vers la fosse iliaque correspondante. M. A. Guérin fait une incision de 10 centimètres près du bord externe du sacro-lombaire. Arrivé à une profondeur de 4 centimètres, il dépose le bistouri, et avec l'index de la main droite il pénètre usque dans le foyer d'où s'échappe un torrent de pus infect et bien lié. Pendant quatre jours il y eut encore un peu de fièvre avec frissons, l'ouverture de l'abcès fut agrandie avec le doigt, afin d'assurer l'écoulement facile du pus qui avait conservé une certaine fétidité. Peu à peu le pus diminua de quantité et perdit son odeur. Huit jours après l'ouverture de l'abcès, tous les symptômes s'étaient notablement amendés; la suppuration était très peu abondante, la plaie en voie de cicatrisation, l'appétit revenu. A partir de ce moment, la marche vers la guérison ne fut plus arrêtée. La plaie était complètement fermée le dix-huitième jour après l'opération. On ne trouvait plus trace alors de la tumeur, et à quelques jours de là, la guérison pouvait être regardée comme complète.

Ai-je besoin, messieurs, d'insister sur les principaux symptômes de cette observation? Irritabilité habituelle de la vessie, douleur persistante et progressive de la région lombaire, puis fièvre, bientôt douleur de la région rénale, enfin tumeur et abcès.

A côté de ce fait en voici un autre qui vient encore témoigner de la part de la douleur et de l'irritation de la vessie dans la production des abcès périnéphriques. Dans les derniers mois de l'année 1863, un grand personnage était opéré d'un calcul vésical par Civiale. La lithotritie avait été pratiquée avec succès et le malade avait pu quitter Paris pour aller se rétablir à la campagne. Mais quelques jours après l'opération, l'illustre malade avait commencé à ressentir de la douleur dans la région rénale d'un seul côté. Bientôt survinrent de la fièvre, des frissons et de l'inappétence. Plusieurs chirurgiens furent réunis en consultation et, après avoir constaté qu'il n'existait aucun symptôme de lésion uréthrale, vésicale ou rénale, ils étaient disposés à rattacher la douleur lombaire à une névralgie iléo-lombaire, sympathique des manœuvres de la lithotritie. La douleur persistait déjà depuis plusieurs semaines dans la région du rein, elle s'étendait dans la fosse iliaque du même côté, mais en ce dernier point il n'y avait pas de tumeur et il n'existait pas de signe de psoïtis. Toutefois la fièvre et les frissons persistaient, le malade s'affaiblissait. M. Nélaton fut invité à se joindre aux chirurgiens déjà réunis en consultation. Ayant eu connaissance de tous les symptômes que je viens de vous rapporter et des conditions dans lesquelles ils s'étaient manifestés, le savant professeur explora avec grande attention la région rénale. La palpation y était douloureuse, de plus il existait une légère saillie de la région lombaire, et, bien qu'il ne fût pas possible de percevoir une fluctuation qui était encore très profonde, M. Nélaton n'hésita pas à affirmer qu'il existait un abcès périnéphrique. Une large incision fut pratiquée au niveau du bord externe du carré des lombes, et il s'écoula aussitôt un flot de pus de bonne nature, sans odeur spéciale, sans caillots de sang. Le doigt plongé dans la profondeur de la plaie permit de constater que le siège de l'abcès était bien dans le tissu cellulo-graisseux qui enveloppe le rein. A partir du jour de l'opération, la fièvre céda, puis disparut ainsi que la douleur. Il n'y eut plus de retour des frissons; l'appétit revint de jour en jour et le malade est aujourd'hui parfaitement guéri, bien qu'il ait eu pendant plusieurs semaines une diarrhée qu'on eut grand'peine à combattre. Il n'y avait de lésion ni rénale, ni vésicale. L'abcès n'était donc très probablement que la conséquence d'une irritation qui de la vessie avait retenti sympathiquement sur le tissu cellulo-graisseux périnéphrique.

Enfin, messieurs, je veux emprunter au traité de Chopart une observation qui me paraît très intéressante, parce qu'elle prouve une fois de plus le rôle de la douleur dans la production des abcès qui se font autour du rein : « J'ai vu un homme, dit Chopart[1], à qui on avait amputé le » testicule gauche carcinomateux. Le malade n'éprouva aucun accident » jusqu'au trente-deuxième jour de l'opération, qu'il eut un frisson con- » sidérable, et se plaignit, pour la première fois, de chaleur et d'élance- » ments dans les reins. La plaie, dont la cicatrice s'achevait, devint pâle » et sèche, la fièvre continue ; le lendemain le ventre fut tendu ; le malade » eut des nausées, fut très agité la nuit et mourut le surlendemain. J'as- » sistai à l'ouverture de son corps. Il y avait un abcès dans le tissu adi- » peux du rein gauche, le pus était séreux et fétide, le tissu cellulaire » des vaisseaux spermatiques était infiltré de la même matière ; il parut » aussi deux petits foyers de suppuration dans le bassin du même côté. » Comme on avait compris tout le cordon spermatique dans l'anse de » la ligature pour arrêter l'hémorrhagie, au lieu de lier seulement l'ar- » tère spermatique, on pensait que cette ligature pouvait avoir donné lieu » à cette suppuration, par l'irritation qu'elle avait causée dans le tissu » cellulaire du bassin et des lombes de ce côté, et dont le malade avait » donné des signes au moment où la ligature fut serrée, en se plaignant » d'une *douleur aiguë vers le rein gauche, laquelle a subsisté plusieurs* » *heures*. Toutes les autres parties du corps étaient saines. »

Il serait assurément bien difficile de trouver dans les annales de la science une observation où le rôle de la douleur fût plus nettement accusé. Et l'on ne peut croire ici ni à une phlébite, ni à une infection purulente, car d'une part, ce qui se trouvait sur le trajet du cordon n'était point dans les veines, et d'autre part, il n'y avait en aucun point d'abcès métastatique. Dans ce cas la douleur nous paraît avoir déterminé une irritation sur le trajet du cordon et retenti, si je puis ainsi dire, sur le tissu cellulaire du rein, de même que nous voyons souvent l'irritation uréthrale dans les observations de gonorrhée retentir sur les articulations et donner lieu à l'arthrite blennorrhagique. Il faut bien reconnaître alors qu'il existe une irritation spéciale qui, dans la blennorrhagie, pourra faire l'arthrite blennorrhagique ; de même qu'on peut admettre que l'irritation de la vessie, du cordon spermatique, pourra se porter sympathiquement sur le tissu cellulo graisseux périnéphrique.

Je dois maintenant vous dire qu'il est des cas où la périnéphrite ne peut même être rapportée à aucune des causes que nous venons d'étudier. Ainsi, chez notre malade du n° 2 de la salle Saint-Bernard, il nous a été impossible de reconnaître la cause de la périnéphrite ; il en était ainsi d'un malade près duquel M. Cavasse m'appelait en consultation dans le mois d'octobre 1861, et dont voici l'observation résumée : M. X... est

1. Chopart, *Traité des maladies des voies urinaires*, Paris, 1821.

âgé de trente-cinq ans et a conservé une certaine faiblesse générale à la suite d'une fièvre typhoïde grave; cependant il se livre activement à sa profession. Ce fut au retour d'une partie de chasse, où la marche avait été poussée jusqu'à la fatigue, que M. X... se plaignit pour la première fois de douleurs dans la région lombaire gauche. On pensa qu'il n'existait là qu'un lombago, et l'on en trouvait la raison dans la fatigue éprouvée et dans l'humidité du temps. La douleur se produisait chaque fois que le malade voulait fléchir son corps en avant. Il n'y avait point de fièvre, point de frissons et l'appétit était conservé; M. X... continuait à vaquer à ses occupations ordinaires. Cependant la douleur persistait, et huit jours après sa première visite, lorsque le docteur Cavasse examina de nouveau la région douloureuse, il constata, non sans étonnement, la présence d'une tumeur dans la région lombaire gauche. Là, en effet, on remarquait une légère rougeur de la peau avec empâtement du tissu cellulaire; les doigts, en cherchant à limiter la tumeur, reconnaissaient qu'il y avait de la dureté dans une étendue de 7 à 8 centimètres; la tumeur pouvait avoir le volume d'un œuf et faisait saillie au-dessous de la peau; elle était distante de 5 à 6 centimètres de la colonne vertébrale. Quinze jours plus tard, la tumeur devint plus saillante et l'empâtement augmenta ainsi que la rougeur; le malade éprouvait des élancements; et la palpation permit de reconnaître une fluctuation obscure et profonde. — Notez, messieurs, qu'il n'y avait point encore eu de fièvre et que l'appétit était conservé. Ce fut alors que M. Cavasse demanda mon conseil; je constatai tous les signes d'un phlegmon profond dans la région lombaire. L'âge du malade, son état de santé habituel, l'absence de toute lésion dans le tissu osseux des côtes, de la colonne vertébrale et du bassin, ne permettaient guère de penser à un abcès froid par congestion. De plus, la douleur de la région, la rougeur de la peau, l'empâtement du tissu cellulaire, tout dénotait l'existence d'une inflammation aiguë, et si la fluctuation n'avait pas été plus rapidement appréciable, c'est que l'abcès était profondément situé. Quels étaient le siège primitif et la cause de cette inflammation? Il n'y avait point eu de douleur intra-abdominale, jamais de coliques néphrétiques, les urines ne présentaient point de modification notable, le rein ne pouvait donc être mis en cause; d'une part, le malade n'avait point reçu de coup dans cette région, il était donc bien difficile de déterminer la cause de cet abcès; mais la douleur du début, sa persistance dans la région lombaire, la tuméfaction et la chaleur de cette région indiquaient assez que le mal y avait eu son point de départ; et, si le rein était mis hors de cause, ainsi que tout traumatisme direct, on n'en devait pas moins supposer que le tissu cellulo-adipeux périnéphrite était le siège de la suppuration, et que l'on avait affaire à une périnéphrite primitive. Tel fut mon avis lorsque je vis le malade pour la première fois avec M. Cavasse; toutefois j'engageai mon honorable confrère à différer l'ouverture de l'abcès jusqu'au jour où la suppuration serait plus superficielle. Dans les premiers jours de novembre, c'est-à-dire cinq à six semaines après le début de l'affection, M. Cavasse ouvrit l'abcès. Il s'écoula un verre de pus non fétide, mêlé de sang. Les parois du foyer étaient dures, la cavité du foyer présentait des anfractuosités nombreuses. L'ouverture de l'abcès fut maintenue béante avec une mèche de charpie, le pus s'en écoula facilement; des injections de teinture d'iode furent pratiquées pour modifier les parois du foyer, et ce ne fut que vers le milieu de janvier 1862 que la guérison fut complète.

Cette observation est intéressante à plus d'un titre; d'abord parce qu'elle établit l'existence d'une périnéphrite primitive sans autre cause appréciable qu'une marche forcée par un temps humide, puis parce qu'elle nous apprend qu'un phlegmon profond périnéphrique peut se développer lentement sans déterminer les symptômes généraux que l'on observe ordinairement en pareille circonstance.

Les phlegmons périnéphriques peuvent encore reconnaître d'autres causes.

Je vous ai dit, messieurs, dans une précédente conférence, combien il était fréquent de voir la pleurésie ou l'hépatite après les coliques hépatiques violentes, et je vous ai dit combien communes étaient les adhérences celluleuses qui unissent le foie au diaphragme chez les personnes qui avaient eu naguère de violentes coliques hépathiques. Dans les cas où je vous ai fait voir que la pleurésie du côté droit succédait à ces coliques, j'interprétais ce phénomène en vous disant que l'inflammation du péritoine se communiquait au diaphragme et du tissu du diaphragme à la plèvre. D'un autre côté, je vous rappelais une disposition anatomique fort ordinaire : je veux parler de l'écartement des fibres musculaires du diaphragme, écartement qui met en contact le péritoine et la plèvre diaphragmatiques, lesquels sont accolés l'un à l'autre, séparés seulement par une couche très mince de tissu cellulaire. On conçoit alors avec quelle facilité une phlegmasie du péritoine peut se propager à la plèvre.

Vous allez comprendre maintenant comment l'inflammation de la vésicule biliaire, si ordinaire dans la colique hépatique, peut retentir jusque sur le péritoine qui recouvre le rein droit, et comment cette phlegmasie peut être le point de départ d'un abcès périnéphrique.

La perforation de la vésicule par un calcul, qui le plus souvent produit une péritonite générale, rapidement mortelle, peut, comme dans un cas que je vous ai rapporté et qu'il nous a été donné d'observer dans notre salle Saint-Bernard, déterminer des adhérences entre la vésicule et les parties environnantes, et alors le calcul, s'échappant de son réservoir, tombe dans un tissu cellulaire accidentel qui le surpportera patiemment jusqu'à ce que le contact anomal éveille des phénomènes inflammatoires dans le tissu cellulaire périnéphrique. C'est probablement un cas de ce genre que j'ai pu observer dans la clientèle de mon collègue M. Millard. Nous voyions ensemble une vieille dame atteinte de coliques hépatiques. A la suite d'une colique plus violente et plus longue que les autres, elle eut tous les symptômes d'une hépatite aiguë, avec phlegmasie de la vésicule. La douleur de la région sous-hépatique était extrêmement vive; il y avait de la fièvre et des troubles généraux graves, quand tout à coup la douleur s'étendit à la région du rein droit; il survint une tumeur considérable, des frissons, et bientôt apparurent les signes les plus évidents d'un phlegmon périnéphrique. L'abcès fut ouvert à l'aide d'une double ponction par M. Trélat, et les accidents diminuèrent rapidement.

Nous supposâmes qu'une inflammation de la vésicule biliaire avait permis l'établissement d'adhérences entre le péritoine cholécystique et celui qui recouvre les intestins et qui s'étend au-dessus du rein; qu'un calcul s'était échappé dans ce tissu cellulaire adventice, et que l'inflammation s'était propagée au tissu périnéphrique. Ce n'était là sans doute qu'une hypothèse; mais ce qui n'en était pas une, c'est que la colique hépatique et l'inflammation consécutive de la vésicule et du péritoine avaient été l'occasion du développement d'un phlegmon du tissu cellulaire qui enveloppe le rein.

Les symptômes des abcès périnéphriques diffèrent suivant qu'ils succèdent à une maladie du rein ou qu'ils surviennent sous l'influence d'une autre cause. Dans le premier cas, les symptômes de la périnéphrite auront été précédés des douleurs spéciales de la colique néphrétique; il y aura eu néphrite calculeuse, et quelquefois on aura constaté dans les urines la présence de graviers, de calculs. Dans certains cas, il y aura eu hématurie, et si l'inflammation a envahi les calices et le bassinet, l'urine pourra laisser déposer une plus ou moins grande quantité de pus. S'il survient alors de la douleur avec tuméfaction, rougeur et empâtement de la région lombaire, il sera tout naturel de rapporter le travail inflammatoire périnéphrique à la lésion du rein.

Mais le plus souvent il n'en est point ainsi, et la périnéphrite est indépendante de toute lésion rénale. Dans ces cas, c'est tout à coup, et à la suite de causes très variables, que le malade accuse une douleur profonde, diffuse, aiguë ou sourde, dans la région lombaire. Cette douleur spontanée, avec élancements quelquefois, est toujours augmentée par la pression et surtout lorsqu'on cherche à comprendre la région douloureuse entre les deux mains. La douleur peut quelquefois disparaître pour un temps variable, quelques semaines, quelques mois, et attendre une nouvelle cause déterminante pour se montrer de nouveau. Ordinairement cependant il n'en est point ainsi, la souffrance est persistante et augmente jusqu'au jour où le pus est évacué. Cette douleur est toujours un symptôme d'une grande importance, parce que pendant plusieurs jours, plusieurs semaines, elle est le seul phénomène local; déjà, toutefois, des troubles généraux démontrent que la souffrance a une raison organique, les malades ont de la fièvre continue avec paroxysme et frisson dans la soirée. Chaque jour le malade est pris d'un frisson suivi de chaleur et de sueur. Bientôt les malades perdent l'appétit, maigrissent rapidement, ils ont parfois des vomissements au début du paroxysme fébrile et presque toujours il existe une constipation opiniâtre.

Pendant un temps variable, de huit à quinze jours, les malades n'offrent donc, comme symptômes, que la douleur locale, la faiblesse générale et la fièvre avec paroxysme quotidien. Puis, se manifestent d'autres signes locaux de la phlegmasie profonde; la région, de plus en plus douloureuse à la pression, devient le siège d'un empâtement plus ou moins étendu : en même temps, l'échancrure costo-iliaque s'efface, et, le malade étant dans le décubitus dorsal, si le médecin plonge sa main sous la région lombaire, il perçoit par le toucher, comme bientôt par la vue, une saillie plus ou moins marquée; et si en même temps il place l'autre main sur la région antérieure et correspondante, il constate entre ses deux mains une tumeur profonde se continuant avec le tissu cellulaire sous-cutané. Cette tumeur est immobile lorsque l'on commande au malade de grands mouvements de respiration, et l'on acquiert alors la certitude qu'elle est indépendante du foie, qui s'abaisse et s'élève à chaque mouvement d'inspiration et d'expiration. L'empâtement de la région lombaire est accompagné souvent d'œdème, et cet œdème peut s'étendre à la région dorsale et à la région fessière; en même temps il y a quelquefois un peu de rougeur à la peau. Cette rougeur est érysipélateuse dans le cas où la phlegmasie s'étend au tissu cellulaire de la région. A partir du moment ou ces signes locaux de l'inflammation existent, on peut constater une fluctuation assez nette ; cependant cette fluctuation est presque toujours profonde, et il faut une grande habitude pour bien la reconnaître ; quelquefois même elle ne peut être que soupçonnée par le fait complexe de l'œdème, de l'empâtement de la région et des symptômes généraux. En effet, à partir du moment où le pus se forme, il y a recrudescence de la fièvre; le pouls prend une certaine ampleur, il devient plus dur, plus résistant, et le malade accuse des frissons multiples. Dans ces circonstances, l'indication d'intervenir est très nette, il ne faut pas hésiter à donner issue au pus; si l'on tarde à pratiquer une ouverture, le pus pourra fuserdans la fosse iliaque et jusque dans l'articulation coxo-fémorale, en compromettant l'existence du malade.

S'il est vrai que le travail inflammatoire périnéphrique a quelquefois pour résultat l'enkystement partiel du foyer purulent, c'est-à-dire que le phlegmon reste limité à la couche adipeuse périnéphrique, et n'a d'autre tendance que de se porter au dehors vers la région lombaire, d'autres fois le travail inflammatoire gagne le tissu cellulaire des régions voisines et peut envahir le tissu cellulaire sous-diaphragmatique, quelquefois même il franchit cette barrière pour se porter vers la plèvre ou vers le poumon, et y détermine les signes de la pleurésie et de la pneumonie. Tels sont les modes de terminaison ou les complications qui peuvent résulter d'une trop longue abstention chirurgicale. C'est ce qu'ont pu observer MM. Demarquay, Cusco, Cazalis et Bernutz. Quelquefois même le pus pénètre jusque dans les bronches : ainsi Rayer[1] a publié une observaion de vomique qui n'avait d'autre origine qu'un vaste abcès périnéphrique.

Plus souvent le travail inflammatoire envahit la fosse iliaque, alors les malades accusent de la douleur en cette région ; et si l'on ne donne point issue au pus, on voit bientôt la tumeur faire saillie au-dessus du ligament pour se montrer à la base du triangle de Scarpa. Dans ce dernier cas, le pus a suivi la gaîne des vaisseaux iliaques et fémoraux ; d'autres fois le muscle psoas-iliaque sert de guide au pus, qui se porte vers le petit trochanter, et peut, comme nous l'avons vu, envahir l'articulation coxo-fémorale.

Je vous ai déjà dit, messieurs, que le tissu cellulaire du petit bassin pouvait être envahi par le travail phlegmasique qui avait eu son point de départ dans la région du rein. Chez une de nos malades de la salle Saint-Bernard, vous avez constaté que le pus de la région rénale, après avoir fusé dans la cavité pelvienne, s'était vidé dans la vessie et dans le vagin. Cette même malade avait présenté un abcès périnéphrique double, celui du côté droit s'était terminé par résolution. Dans les cas où le pus a fusé au loin, il détermine des dégâts si considérables, et donne lieu à des suppurations de si longue durée, que presque toujours la mort est la terminaison de ces abcès pérégrinateurs. Il est donc indiqué d'ouvrir les abcès périnéphriques aussitôt que les signes locaux et les symptômes généraux ne vous permettent plus de douter de leur existence. Nous avons vu, messieurs, que l'issue du pus par le vagin ou par la vessie pouvait être un mode heureux de terminaison, mais il n'en est pas toujours ainsi, et lors même que l'ouverture spontanée se fait par le côlon, la terminaison peut être funeste, ainsi que le démontre l'autopsie de la malade du service de M. Cruveilhier, dont l'observation a été rapportée par M. Parmentier.

Je ne connais qu'un fait probable d'ouverture spontanée d'abcès périnéphrique dans le péritoine ; peut-être en est-il de rares exemples dans les annales de la science, et de cette rareté il vous sera facile de vous rendre compte, si vous voulez vous rappeler les rapports de l'enveloppe adipeuse du rein avec les organes voisins et avec le péritoine. Le foyer périnéphrique a le plus souvent son siège en arrière du rein ; il est dans ces cas séparé du péritoine par le rein lui-même ; d'une autre part, le

1. Rayer, *Traité des maladies des reins*, Paris, 1839-1841.

côlon est en rapport avec la face antérieure du rein, et augmente aussi la distance qui existe entre le tissu cellulaire enflammé et le péritoine; enfin si l'inflammation a de la tendance à se rapprocher du péritoine, elle détermine une péritonite, et celle-ci a pour conséquence le dépôt de pseudo-membranes qui augmentent l'épaisseur de la membrane séreuse. Les autopsies démontrent que le pus, dans ces circonstances, fuse au-dessous de la séreuse et ne la perfore point.

Permettez-moi quelques remarques encore sur la marche des abcès périnéphriques, et je parlerai ensuite du diagnostic différentiel de ces abcès. Le plus souvent, avons-nous vu, le foyer purulent se porte vers la région lombaire, le travail inflammatoire gagne de proche en proche les différents tissus et arrive jusque dans le tissu cellulaire sous-cutané. Mais il peut se faire, si l'on tarde à ouvrir ces abcès, qu'ils dissèquent le tissu cellulaire sous-cutané et s'étendent dans la région fessière.

Au n° 8 de la salle Sainte-Agnès se trouvait, en l'année 1861, un homme de trente-quatre ans qui, lors de son entrée à l'hôpital, présentait un vaste phlegmon des régions dorsale et lombaire du côté gauche. Cet homme avait de la fièvre, une perte absolue d'appétit; une rougeur érysipélateuse recouvrait toute la région envahie par le phlegmon. Ce malade, qui souffrait depuis six semaines d'une douleur lombaire, racontait que l'année précédente et pour la même affection, il était resté trois mois à l'hôpital Saint-Antoine, dans le service de notre regretté collègue Aran. Interrogé avec soin et à plusieurs reprises, le malade affirmait qu'il n'y avait point eu d'incision faite, il était sorti de l'hôpital sans être guéri, et ce n'était que quatre mois après sa sortie qu'il avait pu reprendre son travail. Il ajoutait qu'il ne savait comment sa tumeur avait disparu; le mieux seulement avait eu lieu peu à peu, et jamais à aucune époque de sa vie, prétendait-il, il n'avait eu de coliques néphrétiques, et n'avait rendu de calculs ni de graviers dans ses urines. Il fallait donc, en l'absence de renseignements positifs, nous contenter de constater l'état du malade au moment de son entrée salle Sainte-Agnès. La douleur, avons-nous dit, datait de six semaines; depuis le début il y avait eu de la fièvre, et peu à peu la région lombaire, puis les régions dorsale et fessière étaient devenues le siège d'une immense tumeur phlegmoneuse. La palpation était très douloureuse; cependant en un point plus saillant et qui correspond à la région lombaire, on constatait de la fluctuation; la tumeur faisait saillie dans la cavité abdominale et s'étendait, d'une part, du foie à la fosse iliaque, et d'autre part jusqu'à l'ombilic. Il y avait là très certainement un vaste foyer de pus. L'ouverture fut faite dans la région lombaire et donna issue à une quantité considérable d'un pus horriblement fétide, de couleur jaune verdâtre, avec écoulement de sang mélangé au pus. On recueillit la valeur de deux litres de ce pus fétide, et pendant plusieurs jours il s'en écoula encore une très grande quantité sur les cataplasmes qui enveloppaient la région malade. Grand soulagement après l'ouverture du foyer; la fièvre diminue à partir du troisième jour, la coloration érysipélateuse disparaît, et les parois du foyer reviennent rapidement et progressivement sur elles-mêmes; cependant dans la région iliaque externe existait un second foyer qui s'ouvrit spontanément, il renfermait du pus de même nature que celui du foyer lombo-abdominal, un stylet promené avec ménagement dans le second foyer permit de reconnaître que l'os iliaque ne présentait point d'altération. Peu à peu, toutes les parties affectées se détergent, la fièvre disparaît, l'appétit revient, et à la grande satisfaction de tous ceux qui avaient constaté l'étendue de l'affection, le malade se rétablit complètement en trois semaines.

Quel enseignement tirer de cette observation malgré ses lacunes? D'abord, que le phlegmon peut s'étendre beaucoup dans la cavité abdominale sans rompre le péritoine, sans se porter dans la fosse iliaque, ni se vider dans le gros intestin. Enfin, lorsque l'abcès a, de proche en proche, envahi les tissus qui lui permettent de se frayer une issue à l'extérieur, il peut décoller ces tissus couche par couche et donner naissance à un phlegmon sous-cutané ou intermusculaire, ainsi qu'il est arrivé chez notre malade. Le même fait démontre encore que, du même côté, à plusieurs mois d'intervalle, deux phlegmons peuvent se développer dans la même région périnéphrique. Cette récidive du même côté semblerait indiquer la persistance d'une cause locale, ainsi que cela a été noté par d'autres observateurs; mais il nous a été impossible de reconnaître chez notre malade la présence de calculs dans le rein; d'ailleurs, le malade affirmait qu'à aucune époque il n'avait observé de modification importante dans ses urines et que jamais il n'avait éprouvé de coliques néphrétiques.

Ce qui ne veut pas dire que des calculs ne puissent séjourner longtemps dans le parenchyme rénal sans avoir jamais été l'occasion de douleurs aiguës : ainsi Antoine Pozzi, cité par M. Rayer[1], parle d'un homme dont le rein droit, gros comme la tête d'un enfant de deux ans et pesant deux livres et demie, contenait un calcul dont la pointe avait transpercé les parois du rein, occasionné la gangrène et un abcès profond. L'autre rein contenait au moins cent petits calculs. « Sed quod mirum est, » dit Pozzi, « toto tempore vitæ nunquam conquestus est dedoloribus nephre-
» ticis, calculis, urinis sabulosis aut difficulter vel diminute fluentibus. » En présence de semblables faits, il est donc permis de supposer que notre malade pouvait à la rigueur avoir des calculs qui étaient devenus la cause des abcès périnéphriques.

Nous avons vu l'abcès périnéphrique donner parfois naissance à un phlegmon lombaire très étendu; d'autres fois on constate, en même temps que ces collections purulentes qui décollent les tissus de la région lom-

1. Rayer, *Traité des maladies des reins*, t. III, p. 35.

baire, un emphysème de toute la région dorsale. Deux fois j'ai eu occasion d'observer cette complication, les abcès furent ouverts, et l'incision donna issue à du pus et à des gaz fétides. Chez l'un des malades, il y avait communication du foyer purulent avec l'intestin; le malade rendait du pus avec les matières fécales, et, lors de l'incision de l'abcès, il s'était écoulé des matières jaunâtres qui certainement provenaient de l'intestin. Les rapports du côlon avec les abcès périnéphriques rendent compte de ces complications.

Nous arrivons, messieurs, à l'importante question du diagnostic des abcès périnéphriques. Trois éléments morbides doivent servir de base à l'établissement du diagnostic : ces éléments sont la douleur, la tuméfaction de la région lombaire et la fièvre. — Au début des phlegmons périnéphriques, il existe seulement de la douleur lombaire et de la fièvre. Ce n'est guère que quand la douleur existe du côté droit, en même temps qu'un état fébrile continu avec paroxysme quotidien et prostration des forces, qu'on pourrait, un moment, songer à une fièvre typhoïde; mais la marche de la maladie et l'absence des autres symptômes propres à la dothiénenthérie ne permettent pas que l'erreur soit de longue durée.

La néphralgie simple ne produit ordinairement pas de fièvre; non plus que la douleur du lumbago qui le plus souvent existe dans les deux masses sacro-lombaires. Au contraire, la durée de la douleur, ses caractères et la possibilité de la déterminer par la pression dans les cas d'inflammation périnéphrique; de plus la persistance de la fièvre avec paroxysme, permettent, dans quelques cas, de poser le diagnostic probable d'un phlegmon dès sa première période.

Quant à la néphrite et à la pyélo-néphrite calculeuses, elles sont ordinairement précédées de coliques néphrétiques, elles peuvent être accompagnées de fièvre, d'un état saburral avec vomissements et douleurs dans la région lombaire, exaspérées par la pression; mais l'examen des urines, qui souvent sont albumineuses, lors des crises, et le soulagement immédiat déterminé par l'arrivée du calcul dans la vessie, démontrent que la lésion était limitée au rein et aux organes excréteurs de l'urine. Toutefois, le diagnostic deviendrait plus difficile dans le cas de pyélo-néphrite avec tumeur de la région lombaire, si l'examen plusieurs fois répété des urines ne démontrait dans ce liquide l'existence continue ou intermittente d'une quantité variable de pus. Il est des cas, cependant, où le diagnostic de la pyélo-néphrite avec tumeur est plus difficile encore : je fais allusion en ce moment aux observations où il a été constaté par l'autopsie qu'un calcul engagé dans l'uretère faisait obstacle au passage du pus. L'examen des urines dans ces cas était négatif; mais il convient de remarquer qu'alors la distension du bassinet et des calices peut devenir une cause d'abcès périnéphrique, parce que l'inflammation se propage au tissu cellulo-graisseux ambiant, ou bien parce qu'il se forme une fistule borgne qui amène l'épanchement du pus et de l'urine dans l'enveloppe adipeuse du rein, et bientôt on observe tous les signes de l'abcès périnéphrique proprement dit.

Voici, messieurs, une observation d'abcès périnéphrique chronique avec pyélo-néphrite, qui vient à l'appui des considérations précédentes. Je dois cette observation à l'obligeance de M. Demarquay. — Un homme d'une trentaine d'années, qui avait eu autrefois des coliques néphrétiques et avait rendu de petits calculs urinaires, éprouvait de la douleur dans la région lombaire droite depuis quatre à cinq ans. Lorsque mon honorable confrère vit le malade pour la première fois, vers la fin de juillet 1864, il constatait, dans l'hypochondre et le flanc du côté droit, une énorme tumeur qui avait pour limites le foie, la fosse iliaque et la ligne blanche. Cette tumeur faisait surtout saillie sur la paroi abdominale antérieure, l'échancrure costo-iliaque était effacée, mais la région lombaire ne présentait ni déformation ni œdème. Le foie paraissait hors de cause, le malade n'avait jamais éprouvé de douleur dans la région occupée par la glande hépatique, jamais il n'y avait eu d'ictère. La tumeur était fluctuante, les urines laissaient déposer une notable quantité de muco-pus, enfin les coliques néphrétiques étaient suivies de l'excrétion de calculs urinaires; tous ces faits conduisaient le chirurgien à penser que la tumeur fluctuante était un abcès développé autour du rein. M. Demarquay pratiqua l'ouverture de l'abcès, en appliquant de la potasse caustique sur le point le plus saillant de la tumeur. Il s'écoula une grande quantité de pus pendant plusieurs jours; puis, peu à peu, la tumeur diminua de volume, ses parois revinrent sur elles-mêmes, et il y avait lieu d'espérer une guérison prochaine, lorsque le malade fit quelques imprudences aux fêtes du 15 août, et il succomba, après avoir présenté les symptômes d'une péritonite suraiguë. L'autopsie démontra que l'abcès était bien situé autour du rein; ce dernier organe présentait à sa surface les traces d'une inflammation chronique. Les calices, le bassinet et l'uretère étaient remplis de pus, mais il fut impossible de découvrir aucune trace de fistule urinaire; le pus pouvait s'écouler goutte à goutte dans la vessie; on ne trouva point de calcul en aucune partie de l'appareil urinaire. Les parois de l'abcès étaient formées par tous les organes qui étaient en rapport avec le foyer purulent et par le péritoine doublé de produits inflammatoires. Les adhérences établies par le caustique entre la paroi du foyer et la paroi abdominale n'avaient point été rompues. Il existait bien une péritonite, mais on ne put constater de communication entre le foyer et la cavité du péritoine.

Cette observation est un bel exemple d'abcès périnéphrique chronique, très probablement consécutif à une pyélo-néphrite, laquelle avait eu elle-même pour cause première une inflammation calculeuse du rein.

Je ne crois pas, messieurs, devoir insister longuement sur le diagnostic différentiel de l'abcès périnéphrique avec l'hydronéphrose et le cancer du rein. Dans ces deux dernières maladies, il est vrai qu'il y a tumeur de la région lombaire et de la région abdominale; mais ces deux affections ont une marche essentiellement chronique, elles ne sont point accompagnées de fièvre, et, si dans l'hydronéphrose il y a fluctuation, on peut quelquefois reconnaître l'état bosselé du rein. De plus, si dans le cancer du rein il y a douleur, la dureté de la tumeur et de fréquentes hématuries nous permettront d'éviter toute erreur.

Je vous ai déjà dit comment on pouvait par la palpation distinguer les tumeurs du foie de celle du rein droit, en faisant de grands efforts d'inspiration; en effet le foie se meut alors, entraînant avec lui les tumeurs qui siègent dans son parenchyme, tandis que lors des mêmes mouvements les tumeurs rénales restent immobiles. Quant aux tumeurs de la rate, leur saillie est tellement marquée qu'il n'est guère possible, même lorsqu'elles sont très volumineuses, de les confondre avec des tumeurs lombaires. La pérityphlite, les tumeurs stercorales du gros intestin et les abcès stercoraux me paraissent devoir être une cause d'erreur de peu de durée; en effet, l'inflammation du cœcum ou de l'appendice iléo-cœcal qui se termine par un abcès de la fosse iliaque ou du petit bassin a un siège tellement limité qu'il n'y a point d'erreur possible, si ce n'est dans les cas où la périnéphrite aurait été latente et où l'inflammation, se propageant de la fosse iliaque à la région lombaire, aurait tardivement déterminé les signes d'une néphrite; ajoutez que, dans ces cas, l'abcès ne donnera pas seulement issue à du pus d'odeur stercorale, mais encore à une certaine quantité de gaz intestinaux. Quant aux tumeurs stercorales du gros intestin, elles siègent dans le côlon ascendant ou descendant, où elles se sont formées par suite d'une longue atonie de l'organe, et il est rare que la palpation n'y reconnaisse pas une mollesse qui ne peut laisser de doute sur la nature de la tumeur; d'ailleurs des purgatifs font disparaître la tumeur, et avec elle toute hésitation.

Je n'ai point à insister sur le diagnostic des complications des abcès périnéphriques; il me suffira de vous rappeler le mode de terminaison possible de ces abcès, soit qu'ils se propagent de haut en bas, soit qu'ils le fassent de bas en haut; dans le premier cas, s'ils fusent vers la fosse iliaque et le petit bassin, ils peuvent donner lieu au psoïtis et s'ouvrir dans la vessie et le vagin; dans le second cas, ils peuvent devenir l'occasion d'une diaphragmite, d'une pleurésie et d'une pneumonie. Je termine en vous recommandant, toutes les fois que vous constaterez une tumeur de la région lombaire, de ne pas oublier que le point même où l'abcès lombaire profond vient faire saillie sous la peau, il peut se produire cette hernie de l'intestin à laquelle Jean-Louis Petit a attaché son nom. Dernièrement encore une erreur allait être commise et le chirurgien aurait incisé l'intestin, si, avant de procéder à l'ouverture de l'abcès que l'on croyait exister, l'opérateur n'eût pas essayé de réduire la tumeur.

Je n'ai aussi longuement insisté sur l'étude des abcès périnéphriques que parce que les médecins, plus souvent que les chirurgiens, sont consultés pour les douleurs lombaires; il importait donc de vous donner de ces phlegmons profonds de la région rénale une description détaillée qui vous permît, dès le début, d'en soupçonner l'existence, d'en prévoir la marche et d'en rechercher l'étiologie. Si j'ai insisté sur les causes des phlegmons périnéphriques, c'est qu'il importe dès le début de savoir si le phlegmon est primitif ou consécutif à une lésion du rein. Dans le premier cas, le pronostic sera presque toujours favorable, surtout si de bonne heure vous avez reconnu la présence du pus dans la région lombaire et que vous lui ayez donné issue. Le pronostic, au contraire, est toujours très grave, si le travail inflammatoire périnéphrique a pu, par suite de vos temporisations, progresser vers la fosse iliaque ou vers le diaphragme. Il est très grave encore lorsque l'abcès périnéphrique est consécutif à une pyélo-néphrite calculeuse, bien que des observations démontrent que les calculs des reins ont pu, après un temps variable, se frayer une issue par l'ouverture même de l'abcès; mais alors, pendant de longues années, peuvent subsister des fistules urinaires qu'il faut bien se garder de vouloir guérir, car, en les fermant, on exposerait le malade aux accidents de nouvelles inflammations.

Je vous ai dit, messieurs, pourquoi les abcès périnéphriques étaient autant du domaine du médecin que du chirurgien; je vous dois donc les conseils de mon expérience pour le traitement des phlegmons et abcès périnéphriques.

Nous avons vu que le phlegmon peut se terminer par résolution ; aussi, au début de l'affection, devrez-vous tenter d'obtenir ce résultat; efforcez-vous d'abord de calmer la douleur au moyen de frictions avec les préparations de belladone et d'opium ou par les injections sous-cutanées avec les solutions d'atropine ou de morphine. Vous pourrez aussi avec succès faire appliquer sur la région douloureuse des ventouses scarifiées et de larges vésicatoires volants; en même temps, vous entretiendrez la liberté du ventre avec des purgatifs salins répétés chaque jour et des lavements; les purgatifs, dans ce cas, répondent à une double indication : ils font disparaître la constipation et préviennent la douleur qui serait la conséquence des efforts de défécation; de plus, ils agissent à titre d'antiphlogistiques et aident ainsi à la résolution du phlegmon.

Mais si l'usage de cette médication complexe n'a point enrayé la marche de l'inflammation et que le redoublement de la fièvre avec frissons multiples témoigne de la suppuration du phlegmon, tous vos soins devront tendre à reconnaître le plus tôt possible les signes physiques du travail de suppuration; bientôt vous constaterez un empâtement de toute la région malade, la pression de la main et les moindres mouvements rendront cette douleur aiguë; bientôt aussi la tumeur sera plus saillante vers la région lombaire, et si en ce point il n'y a pas de rougeur, vous pourrez néanmoins constater un œdème localisé qui ne devra point laisser de doute dans votre esprit sur l'existence du pus. Puis vous pourrez percevoir une fluctuation profonde, rendue plus manifeste, si vous embrassez la tumeur entre les deux mains en imprimant en même temps à la masse une petite secousse brusque. Il ne faut pas hésiter alors à donner issue au liquide purulent. Pour atteindre ce but, trois méthodes sont employées.

Chopart, et, dans ces derniers temps, MM. Denonvilliers et Gueneau de Mussy, ont eu recours à l'application des caustiques afin de déterminer des adhérences, d'éviter ainsi la péritonite et les hémorrhagies. Les procédés de cette méthode sont nombreux; l'application du caustique de Vienne, répétée une ou plusieurs fois sur la même place, peut suffire pour ouvrir l'abcès, parce que le travail d'élimination de l'eschare, lorsque cette dernière a été profonde, finit par ouvrir le foyer périnéphrique; alors le pus s'écoule lentement au dehors, et dans quelques cas heureux il peut se vider complètement et la cicatrisation profonde peut s'effectuer en même temps que s'opère la cicatrisation superficielle à la suite de la chute de l'eschare. Mais si ce procédé a de grands avantages il a souvent le très grand inconvénient, suivant moi, d'être d'une extrême lenteur et de donner ainsi au foyer le temps de s'étendre vers la fosse iliaque, vers le diaphragme, ou de se faire jour dans l'intestin. Les partisans de la méthode par les caustiques ont bien compris cet inconvénient : aussi Denonvilliers et Gueneau de Mussy, le deuxième ou le troisième jour de l'application du caustique ont-ils incisé sur l'eschare elle-même pour arriver jusqu'au foyer. Ce procédé mixte, de l'incision et de la cautérisation, a l'avantage de diminuer l'épaisseur des tissus à traverser par le bistouri et de déterminer entre les tissus superposés des adhérences. Mais il laisse subsister les chances d'hémorrhagie, puisque le bistouri peut inciser les vaisseaux des plans profonds que n'a point envahis le caustique. Aussi, pensons-nous qu'il est préférable de faire d'emblée une incision, en ayant soin de diviser couche par couche et de jeter une ligature sur toutes les artères qui auront été divisées par le bistouri. Ce principe une fois accepté, peu importe de faire une incision longitudinale ou transversale; cependant, lorsque la paroi lombaire offrira une grande épaisseur qui rendrait difficile la ligature d'artères profondément situées, il sera plus prudent, après avoir fait l'incision des parties superficielles, de séparer, de déchirer les parties profondes avec une sonde cannelée; de cette façon on n'aura point à craindre la division d'une artère. Il faut encore que l'incision des couches superficielles soit plus large que celle des couches profondes, afin que le pus ne séjourne point dans la plaie et ne décolle pas les tissus de manière à fuser entre les plans aponévrotiques, musculaires et sous-cutanés. Une large mèche de charpie sera introduite à travers la plaie jusque dans le foyer, et si les lèvres de la plaie fournissaient une hémorrhagie veineuse ou capillaire, vous en aurez facilement raison par l'application de quelques lamelles d'agaric. Lorsque l'état général du malade est satisfaisant, et que l'abcès périnéphrique est primitif, bientôt les parois du foyer purulent reviendront sur elles-mêmes, et quinze jours à trois semaines après l'ouverture, vous pourrez obtenir la cicatrisation complète du foyer et de la plaie superficielle. Quelquefois cependant la suppuration persiste plus longtemps, ce qui peut tenir à la difficulté de l'écoulement du pus ou à un état spécial des parois du foyer; dans le premier cas, il ne faudra pas hésiter à débrider l'ouverture profonde, et dans le second cas, à pratiquer des injections détersives dans le foyer à injections qui pourront être répétées matin et soir à chaque pansement, et qui seront composées avec de la teinture d'iode étendue de deux ou trois fois son poids d'eau tiède. L'incision a l'avantage de donner immédiatement issue à une grande quantité de pus; on peut alors aussi reconnaître avec le doigt la position du rein et constater s'il est malade. Il va sans dire que dans les cas où le doigt aurait reconnu la présence de calculs enchatonnés dans le rein, il faudra bien se garder de favoriser la cicatrisation de la plaie chirurgicale; au contraire, on devra entretenir en ce point une fistule qui permettra aux liquides urinaires et purulents de s'écouler au dehors.

La méthode du drainage, à laquelle M. Chassaignac a eu plusieurs fois recours avec succès pour donner issue au pus des abcès lombaires profonds, permet tout à la fois l'écoulement continu du pus et le retrait lent et progressif des parois du foyer; il diminue aussi les chances d'hémorrhagie et semble ne pas favoriser l'infection putride, mais il ne permet guère une exploration complète du foyer et du rein, et devient souvent l'occasion, par la présence des tubes, d'une suppuration qui met un long temps » se tarir.

XCVIII. — DES ABCÈS PÉRI-HYSTÉRIQUES.

Abcès péri-hystériques comprenant les phlegmons du ligament large et la pelvi-péritonite ou orchite de la femme. — Étiologie. — Symptômes et durée de la pelvi-péritonite. — Tumeurs péri-hystériques. — Ouverture spontanée des abcès dans l'intestin, la vessie, le vagin. — Complications. — Diognostic des abcès péri-hystériques. — Traitement préventif des abcès péri-hystériques. — Intervention active seulement dans les abcès iliaques.

MESSIEURS,

Vous savez combien peu j'aime les néologismes et combien surtout il m'est pénible d'être l'auteur de mots nouveaux. J'ai le respect des dénominations anciennes, je dois avouer cependant qu'il m'en coûte de faire usage de mots barbares, tels que ceux qui résultent de l'alliance d'une préposition grecque avec un substantif latin. C'est le reproche que j'adresse au mot *péri-utérin*, employé pour désigner les affections de diverse nature qui ont leur siège autour ou dans le voisinage de l'utérus. C'est là un mot mal forgé, hybride, et je vous propose de lui substituer celui de *péri-hystérique* de (περί et ὑστερα). Ce mot a l'avantage d'être formé de deux mots grecs. Je me hâte d'ajouter toutefois que je n'ai pour cette dénomination aucune faiblesse d'auteur, et que si vous lui préférez le mot de *circum-utérin* que l'on a récemment introduit dans le langage médical, j'accepterai volontiers la dénomination de votre choix.

Cela dit, entrons immédiatement dans notre sujet. En étudiant avec vous, dans cette conférence, les abcès péri-hystériques, nous ne nous occuperons pas seulement des abcès qui ont leur siège autour de l'utérus, mais encore de ceux qui secondairement ont envahi les fosses iliaques et les symphyses sacro-iliaques. Nous devons ainsi étendre les limites de notre étude par suite de l'impossibilité où nous sommes de toujours déterminer d'une façon précise le point de départ, le siège primitif des affections péri-hystériques.

Je suppose, messieurs, que vous avez présents à la mémoire les principaux détails d'anatomie topographique du bassin de la femme. Permettez-moi cependant de vous rappeler à grands traits des particularités anatomiques sur lesquelles nous devons bien nous entendre, sinon il me serait impossible de me faire comprendre facilement, lorsque nous parlerons de la marche des abcès péri-hystériques.

L'excavation pelvienne, qui renferme et protège l'utérus et ses annexes, peut être divisée en deux régions, l'une antérieure, l'autre postérieure.

La limite de ces deux régions est formée par l'utérus lui-même et les ligaments larges. L'utérus, dont l'axe normal est l'axe même du bassin, est suspendu dans l'excavation pelvienne et maintenu dans ses rapports normaux par les ligaments larges et les ligaments *rétro* et *anté-utérins*. Ces derniers, vous le savez, sont formés par des replis du péritoine qui, du rectum et de la vessie, vont s'insérer sur la partie inférieure et latérale du corps de l'utérus. En ces points, la membrane séreuse est renforcée par des fibres de tissu fibreux et musculaire. Quant aux ligaments larges, ils ont la même structure fibro-musculaire que les ligaments anté et rétro-utérins, mais ce sont des ligaments beaucoup plus étendus, de forme quadrilatère, et dont les deux feuillets adossés l'un à l'autre renferment dans leur bord supérieur la trompe, le ligament rond et le ligament ovarien. C'est là surtout que sont nombreuses les fibres du tissu conjonctif et musculaire; c'est encore en ce même point que viennent converger les vaisseaux utéro-ovariens. Le bord inférieur du ligament large prend insertion sur le plancher du bassin. Le bord interne ou utérin est la continuation des feuillets du péritoine qui recouvrent les faces antérieure et postérieure de l'utérus. Ces derniers feuillets laissent entre eux, au point de leur insertion utérine, un espace qui varie avec l'état de vacuité ou de plénitude de l'organe, mais ils sont toujours adhérents aux faces antérieure et postérieure de l'utérus par un tissu cellulaire tellement serré, que la dissection la plus patiente ne peut en ces points détacher le péritoine sans le rompre. Ce fait anatomique a une grande importance, puisqu'il établit l'impossibilité du décollement du péritoine par le fait d'une inflammation suppurative autour de l'utérus. Le bord externe du ligament large est le plus étendu, il a pour limites extrêmes la fosse iliaque et le plancher du bassin, et il se trouve ainsi en rapport immédiat, par le tissu cellulaire qui réunit ces deux feuillets, avec le tissu cellulaire sous-péritonéal de la fosse iliaque et l'excavation pelvienne. Ces insertions, tout en conservant à l'utérus sa position et ses rapports normaux dans l'état de vacuité de l'organe, ne sont pas tellement rigides qu'elles ne puissent céder dans les cas d'augmentation de volume de l'utérus, ainsi que cela s'observe dans les conditions pathologiques, ou dans les cas de tumeurs du ligament large. Les rapports anatomiques une fois établis, vous me comprendrez facilement quand je vous décrirai des tumeurs situées en avant ou en arrière du ligament large, ou dans l'épaisseur de ce ligament; de plus, vous rappelant les rapports de la trompe, du ligament rond et de l'ovaire avec le tissu cellulaire de la fosse iliaque et de l'excavation pelvienne, vous saisirez facilement la marche des collections purulentes en ces diverses parties.

Déjà, dans une précédente conférence, en traitant les abcès périnéphriques, je vous ai dit comment les abcès qui avaient leur origine dans le tissu cellulaire qui enveloppe le rein pouvaient fuser par l'intermédiaire du tissu cellulaire jusque dans le petit bassin, et s'ouvrir dans la vessie ou le vagin. Lorsque l'écoulement du pus a lieu par le vagin, il est quelquefois possible, à l'aide du spéculum, de voir la fistule qui livre passage au pus, mais avant l'ouverture spontanée de l'abcès, il était facile par le toucher vaginal de reconnaître sur les parties latérales de l'utérus une tumeur de volume variable, faisant saillie du côté du vagin. Je vous rappelle ces faits, parce qu'ils démontrent d'une façon péremptoire que le tissu cellulaire du bassin peut être le siège de collections purulentes, sans que le péritoine paraisse intéressé dans le travail inflammatoire. A ce sujet, je vous disais encore combien est rare l'ouverture de semblables abcès dans la cavité péritonéale. Vous voyez ainsi par avance que de véritables abcès peuvent se produire dans le tissu cellulaire péri-hystérique, et qu'on ne doit pas toujours rapporter ceux-ci à une pelvi-péritonite.

Toutefois, pour être convaincu de l'existence des abcès dans le tissu cellulaire du bassin, il convient de se rappeler certains faits d'anatomie pathologique, que l'on a rarement lieu de constater, parce que les malades ne succombent le plus souvent qu'après plusieurs semaines ou plusieurs mois, lorsque le travail inflammatoire s'est étendu au péritoine et rend la démonstration anatomique absolument impossible.

Beaucoup d'entre vous, assurément, n'ont point oublié l'autopsie de cette jeune femme de la salle Saint-Bernard qui succombait à une infection purulente puerpérale, deux semaines après être accouchée. Il fallait retrouver la source de cette infection purulente, les veines utérines ne nous présentaient point d'altération, mais les parois du vagin étaient couvertes de pustules purulentes qui reposaient sur un lacis vasculaire. De plus, le tissu cellulaire qui double le vagin présentait tous les caractères de l'inflammation, c'est-à-dire que les mailles de ce tissu étaient gorgées d'une sérosité jaunâtre, d'aspect purulent par places, en même temps que ce tissu avait acquis une dureté spéciale. Ce phlegmon s'étendait jusque sur les parties latérales du bassin. Dans les accouchements laborieux il n'est pas rare d'observer des contusions des parties molles du bassin, contusions qui ont pour conséquence l'engorgement du tissu cellulaire des parties contuses. Les engorgements pourront se terminer par résolution, mais quelquefois aussi ils sont l'origine d'abcès pelviens qui viendront faire saillie autour de l'utérus, sans que, nécessairement, le péritoine participe au travail inflammatoire. Dans la thèse inaugurale de M. Dumontpallier, vous trouverez l'observation d'une jeune femme qui succombait le sixième jour de l'accouchement à une péritonite suraiguë traumatique, non purulente. Le tissu cellulaire de la fosse iliaque gauche contenait du pus, mais c'était surtout dans le petit bassin que se rencontraient les altérations les plus graves. Tout le tissu cellulaire qui relie les différents organes aux parois osseuses était infiltré d'une sérosité purulente et présentait par places, surtout du côté gauche, des traces manifestes de violentes contusions (dépôts sanguins en nappe, etc.). Il est probable que, si cette malade n'eût pas succombé à la gravité de sa péritonite, elle n'eût présenté ultérieurement tous les signes des abcès de la fosse iliaque et du petit bassin.

La contusion pendant le travail de l'accouchement peut donc provoquer le phlegmon pelvien, qui en se développant et passant à suppuration, deviendra un abcès péri-hystérique. Mais cette cause de phlegmon pelvien est beaucoup moins commune que celle qui dérive de l'inflammation de l'utérus et des annexes. Lorsqu'il y a inflammation suppurative de la surface placentaire, vous savez combien il est fréquent d'observer la phlébite et la limphangite utérines. Si à l'autopsie vous recherchez la présence du pus dans les vaisseaux, vous savez encore que, pour les veines surtout, il existe un lieu d'élection, les bords de l'utérus; une incision faite en ces régions, véritables confluents des veines utérines, vous permet presque toujours de reconnaître de petits abcès qui ont pour siège le tissu veineux lui-même; de plus, autour de ces veines le tissu cellulaire des ligaments larges est œdématié, et si les malades ne succombent point à l'infection purulente, parce qu'il y a eu phlébite adhésive en aval de la collection purulente, les abcès intra-veineux seront souvent l'origine des abcès du ligament large. Même remarque peut être faite pour la lymphangite suppurative. Dans ces cas, le péritoine ne participera pas au travail inflammatoire, et l'abcès, s'il n'est point résorbé, aura de la tendance à se porter vers les parties déclives, ou bien le travail inflammatoire, faisant des progrès, pourra s'étendre vers la fosse iliaque correspondante.

Dans le premier cas, l'abcès siégera sous forme de tumeur sur les parties latérales de l'utérus, et tôt ou tard fera saillie dans le vagin. Vous aurez alors un abcès du ligament large, c'est-à-dire une inflammation suppurée du tissu cellulaire qui réunit l'un à l'autre des feuillets du péritoine, au milieu desquels se trouvent les vaisseaux enflammés veineux ou lymphatiques qui ont été le point de départ du phlegmon.

Non seulement l'accouchement, mais tout traumatisme de la muqueuse utérine pourra être la cause des abcès péri-hystériques; c'est ainsi qu'ils ont été constatés après l'avortement, à la suite des manœuvres chirurgicales, telles que le curage de l'utérus avec l'instrument de Récamier. Les cautérisations au fer rouge et même au nitrate d'argent ont été quelquefois l'occasion de semblables phlegmons. Peut-être les excès du coït ont-ils eu la même conséquence, je suis cependant disposé à croire que les excès de cette nature doivent produire plus souvent la pelvi-péritonite. En effet, si l'inflammation primitive des veines ou des vaisseaux lymphatiques est la cause la plus fréquente d'un abcès, il faut, pour qu'il se forme, une inflammation de la membrane muqueuse utérine avec lésion de continuité. Ces lésions ont lieu à la suite de l'accouchement, de l'avortement, des cautérisations; mais nous ne comprenons guère comment elles pourraient être produites par le fait des excès du coït, à moins cependant qu'il n'existe primitivement un catarrhe utérin ou quelques ulcérations du col de l'organe.

Quoi qu'il en soit, l'abcès étant formé dans l'épaisseur du ligament large, quelle en est la marche habituelle? Le plus souvent, avons-nous dit, il fera saillie sur les parties latérales de l'utérus et s'ouvrira dans le vagin ou la vessie. Ces abcès sont ordinairement limités à l'un des côtés de l'utérus, et ils ne font point saillie en arrière ni en avant de l'organe. Quand ils siègent en avant ou en arrière, nous pensons que la collection purulente s'est faite dans la cavité péritonéale, ou, en d'autres termes, qu'ils sont dus à une pelvi-péritonite. Nous ne saurions comprendre, en effet, comment l'abcès pourrait envahir un tissu cellulaire anté ou rétro-utérin qui n'existe pas.

Au contraire, quand il y a véritablement abcès péri-hystérique, c'est-à-dire quand la collection purulente s'est faite autour de l'utérus, dans le tissu cellulaire *sous-péritonéal*, et non dans la cavité du péritoine, le pus gagne quelquefois la fosse iliaque et donne lieu aux signes des abcès de cette fosse, signes qui varient suivant que l'abcès est profond ou superficiel; le plus souvent il est superficiel et n'est point compliqué de psoïtis. Il est évident d'ailleurs que l'inflammation suppurative, pour remonter dans la fosse iliaque, a suivi le tissu cellulaire.

L'abcès iliaque une fois formé, qu'il ait été la conséquence de la propagation du travail inflammatoire du ligament large, ou que le travail inflammatoire ait eu pour siège primitif la fosse iliaque, les malades éprouvent en ce point de la douleur; une palpation modérée parvient à découvrir de l'empâtement de la région, et quelquefois il existe un peu d'œdème de la paroi abdominale. Si l'abcès est situé dans la fosse iliaque droite, il pourra s'ouvrir dans le cæcum, mais le plus souvent il vient faire saillie immédiatement au-dessus du ligament de Fallope. D'autres fois, si l'on ne se hâte de donner issue au pus, il pourra fuser jusque dans le triangle de Scarpa en suivant les vaisseaux, et pénétrer jusqu'au petit trochanter et dans l'articulation coxo-fémorale.

Dans le cas où l'abcès suit la marche que nous venons d'indiquer en dernier lieu, le plus souvent l'abcès iliaque est profond, sous-aponévrotique et compliqué de psoïtis. Presque toujours, messieurs, la mort est la conséquence de ces phlegmons iliaques profonds, les malades succombent épuisées par la suppuration, Je pourrais vous citer plusieurs observations pour vous démontrer cette gravité. Je me contenterai de vous en rapporter une qui présente plusieurs complications d'un grand intérêt clinique et montre tous les ravages que peuvent produire de semblables collections purulentes : Une femme âgée de trente-cinq ans, accouchée le 30 août 1861, était restée à l'hôpital des cliniques jusqu'au 18 septembre, éprouvant de la douleur dans la région de l'hypogastre. Elle quitta cet hôpital et fut obligée, chez elle, de garder le lit jusqu'au 5 octobre, époque à laquelle elle entra à l'Hôtel-Dieu, salle Saint-Bernard, n° 5. Nous constations alors l'existence d'un phlegmon du ligament large du côté droit : bientôt il y eut abcès, et le travail inflammatoire envahit la fosse iliaque du côté droit. Vers les premiers jours de novembre, les urines laissèrent déposer une grande quantité de pus ; il était très probable qu'une fistule avait établi une communication entre l'abcès du ligament large et la cavité de la vessie.

Cependant l'inflammation de la fosse iliaque marchait toujours, et vers le milieu de novembre on put reconnaître une tumeur très manifeste tendant à descendre vers le ligament de Fallope. En même temps surviennent des douleurs très vives dans la région iliaque et dans tout le membre inférieur ; la moindre pression sur la tumeur, le plus petit mouvement imprimé au membre inférieur, déterminent des douleurs extrêmes. La douleur était continue avec paroxysmes qui arrachaient des cris à la malade.

La tumeur iliaque faisait saillie immédiatement au-dessus du ligament de Fallope ; la fluctuation était évidente en ce point ; mais comme les urines continuaient par intervalles à présenter un dépôt purulent, on pensait que peu à peu le foyer iliaque se viderait par la vessie. Il n'en devait point être ainsi, les douleurs étaient toujours extrêmes, paroxystiques ; le membre inférieur, depuis plusieurs semaines, avait pris la position décrite dans le psoïtis, c'est-à-dire que la cuisse était légèrement fléchie sur le bassin, la jambe fléchie sur la cuisse, et tout le membre, soutenu par des coussins, était dans une légère rotation en dehors. La fièvre était continue, le pouls petit, fréquent, avec redoublement de fréquence chaque soir ; il y avait des sueurs profuses nocturnes, et comme la malade s'affaiblissait de jour en jour, je priai M. Alph. Robert d'ouvrir l'abcès iliaque. L'incision fut faite au-dessus du ligament de Fallope, au niveau de la partie la plus saillante de la tumeur, à 4 ou 5 centimètres de l'épine iliaque antérieure et supérieure : à peine avait-on incisé la peau, qu'un flot de pus verdâtre non fétide, bien lié, sortit en abondance, puis le pus devint sanglant. Le lendemain de l'incision, 10 décembre, il y avait un mieux relatif, la malade avait un peu dormi. Le pus mêlé de sang qui continuait à s'écouler de la plaie n'avait aucune fétidité. On veut relever les forces de la malade par un régime convenable, mais le 12 décembre la fièvre redouble, la muqueuse buccale se recouvre de plaques de muguet, la déglutition devient difficile, très douloureuse, puis impossible. En même temps la voix est nasillarde, d'une faiblesse extrême, la respiration s'embarrasse, les bronches s'engouent, et la malade succombe le 13 décembre, c'est-à-dire quatre jours après l'ouverture de l'abcès iliaque. La malade, dans les derniers jours, n'avait point présenté les symptômes de l'infection purulente.

L'autopsie est faite le 15 décembre. La masse intestinale est enlevée avec soin, afin de pouvoir bien étudier les rapports de l'abcès iliaque. Nous constatons alors un vaste abcès de la fosse iliaque, abcès sous-aponévrotique, au milieu duquel baigne le muscle psoas-iliaque, les vaisseaux iliaques et le nerf crural. Une assez grande quantité de pus occupe la cavité de l'abcès, cavité circonscrite par du tissu cellulaire induré et l'aponévrose iliaca. Cet abcès a pour limite supérieure le bord de l'os iliaque, puis inférieurement il présente une ouverture qui est celle faite par le chirurgien au-dessus du ligament de Fallope. Mais au-dessous de l'arcade crurale l'abcès avait deux prolongements, l'un qui suivait le muscle psoas jusqu'à son insertion sur le petit trochanter, l'autre qui suivait le nerf crural. La fusée purulente qui suivait le tendon du psoas avait envahi l'articulation coxo-fémorale, laquelle était ouverte et remplie de pus; la tête du fémur était dénudée de son cartilage. La fusée qui avait suivi le trajet du nerf crural s'arrêtait à 4 ou 5 centimètres au-dessous de l'arcade fémorale. Le nerf crural baignait dans le pus, son névrilème était d'une couleur noirâtre. Les vaisseaux fémoraux étaient libres au milieu de l'abcès; ils étaient entourés d'une gaîne de tissu cellulaire induré, l'artère ne présentait point d'altération notable, la veine renfermait des caillots cruoriques de nouvelle formation, non adhérents, et qui n'avaient en aucun temps apporté de gêne à la circulation veineuse. La veine cave inférieure ne présentait aucune altération.

Nous avons fait remarquer que l'articulation coxo-fémorale était profondément altérée par le travail de suppuration; il en était de même de la symphyse sacro-iliaque droite, qui était ouverte, pleine de pus, et dont les surfaces articulaires étaient le siège d'un travail inflammatoire manifeste. L'abcès du ligament large, qui avait été très probablement le point de départ de toutes ces altérations pathologiques, n'offrait plus de communications directes avec l'abcès iliaque; les feuillets du ligament large étaient très épaissis et l'utérus était presque accolé à la paroi droite du petit bassin par le fait de la rétraction que les tissus malades avaient subie après l'évacuation du pus par la fistule vésicale.

Nous avions été conduits pendant la vie à supposer l'existence d'une fistule vésicale, et nous retrouvâmes à l'autopsie l'ouverture de communication entre l'abcès du ligament large et la cavité de la vessie; en effet, celle-ci ayant été ouverte par sa partie supérieure et antérieure, il nous fut permis de constater l'existence d'une fistule vésicale, communiquant encore avec l'ancien foyer du ligament large. Cette fistule occupait la partie latérale droite du bas-fond de la vessie, à 3 ou 4 centimètres en arrière de l'orifice de l'uretère droit.

L'utérus, le vagin et le rectum, examinés avec soin, ne communiquaient pas avec l'abcès et n'offraient aucune altération. Le muscle psoas-iliaque était en contact immédiat avec le pus, mais ses fibres n'étaient point altérées; seules, les fibres musculaires superficielles avaient une coloration verdâtre due au contact du liquide purulent.

Les poumons étaient engoués, sans trace de phlegmasie. Les sommets renfermaient quelques petits amas tuberculeux ramollis. Dans le foie, de même que dans les poumons, il n'existait point de traces d'abcès métastatiques. A la surface, il y avait par places de petites taches jaunâtres de l'étendue d'une pièce de 20 centimes, à contours irréguliers, dues à la présence d'abondants globules graisseux dans les cellules du foie. La rate était petite, non ramollie; les reins avaient la coloration, la forme et la texture normales.

La physiologie pathologique de ce cas nous semble des plus intéressantes; en effet, nous voyons chez une femme récemment accouchée affectée d'un abcès du ligament large, le travail inflammatoire s'étendre par voie de continuité au tissu cellulaire du petit bassin et de la fosse iliaque. L'abcès du ligament large se vide dans la vessie, tandis que l'abcès iliaque sous-aponévrotique fait de profonds ravages, il pénètre dans la symphyse sacro-iliaque, puis dissèque le nerf crural, fait saillie au-dessus du ligament de Fallope après avoir décollé le *fascia superficialis* de la paroi abdominale antérieure; c'est là que le chirurgien porta son bistouri. Mais déjà l'abcès avait fusé au-dessous de l'arcade crurale, en suivant, d'une part, le nerf crural, et, d'autre part, le muscle psoas jusqu'à son insertion trochantérienne. Chemin faisant, il gagne l'articulation coxo-fémorale et dénude le cartilage de la tête du fémur.

Les connexions de l'utérus, du ligament large et du bas-fond de la vessie, par l'intermédiaire du tissu cellulaire qui les unit, expliquent l'ouverture de l'abcès du petit bassin dans la vessie. Quant à l'abcès iliaque, sa marche, sa tendance à fuser vers les régions indiquées est si fréquente, qu'elle pouvait être prévue; mais il n'en est pas moins remarquable de voir le travail inflammatoire étendre ses ravages vers les articulations sacro-iliaque et coxo-fémorale.

Les graves altérations articulaires suffiraient à elles seules pour nous expliquer les douleurs éprouvées par la malade : tout mouvement était devenu un affreux supplice; et si l'on n'a point oublié que le nerf crural avait été disséqué par le pus, que plusieurs de ses filets, détachés par le travail inflammatoire du faisceau nerveux, nageaient dans ce liquide, on trouvera là encore l'explication des douleurs aiguës qui irradaient dans le membre inférieur avec le caractère paroxystique si remarquable des lésions nerveuses.

A ce sujet, messieurs, permettez-moi une courte digression sur la valeur de la lésion du nerf crural pour expliquer les symptômes du psoïtis.

Cette lésion me semble expliquer les symptômes que nous avions observés et que l'on attribue ordinairement au psoïtis. Ainsi, chez notre malade, le muscle psoas-iliaque n'était point altéré; n'est-on point, par suite, autorisé à penser que les symptômes attribués au psoïtis n'appartiennent point à la lésion du muscle psoas, mais bien à celle du nerf crural?

Pour démontrer la valeur de cette remarque, il suffisait, d'une part, de trouver des observations d'inflammation du muscle psoas sans les symptômes du psoïtis, et au contraire de rencontrer ces symptômes dans des cas où le nerf crural était gravement compromis par le travail inflammatoire. Or, par un singulier hasard, nous réalisions, dès le lendemain, ses dernières conditions. C'était chez un jeune homme qui venait de succomber à la fièvre typhoïde dans le service de M. Horteloup. M. le docteur Lefeuvre, alors interne du service, nous invita à constater l'existence d'un énorme abcès situé dans l'épaisseur du muscle psoas. Le pus était épais, mélangé à du sang, et la fibre musculaire était en partie désorganisée; quelques portions examinées au microscope n'offraient plus que de pâles stries longitudinales, et les stries transversales n'étaient plus apparentes que par places, de plus la gaîne de la fibre renfermait une notable quantité de globules graisseux fins et brillants. Le faisceau nerveux, qui constitue le nerf crural, avait été épargné par le travail inflammatoire. Le membre inférieur était allongé et parallèle dans sa direction au membre de l'autre côté.

De plus, M. Lefeuvre ajoutait que ce malade n'avait jamais accusé de douleur ni aucun symptôme qui pussent faire penser à l'existence d'un psoïtis. Ainsi, il y avait eu dans ce cas lésion profonde du psoas sans aucun des symptômes qu'on attribue au psoïtis.

Je pensai que l'abcès du psoas n'était probablement qu'un abcès métastatique consécutif à une infection purulente, laquelle probablement avait eu sa raison anatomique dans les ulcérations des glandes de Peyer. L'infection purulente est rare après la fièvre typhoïde; c'en était cependant là un cas, ainsi que le démontraient de nombreux abcès métastatiques dans les deux poumons. Ceci dit pour que cette observation vrouve sa place à côté d'autres cas d'infection purulente par ulcération ces plaques de Peyer, revenons au fait principal, à savoir, l'absence des symptômes du psoïtis dans un cas de suppuration bien réelle du muscle psoas.

Dans ce fait donc, il y avait psoïtis proprement dit, c'est-à-dire inflammation du tissu cellulaire interfibrillaire et désorganisation de la fibre musculaire; or, il n'y avait eu aucun des symptômes attribués au psoïtis et, j'insiste sur ce point, le nerf crural n'était point lésé.

Il suffit, ce me semble, de rapprocher ces deux observations pour être autorisé à faire remarquer :

1° Que la symptomatologie du psoïtis appartient surtout à la lésion du nerf crural ;

2° Que dans certains cas il peut y avoir une profonde altération du muscle psoas sans les symptômes assignés au psoïtis ;

3° Qu'ainsi l'inflammation du muscle psoas et les inflammations de la fosse iliaque pourront souvent donner lieu aux symptômes prétendus caractéristiques du psoïtis, lorsque le nerf crural aura été consécutivement envahi par le travail inflammatoire environnant. (Il n'est que juste de rappeler que Grisolle, dans un remarquable mémoire, avait accordé une très grande part à la lésion du plexus lombaire et du nerf crural pour expliquer les douleurs qui accompagnent les phlegmons et abcès iliaques [1].)

Nous venons de voir, messieurs, que les abcès iliaques profonds pouvaient déterminer de graves altérations dans les articulations coxo-fémorale et sacro-iliaque ; ces complications restent le plus souvent ignorées, et l'autopsie seule en dévoile l'existence. Dans une autre conférence où nous étudierons le relâchement des symphyses du bassin avant et après l'accouchement, je vous rapporterai deux observations de suppuration des symphyses sacro-iliaques. L'inflammation articulaire dans ces deux cas n'était point la conséquence d'un abcès intra-pelvien.

Dans l'observation que je viens de vous rapporter, un abcès du ligament large semblait avoir été l'origine de tous les accidents. Cependant les abcès de ce ligament ne sont peut-être pas aussi fréquents qu'on le disait il y a quelques années. MM. Bernutz et Goupil, en 1857 [2], s'attachèrent à démontrer que la pelvi-péritonite est au contraire une inflammation commune. Ils établirent que dans beaucoup de cas où le médecin avait constaté tous les signes d'un phlegmon aigu ou chronique du ligament large, l'autopsie était venue démontrer que le tissu cellulaire de ce ligament avait été respecté par le travail inflammatoire, tandis que le péritoine du petit bassin était seul le siège des productions inflammatoires. De sorte que ces médecins, après avoir recueilli un grand nombre d'observations, furent conduits à considérer le péritoine pelvien chez la femme comme étant l'analogue de la tunique vaginale chez l'homme. L'orchite, ou pour mieux dire la vaginalite, devait donc avoir son analogue dans la pelvi-péritonite chez la femme. Et si les lésions de l'urèthre, de la prostate et du testicule étaient souvent l'origine de l'orchite, de même les lésions du vagin, de l'utérus, de la trompe et de l'ovaire devaient avoir souvent pour conséquence l'inflammation du péritoine pelvien. J'admets volontiers cette ingénieuse inter-

1. Grisolle, *Mémoire sur les abcès iliaques* (*Archives de médecine*, 3e série, 1839, t. IV).

5. Bernutz et Goupil, *Archives de médecine*, mars et avril 1857, et *Clinique médicale sur les maladies des femmes*, Paris, 1862, t. II.

prétation des faits, et avec MM. Bernutz et Goupil nous reconnaîtrons qu'il existe des pelvi-péritonites blennorrhagiques, traumatiques, tuberculeuses, etc. Cette classification offre au moins l'avantage de forcer le clinicien à remonter à la cause de l'inflammation du péritoine pelvien. La science depuis longtemps possède de nombreuses observations de ces diverses espèces de pelvi-péritonite, et chaque praticien a pu être appelé à constater les symptômes d'une péritonite localisée chez des femmes atteintes de vaginite, d'inflammation aiguë ou chronique de la matrice; enfin chacun de vous a présent à l'esprit quelque examen nécroscopique où l'inflammation des trompes utérines et de l'ovaire avait été le point de départ de péritonites plus ou moins étendues.

C'est surtout à la suite de l'accouchement normal ou provoqué que vous constaterez les inflammations de la trompe et de l'ovaire; dans ces cas le péritoine, qui entoure et avoisine ces organes, ne tarde pas à prendre sa part du travail inflammatoire; la douleur, la tuméfaction localisées à un point du bassin font reconnaître le siège et la nature de la lésion. Des adhérences s'établissent entre les parties affectées, et s'il n'y a point de péritonite généralisée, les malades peuvent guérir après un temps variable, tout en conservant des adhérences celluleuses, qui révéleront leur présence par de la douleur, surtout aux époques menstruelles. Souvent vous observerez de ces péritonites localisées qui se rattachent à quelques lésions aiguës ou chroniques des ovaires. — Je n'insiste pas, cependant je veux vous rappeler que le travail inflammatoire en se répétant souvent, peut déterminer des adhérences multiples entre les organes qui occupent le bassin, et qu'il en pourrait résulter des erreurs de diagnostic, si l'on ne tenait grand compte de la marche de ces engorgements et des signes fournis par la palpation et la percussion. — Ces adhérences multiples, en réunissant sous forme de tumeur les annexes de l'utérus à des portions souvent très étendues de la masse intestinale, ont de très graves conséquences, car elles entravent les fonctions des organes et déterminent l'amaigrissement et le marasme.

Je n'ai pas souvent observé de pelvi-péritonite à la suite des inflammations du vagin, mais chaque année nous constatons fréquemment l'inflammation du péritoine consécutive à la métrite. Rappelez-vous les douleurs éprouvées dans le bas-ventre par quelques-unes de nos malades (douleurs accompagnées de nausées, de vomissements, de fièvre et de dysurie), le soir ou le lendemain du jour où nous avions jugé opportun de cautériser le col utérin. Ces accidents de pelvi-péritonite cèdent ordinairement au bout de quelques jours; cependant l'inflammation peut s'étendre à la plus grande partie du péritoine, et les malades succombent alors à une péritonite suraiguë.

Quelquefois l'introduction permanente d'un instrument dans la cavité utérine peut déterminer des péritonites mortelles; lors de la discussion à l'Académie de médecine sur les redresseurs utérins, on en a cité plusieurs observations : l'introduction passagère de l'hystéromètre a été l'occasion de très graves accidents du côté du péritoine. Il n'est donc pas douteux qu'une lésion en apparence légère de la matrice puisse suffire pour donner naissance à une péritonite suraig ë et généralisée. A plus forte raison la métrite aiguë ou chronique peut-elle aussi avoir pour conséquence une péritonite limitée au petit bassin.

La pelvi-péritonite, messieurs, a pour caractère l'épanchement de sérosité dans le petit bassin, et la formation d'adhérences qui donnent lieu à des tumeurs péri-hystériques. Ces tumeurs, de volume très variable, occupent les côtés de l'utérus ou des culs-de-sac anté et rétro-utérins; quelquefois les ligaments larges prennent part au développement de la tumeur; l'utérus semble alors enclavé au milieu de la tumeur. Lorsque la pelvi-péritonite a pour siège le cul-de-sac rétro-utérin, l'utérus est porté en avant derrière la symphyse pubienne, ainsi que cela s'observe dans l'hématocèle rétro-utérine. Enfin si la pelvi-péritonite est plus marquée d'un côté, l'utérus sera dévié latéralement. Les différentes déviations utérines n'ont du reste aucune importance secondaire; ce qu'il importe de savoir, c'est que ces péritonites, qui souvent deviennent de véritables abcès enkystés, ont de la tendance, dans la forme aiguë comme dans la forme chronique, à se vider dans le rectum, le vagin ou la vessie, de sorte qu'on voit d'un jour à l'autre disparaître une grande partie de la tumeur qui occupait le petit bassin.

La pelvi-péritonite a quelquefois une longue durée et se manifeste sous forme de paroxysmes. Il y a quelques années, un chirurgien qui donnait ses soins à l'une de mes clientes pour une affection utérine de date déjà ancienne, proposa de faire usage de la curette de Récamier, afin de détruire des fongosités de la muqueuse utérine. C'est toujours une chose grave, messieurs, que d'introduire un corps étranger dans la matrice, surtout quand on a pour but d'enlever des portions de la muqueuse malade; il faut toujours craindre une métrite avec toutes ses conséquences. Je demandai donc qu'un autre chirurgien professeur, de notre Faculté, nous fût adjoint. Mon savant collègue, comprenant toute la responsabilité qu'il assumait, voulut, pour motiver son avis, examiner avec grand soin les organes affectés. Le toucher fut long et, au dire de la malade, très douloureux. Peut-être existait-il déjà de la pelvi-péritonite chronique et latente; mais il est important de noter qu'à partir du jour de notre consultation la malade ressentit des douleurs presque continuelles dans le basventre, douleurs qui prenaient une grande acvité plusieurs fois par mois, et pendant trois ans notre malade, condamnée à passer sa vie dans son lit ou sur une chaise longue, rendit souvent par l'anus du pus en assez grande quantité. Il va sans dire, messieurs, que chaque fois que le toucher fut jugé nécessaire pendant cette longue durée de la maladie, il était pratiqué avec la plus grande prudence, et plusieurs fois il me fut permis de constater que le petit bassin, surtout dans la région rétro-utérine, était le siège d'un empâtement très marqué. Enfin, chez cette même malade, les veines du bassin devinrent le siège de coagulations; un jour, en effet, où l'acuité des douleurs avait rendu nécessaire une nouvelle exploration, la malade fut prise subitement, au moment de notre examen, des symptômes d'une embolie pulmonaire. Peu à peu les accidents se calmèrent, puis quelques mois plus tard l'engorgement péri-utérin diminua d'étendue, il ne s'écoula plus de pus par le rectum, et la malade peut être considérée aujourd'hui comme étant guérie.

Il est infiniment probable, messieurs, que nous avons eu affaire à une pelvi-péritonite et non pas à un phlegmon péri-hystérique. Les phlegmons, en effet, n'ont point une durée aussi longue ni une marche semblable; la pelvi-péritonite, au contraire, ainsi que l'ont prouvé les examens nécroscopiques, a pour caractère la chronicité, et, lorsque les adhérences sont bien établies, elle peut être la source, sous l'influence de causes variées, de suppurations intarissables. Est-ce à dire pour cela que le tissu cellulaire qui double le péritoine reste à l'abri du travail inflammatoire qui a pour siège primitif la séreuse pelvienne? je ne le crois pas d'une manière absolue. Je comprendrais difficilement, en effet, qu'une phlegmasie chronique accompagnée d'abcès qui se font jour dans le rectum, le vagin ou la vessie, restât toujours limitée au péritoine, je ne crois pas que telle soit la règle, bien que MM. Bernutz et Goupil en aient cité des exemples très remarquables. Et, en réalité, la phlegmasie chronique envahit si bien le tissu cellulaire du bassin, la trompe et l'ovaire, que l'on a quelquefois grand'peine à retrouver les vestiges de ces organes, et qu'il est alors impossible, si l'on ne tient pas compte de la marche des accidents, de déterminer à l'autopsie quelles ont été les parties primitivement envahies par l'inflammation.

Ainsi que le prouve l'observation de ma malade, une lésion chronique de la muqueuse utérine peut donc avoir pour conséquence une pelvi-péritonite latente, qu'une cause déterminante, le toucher par exemple, viendra rendre manifeste en déterminant des accidents aigus. De plus, ces accidents devenus chroniques pourront offrir de véritables paroxysmes qui se jugeront par l'écoulement au dehors d'une certaine quantité de pus. Enfin, dans les veines du bassin entourées de tissus enflammés, le sang pourra se coaguler et des manœuvres inopportunes ou maladroites pourront faire craindre la rupture des caillots, et la migration de leurs débris vers le cœur et le poumon. Je ne saurais donc, messieurs, vous recommander en semblable circonstance trop de réserve dans votre pronostic et trop de prudence dans l'examen des organes affectés.

La pelvi-péritonite peut avoir encore d'autres conséquences: non seulement la suppuration peut, par sa durée, amener un amaigrissement extrême, et donner lieu à la fièvre hectique, quelquefois à l'infection putride, plus rarement à l'infection purulente; mais encore la pelvi-péritonite chronique peut, chez les malades prédisposées, être l'occasion par sa durée de manifestations tuberculeuses vers le péritoine et vers le poumon.

La péritonite ne reste pas toujours limitée au bassin, nous l'avons vue souvent acquérir une grande étendue et comprendre dans ses adhérences une grande partie de l'intestin. Cette extension de la péritonite s'observe surtout à la suite de l'accouchement et de l'avortement; de nombreuses autopsies démontrent qu'une partie de l'intestin grêle fait quelquefois masse commune avec le grand épiploon et les organes contenus dans le petit bassin. Lorsqu'il en est ainsi et que les malades ne succombent pas à l'acuité des accidents, elles ne tardent pas à s'affaiblir; cependant le pus qui occupe les masses enflammées finit par se créer une issue et la guérison peut encore avoir lieu. Rappelez-vous l'observation de cette jeune femme du n° 25 de la salle Saint-Bernard. Trois fois, à quelques jours d'intervalle, elle nous offrit les signes d'une péritonite qui chaque fois faisait de nouveaux progrès, puis les accidents aigus se calmèrent, la tumeur devint circonscrite et le pus qu'elle renfermait se fit jour du côté du vagin. La malade sortit de notre service quelques semaines plus tard, ne conservant plus que des douleurs abdominales inséparables d'adhérences étendues du péritoine.

L'inflammation de la trompe et de l'ovaire, si commune chez les femmes récemment accouchées, peut être, avons-nous dit, la source de la pelvi-péritonite et des phlegmons de la fosse iliaque; mais dans quelques circonstances, lorsqu'il n'y a point adhérence de la trompe ou de l'ovaire avec les parties ambiantes, les abcès de ces organes peuvent s'ouvrir dans la cavité du péritoine et donner lieu, ainsi que je l'ai constaté deux fois, à des péritonites rapidement mortelles.

Jusqu'ici, messieurs, j'ai rappelé à votre mémoire plusieurs des observations qui se rapportaient à des phlegmons des ligaments larges, à des abcès iliaques et à des pelvi-péritonites, à des ovarites, à des métro-péritonites, et vous avez pu remarquer que certains symptômes du début permettaient de penser qu'il s'agissait plus spécialement de l'une de ces affections ; mais peu à peu les caractères différentiels s'effaçaient par le fait même de la marche de la maladie, et chez plusieurs malades l'autopsie démontrait qu'il y avait à la fois une pelvi-péritonite et des abcès occupant soit le bassin, soit la fosse iliaque, quelquefois même la région du rein. Il serait donc bien difficile de vous donner une description clinique de chacune de ces affections, qui reconnaissent des causes si variées, dont la plus simple sera une action traumatique et la plus complexe l'état puerpéral.

Je vais essayer de vous fournir des notions cliniques qui vous permettront de distinguer certaines variétés parmi les affections dont nous nous occupons en ce moment. Chacune de ces affections reste rarement isolée, et, plus souvent, elles sont accompagnées de lésions multiples du côté de la matrice, de l'ovaire et du péritoine.

Lorsque l'abcès a son siège dans les ligaments larges, le toucher vous permettra de sentir une rénitence très marquée sur les côtés de l'utérus, et si vous appliquez en même temps la main restée libre sur la paroi antérieure de l'abdomen, vous pourrez, par une pression lente et progressive, reconnaître dans le bassin la présence d'une tumeur de volume variable. Les conditions dans lesquelles la tumeur se sera développée, puis l'existence de la fièvre et de la douleur seront des éléments de diagnostic d'une grande importance, qui vous autoriseront à localiser le phlegmon dans le ligament large. Notez encore que les rapports affectés par l'utérus avec la tumeur viendront aider votre diagnostic, et lorsque les malades, au début de la maladie, n'auront point eu de nausées, de vomissements, et que la douleur sera restée limitée là où existe la tumeur, il sera infiniment probable que le péritoine pelvien n'aura point participé au travail inflammatoire. Il arrive encore assez souvent que les malades ne se plaignent que de petites douleurs dans l'hypogastre, le toucher vous permettra de constater alors que la tumeur est limitée à la région occupée par l'un des ligaments larges. Enfin, dans ce cas, le toucher par le rectum établit que le cul-de-sac rétro-utérin est libre de tout produit inflammatoire. Alors, s'il ne survient point de complications du côté du péritoine, l'abcès s'ouvrira dans le vagin ou dans la vessie.

Les phlegmons iliaques sont quelquefois la conséquence de la propagation du travail inflammatoire des ligaments larges; d'autres fois, surtout à la suite de l'accouchement, ils se développent primitivement dans la fosse iliaque. Quelles que soient les conditions qui ont présidé à leur formation, ils sont toujours faciles à reconnaître par la douleur et l'empâtement de la région affectée; de plus, la marche du travail inflammatoire ne tardera pas à fournir les éléments de diagnostic nécessaires pour établir si ces abcès sont superficiels ou sous-aponévrotiques.

Dans le premier cas, les douleurs restent limitées à la région affectée, mais si l'on tarde à ouvrir ces abcès, ils pourront devenir sous-aponévrotiques, les douleurs se propageront à la cuisse sur le trajet du nerf crural, et bientôt les abcès viendront faire saillie au-dessous de l'arcade de Fallope, ou tendront à fuser vers les parties profondes de la cuisse. Vous avez vu les ravages que produisent de semblables abcès vers les articulations coxo-fémorales, et plus rarement vers les articulations sacro-iliaques.

Dans les cas où l'abcès reste limité au ligament large, le pronostic est sans gravité. Dans ceux, au contraire, où les abcès occupent la fosse iliaque, vous devrez toujours craindre que ces abcès, devenant sous-aponévrotiques, ne compromettent la vie des malades.

Quand ces abcès sont dans la cavité du péritoine, ai-je besoin de dire que les symptômes d'une péritonite antérieure viennent aider le diagnostic? Quand ces abcès sont considérables, leurs parois sont constituées par une portion de l'intestin, le grand épiploon, l'utérus, l'ovaire, ses annexes et la vessie. Ils forment une tumeur qui occupe le petit bassin et une grande partie de l'hypogastre. La palpation y fait reconnaître un empâtement particulier au milieu duquel une main exercée constate quelquefois, chez les femmes amaigries, une rénitence non homogène ; la percussion peut aussi dévoiler les différences de matité qui témoignent de la présence des intestins dans la composition de la tumeur. D'ailleurs le toucher par le vagin fait voir que l'utérus a changé de rapports, qu'il a perdu sa mobilité et se trouve enclavé au milieu de la tumeur; enfin le doigt sent au fond du vagin et dans l'excavation pelvienne une tuméfaction qui s'étend aux parois latérales du bassin et dans le cul-de-sac rétro-utérin. En de semblables circonstances, il n'est pas douteux que le péritoine ne soit le siège du travail inflammatoire.

Mais il ne faut pas croire que la pelvi-péritonite, quelle que soit sa cause, ait toujours des caractères aussi nets. Souvent à la suite de l'accouchement, d'un avortement, ou lorsqu'elle a son origine dans une inflammation du vagin et de l'utérus, elle se développe d'une façon latente. C'est à peine si les malades éprouvent quelques douleurs, elles n'ont point eu de nausées, de vomissements; tout le cortège des symptômes de la péritonite a fait défaut, et il est, je l'avoue, très difficile d'assigner à cette forme de pelvi-péritonite des caractères bien tranchés : toutefois les travaux modernes, et surtout le mémoire de MM. Bernutz et Goupil, ont si bien établi la grande fréquence de la pelvi-péritonite, que vous devrez toujours chercher à surprendre dans les antécédents des malades une cause à l'inflammation du péritoine pelvien.

Je ne dois point avoir en vue en ce moment les faits les plus difficiles ; je dois, au contraire, discuter seulement les caractères morbides qui semblent militer en faveur des faits les plus communs de pelvi-péritonite. Lorsqu'à la suite d'une suppression de la menstruation, lorsque après des excès dans les rapports sexuels, ou bien lorsque dans le cours d'une blennorrhagie ou d'une métrite, les malades se plaindront d'éprouver de la douleur dans l'hypogastre, vous devrez immédiatement songer à l'existence possible d'une pelvi-péritonite. Si elle existe, la palpation de l'hypogastre réveillera la douleur, et le toucher vaginal, s'il y a de la douleur déjà depuis quelques jours, vous révélera la présence d'une tumeur qui occupera la région péri-hystérique. Puis les douleurs se montreront sous forme de paroxysmes, en même temps que la tumeur deviendra de plus en plus appréciable à vos moyens d'investigation. Enfin, ces abcès du péritoine pelvien, tôt ou tard et à plusieurs reprises, suivant la marche de la maladie, se feront jour par le vagin, la vessie ou le rectum.

Le pronostic de pelvi-péritonite variera avec l'étendue de l'inflammation et suivant la cause qui lui a donné naissance. Les pelvi-péritonites qui comprennent dans leur atmosphère une certaine partie de l'intestin et les annexes de l'utérus ont une grande gravité, parce qu'elles ne tardent pas à déterminer la fièvre hectique. L'orchite féminine, au contraire, qui reste limitée au bassin et permet aux fonctions de la vessie, des ovaires et des trompes, de s'opérer avec régularité, se termine le plus souvent d'une manière favorable, surtout lorsque le pus s'est écoulé facilement au dehors et que la cause inflammatoire a cessé d'exister.

Mon intention, messieurs, en vous présentant ces considérations cliniques sur les abcès péri-hystériques, n'a pas été de vous donner une description complète de toutes les affections inflammatoires qui peuvent avoir pour siège le péritoine et le tissu cellulaire du bassin. Je crois cette description impossible dans l'état actuel de la science, et si vous lisez les travaux de Valleix [1], Goupil [2] et Fleetwood Churchill [3], le mémoire si riche de faits de M. Bernutz sur la pelvi-péritonite ou orchite féminine, vous resterez convaincus que ce sujet est assurément un des plus obscurs de la pathologie.

Quoi qu'il en soit, nous devrons aux travaux que je viens de rappeler d'importantes notions ; c'est avoir beaucoup fait pour la science que d'avoir établi la fréquence de la pelvi-péritonite et la rareté relative du *plegmon* péri-hystérique.

Je ne crois pas nécessaire d'insister longuement sur l'anatomie pathologique des abcès pelviens : les détails anatomiques consignés dans nos observations suffiront pour fixer dans vos esprits les principales lésions.

J'ajoute seulement ici une observation qui vient prouver la multiplicité des lésions pelviennes dont une inflammation de la matrice peut être l'origine ; de plus cette observation établit que la cautérisation au fer rouge, ordinairement exempte de dangers, a été la cause de lésions mortelles : Une jeune femme de vingt-sept ans entrait dans notre salle Saint-Bernard. Elle était habituellement bien réglée ; mais elle avait toujours de la leucorrhée, des douleurs de reins et de bas-ventre. Le toucher permit de constater que le col de l'utérus était gonflé, entr'ouvert et profondément excorié. Je résolus de cautériser avec le fer rouge. C'est ordinairement à ce moyen que j'ai recours quand les lésions du col ne sont pas superficielles, et, depuis plus de quinze ans que j'ai adopté cette pratique, je n'ai jamais vu d'accidents en être la conséquence. Je ne devais pas être si heureux dans le cas présent. Je touchai donc le col avec le cautère actuel ; les choses se passèrent à merveille ; l'eschare se détacha

1. Valleix, *Union médicale*. — *Guide du médecin praticien*, 5e édition, Paris, 1866.
2. Goupil, *Leçons cliniques sur les maladies de l'utérus et de ses annexes*, Paris, 1860.
3. Fleetwood Churchill, *Traité pratique des maladies des femmes*, 3e édit., Paris, 1881.

au bout de quelques jours; les règles survinrent sur ces entrefaites, et, quatre jours après leur cessation, je fis une seconde cautérisation, espérant n'y plus revenir. Cinq ou six jours plus tard, il survint un peu de douleur dans la fosse iliaque gauche, et l'on sentit, par la palpation, un empâtement profond. A quelques jours de là, la douleur augmenta, et il survint une névralgie du nerf crural, avec rétraction de la cuisse sur le bassin. Le gonflement iliaque devenait plus évident, les douleurs de la cuisse s'aggravèrent, et il fut impossible à la malade d'étendre le membre. Si l'on essayait l'extension, on déterminait des souffrances très vives qui retentissaient dans la profondeur du bassin. Cependant une fièvre intense s'était allumée, et il était évident pour nous que nous avions affaire à un phlegmon profond de la gaîne du psoas et de l'iliaque. Bientôt l'empâtement devint sensible au-dessous du ligament de Fallope, et le pus fusa jusqu'au petit trochanter. La pauvre jeune femme mourut épuisée par la fièvre, par la diarrhée, à peu près cinq semaines après la dernière cautérisation.

A l'autopsie, on trouvait un abcès du ligament large du côté gauche, un peu de péritonite, et une collection purulente qui avait disséqué le psoas et l'iliaque et qui s'étendait depuis la région lombaire jusqu'au petit trochanter.

Je me suis demandé souvent, messieurs, si la cautérisation par le fer rouge n'avait pas été la cause des accidents, et j'ai conclu affirmativement. Il est certain que si je n'eusse pas fait cette petite opération, le phlegmon iliaque ne se fût pas développé. Mais, messieurs, quand j'interroge ma propre pratique, quand j'interroge celle de mes confrères qui ne craignent pas de dire la vérité, je vois que dans quelques cas, heureusement fort rares, la cautérisation la plus superficielle peut produire un retentissement inflammatoire du côté des ligaments larges et du péritoine; et non seulement la cautérisation avec le fer rouge est ordinairement exempte de danger, mais elle est plus souvent innocente que celle que l'on pratique avec les caustiques potentiels. En thèse générale, on peut dire que les eschares profondes faites avec le cautère actuel sont une garantie contre les phlegmons graves du bassin.

Il convient d'avouer que la médecine est à peu près impuissante dans le traitement des abcès péri-hystériques. Lorsque le phlegmon ou la pelvi-péritonite nous ont révélé leur existence par les symptômes qui leur appartiennent, je n'ai qu'une bien faible confiance dans l'action résolutive des saignées générales ou locales. Je n'ai pour but ordinairement que de calmer la douleur par les applications locales ou l'administration à l'intérieur des préparations de belladone et d'opium. Faire taire la douleur, c'est souvent modérer la fluxion inflammatoire, et quand j'y réussis je m'estime heureux.

Mais si nous ne pouvons que peu de chose pour la pelvi-péritonite et les phlegmons du bassin, nous pouvons beaucoup sur les causes qui ont déterminé le travail inflammatoire. Tous nos efforts devront donc tendre à *prévenir*, à rendre moins énergique l'action de ces causes, à étudier la susceptibilité organique avant d'intervenir dans les affections chroniques de la matrice. Par exemple, lorsque la menstruation est douloureuse et qu'une ménorrhagie abondante témoigne d'une fluxion anomale vers les organes génitaux, il faut recommander aux femmes d'éviter toutes les causes qui pourraient augmenter la douleur et l'hémorrhagie. L'accouchement est, avons-nous dit, la cause la plus fréquente des abcès pelviens; mais l'expérience apprend que, en dehors des conditions épidémiques, la pelvi-peritonite et les abcès péri-hystériques ne s'observent guère que dans les cas où il y a eu marche anomale du travail, retard dans la délivrance, ou lorsque les femmes ont fait quelque imprudence dans les premiers jours qui suivent l'accouchement. Rappeler ces conditions étiologiques, c'est indiquer les règles à suivre pour éviter leurs effets.

Dans les cas où vous devrez faire emploi de caustiques pour modifier une inflammation du col de la matrice ou un catarrhe de la muqueuse utérine, procédez toujours avec une extrême prudence, craignez toujours de déterminer une inflammation qui pourra s'étendre au péritoine. Interrogez, si je puis ainsi dire, la susceptibilité de l'organe sur lequel vous agissez, et avant de faire usage de caustiques violents, ayez recours aux faibles, sachez vous arrêter, lorsqu'une douleur aiguë suivra l'application de ces agents.

De même, dans les inflammations spécifiques de la membrane muqueuse du vagin, n'intervenez pas trop brusquement par la médication substitutive. Rappelez-vous que dans ces cas vous pourriez encore déterminer la pelvi-péritonite.

Enfin, ne négligez jamais, messieurs, lorsque vous pratiquez le toucher utérin, d'y mettre toute la prudence possible. Je vous ai cité une observation où le toucher un peu violent a été l'occasion d'une pelvi-péritonite qui a duré trois grandes années!

Ne faites usage de l'hystéromètre que dans les cas exceptionnels où le cathétérisme de l'utérus est indispensable (ce qui est infiniment rare) pour établir le diagnostic. A plus forte raison je blâme d'une façon absolue l'application des pessaires intra-utérins, et cela d'autant plus que l'expérience m'a appris que les déviations utérines n'étaient presque jamais la cause des douleurs et des malaises éprouvés par les femmes. Ces douleurs sont le plus souvent l'expression d'une métrite, d'un catarrhe ou d'une pelvi-péritonite chronique, que vous ne ferez qu'aggraver en introduisant un corps étranger dans la cavité de la matrice.

Lorsque les abcès pelviens viennent faire saillie vers le vagin ou dans le rectum, il ne faut point les ouvrir; de même que dans les cas d'hématocèle rétro-utérine, le médecin ne doit point intervenir d'une manière active. Mais semblable réserve ne doit point être suivie lorsque les abcès péri-hystériques ont envahi les fosses iliaques. Vous savez, en effet, toutes les graves complications dont ces abcès peuvent être accompagnés lorsqu'ils demeurent longtemps en contact avec le muscle psoas et le tissu cellulaire de la fosse iliaque; vous savez quelle est la tendance de ces abcès à se porter vers les articulations sacro-iliaques ou coxo-fémorales, ce qui produit une complication presque toujours mortelle; par conséquent, aussitôt qu'un examen attentif vous aura permis de reconnaître la présence du pus dans la fosse iliaque, vous devrez ouvrir ces abcès avec le bistouri ou au moins vous hâter de déterminer avec les caustiques les adhérences qui vous permettront de pénétrer sûrement dans le foyer purulent. Sachez, en ces circonstances, ne pas trop attendre, car votre hésitation rendrait plus tard votre intervention complètement inutile.

XCIX. — NOUVELLE ESPÈCE D'ANASARQUE SUITE DE RÉTENTION D'URINE

On voit l'anasarque et l'on méconnait la rétention d'urine. — On méconnaît, à plus forte raison, la relation de causalité entre l'anasarque et la rétention. — La vessie distendue prise pour une tumeur de mauvaise nature. — Accumulation d'urine. — Anasarque rapidement guérie par l'évacuation de l'urine. — Comment la rétention d'urine peut-elle produire l'anasarque?

MESSIEURS,

Je ne veux pas laisser passer l'occasion de vous parler d'une espèce d'hydropisie générale, de celle qui accompagne les rétentions d'urine.

Bien que, dans nos services de médecine, on ne voie pas aussi souvent que dans les salles de chirurgie des malades atteints d'affections des voies urinaires, cependant il arrive encore assez fréquemment que les individus chez lesquels l'anasarque s'est développée soient dirigés sur nos salles, parce que l'hydropisie est considérée, le plus habituellement, comme la conséquence de quelque grave lésion interne. Les chirurgiens des hôpitaux eux-mêmes n'hésitent pas à envoyer ces malades dans les services de médecine, parce que presque tous ils ignorent l'influence que certaines rétentions d'urine exercent sur le développement de l'anasarque. Pour la même raison, nous recevons ces malades dans nos cabinets de consultation, tandis que si l'affection eût été bien connue, on les eût plutôt adressés à ceux de nos collègues qui s'occupent de chirurgie.

Vous n'avez pas oublié, messieurs, ce malade qui, dans le cours de l'été de 1864, entrait dans notre salle Sainte-Agnès où il était couché au n° 3. Comme moi, vous fûtes frappés de l'anasarque considérable qui avait envahi tout le corps; et lorsque, après avoir un instant examiné, et avoir reconnu la distension de la vessie, je vous annonçai que bien probablement l'hydropisie était causée par cet accident, et qu'elle disparaîtrait dès que, à l'aide du cathétérisme, on aurait rendu un libre cours aux urines, je vis sur vos visages un sourire d'incrédulité. Cependant, messieurs, l'urine n'était pas albumineuse; le foie, le cœur, les poumons, ne laissaient rien à désirer; nulle part on ne pouvait trouver les traces d'une affection cancéreuse ou tuberculeuse. Quelques jours plus tard, vous étiez convaincus; tout au moins acceptiez-vous que, dans ce cas, je ne m'étais pas trompé, et vous pûtes apprendre du malade, qui n'y avait attaché qu'une importance médiocre, que, depuis deux mois, la miction était devenue de plus en plus difficile, et que, depuis longtemps, il avait les signes d'un rétrécissement uréthral et d'une maladie de la prostate. Quand il fut guéri de son hydropisie, je l'envoyai dans les salles de mon collègue M. Maisonneuve, qui devait s'occuper de traiter l'affection des voies urinaires, cause de tous les accidents.

Le diagnostic que j'avais fait avec tant de facilité ; le pronostic favorable que j'avais porté dans un cas où la maladie semblait si grave, n'étaient point, messieurs, une affaire de divination ou de hasard. Déjà, depuis près de dix ans, j'avais appris à connaître ces faits, et je le devais à M. le docteur Bourgeois (d'Étampes). En 1855, il m'entretint d'une forme fort singulière d'hydropisie générale qu'il avait observée à la suite d'une rétention incomplète et d'une émission insuffisante de l'urine. Je l'engageai fortement à envoyer une note à l'Académie de médecine, ce qu'il fit peu après.

A partir de cette époque, mon intention fut vivement éveillée, et j'eus d'assez fréquentes occasions de vérifier ce que m'avait appris M. Bourgeois. Peu d'années se sont passées sans que j'aie vu de ces malades dans le service de la Clinique, et, plus souvent encore, j'en recevais dans mon cabinet de consultation. Je regrette vivement de n'avoir pas recueilli ces curieuses observations; mais, cette année, dans l'espace de trois mois, j'ai pu en voir quatre cas, à l'Hôtel-Dieu, dans mon service, un second dans mon cabinet, et deux autres dans la clientèle de deux de mes confrères de Paris.

Avant de rappeler les faits que j'ai observés le plus récemment, permettez-moi, messieurs, de vous lire les deux observations qui ont servi de base au mémoire que M. J. Bourgeois a envoyé à l'Académie de médecine en 1855[1], observations qu'il a bien voulu me communiquer:

« Vers l'année 1846, je fus appelé, dans les environs de Pithiviers, pour un malade d'une trentaine d'années, atteint d'hydropisie, lequel, depuis quelques semaines, recevait les soins de deux de nos confrères. Je trouvai ce jeune homme couché, il ne se levait plus guère ; la face était pâle, tuméfiée, sans altération profonde des traits ni de la couleur des téguments. Tout le corps était considérablement gonflé, sans cyanose ; pouls fréquent, dépressible, appétit peu développé, soif assez vive, inspiration gênée dans le décubitus horizontal. Le ventre, très amplifié, donnait non seulement la sensation du flot, mais encore, par une dépression un peu forte, on y sentait une tumeur isolée, ovalaire, considérable, dépassant en haut l'ombilic et se plongeant dans le bassin. Le tissu cellulaire des membres et du tronc était considérablement distendu. L'examen du cœur et des poumons ne fit reconnaître aucune lésion appréciable ; la base de la poitrine et la région précordiale présentaient seulement de la matité due à la présence d'une certaine quantité de

1. Bourgeois, *Bulletin de l'Académie de médecine*, 1855.

liquide dans les plèvres et le péricarde. J'oubliais de dire que le malade n'avait jamais cessé d'uriner; mais il le faisait continuellement, sans en avoir conscience et sans être excité par le besoin. Sa constitution, un peu lymphatique, était bonne d'ailleurs. Après un bain qu'il avait pris dans une eau très froide, ayant chaud, il avait éprouvé un peu de diarrhée, des coliques du bas-ventre, puis l'impossibilité presque absolue de rendre ses urines, qui avaient fini par couler continuellement. Au bout de quelque temps, voyant ses jambes enfler et surtout ses forces diminuer, il appela un médecin de Pithiviers; mais, le mal augmentant, je fus mandé.

» L'examen que je fis du ventre me fit penser que la cause de l'anasarque devait se trouver dans les voies urinaires, qu'au moins la vessie était distendue outre mesure, et que le malade n'urinait que par regorgement, ce qui en avait imposé à mes confrères. Dans tous les cas, comme moyen préliminaire, je proposai le cathétérisme, qui fut accepté par le malade et par mes collègues. A peine une sonde d'argent eut-elle pénétré dans le réservoir de l'urine, que celle-ci jaillit à gros jet, et il en sortit au moins trois litres. Le soulagement fut immédiat; mais nous n'avions pas quitté le malade, que le besoin de la miction, disparu depuis plusieurs semaines, se fit sentir, avec impossibilité toutefois d'y satisfaire. De nouveau il fut sondé, et nous fûmes étonnés de la quantité de liquide qui fut encore évacuée; celui-ci était clair, limpide, et presque sans odeur. Enfin, une sonde à demeure fut introduite et fixée; on la débouchait toutes les demi-heures, à la demande du malade, et, en deux ou trois jours, il rendit ainsi de douze à quatorze litres d'urine. Pendant ce temps, l'anasarque disparut entièrement, et toutes les fonctions se rétablirent en très peu de temps, sauf l'émission volontaire de l'urine, et notre jeune homme fut obligé de se sonder ainsi pendant plusieurs années, au bout desquelles il succomba à une affection cérébrale.

» Quelques années après, je fus mandé à Pussay, auprès d'un vieillard de soixante-quinze ans à peu près, très fort, à tempérament sanguin, qui éprouvait depuis quelques mois de la peine à vider entièrement sa vessie. Ce vieillard urinant de plus en plus difficilement et rendant en même temps une certaine quantité de liquide sans qu'il le sentît, voyant d'ailleurs ses jambes enflées, avait appelé un médecin d'Augerville, qui ne trouva là qu'une incontinence d'urine et une hydropisie commençante, n'ayant avec la première aucune relation. Le mal devenant tous les jours plus grave, je fus donc adjoint au médecin ordinaire. Notre patient était alors dans l'état suivant : facies sans altération sensible, malgré l'infiltration du visage, décubitus dorsal; il gardait le lit; peu de gêne dans la respiration, pouls sans fréquence, assez plein, mais dépressible, peu d'appétit, évacuations alvines rares, issue continuelle d'une certaine quantité d'urine qui avait déterminé un érythème prononcé de la peau des environs ; tuméfaction générale très marquée. En palpant l'abdomen avec force, on rencontrait dans la région hypogastrique une tumeur ovalaire considérable, s'étendant du pubis au dessus du nombril; sa compression ne donnait lieu à aucun besoin d'uriner. En voyant ce pauvre vieillard, et d'après quelques mots qui m'avaient été dits par les parents, je me remémorai immédiatement le fait précédent, et je pensai que l'anasarque était due à une miction insuffisante, qu'il y avait également un reflux de liquide dans les cavités splanchniques et dans le tissu interstitiel. J'en fus convaincu, du reste, par un examen plus approfondi, et je proposai immédiatement le cathétérisme, qui fut en vain essayé avec une sonde d'argent, seul instrument en notre pouvoir, par mon confrère et moi. Ayant fait d'assez nombreuses tentatives, nous dûmes remettre l'opération jusqu'à ce que nous fussions munis d'instruments mieux adaptés; mais la famille, qui avait alors un de ses membres traités par M. Ségalas, proposa de faire venir cet habile praticien, ce à quoi nous souscrivîmes avec satisfaction ; et, dès le lendemain, il nous accompagna auprès de notre vieillard. M. Ségalas essaya en vain de franchir l'obstacle avec des algalies métalliques ou des sondes molles, cylindriques, coniques et olivaires; il ne put y parvenir, au bout d'un très long temps, qu'avec une sonde à béquille : celle-ci était à peine entrée, que le liquide sortit par un jet rapide et énergique. Le malade en rendit ainsi plusieurs litres sans désemparer. Le cathétérisme ayant été très difficile, nous crûmes qu'il était prudent de laisser cette sonde à demeure. Quelque temps après la première évacuation, qui avait été complète, le malade sentit pour la première fois l'envie d'en rendre encore, on déboucha l'instrument, et il en sortit de nouveau une quantité surprenante pour le peu de temps écoulé entre les deux émissions. Enfin, toutes les demi-heures, toutes les heures au plus, on vidait la vessie à la demande du patient, et, comme dans le cas précédent, l'hydropisie disparut au bout de deux ou trois jours; mais la faculté d'uriner à volonté ne revint jamais, bien que, abstraction faite de cet inconvénient, la santé reparût complètement pendant quatre ou cinq ans, au bout desquels le malade succomba à une affection étrangère. On fut donc jusqu'à sa mort obligé de le sonder, ce qui eut toujours lieu avec facilité, bien que l'opération fût pratiquée par un membre de la famille. Il n'y avait pas ici dans l'uréthre un véritable obstacle, mais bien une déviation de sa portion prostatique. »

J'arrive maintenant, messieurs, à quelques-uns des faits qui me sont personnels et que j'ai observés le plus récemment.

Au mois de juillet 1854, je recevais dans mon cabinet un homme de soixante-quatre ans. Il avait monté péniblement mon escalier, et, bien que depuis plus d'une heure il se fût reposé dans la pièce où les consultants attendent, quand il entra dans mon cabinet il était horriblement essoufflé. Il avait le visage et les mains infiltrés, et je m'aperçus immédiatement que les extrémités inférieures étaient également enflées. Le ventre était fort gros.

Le malade me racontait que cette enflure générale avait commencé deux mois auparavant, sans aucun trouble appréciable dans la santé, sauf de vives douleurs de ventre. L'anasarque avait commencé par les jambes, et en huit ou dix jours, elle s'était étendue à tout le corps. Son médecin avait constaté alors l'existence d'une tumeur dans le ventre, et, en m'adressant son client, il appelait mon attention sur cette tumeur qui lui semblait avoir été le point de départ de tous les accidents.

Cependant l'enflure avait bientôt pris des proportions énormes, et l'orthopnée était venue mettre le comble aux misères du pauvre malade.

Je supposai une maladie de Bright, et je le priai de me donner de son urine ; il urina devant moi sans grande difficulté, mais en petite quantité. Je ne trouvai dans l'urine ni albumine ni glycose. J'auscultai le cœur et les poumons, et à cela près de quelques râles fins et rares, je ne vis rien qui justifiât un état aussi grave.

Je fis coucher le malade sur mon canapé et j'explorai le ventre avec une grande attention; j'y trouvai une tumeur énorme, qui du bassin remontait au dessus de l'ombilic. Cette tumeur était élastique, parfaitement arrondie, il devint dès lors évident pour moi que j'avais affaire à la vessie. Sans rien dire à mon malade, je pris une sonde que j'introduisis sans difficulté, et je retirai près de trois litres d'urine limpide.

La tumeur avait disparu.

Je m'enquis alors de toutes les circonstances qui avaient précédé l'invasion des accidents, et j'appris ce que je n'avais pu savoir d'abord, parce que l'attention du malade n'avait point été attirée de ce côté.

Depuis deux ou trois ans, il avait la vessie paresseuse. Il urinait souvent le jour et la nuit, et chaque fois avec quelques efforts. Un mois avant le début de l'hydropisie générale, il s'était aperçu que, au lit, il ne pouvait plus uriner en restant couché, il fallait qu'il se mît à genoux. A peu de jours de là il avait fallu se lever pour pouvoir satisfaire ce besoin. Enfin, après quelques jours ainsi passés, il ne pouvait pas même pisser au moment où il prenait le vase, il était obligé de se promener nu-pieds dans la chambre pendant quelques minutes, et alors il parvenait à pisser à la suite d'assez grands efforts, et la quantité d'urine était à peine d'un demi-verre.

C'est à cette époque que ses pieds avaient commencé à se gonfler. Il avait alors appelé le médecin qui avait trouvé dans l'hypogastre une tumeur fort dure qu'il avait considérée comme étant de mauvaise nature ; cependant il s'était enquis de ce qui se passait du côté de la vessie, et on lui avait répondu que les urines étaient plutôt plus abondantes que dans l'état normal, et il ne s'en était plus occupé. Chose étrange, quand je vis le malade dans mon cabinet, il ne me parla pas de l'embarras qu'il éprouvait du côté des voies urinaires, et j'ai appris de lui les détails que je viens de raconter, seulement après l'avoir sondé, et après l'avoir en quelque sorte dirigé dans ses souvenirs.

Il était bien évident pour moi que tous ces accidents d'hydropisie tenaient à la rétention d'urine, et comme il y avait une affection de la prostate et que je me sentais parfaitement incompétent en semblable matière, je le remis entre les mains d'un confrère plus habile que moi qui l'instruisit à se sonder; dès que l'évacuation de l'urine fut devenue régulière, l'anasarque disparut ainsi que l'oppression et les accidents graves dont le malade souffrait depuis deux mois.

Le 5 septembre 1864, je voyais en consultation avec M. le docteur Lepère un malade dont je raconterai très sommairement l'histoire.

Il était âgé de cinquante-cinq ans, très sujet à des flux hémorrhoïdaux qui l'avaient beaucoup affaibli. De temps en temps, et cela depuis trois années, il éprouvait pendant la nuit un arrêt du jet de l'urine dont il ne tenait aucun compte et qu'il attribuait à des spasmes causés par des hémorrhoïdes. Dans le courant de l'été de 1864, il éprouva souven quelque difficulté pour uriner; sa santé s'altérait sensiblement, il maigrissait et l'appétit n'était pas aussi bon qu'auparavant. Sur ces entrefaites, et dans le courant du mois de juillet, il partit pour Ems, accompagnant sa femme à laquelle les eaux avaient été prescrites.

Vers le 15 août, on écrit à M. Lepère que le malade a horriblement souffert de ses hémorrhoïdes, que les jambes, les mains, le ventre sont enflés et que les médecins ont reconnu une tumeur cancéreuse annexée au foie. Notre confrère de Paris répondit que la chose lui paraissait impossible, attendu que, un mois auparavant, il avait palpé le ventre avec une grande attention et avait pu constater l'intégrité des organes. On répliqua par une assertion plus catégorique encore, et quand madame eut fini de prendre les eaux on renvoya le mari à Kissingen. Là les accidents augmentèrent plutôt qu'ils ne diminuèrent, et M. Lepère reçut une lettre dans laquelle on le priait de m'inviter à une consultation pour le 5 septembre.

Nous trouvâmes le malade assis, avec une oppression considérable, le visage pâle et bouffi, les mains œdématiées, les jambes et le ventre énormément gonflés. Avant de faire une investigation plus minutieuse, nous demandâmes de l'urine, qui était claire, et qui, traitée par la chaleur, ne donnait pas de précipité albumineux. Quand nous palpâmes le ventre, il nous fut facile de découvrir une tumeur arrondie, élastique, qui, partant de l'hypogastre, remontait beaucoup au-dessus de l'ombilic qui avait le volume et la forme de l'utérus au huitième mois de la grossesse. Il était évident pour nous que nous avions affaire à la vessie distendue par l'urine, et je n'eus pas de peine à comprendre que c'était là un cas analogue à ceux que M. Bourgeois avait rapportés et que j'avais moi-même observés.

Le malade fut sondé, on retira huit litres d'urine.

Je n'ai pas besoin d'ajouter que toute tumeur disparut : quatre jours plus tard, le cathétérisme ayant été continué, il ne restait plus d'enflure et la sécrétion urinaire avait été extrêmement abondante.

Il devenait alors fort intéressant de savoir comment le malade, homme très éclairé et très attentif aux symptômes divers qu'il éprouvait, avait pu, dans l'histoire de sa maladie, oublier complètement ce qui avait trait à la maladie de la vessie. Nous fixâmes alors ses souvenirs, et il nous dit que lors de son séjour à Ems, il avait été obligé chaque nuit de se lever et même de se promener par la chambre quand il voulait uriner, jamais il n'avait eu de rétention d'urine, et la nuit qui précéda notre visite, il avait pu uriner cinq ou six fois volontairement et rendre chaque fois 150 grammes d'urine.

J'insiste beaucoup, messieurs, sur ces circonstances, parce que ce malade, comme celui dont je viens de vous raconter l'histoire, ne parlait pas de rétention d'urine, n'accusait même aucun trouble du côté des voies urinaires, et la palpation de l'abdomen put mettre seule sur la voie du diagnostic.

Mon rôle était fini auprès du malade que je voyais avec M. Lepère : il s'agissait d'une maladie de la vessie, et M. Ricord fut appelé. Il constata la présence d'un énorme calcul et il ne crut pas raisonnable de tenter la lithotritie. A deux mois de là, le malade mourait avec des phénomènes d'infection purulente due à une grave altération de la prostate.

Le même mois, je voyais un malade, dans une des rues du Marais, chez lequel j'ai été mandé par un de nos confrères. Il s'agissait encore d'une anasarque générale venue depuis à peu près six semaines, chez un homme d'une soixantaine d'années qui avait de la paresse pour uriner, mais non de l'incontinence d'urine. Notre confrère, qui avait parfaitement constaté la réplétion de la vessie, craignait pourtant une grave altération organique en raison même de l'hydropisie. Je lui racontai alors les quelques faits dont j'avais été témoin, et je n'eus pas de peine à faire pénétrer dans son esprit quelques idées de sécurité. Il fut convenu que le malade serait sondé plusieurs fois par jour ; et à quelque temps de là j'appris que l'anasarque avait disparu dès que la liberté avait été rendue aux urines.

Je me trouvais avec M. le docteur Follin, et comme je lui parlais de la singulière relation qui existe entre la rétention d'urine et l'hydropisie générale, il me dit que précisément il venait d'être appelé en province pour un malade qui se trouvait dans les mêmes conditions, et qu'il avait été surpris et effrayé de l'anasarque qu'il avait constatée.

Il est donc bien entendu, messieurs, que comme l'avait dit M. Bourgeois, la rétention d'urine peut être cause d'hydropisie générale. Or la notion n'est pas sans une grande importance pratique; nous savons qu'il est des anasarques qui, bien que se montrant sous la forme ordinaire de la maladie de Bright, sont aussi facilement curables que celle-ci est inexorablement rebelle.

D'un autre côté, nous constations ce fait curieux qu'un assez grand nombre de malades n'ont pas conscience de l'existence de la rétention d'urine : aussi lorsqu'on voit survenir lentement une hydropisie qui envahit jusqu'à la face et qu'ils éprouvent en même temps cette altération de la santé qui accompagne si souvent les maladies des voies urinaires, même de celles qui se developpent à l'insu des malades, est-il bien difficile de ne pas croire à l'existence de quelque grave maladie organique; et, lors même que par la palpation abdominale on constaterait la distension de la vessie par l'urine, on serait tenté de supposer que cette rétention est causée par quelque tumeur de mauvaise nature, si les faits que j'ai rapportés ne venaient rendre un peu de confiance.

Il n'est pas facile, messieurs, de se rendre compte du mécanisme de l'anasarque dont je viens de vous entretenir. Je me suis souvent demandé si, lorsque l'urine était restée longtemps accumulée dans la vessie, ce liquide excrémentitiel ne refluait pas dans les uretères et jusque dans les bassinets et les calices de manière à distendre le rein et à en entraver les fonctions. Le sang alors ne peut se décharger de l'excès d'eau qu'il contient et qui, à l'état normal, s'écoule en grande abondance à la surface du rein : d'où l'hydropisie générale quand la sécrétion rénale est entravée. Cette explication mécanique me répugne singulièrement et je ne l'ai hasardée que bien timidement. Peut-être serait-on en droit de supposer que la compression du rein empêche l'émonction complète qui doit se faire par ce viscère si important, et que le sang éprouve une grande altération dans sa composition, altération qui cessera lorsque la cause disparaîtra.

Au demeurant, messieurs, qu'il vous suffise de savoir qu'il existe une anasarque due à la rétention d'urine, et apprenez à la connaître et à la traiter.

C. — DES REINS MOBILES.

Fréquence de la mobilité des reins. — Raison de cette fréquence dans la faiblesse des moyens de fixité de ces organes. — Fréquence plus grande de la mobilité du rein à droite et chez la femme. — Pourquoi. — Les reins mobiles ne sont pas toujours douloureux. — Comment ils le deviennent. — Erreurs de diagnostic multiples. — Moyens de les éviter. — Traitement contentif et protecteur.

Messieurs,

Vous venez de voir à la consultation de l'Hôtel-Dieu un homme de trente-cinq ans, de robuste apparence, aux muscles vigoureusement dessinés, et qui présente tous les attributs de la meilleure santé. Cependant cet homme se plaignait d'avoir une tumeur dans le ventre et d'être atteint de *péritonite*, affection à laquelle il était, disait-il, très sujet. Une tumeur dans le ventre est chose assez insolite chez un homme habituellement bien portant, et la péritonite chose plus insolite encore. Le fait est que la figure du malade exprimait la souffrance sans être grippée, et qu'il n'y avait pas de fièvre. L'idée d'un déplacement du rein surgit aussitôt dans notre esprit, et nous engageâmes le malade à se dépouiller de ses vêtements. Vous avez vu que l'abdomen était sillonné de cicatrices de ventouses et de sangsues; ce qui prouvait que le malade avait maintes fois ressenti les mêmes douleurs; que chaque fois on avait cru à l'existence d'une péritonite et traité l'affection en conséquence.

Malgré l'épaisseur des parois abdominales, qui rendait l'exploration difficile; malgré la douleur qui la rendait plus difficile encore, il me fut aisé de reconnaître et de vous faire constater l'existence d'une tumeur dans le flanc droit. Cette tumeur était dure, obronde, à contours orbes, et assez douloureuse au toucher; on pouvait facilement la faire mouvoir d'avant en arrière, mais on ne pouvait pas l'amener sur la ligne médiane. Il était possible, à l'aide d'une pression douce et méthodique, de la refouler jusque vers la région rénale droite.

Il n'y avait pas de fièvre, et par conséquent pas d'inflammation; pas de douleur à la pression de l'abdomen, par conséquent pas de péritonite; pas de vomissements ni de troubles de la miction, par conséquent pas de colique néphrétique ni de lésion du rein. Cependant la tumeur en question avait bien la forme de cet organe, on pouvait la refouler jusque dans la région rénale. Enfin, j'ai fait devant vous une petite expérience des plus démonstratives : pressant sur la tumeur mobile, je déterminai une certaine douleur; portant alors ma main dans la région rénale gauche et pressant de la même façon, je déterminai une douleur en tout comparable, disait le malade, à la douleur que je provoquais en pressant la tumeur du côté droit. Donc cette tumeur n'était autre que le rein droit; donc il s'agissait bien d'un rein mobile et non point d'une péritonite, comme on l'avait cru jusqu'ici, chez ce malade.

Je prescrivis à cet homme de porter un bandage à pelote concave, destiné à soutenir son rein en même temps qu'à le protéger contre les corps extérieurs, et je lui conseillai de s'abstenir de toute médication antiphlogistique. Tant que le rein serait douloureux, je lui conseillai d'employer les bains et les cataplasmes.

Vous remarquerez qu'ici le rein mobile était le droit. C'est, en effet, le rein droit qui est le plus ordinairement atteint de mobilité et de déplacement. Vous remarquerez aussi que ce malade était un homme; le plus ordinairement ce seraient, d'après les statistiques, les femmes qui seraient affectées de ce genre de déplacement.

Mais pourquoi les reins deviennent-ils mobiles? Pourquoi le droit plus souvent que le gauche? Pourquoi le rein mobile est-il si facilement douloureux? Ce sont là des questions que je veux discuter avec vous.

On ne saurait trop étudier, messieurs, le merveilleux artifice à l'aide duquel la nature sait protéger nos organes. Il y a là une simplicité de moyens et une grandeur d'effets dont je ne peux me lasser d'admirer l'assemblage. Parvenu à cette époque de la vie où l'on n'est plus guère susceptible d'enthousiasme, j'en éprouve encore dans la contemplation des œuvres de la nature.

Une des lois fondamentales qui président à la structure de l'organisme vivant, c'est la protection des organes. Chacun d'eux doit être protégé contre le monde extérieur, avec lequel il doit cependant communiquer.

Le cerveau réside et se meut dans une boîte osseuse mince et résistante à la fois : mince, car elle ne doit pas peser trop lourdement pour le besoin de sa propre locomotion; résistante, car elle a une forme sphéroïde, et chacun des os qui la composent engrène avec ceux qui l'avoisinent par une série de dentelures où s'opère une décomposition des forces; ce qui, dans les chocs, amortit le mouvement. La moelle est également protégée dans son étui osseux, le rachis, qui joint à la solidité la plus grande l'élasticité pour résister et la flexibilité pour se mouvoir. Vous savez comment les poumons peuvent se dilater dans leur cage, formée d'arcs flexibles et résistants, les côtes, et de plans élastiques, les muscles intercostaux. Là aussi se trouve contenu le cœur. Le foie se cache derrière les dernières fausses côtes droites et sous la voûte diaphragmatique : la rate est protégée par les dernières fausses côtes gauches. Les reins reposent sur d'épaisses masses musculaires, les carrés des lombes et l'origine des psoas; ils sont protégés en dedans par le rachis, en dehors et en arrière par le carré des lombes, les apophyses transverses des vertèbres lombaires, la masse sacro-lombaire, le transversaire épineux et les aponévroses si résistantes du petit oblique; en avant, les circonvolutions intestinales les séparent des parois de l'abdomen. La vessie et l'utérus se cachent au-dessous et en arrière de la ceinture pubienne dans l'excavation du bassin. Seuls, les intestins semblent mal protégés par une simple paroi musculeuse. Mais, comme ils sont soumis, pour les besoins de la digestion, à un mouvement alternatif d'expansion et de retrait qui modifie leur volume, il leur fallait une cavité de réception extensible comme eux. Ici encore cependant la protection est assurée : pour livrer un libre cours aux matières qui les traversent, les intestins sont distendus par des gaz ; or, les gaz forment un coussin élastique et par conséquent protecteur; pour faire cheminer dans son intérieur les matières qui, malgré leur inertie, doivent rouler du haut en bas du tube digestif, celui-ci est animé d'une incroyable facilité de locomotion; or, cette facilité même le fait se dérober aux chocs. Enfin, vous savez de quelle force de contraction instinctive sont doués les muscles abdominaux. Dès qu'on palpe l'abdomen sans précaution, aussitôt on le sent se roidir par un mouvement de contraction automatique qui vient au secours des organes sous-jacents. Il n'y a donc dans l'abdomen que des organes mous et élastiques, l'estomac et les intestins, qui soient en rapport avec les parois molles de l'abdomen; tous les organes durs, foie, rate, reins, utérus, sont profondément situés ou protégés par des remparts osseux, leur solidité même rendant pour eux les pressions douloureuses ou funestes. Vous pressentez maintenant comment les reins devenus mobiles, et par suite accessibles à la compression, sont exposés à des froissements pénibles et qui peuvent donner lieu à des accidents multiples.

Mais les reins mobiles sont-ils toujours douloureux? Pour répondre à cette question, il faudrait examiner les reins de tous les sujets soumis à notre investigation. C'est ce qu'a fait un savant médecin de Dresde, M. Walther; et je vous dirai tout à l'heure les résultats de ses recherches. Pour nous, nous ne diagnostiquons guère les reins mobiles, — quand nous les diagnostiquons, — que lorsqu'un individu qui en souffre vient se plaindre à nous. Et comme il se plaint d'accidents causés par la mobitité de son rein, nous en concluons qu'un rein mobile est chose pénible ou douloureuse. C'est là une façon de raisonner singulièrement illogique et qui n'est cependant que trop fréquente en médecine. C'est en raisonnant de la sorte qu'on a commis cette funeste erreur de croire que les déviations utérines étaient cause d'accidents douloureux, dus en réalité à la métrite concomitante. Une femme se plaignait à un médecin de douleurs utérines et de malaises multipliés; il touchait cette femme, constatait une déviation quelconque, et, méconnaissant la métrite, il concluait à la corrélation entre cette déviation et les phénomènes utérins. Que si, au contraire, comme l'a fait surtout M. Gosselin à l'hôpital de Lourcine, il avait indifféremment touché toutes les femmes, qu'elles souffrissent ou non de leur utérus, il aurait constaté l'extrême fréquence de toutes les espèces de déviations utérines; il aurait vu que ces déviations existent sans qu'il en résulte l'ombre même du malaise chez les femmes, et que, par conséquent, lorsque les femmes qui souffrent de leur utérus ont une déviation, ce n'est pas à celle-ci qu'il faut attribuer leur souffrance, mais à une affection utérine quelconque, la déviation étant en soi quelque chose d'assez innocent.

Si tous les médecins avaient l'habitude de la rigueur scientifique, ils sauraient qu'on ne peut logiquement conclure qu'après avoir examiné toutes les données d'un problème et institué des expériences de contre-épreuve. La contre-épreuve ici, c'est l'examen des reins chez un très grand nombre d'individus n'en souffrant pas. C'est ce qu'a fait M. Walther : et il est arrivé à ce glorieux résultat, que les reins sont mobiles chez un nombre considérable de sujets qui, n'en souffrant nullement, ne s'en préoccupent pas et ignorent même le fait de la mobilité de leur rein.

Les reins deviennent le plus souvent douloureux à l'occasion d'une pression énergique et insolite, d'un coup, d'une fatigue prolongée, et c'est alors que viennent se plaindre les malades.

Mon chef de clinique, M. Peter, est appelé un jour auprès d'un de ses clients, homme robuste et habituellement bien portant. Cet homme, architecte distingué et doué d'une grande intelligence, rendait bien compte de ses sensations. Il racontait que, depuis la veille, il souffrait de vives douleurs dans le côté droit du ventre, et surtout en un point qu'il désignait spécialement. M. Peter y porta la main, et, éclairé sur la question par un récent voyage à Dresde, il n'eut pas de peine à reconnaître qu'en ce point spécialement douloureux existait une tumeur, que cette tumeur était mobile et que cette tumeur mobile était le rein droit. Mais comment ce rein, mobile assurément depuis longtemps et jusque-là indolent, était-il devenu subitement douloureux? M. Peter demanda si le malade n'avait pas reçu un coup sur la région, s'il n'avait pas porté de vêtement trop serré. Éclairé tout à coup par cette question, le malade raconta que la veille il avait été de service comme garde national, ce qui lui arrivait malheureusement tous les six mois environ; que, non moins malheureusement, il avait notablement engraissé depuis sa dernière garde et qu'il avait éprouvé une très grande difficulté à mettre son pantalon d'uniforme devenu trop étroit. Il avait persisté néanmoins, et en avait éprouvé une gêne croissante qui avait fini par devenir une véritable douleur le lendemain. Pardonnez-moi l'apparente trivialité de ces détails, ils portent avec eux leur enseignement.

Déjà autour du malade on parlait d'applications de sangsues, car déjà autrefois on en avait employé pour semblable accident; cependant

M. Peter fit simplement appliquer un cataplasme sur le rein véritablement très sensible, il prescrivit un grand bain prolongé et le repos au lit pendant vingt-quatre heures. Et tout cessa comme il l'avait prévu. Comme l'homme dont il s'agit est robuste, assez gros et que les parois abdominales forment un épais coussin au rein déplacé; comme il n'y a ni gêne habituelle, ni douleur, M. Peter n'a prescrit aucun bandage à son ami, se réservant de le faire si quelques accidents survenaient.

Un médecin fort distingué, le docteur Becquet, a émis sur la pathogénie des reins mobiles et sur les causes qui rendent ceux-ci douloureux alors que, mobiles, ils sont habituellement indolents; M. Becquet, dis-je, a émis à ce sujet des opinions que je crois justes. Suivant cet auteur, au moment où s'effectue la fluxion cataméniale, les reins s'associent à cette congestion des organes génitaux et se tuméfient. Ce fait expliquerait les douleurs des reins si souvent ressenties au moment des époques, surtout par les femmes qui sont mal réglées. Ainsi tuméfié et rendu pesant, le rein, particulièrement le rein droit, fait effort contre les faibles obstacles qui le retiennent et tend à sortir de sa place. Puis, la congestion se dissipant, l'organe revient à sa position première; une congestion nouvelle le chasse plus loin, une autre plus loin encore. Le rein devenu plus lourd chaque fois, par suite d'une résolution d'autant plus incomplète qu'il est ainsi descendu peu à peu dans une position plus déclive, se maintient plus loin dans sa position normale. Et c'est ainsi, dit encore M. Becquet, que lentement, mais non pas sans souffrance, le rein apparaît libre et flottant dans l'abdomen[1].

M. Becquet cite à ce propos l'observation d'une femme chez laquelle à chaque crise menstruelle le rein tuméfié, très sensible à la pression, venait proéminer sur les côtes. Puis la congestion passée, le rein reprenait son volume, son indolence et son siège habituels. Plus tard la mobilité devint permanente; et comme auparavant, à chaque époque menstruelle, le rein désormais mobile était douloureux. Or, un jour, il advint que la fluxion rénale dépassant ses limites, une péritonite partielle s'ensuivit, avec production de fausses membranes; et c'est ainsi que le rein déplacé cessa d'être mobile et fut définitivement fixé dans sa situation anomale.

Notre savant collègue et ami M. Gueneau de Mussy[2], se rallie volontiers à l'opinion de M. Becquet, et il dit avoir observé un cas qui peut être interprété en faveur de cette théorie. Cependant, ajoute M. Gueneau de Mussy, tout en reconnaissant que la congestion peut intervenir tantôt comme condition pathogénique, tantôt comme épiphénomène dans la maladie qui nous occupe, on doit avouer qu'elle n'en est ni la cause con-

1. Becquet, *Essai sur la pathologie des reins flottants* (*Archives de médecine*, 1865, nº Ier).
2. Gueneau de Mussy, *Union médicale*, 1867.

stante, ni la complication nécessaire, attendu que les reins flottants sont assez communs chez les hommes et que leurs déplacements ne sauraient être alors imputés à un travail fluxionnaire. On ne saurait mieux dire.

M. Gueneau de Mussy ne serait pas éloigné de croire à l'influence de l'hystérie ou de l'arthritisme, sinon comme cause de déplacement du rein, au moins comme cause de douleurs pour les reins déplacés : ainsi il a observé surtout les reins mobiles chez les hystériques ou les goutteux.

De son côté, M. Peter vient d'observer un cas analogue à celui qu'a rapporté M. Becquet, et dans les circonstances suivantes : Une robuste négresse, nourrice dans une famille havanaise, revenant un jour de l'Exposition universelle où elle s'était fatiguée, fut prise de douleurs dans le flanc droit. Elle était au dernier jour de ses règles, qui avaient été aussi abondantes que de coutume. Les douleurs devinrent bientôt très vives et la malade ne pouvait marcher que courbée en deux. La famille s'alarma, et M. Peter fut mandé. Il y avait vingt-quatre heures environ que duraient les douleurs, et ce médecin constata alors l'existence d'une tumeur de forme ovoïde, obliquement dirigée de la région rénale droite vers l'hypogastre, dépassant l'ombilic et s'arrêtant à trois travers de doigt du pubis. Cette dernière condition aurait suffi pour exclure l'idée d'une hématocèle pelvienne, si d'ailleurs le toucher vaginal aussitôt pratiqué ne fût venu démontrer l'intégrité absolue de toute la région circum-utérine. La tumeur était dure, douloureuse à la pression, à peu près immobile, et avait près de 20 centimètres de long sur 10 de large. M. Peter n'hésita pas à voir là un rein déplacé, volumineux, congestionné au moment des règles et devenu douloureux peut-être à l'occasion de la fatigue déterminée par une marche trop prolongée. La douleur augmenta pendant trois jours, il y eut enfin, comme chez la malade de M. Becquet, un peu de péritonite circonscrite. On fut obligé d'appliquer deux fois des sangsues, d'employer des bains fréquemment répétés pendant quinze jours. Puis la douleur finit par céder. La tumeur diminua un peu de volume ; on put la palper, la circonscrire très exactement sans faire souffrir la malade. Cet examen *post morbum* ne fit que confirmer l'exactitude du diagnostic. C'était bien le rein droit qui avait été douloureux et gonflé. Il est resté à sa place anomale, dont on ne le fait remonter que de 2 centimètres, sans pouvoir jamais le refouler vers son siège anatomique qui est vide. Guérie de ses douleurs, la malade n'a éprouvé pendant les premiers jours qu'elle quitta le lit qu'un sentiment de pesanteur. Aux règles suivantes, il n'y eut pas de retour des douleurs. M. Peter s'est assuré à plusieurs reprises, depuis lors, que le rein était toujours déplacé. Il est bon d'ajouter qu'il n'y a jamais rien eu d'anomal du côté des urines pendant la période douloureuse ; peut-être ce liquide a-t-il été un peu moins abondant, mais jamais il n'a contenu d'albumine, de sang, ni de pus.

J'ai vu récemment en consultation un malade atteint d'ectopie du rein droit méconnue par le médecin ordinaire. Ce médecin est un de mes collègues dans les hôpitaux, homme fort instruit du reste : il croyait à l'existence d'une tumeur de l'abdomen, ce qui est assez vrai ; et faisait tous ses efforts pour la faire dissoudre à l'aide de l'iodure de potassium, sans y pouvoir réussir, ce qui était assez heureux. Mais en dépit de tous les traitements ou plutôt à cause d'eux, la tumeur était devenue fort douloureuse, elle tourmentait beaucoup le malade, préoccupé surtout de l'idée qu'il avait dans le ventre une tumeur qu'on ne pouvait faire dissoudre, et qui le mènerait à mal : aussi le pauvre homme était-il tombé dans l'hypochondrie la plus noire. Quoi qu'il en soit, je n'eus pas de peine à faire reconnaître au médecin, homme de sens, la véritable nature de la tumeur, et je réussis à édifier le malade sur le peu de gravité de son affection. Un bandage approprié fit le reste.

Ainsi trois des six malades dont je viens de vous parler étaient des hommes; cependant Rayer[1] a reconnu que le déplacement du rein est beaucoup plus fréquent chez les femmes que chez les hommes, et sur 35 observations recueillies par le docteur Fritz, il s'en trouve 30 qui se rapportent à des femmes.

On a cherché à expliquer cette plus grande fréquence du déplacement du rein chez la femme par l'usage ou plutôt par l'abus du corset. C'est l'avis de mon savant collègue J. Cruveilhier. « Le déplacement du rein, dit-il, arrive lorsque la pression exercée par le corset sur le foie, le rein droit est chassé de l'espèce de loge qu'il occupait à la face inférieure de cet organe, à peu près comme un noyau entre les doigts qui le pressent.

» Si le rein gauche, ajoute Cruveilhier, n'est pas aussi souvent déplacé que le droit, cela tient à ce que l'hypochondre gauche, occupé par la rate et la grosse tubérosité de l'estomac, supporte bien plus impunément la pression du corset que l'hypochondre droit. »

Pour les hommes cette explication n'est pas de mise, aussi ne serais-je pas éloigné de croire qu'une modification dans le volume du foie fût souvent la cause déterminante de l'abaissement et par suite de la mobilité du rein droit.

Voici encore une observation de déplacement du rein chez une femme, que je dois à M. Peter.

Une femme de trente ans environ se présente à sa consultation de l'Hôtel-Dieu. Elle est grande, assez bien faite, et présente les attributs du tempérament lymphatico-nerveux. Cependant la face a une pâleur presque cireuse, les sclérotiques sont bleuâtres, et l'expression générale du visage est celle d'une souffrance depuis longtemps persistante.

1. Rayer, *Traité des maladies des reins*, Paris, 1839-1841.
2. Fritz, *Des reins flottants* (*Archives générales de médecine*, 1859, p. 158).

La première chose dont cette femme se plaigne, c'est d'avoir une *tumeur du foie*, tumeur constatée déjà par un grand nombre de médecins et que tous s'accordent à considérer comme incurable. Cependant elle n'a jamais eu ni les accès douloureux qui caractérisent la colique hépatique, ni l'ictère qui suit ces mêmes coliques. Elle n'a jamais éprouvé non plus ces troubles dyspeptiques inévitablement liés à l'existence d'une affection organique du foie. Jamais elle n'a eu d'épistaxis, et son état général n'indique point cette altération profonde de l'organisme qu'on ne saurait manquer d'observer à la suite d'une lésion grave de la texture du foie qui daterait déjà de trois années.

M. Peter se réservant d'examiner à loisir la tumeur en question, poursuivit le cours de son interrogatoire en vue de savoir si quelque autre cause n'expliquerait pas la cachexie anémique accusée par la pâleur cireuse du visage. Or il ne tarda pas à apprendre que cette malade était accouchée depuis trois ans; qu'à la suite de ses couches elle avait eu une métrite, et que cette métrite, devenue chronique, donnait naissance, à chaque époque menstruelle, à de véritables hémorrhagies. Une fois ces faits connus, M. Peter fit mettre la malade sur un lit et palpa méthodiquement l'abdomen. Il constata d'abord que le foie débordait de trois travers de doigt les fausses côtes dans la région mamelonnaire, qu'il avait 12 centimètres de diamètre vertical à ce niveau, ce qui est à peu près normal. Un peu plus bas, on sentait réellement une tumeur dure, à contours circulaires, ovoïde, et dont le bord supérieur était en effet juxtaposé au foie. C'était la seule relation que la tumeur eût avec cet organe : elle ne lui adhérait en aucun point. On pouvait la faire flotter dans l'abdomen, de manière à l'amener jusqu'au niveau de l'ombilic ; elle était d'ailleurs très peu douloureuse au toucher. La conviction de M. Peter était déjà faite; cependant, pour surcroît de preuve, il déprima la région du rein droit, et la trouva vide; il n'y avait plus à douter. Pour rendre le fait plus évident aux élèves, M. Peter dessina avec son plessigraphe le foie, ainsi que la tumeur morbide; il fut facile dès lors de *voir* que le foie avait sa forme normale, que la tumeur avait la forme ovoïde du rein, et qu'il existait un intervalle de près de 2 centimètres entre le bord le plus accessible de la tumeur et la face inférieure du foie, espace où la sonorité tympanique était perçue. Il était dès lors évident que la tumeur en question n'adhérait pas au foie, et qu'elle n'était autre que le rein droit déplacé.

A la suite de ses couches, le ventre de cette femme était devenu très flasque, et c'est quelque temps après ses couches qu'elle éprouva pour la première fois dans le flanc droit des douleurs assez marquées, mais sans vomissement ni réaction générale. C'est quelque temps auparavant, que cette femme était entrée comme fille de restaurant dans un des établissements des bouillons Duval. On sait que, dans ces établissements, les femmes de service sont constamment debout, courent d'une table à l'autre, montent et descendent rapidement les escaliers. Ne comprend-on pas maintenant comment le rein droit, peut-être déjà mobile, a pu se déplacer définitivement, à la suite du relâchement des parois abdominales qui ne le soutenaient plus suffisamment? comment ce déplacement a pu s'exagérer encore à la suite d'un travail dans lequel il était constamment secoué? et comment enfin les douleurs survenaient parfois à la suite de journées plus fatigantes que les autres? Il est à noter d'ailleurs que c'est spontanément que la malade racontait tous ces détails dont le groupement rationnel éclaire d'un jour si lumineux l'étiologie de cette affection.

Ce qu'il y a de plus curieux au point de vue du diagnostic, c'est que cette femme avait été examinée, disait-elle, par *plus de dix médecins*, et que tous, un seul excepté, avaient conclu à l'existence d'une tumeur du foie de mauvaise nature. Celui dont l'opinion était dissidente en avait une bien plus étrange : sans tenir compte du siège de la tumeur, de sa forme, de la distance qui la séparait des pubis et qui était de plus de 10 centimètre, il croyait à une tumeur de la matrice. Il est vrai qu'il était homœopathe; il traita la métrite qui existait en effet, et ne réussit pas plus à la guérir qu'à guérir la tumeur. Le tout coûta à la malheureuse 200 francs.

Comme elle était très intelligente, elle avait remarqué que lorsque son ventre était suffisamment soutenu, elle ne souffrait pas ou souffrait très peu de sa tumeur à la suite de ses journées de fatigue. Elle s'était en conséquence fabriqué elle-même une ceinture assez ingénieuse mais trop étroite. Il ne fut pas difficile à M. Peter de la convaincre d'en faire une autre en fort coutil, embrassant toutes les parois molles de l'abdomen et susceptible de se lacer ou de se délacer à volonté. Cette ceinture devait être doublée, à l'endroit correspondant à la tumeur, par une forte pelote élastique et concave destinée à soutenir et à fixer tout à la fois la tumeur.

Au fond, quand on songe à la faiblesse des moyens de fixité des reins, on doit plutôt s'étonner de les trouver en place qu'être surpris de les voir déplacés. Ils sont appendus au système vasculaire par l'artère et la veine rénales; or on conviendra que ce sont là de faibles moyens de contention. Quant au tissu cellulo-graisseux qui constitue l'atmosphère celluleuse du rein, il n'est nullement propre à le maintenir en place. En réalité, il n'y a donc que le péritoine qui applique le rein contre le carré des lombes et le psoas, et ce qui le prouve, c'est la facilité avec laquelle on enlève l'organe, lorsque la membrane séreuse est déchirée; mais le péritoine est un bien médiocre agent de fixité. Ainsi le déplacement du rein trouve sa raison suffisante dans la faiblesse de ses moyens de contention.

Il est trop évident qu'avec de telles prédispositions anatomiques, l'augmentation de **volume**, accompagnée nécessairement d'augmentation du poids du rein déterminera presque inévitablement l'abaissement et la mobilité de l'organe. Aussi l'hydro-néphrose est-elle une cause de déplacement du rein ; on en trouve des exemples dans les observations citées par les auteurs; mais chez aucun de nos malades il n'y avait d'hydronéphrose à invoquer, et l'extrême fréquence relative de la mobilité du rein constatée par M. Walther, ne s'explique que par la faible contention de l'organe.

Quant aux *symptômes* de cette ectopie, la vérité est qu'ils sont à peu près nuls dans la très grande majorité des cas; cela résulte des recherches de M. Walther. Parfois c'est accidentellement que l'individu affecté s'aperçoit de l'existence dans un de ses hypochondres d'une tumeur dure, mobile et assez peu douloureuse à la pression. Le médecin appelé alors peut constater que cette tumeur est ovoïde, lisse, et qu'elle est orbe dans ses contours ; qu'elle présente, en un mot, les caractères physiques du rein. Le plus souvent on ne peut pas suivre l'organe dans toute son étendue; on n'en sent habituellement que la partie supérieure, l'organe se présentant obliquement, d'arrière en avant, et de dehors en dedans. Il est trop évident que cette tumeur qui est dure est mate à la percussion. Une palpation habilement pratiquée permettra de reconnaître que la région rénale correspondante au côté où se trouve la tumeur ne contient pas le rein. L'examen sera surtout convaincant, si l'on explore successivement les deux régions rénales. Une telle investigation servira de contre-épreuve et de confirmation pour le diagnostic.

Quant aux troubles fonctionnels, qui manquent dans la plupart des cas, ce sont, quand ils existent, de vagues malaises, des sensations de pesanteur, de tiraillement, de pincement, atteignant rarement jusqu'à la douleur. Quand celle-ci existe, elle est le plus habituellement sourde; on l'a vue aller parfois jusqu'à la lipothymie. Parfois il semble aux malades qu'un de leurs organes s'est *décroché* et qu'il flotte dans leur ventre.

Quoi qu'il en soit des sensations éprouvées, on conçoit qu'elles s'aggravent par les grands efforts musculaires, par une marche prolongée ou rapide, par la danse, l'équitation, les cahots d'une voiture mal suspendue. C'est parfois sous l'influence de ces causes qu'elles sont pour la première fois ressenties. D'autres fois, comme chez le second malade dont je vous ai parlé, c'est à l'occasion d'une pression trop considérable exercée par un vêtement étroit que la douleur est éveillée.

M. Gueneau de Mussy indique encore[1], comme symptômes directs ou indirects des reins mobiles, l'hyperesthésie lombaire, des pleuralgies et des troubles dyspeptiques. En général, dit cet éminent clinicien, le repos, le décubitus horizontal, apaisent ces accidents, qui s'exagèrent ou renaissent sous l'influence de la marche, des secousses violentes ou bien encore à propos des règles ou d'une fluxion goutteuse. D'autres fois les douleurs

1. Gueneau e Musuy, *Union médicale*, 18 7

retentissent au loin, à la cuisse, par exemple, ou à l'épigastre et aux derniers espaces intercostaux. Ces douleurs sont, pour M. Gueneau de Mussy, le résultat d'un phénomène réflexe dont le point de départ est le rein, et qui, par l'intermédiaire des ganglions du sympathique et de la moelle, retentit sur les nerfs spinaux.

Une conséquence possible des douleurs ressenties à propos des reins mobiles, disait aussi M. Gueneau de Mussy, c'est l'hypochondrie chez les arthritiques et les hystériques surtout.

Quant à la sécrétion urinaire, elle n'est en aucune façon influencée ; il en est ainsi de la miction.

Comme rien n'épouvante autant les malades que l'existence d'une tumeur de l'abdomen, surtout quand le médecin a l'air d'ignorer la véritable nature de cette tumeur, et que trop évidemment ses efforts sont impuissants pour la faire disparaître ou diminuer, l'ectopie du rein excite les alarmes d'un certain nombre de gens qui en sont atteints, les jette dans la mélancolie et les conduit souvent à l'hypochondrie. Tel était le cas du malade que je voyais en consultation.

Les reins mobiles peuvent donner lieu à une infinité d'erreurs de *diagnostic*. Vous venez de voir que chez notre malade de la consultation de l'Hôtel-Dieu, on avait cru à une série d'attaques de *péritonite*. Chez celui que j'ai vu en ville avec un confrère, on croyait à l'existence d'une *tumeur de mauvaise nature*.

« J'ai vu, dit Cruveilhier, la tumeur formée par le rein droit déplacé, traitée comme une *obstruction de foie* ou comme une *production morbide*. »

« Les douleurs qui accompagnent parfois la mobilité des reins, ajoute M. Rayer, ont été prises pour des *coliques nerveuses ;* pour des phénomènes d'*hypochondrie* (rappelez-vous que mon malade de la ville était devenu hypochondriaque), et parfois même pour des *névralgies lombaires* ou *sciatiques*. »

C'est peut-être ici le cas de vous faire savoir la manière de procéder à la recherche du rein mobile. Le médecin se plaçant au côté où siège l'ectopie (supposons le côté droit), glissera sa main gauche le long du rebord des dernières fausses côtes, entre celles-ci et la crête iliaque, puis de sa main droite il déprimera lentement la paroi de l'abdomen, de manière à refouler la masse des intestins et arriver ainsi au contact du rein déplacé, qui se trouve ainsi saisi entre les deux mains : on peut de la sorte constater et la nature de l'organe et sa mobilité insolite. C'est en procédant de cette façon que M. Walther a pu constater que la mobilité du rein est extrêmement fréquente, qu'elle est ordinairement inconnue de celui qui en est atteint et devient la source d'innombrables erreurs.

On a pu prendre la tumeur formée par le rein déplacé pour une tumeur du foie, de la vésicule biliaire, de la rate, du mésentère, de l'intestin (telle qu'une invagination ou surtout un amas de matières fécales), enfin pour un corps fibreux de l'ovaire. On a pris bien souvent aussi les douleurs lombaires du rein déplacé pour celles de la métrite chez des femmes affectées tout à la fois d'ectopie rénale et de leucorrhée.

Il suffira cependant de rechercher d'une part si la région rénale correspondante à la tumeur n'est pas vide, de rechercher d'autre part si la pression ne détermine pas, comme chez notre malade de l'Hôtel-Dieu, une sensation identique et dans la tumeur et sur le rein opposé resté en place. Enfin une tumeur formée par le foie ne serait pas mobile comme celle formée par le rein. La rate abaissée est plus volumineuse que le rein déplacé. Les tumeurs intestinales donnent lieu à des symptômes spéciaux et caractéristiques. Un corps fibreux de l'ovaire est indolent. Le toucher, au besoin, et l'examen au spéculum, en permettant de constater l'état de l'utérus, permettront de rapporter à leur véritable cause les douleurs qu'on croyait être celles de la métrite.

En soi, le *pronostic* du rein déplacé n'a vraiment pas de gravité : il ne devient grave que par les erreurs auxquelles il peut donner naissance, et le traitement erroné qui en découle, traitement ordinairement d'autant plus actif que le médecin est moins convaincu. Vous avez vu les nombreuses cicatrices de sangsues et de ventouses dont était couvert le ventre de notre malade de l'Hôtel-Dieu, et qu'on avait appliquées dans la croyance à une péritonite imaginaire. C'est en vain qu'on faisait perdre du sang à cet homme, on l'affaiblissait sans le guérir. C'est également en vain qu'on appliquait vésicatoires et pommades fondantes sur la tumeur du malade que je fus appelé à voir en ville; l'insuccès trop évident avait pour conséquence la confusion du médecin et l'hypochondrie du malade.

Cependant l'ectopie du rein une fois reconnue, le *traitement* s'en déduit naturellement. Il y aurait une première indication à satisfaire : replacer le rein. Mais la chose nous est presque impossible. Tout au plus pourrons-nous espérer, chez les femmes qui font usage de corsets trop serrés, qu'une constriction moins énergique permettra au rein de reprendre en partie sa place accoutumée. Restent maintenant deux indications secondaires : soutenir le rein et le protéger. Le même appareil y satisfera. On peut conseiller au malade l'emploi d'une large ceinture de caoutchouc tissé, analogue aux bas usités pour les varices, ou encore l'usage d'une ceinture faite sur le plan de la ceinture hypogastrique munie d'une pelote un peu concave et modifiée suivant l'occurrence. C'est un appareil de cette nature qui m'a réussi dans les deux cas dont je vous ai parlé. Le bandage, cela va sans dire, devra être muni de sous-cuisses destinés à le maintenir par en bas. Je n'insiste pas davantage sur ce moyen de contention; chacun de vous, messieurs, trouvera facilement, le diagnostic une fois fait, les moyens de maintenir et de protéger l'organe déplacé devenu douloureux.

Je n'ai pas parlé du repos, des bains, ni des cataplasmes; il est bien entendu qu'on y aura recours suivant l'opportunité. Ce que je tenais à vous faire savoir, c'est que l'ectopie du rein est fréquente, qu'elle est habituellement méconnue, que les erreurs qu'elle peut causer ne sont pas moins préjudiciables à la réputation du médecin qu'au bien-être du malade, et qu'enfin elle est une infirmité sans gravité, qu'on ne peut guère espérer guérir, mais qu'on peut toujours soulager.

CI. — DU RELACHEMENT DES SYMPHYSES DU BASSIN.

Accident ordinairement méconnu. — On croit à une affection de la moelle ou de l'utérus. — Difficulté ou impossibilité de la locomotion. — Marche particulière des malades. — Douleur au niveau des symphyses du bassin. — Marche rendue tout à coup facile par un lien constricteur. — Conditions auxquelles doit satisfaire ce bandage d'ailleurs très simple. — L'état puerpéral peut entraîner la suppuration des articulations du bassin et la mort.

Messieurs,

Je vous ai dit à quelles erreurs de diagnostic et à quelles fautes en thérapeutique pouvait conduire le déplacement du rein.

Je veux vous parler aujourd'hui d'une affection qui, le plus ordinairement, n'est pas grave, mais qui peut empoisonner la vie des femmes, et faire croire à une maladie de la moelle ou de l'utérus, alors qu'il n'existe rien autre chose qu'un relâchement des symphyses du bassin.

Avant de vous rappeler lés deux faits qu'il vous a été donné d'observer dans le service de la Clinique, je vous raconterai sommairement l'histoire de deux dames, les premières sur lesquelles j'ai reconnu une affection qui m'avait jusqu'alors échappé.

Madame X... s'était mariée à l'âge de vingt-trois ans. Elle avait eu un premier enfant un an après son mariage, un autre deux ans plus tard, et un troisième, alors qu'elle était âgée de plus de trente-six ans. Son mari n'avait pas eu toujours une conduite régulière, et quatre ou cinq ans après son mariage, je dus le traiter pour des accidents de syphilis constitutionnelle; peu de temps après, sa femme avait des exostoses, de l'alopécie, et il m'était impossible de méconnaître la même maladie que celle dont je traitais son mari. Cela se passait assez longtemps avant le dernier accouchement. L'enfant qui naquit n'avait aucun signe de syphilis, et sa santé est encore aujourd'hui fort bonne. L'accouchement avait été naturel; les suites en avaient été régulières, le volume de la tête de l'enfant n'avait rien d'extraordinaire. Par excès de précaution, je voulus que cette dame gardât le lit pendant quinze jours, puis la chaise longue pendant quinze autres jours; je lui permis alors de se lever, mais quand elle voulut marcher dans sa chambre, elle se plaignit de douleurs dans les reins, dans tout le bassin, et plus d'un mois se passa avant qu'elle pût faire le tour de son appartement. Comme elle avait un peu de leucorrhée, je pensai qu'une métrite légère, suite assez ordinaire de l'accouchement, était la cause de tous les accidents. Je conseillai quelques injections et j'attendis. Mais un jour qu'étant chez elle, je la voyais se lever et marcher, je fus frappé de son allure; elle *canetait*, traînant péniblement ses jambes l'une après l'autre, et s'inclinant fortement à droite ou à gauche, suivant qu'elle avançait le pied gauche ou le pied droit. Il lui était impossible de se tenir à cloche-pied, et dès qu'elle essayait de le faire, elle s'affaiblissait sur elle-même, accusant une douleur assez vive dans les hanches et dans les reins. Ce dont elle se plaignait, c'était d'un sentiment de faiblesse extraordinaire. L'idée d'une affection de la moelle épinière me traversa l'esprit; mais en interrogeant avec soin la sensibilité et les mouvements, je pouvais constater que la peau n'avait rien perdu de ses aptitudes tactiles, et que les mouvements s'exécutaient à merveille, à la condition toutefois que la malade fût *couchée*. Je pensais alors à un écartement des symphyses. Mais comme il y avait beaucoup d'embonpoint, il me fut impossible de constater cet écartement, ainsi que nous le faisions si aisément chez la femme couchée au n° 13 de la salle Saint-Bernard, et que vous avez tous examinée.

Cependant on causait une assez vive douleur en pressant le pénil au niveau de la symphyse pubienne, et les fesses au niveau des deux symphyses sacro-iliaques. Séance tenante, j'enroulai autour des hanches et du bassin une alèze que je serrai aussi fortement que la chose me fut possible, puis j'invitai la malade à marcher, ce qu'elle fit immédiatement avec une facilité extrême, tout étonnée de retrouver des forces qu'elle croyait perdues, et de ne plus éprouver de douleurs. Je lui fis faire alors une ceinture de coutil lacée qui embrassait étroitement tout le bassin et le haut des cuisses, et dès que cet appareil fut fait, elle put vaquer aux divers soins de sa maison, faire quelques promenades à pied, et, six semaines plus tard, elle put laisser la ceinture; elle était complément guérie.

A quelque temps de là, on m'amenait dans mon cabinet une jeune dame de vingt-cinq ans, femme d'un officier d'une de nos écoles spéciales. Son mari l'avait portée jusqu'au haut de mon escalier, et c'est à grand'-peine qu'elle put arriver à mon canapé, en marchant avec une difficulté extrême. Elle ne venait point me consulter pour ce prétendu affaiblissement des jambes qu'elle regardait comme une suite de couches, devant avoir un terme prochain. Elle voulait être guérie d'une névralgie temporo-faciale fort douloureuse, contre laquelle avait déjà échoué une multitude de traitements. Ce que je prescrivis lui fut utile, et un mois plus ard elle me priait de passer chez elle; c'est alors seulement qu'en me remerciant de l'avoir guérie de sa névralgie, elle me parla de ce qui paraissait l'avoir si peu occupée lorsque je l'avais vue pour la première fois. Elle avait eu deux couches assez rapprochées, sans accidents d'ailleurs. La dernière, qui avait eu lieu trois mois auparavant, lui avait laissé ce qu'elle appelait une faiblesse de jambes telle qu'elle ne pouvait marcher. Elle éprouvait dans les reins et dans le bas-ventre de vives douleurs quand elle se tenait debout. Il n'y avait aucune lésion utérine. En s'appuyant sur les bras, elle marchait péniblement, traînant ses pieds comme une paralytique; et si elle essayait de lever la jambe comme on le fait ordinairement pour avancer, l'autre jambe, qui soutenait alors seule tout le poids du corps, se pliait aussitôt et la malade fût tombée si elle n'avait été soutenue. Il lui était absolument impossible de marcher seule. Je constatai, comme je l'avais fait pour la première dame dont je vous ai raconté l'histoire, qu'il n'existait aucune paralysie, et tout de suite je pensais que je réussirais pour elle comme je l'avais fait pour l'autre. Je lui serrai le haut des cuisses et le bassin avec un napperon, et dès que ce bandage improvisé fut fixé, je priai cette dame de s'appuyer sur mon bras et d'essayer de marcher, ce qu'elle fit d'abord avec beaucoup d'appréhension; mais peu à peu, comme elle ne sentait point de douleurs, elle prit confiance et je m'aperçus qu'elle pesait de moins en moins sur moi. Quand elle fut au bout du salon, je l'invitai à revenir seule, ce qu'elle fit de bonne grâce et avec une grande joie. Je lui fis faire alors une ceinture de peau de daim qui dut, comme chez notre autre malade, embrasser et serrer fortement les deux trochanters et le bassin. Quinze jours ou trois semaines plus tard, j'eus la satisfaction de revoir cette dame dans mon cabinet : elle portait toujours sa ceinture, elle avait pu monter mon escalier sans difficulté; elle avait essayé des promenades au dehors, et deux mois plus tard elle était complétement guérie.

Vous vous rappelez cette grosse fille qui était couchée au n° 20 de la salle des nourrices.

Elle avait été apportée à l'hôpital quelques jours après son second accouchement, et il ne s'était rien passé du côté de l'utérus ou du péritoine qui pût nous donner des inquiétudes. Comme elle était dans l'état de santé le plus satisfaisant, je ne m'occupais d'elle en aucune façon, quand l'infirmière me dit que cette femme était dans l'impossibilité de se tenir sur les jambes lorsqu'on la levait le matin pour faire son lit. Je l'examinai avec soin. Je constatai qu'elle n'avait aucune lésion utérine et que dans son lit elle pouvait assez facilement exécuter tous les mouvements qu'on lui commandait; la sensibilité était intacte. Toutefois, même dans son lit, cette femme ressentait des douleurs au niveau des symphyses sacro-iliaque et pubienne. C'était plutôt une *faiblesse pénible* qu'une véritable *douleur* qu'éprouvait la malade lorsqu'elle se remuait; la station debout était difficile sans le secours des mains, et la marche exigeait tant d'efforts que cette femme, qui traînait ses jambes, s'arrêtait après avoir fait trois ou quatre pas, encore fallait-il qu'elle s'appuyât sur un bras ou sur le dos d'une chaise. Elle allait de lit en lit en saisissant les barreaux de fer de ces lits. La pression sur les symphyses ne déterminait pas de douleur; il n'y avait aucune tuméfaction, aucune rougeur. Il existait seulement un relâchement dans les articulations, relâchement dont la malade avait conscience et qui devenait sensible pour le médecin lorsqu'il cherchait à mouvoir séparément les os iliaques.

Je fis voir alors à ceux qui suivent ma visite qu'on pourrait en un instant, et à l'aide d'un bandage contentif, rendre à cette femme l'usage de ses jambes. L'expérience fut faite séance tenante : un bandage de corps fut fortement serré autour du bassin afin d'en rendre les surfaces articulaires immobiles, et la malade put marcher facilement. Elle ne resta à l'Hôtel-Dieu que le temps nécessaire pour la confection d'une ceinture de coutil.

Des personnes qui ont eu l'occasion de revoir cette femme m'ont appris qu'elle était complètement guérie. Elle peut vaquer à ses occupations assez pénibles de journalière sans éprouver de fatigue ni de gêne.

Enfin, le 12 juillet dernier, une femme de ving-quatre ans est entrée à la salle Saint-Bernard. Grande, bien faite et robuste, elle était accouchée, pour la première fois, le 19 juin, et l'accouchement avait été des plus heureux, à cela près qu'il avait été un peu pénible, en raison du grand volume de l'enfant.

Au neuvième jour après ses couches, cette femme voulut se lever, mais la chose lui fut absolument impossible. Dès qu'elle essayait de le faire, elle éprouvait une grande faiblesse dans les membres inférieurs, ainsi qu'une vive douleur « au niveau des organes génitaux », douleur qu'elle comparait à la sensation d'une *barre*. Elle ressentait en même temps de la pesanteur dans les lombes.

A partir de ce moment, les mêmes sensations pénibles se manifestèrent, aussi bien dans le lit, alors que la malade essayait de s'y retourner brusquement, que debout, alors qu'elle tentait de marcher.

A la suite de cette première tentative infructueuse pour se lever, cette femme se recoucha pour plusieurs jours encore, espérant qu'un repos plus prolongé rétablirait ses forces et ferait disparaître la douleur. Il n'en fut rien. Lorsqu'elle voulut se lever, l'impossibilité de marcher était tout aussi complète. C'est alors que cette femme se décida à entrer à l'hôpital, le ving-troisième jour après ses couches.

Nous pûmes alors constater que la station debout était très pénible et la marche impossible sans de vives douleurs. Aussitôt on voyait la femme porter son corps en arrière, en se renversant sur son lit, où elle demandait instamment qu'on la replaçât. Interrogée sur la nature et le siège de ses souffrances, elle se plaignait « des parties génitales », sans désigner avec plus de précision les points spécialement douloureux.

Comme l'état général était très bon, qu'il n'y avait pas de fièvre et que l'appétit était satisfaisant, il n'était pas probable que d'aussi vives douleurs tinssent à une lésion inflammatoire de l'utérus ou de ses annexes, notre attention fut donc immédiatement dirigée vers l'état des symphyses du bassin. En explorant l'hypogastre, je pus vous faire constater que, au lieu de souffrir de ses « parties génitales », comme elle le disait, cette femme souffrait de son arcade pubienne, et que le point spécialement et exclusivement douloureux correspondait à la symphyse des pubis. En effet, la palpation de cette région permettait de reconnaître un écartement très prononcé des surfaces articulaires; on pouvait introduire facilement l'extrémité de l'index entre les deux os pubis, et l'on sentait alors parfaitement que le cartilage interarticulaire était ramolli. Cette exploration était très douloureuse, aussi ne cherchai-je pas à faire mouvoir l'un sur l'autre les pubis; cette expérience, qui eût été très pénible, ne m'aurait rien appris de plus; c'était bien d'un relâchement de la symphyse pubienne que cette femme était affectée. D'ailleurs, pour surcroît de précaution, j'examinai les organes internes de la génération, et je reconnus qu'ils étaient parfaitement sains.

Dans le lit cette femme remuait parfaitement les jambes et n'accusait aucun symptôme de paralysie. Il n'était donc plus possible, dès lors, de douter de la nature des accidents; ils étaient évidemment dus à la disjonction de la symphyse des pubis.

Si le doute eût encore été possible, il aurait immédiatement disparu en présence du résultat du traitement. Je passai autour des hanches de la malade un bandage de corps qui serrait énergiquement le bassin, et embrassait simultanément les trochanters et l'arcade pubienne. A peine ce bandage improvisé était-il appliqué, que la femme, qui tout à l'heure ne pouvait se tenir debout, put marcher avec facilité en portant même son enfant.

Nous eûmes toutes les peines du monde à la garder quelques jours à l'hôpital; elle voulait partir immédiatement et à pied. Elle ne resta avec nous que le temps nécessaire à la confection d'un véritable bandage, que d'ailleurs je fis faire aussi simple que possible; c'est-à-dire une large ceinture de fort coutil, embrassant tout à la fois les symphyses sacro-iliaques, les trochanters et les pubis.

Vous remarquerez, messieurs, combien ici l'erreur eût été facile à un examinateur superficiel. Cette femme était récemment accouchée; elle se plaignait vaguement des *parties génitales;* elle disait ne pouvoir marcher sans douleurs, et en effet cela lui était impossible. N'était-il pas fort naturel de supposer d'abord qu'il s'agissait d'une lésion utérine? Mais l'erreur ne pouvait être commise si, pressant la malade de questions, on insistait pour qu'elle indiquât le point précis où elle souffrait; si, y portant le doigt, on constatait, comme vous l'avez fait avec moi, un écartement des os et un ramollissement des cartilages.

Les erreurs de diagnostic sont d'autant plus faciles que, en général, il existe dans ces cas des douleurs lombaires et hypogastriques; qu'il y a de la leucorrhée; que le toucher démontre l'existence de déchirures du col ou de granulations persistantes; or, quoi de plus naturel, en présence de renseignements aussi vagues que ceux fournis par les malades, quoi de plus naturel que de croire à une *métrite* et de rapporter à celle-ci l'impossibilité de la marche et même de la station debout? L'erreur est d'autant plus permise que la métrite est aussi fréquente que le relâchement des symphyses est peu commun.

Je n'ai pas la prétention, messieurs, d'avoir fait une découverte. La disjonction des symphyses du bassin a été signalée par les accoucheurs. Ils ont même essayé de l'expliquer par le trop gros volume de la tête du fœtus; celle-ci, agissant alors à la façon d'un coin, ferait éclater les symphyses préalablement ramollies. C'est probablement ce qui est arrivé chez la femme dont je vous ai parlé en dernier lieu. Son enfant, disait-elle, « était très gros. »

J'ai surtout voulu, dans nos conférences, appeler votre attention sur un fait peu fréquent et par suite peu connu; si peu connu, en effet, que quelques-uns de vos livres classiques sur les accouchements ne font même pas mention de la possibilité de cet accident consécutif à l'accouchement. Or on ne songe pas volontiers à un accident peu fréquent, et l'on a plus de tendance à croire, dans ce cas particulier, à une métrite anomale qu'à un relâchement des symphyses. C'est une erreur que j'ai voulu vous éviter.

Le relâchement des symphyses du bassin a cela de grave qu'il met un obstacle absolu à la marche, et qu'il dure d'autant plus longtemps que la femme s'obstine davantage à vouloir marcher. Vous avez vu que la première malade dont je vous ai parlé pouvait à peine faire quelques pas dans son appartement deux mois après ses couches; que, chez une seconde, trois mois s'étaient écoulés depuis l'accouchement, et la marche restait impossible. Vous comprenez qu'il n'y a pas de raison physiologique pour qu'un tel état ne persiste pas indéfiniment. L'expérience nous a appris que le repos seul est insuffisant pour guérir la diastase, lorsque celle-ci est considérable. Il semble qu'alors il soit nécessaire au travail de consolidation de rapprocher artificiellement les unes des autres les surfaces articulaires éloignées.

De toutes ces considérations, vous pouvez déduire immédiatement le traitement. Vous savez que pour les besoins de la marche *bipède*, le bassin humain devait être doué d'une solidité à toute épreuve. Si le sacrum avait été mobile sur les ischions; si les pubis n'avaient pas été solidement unis, la marche n'eût pas été possible, car le poids du corps eût inévitablement entraîné la disjonction des os du bassin. Or, quand le relâchement des symphyses met obstacle à la locomotion, il faut artificiellement les consolider; mettre un cercle à ce bassin dont les douves sont écartées; suppléer à l'insuffisance momentanée des moyens de contention intrinsèques par une contention extrinsèque, c'est-à-dire par un bandage constricteur qui rapproche les unes des autres les surfaces symphysaires un moments éloignées.

Vous avez vu que ce bandage peut être improvisé. Une forte serviette, solidement serrée, suffit en effet. Mais pour avoir un appareil solide et durable, le mieux est de faire fabriquer un bandage de fort coutil ou de peau de daim qu'on puisse lacer à volonté, et *qui doit embrasser non-seulement les os du bassin, mais aussi les trochanters.* Si un tel appareil ne suffisait pas, on pourrait y ajouter un ressort d'acier trempé, portant à la fois sur le sacrum, les os iliaques et les pubis. Si le relâchement était considérable et la douleur très vive, il serait bon de recommander le repos; mais, je le répète, le repos seul est insuffisant; la consolidation se fait trop attendre, et un appareil est absolument nécessaire. Il est bien évident que la femme devra le garder tant que la marche ne pourra s'effectuer qu'avec son aide.

Vous venez de voir comment un bandage des plus simples peut soulager et guérir rapidement le relâchement des symphyses. Je ne veux point terminer cette conférence sans essayer de vous faire comprendre comment ce relâchement pathologique n'est que l'exagération d'un fait physiologique, et qui a pour cause finale de faciliter la sortie du fœtus. En effet, pendant la grossesse, les articulations du bassin cessent peu à peu d'être aussi intimement unies; les ligaments se relâchent et permettront, lors de l'accouchement, une légère augmentation des diamètres du bassin, et cela afin de rendre plus facile la progression de la tête du fœtus à travers la filière pelvienne. Mais ce relâchement physiologique peut quelquefois devenir excessif et rendre la marche difficile dans les dernières semaines de la grossesse; il peut même arriver que la marche devienne complétement impossible, lorsque les symphyses ont été distendues outre mesure par le travail de l'accouchement.

J'ai assez insisté sur ce fait, je ne veux point m'y arrêter plus longtemps ; cependant je dois vous faire remarquer que, en vertu même de l'état puerpéral, l'inflammation peut compliquer le relâchement des symphyses du bassin après l'accouchement, et être l'occasion d'accidents mortels.

Une femme de quarante ans, occupant le n° 3 de notre salle Saint-Bernard, accouchée depuis quelques semaines, était entrée dans notre service, parce qu'elle éprouvait de la douleur dans la fosse iliaque du côté droit, et parce que la fièvre ne l'avait point quittée depuis son accouchement. Cette malade avait beaucoup maigri, ses forces diminuaient de jour en jour ; la perte de l'appétit était presque absolue, et, chaque soir, mon chef de clinique constatait un mouvement fébrile très accusé et presque toujours précédé de frissons. La marche de la maladie et l'absence de symptômes caractéristiques ne nous permettaient point de nous arrêter à l'idée d'une infection purulente où d'une fièvre continue. Les poumons ne présentaient point d'altération qui pût nous rendre compte des paroxysmes fébriles. L'utérus n'était point douloureux, il n'existait point d'écoulememt, il n'y avait point d'abcès pelvien, et la fosse iliaque droite, dans laquelle la malade accusait de la douleur, ne présentait point de tumeur. Un jour, la malade nous dit que la douleur s'était étendue dans la fesse droite. Notre premier examen fut sans résultat; mais, à quelques jours de distance, la douleur persistant, nous explorions la région fessière avec plus de soin, et nous constations de l'œdème à cette région, de plus, la pression était douloureuse, surtout au niveau de la symphyse sacro-iliaque droite. Une ponction exploratrice fut faite avec un trocart capillaire, et nous retirâmes ainsi plusieurs gouttes d'un pus fétide, vers dâtre.

La malade ayant quitté l'hôpital, cette observation est restée incomplète.

Mais quelques mois plus tard, en octobre 1862, entrait dans notre salle Saint-Bernard, n° 30, une femme qui était accouchée depuis quatre semaines. Cinq jours après son accouchement, elle avait ressenti une douleur tellement vive dans la hanche droite, qu'elle ne put se lever. Quelques jours plus tard, elle est prise de frissons et de fièvre, et depuis trois semaines, la fièvre ne l'a point abandonnée. La douleur avait envahi la région fessière droite et la symphyse pubienne. La première de ces régions était douloureuse, et, bien que la malade ne présentât point les symptômes de l'infection purulente, je n'hésitai pas à dire que très probablementles symphyses sacro-iliaques et pubienne étaient le siège d'un travail inflammatoire qui nous expliquait la continuité de la fièvre; et dans la fréquence des frissons je trouvai l'indice d'une suppuration des articulations affaiblies. Bientôt les deux fesses s'œdématièrent, la fluctuation profonde y devint manifeste; je plongeai un bistouri dans la direction des symphyses sacro-iliaques droite et gauche. Il s'écoula une grande quantité de pus; l'ouverture fut maintenue ouverte par une mèche de charpie. Notre pronostic avait été d'une grande gravité. La fièvre continua, et la malade succombait quelques jours après l'ouverture des abcès.

L'autopsie permit de constater que les symphyses sacro-iliaques étaient dépouillées de leurs cartilages, l'ostéite avait envahi la plus grande partie des surfaces articulaires. La symphyse pubienne contenait aussi du pus, mais en petite quantité, et le cartilage était seulement éraillé par places. L'utérus et ses annexes ne présentaient aucune altération. Il n'y avait point d'abcès métastatiques dans les poumons, le foie, ni en aucun autre organe. Dans la fosse iliaque droite seulement, au-dessous du muscle, existait un foyer purulent qui communiquait avec l'articulation correspondante.

Notez, messieurs, que cette femme était accouchée chez elle, en dehors de toute influence épidémique. Notez encore que quinze jours avant l'accouchement il y avait eu de la douleur dans la hanche droite. Quel enseignement retirer de ces faits? C'est que, chez les femmes récemment accouchées, le relâchement des symphyses pelviennes peut devenir assez douloureux pour être accompagné d'un travail inflammatoire dont les conséquences sont parfois des plus graves. Vous ne sauriez donc apporter trop d'attention à ces douleurs que les malades accusent au niveau des symphyses, et vous devrez placer les malades dans des conditions qui pourront calmer la souffrance et enrayer la marche des accidents inflammatoires, dont l'élément douleur est quelquefois l'origine.

CII. — DE LA PERCUSSION.

Influence de la philosophie sensualiste sur le mouvement scientifique contemporain et sur les tendances de l'école de Paris. — Pinel et l'histoire naturelle des maladies. — Anatomie pathologique et sémiotique inaugurées par Corvisart. — Découverte de la percussion par Avenbrugger et de l'auscultation par Laennec. — Succession de travaux en sémiotique. — Percussion immédiate et percussion médiate. — Du plessimètre. — Du plessigraphe; manière de s'en servir. — Valeur comparée des divers procédés de percussion. — Toute la médecine n'est pas dans l'étude des lésions et dans a sémiotique. — Micrographie et nihilisme en thérapeutique. — Nécessité d'associer la précision moderne aux doctrines médicales du passé.

MESSIEURS,

Vous savez, messieurs, que la médecine s'est toujours inspirée de la philosophie régnante; ce qui revient à dire que toute doctrine philosophique a, dans l'histoire de la médecine, une doctrine médicale correspondante. Or, les tendances médicales actuelles sont bien celles que devaient professer les petits-fils du XVIIIe siècle. Ce sont d'ailleurs les tendances universelles de la science contemporaine.

Avant de quitter cette chaire de clinique, je voudrais vous parler de la percussion, et, à ce propos, je désire jeter avec vous un coup d'œil sur les doctrines médicales contemporaines. On peut dire que notre époque a pour caractère dominant l'application à la médecine des méthodes d'investigation physique, et qu'elle semble avoir pour ambition d'atteindre à la précision et à la rigueur des sciences qu'on appelle exactes.

En effet, à quelque religion philosophique qu'il appartienne, nul en France ne peut nier l'influence considérable qu'a exercée la philosophie sensualiste sur le mouvement scientifique de notre époque.

Qu'on les en blâme ou qu'on les en loue, on doit néanmoins reconnaître que les philosophes du XVIIIe siècle qui, un seul excepté, se réclament du « sage Locke », et s'inspirent du sensualisme de Condillac, n'ont pas inutilement fouillé jusqu'au tuf le sol de la France.

A la voix de ces philosophes, tour à tour savante, ironique ou passionnée, mais toujours accessible par la simplicité du langage, l'ère des révolutions s'est ouverte. Sur un sol aussi profondément remué, seules, des institutions nouvelles étaient possibles : le droit social comme le droit scientifique fut changé.

La médecine a subi les mêmes influences, et fait, elle aussi, sa révolution. Par un de ces faits providentiels dont l'histoire offre des exemples, un homme nécessaire apparut, Laennec; une découverte considérable se fit, l'auscultation. Dès lors, l'esprit médical, obéissant à la direction qu'on lui imprimait, s'est précipité sans résistance sur la pente de l'analyse.

Cependant la découverte de Laennec n'est pas un fait isolé; elle a été, pour ainsi dire, engendrée par d'autres découvertes; mais, par le retentissement qu'elle eut, par les admirables résultats qu'elle fournit, elle domina la médecine et lui imprima définitivement le mouvement qu'elle conserve encore.

Je vous ai dit que la médecine aspirait à la précision et à la rigueur et voulait être une science exacte; or, de toutes les parties de la médecine, l'étude des lésions, c'est-à-dire l'anatomie pathologique, et l'étude des symptômes, c'est-à-dire la sémiologie, étant les plus facilement accessibles même aux esprits les plus médiocres et se prêtant le plus aisément à la rigueur scientifique, on s'est jeté à corps perdu dans cette voie. Au contraire, la thérapeutique, dont l'étude est infiniment plus complexe et plus difficile, s'est trouvée presque entièrement négligée. On a fait alors en médecine, de la science pour la science, sans se préoccuper, pour ainsi dire, du soulagement ou du bien-être à apporter aux malades. La maladie est devenue un sujet d'étude de l'ordre abstrait; on l'a étudiée comme on aurait fait d'une plante, d'un animal ou d'un simple phénomène physique. La physiologie n'a plus été alors que l'histoire naturelle des maladies.

C'est dans cette direction d'idées que Pinel a écrit sa *Nosographie.* En systématisant les états morbides, en cherchant à les ramener à des types représentant le genre, l'espèce et les variétés, Pinel a bien fait pour l'étude parce que l'esprit aime à se reposer sur un type nettement accusé; mais il a mal fait pour la pratique et en définitive pour la science, parce qu'il croyait lui-même et faisait croire aux autres à la réalité des types abstraits qu'il avait créés.

Je dis que Pinel a mal fait pour la pratique; en effet, le jeune médecin imbu de ces doctrines cherchait en vain, au lit du malade, l'entité si bien dessinée qu'on lui avait appris à connaître sur les bancs de l'école. Ces doctrines avaient d'ailleurs un inconvénient bien autrement grave, qui était de conduire à une abstention presque complète, à l'expectation en thérapeutique, le médecin devant croire à la marche nécessaire et presque méthodique de la maladie.

J'ajoute que Pinel faisait mal pour la science d'abord et directement, parce qu'il n'est pas vrai que les maladies soient des êtres et qu'on puisse les classer comme des animaux ou comme des plantes; ensuite et indirectement, parce que sa minutieuse analyse recherchant les moindres différences symptomatiques, tendait à multiplier à l'infini les espèces et les variétés morbides et à produire ainsi la confusion.

Presque à la même époque, un homme à l'esprit net, au jugement prompt et sûr, à la parole claire et incisive, Corvisart, se passionnant pour la science qui avait illustré Morgagni, inaugurait l'anatomie pathologique en France. Autour de lui vinrent se grouper des hommes dont le nom devait être illustre plus tard, Dupuytren, Bayle et Laennec.

C'est alors que se produisit une série de découvertes dont je tiens à vous exposer la filiation. Vous verrez une fois de plus que rien dans la science ne se fait tout d'un jet; que la notion d'un fait révèle souvent celle d'un autre fait, conséquence ou corollaire du premier; qu'une découverte engendre une autre découverte. C'est ainsi que par un enchaînement de faits et d'idées, Avenbrugger s'est trouvé être le précurseur de Corvisart, comme celui-ci a été le précurseur de Laennec.

En 1761, un laborieux médecin de Vienne, Avenbrugger, publiait un modeste in-12, qu'il avait intitulé *Inventum novum ex percussione thoracis ut signo abstrusos interni pectoris morbos detegendi*. Ce titre avait le double tort d'être trop long et assez peu intelligible. La découverte d'Avenbrugger, qui devait être, comme on le verra, le point de départ de tous les travaux de précision modernes, n'eut point de retentissement en Allemagne. C'est en vain que l'auteur avait timidement et indirectement mis son œuvre sous le patronnage du « très illustre baron van Swieten », l'œuvre eut peu de succès; l'inventeur resta obscur et mourut ignoré. En 1773, Rozière de la Chassagne en avait donné une traduction en France[1]. La traduction ne réussit pas plus que le livre original. Cependant Corvisart, imbu des idées positives de son temps, et cherchant les moyens de reconnaître pendant la vie l'existence des lésions pathologiques qu'il trouvait après la mort, ayant vu dans Stoll, son auteur favori, qu'on pouvait tirer parti de la percussion de la poitrine dans le cas de la maladie des organes thoraciques, eut l'idée de lire l'œuvre du médecin allemand complétement tombée dans l'oubli. Cette idée fut une bonne fortune, sinon pour le livre, au moins pour la découverte d'Avenbrugger[2]. Corvisart expérimenta aussitôt la percussion, et pendant vingt ans il la pratiqua devant les élèves qui suivaient la Clinique de la Charité. Ce n'est pas tout; quand la paltation et la percussion ne lui donnaient pas de notions suffisantes, il avait accoutumé d'appliquer son oreille sur la poitrine des malades afin de mieux reconnaître les battements du cœur. Corvisart appelait ainsi le sens de l'ouïe au secours de son toucher insuffisant. Et vous voyez comment une méthode d'investigation physique le conduisait

1. A la suite de son *Manuel des pulmoniques*, Paris, 1773.

5. La *Nouvelle Méthode pour connaître les maladies internes de la poitrine par la percussion de cette cavité*, d'Avenbrugger, a été traduite en français par J. N. Corvisart en 1808.

naturellement à la découverte d'une autre méthode. Mais Corvisart, s'il était doué du talent de la vulgarisation, ne possédait pas au même degré celui de l'invention. Un léger effort intellectuel lui suffisait pour découvrir l'auscultation et rendre son nom immortel ; cet effort il ne le fit pas. Or, parmi ses élèves se trouvait un jeune médecin à la nature grave et méditative, plein du savoir antique et qu'inspirait néanmoins l'esprit moderne, Laennec, qui, à l'exemple de son maître, appliqua son oreille sur le thorax, mais qui, plus heureux que son maître, sut écouter et entendit. L'auscultation était trouvée [1].

On sait comment — Laennec lui-même l'a raconté — il eut l'idée de pratiquer l'auscultation médiate. C'était en 1816, un demi-siècle après la découverte d'Avenbrugger; consulté par une jeune personne qui présentait les symptômes généraux des maladies du cœur, et chez laquelle l'application de la main et la percussion donnaient peu de résultat à cause de l'embonpoint, Laennec s'interdisant, « en raison de l'âge et du sexe de la malade », l'application de l'oreille sur la poitrine, se rappela « un phénomène d'acoustique fort connu : c'est que si l'on applique l'oreille à l'extrémité d'une poutre, on entend très distinctement un coup d'épingle donné à l'autre bout ». Il prit alors un roulau de papier fort serré, l'appliqua sur la région précordiale et, posant l'oreille à l'autre bout, fut « aussi surpris que satisfait d'*entendre* les battements du cœur d'une manière beaucoup plus nette et plus distincte que par l'application immédiate de l'oreille ». Ainsi ce n'est pas par le fait du hasard que Laennec a découvert l'auscultation, mais par le fait du raisonnement : il l'a réellement *inventée* dans le sens vrai du mot, car il cherchait, et son instrument de découverte a été l'induction.

L'investigation physique de la poitrine, instaurée avec autant d'éclat par Laennec, donna l'idée d'examiner sinon tous les organes, au moins les produits de la sécrétion. On soumit aux réactifs de la chimie l'urine, et le liquide nourricier par excellence, le sang. L'albuminurie fut découverte, la glycosurie mieux connue. A l'anémie des anciens on a ajouté l'urémie, la leucocythémie, la mélanémie. L'examen au spéculum fut perfectionné et généralisé, — trop généralisé peut-être ; — on examine au laryngoscope le larynx, à l'ophthalmoscope l'œil; et l'état intérieur de l'œil — cette expansion du cerveau — fait parfois juger de l'état de l'encéphale. Enfin, les organes les plus inaccessibles à la vue nous les voyons maintenant, et ces conquêtes de la séméiotique moderne sont dues à l'esprit d'investigation qu'ont développé dans la génération contemporaine les découvertes successives d'Avenbrugger et de Laennec [2].

1. Voyez Laennec : *De l'auscultation médiate* ou *Traité du diagnostic des maladies des poumons et du cœur*, 4ᵉ édition, Paris, 1837.

2. Voir, à l'appui, la leçon sur *l'Aphonie et la Cautérisation du larynx*, t. I. p. 579 et la leçon sur la *Fièvre cérébrale*, t. II, p. 280.

Revenons maintenant à la percussion. Avenbrugger conseillait de la pratiquer en frappant le thorax lentement et doucement avec l'extrémité des doigts rapprochés les uns des autres et placés dans l'extension : *Percuti, verius pulsari thorax debet, adductis ad se mutuo et in rectum protencis digitorum apicibus, lente atque leniter*[1].

A ce procédé de percussion, Corvisart a ajouté la percussion *à main ouverte*, qui est, dit-il, « une méthode infiniment utile pour mieux s'assurer de l'étendue de l'endroit du thorax qui ne résonne pas et apprécier avec plus de justesse la grandeur de l'obstacle.

La méthode opératoire d'Avenbrugger aurait dû le conduire à la notion de la différence d'élasticité, c'est-à-dire de consistance des parties percutées; mais, chose singulière, il n'en fait mention nulle part et, par suite, il est peu probable qu'il s'en soit réellement rendu compte. Il ne parle jamais que de la différence du son. Cependant on se rend bien mieux compte de la différence de consistance en frappant avec la pulpe des doigts étendus qu'avec le plat de la main, comme le conseille Corvisart.

Il est également bien remarquable qu'Avenbrugger pratiquât, en réalité, la percussion *médiate ;* car il conseille de percuter « sur la chemise bien tendue ou avec la main couverte d'un gant (pourvu qu'il ne fût pas d'une peau lisse) ».— «*Thoraci supertensum sit indusium vel manus percutientis chirotheca (modo ex polito corio non sit) muniatur*[2]. » Corvisart regarde ce précepte comme inutile et considère le procédé comme indifférent. Cependant Avenbrugger avait eu besoin d'ajouter dans une scolie : que dans la percussion de la poitrine nue par la main nue, le concours des surfaces unies produit un bruit particulier (*strepitus*) qui altère la vraie qualité du son qui doit être obtenu : *Si nudem pectus nuda manu pulsatur, superficierum politarum concursus strepitum producit, et soni evocandi constitutionem obscurat*[3]». Il est bien évident qu'Avenbrugger voulait faire disparaître le bruit de la peau ou tout au moins l'amortir, afin d'avoir très pur le son des parties profondes, et qu'il exerçait une espèce de percussion médiate. Ainsi, au lieu de se servir d'une plaque comme on l'a imaginé de nos jours, il interposait une espèce d'étoffe ou de peau entre le thorax et ses doigts ; et, au lieu de frapper à plat, il percutait avec l'extrémité des doigts, absolument comme l'ont conseillé longtemps après lui ceux qui préconisent la percussion médiate.

Nous venons de voir qu'Avenbrugger percutait sur une pièce d'étoffe ou de peau rugueuse, que Corvisart considérait la chose comme indifférente.

1. Avenbrugger, *op. cit.*, § 4.
2. Avenbrugger, *op. cit.*. § 5.
3. Avenbrugger, *op. cit.*, scolie du § 4.

On ne sait pas au juste qui a eu l'idée de percuter médiatement sur le doigt; mais c'était là un procédé qu'employait habituellement Récamier; quoi qu'il en soit, M. Piorry a imaginé de substituer au doigt interposé une plaque qu'il a nommée *plessimètre*. Ce fut là un véritable progrès. Vous connaissez tous cet instrument, dont la forme définitive est celle d'une plaque munie à ses parties latérales d'oreilles pour le tenir solidement fixé de la main gauche. On en fait de métal; les plus usités sont d'ivoire. Un de mes élèves, M. Horteloup, fils de mon collègue et bon ami de l'Hôtel-Dieu, en a fait faire un de gutta-percha, qui n'a pas l'inconvénient de donner le bruit sec de l'ivoire. Un autre de mes élèves, M. Oldfield, a imaginé un marteau de percussion, formé d'une tige de baleine flexible, terminée à l'une de ses extrémités par une sphère très dure, formée de plaques de cuir fortement serrées et tournées en sphère. De la sorte, on a un marteau et un plessimètre formé de deux substances à peu près identiques, et à vibrations sourdes, qui donnent avec une assez grande pureté le son des organes percutés. C'est de ces deux instruments que vous me voyez habituellement me servir. J'en tire un très bon parti, et, contrairement à ce que l'on pourrait croire, j'ai, par l'intermédiaire de mon marteau, une sensation très nette de la consistance des corps.

En Allemagne, on se sert beaucoup d'un plessimètre moitié moins large que celui de France, et d'un marteau d'acier ou d'un marteau métallique enveloppé d'une feuille de caoutchouc.

En réalité, le plessimètre, quand on ne l'applique pas avec une niaise puérilité à des cas où il n'a que faire; quand on ne s'en sert pas pour percuter un os ou une artère, que la vue et la palpation circonscrivent très bien; quand on ne se livre pas à des exercices plessimétriques dont gémissent également les malades, le bon sens et la vérité, le plessimètre est un bon instrument, qui rend de réels services.

La percussion sur le doigt ou sur le plessimètre a le très grand inconvénient de donner le plus souvent un son *mixte* et non pas *simple*. En effet, au point de jonction des organes, le doigt, et à plus forte raison le plessimètre, sont pour ainsi dire à cheval sur deux ou plusieurs organes, que la percussion fait vibrer simultanément, de sorte qu'il en résulte un son mixte, dû au mélange de deux ou plusieurs ordres de vibrations. Par exemple, au point d'intersection du foie et du poumon droit, il est bien rare que le doigt ou le plessimètre ne porte simultanément sur le foie et le poumon, de manière à donner par la percussion un son mixte, qui n'est ni celui du foie ni celui du poumon. Assurément, le son est alors bien plus mat que celui du poumon, mais il n'a pas la matité de celui que donnerait le foie percuté isolément. Pour avoir le point précis où commence le foie, il faut alors tâtonner, percuter un peu plus haut et un peu plus bas que le point où commence le son mixte, et à la suite de ces tâtonnements, on a, une grande habitude aidant, le point assez précis où commence le foie. Il en est ainsi du cœur au niveau du médiastin. Bien plus, nous perdons habituellement les traces de cet organe, au niveau de son bord gauche, alors qu'il s'enfonce dans la poitrine et se dérobe pour ainsi dire derrière le poumon.

L'idéal de la percussion eût donc été de percuter sur la plus petite surface possible, afin de n'ébranler que la plus petite partie possible d'un organe, de telle sorte que, à quelques millimètres de distance, les points non percutés n'entrassent point en vibration et ne mêlassent pas leurs sons à celui des points percutés. Il est bien évident qu'alors, aussitôt que le son change, c'est qu'on est, à quelques millimètres près, sur la limite d'un nouvel organe. Pour atteindre à cet idéal, mon ancien chef de clinique, M. Michel Peter, s'est proposé de réduire au minimun la surface de percussion en employant une surface percutante *minima*. Mais, comme une surface percutante ainsi réduite n'aurait donné que très peu de son, il a eu l'idée d'amplifier celui-ci par une tige de renforcement; en d'autres termes, il a imaginé de percuter avec un instrument formé d'une tige cylindrique, terminée à son extrémité percutante par un cône tronqué, et à son extrémité percutée par un disque plus large que la portion cylindrique, et où le doigt qui percute frappe à plat et facilement. Le plan circulaire qui porte sur la peau n'a que 5 ou 6 millimètres carrés de surface; il n'ébranle nécessairement et ne fait vibrer qu'une surface de cette étendue. Et comme, en percutant avec cet instrument, on le promène successivement suivant une ligne dont on parcourt tous les points, il s'ensuit qu'aussitôt que le son change de nature, on sait, à 1 ou 2 millimètres près, et sans *aucun tâtonnement*, qu'un nouvel organe se présente sous l'instrument de percussion.

De plus, l'instrument de M. Peter est muni, à son intérieur, d'un crayon ou plus simplement encore d'un cylindre de liège légèrement carbonisé, lequel se meut à frottement doux; de manière qu'en le poussant, on marque un point noir dès que le son change de nature. Cet instrument est donc tout à la fois un agent de percussion et de délinéation. Et vous comprenez qu'il abrège singulièrement l'investigation, tout en la rendant plus commode et plus précise, car on n'a pas besoin de tenir de la main qui percute le crayon destiné à marquer la limite des organes.

Ce n'est pas tout : cet instrument, que M. Peter a nommé *plessigraphe*, est doué d'une remarquable délicatesse; il ne faut pas le percuter, il suffit de le toucher seulement. Et le toucher doit être aussi rapide que possible; voici d'ailleurs la manière de s'en servir :

On tient l'instrument de la main gauche très solidement entre le pouce et l'index; moins on met de doigts, et moins on amortit les vibrations de l'instrument. Le pouce est appliqué sur le bouton qui fait mouvoir le crayon. Le plessigraphe ainsi tenu de la main gauche, doit être appliqué solidement et perpendiculairement à la surface de la peau.

Le plessigraphe solidement tenu, on le *touche* avec la face palmaire de l'index droit placé dans l'extension; on ne le percute pas comme on fait pour le plessimètre, avec la portion unguéale des doigts préalablement fléchis. On a de cette façon l'avantage de ne pas frapper fort, ce qui pourrait être douloureux, eu égard à la petite surface de percussion, et comme on touche le plessigraphe par toute l'étendue de la face palmaire de l'index, et non point par l'extrémité unguéale, on a une incroyable délicatesse de sensation; on perçoit avec la plus grande netteté la consistance des tissus, ce qui se conçoit, puisqu'on les touche par l'intermédiaire du plessigraphe, de la même manière qu'on palpe quand on veut reconnaître la nature des corps.

L'instrument de M. Peter, long de 10 centimètres, est divisé en dix parties égales, chacune d'un centimètre; un de ces centimètres est divisé en millimètres, de sorte qu'après avoir servi à percuter et à dessiner les organes, cet instrument sert encore à les mesurer.

En résumé, le plessigraphe me semble destiné à donner la mesure de nos organes avec une extrême précision et une grande rapidité. Il est d'un maniement facile, et l'élève le plus inexpérimenté peut aisément s'en servir et obtenir du premier coup des résultats qu'on n'atteint avec le plessimètre qu'à la suite d'une longue habitude et d'un tâtonnement assez prolongé. Il a encore un autre avantage, c'est de laisser une série de points noirs partout où l'on a trouvé une différence de sonorité; de sorte que, une fois l'organe délimité, il se trouve par cela même dessiné, et que l'opérateur *voit* après avoir *entendu;* l'image restant sous les yeux d'une façon permanente, alors que les sons avaient depuis longtemps disparu. Or, vous savez le précepte d'Horace :

Segnius irritant animos demissa per aurem,
Quam quæ sunt oculis subjecta fidelibus...

En dernière analyse, messieurs, qu'on percute avec les doigts rapprochés et étendus, suivant la méthode d'Avenbrugger; qu'on percute avec le plat de la main comme l'enseignait Corvisart; qu'on percute sur son doigt, sur le plessimètre avec ou sans marteau et sur le plessigraphe, on fait une bonne chose dans tous les cas où la percussion est indiquée. Cependant il faut ici distinguer. La percussion immédiate d'Avenbrugger et de Corvisart doit être préalablement pratiquée pour l'examen de la poitrine, afin de faire connaître d'emblée l'état général de la sonorité de cette cavité. Elle suffit ordinairement pour reconnaître un épanchement pleurétique ou une pneumonie de médiocre étendue. La percussion sur le plessimètre est de mise pour les sommets de la poitrine, en arrière surtout. Vous m'avez vu quelquefois percuter sur la clavicule même avec l'extrémité des doigts, me servant de cet os comme d'un plessimètre, et j'en ai parfois obtenu des résultats très satisfaisants dans les cas de tuberculisation pulmonaire. Mais pour les recherches de précision, pour limiter très-exactement les organes, le cœur surtout, les tumeurs du médiastin, telles qu'un anévrysme profond de l'aorte; pour limiter la rate, le foie, etc., le plessigraphe me semble en certains cas préférable.

Maintenant, messieurs, si l'on se recueille, et qu'on fasse froidement le bilan de nos connaissances; si, à l'abri des passions qui agitèrent ceux qui nous ont précédés, on cherche à faire à chacun sa juste part; si l'on se demande ce que valent les instruments d'analyse qui sont entre nos mains, et s'ils constituent toute la médecine, on est bien forcé de répondre énergiquement par la négative. Non, là n'est pas toute la médecine.

Il semble vraiment, nous le répétons à dessein, qu'à la suite de la découverte de Laennec, l'esprit médical ait été pris de vertige. On s'est lancé dans la voie de l'investigation matérielle à outrance; c'était à qui apporterait au monde médical son petit bruit de souffle; c'était à qui indiquerait telle nuance, négligée par le génie bien autrement compréhensif de Laennec.

On a eu aussi cette étrange idée, que, parce qu'on allait désormais voir en quelque sorte les lésions, ou tout au moins limiter leur étendue, on saurait mieux les guérir. La médecine allait rivaliser de précision avec la chirurgie. L'erreur était cependant bien grossière, car, bien qu'elle voie à ciel ouvert les lésions dont la curation lui est confiée, la chirurgie ne les guérit certainement pas mieux.

Assurément, messieurs, nous devons beaucoup à nos devanciers et à nos contemporains : ils ont porté le diagnostic à un degré de précision merveilleux; mais ils n'ont guère servi que la sémiotique. La science médicale a fait des progrès, l'art de guérir est resté presque stationnaire; c'est que la thérapeutique est d'une expérimentation bien plus difficile; les données du problème sont si nombreuses, les résultats si incertains et si décevants, qu'on ne peut pas conclure rapidement, et que la conclusion est loin d'être toujours susceptible d'une démonstration rigoureuse.

On peut se demander encore si la micrographie, dans son expression la plus avancée, la *Pathologie cellulaire* de Virchow, en faisant revivre sous une forme scientifique mieux appropriée à notre époque, le système des atomes d'Épicure, ne conduit pas directement à l'anéantissement de la thérapeutique. Car, en considérant l'organisme vivant comme un microcosme formé d'éléments hétérogènes et indépendants, elle fait nécessairement rejeter toute médication générale, qui ne saurait avoir de prise sur des éléments disparates et jusqu'à un certain point antagonistes. Elle fait oublier l'homme pour ne songer qu'aux cellules, et se perd dans l'abîme des infiniment petits.

Quand enfin la médecine actuelle compare ce qu'elle sait à ce qu'elle fait, elle voit que l'anatomie pathologique ne conduit pas nécessairement toujours à la thérapeutique rationnelle, et que, pour mieux connaître les lésions, on ne les en guérit pas dans tous les cas davantage. Ici la déception commence. Comme on avait espéré trop, on désespère trop vite; et de la déception au scepticisme la pente est bien rapide. Roidissez-vous, jeunes gens, contre de pareilles tendances. Riches de ce que vous ont donné les médecins de la génération qui passe, c'est à vous qu'il appartient de relier la science moderne au savoir antique et de relever le flambeau des vieilles traditions médicales un moment dédaignées. A vous cette tâche; elle est grande et belle, vous n'y faillirez pas.

C'est par là que je termine.

FIN DU TROISIÈME ET DERNIER TOME.

TABLE DES MATIÈRES

CONTENUES DANS LE TOME TROISIÈME ET DERNIER.

FIN DE LA TABLE DU TOME TROISIÈME ET DERNIER.

TABLE ANALYTIQUE.

TABLE ANALYTIQUE

DES

MATIÈRES CONTENUES DANS TROIS VOLUMES[1].

1. La tomaison n'est marquée que pour le second et le troisième volume. Le —, dans le cours d'un article, représente le mot en tête de l'article : ainsi dans l'article ABCÈS, « — multiples dans la scarlatine », signifie « abcès multiples dans la scarlatine ».

FIN DE LA TABLE ANALYTIQUE DES MATIÈRES.

BOURLOTON. — Imprimeries réunies B.

NOUVEAUX ÉLÉMENTS D'HYGIÈNE

Par Jules **ARNOULD**
Professeur d'hygiène à la Faculté de médecine de Lille.

1 volume gr. in-8, de 1360 pages, avec 234 figures, cartonné.......... 20 fr.

Mon but a été d'offrir aux étudiants et aux jeunes médecins le cadre à peu près complet de l'hygiène, sous une forme abordable à toute personne d'une préparation scientifique moyenne. C'est dire que je me suis refusé, sur bien des points, les développements que la matière eût pu comporter, afin de ne laisser à l'écart aucun des objets sur lesquels il convenait d'appeler l'attention.

Dans les écoles, l'acquisition des connaissances qui, pourtant, ne sont que les *moyens* de l'art de guérir, et aussi de l'art de prévenir, prélève une lourde part du temps des études, quand elle ne le prend pas tout entier. Il n'est peut-être pas impossible de modifier cet état de choses ; mais il faudra toujours, pour être médecin, savoir d'abord l'anatomie, la physiologie, la pathologie générale, etc. Après tout, l'hygiène elle-même a besoin de ces sciences et de quelques autres ; elle en est la synthèse. Seulement, la préparation est si longue qu'elle laisse peu de place à la science d'applications. Cependant, l'hygiène préoccupe aujourd'hui un peu tout le monde, et il est certain que, de plus en plus, le médecin ne sera pas consulté rien que par des malades. Les familles, les associations et les établissements de bienfaisance, les grandes industries à personnel nombreux, les administrations publiques, sollicitent de lui, chaque jour, des formules qui ne sont pas dans le *Codex*.

Prévenir le jeune médecin des questions qui se présenteront, lui en montrer les faces diverses et l'étendue, préparer sa réponse et, sans lui dicter aucune formule, le mettre à même de légitimer celle qu'il fournira, ce ne peut être qu'utile et désirable, pour l'intérêt public et pour l'honneur médical.

Si l'on reconnaît que je me suis approché de ce but, la tentative actuelle sera suffisamment justifiée.

(*Extrait de la préface de l'auteur*).

Les *Nouveaux éléments d'hygiène* se divisent en trois parties :

1re PARTIE. **Hygiène générale** : I. *Du sol* (constitution, capacité du sol pour la chaleur, les gaz et l'eau, état de la surface, eaux libres et terrestres) ; II. *De l'atmosphère* (éléments normaux, éléments accidentels, propriétés physiques) ; III. *Des habitations privées et collectives* (choix et préparation du sol, construction, l'habitation milieu respiratoire, l'habitation milieu thermique, éloignement des immondices, approvisionnement d'eau ; IV. *Du vêtement et de la propreté corporelle ;* V. *De l'alimentation et des boissons ;* aliments proprement dits, condiments, boissons) ; VI. *De l'exercice et du repos.*

2e PARTIE. **Hygiène spéciale** : I. *L'homme considéré comme groupe dans l'animalité* ; II. *Les groupes ethniques ;* III. *Le groupe infantile, hygiène de l'enfance* IV. *Le groupe scolaire ;* V. *Le groupe industriel* ; VI. *Le groupe militaire et marin* VII. *Le groupe urbain ;* VIII. *Le groupe rural ;* IX. *Les malades et les maladies* (le malade à domicile, le malade à l'hôpital, les malades vis-à-vis des individus sains ; prophylaxie internationale) ; X. *Assainissement de la mort.*

3e PARTIE. **Législation sanitaire et organisation de l'hygiène publique.** *France* (Hygiène publique à l'intérieur, hygiène municipale, organisation sanitaire extérieure, police sanitaire des animaux), *Angleterre, Belgique, Allemagne, Autriche, Italie, Hollande, Suisse, États-Unis du Nord, Amérique.*

www.ingramcontent.com/pod-product-compliance
Ingram Content Group UK Ltd.
Pitfield, Milton Keynes, MK11 3LW, UK
UKHW020612230726
13926UKWH00005B/2351

9 782013 697521